Handbuch diagnostische Radiologie

Herausgeber:
Jürgen Freyschmidt, Bremen

Springer

Berlin
Heidelberg
New York
Hongkong
London
Mailand
Paris
Tokio

V. Nicolas   S. H. Heywang-Köbrunner (Hrsg.)

Handbuch diagnostische Radiologie

Urogenitaltrakt
Retroperitoneum
Mamma

Mit Beiträgen von:

S. Adams, J. Adams, R. Bachmann, D. Beyersdorff, D. Fink, W. Heindel,
C. Heyer, S. H. Heywang-Köbrunner, T. Kagel, T. M. Keller, J. Kirchner,
G. Krupski-Berdien, R. A. Kubik-Huch, D. Liermann, S. Mruck, K. M. Müller,
U. G. Mueller-Lisse, V. Nicolas, J. Noldus, J. Pannek, W. Pennekamp, C. Perlet,
J. Scheidler, J. Sievers, J. Wisser

Mit 400 Abbildungen, in 820 Einzeldarstellungen

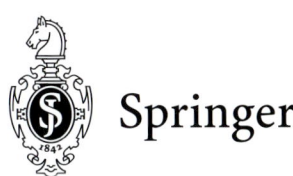

Springer

Prof. Dr. med. Volkmar Nicolas
Universitätsklinik Bochum
Institut für Diagnostische und Interventionelle
Radiologie und Nuklearmedizin
Bürkle-de-la-Camp-Platz 1
44789 Bochum

Prof. Dr. med. S. H. Heywang-Köbrunner
Abt. für bildgebende und
interventionelle Mammadiagnostik
Röntgeninstitut
Klinikum rechts der Isar der TU München
Ismaninger Str. 22
81675 München

ISBN 3-540-41423-1
Springer-Verlag Berlin Heidelberg New York

Bibliografische Information Der Deutschen Bibliothek
Die Deutsche Bibliothek verzeichnet diese Publikation in der
Deutschen Nationalbibliografie; detaillierte bibliografische
Daten sind im Internet über <http://dnb.ddb.de> abrufbar

Springer-Verlag ist ein Unternehmen von
Springer Science+Business Media

springer.de

© Springer-Verlag Berlin Heidelberg 2004

Planung: Dr. U. Heilmann, Heidelberg
Redaktion: D. Mennecke-Bühler, Heidelberg
Herstellung: PRO EDIT GmbH, Heidelberg
Umschlaggestaltung: Frido Steinen-Broo, EStudio,
Calamar, Spanien
Satz: Fotosatz-Service Köhler GmbH, Würzburg

SPIN 10766789 21/3150 So – 5 4 3 2 1 0
Gedruckt auf säurefreiem Papier

Vorwort

*Eine fortlaufende Optimierung der bildlichen Darstellung krankhafter Organver-
änderungen erfordert ein sich ständig verbreiterndes medizinisches Wissen.*

Ein Handbuch ist der Definition nach ein zusam-
menfassendes, in der Regel mehrbändiges Werk über
eine Wissenschaft oder ein spezielles wissenschaft-
liches Gebiet. Kann ein solches Werk noch Bestand
haben in einer Zeit, in der sich wissenschaftliche
Erkenntnisse mit nahezu unvorstellbarer Geschwindigkeit entwickeln und wandeln?

Die Herausgeber und Autoren dieses Handbuchs
bejahen diese Frage; sie halten es geradezu für notwendig, eine fundierte Standortbestimmung über die
diagnostische Radiologie in einem Rahmen abzugeben, der für die praktischen Belange dieses – neben
der klinischen Pathologie – wichtigsten diagnostischen Schlüsselfachs prinzipiell einen Wertbestand
von etwa 8–10 Jahren besitzen soll. Dabei wurde
bedacht, dass sich in diesem Zeitraum zwar untersuchungstechnische Modalitäten, wie z. B. Sequenzen
in der MRT, durchaus ändern werden, dass aber das
Prinzip der Darstellungsmöglichkeiten von krankhaften Veränderungen bestimmter Organe oder Or-
gansysteme weitgehend unverändert bleibt; denn die
den Krankheiten zugrunde liegenden pathologisch-
anatomischen Veränderungen selbst ändern sich ja
kaum!

Die rasche Entwicklung und den Wandel von ätiologischen, pathogenetischen und therapeutischen
Erkenntnissen kann und muss man in wissen-
schaftlichen Zeitschriften und ggf. aktuellen Mono-
graphien verfolgen; doch wird man das Neue nur
dann verstehen und nutzen können, wenn man durch
einen soliden Wissensfundus darauf vorbereitet ist.
Dazu soll dieses Handbuch mit seinem besonderen
Konzept der Wissensvermittlung beitragen. Es orientiert sich an Organen oder Organsystemen mit ihren
Erkrankungen, die jeweils bestimmte radiologische
Untersuchungsstrategien erfordern (z. B. mit Hilfe
der Projektionsradiographie, CT, MRT, Ultraschall,
ggf. Szintigraphie).

In den jeweiligen Hauptkapiteln findet sich zunächst eine Darstellung der Normalanatomie und
ihrer wesentlichen Varianten – bezogen auf die einzelnen Darstellungsmodalitäten; dann folgt ein Kapitel über die systematische Bildanalyse. Die Kapitel
über die einzelnen Krankheitsentitäten (Fehlbildungen, traumatische und entzündliche Veränderungen,
Tumoren und sonstige Störungen) sind einheitlich
nach folgenden Themen aufgebaut:

- pathologisch-anatomische Grundlagen
  (zum Verständnis der radiologischen Befunde),
- klinische Symptomatik,
- charakteristische radiologische Symptome
  und ihre Differentialdiagnose.
- Jedes Kapitel schließt mit Empfehlungen zur
  Untersuchungsstrategie und zusammenfassenden
  Merksätzen.

Der rote Faden, der sich durch das gesamte Werk
zieht, ist die *synoptische Betrachtungsweise* von klinischen und mit Hilfe der Radiologie erkennbaren pa-
thologisch-anatomischen und funktionellen Veränderungen. Eine dem Patienten nützliche Diagnostik
kann im Übrigen nur aus der Fusion von technischer
Entwicklung und einem angepassten medizinischen
Wissen um das Wesen und die Vielfalt von Krankheiten gelingen.

Im Frühjahr 2001/2004

Für die Herausgeber und Autoren
J. FREYSCHMIDT, Bremen

Vorwort

Die Diagnostik von Erkrankungen des Urogenitaltraktes, Retroperitoneums und der Mamma ist durch die apparative und untersuchungstechnische Weiterentwicklung der Schnittbildverfahren sowie durch die gewachsenen diagnostischen Erfahrungen wesentlich verbessert worden. Dies betrifft sowohl Innovationen in der Sonographie als insbesondere die konsequente Weiterentwicklung der Spiral-CT und MRT, die zum Teil die konventionellen Verfahren ersetzt haben.

Der Aufbau der Kapitel dieses Bands erfolgte nach dem für die Gesamtreihe gleichen didaktischen Konzept mit einer Gliederung in die Rubriken Normalanatomie, radiologische Untersuchungstechnik, diagnostische Aussagekraft und Grenzen der unterschiedlichen bildgebenden Verfahren in Abhängigkeit von der klinischen Fragestellung sowie einem systematischen Aufbau der region- bzw. organbezogenen Pathologie nach Anomalien, Trauma, Entzündungen und Tumore.

Der vorliegende Band wäre ohne die tatkräftige Unterstützung durch die zahlreichen Autoren auch anderer Fachdisziplinen nicht zustande gekommen. Diese wurden aufgrund ihres Fachwissens ebenso wie aufgrund ihrer didaktischen Fähigkeiten und Engagements in der klinisch-radiologischen Forschung ausgewählt. Unser Dank gilt auch dem Einsatz der Mitarbeiter des Springer-Verlags für die hervorragende Umsetzung der Manuskripte.

Wir hoffen, dass dieser Band allen, sowohl Radiologen als auch Kollegen der anderen Fachdisziplinen, bei der Lösung diagnostischer Fragestellungen und therapeutischer Entscheidungen hilfreich ist.

PROF. DR. V. NICOLAS
PROF. DR. S. H. HEYWANG-KÖBRUNNER

Inhalt

1 Erkrankungen des Retroperitonealraums *1*
G. Krupski-Berdien

1.1 Radiologische Untersuchungstechnik *1*
1.2 Normalanatomie *1*
1.3 Wesentliche anatomische Varianten *6*
1.4 Radiometrie *7*
1.5 Systematische Bildanalyse *8*
1.6 Fehlbildungen *12*
1.7 Trauma *14*
1.8 Entzündung *17*
1.9 Tumoren und tumorartige Veränderungen *20*
1.10 Andere Erkrankungen *26*

2 Erkrankungen der Nieren und ableitenden Harnwege inklusive Harnblase, Erkrankungen der Nebennieren *29*

2.1 Nieren *29*
W. Heindel, R. Bachmann
2.2 Harnleiter *87*
J. Sievers, J. Noldus
2.3 Harnblase *95*
D. Beyersdorff
2.4 Erkrankungen der Nebennieren *119*
T. Kagel, C. Heyer, W. Pennekamp, K. M. Müller, V. Nicolas

3 Erkrankungen der männlichen Genitalorgane inklusive Harnröhre *155*

3.1 Harnröhre *155*
S. Adams, J. Adams, S. Mruck, D. Liermann
3.2 Prostata *162*
V. Nicolas, J. Noldus, U. G. Mueller-Lisse, C. Heyer
3.3 Hoden *193*
J. Kirchner, J. Pannek

4 Bildgebende Diagnostik der inneren weiblichen Genitalorgane *209*
4.1 Vagina, Zervix und Uterus *209*
R. A. Kubik-Huch, T. M. Keller, D. Fink
4.2 Adnexe *221*
J. Scheidler
4.3 Geburtshilfe *241*
J. Wisser, T. M. Keller, R. A. Kubik-Huch

5 Mamma *255*
C. Perlet, S. H. Heywang-Köbrunner
5.1 Radiologische Untersuchungstechnik *255*
5.2 Systematische Bildanalyse *304*
5.3 Normalanatomie und Varianten *308*
5.4 Krankheitsbilder *315*

Sachverzeichnis *367*

Autorenverzeichnis

PD Dr. med. J. Adams
Chirurgische Universitätsklinik
Abteilung für Urologie
Klinikum der Ruprecht-Karls-Universität
Heidelberg
Im Neuenheimer Feld 111
69120 Heidelberg

PD Dr. med. St. Adams
Klinik für Diagn. Radiologie und Nuklearmedizin
Klinikum der Ruhr-Universität Bochum
Marienhospital Herne
Hölkeskampring 40
44625 Herne

Dr. med. R. Bachmann
Universitätsklinikum Münster
Institut für Klinische Radiologie
Röntgendiagnostik
Albert-Schweitzer-Str. 33
48149 Münster

Dr. med. D. Beyersdorff
Universitätsklinikum Charité
Institut für Röntgendiagnostik
Schumannstr. 20/21
10098 Berlin

PD Dr. D. Fink
Klinik für Gynäkologie
Universitätsspital Zürich
Rämistr. 100
8091 Zürich, Schweiz

Prof. Dr. med. W. Heindel
Universitätsklinikum Münster
Institut für Klinische Radiologie
Röntgendiagnostik
Albert-Schweitzer-Str. 33
48149 Münster

Dr. med. C. Heyer
Universitätsklinik Bochum
Institut für Diagnostische und Interventionelle
Radiologie und Nuklearmedizin
Bürkle-de-la-Camp-Platz 1
44789 Bochum

Frau Prof. Dr. med. S. H. Heywang-Köbrunner
Abt. für Bildgebende und
Interventionelle Mammadiagnostik
Röntgeninstitut
Klinikum rechts der Isar der TU München
Ismaninger Str. 22
81675 München

Dr. med. T. Kagel
Universitätsklinik Bochum
Institut für Diagnostische und Interventionelle
Radiologie und Nuklearmedizin
Bürkle-de-la-Camp-Platz 1
44789 Bochum

Dr. med. Th. Keller
Institut für Diagnostische Radiologie
Universitätsspital Zürich
Rämistr. 100
8091 Zürich, Schweiz

PD Dr. med. J. Kirchner
Klinikum Niederberg
Abt. für Diagnostische und
Interventionelle Radiologie
Robert-Koch-Str. 2
42549 Velbert

Prof. Dr. med. G. Krupski
Universitäts-Krankenhaus Hamburg-Eppendorf
Abt. für Röntgendiagnostik
Martinistr. 52
20246 Hamburg

Frau PD Dr. med. R. Kubik-Huch
Radiologisches Institut
Kantonsspital Baden
5404 Baden, Schweiz

Prof. Dr. med. D. LIERMANN
Klinik für Diagn. Radiologie und Nuklearmedizin
Klinikum der Ruhr-Universität Bochum
Marienhospital Herne
Hölkeskampring 40
44625 Herne

Dr. med. S. MRUCK
Klinik für Diagn. Radiologie und Nuklearmedizin
Klinikum der Ruhr-Universität Bochum
Marienhospital Herne
Hölkeskampring 40
44625 Herne

Prof. Dr. med. K. M. MÜLLER
Pathologisches Institut
Klinikum der Ruhr-Universität Bochum
Hölkeskampring 40
44625 Herne

PD Dr. med. U. G. MUELLER-LISSE
Institut für Klinische Radiologie
Klinikum der Universität München – Innenstadt
Ziemssenstr. 1
80336 München

Prof. Dr. med. V. NICOLAS
Universitätsklinik Bochum
Institut für Diagnostische und Interventionelle
Radiologie und Nuklearmedizin
Bürkle-de-la-Camp-Platz 1
44789 Bochum

Prof. Dr. med. J. NOLDUS
Universitätsklinikum Hamburg-Eppendorf
Urologische Klinik
Martinistr. 52
20246 Hamburg

PD Dr. med. J. PANNEK
Abt. für Urologie und Kinderurologie
Klinikum der Ruhr-Universität Bochum
Marienhospital Herne
Hölkeskampring 40
44625 Herne

Dr. med. W. PENNEKAMP
Universitätsklinik Bochum
Institut für Diagnostische und Interventionelle
Radiologie und Nuklearmedizin
Bürkle-de-la-Camp-Platz 1
44789 Bochum

Dr. med. C. PERLET
Abt. für Bildgebende und
Interventionelle Mammadiagnostik
Röntgeninstitut
Klinikum rechts der Isar der TU München
Ismaninger Str. 22
81675 München

PD Dr. med. J. SCHEIDLER
Radiologisches Zentrum Pasing
Pippinger Str. 25
81245 München

Dr. med. J. SIEVERS
Universitätsklinikum Hamburg-Eppendorf
Klinik und Poliklinik für Radiologie
Abt. für Diagn. und Interventionelle Radiologie
Martinistr. 52
20246 Hamburg

PD Dr. med. J. WISSER
Klinik für Geburtshilfe
Universitätsspital Zürich
Rämistr. 100
8091 Zürich, Schweiz

Erkrankungen des Retroperitonealraums

G. Krupski-Berdien

1.1   Radiologische Untersuchungstechnik   *1*

1.2   Normalanatomie   *1*
1.2.1   Projektionsradiographie   *2*
1.2.2   Computertomographie   *4*
1.2.3   Magnetresonanztomographie   *4*
1.2.4   Ultraschall   *6*

1.3   Wesentliche anatomische Varianten   *6*

1.4   Radiometrie   *7*

1.5   Systematische Bildanalyse   *8*
1.5.1   Projektionsradiographie   *8*
1.5.2   Computertomographie und Magnetresonanz-
        tomographie   *10*
1.5.3   Ultraschall   *12*

1.6   Fehlbildungen   *12*

1.7   Trauma   *14*

1.8   Entzündung   *17*

1.9   Tumoren und tumorartige Veränderungen   *20*

1.10   Andere Erkrankungen   *26*

        Literatur   *27*

1.1
Radiologische Untersuchungstechnik

Der Begriff „Retroperitonaeum" entstammt der klassischen chirurgischen und anatomischen Sichtweise auf einen auf dem Rücken liegenden Patienten: Von ventral nach dorsal wurden entsprechend einer operativen Situseröffnung

- Bauchdecke (Haut und Muskulatur mit Faszien),
- der präperitoneale Raum,
- das Peritonaeum,
- die Peritonealhöhle,
- das dorsale Peritonaeum und schließlich
- der retroperitoneale Raum und
- die Rückenmuskulatur

unterschieden.

Das Retroperitonaeum stellt ein anatomisch komplexes Gebiet dar: Kranial durch die Zwerchfelle begrenzt reicht es kaudal bis zum Leistenband und die peritoneale Umschlagfalte des Rektums. Vergleichbar mit dem Mediastinum liegen hier sämtliche großen Blut- und Lymphgefäße sowie die sympathischen und parasympathischen Ganglien. Darüber hinaus finden sich in diesem Bereich die primär retroperitoneal angelegten Organe wie Pankreas, Duodenum sowie Nieren, Nebennieren und ableitende Harnwege wie auch die sekundär nach retroperitoneal verlagerten Dickdarmanteile des Sigma.

Die exakten anatomischen Grenzen insbesondere der einzelnen im Weiteren beschriebenen Subkompartimente des Retroperitonaeums sind selbst mit der modernen Computertomographie(CT)- und Magnetresonanztomographie(MRT)-Bildgebung nur begrenzt darstellbar, sodass auf eine abschätzende räumliche Zuordnung zurückgegriffen werden muss.

Entsprechend der Komplexität ist die Darstellung retroperitonealer Strukturen heute eine Domäne von CT und MRT. Die Projektionsradiographie ist nicht in der Lage, zwischen den diffizilen Strukturen zu unterscheiden. Ihre Aussagekraft bleibt auf grobe räumliche Verlagerungen von Leitstrukturen und Paravasationen größerer Mengen von Luft oder Kontrastmittel beschränkt.

Auch der Ultraschall spielt eine untergeordnete Rolle, da bedingt durch die Luftverteilung im Darm häufig die Sicht auf wesentliche Strukturen eingeschränkt bleibt und es darüber hinaus wegen der großen kraniokaudalen Ausdehnung nicht gelingt, sich einen adäquaten Überblick über das gesamte Retroperitonaeum insbesondere im Beckenbereich zu verschaffen.

1.2
Normalanatomie

Die dorsokraniale Begrenzung des Retroperitonealraums erfolgt durch die Hüllfaszie des Diaphragma. Im Bereich des Durchtritts von Ösophagus und Aorta findet sich keine strukturelle Trennung von Mediastinum und Retroperitonaeum. Hier können sich Prozesse in beide Richtungen ausbreiten. Nach ventral trennt das dorsale Blatt des Peritonaeums den Peritonealraum vom Retroperitonaeum.

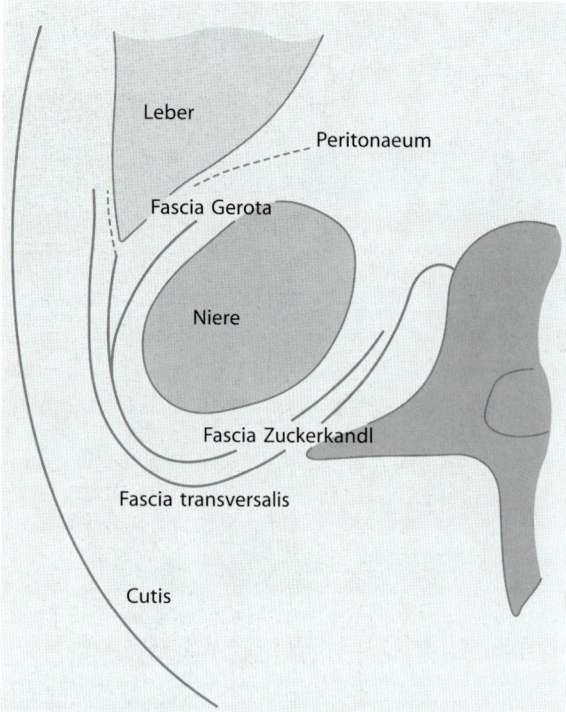

Abb. 1.1. Schematische Darstellung der Faszienblätter des Retroperitonaeums auf Höhe der Nieren

Die kaudale Begrenzung erfolgt zum einen durch die kaudale Umschlagsfalte des Peritonaeums am Leistenband. Wie am Ösophagus gibt es auch hier beim Durchtritt der femoralen Gefäße und Nerven keine strukturelle Abgrenzung des Retroperitonaeums vom tiefen Oberschenkelkompartiment. Im zentralen kleinen Becken endet das Retroperitonaeum auf Höhe der vesikorektalen Umschlagsfalte bzw. am Douglas-Raum der Frau.

Im Bereich seiner räumlich größten Ausdehnung im Oberbauch werden anatomisch 3 Subkompartimente des Retroperitonealraums unterschieden:

- der *vordere Pararenalraum*, der ventral vom dorsalen Peritonealblatt und dorsal von der Gerota-Faszie begrenzt wird,
- der *Pararenalraum* zwischen der Gerota-Faszie ventral und der Zuckerkandl-Faszie dorsal und schließlich
- der *hintere Pararenalraum*, dessen ventrale Begrenzung die Zuckerkandl-Faszie darstellt und welcher dorsal an M. quadratus lumborum und Lig. lumbocostalis endet.

Letztere Strukturen stellen die dorsalen Grenzen des Retroperitonealraums im gesamten Bereich bis zum Beckeneingang dar. Nach kaudal folgen dann die Beckenschaufeln bzw. ihr Periost und die dorsale Beckenbodenmuskulatur (Abb. 1.1).

1.2.1
Projektionsradiographie

Da wir im Retroperitonealraum lediglich Weichgewebe – Fett, Bindegewebe, Gefäße und Nerven sowie Muskulatur – ohne Verkalkungen, ossäre oder luftgefüllte Strukturen finden, kommen das Retroperitonaeum und seine anatomischen Strukturen selbst im konventionellen Röntgenbild nicht direkt zur Darstellung. Bei der Suche nach krankhaften Veränderungen ist man darauf angewiesen, indirekte Veränderungen wie die Verlagerung anatomischer Landmarken, Unschärfe anatomischer Grenzflächen oder pathologische Strukturen in sich sonst nicht abbildenden Geweben aufzufinden. Daher ist die Deutung konventionelle Röntgenbilder hinsichtlich der Detektion retroperitonealer Veränderungen äußerst diffizil und erfordert exakte Kenntnisse des Normalen und seiner Varianten.

Trotz der fehlenden direkten Abbildung des Retroperitonaeums lassen sich indirekt Teile des Retroperitonealraums erkennen: Der Perirenalraum lässt sich wegen seines überwiegenden Fettanteils von der Niere und dem Psoas relativ eindeutig abgrenzen, ebenso ist der laterale Rand des M. psoas in der Regel bei technisch gut durchgeführten Aufnahmen bis in den Beckeneingang verfolgbar. Sein Rand sollte gerade verlaufen und in allen Anteilen scharf vom retroperitonealen Fett zu trennen sein. Ledigleich bei extrem adipösen Patienten, bedingt durch den zunehmen Streustrahlenanteil, und bei kachektischen Patienten, bedingt durch den Rückgang retroperitonealen Fettes, kann eine Konturunschärfe auftreten. Medialseitig der Mm. psoas zur Wirbelsäule kann meist ebenfalls ein feiner Fettsaum abgegrenzt werden (Abb. 1.2, Abb. 1.3).

Die laterale Begrenzung des Retroperitonaeums kann oft, jedoch nicht regelhaft, ebenfalls durch die Grenzschichten von retroperitonealem Fett und M. transversus abdominis zugeordnet werden (Abb. 1.4).

Eine weitere wichtige anatomische Landmarke stellt die Abgrenzung der Niere von dem sie umgebenden retroperitonealen Baufett dar. Dabei kommen die ventralen und dorsalen Faszienanteile (Zuckerkandl und Gerota) nicht zur Darstellung. Auch hier sollte eine scharfe Kontur erkennbar sein (mit den zuvor genannten Einschränkungen, vgl. Abb. 1.1).

Bei Luft- oder Stuhlfüllung kann darüber hinaus das Colon sigmoideum in seiner retroperitonealen Lage an der linken Beckenschaufel erkannt werden.

Desgleichen gestattet darin enthaltene Luft die Lokalisation des Duodenums im Bereich der Pars descendens et horizontalis.

Eine Verbesserung der Abgrenzung von im Retroperitonaeum liegenden anatomischen Leitstrukturen gelingt nach Darmkontrastierung für das Duodenum

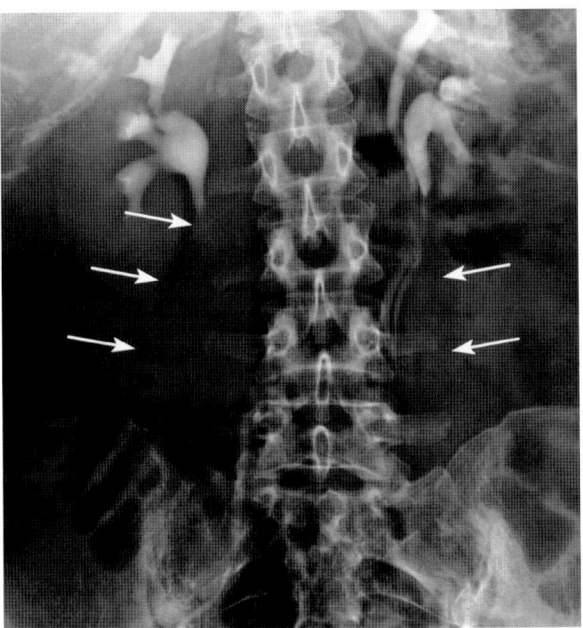

Abb. 1.2. Konventionelle Abdomenübersicht im Rahmen eines Ausscheidungsurogramms. Durch den umgebenden Fettsaum lässt sich der M. psoas auf beiden Seiten gut abgrenzen (*Pfeile*)

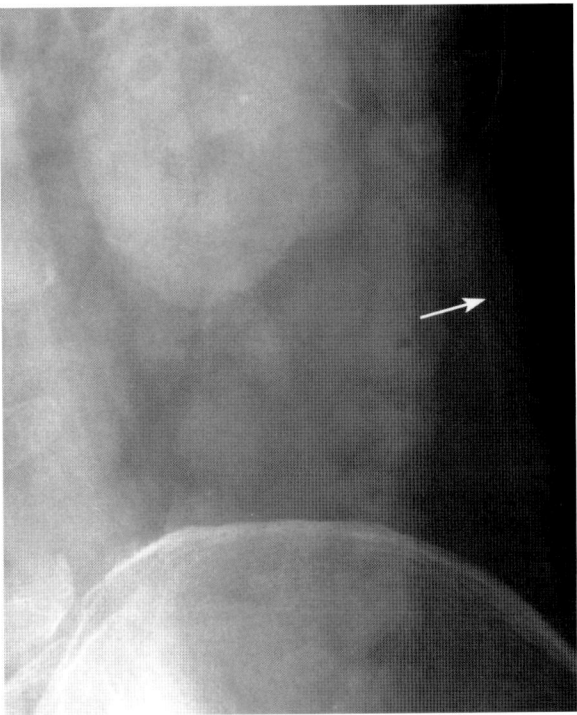

Abb. 1.4. Ausschnittsvergrößerung aus einer konventionellen Abdomenübersicht. Lateral kann man den M. transversus abdominis vom präperitonealen Fett abgrenzen (*Pfeil*)

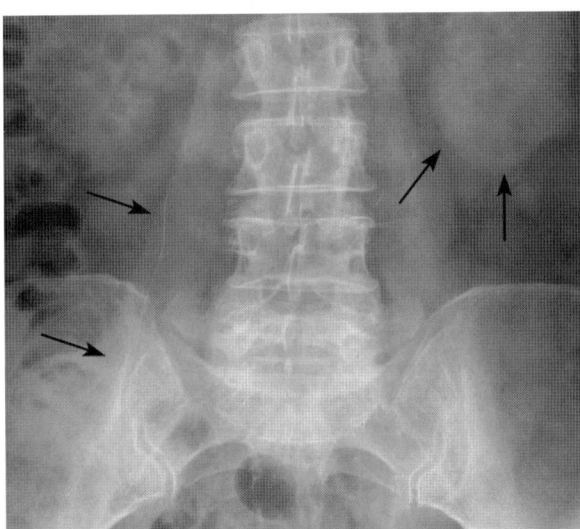

Abb. 1.3. Konventionelle Abdomenübersicht. Auch ohne Kontrastierung lassen sich bei schlanken Menschen Nieren und Psoasschatten exzellent erkennen (*Pfeile*)

im Rahmen einer Magen-Darm-Passage oder hypotonen Duodenographie bzw. für das Colon sigmoideum durch Kolonkontrasteinlauf. Ebenso lassen sich Nieren und Harnleiter in ihrer Lage und Form sowie ihrem Verlauf im Retroperitonaeum nach intravenöser Kontrastmittelgabe in Form eines Ausscheidungsurogramms exakt abbilden (Abb. 1.5).

Die arteriellen wie auch die venösen Gefäße im Retroperitonealraum stellen sich beim Gesunden weder direkt noch indirekt dar. Auch grobe anatomische Varianten lassen sich im nativen Röntgenbild in der Regel nicht erkennen. Erst Arterien- und Aortenverkalkungen gestatten das Auffinden der Gefäße im meist fortgeschrittenem Alter.

Im Zeitalter der Mehrzeilen-Spiral-CT und ultraschneller Bildgebung in der MRT hat sich die Bedeutung der *digitalen Subtraktionsangiographie* zur Darstellung von relevanten Varianten der Gefäßanatomie wie auch bei der Gefäßpathologie erheblich reduziert. Selbst kleine prä- und paravertebrale Lumbalvenen als Kollateralen bei Kavaverschluss sind heute suffizient mit den Schnittbildverfahren und sekundären Reformatierungen darstellbar. Ebenfalls in den Hintergrund getreten ist die *bipedale Lymphographie* bei der Darstellung von Lymphomen. In den letzten Jahren verlangten nur noch wenige Studien zu malignen Lymphomen eine Lymphographie in bestimmten Stadien. Mittlerweile gibt es – abgesehen von der Kontrastierung des Ductus thoracicus nach chirurgischer Verletzung zur Lokalisation einer Lymphfistel thorakal – praktisch keine Indikation mehr. Für die Zukunft ist zu erwarten, dass die MRT unter Verwendung von ultrakleinen Eisenpartikeln (USPIO) in der Lage sein wird – vergleichbar der

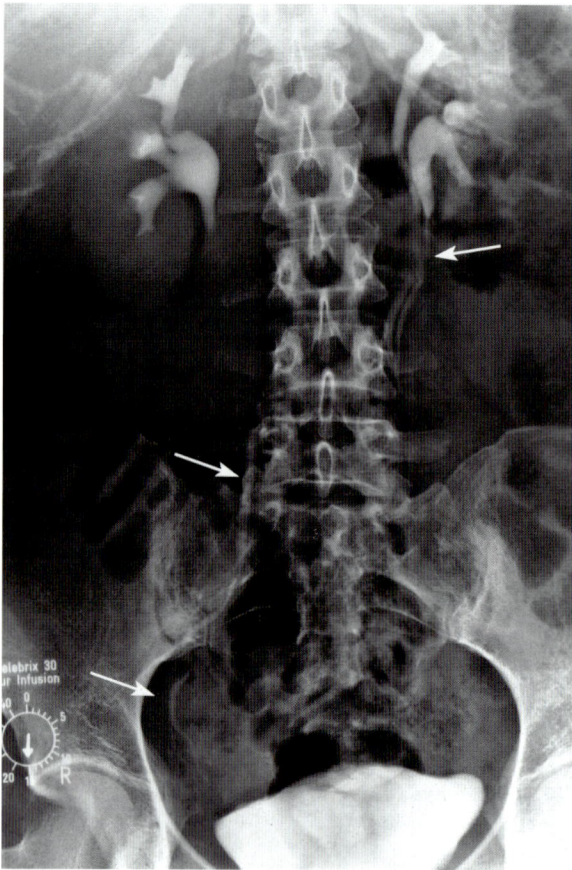

Abb. 1.5. Übersichtsbild im Rahmen eines Ausscheidungsurogramms 15 min nach Kontrastmittelinjektion. Die kontrastierten Nieren wie auch die Ureteren heben sich deutlich von den retroperitonealen Fettanteilen ab. Als Normvariante erkennt man links einen Ureter duplex (*oberer Pfeil*) bei gedoppeltem Nierenbeckenkelchsystem

klassischen Lymphographie –, Aussparungen durch Tumorzellinfiltrationen in Lymphknoten abzubilden.

1.2.2
Computertomographie

> **Merke** ! Die CT ist heute Methode der Wahl zur Darstellung retroperitonealer Veränderungen. Sie gestattet, im Gegensatz zur Projektionsradiographie und zum Ultraschall, die vollständige Darstellung aller Anteile des Retroperitonealraums.

Bedingt durch die kraniokaudale Ausdehnung des Retroperitonaeums über eine verhältnismäßig große Distanz ist die Untersuchungstechnik in der CT nicht schwierig. Eine Spiral-CT besitzt gegenüber einer sequenziellen CT den Vorteil, dass der gesamte zu untersuchende Raum kontinuierlich und schnell in ei-

ner Atemanhaltephase gescannt werden kann; dieses ist allerdings im Retroperitonaeum zur Erzeugung guter Bilder nicht essenziell.

Wichtig bei der Abgrenzung der Strukturen ist eine suffiziente intravenöse Kontrastmittelgabe zur Kontrastierung vor allem der Gefäße, um z. B. Lymphknoten, Abszesse oder Raumforderungen gut abgrenzen zu können. Abgesehen von konkreten Fragestellungen zu den großen Gefäßen ist bei einer Spiral-CT ein der portalvenösen Mischphase vergleichbares Zeitfenster zu wählen: Abhängig von der gerätetechnischen Ausstattung sollte 90–120 s nach Injektionsbeginn der Untersuchungsstart gewählt werden. Eine native Untersuchung vor der Kontrastmittelgabe ist im Regelfall nicht erforderlich und nur zur Konkrementsuche bei Urolithiasis sinnvoll, das Gleiche gilt für die Doppel- oder gar Dreifach-Spiral-Untersuchung nach Kontrastmittelapplikation.

Zur Auswertung werden überwiegend die primär die erzeugten axialen Schichten herangezogen, die ohne Lücke 7 oder 8 mm dick sein sollten. Für die Darstellung kleiner Strukturen und bei speziellen Fragestellungen kann auch eine Schichtdicke von 5 mm sinnvoll sein, noch dünnere Schichten sind nicht erforderlich. Für eine Spiral-CT empfiehlt sich eine Kollimation von 5–8 mm bei einem Pitch von 1,5–2. Bei der Nutzung von Mehrzeilen-Spiral-CT-Geräten kann es bei ausgedehnten Befunden wie z. B. Abszessstraßen sinnvoll sein, vor allem koronare Reformatierungen aus primär dünnschichtig erworbenen Datensätzen anzufertigen. Aus Gründen des Strahlenschutzes im Verhältnis zur gewonnenen Information erscheint eine primäre Kollimation von z. B. 4-mal 2,5 mm bei 4-Zeilen-Spiral-CT mit einem Pitch von 1,5 (entsprechend 15 mm) als ausreichend. Der Einsatz der 8- und 16-Zeilen-CT gestattet zwar eine weitere Verbesserung bei der Darstellung retroperitonealer Veränderungen im Detail in koronaren und sagittalen Reformatierungen durch Realisierung der Voxel-Isotropie. Er muss aber hinsichtlich der im Vergleich noch zunehmenden Strahlenexposition kritisch überprüft werden (Abb. 1.6 a–c).

1.2.3
Magnetresonanztomographie

Grundsätzlich lassen sich sämtliche retroperitonealen Strukturen mit der MRT in vergleichbarer Weise wie in der CT darstellen. Wie jedoch immer beim Anfertigen von MRT-Aufnahmen, ist es von entscheidender Bedeutung, die für die Fragestellung relevante Spulenkombination und Sequenzfolge zu wählen. Darüber hinaus erfordert die große kraniokaudale Ausdehnung des zu untersuchenden Raums besondere Vorgehensweisen und Gerätevoraussetzungen.

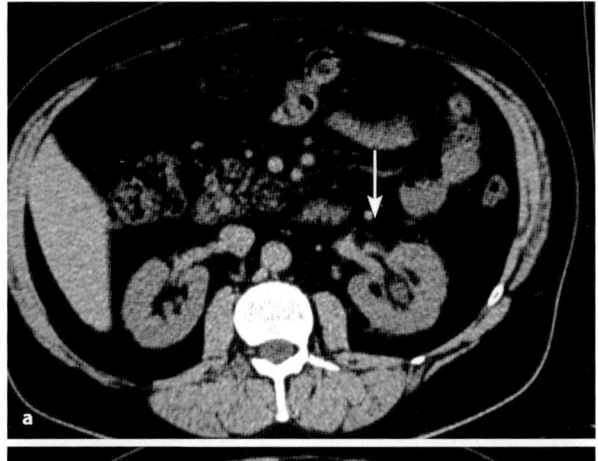

Abb. 1.6 a – c. CT-Sequenz des Retroperitonaeums. Neben dem Fettgewebe erkennt man angedeutet die Faszien (*Pfeile*)

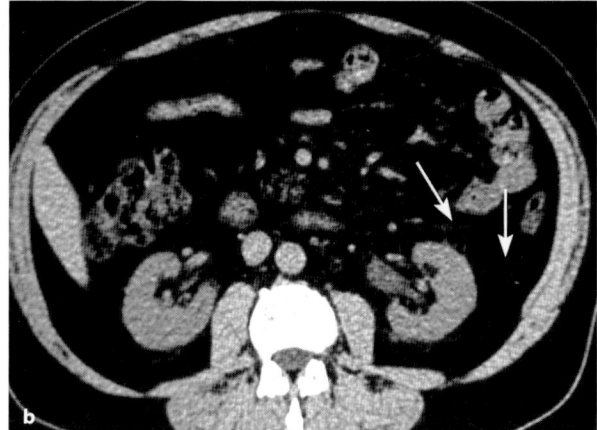

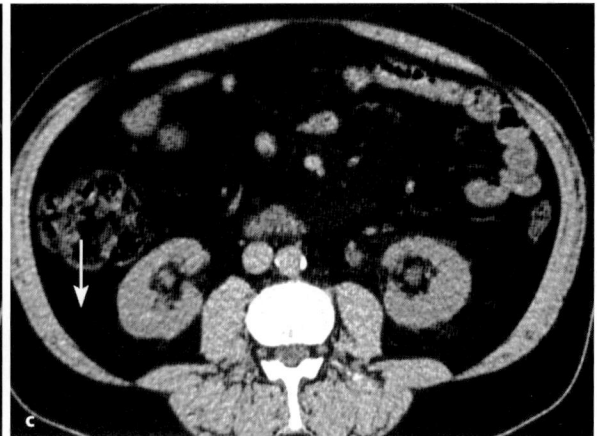

Grundsätzlich sollten die Untersuchungen an einem Hochfeldgerät mit idealerweise 1,5 Tesla Feldstärke und möglichst großen Gradienten – zwingend erforderlich für Gefäßdarstellungen – durchgeführt werden. Es sollte eine Array-Spulen-Technologie mit Wirbelsäulen- und Körperspulen genutzt werden können. Bei Geräten älterer Bauart oder kleinerer Feldstärke ist es in der Regel notwendig, die Untersuchung in 2 Abschnitte aufzuteilen, um das gesamte Retroperitonaeum abzubilden. Geräte der neuesten Generation gestatten dagegen die Ausnutzung des vollen Messfeldes von 50 cm in kraniokaudaler Ausdehnung durch Kombination mehrerer Oberflächen- und der Wirbelsäulenspulen. Eine zusätzliche Verkürzung der Untersuchungszeiten bzw. die Erhöhung der Auflösung erlaubt die neueste Spulengeneration mit Nutzung von Parallel-Imaging-Techniken im Abdomen (IPat, Sense).

Zur Darstellung der retroperitonealen Veränderungen kommen heute T2-gewichtete, spektral fettsaturierte Turbo-Spinecho(TSE)-Sequenzen und Inversion-Recovery(IR)-Sequenzen als Suchsequenzen für ödematöse Veränderungen im Rahmen von Entzündungen oder Tumoren bzw. schnelle HASTE-

Sequenzen zur anatomischen Orientierung zur Anwendung. Im Anschluss folgen üblicherweise T1-gewichtete Spinecho (SE)- oder Gradientenecho (GRE)-Sequenzen vor und nach Kontrastmittelapplikation (Gadolinium-DTPA) und T2-gewichtete TSE-Sequenzen. Als Untersuchungsebenen empfehlen sich dabei koronare und transversale Ausrichtungen.

Zur Gefäßdarstellung im arteriellen Bereich sollten schnelle kontrastunterstützte 3D-GRE-Sequenzen bevorzugt werden. Dabei haben sich ein Bolustest und die Nutzung von Kontrastmittelinjektoren als sinnvoll erwiesen. Zur Darstellung des venösen Systems können neben den kontrastunterstützten GRE-Sequenzen sehr wohl auch „Time-of-flight-(TOF)-Techniken" mit oder ohne Kontrastmittelgabe gute Ergebnisse liefern. Sie gestatten gelegentlich sogar die Darstellung der inneren Beckenvenen.

Der Wert neuer Kontrastmittel – wie den ultrakleinen Eisenpartikeln (USPIO) mit ihrem intravasalen T1-Effekt und der späteren Aufnahme in Lymphknoten und der Ausbildung des von den SPIO bekannten T2-Effekts – ist vielversprechend.

Inwieweit sich die jetzt in der klinischen Evaluation befindlichen 3 Tesla-Ganzkörper-Magnetresonanztomographen für die abdominelle Diagnostik und also auch das Retroperitonaeum eignen, bleibt abzuwarten. Auch muss überprüft werden, ob die bei 3 Tesla möglichen nativen „Dark-blood-Angiographietechniken" den erhofften Impakt gegenüber den 3D-Gradiententechniken nach Gadolinium-DTPA-Gabe bei 1,5 Tesla bringen.

1.2.4
Ultraschall

Auch im Bereich des Retroperitonaeums wird der Ultraschall kontinuierlich eingesetzt, wenngleich technische Beschränkungen es meist nicht gestatten, den gesamten Retroperitonealraum vollständig abzubilden. Im Becken, insbesondere auch präsakral und am Colon sigmoideum, ist der Ultraschall oft wegen der Luftüberlagerung ohne suffiziente Aussagekraft. Im Oberbauch aber, d. h. pararenal und um das Pankreas herum kann man mit dem Ultraschall nach entsprechender Vorbereitung sehr gut retroperitoneale Strukturen abgrenzen (Abb. 1.7).

Der Untersuchungsablauf wird sich im Allgemeinen nicht auf das Retroperitonaeum beschränken, sondern Leber, Pankreas, Milz und Nieren mit einbeziehen. Neben der Suche nach Lymphknotenvergrößerungen und Tumoren lassen sich die vaskulären anatomischen Varianten und auch vaskuläre Komplikationen wie Aortenaneurysma oder Thrombose der V. cava gut nachweisen.

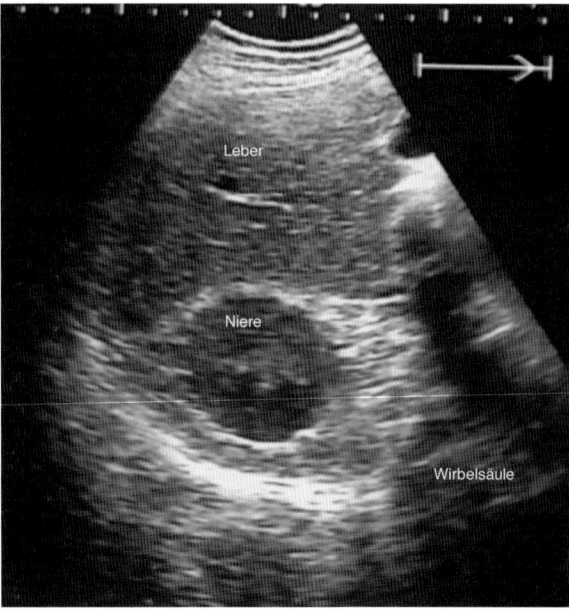

Abb. 1.7. Flankenschnitt von rechts in axialer Schichtführung bei einem gesunden Probanden. Die Niere als anatomische Leitstruktur des Retroperitonaeums und die Wirbelsäule als mediale Begrenzung sind eindeutig zu identifizieren

Bei der Abszesssuche und Abklärung entzündlicher Veränderungen hingegen besitzt der Ultraschall nur untergeordnete Bedeutung, da die eine lokale Mitreaktion des Peritonaeums begleitende Motilitätsstörung des Darms mit vermehrter Lufteinlagerung das Sichtfenster erheblich einschränken kann. In Form des endoluminalen Ultraschalls können Vaginalsonographie und endorektaler Ultraschall ebenfalls Einblicke in das Retroperitonaeum verschaffen. Vergleichbar den guten Möglichkeiten, die intraperitonealen Darmwände und ihre die Motilität sonographisch darzustellen, gelingt es auch, diese Kriterien bei den retroperitonealen Darmanteilen zu untersuchen.

1.3
Wesentliche anatomische Varianten

Die wesentlichen anatomischen Varianten des Retroperitonaeums sind an die dort liegenden Organstrukturen gebunden:

1. Aorta und V. cava,
2. Niere und ableitende Harnwege.

Situs inversus
Lediglich der Situs inversus abdominalis bzw. totalis führt zu einer Lageveränderung der Abdominalorgane und damit auch der retroperitonealen Strukturen. Bedeutung hat dieses vor allem bei der Ausbreitung von Abszessstraßen, wie bei der akuten Pankreatitis und einer retroperitonealen Hohlorganperforation. Neben dem spontanen Auftreten ist auch an die Assoziation mit z. B. dem Kartagener-Syndrom zu denken.

Aorta und Viszeralgefäße
Es müssen 2 Varianten der Aortenanatomie selbst Berücksichtigung finden: Die persistierende Doppelanlage der Aorta und die rechts deszendierende Aorta im Abdominalbereich sind allerdings seltenste Raritäten.

Dem gegenüber gibt es eine Vielzahl an Varianten der Viszeralorganversorgung, von denen nur die wichtigsten und häufigsten genannt werden können. Grundsätzlich ist bei 15–20% der Patienten mit einer derartigen anatomischen Variation zu rechnen. Viele dieser Varianten haben lediglich eine Bedeutung in der modernen hepatobiliären Chirurgie, wie der Abgang der A. hepatica dextra oder der A. hepatica communis aus der A. mesenterica superior. Der Ursprung der A. hepatica sinistra aus der A. gastrica sinistra ist bedeutsam für moderne partiell organerhaltende pankreaschirurgische Verfahren. Ein gemeinsamer Abgang von Truncus coeliacus und A. mesenterica superior, auch Truncus communis genannt, welcher typischerweise mit einer Verlagerung nach kaudal auf Höhe des 2. Lendenwirbelkörpers (LWK 2) verbunden ist, lässt die Lymphknotenstationen divergent zur Normalanatomie erscheinen. Des Weiteren finden sich immer wieder arterielle Doppel- und Mehrfachversorgungen der Nieren mit duplizierten Hauptarterien sowie oberen und unteren Polgefäßen.

Vena cava

Im Gegensatz zur Aorta sind die anatomischen Varianten der V. cava umfangreich und häufig. Als häufigste Variante ist die Lagevarianz der linken Nierenvene entweder mit retroaortaler Kreuzung oder einer Doppelung mit prä- und retroaortalem Verlauf zu nennen. Ebenfalls häufiger zu finden ist eine Unterbrechung der V. cava inferior bei Persistenz der V. azygos. Seltener finden sich dagegen die Transposition der infrarenalen V. cava inferior nach links und auch die Duplikatur der infrarenalen V. cava inferior, auch Persistenz der linksseitigen Vene genannt (Abb. 1.8 a, b).

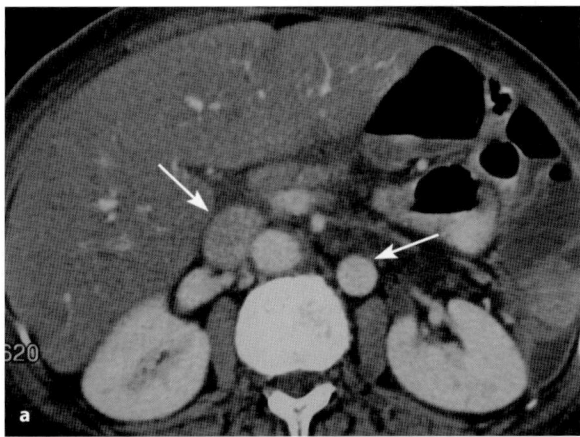
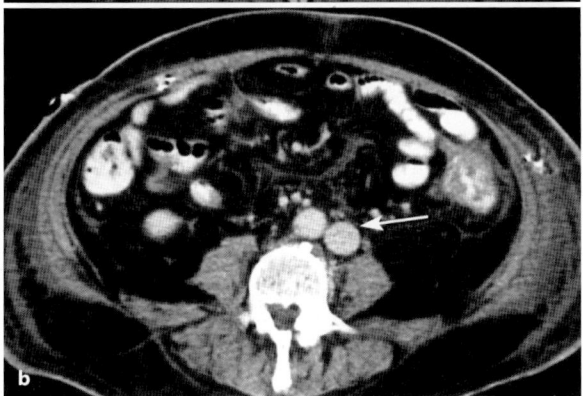

Abb. 1.8. a Gedoppelte untere Hohlvene (*Pfeile*) auf Höhe des unteren Nierendrittels. **b** Linksseitige inferiore V. cava

Indirekt ist die untere Hohlvene noch an einem aberranten Verlauf des Ureters mit Anschlingung des Gefäßes in Kombination mit einer proximalen Harnabflussstörung beteiligt.

Niere und Ureter

Da Niere und Ureter in einem anderen Kapitel (Kap. 2) abgehandelt werden, soll an dieser Stelle auf die den Retroperitonealraum in seiner Form beeinflussenden Varianten nur kurz eingegangen werden. Zu erwähnen sind vor allem:

- die *Hufeisenniere* mit einer Achsenverkippung und kaudalen Verschmelzung der unteren Pole durch eine die Aorta kreuzende Parenchymbrücke,
- die *Beckenniere* und *Wanderniere* mit atypischer Lage im Retroperitonealraum.
- *Ein-* oder *Mehrfachanlage* der Niere,
- *Ureter duplex* oder *fissus* mit oder ohne gedoppeltem Nierenbeckenkelchsystem.

Auf die Anschlingung der V. cava inferior durch den Ureter wurde zuvor hingewiesen.

1.4 Radiometrie

Mit Ausnahme der Aorta, von Milz, Niere und Nebenniere, welche in einem anderen Kapitel abgehandelt werden, gibt es keine quantifizierbaren Strukturen und Parameter im Retroperitonaeum. Als grobe Landmarken gelten ein Abstand des oberen Nierenpols von 4–5 cm und des unteren Pols von 6–9 cm von der Wirbelsäulenmitte auf der Abdomenübersichtsaufnahme im Liegen. In der Abdomenübersichtsaufnahme im Stehen sollten die Nieren im Bereich LWK 1–4 zum Liegen kommen, wobei die rechte Niere 2 cm tiefer stehen darf. Gegenüber der Aufnahme im Liegen können die Nieren bis $1^{1}/_{2}$ Wirbelkörperhöhen tiefer stehen. Der Größenunterschied der Nieren sollte weniger als 2 cm betragen (Abb. 1.9).

Bedingt durch die Variabilität und Geschlechterabhängigkeit ist die Ausdehnung retroperitonealer Fettanteile und der Übergang zu einer retroperitonealen Lipomatose ebenfalls nicht exakt messbar.

In der Sonographie, CT und MRT ist die Größe von Nieren, Nebennieren, Pankreas und Milz sowie Harnleiter exakt messbar. Die Parameter werden in den entsprechenden Kapiteln genannt.

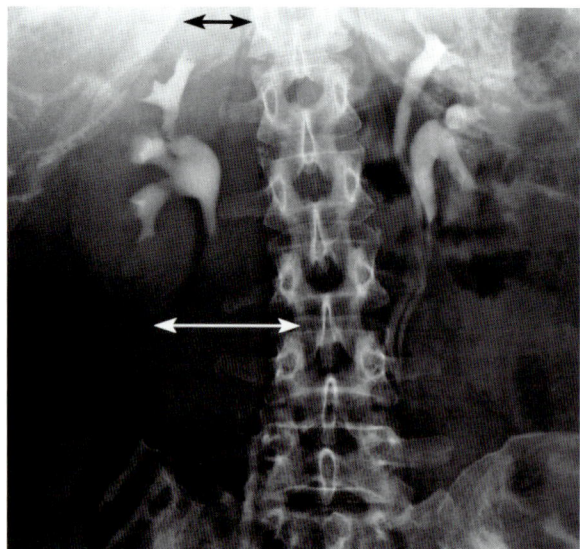

Abb. 1.9. Zur Illustration der radiometrisch bestimmbaren Parameter wurden die angeführten Maße in eine Abdomenübersichtsaufnahme eingezeichnet

1.5
Systematische Bildanalyse

1.5.1
Projektionsradiographie

Abdomenübersicht

Von großer Bedeutung bei der Analyse des Abdomenübersichtsbildes ist die Abgrenzbarkeit der retroperitonealen Weichteilstrukturen von der Psoasmuskulatur (*Pfeil* in Abb. 1.10) und den Nieren (*hohler Pfeil* in Abb. 1.10) zum umgebenden retroperitonealen Fett. Unschärfe oder Verlagerung deuten auf entzündliche Prozesse oder Raumforderungen hin. Desgleichen sollte in den Flanken das präperitoneale Fett von der Bauchdeckenmuskulatur gut abgrenzbar sein.

> **Merke** ❗ Neben den schon bei der Diagnostik der Peritonealhöhle behandelten Kriterien der Bildanalyse bezüglich des gesamten Enteriums muss in Hinblick auf das Retroperitonaeum besonders auf die Luftverteilung im proximalen Dünndarm und im Sigma geachtet werden.

Spiegelbildung, Distension und Luftgehalt sind zu beschreiben. Darüber hinaus müssen pathologische Luftansammlungen außerhalb der Peritonealhöhle, insbesondere paravertebral im Verlauf des M. iliopsoas und am Duodenum geachtet werden.

Verkalkungen sind in Form und Lage im Verhältnis zu den Hohlorganen zu beschreiben.

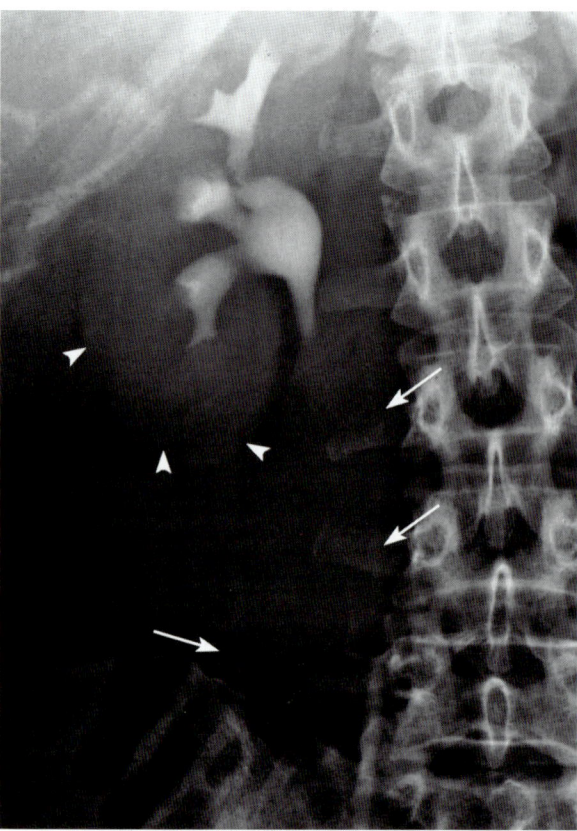

Abb. 1.10. Ausschnittsvergrößerung aus einer Abdomenübersicht im Rahmen eines Ausscheidungsurogramms. Niere (*hohle Pfeile*) und M. psoas (*Pfeile*) sind durch das umgebende retroperitoneale Fettgewebe in ihrer Kontur scharf begrenzt

Die mit abgebildeten knöchernen Strukturen von Wirbelsäule, Os sacrum und Becken sind auf das Vorhandensein von Destruktionen oder Arrosionen und Fehlstellungen zu überprüfen.

Ausscheidungsurogramm

Neben sämtlichen bei der Abdomenübersicht diskutierten Bildkriterien kommen hier 2 zuvor nicht sichtbare Leitstrukturen des Retroperitonaeums zur Darstellung: Harnleiter und Blase. Neben Informationen zur eigenen Pathologie der Strukturen (s. Kap. 2.2 und 2.3) geben Lage- und Formveränderungen insbesondere des Ureters Aufschluss über Veränderungen in der Umgebung. Zu achten ist auf den regelrechten Verlauf unter Berücksichtigung der physiologischen Engen sowie auf Kaliberunregelmäßigkeiten oder Abbrüche mit Aufstauung in das Nierenbeckenkelchsystem. Vor allem Tumoren des inneren weiblichen Genitale führen zur Ummauerung der distalen Ureteren mit langstreckiger Aufstauung bis in das Nierenbeckenkelchsystem zurück (Abb. 1.11).

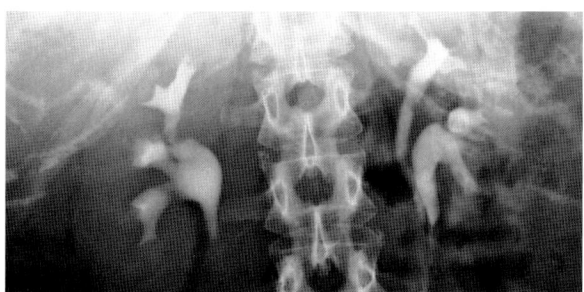

Abb. 1.11. Ausscheidungsurogramm 15 min nach Kontrastmittelinjektion. Die Nierenbeckenkelchsysteme sind vollständig gefüllt und die Ureteren beidseits kontrastiert. Bedingt durch peristaltische Kontraktionen sind, wenn nicht durch ein Passagehindernis erweitert, meist nur Teile der Ureteren auf einzelnen Aufnahmen erkennbar

Hypothone Duodenographie

Seit Verbreitung der Endoskopie hat die Doppelkontrastuntersuchung des oberen Gastrointestinaltrakts fast vollständig an Bedeutung verloren. Selten ergibt sich eine Renaissance wie z. B. nach Entwicklung der Duodenum-erhaltenden Pankreasresektionstechni-

ken durch Frey oder Beeger. Die Darstellung von Bulbus duodeni und C des Duodenums gelingt am besten in Linksseitenlage im schrägen Strahlengang. Zu achten ist auf eine glatte Schleimhautkontur, adäquate Weitstellung und vor allem auf Impressionen von außen sowie Divertikelbildung. Letztere kann bei engem Hals der Endoskopie entgehen (Abb. 1.12, Abb. 1.13).

Kolonkontrasteinlauf

In Abhängigkeit von der Fragestellung sollte zwischen Barium-Sulfat- und Iod-haltigem oralen Kontrastmittel gewählt und über die Gabe von Buscopan/Glucagon entschieden werden. Zu beurteilen sind Lage und Verlauf von Rektum und Sigma. Die Schleimhaut sollte glatt und frei von polypösen Raumforderungen, Ulzerationen oder Divertikeln sein. Nach Buscopan soll es zu einer gleichförmigen Aufweitung kommen, ohne dass sich die segmentalen Anteile nicht erweitern. Extraluminale Kompressionen können durch assistierende Palpation von außen besser erkannt werden.

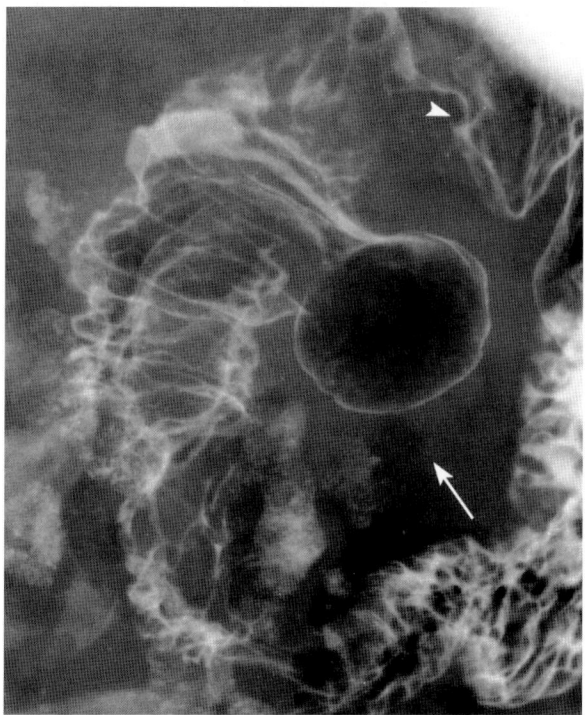

Abb. 1.12. Hypotone Duodenographie mit Doppelkontrastdarstellung des duodenalen C und Pylorus/Antrum (*hohler Pfeil*). In der Doppelkontrastdarstellung zeigt sich darüber hinaus ein großes Duodenaldivertikel (*Pfeil*), das endoskopisch nicht gefunden wurde

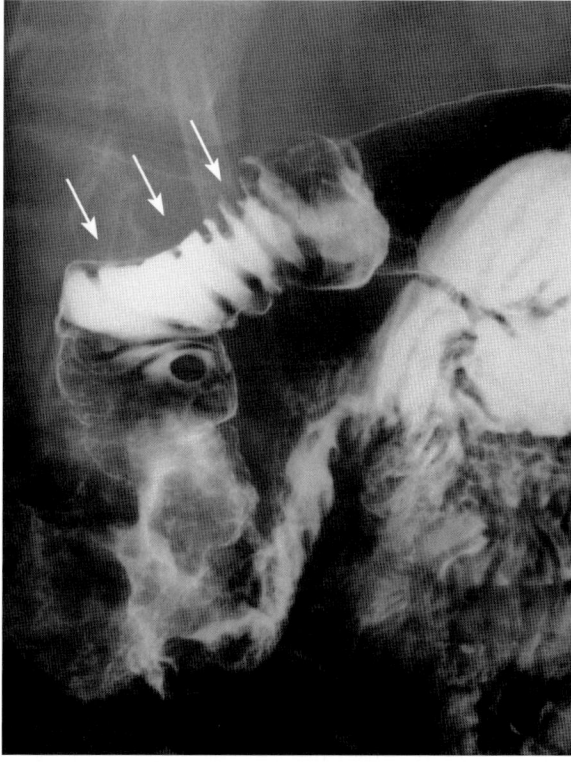

Abb. 1.13. Hypotone Duodenographie. Kompression des Bulbus durch Lymphknotenfiliae (*Pfeile*)

1.5.2
Computertomographie und Magnetresonanz-tomographie

Als digitale Schnittbildverfahren unterscheiden sich die MRT und CT bei der systematischen Bildanalyse hinsichtlich der Anatomie nur unwesentlich. Dieses gilt insbesondere seit Einführung der Mehrzeilen-Spiral-CT, die nun durch die Isotropie der Bildelemente (Voxel) in der Lage ist, vergleichbar zur MRT auch koronare und sagittale Schichtführungen in identischer Auflösung zur primären transversalen Bildgebung zu erzeugen. Signifikante Unterschiede finden sich lediglich bei der Darstellung von Gewebetypen, die bedingt sind durch die unterschiedlichen physikalischen Grundlagen der Verfahren. Dabei ist die CT die Methode der Wahl zur Abbildung von Luft und Verkalkungen und besitzt Vorteile bei der Suche nach Lymphomen, wohingegen die MRT zur Weichteilgewebecharakterisierung prädisponiert ist.

Zunächst erfolgt daher die Beschreibung der systematischen Bildanalyse für CT und MRT gemeinsam, im Anschluss dann die der Spezifika beider Techniken.

In axialen bzw. koronaren Schichten erfolgt zunächst die Darstellung der Lage der Oberbauchorgane und des umgebenden Fettgewebes. Die Nieren sollten homogen von ihrer Fettkapsel umgeben, die Gerota- und Zuckerkandl-Faszien nicht oder nur marginal erkennbar sein. Die Nebennieren sind getrennt von den Nieren an deren oberen Pol medialseitig gleich einer Zipfelmütze gelegen und sollten Schenkel von maximal 1 cm Dicke besitzen, bei variabler Länge. Der M. psoas ist ab der Höhe L 2 als solcher erkennbar und zieht nach kaudal, indem er zunächst flache, dann rundliche Formen annimmt, bevor der sich verschmälert und im Becken an den M. iliacus anlagert. Auf dem M. psoas verläuft der Ureter mit den bekannten Kreuzungen der Gefäße. Die Muskeln sollten homogen weichteildicht/signalintens zur Abbildung kommen, ohne eingelagerte Fettanteile. Asymmetrien der autochtonen Rückenmuskulatur einschließlich des M. psoas sind bekannt und insbesondere bei Wirbelsäulenfehlhaltungen zu finden. Die Wirbelkörper selbst sind von einem schmalen Fettsaum umgeben.

Die abdominelle Aorta zieht links der Wirbelsäule, die V. cava inferior rechts daneben ins Becken. Sie teilen sich vor L 3 bis L 5 in die Aa. bzw. Vv. iliacae communes auf. Neben und zwischen ihnen und liegen die bedeutenden retroperitonealen Lymphknotenstationen. Auf Höhe der Nierenarterienabgänge können einzelne Lymphknoten bis 2,5 cm Größe regulär sein, in den übrigen Lokalisationen gilt als obere Grenze des Normalen 1,5 cm (Abb. 1.14 a, b).

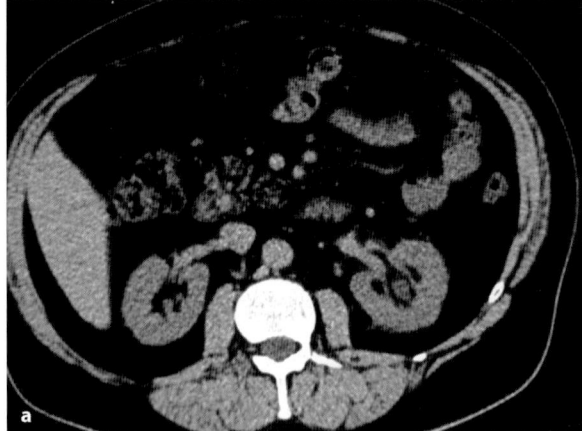

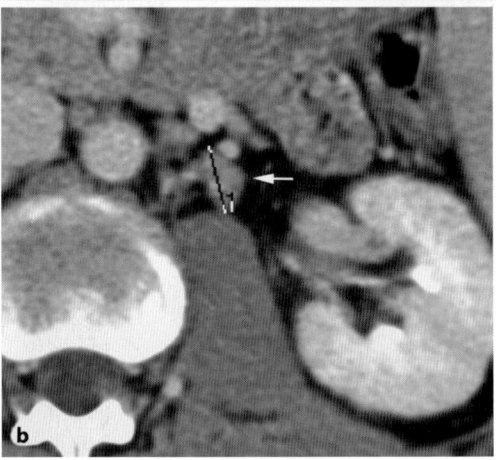

Abb. 1.14. **a** Exemplarische CT-Schicht knapp unterhalb der Aortenbifurkation. Hier zeigen sich keine pathologisch vergrößerten Lymphknoten. **b** Auf Höhe der Nieren kann ein Lymphknoten bis zu 2,5 cm bei jungen Erwachsenen messen (*Pfeil*), wie bei diesem Patienten, bei dem der Lymphknoten ein Zufallsbefund war

Spezielle Aspekte der Computertomographie

Neben der beschriebenen exakten anatomischen Detailauflösung stellt die CT die Methode der Wahl bei der Suche nach freier Luft dar, welche in kleinsten Mengen abbildbar ist. Daher gehört bei entsprechendem Verdacht die Ausspielung der Bilder im Lungenfenster zum Standard. Auszuschließen ist Luft abhängig von der Ursache um das Sigma und entlang des M. psoas (Abb. 1.15, Abb. 1.16).

Konkremente im Verlauf der Ureteren wie auch im Nierenbeckenkelchsystem (hier sehr häufig als Zufallsbefund erkennbar) sind ebenfalls auszuschließen. Wirbelsäulen- und Beckenskelett sollten eine kräftige Kortikalis bei homogener Spongiosazeichnung aufweisen. Skoliotische Fehlhaltungen und Torsionen des Achsenskeletts sind zu beschreiben.

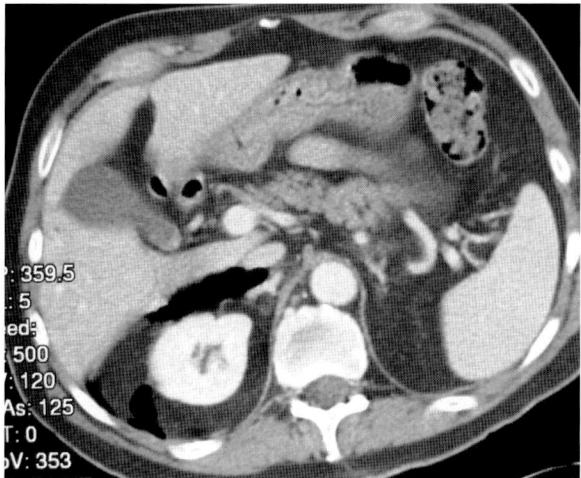

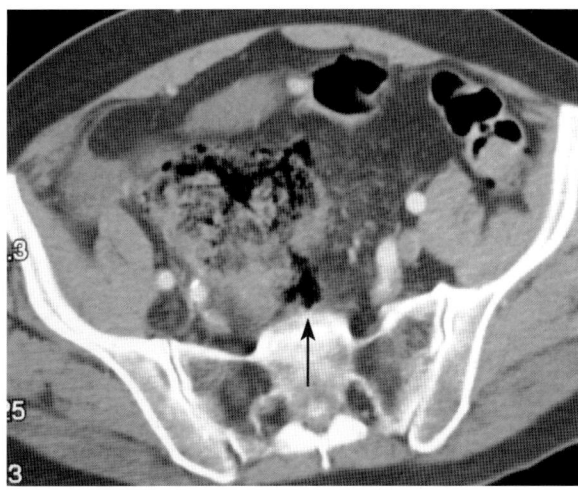

Abb. 1.15. Kontrastunterstützte CT auf Höhe des oberen Nierenpols im Lungenfenster. Perirenal findet sich Luft nach Perforation in der Pars horizontalis duodeni

Abb. 1.16. Nachweis von retroperitonealer Luft präsakral. Ursächlich war eine gedeckte distale Sigmaperforation bei Divertikulitis

Abb. 1.17. Koronare MRT als T2-gewichtete HASTE-Sequenz, welche bei kurzer Akquisitionszeit von 15 s schnell einen guten anatomischen Überblick verschafft und sich somit als Basis für die Planung weiterer Sequenzen eignet

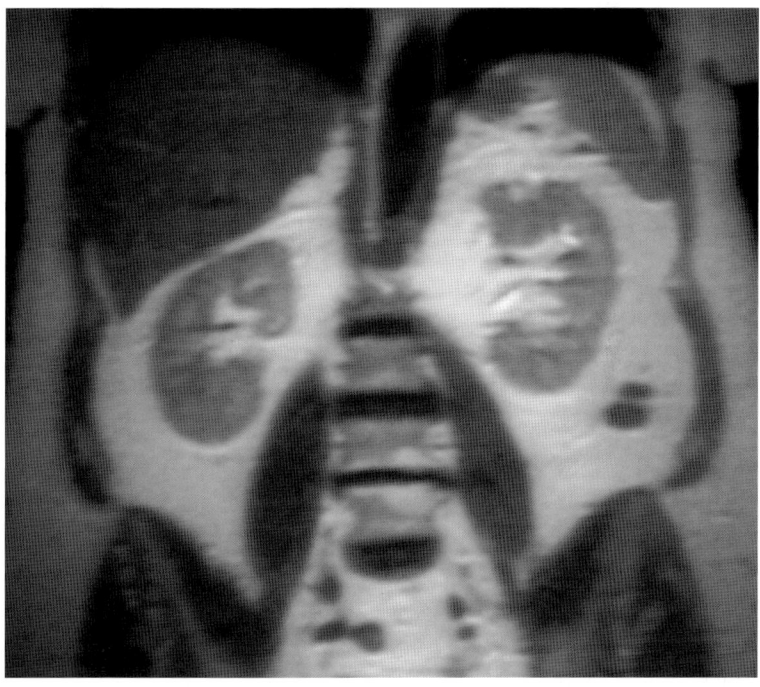

Spezielle Aspekte der Magnetresonanztomographie
Die moderne MRT steht der CT in vielerlei Hinsicht nicht mehr nach: Bei maximaler Feldgröße von 50 cm kann in der Regel das gesamte Abdomen in einem Untersuchungsgang dargestellt werden.

Gegenüber der CT können die Binnenstrukturen der Gewebe, d. h. Muskulatur, Fett- und Bindegewebe, besser differenziert werden. Zur Detektion von Lymphknoten eignen sich insbesondere fettsupprimierte T2-gewichtete Sequenzen in koronarer Ausrichtung (z. B. IR- oder spektral-fettgesättigte T2-gewichtete TSE-Sequenzen) mit heller Darstellung der Lymphknoten im dunklen umgebenden Fettgewebe sowie native T1-Sequenzen mit dunkler Abbildung der Lymphknoten im hellen umgebenden Fettgewebe. Nach Kontrastmittelgabe sollte eine Untersuchung mit spektraler Fettsättigung erfolgen. Inwieweit Subtraktionen von T1-gewichteten GRE-Sequenzen vor und nach Kontrastmittelgabe von Vorteil sind, ist nicht sicher geklärt (Abb. 1.17).

1.5.3
Ultraschall

Die sonographische Untersuchung des Retroperitonaeums bedarf einer guten Vorbereitung des Patienten – vor allem müssen diese nüchtern sein –, um suffiziente Aussagen zu erbringen. Die peripankreatische Region und die Lymphknotenstationen im Bereich des Oberbauchs sind in der Regel nur von ventral aus einsehbar. Hier sollte neben der Beschreibung der Textur der soliden Organe auf das Vorhandensein von vergrößerten Lymphknoten, Veränderungen an der Duodenalwand einschließlich der Peristaltik, peripankreatische Flüssigkeitsansammlungen, Raumforderungen, atypische Luftansammlungen und Konkremente geachtet werden. Soweit einsehbar kann die Aorta in Größe und Wandtextur beschrieben werden.

Über beide Flanken erhält man sonographisch Einblick in die pararenalen Räume und den M. psoas. Raumforderungen, entzündliche Veränderungen sowie Lageanomalien und Fehlbildungen können erkannt werden. Auf der linken Seite kann das Colon sigmoideum sehr gut sonographisch erreicht werden und Veränderungen wie Divertikulose oder Divertikulitis wie auch Tumoren detektiert werden.

Abgesehen von extrem schlanken Patienten gelingt es in der Sonographie häufig nicht, den Retroperitonealraum bis in das Becken hinein zu untersuchen.

Neben der direkten Darstellung von Veränderungen im Bereich des Retroperitonaeums gestattet die Sonographie auch die Darstellung begleitender Veränderungen bei retroperitonealen Erkrankungen wie Aszites, Darmparalyse bei retroperitonealen Affektionen u. a. Es sollte daher bei einer Untersuchung immer das Gesamtabdomen eingeschlossen sein.

1.6
Fehlbildungen

Gefäße

Merke | Vaskuläre Fehlbildungen sind selten und betreffen fast ausnahmslos das venöse Gefäßsystem.

Zu erwähnen ist hier vor allem die partielle oder vollständige Atresie der V. cava inferior. Mit ihr gehen kompensatorisch ausgebildete Kollateralkreisläufe einher. Diese involvieren die Vv. lumbales ascendens und spinale Venenplexus. Abdominelle arterielle Fehlbildungen finden sich nicht, da sie in der Regel mit dem Leben nicht vereinbar sind und in der Embryo-

nalperiode, oft in Kombination mit weiteren schweren Fehlbildungen auftreten.

Malrotation

Das Retroperitonaeum ist in der Entwicklung des Darms involviert: Aus der retroperitoneal gelegenen Aorta entspringen die versorgenden Gefäße A. mesenterica superior und inferior sowie die A. gastroduodenalis. Bei Fehlentwicklung der physiologischen Rotation und einer sekundären Retroperitonealisierung der einzelnen Darmabschnitte kommt es zur Verlagerung der retroperitonealen Anatomie.

Duodenaldivertikel

Duodenaldivertikel sind bei weniger als 1% der Bevölkerung zu finden. Häufig sind sie Zufallbefund bei der Abklärung anderer organischer abdomineller Beschwerden. Symptomatisch werden zum einen größere Duodenaldivertikel, wenn durch Retention und Prallfüllung eine Kompression des Duodenums auftritt oder aber eine Ulzeration oder Blutung im Divertikel selbst entsteht. In der Abdomenübersicht kann ein Duodenaldivertikel bei einer dem „Double-bubble-Zeichen" vergleichbaren Luftverteilung in der Übersicht in Linksseitenlage oder im Stehen vermutet werden, wenn sonstige Ursachen der lokalen Passagestörung ausgeschlossen sind. In der Monokontrastuntersuchung des Magens und Duodenums mit Barium-Sulfat oder wasserlöslichem Kontrastmittel füllen sich Duodenaldivertikel auf und erscheinen als Reservoir neben dem eigentlichen Lumen. Darüber hinaus können sie einen Spiegel aufweisen. Bei der Ultraschalluntersuchung imponieren sie abhängig von ihrer Größe als echoarme oder auch echoreiche, oft unscharf abgrenzbare Raumforderung im Bereich der kleinen Kurvatur des duodenalen C's in direkter Nachbarschaft zum Pankreaskopf. Nicht selten imitieren Duodenaldivertikel Pankreaskopfkarzinome. In der CT nach oraler Kontrastmittelapplikation zeigen sich Duodenaldivertikel in der Regel Kontrastmittel-gefüllt und damit hyperdens und sind somit sehr gut vom Pankreas selbst abgrenzbar. Bei der Hydro-CT können sich diagnostische Probleme ergeben, wenn eine adäquate Distension des Duodenums durch die Kompression eines großen und prall gefüllten Divertikels beeinträchtigt wird und die anatomische Differenzierung der einzelnen Darmabschnitte erschwert wird (Abb. 1.18).

In der MRT können in flüssigkeitssensitiven Sequenzen und auch bei der MRCP (Magnetresonanz-choledochopankreatikographie) Duodenadivertikel als zystische Raumforderungen erscheinen, die das Duodenum komprimieren und den Pankreaskopf leicht verlagern. Eine Abgrenzung gegenüber einer Zyste oder Pseudozysten bzw. einem Zystadenom ist mit derartigen Sequenzen nicht möglich. In

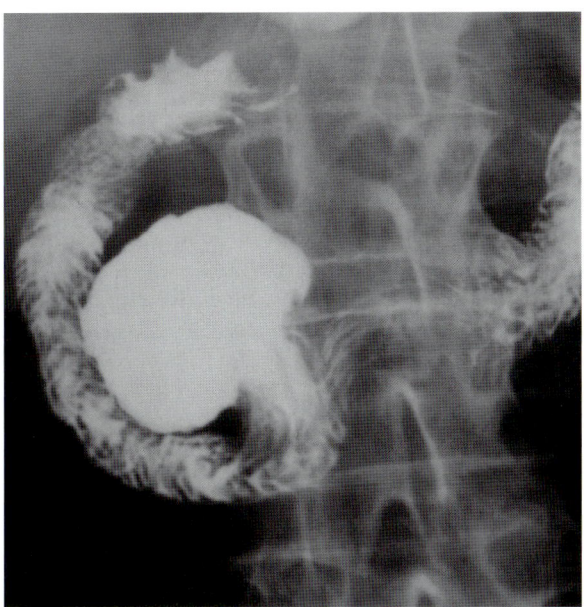

Abb. 1.18. Magen-Darm-Passage in Monokontrasttechnik. Distales großes Duodenaldivertikel

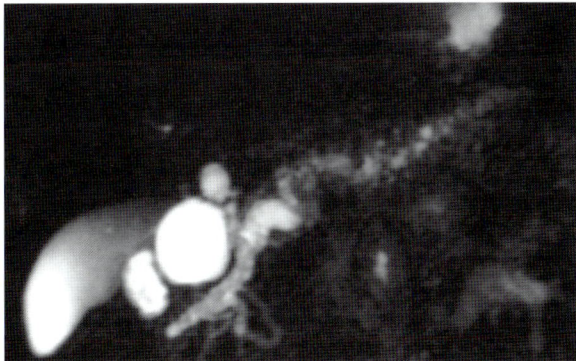

Abb. 1.19. Chronische Pankreatitis mit Pseudozysten im Kopfbereich bei Pancreas divisum

den T1-gewichteten SE- und GRE-Sequenzen zeigen sich Flüssigkeits-äquiintense Binnenstrukturen sowie insbesondere bei den GRE-Sequenzen durch Luft lokale Feldinhomogenitäten mit kleinen Signalauslöschungen.

Pancreas divisum et anulare

Definition ▽ Es handelt sich hierbei um Hemmungsmissbildungen der Fusion von ventraler und dorsaler Pankreasanlage, welche in Form des Pancreas divisum mit Persistenz der ventralen Pankreasanlage einschließlich von 2 separaten Gängen oder aber einer das Duodenum umschließenden partiellen ventralen und dorsalen Fusion auftritt.

Klinisch sind diese Veränderungen von großer Bedeutung, da sie mit einer extrem erhöhten Frequenz von spontanen Pankreatitiden einhergehen und in der Regel in einer chronischen Pankreatitis enden. Daher muss bei jeder rezidivierend auftretenden akuten Pankreatits bei Fehlen der klassischen Ursachen (ethyltoxische oder biliäre Genese, Stoffwechselerkrankungen) an diese Erkrankung gedacht werden und ein Ausschluss erfolgen. Methode der Wahl ist heute die MRCP als nichtinvasives und komplikationsfreies Verfahren. Eine diagnostische ERCP (endoskopische retrograde Cholangiographie) sollte nur bei unklarem Befund in der MRCP durchgeführt werden. Die Untersuchung ist grundsätzlich im Intervall anzustreben, da durch Überlagerungen ei-

ner akuten Kopfpankreatitis die Diagnose erschwert oder unmöglich sein kann (Abb. 1.19).

Sigmadivertikel

Man unterscheidet spontan auftretende, einzelne Divertikel im Colon sigmoideum von der Divertikulose. Bei der Sigmadivertikulose handelt es sich um eine Zivilisationskrankheit, bei der es z.B. durch chronische Obstipation zur vermehrten Ausbildung von Pseudodivertikeln, d.h. nicht alle Wandschichten beinhaltende Aussackungen aus dem Darmrohr durch Muskellücken hindurch, kommt (Abb. 1.20).

Lipomatosis intestinalis

Definition ▽ Hierbei handelt es sich um eine veränderte Fettverteilung gegenüber dem Normalen.

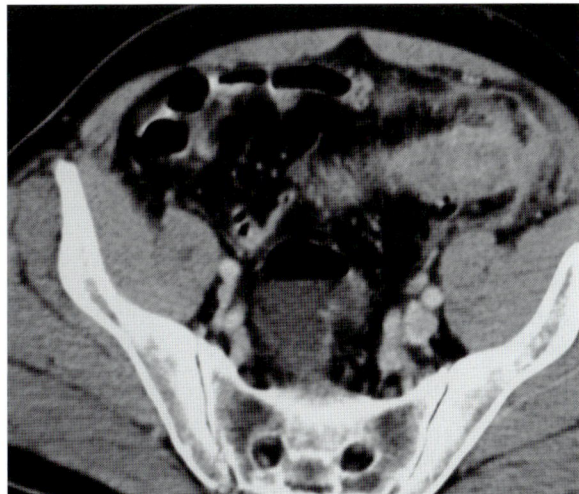

Abb. 1.20. Sigmadivertikulitis in der CT nach Einlauf mit Wasser und Gabe von Scopolamin. Es zeigen sich eine Wandverdickung, Unschärfe und Imbibierung der Umgehungsstrukturen

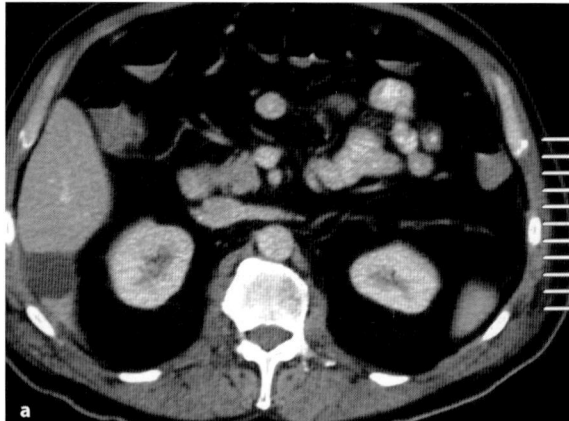

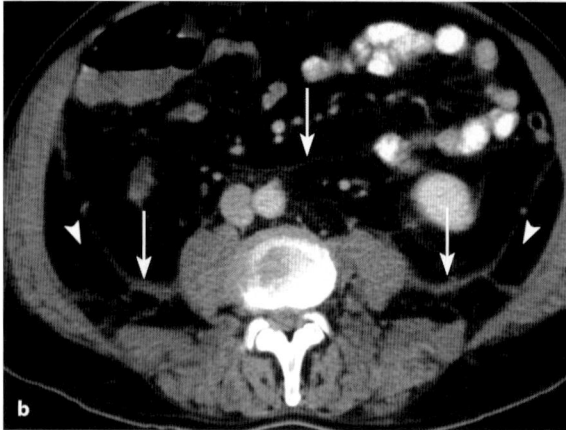

Abb. 1.21 a, b. Retroperitoneale Lipomatose in der CT. **a** Auf Höhe des oberen Nierenpoles und **b** infrarenal. Die Nieren sind nach Ventral durch retrorenale Fettmengen verlagert. Infrarenal (**b**) lassen sich die retroperitonealen Faszien (*Pfeile*) durch die vermehrte Einlagerung von Fett auch zwischen M. transversus und Fascia transversalis exzellent erkennen (*hohle Pfeile*)

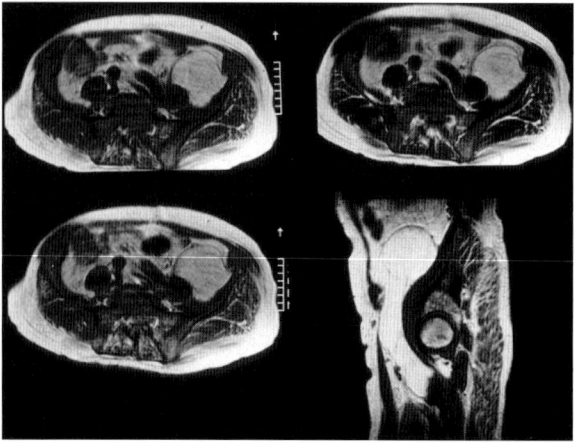

Abb. 1.22. Im Gegensatz zur Lipomatose stellen Lipome isolierte umschriebene tumoröse Fettgewebewucherungen dar und erscheinen asymmetrisch, wie dieses Beispiel eines linksseitigen am M. iliacus durch den Leistenkanal ziehenden Lipoms illustriert (T2-gewichtete TSE transversal und coronar)

Bei von Seiten ihrer subkutanen Fettgewebeausprägung unauffälligen Patienten zeigt sich abdominell im Retroperitonaeum wie auch mesenterial eine ausgedehnte Fettgewebeansammlung. Diese sollte immer seitengleich symmetrisch verteilt sein, ansonsten ist auch an ein Lipom oder ein differenziertes Liposarkom zu denken. Eine allgemeine Koinzidenz einer retroperitonealen Lipomatose und des Liposarkoms wird diskutiert, konnte aber noch nicht wissenschaftlich belegt werden (Abb. 1.21 a, b, Abb. 1.22).

Varikozele

Im Retroperitonaeum findet sich als indirekter Hinweis auf das Vorliegen einer Varikozele eine deutliche Erweiterung der Vv. testiculares mit ihrer Einmündung in die V. cava bzw. V. renalis.

Innere Hernien

Dort, wo insbesondere intestinale Strukturen vom Extraperitonealraum bzw. in diesem Fall dem Retroperitonaeum nach intraperitoneal ziehen, gibt es präformierte Bruchlücken. Wenn sie auch im Vergleich zu den äußeren Hernien und Zwerchfellhernien extrem selten sind, dürfen innere Hernien auch in asymptomatischer Form nicht vergessen werden. Zu den wichtigsten Formen zählt die Dünndarmhernierung am Treitz-Band, die Spieghel-Hernie im Bereich der lateralen Bauchwand am M. obliquus sowie die äußerst seltene Hernia obturatoria. Die klinische Bedeutung der inneren Hernien wird sehr kontrovers diskutiert, insbesondere auch, weil der bildgebende Nachweis selbst in Zeiten der CT äußerst problematisch ist.

1.7
Trauma

Frakturen

Das Retroperitonaeum ist regelhaft bei Frakturen des Becken- und Achsenskeletts beteiligt. Die entsprechenden Frakturhämatome bei Wirbelkörperfrakturen erstrecken sich paravertebral und um die großen Gefäße, können aber auch erhebliche Ausmaße im Retroperitonaeum erreichen, wenn Lumbalarterien beteiligt sind. Bei Beckenfrakturen kommt es regelhaft zu erheblichen Einblutungen in die umgebenden Weichteile mit Blutverlusten bis zu 2 oder 3 l. Dementsprechend sind die Frakturhämatome oft über die angrenzenden Kompartimente hinaus auch entlang des M. psoas nach kranial verfolgbar.

Aortenruptur

Eine Ruptur der abdominellen Aorta entsteht fast ausnahmslos im Sinne einer Spontanruptur bei vorbestehendem abdominellen Aortenaneurysma. Vom klinischen Verlauf und der Prognose sind jene Rup-

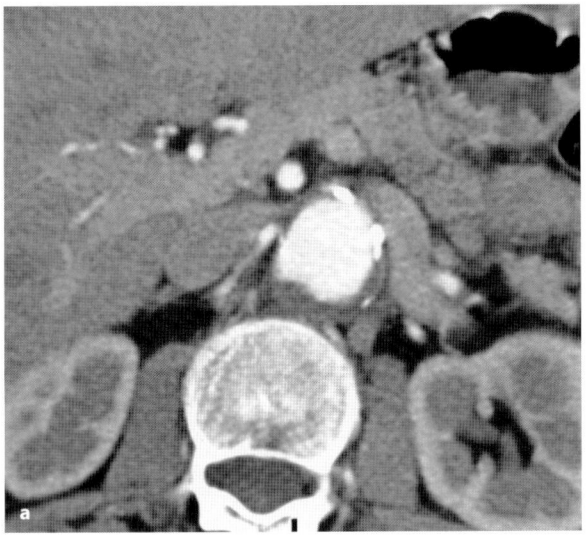

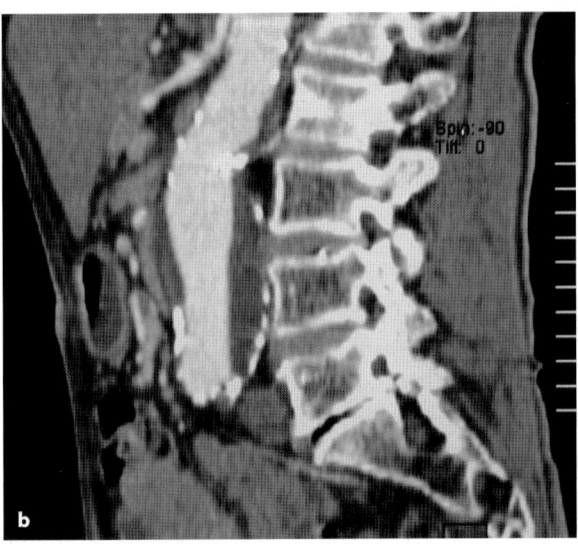

Abb. 1.23 a, b. Mehrzeilen-Spiral-CT eines infrarenalen Aortenaneurysmas mit wandständiger Thrombosierung und um-gebenden Kalkspangen in transversaler und sagittaler MPR-(Multiplanare-Rekonstruktion-)Reformatierung

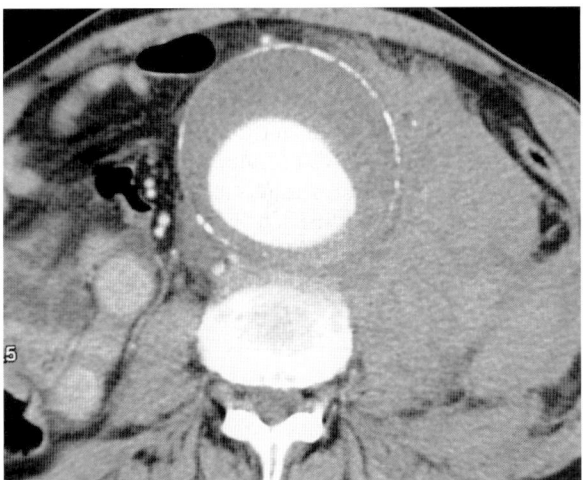

Abb. 1.24. Mehrzeilen-Spiral-CT eines gedeckt perforierten riesigen Aortenaneurysmas in transversaler Reformatierung. Großes retroperitoneales Hämatom links

turen mit retroperitonealer und intraperitonealer Blutung zu unterscheiden. Da eine intraperitoneale Ruptur und Blutung in kürzester Zeit zum Tode führen, kommen in der Regel nur Rupturen mit retroperitonealer und durch Tamponade limiterter Blutung zur Bildgebung. Abhängig von der Ausdehnung findet sich neben der Aortenerweiterung mit in der Regel exzentrischem wandständigem Thrombus und Kalkspangen eine ausgeprägte retroperitoneale Blutansammlung mit oder ohne Sedimentationen und kranialer Ausdehnung zum Zwerchfell und kaudalen Ausläufern entlang des M. iliopsoas bis ins kleine Becken (Abb. 1.23 a, b, Abb. 1.24).

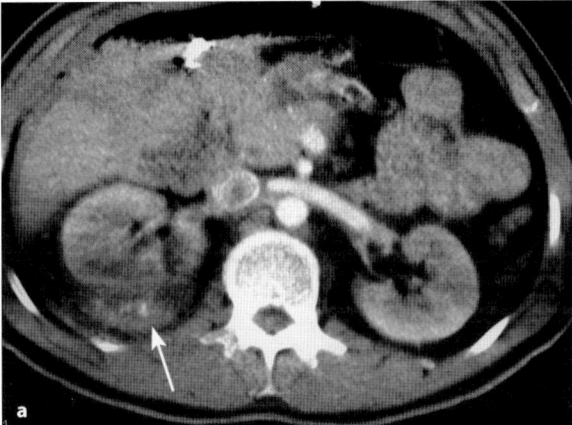

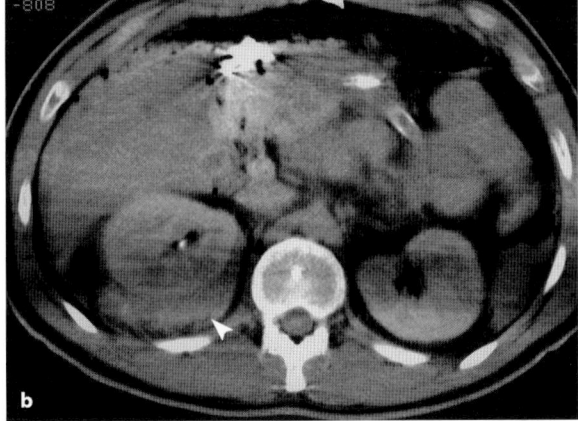

Abb. 1.25 a, b. Nach Flankentrauma im Rahmen eines Verkehrsunfalls Darstellung eines ausgedehnten Hämatoms der rechten Niere mit frischen Einblutungen in der arteriellen Phase (*Pfeil*) und Sedimentation (*hohler Pfeil*)

Nierenkontusion

Nach Flankentraumata kann es zu Nierenkontusionen kommen. Klinisch findet sich in den allermeisten Fällen eine Mikro- oder Makrohämaturie. In der CT zeigen sich minderperfundierte Areale und Imbibierungen des perirenalen Fettgewebes. Es kann jedoch auch zu massiven Hämatomen kommen, die durch die Kapsel tamponiert werden (Abb. 1.25 a, b).

Duodenal- und Sigmaperforation

Traumatische Perforationen der retroperitonealen Darmabschnitte treten nur im Kontext mit penetrierenden Stichverletzungen auf. Neben der retroperitonealen Luftansammlung kann in der CT ein Hämatom entlang des Stichkanals detektiert werden. Die retroperitoneale Luftverteilung unterscheidet sich nicht von der spontan auftretender Perforationen bei Divertikulitis oder Ulzera. Da oft auch intraperitoneale Hohlorgananteile mitgeschädigt werden, ist die Kombination mit einem Pneumoperitonaeum häufig anzutreffen (Abb. 1.26 a, b).

Sonstige vaskuläre Verletzungen

■ **Mesenterialwurzelriss.** Im Rahmen schwerer stumpfer Bauchtraumata und Dezelerationstraumata kann es zum Einriss im Bereich der Mesenterialwurzel kommen. Es resultiert eine in Abhängigkeit vom betroffenen Gefäßschenkel – arteriell, venös oder beides – stärker oder wenig stark ausgeprägte Blutung im Retroperitonaeum und ggf. auch in die freie Bauchhöhle. In der konventionellen Abdomenübersicht erkennt man die begleitende Darmparalyse und selten die Verdrängung von Darmanteilen durch das Hämatom. Die Diagnose wird mit der CT gesichert (Abb. 1.27).

Psoasblutung (Differenzialdiagnose: Gefäßpunktion oberhalb des Leistenbands)

Eine Einblutung in den M. psoas ist keine seltene retroperitoneale Affektion. Als Begleitbefund ist sie oft im Rahmen von Wirbelsäulenverletzungen anzutreffen. Darüber hinaus kann sie spontan bei Patienten mit Gerinnungsstörungen auftreten. Als singuläre Traumafolge ist sie allerdings selten zu beobachten. In der Abdomenübersicht fällt hier bereits die Unschärfe des Randes des Psoasschattens auf, verbunden mit einer asymmetrischen Verbreiterung zugunsten der betroffenen Seite. In der Sonographie, sofern bei schlankeren Patienten einsehbar, kann im Flankenschnitt oder aber transabdominell die abgesenkte Echogenität bei deutlicher Auftreibung des M. psoas als direktes Zeichen der Einblutung nachgewiesen werden. In der CT und MRT kann durch Relaxationszeitenverkürzung oder Signalintensitätsbestimmung direkt die Einblutung belegt werden. Letztere Untersuchungen verschaffen einen deutlich

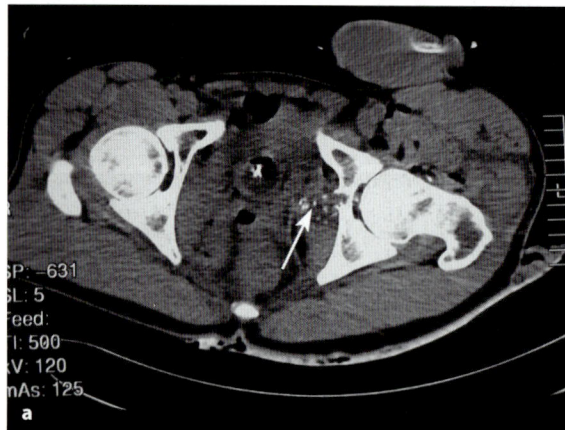
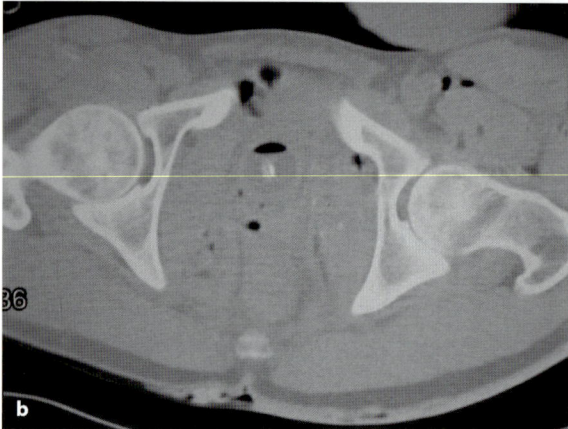

Abb. 1.26 a, b. Mehrzeilen-Spiral-CT einer Schussverletzung des kleinen Beckens mit rektosigmoidaler Perforation

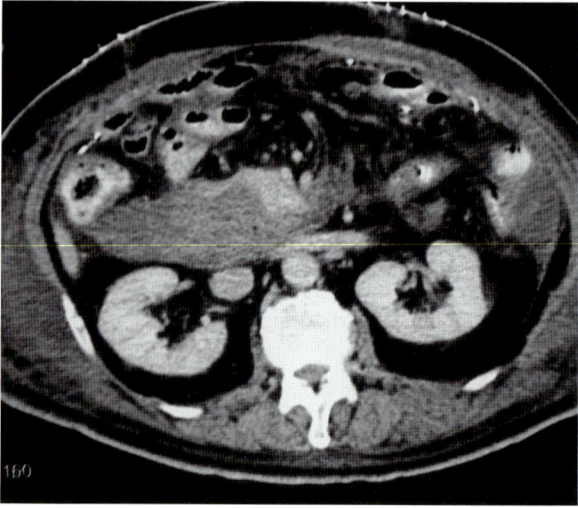

Abb. 1.27. Großes frisches Hämatom in der Mesenterialwurzel nach traumatischem Riss

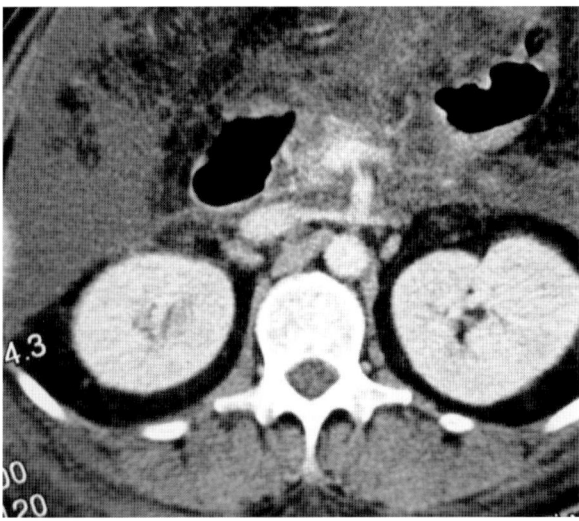

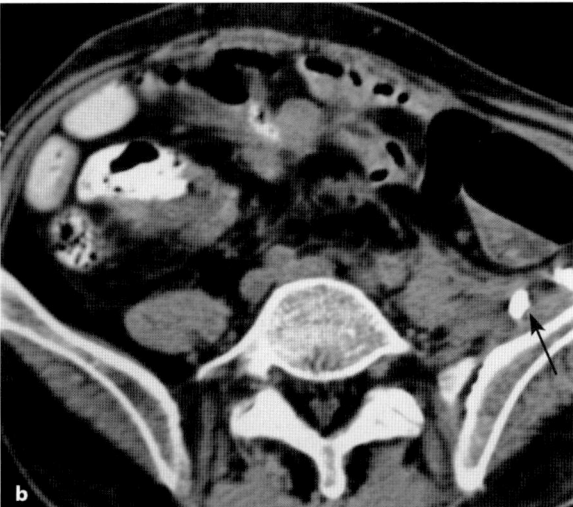

Abb. 1.28. Beidseits ausgedehnte Nekrosestraßen perirenal sowie in den parakolischen Rinnen bei nekrotisierender Pankreatitis. Die Nierenkapsel wird dabei respektiert, weswegen sich das perirenale Fettgewebe regelrecht abbildet

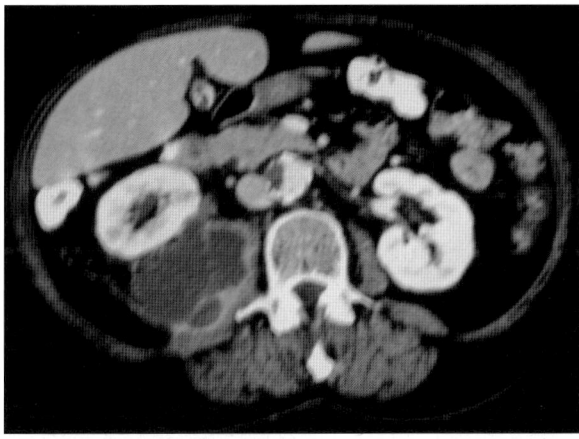

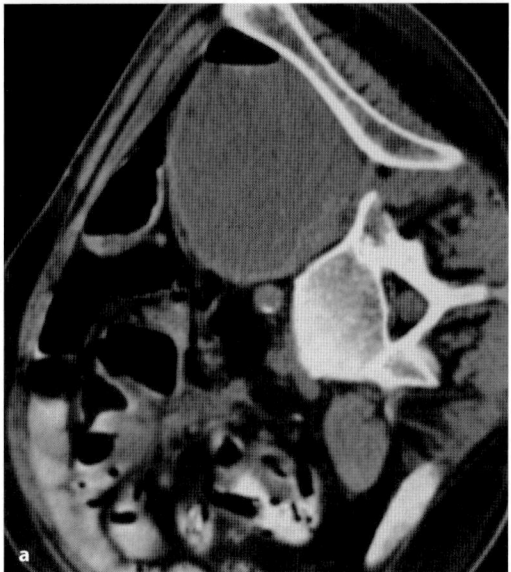

Abb. 1.29. Rechtsseitiger retroperitonealer Abszess unklarer Genese. In der CT finden sich teils zystisch-eingeschmolzene, teils randständig Kontrastmittel-aufnehmende Areale. Der M. psoas ist destruiert

Abb. 1.30 a, b. Linksseitiger retroperitonealer Abszess bei einem Patienten mit bekanntem Morbus Crohn und gedeckter Dünndarmperforation im akuten Schub. Bei fehlender Septierung eignete sich der Abszess exzellent zur perkutanen Drainage und konnte initial weitestgehend vollständig von ca. 1000 ml Pus über die eingelegte 14 F-Drainage (*schwarzer Pfeil*) entlastet werden

besseren Überblick über das Ausmaß der Blutung und können unter Umständen, wenn unter Kontrastmittelinjektion angefertigt, eine zirkumskripte arterielle Blutungsquelle lokalisieren helfen.

1.8 Entzündung

Abszesse

Die retroperitoneale Lage von Abszessen wird häufiger gefunden. Allerdings ist die primäre hämatogene

Entstehung eher selten. Wesentlich häufiger sind die retroperitonelan Abszessbildungen als Folge einer Hohlorganperforationen wie im Duodenum oder Colon sigmoideum zu beobachten. Hämatogen kann es im Rahmen von Pankreatitiden zu einer sekundären Superinfektion von Nekrosearealen und -straßen kommen (Abb. 1.28, Abb. 1.29, Abb. 1.30 a, b).

Spondylitis

Bei der Spondylitis kommt es regelhaft zu einer Mitbeteiligung des Retroperitonealraums bei lumbaler Lokalisation. Bei Überschreiten der osteochondralen

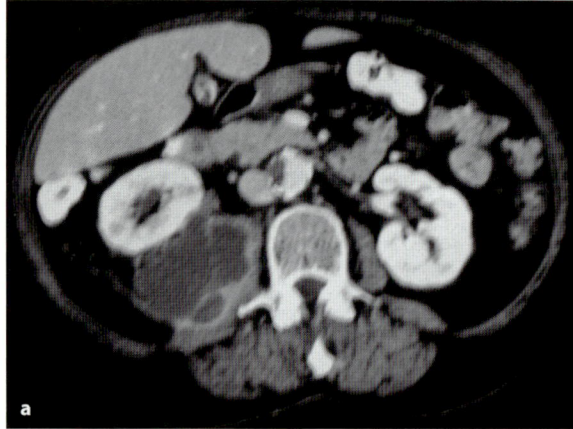

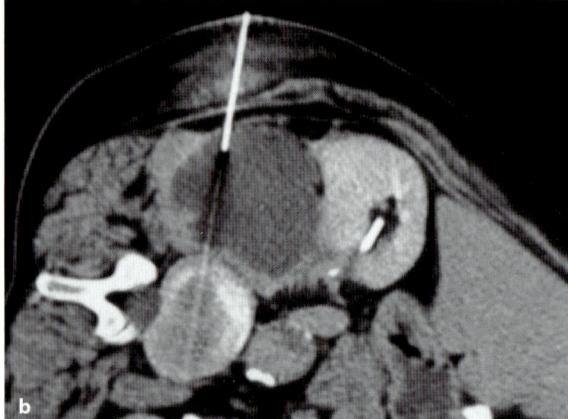

Abb. 1.31 a, b. Paravertebraler Senkungsabszess im Rahmen einer Spondylitis. Das destruierte Bandscheibenfach liegt weiter kranial, das entzündliche Exsudat ist per continuitatem ins Retroperitonaeum nach kaudal geflossen. Es erfolgte eine diagnostische Punktion

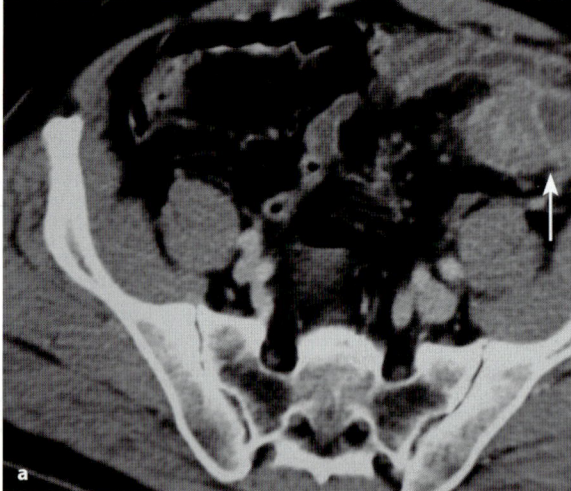

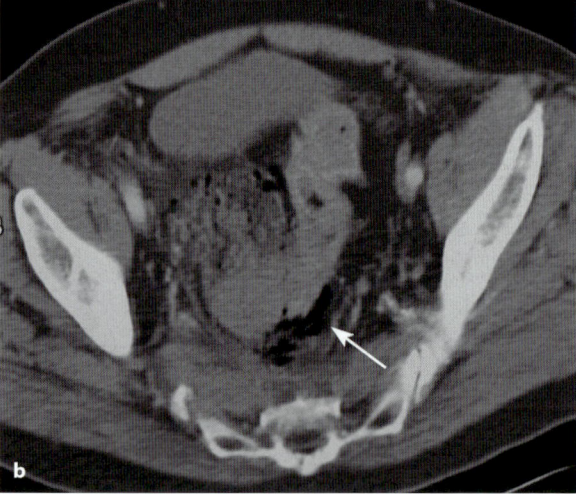

Abb. 1.32. a Lokaler Abszess bei perforierter Sigma-Divertikulitis (*Pfeil*). **b** Zusätzlich retroperitoneale Luftausbreitung (*hohler Pfeil*)

Einheit gelangen entzündliche Flüssigkeit, Pus und Keime direkt oder hämatogen über kleine Venen in den Paravertebralraum. Per continuitatem bilden sich anschließend lokale Abszedierungen aus, darüber hinaus kann es zu ausgedehnten Senkungsabszessen kommen. Lokalisation wie auch Ausmaß der Abszedierungen lassen keinen Rückschluss auf den Keim zu. In der Bildgebung ist die MRT der CT und beide dem konventionellen Röntgenbild weit überlegen. Für die Planung von interventionellen Eingriffen – einer Abszessdrainage – ist der CT der Vorzug zu geben (Abb. 1.31 a, b).

Divertikulitis

Definition ▽ Die Divertikulitis ist eine rezidivierend verlaufende Entzündung einzelner oder multipler Divertikel bei Divertikulose.

Neben einer segmentalen Schwellung der Darmwand und Schleimhaut mit konsekutiver Stenosierung kann es zur Divertikelruptur kommen. In der Bildgebung hat sich für die Diagnostik der Divertikulitis die CT nach Gabe von Scopolamin i. v. Kontrastmittel und rektalem Einlauf mit Wasser als Methode der Wahl etabliert. Mit ihr sind die Komplikationen einer gedeckten oder freien Perforation eindeutig und erheblich früher und auch sicherer nachweisbar, im Vergleich zur konventionellen Abdomenübersicht und dem Kolonkontrasteinlauf.

Bei der häufigeren gedeckten Perforation tritt Luft entlang der Psoasmuskulatur nach retroperitoneal und kranial. Im weiteren Verlauf können retroperitoneale Abszesse auftreten (Abb. 1.32 a, b).

Infektion von Gefäßprothesen

Eine seltene, aber sehr bedrohlich Komplikation des aortalen Gefäßersatzes stellt die Superinfektion der

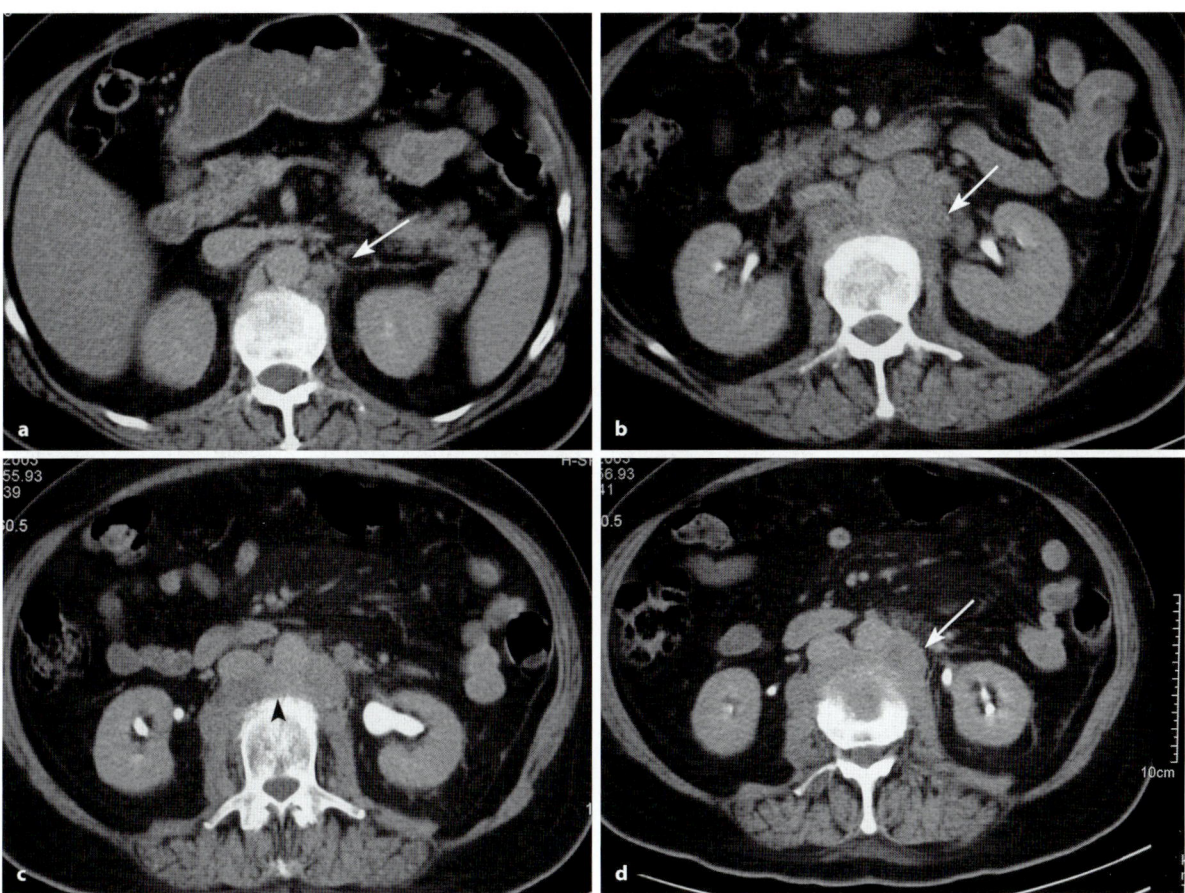

Abb. 1.33 a–d. Retroperitoneal Lymphome bei Non-Hodgkin-Lymphom (NHL) mit teilweise verbackenen vergrößerten Lymphknoten beidseits an den großen Gefäßen (*Pfeile*). Letztere werden teilweise durch die Lymphknotenpakete von der Wirbelsäule abgehoben (*hohler Pfeil*)

Gefäßprothese dar. Bildmorphologisch kann man in der CT eine Kontrastmittelaufnahme um die Prothese ggf. mit kleinen Lufteinschlüssen erkennen.

Lymphadenopathie

Definition Unter dem Sammelbegriff Lymphadenopathie kann man alle nichttumorösen Lymphknotenvergrößerungen zusammenfassen.

Der überwiegende Teil ist hierbei mittelbar oder unmittelbar durch ein entzündliches Geschehen verursacht.

Mittelbare Lymphknotenvergrößerungen durch entzündliche Infiltrationen sind in der Umgebung jeder lokalisierten oder generalisierten bakteriellen Entzündung nachweisbar. In der Regel finden sich multiple mäßig vergrößerte Lymphknoten, d.h. nie die Größe eines Bulks von mindestens 5 cm im abdominellen Bereich erreichend. Im Rahmen einer antiobiotischen Therapie oder auch spontan kann es zu zentralen putriden Einschmelzungen kommen. Die Form der Lymphknoten ist tendenziell eher ovalär, sofern die eigentliche Lymphknotenarchitektur noch erhalten ist, kann aber auch rund sein. Sie ist somit kein sicheres Kriterium zur Abgrenzung von tumorösen Infiltrationen. Die Lymphknoten sind gut vaskularisiert und können teilweise durch Kontrastmittelpooling auch angiographisch als Nebenbefund erkennbar sein. Insbesondere in der MRT fallen entzündlich veränderte Lymphknoten durch ihre hohe Signalintensität in der T2-Wichtung in IR- und fettsaturierten T2-gewichteten Sequenzen ins Auge.

Bisweilen ausgeprägte spezifische Lymphadenopathien lassen sich bei einer abdominellen Tuberkulose und bei atypischen Mykobakteriosen mit ihrem bekanntesten Erreger MAI (Mycobacterium avium intracellulare) nachweisen. Im Rahmen der HIV-Infektion kann es ebenfalls im Sinne des „Aids-related complex" (ARC) oder Lymphadenopathiesyndroms (LAS) zur abdominellen Lymphadenopathie kommen.

Verschiedene Viren, insbesondere das Zytomegalievirus (CMV) können Ursache deutlicher abdomineller Lymphadenopathien sein. Auch Röteln müssen bei Kindern in Betracht gezogen werden. Bei einer Ebstein-Barr-Virus(EBV)-Infektion kann sich neben generalisierten Lymphknotenvergrößerungen einschließlich Hepato- und Splenomegalie auch ein malignes Lymphom, das Burkitt-Lymphom aus der Gruppe der Non-Hodgkin-Lymphome entwickeln. An eine HIV-Komorbidität ist hierbei zu denken. Das Kaposi-Sarkom neigt ebenfalls zur Ausbildung von Lymphknotenmetastasen, die hypodens erscheinen können. Als Ursache wird heute eine noch nicht vollständig geklärte Koinfektion mit dem HIV-Erreger diskutiert (Abb. 1.33 a–d).

Bei der Lues kommt es im Stadium II vor dem Auftreten des charakteristischen Exanthems zu einer generalisierten Lymphadenopathie.

Beim Morbus Whipple, einer nicht vollständig erforschten lymphatischen Stoffwechselerkrankung, finden sich charakteristische hypodense, fettige Infiltrationen in der CT bei Lymphadenopathie. Differenzialdiagnostisch kommen derartige fettige Lymphknoteninfiltrate lediglich selten bei Metastasen eines Teratokarzinoms oder urogenitalen Epidermoidkarzinoms vor.

Zu unspezifischen Lymphknotenvergrößerungen kann es nach der Einnahme von Hydantoin-Präparaten oder Perchlorat kommen.

Immunologisch vermittelte generalisierte Lymphadenopathien können darüber hinaus bei Erkrankungen aus dem rheumatoiden Formenkreis (rheumatoide Arthritis, Felty-Syndrom, Still-Chauffard-Erkrankung) und beim systemischen Lupus erythematodes kommen.

1.9
Tumoren und tumorartige Veränderungen

Aortenaneurysma

Beim Aortenaneurysma handelt es sich nicht um eine tumoröse Raumforderung im eigentlichen Sinne. Allerdings fallen diese gelegentlich klinisch als palpable ggf. pulsierende abdominelle Resistenz auf und können mit in den Rücken ausstrahlenden Schmerzen einhergehen. Die Diagnose erfolgt mittels Ultraschall, CT oder MRT. Sofern Verkalkungen vorliegen, kann die Diagnose teilweise an einer Abdomenübersichtsaufnahmen gestellt werden (Abb. 1.34).

Lymphozele

Definition ▽ Lymphozelen sind gekammerte Ansammlungen von Lymphe, welche groteske Ausmaße annehmen können.

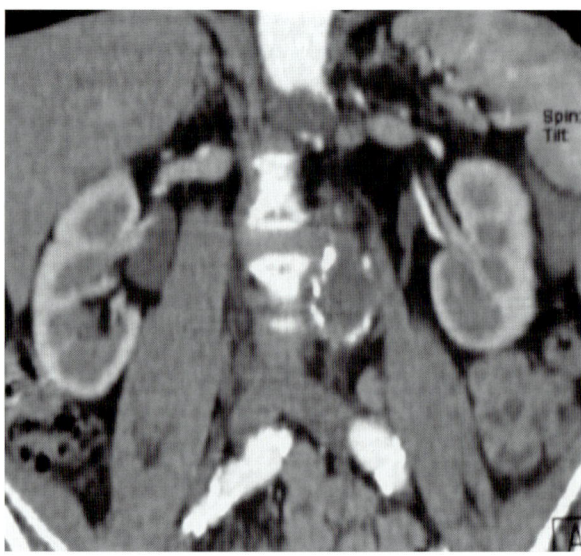

Abb. 1.34. Randständig wandverkalktes kleines Aortenaneurysma in koronarer Abbildung in der Mehrzeilen-Spiral-CT

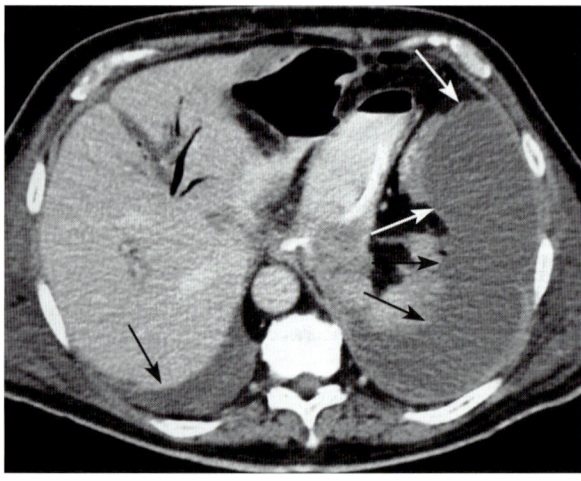

Abb. 1.35. Große bis nach retrolienal reichende Lymphozelen mit serösem Inhalt ohne Septierungen nach systematischer Lymphadenektomie wegen fortgeschrittenem Seminom

Spontan treten sie äußerst selten nach die Lymphgefäße affektierenden Entzündungen wie der Bilharziose auf. Nach operativen Eingriffen, welche eine Lymphadenektomie beinhalten, insbesondere aber bei systematischen Lymphadenektomien des Beckens und der Paraaortalregion gehören sie zu den häufigeren Komplikationen. Sonographisch sieht man Flüssigkeitsverhalte frei von Binnenechos in den Bereichen der Lymphadenektomie. In der CT stellen sich Lymphozelen als scharf begrenzte, flüssigkeitsgefüllte Hohlräume mit homogener Binnenstruktur entlang der Gefäßstraßen dar. Die Abbildung in der MRT ist identisch mit entsprechender T2-gewichte-

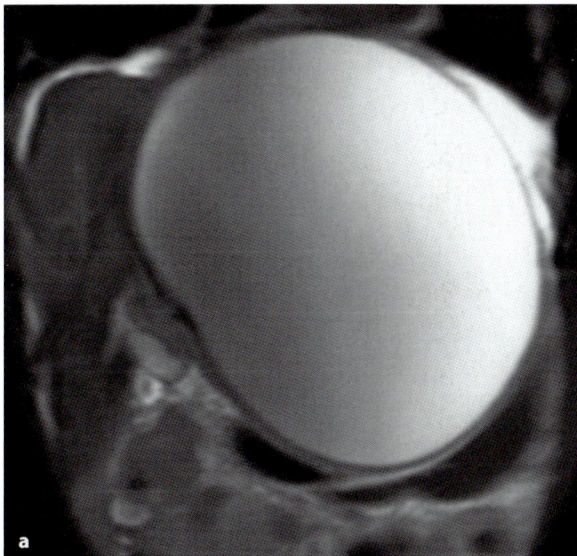

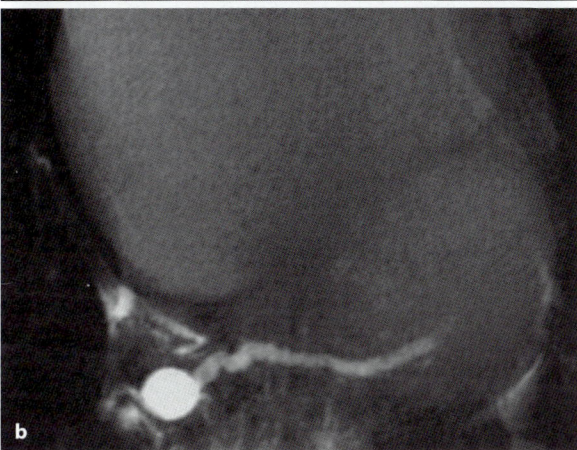

Abb. 1.36. a Ausgedehnte peripankreatische Pseudozysten nach nekrotisierender Pankreatitis mit konsekutiver Verlagerung von Leber und Pankreas selbst (koronare HASTE-Sequenz). **b** Mäßiger Aufstau des Ductus Wirsungianus in der MRCP (RARE-Sequenz)

ter Flüssigkeits-isointenser Abbildung. Bei raumforderndem Charakter der Verhalte kann eine kurzfristige, ggf. auch perkutane Drainage indiziert sein, kleiner Lymphozelen sollten konservierend abwartend beobachtet werden. Selten können die Lymphzelen bis nach subphrenisch reichen (Abb. 1.35).

Pankreaspseudozysten

Kommt es im Rahmen einer nekrotisierenden Pankreatitis zur Ausbildung von Nekrosestraßen, können sich im weiteren Verlauf an jedem Ort, an welchen entzündliches Exsudat geflossen ist, Pseudozysten bilden. Meist finden sich somit Pseudozysten peripankreatisch, doch sind solche mit retroperitonealer Lage ebenfalls zu finden (Abb. 1.36 a, b).

Sarkomatöse Entartungen

Wie im Allgemeinen, sind auch retroperitoneale Manifestationen von Sarkomen selten und erreichen eine Inzidenz von weniger als 0,2 % aller malignen Tumoren. Bei Frauen treten Sarkome geringfügig häufiger auf. Klinisch werden die Sarkome in der Regel gemäß der AJCC-Klassifikation (American Joined Commission on Cancer) eingeteilt, zu deren Kriterien Grading, Größe und Metastasierung, nicht jedoch eine histologische Spezifikation gehört.

> **Merke** | Grundsätzlich sollte man sich bei der Befundung, insbesondere der bei dieser Entität häufig angefertigten MRT auf das äußerste zurückhalten, von der Bildmorphe auf die Histologie zurückzuschließen.

Selbst die Makro- und Histopathologie wird heute sehr oft durch molekularbiologische und immunhistochemische Ergebnisse korrigiert. Lediglich ein G1-Liposarkom ist mit großer Wahrscheinlichkeit vorhersagbar, da hier die lipomatösen Anteile das Bild dominieren. Demgegenüber weisen z.B. sehr häufig G3-Liposarkome oder zystische Formen des Liposarkoms wenige bis keinerlei morphologisch fassbare Gemeinsamkeiten in der makroskopischen Betrachtung wie auch in der Bildgebung mit ihrer Ausgangszelle, dem Lipozyten, mehr auf.

15–20 % der retroperitonealen Sarkome sind histologisch *Liposarkome*. Abhängig vom Differenzierungsgrad tritt der Anteil des eigentlichen Fettgewebes mit zunehmender Entdifferenzierung hinter soliden Tumorzellverbänden zurück. Eine seltene Form ist das zystische Liposarkom (Abb. 1.37 a, b, Abb. 1.38 a, b, Abb. 1.39 a–c).

Seltener ist das *Leiomyosarkom*. Allerdings finden sich umgekehrt mehr als 50 % aller Leiomyosarkome im Retroperitoneum mit einer Geschlechterverteilung von 2:1 zugunsten der Frauen und einem späten Häufigkeitsgipfel in der 6. Dekade. Bei der Entstehung in der Gefäßwand zeigen die Leiomyosarkome auf der venösen Seite im Fortschreiten des Tumors charakteristische Verschlusssyndrome wie ein Budd-Chiari-Syndrom oder einen Kavaverschluss. In der Bildgebung finden sich sehr aggressiv erscheinende infiltrierende und deutlich Kontrastmittel-aufnehmende Anteile neben nekrotischen und regressiv veränderten Partien.

Das *maligne fibröse Histiozytom* (MFH) ist das häufigste Weichteilsarkom des Erwachsenenalters mit Begünstigung des männlichen Geschlechts. Allerdings manifestiert sich nur ein kleiner Anteil im Retroperitonaeum, der größte Anteil dagegen im Bereich der Extremitäten. Der Terminus bzw. die sich dahinter verbergende histologische Klassifikation stellt nach neuesten Erkenntnissen eher ein Sam-

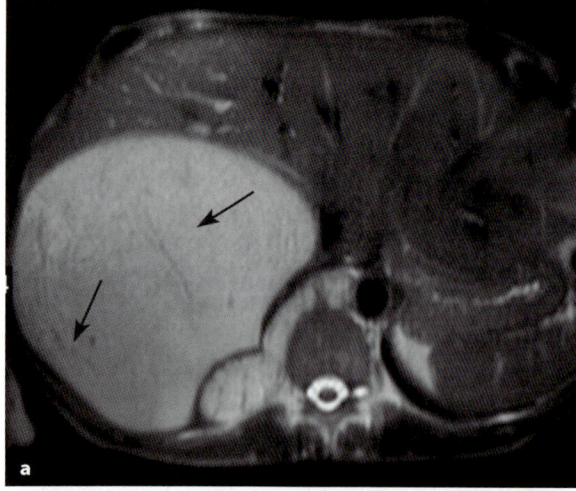

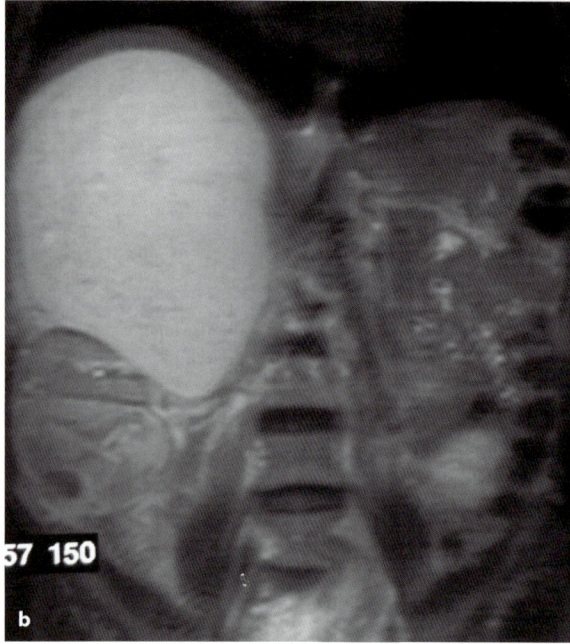

Abb. 1.37 a, b. Axiales T2-gewichtetes TSE-Bild eines G1-Liposarkom des rechtsseitigen Retroperitonaeums suprarenal. Als bildmorphologisches Malignitätskriterium finden sich in den fettigen Anteilen des Tumors multiple Septen (*schwarze Pfeile*)

melsurium verschiedener Weichteiltumoren dar, denn ist es tatsächlich ein in seiner Entwicklung uneinheitlicher Tumor. Bildmorphologisch zeigen sich bei Tumoren dieser Gruppe oft wenig Nekrosen in großen soliden Tumorverbänden. Die myxoiden Subtypen zeigen eingelagerte T2-signalintense Areale mit mäßigem Kontrastmittelenhancement (Abb. 1.40 a, b, Abb. 1.41 a – c).

Lymphome

Bei den malignen Transformationen des lymphatischen Gewebes werden 2 Entitäten unterschieden:

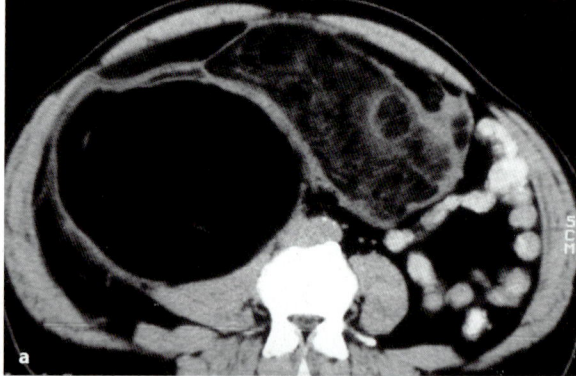

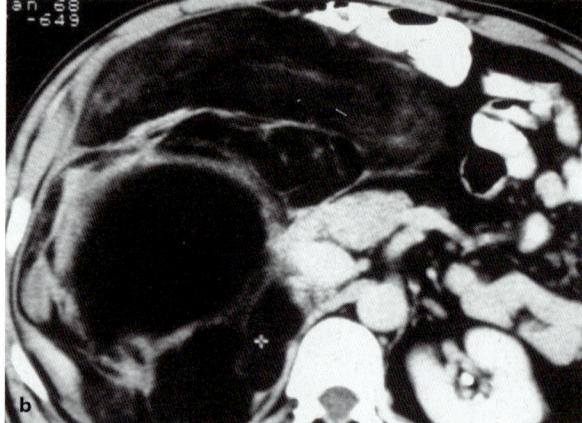

Abb. 1.38 a, b. G2-Liposarkom im rechtsseitigen perirenalen Fettgewebe. In der CT vor und nach intravenöser Kontrastmittelgabe erkennt man zum einen die ausgedehnten lipomatösen Anteile, zum anderen jedoch unregelmäßige, deutlich Kontrastmittel-aufnehmende Septen und Einscheidungen

- die Hodgkin-Lymphome und
- die Non-Hodgkin-Lymphome.

Insbesondere beim Non-Hodgkin-Lymphom mit seinem häufigsten Subtyp, dem zentroblastisch-zentrozytischen (CBCC) Lymphom kann es zur primären Manifestationen im Bereich des Retroperitonaeums kommen. Dagegen ist ein primärer oder isolierter Befall abdomineller Lymphknotenstationen beim Hodgkin-Lymphom eher selten. In Abhängigkeit vom Ausmaß zeigen sich in der Bildgebung (Ultraschall, CT und MRT) einzelne oder bis zu einem Bulk vergrößerte und aggregierte Lymphknoten mit initial wenig zentraler Nekrose und kräftiger Kontrastmittelaufnahme. Bestimmte Formen können jedoch extrem zellarm sein und somit wenig Kontrastmittelaufnahme zeigen. Die Lymphome sind in der Regel gut von der Umgebung abgrenzbar, können aber z. B. im Bereich der Mesenterialwurzel die Gefäße ummauern. Anders als bei soliden Tumoren sind tatsächliche Gefäßokklusionen bei retroperitonealen Lymphomen eher selten. Bei isoliertem ab-

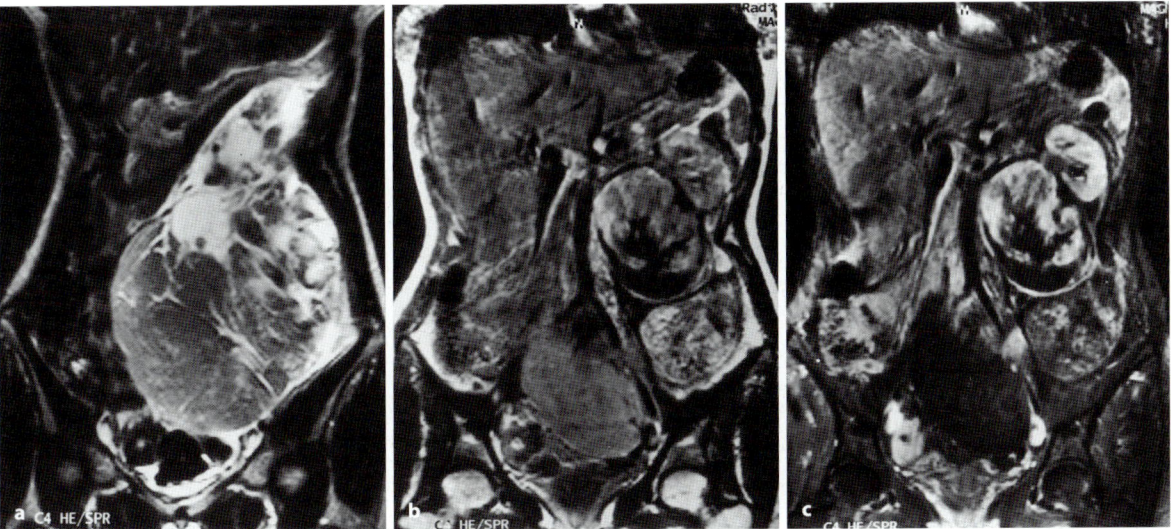

Abb. 1.39 a – c. G3-Liposarkom des linksseitigen Retroperitonaeums bei einem 48-jährigen Patienten. **a** T2-gewichtet, TSE koronar, hyperdense und hypodense Anteile. **b, c** T1-gewichtet, nativ und nach Kontrastmittelgabe zeigen sich regressiv veränderte und überwiegend peripher hyperdense, perfundierte proliferierende Teile

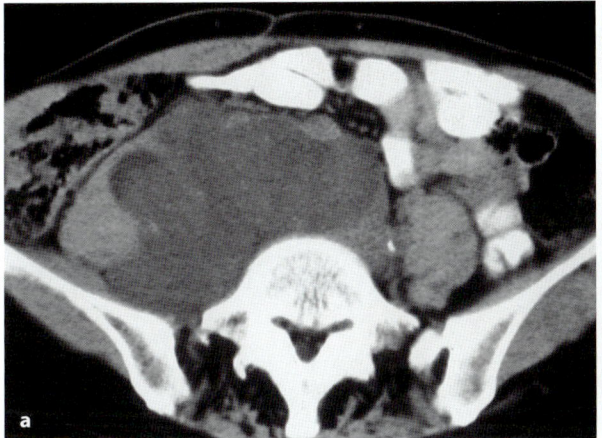
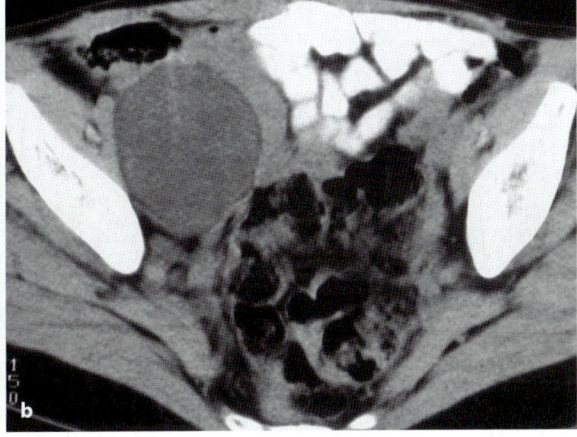

Abb. 1.40 a, b. Ausgedehntes malignes fibröses Histiozytom der rechtsseitigen Psoasmuskulatur mit Kreuzung zur Gegenseite und mit in das Becken reichenden Tumorzapfen auf dem M. iliacus. Die V. cava ist prävertebral abgehoben und die Aorta nach links verlagert

dominell-retroperitonealen Befall, d.h. fehlenden leicht für eine offene Biopsie zugänglichen Lymphknoten wie inguinal, zervikal oder axillär, kann Gewebe zuverlässig und wenig invasiv mittels einer translumbalen Stanzbiopsie gewonnen werden (Abb. 1.42).

Gastrointestinale Stromatumoren (GIST)

Hierbei handelt es sich um eine in ihrer histologischen und immunhistochemischen Klassifikation und Differenzierung relativ neue Tumorentität, die sich von eigentlichen sarkomatösen Tumoren abgrenzen lässt.

Definition Ein GIST ist ein im Bereich des gesamten Abdomens zu findender Tumor, der lokal wenig destruierend, aber erheblich verdrängend wächst und oft erst mit grotesker Größe wegen einer palpablen Raumforderung im Abdomen zur Diagnose gelangt.

Bedingt durch das teilweise exzessive Wachstum der Läsionen finden sich in der Bildgebung überwiegend peripher hypervaskularisierte Anteile, während das Zentrum oft nekrotisch, zumindest aber landkartenartig hypodens demarkiert erscheint. Verkalkungen findet man nicht (Abb. 1.43 a, b).

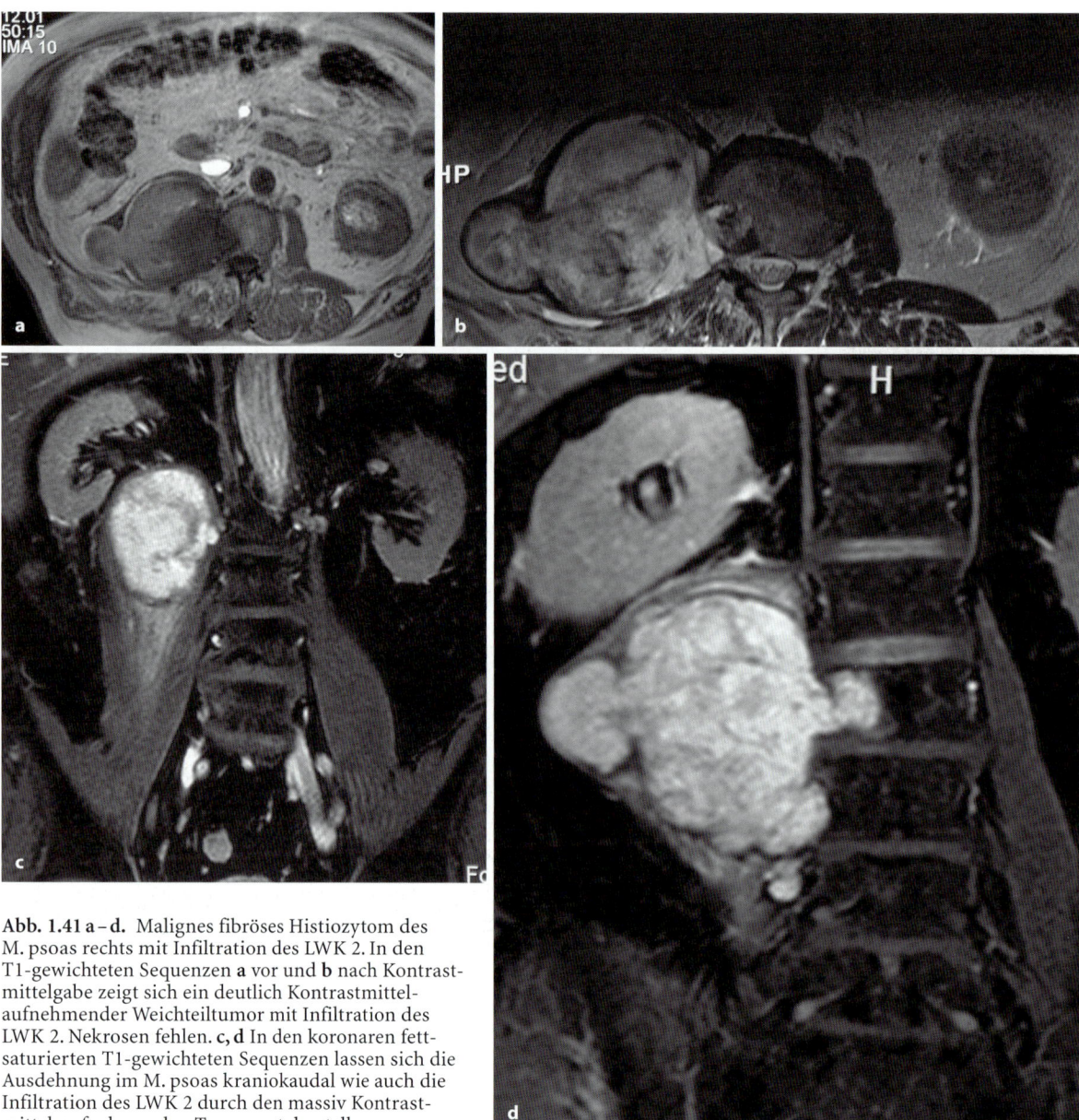

Abb. 1.41 a – d. Malignes fibröses Histiozytom des M. psoas rechts mit Infiltration des LWK 2. In den T1-gewichteten Sequenzen **a** vor und **b** nach Kontrastmittelgabe zeigt sich ein deutlich Kontrastmittel-aufnehmender Weichteiltumor mit Infiltration des LWK 2. Nekrosen fehlen. **c, d** In den koronaren fettsaturierten T1-gewichteten Sequenzen lassen sich die Ausdehnung im M. psoas kraniokaudal wie auch die Infiltration des LWK 2 durch den massiv Kontrastmittel-aufnehmenden Tumor gut darstellen

Lymphknotenmetastasen

Im Rahmen einer generalisierten lymphatischen Aussaat kann praktisch jeder solide Tumor Ursache retroperitonealer Lymphknotenmetastasen sein. Wie am gesamten Körper kann grundsätzlich die Differenzierung von nichtmetastatisch bedingt vergrößerten oder grenzwertig großen Lymphknoten und jenen, die ohne Korrelat vergrößert erscheinen oder aber entzündlich verändert sind, alleine mit der CT oder MRT nicht geklärt werden. In den 1980er-Jahren konnte in der skandinavischen „Svenoteka-Studie" gezeigt werden, dass bei jungen Männern retroperi-toneale Lymphknoten auf Höhe der Nieren bis zu einem Durchmesser von 2,5 cm unauffällig sind.

Merke Bei isoliert eindeutig vergrößerten Lymphknoten auf Höhe der Nieren ist grundsätzlich an einen malignen Tumor des inneren Genitale zu denken, da hier die primären Lymphknotenstationen an den Einmündungen der Vv. testiculares bzw. Vv. ovaricae liegen.

Bei vergrößerten Lymphknoten kann eine weitere Abklärung mittels Positronenemissionstomographie

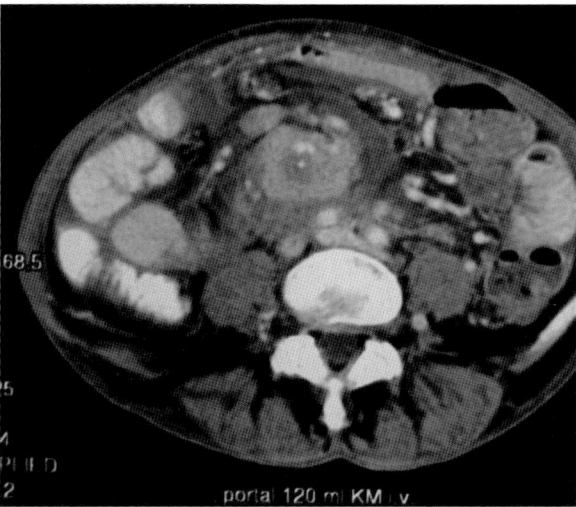

Abb. 1.42. Non-Hodgkin-Lymphom (histologisch CBCC-Lymphom) der Mesenterialwurzel mit deutlichen entzündlichen Imbibierungen bis prävertebral

(PET) oder Biopsie erfolgen. Eine abzuwartende Perspektive bei der Lymphknotendiagnostik stellt die Verwendung neuerer Kontrastmittel in der MRT auf Basis der USPIO dar. Nach dem derzeitigen Erkenntnisstand kommt es zu einer Eiseneinlagerung im normalen Lymphknoten mit konsekutivem Signalverlust in der T2-gewichteten Bildgebung. Dagegen behalten metastastisch befallene Lymphknoten das helle T2-Signal (Vasallo et al. 1994).

Zu den Differenzialdiagnosen maligne bedingter Lymphknotenvergrößerungen zählen darüber hinaus die chronisch myeloische Leukämie (CML), die regelhaft mit teils lokalisierten, teils generalisierten Lymphomen einhergeht, sowie das extramedulläre seltene Plasmozytom.

Extragonadaler Keimzelltumor

Etwa 2–5% aller Keimzelltumoren liegen extragonadal. Nach dem Mediastinum ist das Retroperitonaeum die zweithäufigste Lokalisation der extragonadalen Keimzelltumoren. Versprengte und liegengebliebene embryonale Zellen ohne vollständigen Deszensus werden als Ursache für die extragonadale Lage angeschuldigt. Die histologische Differenzierung gleicht der der gonadalen Tumoren: Man unterscheidet seminomatöse und nichtseminomatöse Tumoren. Zu den letzteren gehören beispielsweise die Teratokarzinome. Die Bildgebung unterscheidet sich ebenfalls nicht von der der retroperitonealen Metastasen gonadaler Keimzelltumoren, mit niedriger Signalintensität auf T1-Bildern und hoher Signalintensität auf T2-Bildern. Bei großen Raumforderungen sind zentrale Nekrosen häufig.

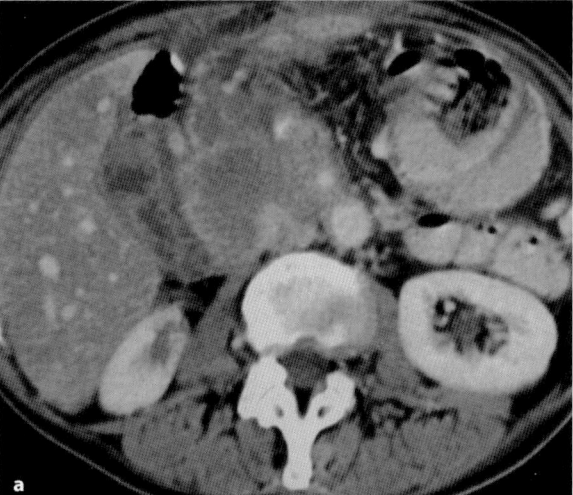

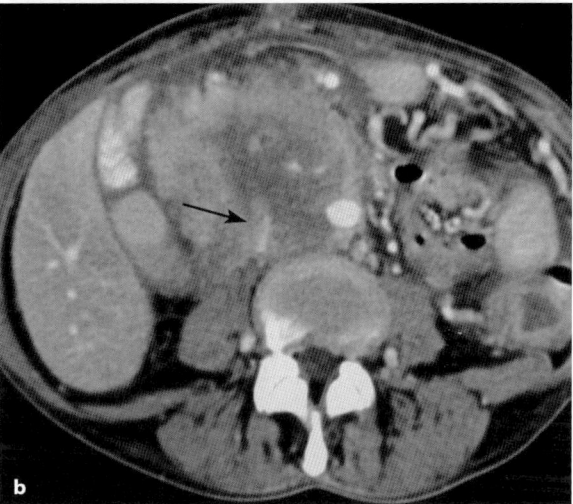

Abb. 1.43 a, b. GIST mit Einbruch in das Mesenterium und Retroperitonaeum. Die großen Gefäße werden verdrängt und einige mesenteriale Äste ummauert. Die V. cava inferior ist schlitzförmig komprimiert (*schwarzer Pfeil*)

Vaskuläre Tumoren

Auf das Leiomyosarkom wurde bereits bei den sarkomatösen Neubildungen eingegangen.

Quasi benignes Pendant des Leiomyosarkoms stellt die extrem seltene intravenöse Leiomyomatose dar. Als Ursache wird eine „Metastasierung" nach venösem Gefäßeinbruch von z.B. einem Leiomyom des Uterus diskutiert – es handelt sich dennoch eindeutig um ein Benignom. Aus dieser Vorstellung heraus besteht die Therapie der Wahl in einer Hysterektomie und Entfernung der intravenösen Anteile.

Neurogene Tumoren

Die im Retroperitonaeum auftretenden neurogenen Tumoren sind zum einen die klassischen Nervenscheidentumoren, das Schwannom und das Neuro-

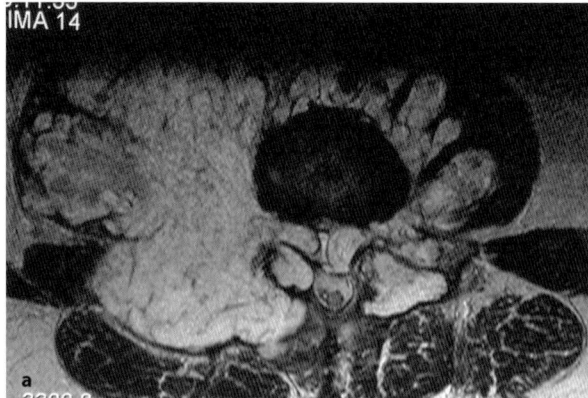

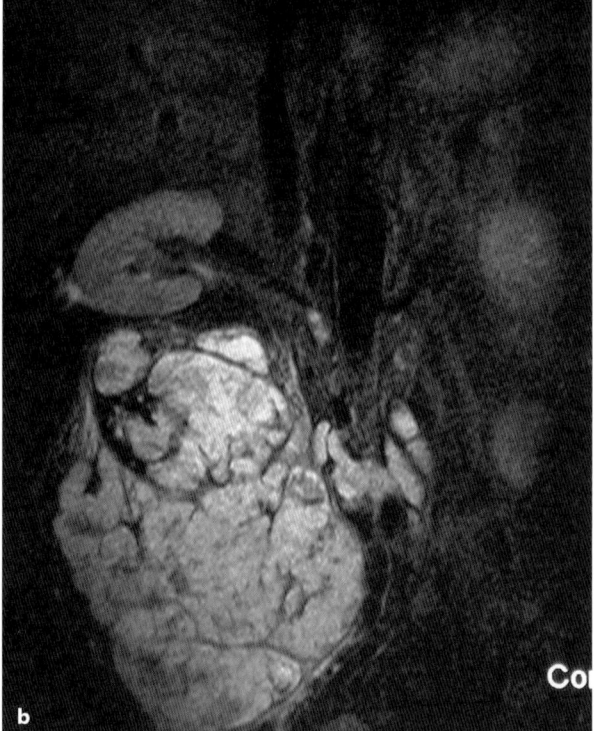

Abb. 1.44 a, b. Ausgedehnte Neurofibrome bei Neurofibromatose. Die in T2-gewichteten Bild signalintensen, monomorph traubenartig sich aneinander reihenden Tumoren brechen charakteristisch in den Spinalkanal und die Neuroforamina ein und können wie in diesem Beispiel groteske Ausmaße annehmen

fibrom, zum anderen die dem extraadrenalen paraganglionären System entspringenden Paragangliomata. Zu letzteren gehört auch das Phäochromozytom mit bis zu 15 % extraadrenalem Auftreten und hierbei bis zu 40 % Malignität.

Bedingt durch den hohen Anteil an myxomatösen Gewebekomponenten stellen sich die Raumforderungen in der MRT signalarm in der T1-gewichteten Sequenz und sehr signalreich in der T2-gewichteten Sequenz dar. Gegenüber der CT besitzt die MRT darüber hinaus den Vorteil, Inhomogenitäten der Tumoren durch regelmäßig nachweisbare Einblutungen unter Verwendung von GRE-Sequenzen und T2*-Sequenzen zu erfassen (van Gils et. al. 1991).

Schwannome und Neurofibrome können singulär auftreten. Treten sie im Rahmen einer Neurofibromatose auf, muss an die maligne Transformation gedacht werden. Die Diagnose eines sich in der Umgebung von zahlreichen Schwannomen und Neurofibromen entwickelnden Sarkoms ist jedoch extrem problematisch. Da bereits die benignen Tumoren eine hohe Signalintensität in der T2-Bildgebung aufweisen und kräftig Kontrastmittel aufnehmen können, bleiben als einzige Kriterien das infiltrativ-destruierende Wachstum und eine über das übliche Maß hinausgehende Größenzunahme. Können auf diese Weise suspekte Areale und Herde identifiziert werden, kann es für den Operateur von großem

Nutzen sein, eine Schnittbild-gesteuerte Lokalisation bzw. Markierung der suspekten Gebiete durchzuführen (Abb. 1.44 a, b).

1.10
Andere Erkrankungen

Die wichtigste, nicht in die Klassifikation einzuordnende Erkrankung ist die retroperitoneale Fibrose bzw. der *Morbus Ormond*. Hierbei handelt es sich um eine fortschreitende entzündliche Erkrankung, bei der das retroperitoneale Fettgewebe zunehmend fibrosiert. Die retroperitoneale Fibrose ist eine seltene Erkrankung, die vorwiegend Männer in der 5. und 6. Lebensdekade betrifft und in etwa 90 % idiopathisch auftritt. Darüber hinaus sind sekundäre Formen nach Chemotherapien, neueren Migränemitteln wie dem Imigram sowie Appetitzüglern aus der Gruppe der Amphetamine bekannt. In Einzelfällen wurde sie jedoch auch bei Kindern beschrieben. Bedingt durch eine fehlende histopathologische Differenzierbarkeit der idiopathischen Form und eines koinzidenten Auftretens mit dem inflammatorischen Aortenaneurysma sowie lediglich dem Unterschied des Aortenkalibers werden beide Erkrankungen von einigen Autoren als eine Entität diskutiert (Parums 1990).

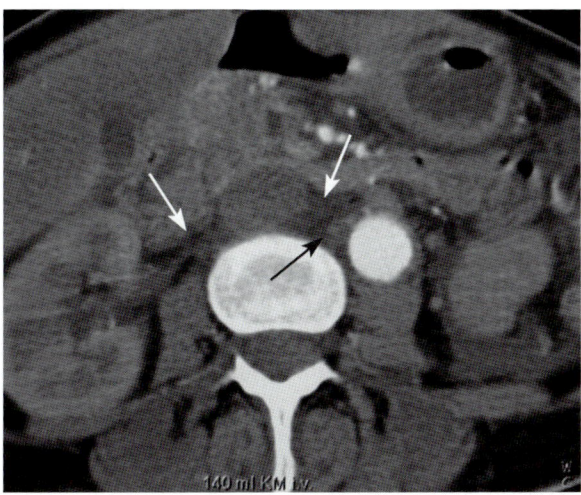

Abb. 1.45. Strahlenfibrose nach „abdominellem Bad" wegen eines Non-Hodgkin-Lymphoms retroperitoneal mit vollständiger Remission. Um die retroperitonealen Gefäße kann man in der CT hypodense Einscheidungen als Ausdruck der bindegewebigen Vermehrung erkennen (*Pfeile*)

Die retroperitonealen Leitstrukturen, vor allem aber die Ureteren werden bedrängt, und im weiteren Krankheitsverlauf kommt es dann zu einer progredienten Harnleiterobstruktion. Bildmorphologisch zeigt sich in der CT und der MRT eine bindegewebige Ummauerung der prävertebralen Gefäße (Aorta und V. cava) sowie der Harnleiter, die meist auf die Höhe L4 und L5 beschränkt bleibt. In der T2-gewichteten Sequenz ist die Signalintensität angehoben, es kommt darüber hinaus zu einer mäßigen Kontrastmittelaufnahme, welche in der MRT mit fettsupprimierter T1-gewichteter Sequenz gut, in der CT teilweise nur marginal erkennbar ist. Insgesamt ist das bildmorphologische Spektrum aber groß (Amis 1990).

Unterschieden werden muss der Morbus Ormond, wenngleich in der klinischen Konsequenz sehr ähnlich, von der *retroperitonealen postaktinischen Strahlenfibrose*, die ein ähnliches morphologisches Substrat liefern kann. Im Gegensatz zum im unteren Lendenwirbelsäulenbereich sich manifestierenden Morbus Ormond tritt sie im Bereich des ehemaligen Strahlenfeldes oft erst Wochen oder Monate nach der Bestrahlung auf (Abb. 1.45).

Differenzialdiagnostische Erwägungen bei Raumforderungen

1. Solide Raumforderung
   - ▼ Sarkome
   - ▼ Extragonadaler Keimzelltumor
   - ▼ Weichteilmetastase
   - ▼ Paragangliom (Phäochromozytom)
   - ▼ Nervenscheidentumoren
   - ▼ GIST
2. Zystische Raumforderung
   - ▼ Abszess
   - ▼ Lymphozele
   - ▼ zystisches Liposarkom
   - ▼ Pankreaspseudozyste
   - ▼ Hämatom
   - ▼ Divertikel (am Duodenum)
3. Lymphknotenvergrößerung
   - ▼ Lymphom
   - ▼ Unspezifische Lymphadenitis
   - ▼ Tuberkulose
   - ▼ Mycobacterium-avium-intracellulare-Infektion
   - ▼ Aids
   - ▼ Morbus Whipple (fettig)
   - ▼ Metastasen
   - ▼ Virusinfektionen (CMV, EBV etc.)

Literatur

Amis ES (1990) Retroperitoealfibrosis. AJR Am J Roentgenol 157: 321–326

Lonergan GJ, Schwab CM, Suarez ES, Carlson CL (2002) Neuroblastoma, ganglioneuroblastoma, and ganglioneuroma: Radiologic-pathologic correlation. Radiographics 22: 911–934

Parums DV (1990) The spectrum of chronic periaortitis. Histopathology 16: 423–431

Stark DD, Bradley WG (1999) Magnetic resonance imaging, 3d edn. Mosby, St. Louis

Sutton D (2001) A textbook of radiology and imaging, 5th edn. Churchill Livingston, Edinburgh

Van Bommel EFH (2002) Retroperitoneal fibrosis. Neth J Med 60: 231–242

Van Gils AP, Falke TH, Erkel AR et al. (1991) MR-imaging and MIBG-scintigraphy of pheochromozytomas and extraadrenal paragangliomas. Radiographics 11: 37–57

Vassallo P, Matei C, Heston WD et al. (1994) AMI-227 enhanced lymphography: Usefulness for differentiating reactive from tumor bearing lymph nodes. Radiology 193: 501–506

2.1
Nieren

W. Heindel, R. Bachmann

2.1.1 Anatomie   *29*
2.1.2 Variationen der normalen Anatomie
und Pseudoläsionen   *30*
2.1.3 Untersuchungsverfahren   *31*
2.1.4 Entwicklungsstörungen und Fehlbildungen   *43*
2.1.5 Traumatische Veränderungen   *47*
2.1.6 Entzündliche Erkrankungen   *50*
2.1.7 Nierentumoren   *59*
2.1.8 Nierenzysten und zystische Nierenerkrankungen   *74*
2.1.9 Radiologische Diagnostik nach
Nierentransplantation   *81*
2.1.10 Interventionelle Uroradiologie   *83*
2.1.11 Abschließende Wertung   *85*

Literatur   *86*

2.1.1
Anatomie

Die Nieren sind als paariges Organ beidseits der Wirbelsäule jeweils ventrolateral der Mm. psoas major und quadratus lumborum in einem von anteriorer und posteriorer renaler Faszie (Gerota-Faszie) begrenzten Kompartiment des Retroperitonealraums lokalisiert.

Der Höhe nach liegen sie zwischen dem Brustwirbelkörper 12 und Lendenwirbelkörper 3 (rechte Niere) bzw. Brustwirbelkörper 11 und Lendenwirbelkörper 2 (linke Niere), wobei ihre Längsachsen kaudalwärts divergieren und aufgrund der lumbalen Lordose die unteren gegenüber den oberen Organpolen weiter ventral positioniert sind.

Die normalen Nierenabmessungen betragen 3–4 cm in ventrodorsaler, 5–7 cm in transversaler und 10–12 cm in kraniokaudaler Richtung (Faustregel: $4 \times 7 \times 11$ cm, „4711"). Im Stehen treten die Nieren 4–5 cm tiefer, während die atemabhängigen Zwerchfellexkursionen zu einer Organverschiebung von bis zu 10 cm führen können.

Das *Nierenparenchym* gliedert sich in *Rinde* sowie *Mark* und besitzt eine Breite von etwa 1,5 cm, die mit zunehmendem Alter rückläufig ist. Zur Rinde, die in Form so genannter *Bertini-Säulen* zwischen den Markkegeln (Pyramiden) bis an das Nierenbecken reicht, gehören Gefäßsystem, Glomerula sowie die tubulären Strukturen. Das *Mark* (Medulla) enthält die Sammelrohre, die in den Markkegeln zu den *Papillen* konvergieren. Die Papillen ihrerseits münden normalerweise in 10–15 *Endkelche* (Calix minor), die becherartig konfiguriert und scharf abgegrenzt zur Abbildung kommen sollten. Mehrere Endkelche können sich zu einem *Hauptkelch* (Calix major) zusammenschließen.

Die individuellen Variationen der Kelchgruppierungen sind groß, jedoch können meist eine obere, mittlere und untere Gruppe von Hauptkelchen unterschieden werden. Ein einfacher Calix drainiert eine Papille, während mehrere in den Hauptkelch münden. Zusammengesetzte Kelche sind typisch für die Polregionen der Nieren.

Die *Nierenkelche* sind an das *Nierenbecken* (Pelvis renalis) angeschlossen.

Münden die Nierenkelche direkt in das Becken ein, das dann geräumig und weitgestellt erscheint, spricht man von einem *ampullären Becken*. Finden sich jedoch langstreckte Kelchstiele, ohne dass ein größerer Beckensammelraum vorhanden ist, spricht man von einem *dendritischem Becken*.

Das lineäre Nierenbecken nimmt formal eine Mittelstellung zwischen diesen beiden Extremen ein. Im Alter erweitert sich das Nierenbecken häufig, sodass es dann plumper und größer erscheint als in der Jugend. Neben der unterschiedlichen Form der Nierenbecken ist auf die unten erläuterten physiologischen Einengungen des Ureters hinzuweisen.

Der *Nierensinus* enthält das *Nierenbeckenkelchsystem* (NBKS), die *Gefäßhauptstämme* und den *renalen Fettkörper*. Ureter und Gefäße verlassen die Niere jeweils im Hilus, der normalerweise nach ventromedial auf die Aorta abdominalis ausgerichtet ist; diesbezügliche Rotationsvarianten sind jedoch nicht selten. Nach der Konfiguration werden ampulläres und dendritisches Nierenbecken differenziert, die in unterschiedlichem Ausmaß extrarenal liegen.

Der *Harnleiter* liegt auf dem M. psoas und wird lateral von den Gonadalgefäßen begleitet. Er überquert die Iliakalgefäße etwa auf Höhe der Linea terminalis pelvis und verläuft weiter retroperitoneal an der Beckenwand bis zum Ureterostium im Bereich der dorsolateralen Blasenwand. Die Ureteren weisen 3 physiologische Engen auf:

- unmittelbar am Abgang aus dem Nierenbecken,
- an der Kreuzung mit den großen Beckengefäßen,
- im vesikalen Ureterostium.

Die *Nierenarterien* sind Endarterien und liegen dorsal der vergleichsweise größerkalibrigen Nierenvenen. Etwa 2 Drittel aller Nieren werden durch eine Arterie versorgt. Multiple Nierenarterien werden einseitig bei etwa 30% und beidseitig bei etwa 12% der Individuen beobachtet.

Kurz vor dem Nierenhilus teilt sich die Nierenarterie zunächst in eine *anteriore* und eine *posteriore* Gefäßgruppe, die gemeinsam die Versorgung der 5 vaskulären, segmental orientierten Stromgebiete der Niere übernehmen. Im typischen Fall teilt sich das vordere Gefäßbündel in das apikale, obere, mittlere und untere Segment, während der posteriore Abschnitt meist ohne weitere Verzweigung das hintere Segment der Niere versorgt. Dementsprechend versorgen die anterioren Segmente etwa 3 Viertel der Niere. Die „Wasserscheide" zwischen vorderer und hinterer Gefäßversorgung verläuft etwa 1–2 cm hinter der lateralen konvexen Begrenzung der Niere (so genannte „Brödel"-Linie, nach dem Erstbeschreiber).

Aus den Segmentarterien gehen die Aa. lobares hervor, die jeweils eine Nierenpyramide versorgen. Diese teilen sich wiederum in die lateral der Papillen verlaufenden Aa. interlobares, die sich an der Rinden-Mark-Grenze dichotom in die Aa. arcuatae aufzweigen. Die Aa. arcuatae versorgen die Nierenrinde über eine große Zahl von Aa. interlobulares. Aus den Aa. interlobulares gehen die afferenten Arteriolen der Glomeruli hervor. Die Versorgung des Nierenmarks erfolgt durch die efferenten Arteriolen, die aus dem kapillaren Plexus des Glomerulus entstehen.

Die längere linke Nierenvene verläuft ventral der Aorta und dorsal der A. mesenterica superior zur V. cava inferior. Die Kenntnis anatomischer Varianten – wie z.B. einer akzessorischen Nierenarterie oder eines retroaortalen Verlaufs der Nierenvene – ist aus chirurgischer Sicht von praktischer Relevanz.

2.1.2
Variationen der normalen Anatomie und Pseudoläsionen

Eine Vielzahl möglicher Variationen und Pseudoläsionen ist verantwortlich für ungewöhnliche Erscheinungsbilder bei radiologischen Untersuchungen der Niere und des ableitenden Harnwegsystems. Am häufigsten ist der *Pseudotumor* des renalen Parenchyms, hervorgerufen durch normales Nierengewebe, das eine abnorme Raumforderung vortäuscht. Die Ursachen eines Pseudotumors sind vielfältig und schließen eine verbreiterte Bertini-Säule, den so genannten Nierenbuckel, eine erhaltene fetale Lobulierung und eine lokalisierte kompensatorische Hypertrophie ein:

■ **Vergrößerte Bertini-Säule (lobärer Dysmorphismus).** Eine Bertini-Säule ist durch einen Verschmelzungsfehler der Renculi vergrößert. Anstelle des üblicherweise dünnen kortikalen Septums separiert ein verdicktes Aggregat von kortikalem Nierengewebe 2 Pyramiden. Diesen Befund beobachtet man am häufigsten am Übergang vom oberen zum mittleren Drittel der Niere. Er sorgt für eine Deformierung der benachbarten Calices und Infundibula und ein fokal dichteres Nephrogramm bei der Ausscheidungsurographie oder bei der Angiographie. Im Ultraschall kann eine betonte Bertini-Säule eine hypo- oder isoechogene renale Raumforderung vortäuschen. Typischerweise wird die äußere Kontur der Niere jedoch nicht vorgewölbt. Farb- oder Powerdopplerultraschalluntersuchungen können Blutgefäße durch die Läsion zeigen, die bei wirklichen Parenchymläsionen ausgespannt und verlagert in der Peripherie des Tumors verlaufen.

■ **Nierenbuckel („Dromedarniere").** Gelegentlich ist in der Bildgebung eine Vorwölbung an der lateralen Begrenzung der Niere nachweisbar. Diese Vorwölbung kann an beiden Nieren auftreten, ist aber häufiger links zu sehen. Sie ist durch verdicktes Parenchym verursacht und führt zu keiner Deformierung des Nierenbeckenkelchsystems. Diese Nierenbuckel oder Dromedarhöcker genannte Vorwölbung entspricht einer Verformung durch die Milz oder die Leber.

■ **Persistierende fetale Lobulierung.** Im 4. Gestationsmonat existieren klassischerweise 14 renale Lobuli, die durch longitudinale bindegewebige Furchen separiert sind. Nach der 28. Woche werden die Grenzen zwischen diesen Lobuli assimiliert. Eine Persistenz dieser flachen, auf die Bertini-Septen gerichteten Einziehungen in das Erwachsenenalter resultiert in einer Einkerbung der Nierenaußenkontur, die als persistierende fetale Lobulierung bezeichnet wird. Die fetale Lobulierung ist von einer pathologischen Narbenbildung nach chronischer Pyelonephritis durch die gleichmäßige renale Kontur, den regelmäßigen Aufbau und das Fehlen einer Verziehung oder Deformität der Calices zu differenzieren (Abb. 2.1).

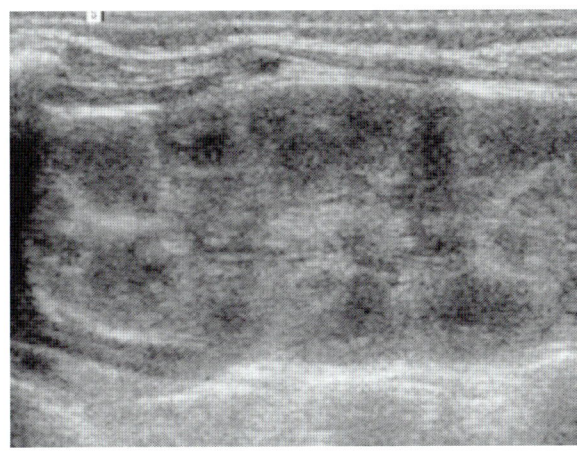

Abb. 2.1. Sonographie: Persistierende fetale Lobulierung. Sonographie der Niere eines Neugeborenen. Im Longitudinalschnitt lassen sich bindegewebige Furchen abgrenzen, die bis zur Kapsel ziehen

■ **Parenchymaler Verschmelzungsdefekt.** Diese Defekte resultieren aus einer Ausdehnung des renalen Fettsinus infolge inkompletter Fusion von 2 embryologischen Parenchymmassen. Typischer Befund in der Sonographie ist eine dreieckige echoreiche Läsion am Oberpol der rechten Niere. Ähnliche Defekte finden sich auch am Unterpol der linken Niere. Diese normale Variation ist von pathologischen Befunden wie Parenchymnarben oder einem Angiomyolipom aufgrund der typischen Lage und der Verbindung mit dem Nierensinus zu differenzieren.

■ **Lokalisierte kompensatorische Hypertrophie des renalen Parenchyms.** Nieren, die durch eine schwere fokale Erkrankung wie beispielsweise einen Entzündungsprozess geschädigt sind, besitzen häufig Inseln unbeteiligten Parenchyms nahe der Läsion. Diese Nierenparenchyminseln hypertrophieren gewöhnlich, um die eingeschränkte Nierenfunktion zu kompensieren. Sie können eine Raumforderung vortäuschen, indem benachbarte Calices verlagert oder imprimiert werden.

■ **Sinuslipomatose.** Im Sinus renalis findet sich um die Infundibuli der Kelche ein variabler Anteil von Fett- und Bindegewebe. Obesitas, aber auch zunehmendes Patientenalter mit Ersatz des atrophen Parenchyms durch Fettgewebe sind Gründe für einen vermehrten Anteil von Fettgewebe im Sinus renalis. Auch chronische Infektionen, insbesondere in Kombination mit Konkrementen, können zu asymmetrischen Fettansammlungen führen. Bei der Sinuslipomatose wird das Nierenbecken komprimiert, die Infundibuli gedehnt und verlängert. Gelegentlich kann eine Vermehrung von Fett- und Bindegewebe im Vergleich zum normalen Mittelecho mit einer Reflexarmut einhergehen und sonographisch einen Nierenbeckentumor vortäuschen.

Mit Hilfe der Computertomographie (CT) gelingt eine eindeutige Differenzierung zwischen Sinuslipomatose, parapelvinen Zysten und Nierenbeckentumoren.

2.1.3
Untersuchungsverfahren

Sonographie

Merke ! In der Basisdiagnostik der Nieren stellt die Sonographie heute das primär eingesetzte bildgebende Verfahren dar und reicht bei vielen Fragestellungen als alleinige Untersuchung aus.

Wegen der hohen Ortsauflösung, die mit den zur Verfügung stehenden Schallköpfen erzielt werden kann, ermöglicht sie oftmals – vor allem im Kindesalter – präzise Aussagen über die Nierenmorphologie. Der Harnleiter ist in der Regel nur am Abgang und retrovesikal abgrenzbar.

Eine Ultraschalluntersuchung des Harntrakts schließt auch die Harnblase (möglichst im gefüllten Zustand) ein. Dabei werden Wandstrukturen und Inhalt zusammen mit dem Retrovesikalraum beurteilt sowie eine postmiktionelle Restharnbestimmung durchgeführt (Tabelle 2.1).

Im Kindesalter erfolgt die Sonographie der Nieren von *ventral* (Echogenitätsvergleich mit Leber bzw. Milz; bessere Darstellung der Organoberpole) sowie in Bauchlage von *dorsal* (Organmorphometrie; bes-

Tabelle 2.1. Checkliste bei der Ultraschallbeurteilung der Nieren

Lage	
Größe	Gesamtgröße
	Parenchymbreite
	Nierenparenchym-Nierensinus-Relation
	Nierenbeckenweite
Form	
Kontur	
Binnenstruktur	
Palpation	Druckschmerz
	Verformbarkeit
Atemverschieblichkeit	
Gefäße	A. und V. renalis
	V. cava inferior
Harnblase	

Tabelle 2.2. Sonoanatomie der Nieren

- Normalmaße: Länge 10–12 cm, Breite 5–7 cm, Tiefe 3–4 cm
- Nierenparenchym-Nierensinus-Verhältnis 2:1 (vgl. Tabelle 2.3)
- Glatte bzw. regelmäßige Organkonturen (Ausnahme: fetale Lobulierung)
- Atemverschieblichkeit um 3–6 cm
- Echoreflexmuster – bezogene Differenzierung in Abhängigkeit vom verwendeten Schallkopf und von der Körperkonstitution des Patienten:
  Rinden- und Marksubstanz lassen sich in der Regel aufgrund ihrer unterschiedlichen Echogenität voneinander abgrenzen: Dabei erscheinen die flüssigkeitsreichen Markpyramiden gegenüber den Columnae renales deutlich echoärmer. Die Aa. arcuatae sind bisweilen an der Rinden-Mark-Grenze als auffälliger Doppelreflex erkennbar
  Abgrenzbarkeit einer zentralen aus Fett, Bindegewebe, Gefäßen und Pyelon bestehenden Reflexzone („Mittelecho"). Darstellung des Nierenbeckens im Querschnitt als zumeist spaltförmiger echofreier Bezirk, besonders bei ampullärer Variante

sere Beurteilbarkeit der Organunterpole). Je nach Körperkonstitution des Kindes erfolgt die sonographische Untersuchung mit einem 3,5- bis 7,5 MHz-Sektorschallkopf. Zur Erkennung von *Harntransportstörungen* unterschiedlichen Schweregrades ist dabei eine ausreichende *Hydratation* mit entsprechender Diureseleistung notwendig. Bei Säuglingen untersucht man praktischerweise zuerst die Harnblase, um diese möglichst gefüllt darstellen zu können.

Bei Erwachsenen lässt sich die rechte Niere ebenfalls qualitativ ausreichend von ventral durch das Schallfenster der Leber abbilden. Lediglich deren unterer Pol kann aufgrund des Darmluftschallschattens der rechten Kolonflexur überlagert sein. Als Ergänzung bieten sich deshalb lateraler ein Längs- und Querschnitt an.

Da ein Schallfenster für die linke Niere fehlt, wird diese von dorsolateral, d.h. mittels Positionierung des Schallkopfs in der Flankenregion, untersucht. Die linke Niere ist meist etwas größer als die rechte, der Größenunterschied sollte jedoch maximal 1,5 cm in Längsrichtung betragen. Bei etwa 10 % aller sonographisch untersuchten Patienten findet sich am lateralen Parenchymsaum der linken Niere ein physiologischer „Buckel" (s. Abschn. 2.1.2).

Die Nieren werden unter Standardbedingungen in tiefer Inspiration abgebildet; zusätzlich sollte ihre *Atemverschieblichkeit* überprüft werden.

Definition ▽   Eine abnorme Beweglichkeit (Ren mobilis) ist gegeben, wenn sich die Nieren beim Wechsel vom Liegen zum Stehen um mehr als 5 cm verlagern.

Stets sind Längs- und Querschnitte des Organs zu dokumentieren (Tabelle 2.2).

Merke !   Die sonographisch bestimmten Längs- und Querdurchmesser fallen im Vergleich mit den entsprechenden anatomischen Werten um durchschnittlich 1 cm kleiner aus, da mit Hilfe

des Schallkopfs eine entsprechend exakte Einstellung der Nieren häufig nicht möglich ist.

Bei Kindern erfordert die Beurteilung der Nierengröße eine jeweils altersgruppenorientierte Volumetrie ($V = Länge \times Breite \times Tiefe \times 0,52$) und den Vergleich der Messergebnisse mit den zugehörigen Normwerten. Zu beachten ist in diesem Zusammenhang, dass das *Nierenvolumen* bei Nierenparenchymerkrankungen, die weder anhand sonomorphologischer Strukturveränderungen sicher erkannt noch differenziert werden können, ein weiteres diagnostisches Kriterium darstellt.

Als wichtiger morphometrischer Parameter gilt auch das *Verhältnis* zwischen *Nierenparenchym-* und *Nierensinusbreite*. Es beträgt üblicherweise bis zu einem Lebensalter von 40 Jahren 2:1 und nimmt daraufhin im Rahmen altersbedingter Involution ab (Tabelle 2.3).

Mittels Farbduplexsonographie können die renalen Gefäße einschließlich der Aa. interlobares und arcuatae bzw. subcorticales gut dargestellt werden. Der Powerdopplerultraschall kann langsamen Blutfluss und die renale Parenchymperfusion zeigen. Die spektrale Dopplerultraschallsonographie wird typischerweise in den interlobulären Arterien durchgeführt, um den peripheren renalen Widerstand zu bestimmen. Der normale Widerstandsindex (RI) in den Interlobulärarterien ist < 0,7.

Diuresesonographie

Zum Nachweis urodynamisch relevanter *Harnabflussbehinderungen* hat sich als spezielles Untersu-

Tabelle 2.3. Nierenparenchym-Nierensinus-Relation

Alter (Jahre)	Relation
< 40	2,0 : 1
40–60	1,6 : 1
> 60	1,1 : 1

Tabelle 2.4. Aussagefähigkeit der Sonographie von Nieren und ableitenden Harnwegen

- Bestimmung der Nierenlage, -form und -größe
- Bestimmung der Parenchym-Pyelon-Relation
- Beurteilung der Nierenbeckenweite
- Beurteilung der Nierenperfusion
- Nachweis sowie Differenzierung solider und liquider Raumforderungen der Niere einschließlich benachbarter Organstrukturen
- Nachweis von Nierenkonkrementen (> 3 mm)
- Beurteilung von Kontur, Wanddicke und Inhalt der Harnblase
- Nachweis entzündlicher und tumoröser Harnblasenveränderungen
- Nachweis von Harnblasenkonkrementen
- Bestimmung der Restharnmenge nach Miktion

Tabelle 2.5. Aussagefähigkeit des initialen Nativbildes (Abdomenübersichtsaufnahme)

- Beurteilung der Nierenlage, -form und -größe (in Abhängigkeit von der fettkapselbedingten Organkonturzeichnung)
- Nachweis von schattengebenden Konkrementen und Organverkalkungen
- Nachweis des Konturverlustes des M. psoas
- Nachweis von Verkalkungen (z. B. mesenteriale Lymphknoten, Appendikolithen, innerhalb des Beckens Phlebolithen, Arterienwand-, Prostata- und Samenblasenverkalkungen, Harnblasensteine, Uterusmyome)
- Beurteilung der Darmgasverteilung
- Beurteilung des miterfassten Skelettsystems

Tabelle 2.6. Aussagefähigkeit der Ausscheidungsurographie

- Beurteilung der Nierenfunktion (Ausscheidungsleistung unter zeitlichem und quantitativem Aspekt sowie im Seitenvergleich)
- eindeutige Bestimmung der Nierenlage, -form und -größe
- Bestimmung der Nierenparenchymbreite
- Beurteilung der Kontur, Form und Weite des Nierenbeckenkelchsystems
- Beurteilung von Verlauf, Weite und Füllung der Harnleiter
- Beurteilung der Harnblasenkontur und -füllung
- Nachweis bzw. Ausschluss von Malformationen des oberen Harntrakts einschließlich Harnblase
- Bestimmung der Restharnmenge nach Miktion (Cave: Heute wird zu Reduktion der Strahlendosis die Sonographie eingesetzt!)

chungsverfahren in der pädiatrischen Radiologie die so genannte Diuresesonographie etabliert. Bei ausreichender Hydratation des Kindes werden wiederholt sonographische Untersuchungen nach oraler (1,0 mg/kg KG) oder intravenöser (0,5 mg/kg KG) Applikation von Furosemid mit Messung der Nierenbecken- und Kelchhalsweite durchgeführt. Während eine vorbestehende nichtobstruktive Erweiterung von Nierenbecken und Kelchhälsen nach Furosemidgabe nur minimal kurzzeitig (60 bis maximal 90 min) zunimmt, ist dieser Effekt bei urodynamisch relevanter Obstruktion hinsichtlich Schweregrad und Dauer wesentlich ausgeprägter.

Sonographische Refluxprüfung (Miktionsurosonographie)

In der Literatur werden verschiedene sonographische Verfahren zur Klärung der Frage nach einem *vesikoureteralen Reflux* angegeben. Die dazu erforderliche Harnblasenfüllung erfolgt vorzugsweise mit sonographiegeeigneten Kontrastmitteln wie Luft oder speziellen Echoverstärkern. Physiologische Kochsalzlösung hat sich als diagnostisch weniger sensitiv erwiesen.

Diese Untersuchungstechnik bietet dem erfahrenen Anwender eine sinnvolle Alternative zur röntgenologischen Refluxprüfung, wenn eine Dokumentation der Ureteren nicht erforderlich ist. Dies gilt insbesondere für Verlaufskontrollen eines Refluxes unter konservativer Therapie sowie darüber hinaus auch oftmals für Erstuntersuchungen von Mädchen, da angeborene Engen der weiblichen Urethra kaum vorkommen und somit die Notwendigkeit einer röntgenologischen Harnröhrenabbildung entfällt (Tabelle 2.4).

Projektionsradiographische Untersuchungsverfahren

Ausscheidungsurographie

Viele Fragestellungen, deren Beantwortung früher eine Ausscheidungsurographie (AUG) erforderte, werden heute mittels Sonographie, CT oder Magnetresonanztomographie (MRT) beantwortet. Bedeutung kommt den projektionsradiographischen Verfahren weiterhin zu bei

- Harnleiteranomalien,
- Urolithiasis, insbesondere Konkrementen im mittleren Ureterdrittel,
- Nierenbecken- und Harnleitertumoren.

Tabelle 2.5 und Tabelle 2.6 fassen die wesentlichen diagnostischen Aussagen projektionsradiographischer Verfahren bei spezifisch urologischen bzw. nephrologischen Fragestellungen zusammen (Abb. 2.2 a, b).

Auf der Röntgenübersichtsaufnahme des Abdomens sind die Nieren, die Leber, die Milz und die Harnblase gewöhnlich durch das umgebende strahlentransparentere Fettgewebe abgrenzbar. Die Nieren

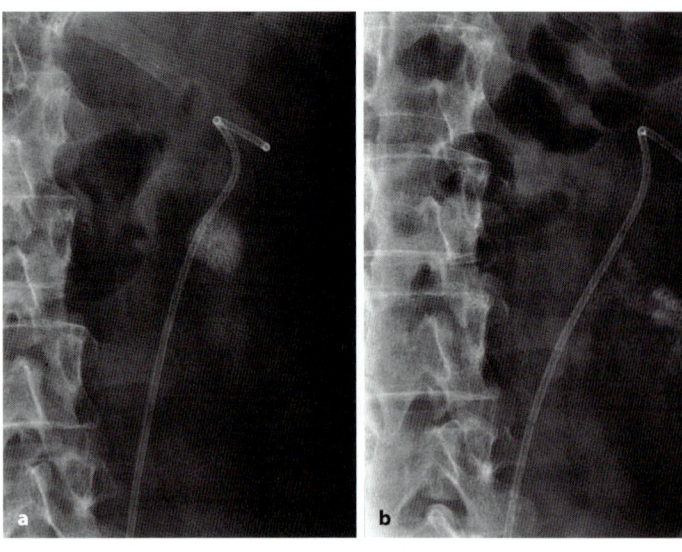

Abb. 2.2 a, b. Abdomenübersicht (Ausschnitt) mit Nierenbeckenkonkrement. **a** Nierenbeckenkonkrement links mit einliegendem Doppel-J-Katheter. **b** Nach ESWL ist das Konkrement fragmentiert

liegen parallel zum so genannten Psoasrandschatten. Die Länge der Nieren entspricht ungefähr dem 3,7 fachen der Höhe des Lendenwirbelkörpers 2. Die linke Niere liegt – wie oben beschrieben – gewöhnlich etwas höher als die rechte.

> **Merke** Eine fehlende Abgrenzbarkeit der Außenbegrenzung des M. psoas kann auf eine eine retroperitoneale Flüssigkeitsansammlung oder Raumforderung hinweisen.

Die Abgrenzung des M. quadratus lumborum ist dazu parallel und liegt etwa 1 cm lateral der Psoasgrenze. Der so genannte Fettstreifen in der Flanke ist die Fortsetzung des hinteren pararenalen Raumes und ist zwischen der Fascia transversalis und dem parietalen Peritoneum lokalisiert.

Das Prinzip der AUG beruht auf der intravenösen Applikation eines nierengängigen Röntgenkontrastmittels, durch dessen renale Elimination der Harntrakt sichtbar wird. Um eine möglichst hohe diagnostische Qualität der im Untersuchungsablauf angefertigten Aufnahmen zu erreichen, empfehlen sich einige vorbereitende Maßnahmen. Dazu gehören leichte Kost am Vortag und – wenn möglich – eine ggf. medikamentös unterstützte Darmentleerung am Vorabend sowie die zusätzliche Einnahme von Gasabsorbentien. Eine Dehydratation des Patienten ist zu vermeiden. Unmittelbar vor Untersuchungsbeginn muss die Harnblase entleert werden.

Nach der Beurteilung der Abdomenübersichtsaufnahme durch den Arzt wird eine Kanüle in einer Armvene platziert, fixiert und das Kontrastmittel so rasch wie möglich injiziert oder infundiert. Die Kanüle wird bis zum Abschluss der Untersuchung belassen (Tabelle 2.7).

Bei Säuglingen und Kleinkindern ist besonders darauf zu achten, dass außer hochempfindlichen Film-Folien-Kombinationen (Empfindlichkeitsklasse 400–800) niederosmolare Kontrastmittel verwendet werden.

> **Merke** Die Untersuchung ist nicht vor Vollendung des 1. Lebensmonats durchzuführen, da die bei noch jüngeren Patienten erzielten Ergebnisse wegen altersbedingt noch eingeschränkter Nierenfunktion diagnostisch unbefriedigend sind.

Eine dosierte Kompression des Oberbauchs dient der Unterdrückung von intestinal bedingten Bewegungsunschärfen und insbesondere auch einer Reduzierung der Strahlendosis. Ein Kompressorium ist während einer Kolik, bei bekanntem Harnstau sowie bei Zustand nach frischer Bauchoperation kontraindiziert.

Die angrenzenden Körperabschnitte, wie vor allem Sternum und Rippen, sollten durch Bleigummi abgedeckt werden. Der Untersuchungsablauf hat der gegebenen Fragestellung zu entsprechen, wobei Nativübersichtsaufnahme und eine Dokumentation von

Tabelle 2.7. Dosierung des Kontrastmittels für die Ausscheidungsurographie

	Dosierung in ml/kg KG	Minimal	Maximal
1. Lebensjahr	3,0 ml/kg	12 ml	20 ml
2. Lebensjahr	2,5 ml/kg		20 ml
3. Lebensjahr	1,5 ml/kg		25 ml
4. Lebensjahr	1,0 ml/kg		40 ml
Erwachsene	1,0 ml/kg		100 ml

Nieren und ableitenden Harnwegen 10 min post injectionem oftmals ausreichen.

Bei pädiatrischen Patienten wird die AUG in der Regel nur noch dann präoperativ zwecks Ureterdarstellung eingesetzt, wenn eine MR-Urographie nicht zur Verfügung steht.

Beim intravenösen Ausscheidungsurogramm kontrastieren sich in der frühen nephrographischen Phase beide Nieren: Die Organaußenkonturen werden eindeutig abgrenzbar, das Parenchym sollte sich homogen und seitengleich anfärben. Nach 5 min sollte beidseits das Nierenbeckenkelchsystem kontrastiert sein. Eine unterschiedliche Ausscheidungsfunktion beider Nieren oder eine verzögerte Exkretion beider Nieren können anhand dieser Aufnahme abgeschätzt werden.

Um die Strahlenexposition zu minimieren, werden routinemäßig nur wenige Standardaufnahmen angefertigt:

1. Eine Übersichtsaufnahme in Rückenlage sollte das Abdomen von den oberen Nierenpolen bis zur Symphyse erfassen. Falls die Größe des Patienten dies nicht erlaubt, ist in Abhängigkeit von der Fragestellung eine zweite Aufnahme anzuschließen – evtl. in tiefer Inspiration statt in Exspiration.
2. Eine Übersichtsaufnahme 10 min nach Kontrastmittelinjektion dient der Abbildung von Nieren, Ureter und Harnblase im kontrastierten Zustand.

Dieses einfache Untersuchungsprogramm ist – je nach Fragestellung – ggf. durch Zusatzaufnahmen zu erweitern, die dem im Vordergrund stehenden diagnostischen Problem adaptiert sind:

- Die native *Nierenzonographie* kann eine auf der Nativaufnahme vermutete Verkalkung bzw. ein Konkrement objektivieren (Schichttiefe in der Regel 8–10 cm, Filmformat 24 × 30 cm quer, Schichtwinkel 8–10°, am besten kreisförmige, ggf. lineare Verwischung).
- Eine 5 min post injectionem im Filmformat 24 × 30 cm erfolgte *Aufnahme des Nierenbeckenkelchsystems* sollte – außer dem seitengleichen nephrographischen Effekt – vor allem auch dessen ebenfalls seitengleiche Füllung dokumentieren und im Falle diesbezüglich pathologischer bzw. nichtkonklusiver Befunde Anlass für weitere Maßnahmen geben (s. unten).
- Nierenaufnahmen unter *externer Kompression* zeigen die Nierenkelche aufgrund des iatrogenen Stauungseffektes etwas kräftiger.
- Eine *Zonographie* lässt Nierenkonturen und Kelche überlagerungsfrei und deshalb deutlicher erkennen.

- Aufnahmen in *Bauchlage*, beispielsweise 20 min post injectionem, dienen einer besseren Füllung und damit Abgrenzbarkeit der Ureteren.
- Schrägaufnahmen oder Zielaufnahmen unter *Durchleuchtung* lassen insbesondere pathologische Befunde im Ursprungs- und Mündungsbereich der Ureteren eindeutiger dokumentieren.
- *Spätaufnahmen* (2–24 h post injectionem) sind bei eingeschränkter Harnausscheidung (Niereninsuffizienz) oder verzögertem Harnabfluss (Obstruktion) notwendig.
- Zur Darstellung der Harnblase ohne Überlagerung durch die Symphyse, aber auch zum adäquaten Einblick in die Uretermündungsregion, wird die Röntgenröhre um ca. 25° kraniokaudal geneigt.

Retrograde Untersuchungen des oberen und unteren Harntrakts
Eine retrograde Kontrastmitteldarstellung der ableitenden Harnwege wird wegen des begleitenden Infektions- und Verletzungsrisikos nur dann eingesetzt, wenn im Rahmen der AUG entsprechende Aufnahmen diagnostischer Qualität nicht angefertigt werden konnten oder spezielle Fragen zur Uretermorphologie (z.B. Stenose, Tumor, Konkrement) zu beantworten sind, die sich zuvor weder sono-, computer- oder magnetresonanztomographisch klären ließen, oder funktionelle Störungen sowie mögliche pathomorphologische Befunde des unteren Harntrakts im Vordergrund stehen.

Retrograde Ureteropyelographie
Bei der retrograden Ureteropyelographie wird nach Vorbereitung wie bei einer AUG zunächst eine Nativübersichtsaufnahme des Harntrakts angefertigt. Im Anschluss daran erfolgt über einen unter zystoskopischer Kontrolle im Ureterostium platzierten Katheter durchleuchtungsgestützt die möglichst homogene Kontrastierung von Harnleiter und Pyelon mit nachfolgender Anfertigung von Zielaufnahmen.

Wenn sich die oberen ableitenden Harnwege auch durch diese Technik nicht ausreichend darstellen lassen, wird ein weicher röntgendichter Katheter bis in das Pyelon vorgeführt. Nach dessen sukzessiver Füllung mit geringen Kontrastmittelmengen ergibt sich beim Zurückziehen des Katheters in aller Regel eine diagnostisch suffiziente Ureterkontrastierung.

Miktionszystourethrographie
Bei der Miktionszystourethrographie (MCU) erfolgt Füllung der Harnblase mit wasserlöslichem Röntgenkontrastmittel, ggf. durch Zusatz physiologischer Kochsalzlösung verdünnt, unter Durchleuchtung bis zum Erreichen des Miktionsdruckes entweder über eine suprapubische Punktion oder transurethral über einen Katheter. Daraufhin sollen Zielaufnah-

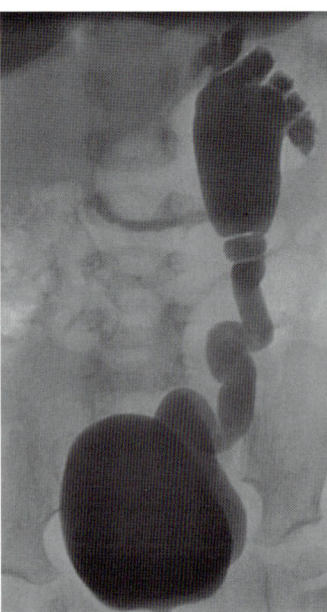

Abb. 2.3. MCU: Vesikoureteraler Reflux bei 4-jährigem Kind. Nach Füllung der Blase mit Kontrastmittel stellt sich ein dilatierter und geschlängelter Ureter dar. Das Nierenbecken ist ebenfalls erweitert, die Impression der Papillen ist allerdings noch erkennbar (Reflux Grad IV)

men die Blase in verschiedenen Projektionsebenen (a.-p., seitlich, schräg) und Füllungszuständen abbilden. Die Urethra wird während des Miktionsvorganges beurteilt und mit Aufnahmen in halbschräger Position dokumentiert, die ihren gesamten Verlauf einschließlich Harnblase mit Ureterostium erfassen.

Die Untersuchung wird schließlich durch eine Aufnahme der Nierenregion abgeschlossen, um einen Reflux, der im Rahmen intermittierender Durchleuchtung möglicherweise nicht erkannt wurde, auch noch nachträglich anhand von Kontrastmittel im Nierenbeckenkelchsystem oder Ureter verifizieren zu können (Abb. 2.3).

Mehrfache Wiederholungen der oben geschilderten Prozedur tragen zur Sensitivitätssteigerung bei. Restharnbestimmungen sind sonographisch durchführbar und daher im Rahmen einer MCU nicht obligatorisch.

Merke Die MCU repräsentiert für den Nachweis diskreter morphologischer Befunde im Bereich der Harnblase das zumindest derzeit sensitivste bildgebende Verfahren. Sie dient dem zuverlässigen Nachweis eines vesikoureteralen Refluxes und der bildgestützten Beurteilung der Urethra.

Computertomographie

Die CT wurde in den späten 1970er Jahren als bildgebendes Verfahren eingeführt. Seit dieser Zeit hat die CT einen unangefochtenen Stellenwert als Schnittbildverfahren zur Beurteilung renaler Pathologien.

Typische Indikationen für eine CT der Nieren sind der Nachweis und Ausschluss von Nierenraumforderungen, Nierenverletzungen, Nieren- und Harnleiterkonkremente sowie die Darstellung der vaskulären Strukturen bei Verdacht auf Erkrankungen der Nierenarterien oder -venen und die Untersuchung bei Komplikationen durch inflammatorische und infektiöse Prozesse.

Die MRT (s. unten) konkurriert mit der CT als weiterführendes Schnittbildverfahren und kommt primär bei Patienten mit Kontrastmittelunverträglichkeit, diffusen Nierenparenchymveränderungen und/oder Niereninsuffizienz zur Anwendung. Die Differenzialdiagnose kleiner komplizierter Zysten und die Darstellung des harnableitenden Systems ohne vorherige Kontrastmittelinjektion bei Patienten mit reduzierter Exkretionsfunktion sind weitere primäre Indikationen für die MRT.

Die konventionellen inkrementalen CT-Scanner sind mittlerweile fast vollständig durch spiralfähige Systeme ersetzt. Die Einführung der *Spiral-CT* hat die Untersuchung deutlich beschleunigt und typische Probleme der inkrementalen CT, wie Bildartefakte durch Atembewegung und Artefakte durch Lücken oder überlappende Bilddaten, beseitigt. Die beiden entscheidenden Vorteile der Spiral-CT sind die Fähigkeit zur dünnen und überlappenden Schichtrekonstruktion und die Darstellung des Organs in wenigen Sekunden, was die Erfassung optimaler Kontrastierungsphasen nach i.v. Kontrastmittelgabe erlaubt. Das gesamte Organ kann bei schneller Spiraltechnik in mehreren Phasen der Kontrastierung, so in der arteriellen, kortikomedullären und nephrographischen Phase, abgebildet werden.

Die *Mehrschicht-Spiral-CT* als neueste Entwicklung in der CT-Technologie hat die Untersuchungszeiten weiter verkürzt und erlaubt zugleich die routinemäßige Erfassung der gesamten Nierenregion in Schichtdicken um 1 mm, sodass multiplanare Rekonstruktionen und Volumendarstellungen in hoher Qualität möglich sind. Scanparameter sind für einige Systeme beispielhaft in Tabelle 2.8 angeführt. Die Fähigkeit, Bildinformationen interaktiv in freier Schichtorientierung zu analysieren, ist besonders zur Planung operativer Eingriffer wie venöser Thrombektomie und nierenerhaltender Tumorchirurgie von Bedeutung.

Die Untersuchungstechnik richtet sich nach der Fragestellung. Eine Darmkontrastierung mit oralem Kontrastmittel ist nicht obligat, sie erleichtert jedoch die Differenzierung von Darmschlingen und Lymph-

Tabelle 2.8. Beispielhafte CT-Scanparameter zur Nierendarstellung

	Einzeilen-Spiral-CT	4-Zeilen-CT	16-Zeilen-CT
Orales KM	1.000 ml Wasser	1.000 ml Wasser	1.000 ml Wasser
i.v. KM	120 ml/3 ml/s	100 ml/4 ml/s	100 ml/4 ml/s
kV	120	120	120
mAs	160–220	145–165	145–165
Detektorkonfiguration/ Strahlkollimation	3–5 mm	4 × 1 mm	16 × 0,75 mm
Schichtdicke	3–5 mm	1,3–5 mm	1–5 mm

Die Angaben beziehen sich auf das Somatom Plus 4, Volume Zoom, Sensation 16 der Firma Siemens Medical Solutions.

knoten. Bei Nierenuntersuchungen im Rahmen von abdominellen Routineuntersuchungen, wie z.B. bei Staginguntersuchungen wird die etablierte Technik mit Gabe von 1.000 ml einer verdünnten Bariumsulfat-Suspension (1–2%) oder eines verdünnten wasserlöslichen Iod-Kontrastmittels (2–4%; z.B. Gastrografin) eingesetzt.

Bei gezielter Nierenuntersuchung favorisieren wir die Gabe von 1.000 ml Wasser als negativem oralen Kontrastmittel. Insbesondere für Nachverarbeitungen der Untersuchung unter Verwendung von Maximum-Intensitäts-Projektionen (MIP) oder 3D-Volumen-Rendering-Technik (VRT) empfiehlt sich dieses Vorgehen, da sich die Gefäßdarstellung und das Editieren von multiplanaren MIP- und VRT-Bildern durch fehlende Kontrastmittelüberlagerung vereinfacht. Gerade bei der Untersuchung von Lebendnierenspendern und für die Evaluierung einer Raumforderung und deren vaskuläre Versorgung in der präoperativen Planung ist die Verwendung von Wasser als Kontrastmittel vorteilhaft.

Der Röhrenstrom sollte an die klinische Indikation und insbesondere an den Patientendurchmesser angepasst werden. Bei einer obstruktiven Uropathie wie auch nach Kontrastmittelgabe zur Harnleiterdarstellung kann ein Niedrigdosisprotokoll eingesetzt werden (CTDI = 2–4 mGy/80 mAs/120 kV). Das Staging bekannter maligner Tumoren erfordert hingegen eine optimale Bildqualität zur Operationsplanung und eine multiphasische Untersuchung (CTDI = 5–10 mGy).

Obwohl sich computertomographisch Nierenrinde und -mark ohne Konstrastmittelgabe nicht differenzieren lassen und sich beide mit Dichtewerten zwischen 30 und 50 Hounsfield-Einheiten (HE) darstellen, ist eine native Untersuchung der Nieren obligat zum Nachweis kleiner Steine und von Verkalkungen, zur Diagnose einer Blutung und zur initialen Dichtemessung und damit Einordnung von raumfordernden Läsionen. Bei vielen Indikationen ist darüber hinaus die Durchführung einer Einzel- oder Mehrphasenstudie nach i.v. Gabe eines nierengängi-

gen Röntgenkontrastmittels notwendig. Dabei sollte sichergestellt sein, dass der Patient zur optimalen Darstellung des harnableitenden Systems vor Untersuchungsbeginn oral oder intravenös gut hydriert wurde und damit gleichzeitig gegen nephrotoxische Kontrastmitteleffekte geschützt wird (Abb. 2.4 a–c).

> **CAVE** ! Wie bei jeder Gabe Iod-haltiger Kontrastmittel in anderen Körperregionen, müssen die Schildrüsen- und Nierenfunktionsparameter laborchemisch überprüft sein.

Bei Patienten mit eingeschränkter Nierenfunktion ist darauf zu achten, dass 4 h vor Untersuchungsbeginn durch Infusion von 500–1.000 ml physiologischer

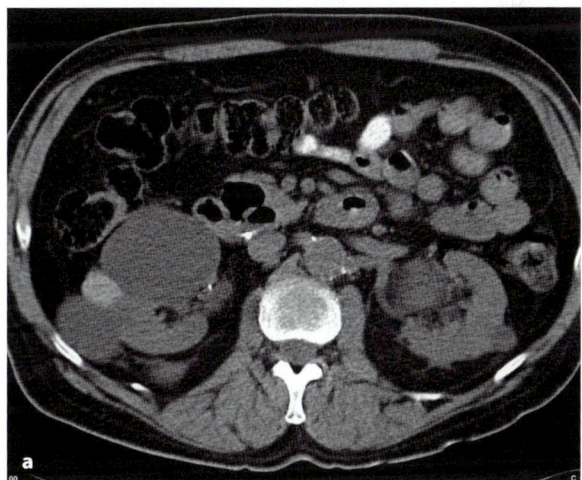

Abb. 2.4 a–c. Triphasische Mehrzeilen-CT bei Nierenzysten. **a** In der nativen Phase erkennt man eine kleine glatt berandete hyperdense Läsion (52 HE) in der rechten Niere lateral und weitere größere hypodense Läsionen (8–13 HE) beidseits kortikal sowie links parapelvin. Nach Kontrastmittelgabe reichert keine der Läsionen in der kortikomedullären Phase (**b**) oder der nephrographischen Phase (**c**) an. Somit kann die Diagnose: kortikale und parapelvine Zysten beidseits, davon eine mit Einblutung, gestellt werden. Die kleine Wandverkalkung medial in der kortikalen Zyste rechts ist nur auf den nativen Sequenzen sicher zu identifizieren. Teilabb. **2.4b** und **c** siehe S. 38

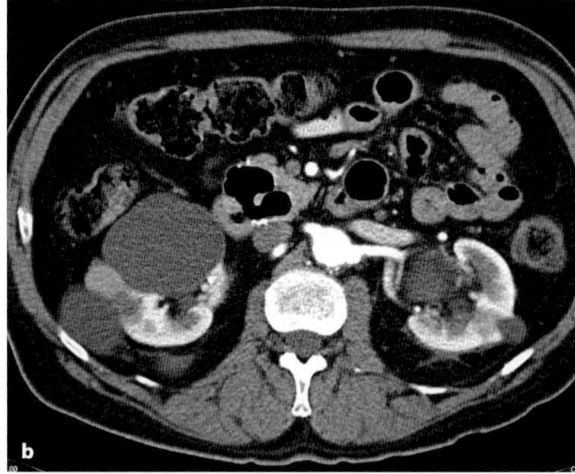

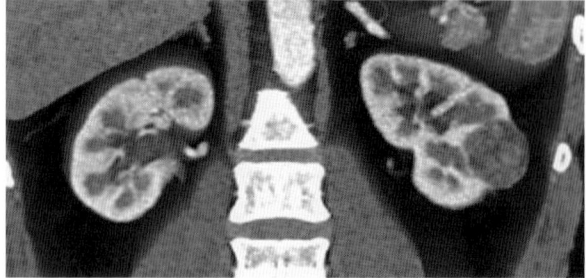

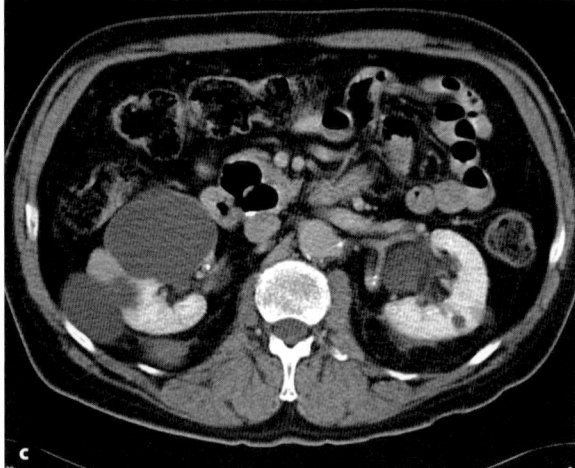

Abb. 2.5. Mehrzeilen-CT: kleines Nierenzellkarzinom links. In der kortikomedullären Phase erkennt man in der CT in der VRT gut die Lagebeziehung des eher hypovaskularisierten Tumors zum Nierenbeckenkelchsystem. Man achte auf die Destruktion der kortikomedullären Architektur

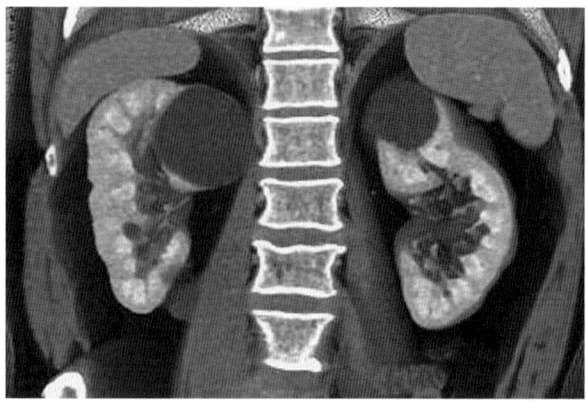

Abb. 2.4 b, c

Abb. 2.6. Mehrzeilen-CT: Nierenzysten beidseits. In der nephrographischen Phase der CT reichern die Nierenzysten beidseits nicht an. Die koronare Rekonstruktion (VRT) verschafft einen exzellenten Überblick über die anatomischen Lagebeziehungen

Kochsalzlösung eine ausreichende Hydratation erreicht wird.

Ein Scan 20 – 40 s nach Kontrastmittelgabe wird als *arterielle* oder *frühe kortikomedulläre Phase* bezeichnet. In dieser Phase reichert die Nierenrinde stark an, während das Nierenmark fast noch kein Enhancement zeigt, sodass Kortex und Medulla gut voneinander zu differenzieren sind. Es gelingt die beste Abbildung der Nierengefäßanatomie. Dies ist essenziell zur genauen Darstellung eines Tumorthrombus bei Nierenzellkarzinomen und somit zum korrekten Staging. Weniger gut sind in dieser Phase fokale Nierenläsionen zu erfassen, da kleine hypervaskulierte Tumoren z. B. im Nierenkortex übersehen werden können und hypovaskularisierte Läsionen, insbesondere im Nierenmark, unter Umständen schlecht abgrenzbar sind (Abb. 2.5).

Ein Scan 50 – 60 s nach Kontrastmittelgabe entspricht der *späten kortikomedullären Phase* mit weiter starker Anreicherung des Kortex und mäßiger Anreicherung der Medulla. Die Vaskularisierung so-

lider Tumoren im Gegensatz zu Zysten kann optimal erfasst werden. Auch ein Enhancement hypovaskularisierter Tumoren vor geplanter nierenerhaltender Operation ist durch die quantitative Analyse der Konstrastmittelkinetik zu objektivieren. Allerdings können auch hier kleine hypovaskularisierte Läsionen, insbesondere im Nierenmark, übersehen werden. Deswegen ist eine CT-Untersuchung in der späten kortikomedullären Phase nicht zwingend erforderlich.

Ein Scan 100 – 180 s nach Kontrastmittelgabe wird als *nephrographische Phase* oder *Parenchymphase* bezeichnet und sollte unbedingt angeschlossen werden. Während dieser Phase reichern sowohl Nierenrinde wie Medulla homogen an, während Läsionen typischerweise im Vergleich zum Nierenparenchym hypodens zur Darstellung kommen. Diese Untersuchungsphase ist obligat zum Nachweis kleinster Raumforderungen; sie ist suboptimal zur Beurteilung der *arteriellen* Gefäßsituation und für die übrigen Adominalorgane (Abb. 2.6).

Ein Scan 4–5 min nach Kontrastmittelgabe stellt die *Ausscheidungs-* oder *Pyelogrammphase* dar (CT-Urographie). Beste Ergebnisse werden unter Kompression bei optimaler räumlicher Auflösung nach Flüssigkeitsapplikation und ggf. Gabe eines Diuretikums erzielt. Wir haben gute Erfahrungen mit der i. v. Gabe von 30 ml Kontrastmittel unmittelbar nach dem Nativscan gemacht, um bereits in der nephrographischen Phase eine gute Kontrastierung des harnableitenden Systems zu erreichen und damit unter Strahlenschutzaspekten diesen zusätzlichen CT-Scan einzusparen. Diese Untersuchungsphase ist insbesondere sinnvoll bei zentral gelegenen Nierentumoren und beim Transitionalzellkarzinom des Nierenbeckens (Abb. 2.7).

Methodisch unterscheidet man schließlich die so genannten *Spätaufnahmen* ab etwa 15 min nach der i. v. Kontrastmittelgabe. Neben dem Nachweis des Austritts von kontrastmittelhaltigem Urin beispielsweise nach Trauma kann diese Untersuchungsphase auch genutzt werden, um zwischen Zysten und hypovaskularisierten Tumoren zu differenzieren, wenn zu Beginn der Untersuchung kein nativer Scan angefertigt wurde. Bei einem „wash-out" von über 10 HE muss ein solider Tumor angenommen werden; ansonsten kann man von einer Pseudoanreicherung in einer Zyste ausgehen und eine Ultraschalluntersuchung genügt zur Kontrolle (Tabelle 2.9).

Die jeweils erforderliche räumliche Auflösung hängt von der Problemstellung ab. In modernen Mehrzeilen-CT-Systemen setzt sich bei dedizierter Untersuchung der Nieren eine Kollimation von 0,5–1,25 mm durch, die optimale multiplanare Reformatierungen zur Darstellung des Nierenparenchyms und des ableitenden Harnwegsystems ermöglicht.

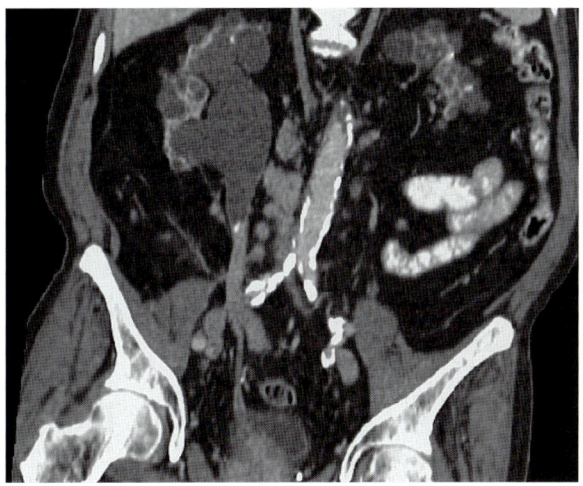

Abb. 2.7. Mehrzeilen-CT: Ausgeprägte Hydronephrose rechts bei Blasen- und Harnleiterkarzinom. Das Harnleiterkarzinom stellt sich als weichteildichte Raumforderung im mittleren und distalen Ureter dar. Man erkennt gut das kleine Konkrement im rechten mittleren Harnleiterdrittel kranial des Tumors. Partiell mitabgebildet ist die zystisch degenerierte linke Niere. Multiple parakavale Lymphknotenmetastasen. Nebenbefundlich verkalkende Gefäßsklerose

Koronare MIP-Bilder, die an die Anatomie angepasst werden können, entwickeln sich zunehmend zum Standard. Eine hohe räumliche Auflösung führt zu einer besseren Nachweisbarkeit kleiner Konkremente, zu einer besseren Differenzierung kleiner Zysten von Tumoren und zu einer besseren Darstellung und exakteren Beurteilbarkeit der ableitenden Harnwege. Die Untersuchungsdokumentation erfolgt dementsprechend axial und koronar (Abb. 2.8).

Tabelle 2.9. Anpassung der zu untersuchenden Phasen an die klinische Fragestellung

Fragestellung	Native Unter-suchung	Arterielle bzw. frühe kortiko-medulläre Phase	Kortiko-medulläre KM-Phase	Nephro-graphische KM-Phase	Spät-aufnahme
		20–40 s nach KM-Gabe	50–60 s nach KM-Gabe	100–180 s nach KM-Gabe	>15 min nach KM-Gabe
Konkrement	+		–	–	(+)
Trauma	(+)		–	+	+
Gefäßverletzung oder -erkrankung	+	+	(+)	(+)	–
Fornix- oder Harnblasen-ruptur (Urinom)	+	–	–	+	+
Pyelonephritis	–		–	+	–
Abszess	(+)		–	+	–
Nierenbeckentumor	+		–	+	(+)
Unklare Nierenläsion	+		+	+	–
Nierenarterienstenose	+	+			
Lebendnierenspender	+	+		+	

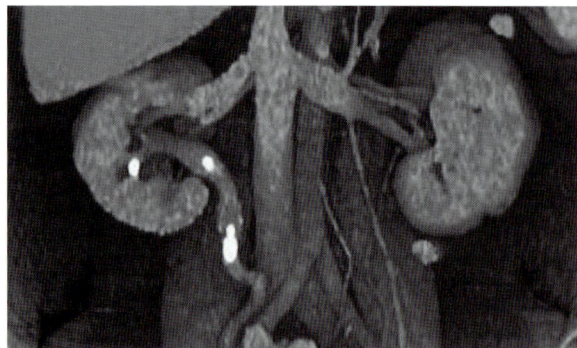

Abb. 2.8. CT-Urographie: Urolithiasis rechts. In der Volumendarstellung können die Harnleiterkonkremente rechts mit mäßiger Dilatation des Ureters in der CT gut visualisiert werden

Magnetresonanztomographie

Die MRT als das Schnittbildverfahren mit dem besten Weichteilkontrast hat sich infolge technisch-methodischer Weiterentwicklungen wie schneller Akquisitionstechniken als hervorragende Untersuchungsmethode für viele diagnostische Fragestellungen an der Niere, insbesondere hinsichtlich der Dignität von Nierenparenchymläsionen etabliert. Der Einsatz ultraschneller Sequenzen erlaubt nach Kontrastmittelgabe eine genaue Differenzierung des Anreicherungsverhaltens verschiedener Läsionstypen.

Eindeutige Indikationen für die MRT ergeben sich in Ergänzung der initialen Sonographie bei Patienten mit Röntgenkontrastmittelunverträglichkeit und bei Patienten mit chronischen Nierenerkrankungen und reduzierter Nierenfunktion. Das Sicherheitsprofil der zugelassenen Gadolinium-haltigen MR-Kontrastmittel zeichnet sich durch eine außergewöhnlich niedrige Rate anaphylaktoider Reaktionen und insbesondere die sichere Verwendbarkeit bei präexistenter Niereninsuffizienz aus. Die MRT ist aufgrund der fehlenden Strahlenexposition weiterhin zur Untersuchung der Nieren insbesondere angezeigt bei Kindern und bei Frauen im gebärfähigen Alter.

Die Untersuchung wird heute in der Regel bei einer Feldstärke von 1,0 oder 1,5 Tesla (T) durchgeführt. Dabei sollten Oberflächenspulen zum Einsatz kommen, die im Vergleich zur Körperspule ein deutlich besseres Signal-zu-Rausch-Verhältnis liefern. In Tabelle 2.10 wird ein Sequenzprotokoll vorgeschlagen, das aufgrund der verschiedenen eingesetzten Wichtungen und Schnittebenen unter Einschluss einer Kontrastmitteldynamik die differenzialdiagnostische Charakterisierung der meisten fokalen Nierenparenchymläsionen ermöglichen sollte.

Ein sinnvolles Untersuchungsprogramm zur Abklärung fokaler Parenchymläsionen beinhaltet eine axiale T2-gewichtete Turbo-Spinecho(TSE)-Sequenz, eine axiale T1-gewichtete Gradienten-Echo-Sequenz sowie eine üblicherweise in koronarer Schnittführung angefertigte dynamische Kontrastmitteluntersuchung und T1 gewichtete Post-Kontrast-Aufnahmen mit und ohne Fettunterdrückung (Abb. 2.9 a – h).

Die *T2-gewichteten Sequenzen* mit einer Echozeit > 120 ms stellen das normale Nierengewebe aufgrund seiner langen T2-Zeit signalreicher als das Leber- und vergleichbar mit dem Milzparenchym dar. Die T2-gewichteten Aufnahmen erlauben insbesondere die Unterscheidung einfacher Zysten von anderen Läsionen.

Die *T1-gewichteten Sequenzen* ermöglichen eine gute kortikomedulläre Differenzierung, wobei die Nierenrinde eine mittlere und das Nierenmark eine niedrige Signalintensität zeigen. Nach Kontrastmittelgabe wird diese Differenzierung in der arteriellen Perfusionsphase noch deutlicher. In den T2-gewichteten Sequenzen ist aufgrund der kürzeren T1- und T2-Relaxationszeit der Rinde gegenüber dem Mark die kortikale Differenzierung kaum zu erkennen. Die kortikomedulläre Differenzierung gelingt bei jüngeren Patienten häufig besser als bei älteren und ist weiterhin abhängig vom Hydrierungszustand. Bei verschiedenen diffusen Nierenparenchymerkrankungen wie z. B. einer Glomerulonephritis ist das Fehlen

Tabelle 2.10. MR-Untersuchungsprotokoll der Nieren bei 1,5 T

Sequenzen (alle atemangehalten)	Fettunterdrückung	Orientierung	KM	Atemlage
T2w TSE	Nein	Axial	Nativ	Inspiration
T1w FFE	Nein	Axial	Nativ	Inspiration
T1w FFE	Ja	Axial	Nativ	Inspiration
T1w 3D TFE (nativ, 20 s, 60 s, 120 s nach Gadolinium i. v.)	Ja	Koronar	0,1 mmol/kg KG Gadolinium i. v. 2 ml/s	Inspiration
T1w FFE	Nein	Axial	Post Gadolinium	Inspiration
T1w FFE	Ja	Axial	Post Gadolinium	Inspiration

FFE (Fast Field Echo) = Gradienten-Echo-Messung.
Die Angaben beziehen sich auf das Gyroscan Intera der Firma Philips Medizin Systeme.

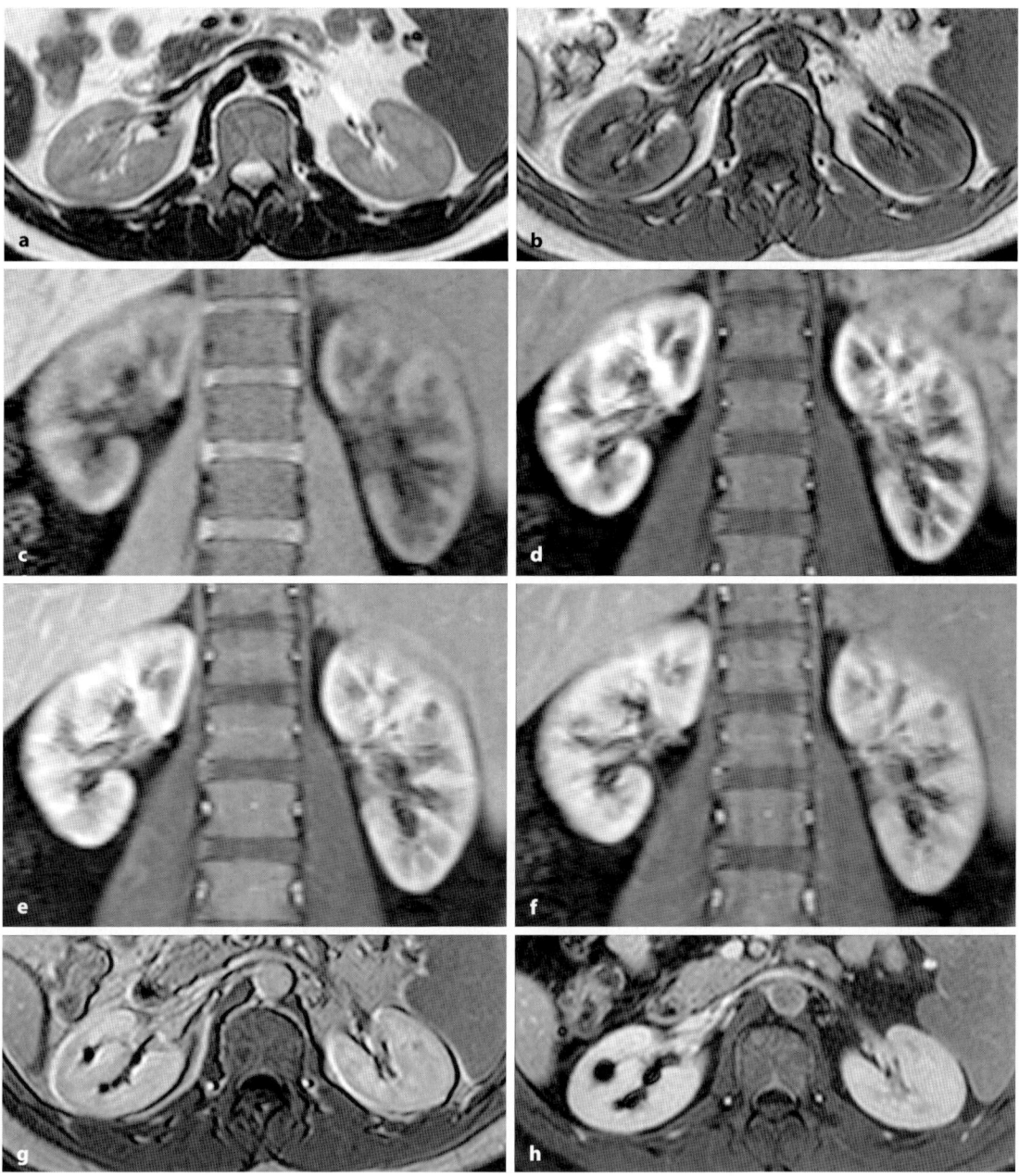

Abb. 2.9 a–h. MRT der Nieren. Normalbefund. Ein dediziertes Untersuchungsprotokoll der Nieren sollte eine axiale T2-gewichtete Sequenz (**a**), eine native axiale T1-gewichtete Sequenz (**b**), eine dynamische Untersuchung nach Gadolinium i.v. in koronarer Schnittführung nativ (**c**), 30 s (**d**), 60 s (**e**) und 120 s (**f**) nach Kontrastmittelgabe und axiale T1-gewichtete Sequenzen ohne (**g**) und mit (**h**) Fettunterdrückung enthalten

der kortikomedullären Differenzierung ein richtungsweisender Befund.

Die Lage der Nieren im retroperitonealen Fettgewebe führt in beiden Wichtungen zu einem natürlichen Kontrast, der eine gute Darstellung der Niere in der MRT erlaubt. Das perirenale Fettgewebe stellt sich in T1- und T2- Wichtung signalhyperintens dar. Es wird durch die Gerota-Faszie begrenzt, die sowohl in der T1- wie in der T2-gewichteten Sequenz als hypointense Linie erkennbar ist. Die Niere ist von einer fibrösen Bindegewebekapsel überzogen, die magnetresonanztomographisch ebenfalls als signalarmer Randsaum zur Abbildung kommt.

An der Grenze zwischen perirenalem Fett und Nierenrinde treten häufig so genannte „Chemical-shift-Artefakte" auf, die auf einer falschen räumlichen Zuordnung von Fettprotonen an der Grenzzone von Wasser und Fett beruhen. Diese Befunde dürfen nicht mit der Nierenkapsel oder der Gerota-Faszie verwechselt werden.

Das Nierenbeckenkelchsystem zeigt in den T1-gewichteten Aufnahmen eine niedrige, in den T2-gewichteten Aufnahmen eine hohe Signalintensität. Die Darstellbarkeit des Nierenbeckenkelchsystems hängt im Wesentlichen vom Füllungszustand ab. Der Harnleiter ist häufig in seinen proximalen Abschnitten erkennbar.

Die Nierengefäße werden im Bereich des Nierenhilus aufgrund des hohen Blutflusses in der Regel signalfrei abgebildet („flow void"). Eine dezidierte Beurteilung der vaskulären Situation wird durch die *MR-Angiographie (MRA)* möglich: Mit Hilfe der kontrastmittelverstärkten MRA können die Nierenhauptarterien und zumindest die Aufzweigungen erster Ordnung, mit modernen MR-Geräten auch die Segmentarterien dargestellt werden.

Nach intravenöser Kontrastmittelapplikation erfolgen bei der Untersuchung der Nieren analog zur dynamischen CT sequenzielle Messungen: Nach einer *initialen nativen Aufnahmeserie* schließen sich die *früharterielle Phase* (30 s nach Kontrastmittelapplikation), eine *kortikomedulläre Phase* (60 s nach Kontrastmittelapplikation) und die *nephrographische Phase* mit homogener Kontrastierung von Rinde und Mark (90–120 s nach Kontrastmittelapplikation) an.

Nach erfolgter Kontrastmittelgabe kann eine axiale T1-Gradienten-Echo-Sequenz mit und ohne Fettunterdrückung ergänzt werden. Die fettunterdrückte Sequenz im Untersuchungsprotokoll hilft bei der Diagnose von Angiomyolipomen. Außerdem wird das perirenale Fettgewebe signalarm dargestellt, sodass hier eine verbesserte Abgrenzbarkeit von kapselnahen Läsionen ermöglicht wird. Bei größeren Tumoren ist häufig auch noch eine ergänzende sagittale Schnittführung nach Kontrastmittelgabe indiziert, um die Tumorausdehnung gegenüber dem Diaphragma darzustellen, bzw. ein invasives Wachstum in die Leber zu erkennen.

Die Darstellung eines Tumorthrombus in der V. renalis bzw. eine eventuelle Ausdehnung in die V. cava inferior ist häufig am besten in den T2-gewichteten Sequenzen möglich (fehlende Signalauslöschung, d.h. kein Flow void). Nach Kontrastmittelgabe lassen sich solche Befunde als randständig anreichende Läsionen im Gefäßlumen erkennen.

In der Regel werden heute alle Sequenzen in *Atemanhaltetechnik* durchgeführt. Dadurch werden Lageverschiebungen des Organs weitgehend vermieden. Nur in Einzelfällen bei unkooperativen Patienten sollte noch eine atemgetriggerte Technik eingesetzt werden.

Als Kontrastmittel werden Gadolinium-haltige Chelate eingesetzt, die im Rahmen der ersten Kontrastmittelpassage (so genannter „first pass") die Beurteilung der renalen Perfusion erlauben. Gadolinium-Chelate werden renal ausgeschieden, somit ist auf den Spätaufnahmen auch eine grob orientierende Beurteilung der Nierenfunktion möglich. Die übliche Dosierung von Gadolinium-DTPA beträgt 0,1 mmol/kg Körpergewicht. Der große Vorteil Gadolinium-haltiger Kontrastmittel ist, dass sie bei einer Dosis bis 0,3 mmol/kg Körpergewicht nicht nephrotoxisch sind und deshalb auch bei eingeschränkter Nierenfunktion verabreicht werden können. Bis zu einer Kreatininclearance von 20 ml/min wird Gadolinium-DTPA verzögert, aber komplett ausgeschieden. Auch bei schwereren Nierenfunktionsstörungen ist jedoch eine Dialyse zur Elimination des Gadoliniums nicht indiziert.

Bei Harnleiterobstruktion und fehlender Sichtbarkeit im Ausscheidungsurogramm, hilft die *MR-Urographie*, den Ureter darzustellen. Die Harnblase und die umgebenden Strukturen sind gut abgrenzbar. Ursprünglich wurden stark T2-gewichtete Sequenzen eingesetzt, die ein dilatiertes Hohlsystem gut darstellen können. Durch Einsatz der T1-gewichteten kontrastmittelunterstützen Techniken lassen sich auch nichtgestaute Harnwege darstellen (Abb. 2.10 a, b).

Angiographie

Die Indikationen zur angiographischen Diagnostik der Nieren sind deutlich rückläufig.

Die *Arteriographie* ermöglicht Aussagen über die Organperfusion sowie die Lumenweite und Morphologie der Nierenarterien und -venen.

Obligater technischer Standard ist heute die *intraarterielle digitale Subtraktionsangiographie (i. a.-DSA)* mit 4-French-Kathetern und selektiver Darstellung aller nierenversorgenden Gefäße. Damit ist sie nach wie vor das genaueste Verfahren für den diagnostischen Nachweis einer Nierenarterienstenose, beispielsweise im Rahmen der Abklärung eines renovaskulären Hypertonus. Obligat werden die Nierenarterien bei bzw. vor interventionellen Eingriffen am renalen Gefäßsystem dargestellt (Abb. 2.11 a, b). Neben der radiologisch-interventionellen Therapie der Nierenarterienstenose gehören dazu die präoperative Embolisation größerer Tumoren, die palliative Embolisation bei inoperablen, blutenden Tumoren und der Gefäßverschluss bei Nierenblutung nach Trauma. Darüber hinaus ergibt sich die Indikation zur diagnostischen Arteriographie nur noch bei ätiologisch unklarer Nierenblutung, um beispielsweise eine arteriovenöse Malformation oder ein Aneurysma nachzuweisen.

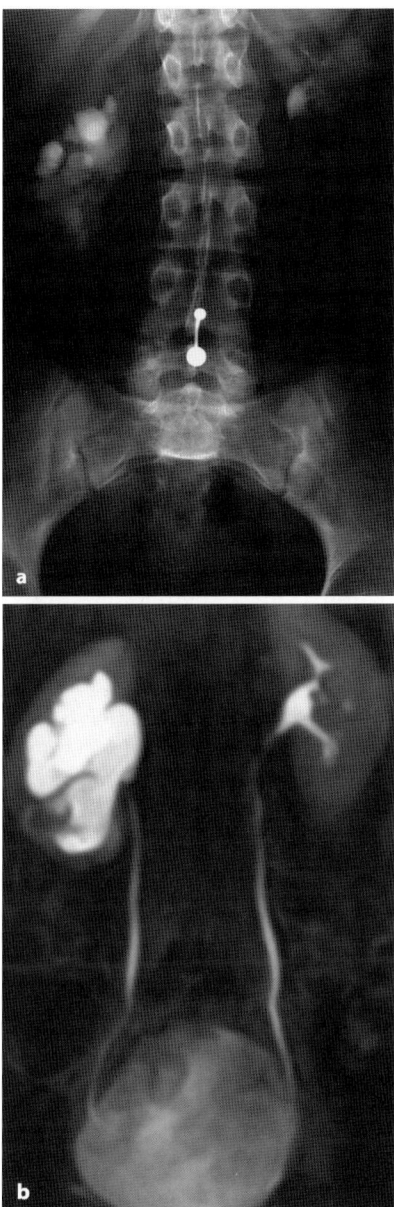

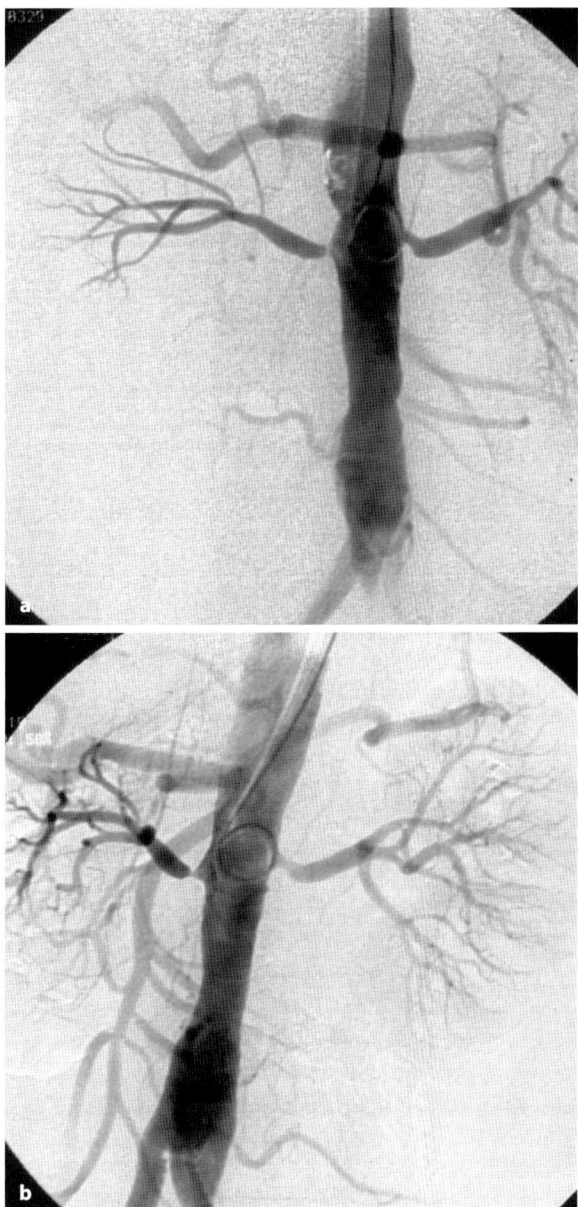

Abb. 2.10 a, b. MR-Urographie: Harnstauung rechts bei subpelviner Stenose. **a** In der AUG erkennt man das gestaute Nierenbeckenhohlsystem (nebenbefundlich Bauchnabel-Piercing). **b** Die nichtgestauten Harnleiter stellen sich in der MR-Urographie nach Gadolinium-Gabe in den T1-gewichteten Sequenzen exzellent dar

Abb. 2.11 a, b. Nierenarterienstenose beidseits. **a** Über einen transbrachialen Zugang durchgeführte Angiographie der Nierenarterien mittels Pigtail-Katheter bei aortobifemoralem Bypass. **b** Das volle Ausmaß der rechtsseitigen Stenose kommt erst in einer 20°-LAO-Projektion zur Darstellung

2.1.4
Entwicklungsstörungen und Fehlbildungen

Die meisten Nieren- und Harnwegsanomalien können bereits durch die pränatale Sonographie entdeckt werden und sind postnatal durch eine Ultraschalluntersuchung zu klären. Sie stellen keine

CT- oder MRT-Indikation dar, werden jedoch bei diesen gelegentlich als Zufallsbefund gesehen. Nur bei lobärem Dysmorphismus und bei persistierender fetaler Lobulierung kann zur Differenzierung gegenüber Tumoren eine computer- oder magnetresonanztomographische Abklärung notwendig werden.

Agenesie/Aplasie/Hypoplasie

Definition ▽ Bei einer Nierenagenesie handelt es sich um eine fehlende Organanlage, in der Regel einschließlich der Nierengefäße und des Ureters.

Eine unilaterale *Nierenagenesie* tritt bei etwa 1 auf 1.000 Geburten auf. Begleitende ipsilaterale genitale Anomalien sind häufig. Bilaterale renale Agenesien sind demgegenüber selten. 40 % der durch bilaterale Agenesien betroffenen Feten sterben intrauterin, die übrigen Kinder unmittelbar nach der Geburt. Die Haupttodesursache ist eine pulmonale Hypoplasie aufgrund eines schweren Oligohydramnions.

Definition ▽ Bei einer Aplasie ist die Niere zwar angelegt, jedoch unterentwickelt und funktionslos. Eine hypoplastische Niere ist verkleinert, besitzt eine verminderte Pyramidenzahl und ein relativ plumpes Nierenbeckenkelchsystem.

■ **Radiologische Diagnostik.** Bei einseitiger Nierenagenesie ist die kontralaterale Einzelniere bereits beim Neugeborenen kompensatorisch vergrößert. Fehlt diese Hypertrophie, muss sonographisch nach einer dystop gelegenen Niere gesucht werden.

Eine aplastische Niere stellt sich als weichteildichte Struktur im Nierenlager mit aortaler Gefäßversorgung dar. Die kontralaterale Niere ist kompensatorisch hypertrophiert.

Eine hypoplastische Niere ist harmonisch geformt und entspricht einer „Miniaturausgabe" einer normalen Niere.

Bei der *Differenzialdiagnose* zur erworbenen Schrumpfniere helfen der klinische Kontext sowie die Zeichen erhaltener Nierenfunktion sowie der fehlende Nachweis von Parenchymnarben. Häufig ist die hypoplastische Niere aber auch dysplastisch umgebaut, sodass aufgrund einer Einzeluntersuchung nicht zu entscheiden ist, ob eine renale Hypoplasie oder eine entzündliche bzw. vaskuläre Schrumpfniere vorliegt.

Renale Ektopie und Fusionsanomalien

Eine *renale Ektopie* resultiert aus fehlender Migration der Nierenanlage aus dem Becken in das normale Nierenlager. Am häufigsten ist die so genannte *Beckenniere*. Die meisten ektopen Nieren sind auch malrotiert: Aufgrund der ursprünglichen Position der Ureterknospe weist der Nierenhilus nach ventral. Die Drehung des Hilus nach medial vollzieht sich während der Kranialverschiebung der Nierenanlage. Die Ureteren ektoper Nieren sind im Vergleich zu normalen Nieren verkürzt. Dieser Befund hilft bei der Unterscheidung von einer Nephroptose, bei der

der Ureter normale Länge aufweist und deshalb geschlängelt verläuft. In der Regel sind die Patienten beschwerdefrei, die Entwicklungsstörung fällt als Zufallsbefund auf. Neben der Beckenniere und der *lumbosakralen Niere* sind als extreme Rarität *intrathorakale Nieren* bekannt, wenn die Niere eine Position oberhalb des normalen Nierenlagers einnimmt. Die Nierenarterie entspringt in Höhe der dystopen Niere aus der Aorta oder A. iliaca. Eine *Senkungsniere* (Ptosis) weist im Gegensatz zur dystopen Beckenniere neben dem langen geschlängelten Ureter eine in typischer Lokalisation entspringende Arterie (Höhe LWK 1/2) auf. Ektope Nieren können mit einer renalen Agenesie oder mit Tumoren verwechselt werden.

Eine *gekreuzte renale Ektopie* entsteht, indem die Ureterknospe alleine oder die Nierenknospe mit der Nierenanlage die Mittellinie überschreitet. Die gekreuzte Niere liegt typischerweise unterhalb der normalen Niere; meistens findet sich gleichzeitig eine Malrotation und eine Fusionsanomalie. Die Ureterinsertion wie das Trigonum vesicae sind normal.

Infolge der Nachbarschaft beider Nierenanlagen können durch primäre Fusion oder durch Berührung während der Aszension unterschiedlichste Formen einer *Verschmelzungsniere* entstehen (*Hufeisen-* oder *Kuchenniere*). Die Hufeisenniere ist eine häufige Anlagestörung, die bei etwa 1 auf 400 Geburten beobachtet wird. Die Nieren sind meist an den unteren Polen über eine parenchymatöse oder fibröse Brücke präaortal verbunden. Bei einer Kuchenniere sind beide Nieren vollständig verschmolzen. Die Niere liegt prävertebral oder präsakral. Hufeisennieren gehen in unterschiedlichem Maße mit Obstruktionen des Nierenbeckenabgangs und daraus resultierend mit Infektionen und Konkrementen einher. Verschmelzungsnieren sind besonders verletzungsgefährdet; die Prävalenz von Wilms-Tumoren und renalen Karzinoiden ist erhöht (Abb. 2.12, Abb. 2.13).

■ **Radiologische Diagnostik.** Der Nachweis einer pelvin-dystopen Niere gelingt meist nur bei gefüllter Harnblase. Auf das gleichzeitige Vorliegen einer Dysplasie oder Harntransportstörung ist besonders zu achten.

Verschmelzungsanomalien werden sonographisch leicht übersehen und weisen nicht nur ein Lage- und Rotationsanomalie auf, sondern haben bei der Untersuchung von dorsal häufig ein seitendifferentes oder verkleinertes Nierenvolumen. Die Darstellung der Parenchymbrücke von ventral kann an der Darmüberlagerung scheitern.

Wegweisender Befund bei der Hufeisenniere ist die Konvergenz der Nierenachsen nach kaudal bei meist gleichzeitig ventral lokalisierten Nierenbecken. Während in der CT oder MR der Nachweis einer Parenchymbrücke leicht gelingt, kann eine fibröse

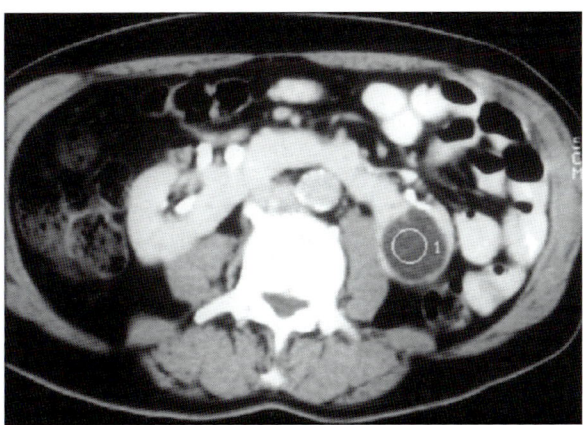

Abb. 2.12. Hufeisenniere. CT einer Hufeisenniere in der nephrographischen Phase. Typisch ist die parenchymatöse Brücke prävertebral. Zusätzlich Nierenzyste links mit Dichtewerten um 8 HE

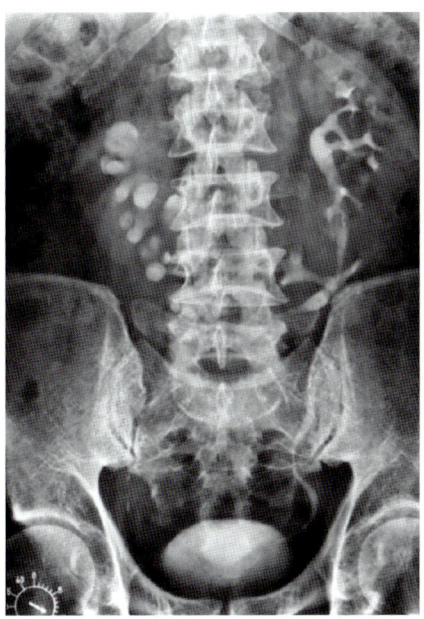

Abb. 2.13. Hufeisenniere mit rechtsseitiger Harnstauung. Deutlich gestautes Nierenbeckenkelchsystem rechts bei Verschmelzungsanomalie. Aufgrund der gestörten Urodynamik haben diese Patienten eine Neigung zur Bildung von Konkrementen

Brücke schwer abgrenzbar und nur aus der Position der Nieren zu vermuten sein.

Rotationsanomalien

Malrotationen der Niere resultieren meist aus einer inkompletten Innenrotation entlang der Organlängsachse. Dementsprechend ist das Nierenbecken abnormal nach ventral gerichtet, während eine Überdrehung mit nach dorsal gerichtetem Nierenbecken nur selten vorkommt.

■ **Radiologische Diagnostik.** Die Rotations- und Lageanomalien der Nieren lassen sich sonographisch am sichersten durch eine Untersuchung von dorsal erkennen. Wird der Nierenhilus im Querschnitt eingestellt, so fällt bei einer Rotationsanomalie die veränderte Lage des so genannten Mittelechos auf. Eine Verkippung des Schallkopfs nach lateral ist dabei zu vermeiden. Im Ausscheidungsurogramm beobachtet man typischerweise eine Verkürzung der Kelchhälse mit einer Medialisierung der Kelche.

Anomalien der Nierenkelche

Definition ▽ Kelchdivertikel sind intraparenchymatöse Höhlenbildungen, die mit Übergangsepithel ausgekleidet sind.

Üblicherweise kommunizieren sie mit der Fornix renalis über eine zarte Verbindung. Meist finden sich Kelchdivertikel unilateral und am Nierenoberpol. Kelchdivertikel sind klein, typischerweise mit einem Durchmesser <1 cm. Die meisten Divertikel sind asymptomatisch, aber Infektionen oder Obstruktionen können vorkommen. Eine häufige Komplikation ist die Bildung von Steinen, insbesondere im Sinne von Kalziummilch.

Eine kongenitale Obstruktion des Kelchinfundibulums resultiert in der *Hydrokalikose*. Der erweiterte Kelch besitzt im Gegensatz zum Kelchdivertikel eine Papille und einen Fornix, auch wenn die Unterscheidung von einem großen Kelchdivertikel schwierig sein kann (Abb. 2.14 a–c).

Die *kongenitale Megakalikose* ist als symmetrische Kelcherweiterung ohne Obstruktion oder Reflux definiert. Diese Anomalie wird meist einseitig beobachtet, die betroffene Niere ist normal groß oder leicht vergrößert. Gelegentlich wird die Fehlbildung von einem Megaureter begleitet.

■ **Radiologische Diagnostik.** Kelchdivertikel sind im Rahmen der AUG als sich zunehmend kontrastierende rundliche Struktur mit Verbindung zum Nierenbeckenkelchsystem einfach zu diagnostizieren. Mit den Schnittbildverfahren kann die Differenzierung gegenüber einer Nierenzyste schwierig sein, insbesondere wenn bei schnellen Aquisitionstechniken das Kontrastmittel nicht ausreichend Zeit hatte, den Hohlraum über die schmale Verbindung zu kontrastieren.

Bei der kongenitalen Megakalikose beobachtet man im Ausscheidungsurogramm eine verzögerte Kontrastierung des Nierenbeckens; die Differenzierung von postobstruktiv veränderten Kelchen kann schwierig sein.

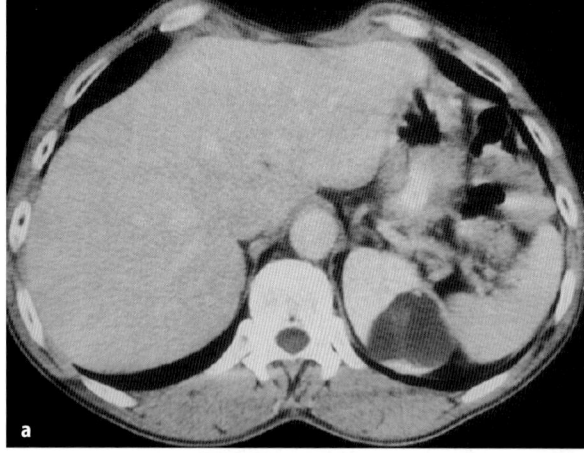

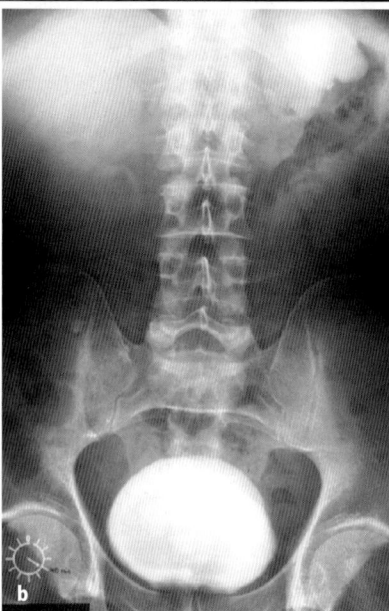

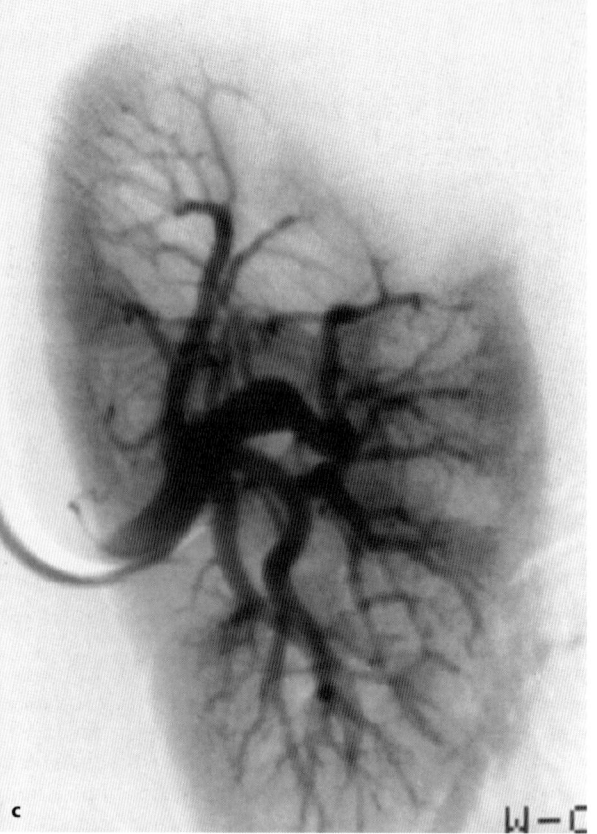

Abb. 2.14a–c. Kelchektasie am kranialen Pol der linken Niere. **a** 40 min nach Kontrastmittelgabe erkennt man in der AUG den sich füllenden Kelchdivertikel am kranialen Pol links. **b** In der CT-Untersuchung in der nephrographischen Phase ist nur ein minimales Enhancement erkennbar. **c** Die bei Verdacht auf Nierenarterienstenose durchgeführte Angiographie zeigt den begleitenden parenchymatösen Füllungsdefekt

Angeborene Anomalien des Nierenbeckens und der Ureteren

(Siehe auch Abschn. 2.2, „Harnleiter").

Duplikaturen des harnableitenden Systems sind die häufigsten Fehlbildungen des Harntrakts.

Partielle Duplikaturen resultieren aus einer vorzeitigen Teilung der Ureterknospe, bevor sie das metanephrogene Blastem erreicht hat.

Komplette Duplikaturen entstehen primär aus 2 Ureterknospen aus dem Wolff-Gang und unterscheiden sich damit entwicklungsgeschichtlich grundsätzlich von partiellen Duplikaturen. Morphologisch findet sich eine Niere mit 2 Nierenbeckenkelchsystemen, die als *Doppelniere* bezeichnet wird. Das Parenchym der Niere ist nicht getrennt, häufig sind Doppelnieren etwas länger als normale Nieren. Bei kompletter Duplikatur wird die Doppelniere über 2 getrennte Ureteren (Ureter duplex) drainiert.

Die *inkomplette Duplikatur* findet sich im Niveau des Nierenhilus (bifides Nierenbeckenkelchsystem) oder im Ureterverlauf abhängig vom Zeitpunkt der Aufteilung (Ureter fissus) und kann damit in jeder Höhe des Ureterverlaufs lokalisiert sein (Abb. 2.15).

Das Vorliegen einer Doppelniere ist prinzipiell klinisch bedeutungslos. Allerdings treten vermehrt Komplikationen auf: Bei inkompletter Doppelung besteht ein höheres Risiko für eine Obstruktion am Ureterabgang des unteren Anteils sowie für einen ureteralen Reflux (Jo-Jo-Phänomen). Bei dieser Anomalie sind insgesamt Komplikationen jedoch eher selten. Wesentlich häufiger treten Komplikationen bei kompletter Doppelung auf, abhängig von der Mündung der Ureteren in der Harnblase. Nach der Meyer-Weigert-Regel mündet der zum unteren Teil gehörige Ureter immer weiter kranial und lateral, der zum oberen Anteil gehörige weiter kaudal und medial in die

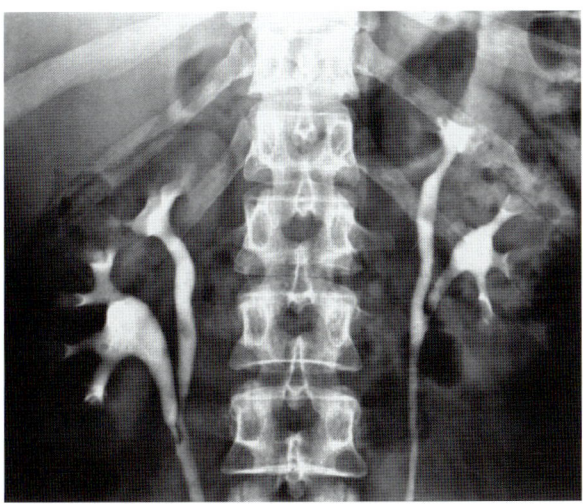

Abb. 2.15. AUG eines bifiden Nierenbeckenkelchsystems beidseits mit beidseitigem Ureter fissus

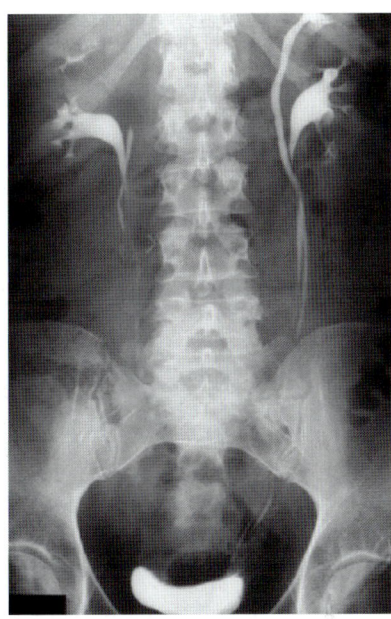

Abb. 2.16. AUG mit rechtsseitigem Ureter fissus und linksseitigem Ureter duplex

Harnblase. Daraus resultiert, dass der Ureter des unteren Anteils früher und höher in die Blase mündet, einen kürzeren intramuralen Verlauf hat und aus diesem Grund häufiger einen Reflux aufweist, während der Ureter des oberen Anteils häufig ektop mündet und die Mündung eher obstruktiv ist bzw. mit einer Ureterozele einhergehen kann (Abb. 2.16).

Definition ▽ Als Ureterozele bezeichnet man eine zystische Dilatation des submukösen Ureteranteils, der sich in die Harnblase vorwölbt.

Je nach Lokalisation des Ureterostiums kann sie *orthotop* (im Trigonum) oder *ektop* (Blasenhals, Urethra) gelegen sein. Sie tritt selten bei singulären Hohlsystemen auf, häufiger bei Doppelnieren, in der Regel zum oberen Hohlsystem gehörig und meist ektop lokalisiert. Klinische Symptome sind Harnwegsinfekte und Miktionsauffälligkeiten. In 2 Dritteln der Fälle tritt gleichzeitig ein Reflux ipsi- oder kontralateral auf, bedingt durch die Störung der Anatomie des Trigonums.

Bei *ektoper Uretermündung* kann der Harnleiter sowohl innerhalb des Trigonums als auch in den Blasenhals oder die Urethra münden, bei Jungen auch in den Ductus deferens, Ductus ejaculatorius oder in die Samenblasen. Bei Mädchen ist eine ektope Mündung in die Urethra distal des Sphinkters oder in die Vagina möglich mit der Folge eines kontinuierlichen Harnträufelns.

Ein so genannter *blind endender Ureter* kommt vor, wenn der Ureter nicht mit der Nierenanlage in Kontakt tritt und daher ohne Nierengewebe endet. Der blind endende Ureter kann refluxiv sein (Differenzialdiagnose: paraureterales Divertikel).

■ **Radiologische Diagnostik.** Die Sonographie kann zwar nicht immer die Doppelniere, aber die möglichen Komplikationen wie eine Harntransportstörung nachweisen. Wegen des höheren Refluxrisikos wird insbesondere bei klinischer Symptomatik an vielen Zentren routinemäßig eine MCU angeschlossen. Zur Darstellung der Anatomie des Harnleiters bzw. der Harnleiter eignen sich Ausscheidungsurogramm oder MR-Urographie. Wichtig für die Erfassung einer Ureterozele sind Aufnahmen bei geringer Blasenfüllung. Im Ausscheidungsurogramm findet man bei ektopen Ureterozelen meist eine Kontrastmittelaussparung, da der zugehörige Nierenanteil dysplastisch ist und eine eingeschränkte Funktion aufweist. Bei orthotopen Ureterozelen, bei denen der zugehörige Nierenanteil in der Regel eine gute Funktion aufweist, resultiert das Bild eines „Schlangenkopfes".

2.1.5
Traumatische Veränderungen

Die Nieren sind bei etwa 10% aller abdominellen Traumata beteiligt. Fehlbildungen der Niere (z.B. Hufeisennieren, hydronephrotische Nieren, ektope Nieren) erhöhen das Risiko einer Nierenverletzung. Die kindliche Niere ist ebenfalls gefährdeter als die Erwachsenenniere, da sie im Verhältnis zum Abdominalraum größer ist, den Rippenrand weiter überragt und durch das umgebende Gewebe noch schlechter geschützt ist.

Tabelle 2.11. Einteilungschema für Nierenverletzungen entsprechend der American Association for the Surgery of Trauma (AAST)

Grad	Verletzungtyp	Definition
Minor		
I	Kontusion	Mikro- oder Makrohämaturie, normale urologische Untersuchung
	Hämatom	Subkapsulär, nichtexpandierend, ohne Parenchymlazeration
II	Hämatom	Nichtexpandierendes perirenales Hämatom
	Lazeration	< 1 cm Länge in der Nierenrinde
Major		
III	Lazeration	> 1 cm Länge in der Nierenrinde, ohne Beteiligung des NBKS bzw. Urinom
IV	Lazeration	Parenchymriss, der von der Nierenrinde über die Medulla bis zum NBKS reicht, Urinaustritt, segmentaler Funktionsausfall
	Vaskulär	Verletzung der Nierenhauptarterie oder -vene mit umgebendem Hämatom
V	Lazeration	Nierenzerreißung
	Vaskulär	Nierenstielabriss mit Devaskularisation der Niere

Merke Das stumpfe Bauchtrauma, beispielsweise im Rahmen von Sport- oder Autounfällen, ist für etwa 80 % aller Nierenverletzungen verantwortlich.

Beim polytraumatisierten Patienten muss deshalb neben Knochenfrakturen und anderen Organläsionen auch gezielt nach Nierenverletzungen gefahndet werden. Bei den selteneren penetrierenden Geschoss- oder Messerstichverletzungen ist die Niere etwa in 20 % beteiligt, dann aber meist schwer.

Klinisches Leitsymptom ist die *posttraumatische Hämaturie*, die aber nur in 80 % der Fälle auftritt. Das Ausmaß der Hämaturie korreliert *nicht* mit dem Verletzungsgrad der Niere.

Merke Die einzige *absolute Indikation* für eine sofortige Intervention (Operation oder Embolisation) ist eine persistierende Blutung mit nichtbeherrschbarem hämorrhagischem Schock.

Alle anderen Verletzungsformen mit devitalisiertem Nierenparenchym, Extravasationen und vaskulären Verletzungen gelten als *relative Indikationen* für einen chirurgischen Eingriff, die vom Patientenzustand, der Entwicklung im zeitlichen Verlauf und der klinischen Gesamtstrategie abhängen. In den meisten Traumazentren wird heute selbst bei ausgedehnteren Nierenverletzungen eine konservativ-abwartende Therapie vorgezogen. Umso wichtiger ist die exakte Beurteilung einer Nierenverletzung für das optimale interdisziplinäre Patientenmanagement. Verfahren der Wahl nach oft initial im Schockraum durchgeführter Sonographie ist die Spiral-CT, während die Abdomenübersichtsaufnahme und das Ausscheidungsurogramm in der Akutdiagnostik keine Bedeutung mehr besitzen.

Für das Nierentrauma wurde eine Vielzahl von Klassifikationen vorgeschlagen. Das Schema der American Association for the Surgery of Trauma (AAST) orientiert sich an den computertomographischen Befunden und findet auch in Europa klinische Akzeptanz (Tabelle 2.11).

■ **Radiologische Diagnostik.** Die *Sonographie* des Abdomens wird beim polytraumatisierten Patienten im Schockraum parallel zur Erstversorgung eingesetzt, um abdominelle Verletzungsfolgen nachzuweisen. Neben weiteren Organverletzungen sind Hämatome oder Lazerationen der Niere mittels Ultraschall zu diagnostizieren. Mit Farb- oder Powerdoppleroption können traumabedingte Abnormitäten der renalen Perfusion erkannt werden. Die Diagnose eines frischen retroperitonealen Hämatoms, das sich wie eine intrarenale Blutung überwiegend echoreich, aber auch fleckig echoarm bis heterogen darstellt, ist möglich, bedarf aber eines erfahrenen Untersuchers. In der Regel ist der Ultraschall jedoch nicht in der Lage, das Gesamtausmaß eines Nierentraumas einzuschätzen, sodass in modernen Traumazentren in der Regel die Spiral-CT angeschlossen wird (Tabelle 2.12).

Tabelle 2.12. Indikationen zur CT bei vermutetem Nierentrauma

- Makrohämaturie
- Mikrohämaturie
- Schocksymptomatik
- Polytrauma
- Dezerationstrauma oder Sturz aus großer Höhe
- Direkter Flankenschmerz oder Ekchymosen
- Stichwunde im Rücken oder in der Flanke

Die *Spiral-CT* ermöglicht, alle traumatischen Veränderungen der Niere exakt diagnostisch abzuklären. Dazu gehören:

- kleine intrarenale Verletzungen,
- Lazerationen des Nierenparenchyms oder des harnableitenden Systems,
- der Nachweis und die Ausdehnungsbestimmung von Hämatomen und Urinomen wie auch
- der Nachweis assoziierter abdomineller und retroperitonealer Verletzungsfolgen.

Bei allen Verletzungen Grad III oder höher ist daran zu denken, Spätaufnahmen in der Exkretionsphase (d. h. frühestens 10 min nach Kontrastmittelgabe) anzufertigen, um Einrisse des harnableitenden Systems sicher nachweisen oder ausschließen zu können.

Fortschritte in der CT-Technologie und das zunehmende konservative Management haben die CT-Diagnostik zum Eckstein des Nachweises und des Managements von Patienten mit Nierentraumata werden lassen.

Verletzungen der Kategorie I–III (vgl. Tabelle 2.11) werden konservativ behandelt, während bei den Grad-V-Verletzungen in jedem Fall eine Intervention, in der Regel die Nephrektomie, angezeigt ist. Insbesondere Dezelerationstraumata führen zu einer Zerrung und Dehnung des Nierenhilus mit Verschluss oder Arrosion der Nierengefäße oder des Ureters mit einer daraus resultierenden Grad-IV- oder Grad V-Verletzung. Bei Grad-IV-Verletzungen wird kontrovers diskutiert, ob eine konservative Therapie ohne oder mit radiologisch-interventioneller Therapie ausreicht.

Folgende Pathologien sollten unterschieden werden:

- *Nierenkontusion.* Eine Nierenkontusion ist charakterisiert durch ein fokales interstitielles Ödem, intraparenchymale Extravasation und geringen Mengen blutigen Urins. Das kontusionierte Nierenparenchym zeigt eine gering höhere Dichte in der Nativ-CT als Folge der Blutung, einen verminderten nephrographischen Effekt sowie eine verzögerte Kontrastmittelausscheidung als Folge des gesteigerten tubulären Drucks nach Kontrastmittelgabe. Spätaufnahmen lassen oft eine verzögerte Kontrastmittelanfärbung im geschädigten Parenchym erkennen.
- *Subkapsuläres Hämatom.* Ein sukapsuläres Hämatom wird diagnostiziert bei einer Blutansammlung zwischen Nierenparenchym und Nierenkapsel. Es weist typischerweise eine Linsen- oder semizirkuläre Form auf, kann jedoch gelegentlich schwer vom perirenalen Hämatom differenziert werden. Oft liegen auch beide Formen nebeneinander vor (Abb. 2.17 a – c).

- *Perirenales Hämatom.* Das perirenale Hämatom breitet sich um die Niere aus und kann monströse Ausmaße annehmen. Die Niere wird verlagert, typischerweise nach ventral. Ein ausgeprägtes perirenales Hämatom kann die Mittellinie überschreiten.
- *Renale Lazeration.* Eine renale Lazeration führt zu irregulären mäßig scharf begrenzten linearen oder keilförmigen Defekten im Nierenparenchym, die besonders gut in der nephrographischen Phase er-

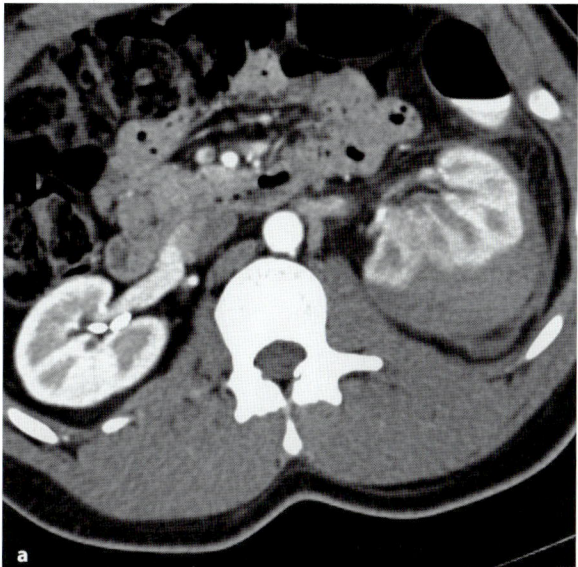

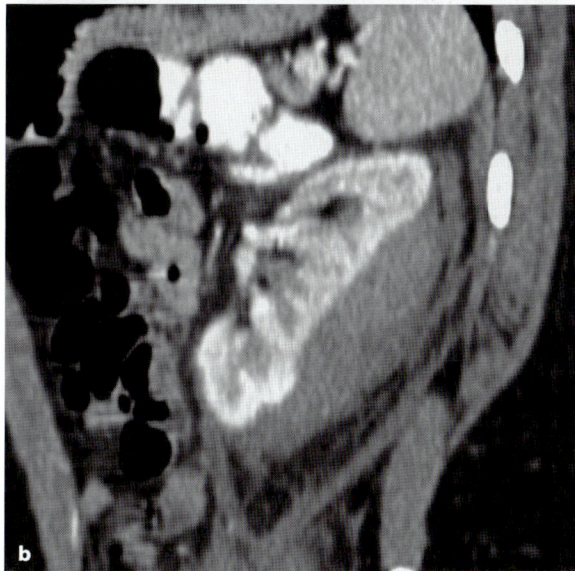

Abb. 2.17 a – c. Subkapsuläres und perirenales Nierenhämatom links nach Sportverletzung. Kontrastmittelgestützte CT-Untersuchung wegen persistierender Flankenschmerzen links. In den multiplanaren Reformatierungen wird die Ausdehnung des subkapsulären Hämatoms gut deutlich (AAST Grad II). Außerdem auch intraperitoneale Blutung. **Abb. 17c** siehe S. 50

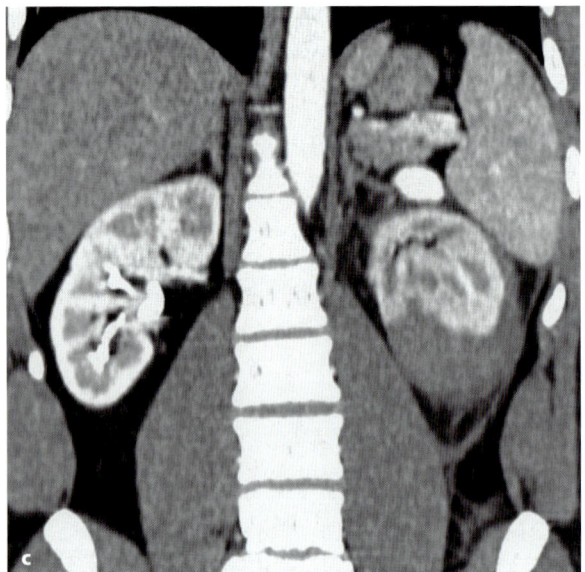

Abb. 2.17 c

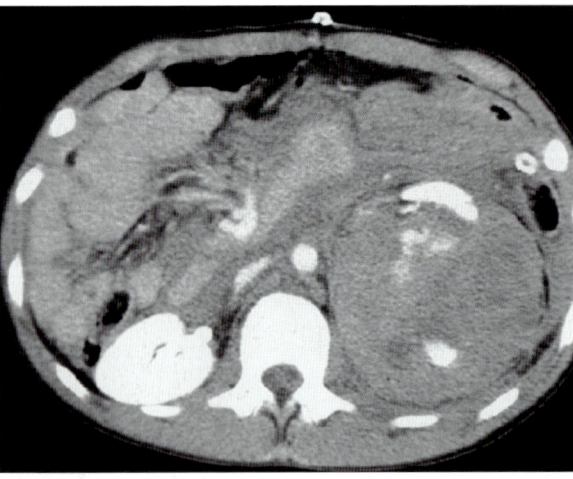

Abb. 2.18. Renale Lazeration nach stumpfem Bauchtrauma. Ausgedehnter Parenchymeinriss mit perirenalem Hämatom und Austritt von Kontrastmittel (AAST Grad IV). Enggestellte Aorta als Ausdruck der Schocksymptomatik

kennbar sind. Unter einer *kompletten Lazeration* wird ein meist hilifugal radiärer Einriss des Parenchyms verstanden, der bis ins ableitende Harnwegsystem reicht und zu einer Urinleckage führt. Unter *Nierenfraktur* versteht man eine komplette Diskontinuität zwischen den Polen der Nieren. Unter einer *Nierenzerreißung* versteht man eine Fragmentation des Nierenparenchyms in mehrere Stücke (Abb. 2.18, Abb. 2.19 a – d).

- *Vaskulärer Verschluss.* Ein Gefäßverschluss ist eine wichtige Komplikation eines Dezelerationstraumas. In der kontrastverstärkten CT reichern die Nieren nicht mehr an, außer in einem schmalen Anteil des subkapsulären Kortex, der über Kapselgefäße versorgt wird. Eine angiographische Bestätigung des Befundes ist nicht mehr notwendig.
- *Vaskulärer Abriss.* Ein Abriss der Nierenhauptarterie oder -vene im Rahmen eines Traumas führt zu einem massiven Hämatom, das sich in mehrere retroperitoneale Kompartimente ausdehnt. Beim Nierenarterienabriss bleibt im Gegensatz zum Nierenvenenabriss die Kontrastmittelanreicherung im Nierenparenchym aus. *Penetrierende Verletzungen* wie Messerstiche führen meist zu einer Lazeration eines Astes der Nierenhauptarterie, die ebenfalls zu einem massiven Hämatom führen kann. Ein *renales Pseudoaneurysma* ist eine wichtige Komplikation von Stichverletzungen der Niere, an die bei rezidivierender oder verzögerter Hämatombildung gedacht werden muss.

Die Rolle der *Angiographie* beim Nierentrauma ist erheblich zurückgegangen. Sie bietet allerdings die

Tabelle 2.13. Spätfolgen eines Nierentraums

- Pararenaler Abszess
- Perirenales verflüssigtes Hämatom („Zyste")
- Verkalktes Hämatom
- Hydronephrose
- Niereninfarkte
- Nierenatrophie
- Aneurysma, ggf. mit verkalkter Wand

Möglichkeit der Embolisation und wird in erfahrenen Zentren als Prozedur der Wahl bei persistierender Nierenblutung eingesetzt.

Spätfolgen eines Nierentraumas

Spätkomplikationen des Nierentraumas sind peri- oder intrarenale Narbenbildungen sowie peripelvine Fibrosen mit den möglichen Folgeerkrankungen einer arteriellen Hypertonie oder eine Hydronephrose. Die Spätfolgen (Tabelle 2.13) treten in etwa 10% der Fälle auf.

> **Merke** ! Eine klinische und radiologische Überwachung der Patienten mindestens bis zu einem Jahr nach dem Trauma ist wegen möglicher Spätfolgen anzuraten.

2.1.6
Entzündliche Erkrankungen

Akute Pyelonephritis

Die *akute Pyelonephritis* ist die häufigste bakterielle Infektion der Niere.

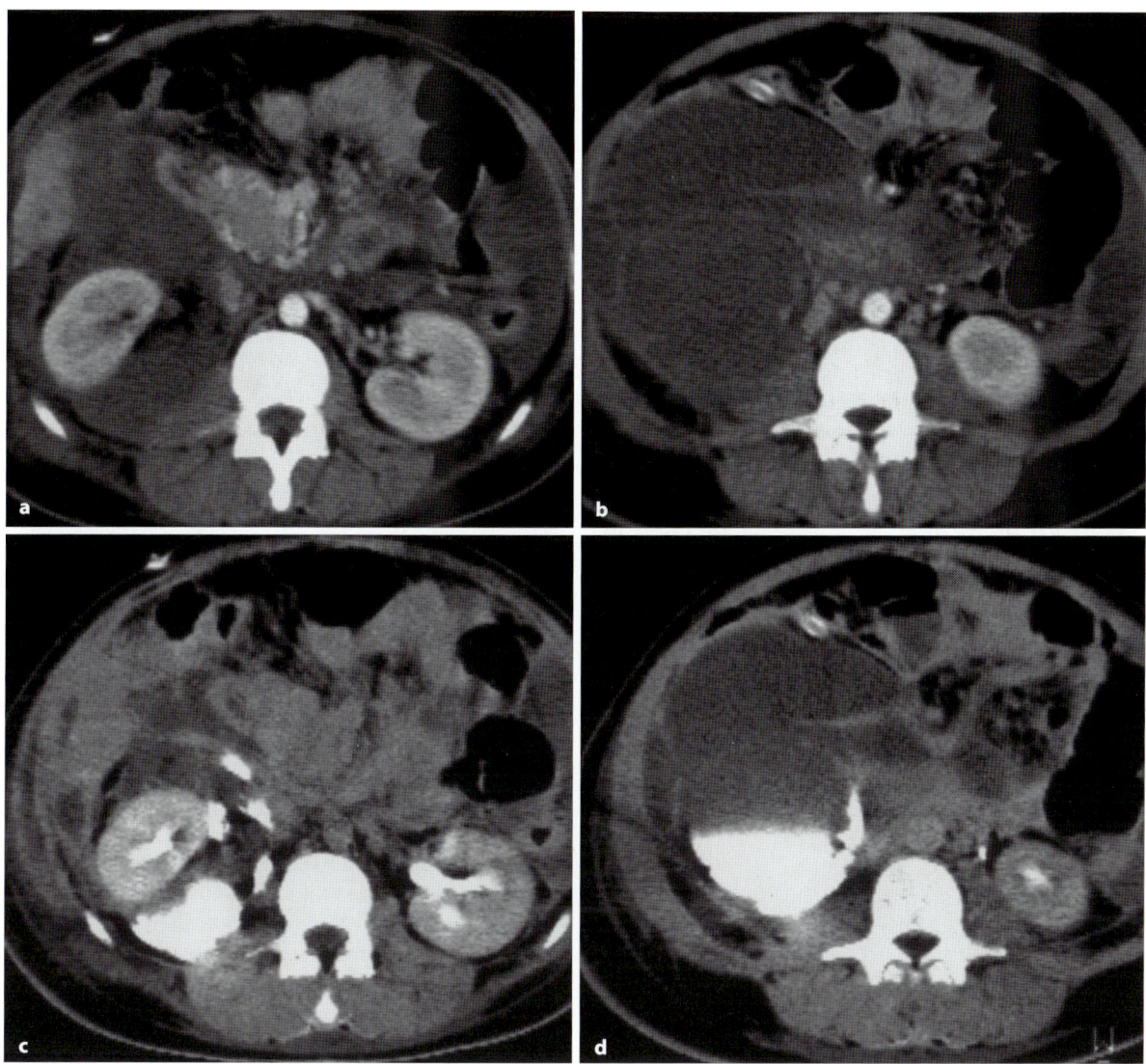

Abb. 2.19 a – d. Ausgedehntes Urinom nach Verkehrsunfall. **a, b** Nach Nierenbeckeneinriss erkennt man in der Frühphase zunächst die ausgedehnte retroperitoneale Flüssigkeitsansammlung. **c, d** Auf den Spätaufnahmen beweist die Kontrastmittelextravasation das ausgedehnte Urinom im rechten Mittel- und Unterbauch. Ebenfalls freie Flüssigkeit abdominell

Definition ▽ Bei einer akuten Pyelonephritis handelt es sich um eine Entzündung des Nierenbeckens, der Sammelröhrchen und des Interstitiums (nicht der Glomeruli!), die sich meistens multifokal manifestiert.

Die bakteriellen Erreger, am häufigsten Escherichia(E.) coli, erreichen die Niere aszendierend über den Ureter. Seltener ist die hämatogene Infektion der Nieren, beispielsweise durch Staphylococcus aureus. Prädisponierend für eine akute Pyelonephritis sind ein vesikoureteraler Reflux, eine Obstruktion des Harntrakts, Konkremente, eine gestörte Blasenfunktion, eine verminderte Immunkompetenz, Schwangerschaft und kongenitale Harntraktanomalien.

Die Diagnose basiert beim Erwachsenen auf der charakteristischen klinischen Trias: Fieber, Flankenschmerz und Py- bzw. Bakteriurie. Bei Kindern ist die Symptomatik umso unspezifischer, je jünger der Patient ist: Neugeborene und Säuglinge fallen häufig durch Appetitlosigkeit, Gedeihstörung oder Erbrechen auf. Bei älteren Kindern werden Schmerzen im Nierenlager, Dysurie, Fieber, unklare Bauchschmerzen oder sekundäre Enuresis angegeben. Während im 1. Lebensjahr häufiger Jungen betroffen sind, überwiegen danach die Mädchen. Als Ursache für diese Verteilung wird ein höherer Miktionsdruck bei männlichen Säuglingen einerseits, die kürzere Urethra und dadurch leichtere Keimaszension bei Mädchen andererseits angenommen.

Bei einer *aszendierenden Infektion* beginnen die inflammatorischen Veränderungen am Nierenbecken-kelchsystem und an der Papille. Die Entzündung dehnt sich über die Tubuli auf die Nierenrinde aus. Schwere arterielle Konstriktionen und ein Ödem führen zu multifokalen, keilförmigen Läsionen, die sich von der Papille bis zur Nierenoberfläche mit lobärem oder sublobärem Verteilungsmuster aus-dehnen.

Eine *hämatogene Infektion* führt hingegen zu mul-tiplen, in der Peripherie lokalisierten Nierenrinden-läsionen ohne lobäre Verteilung.

Bei ausgedehnten entzündlichen Veränderungen ist es jedoch nicht mehr möglich, eine hämatogene Infektion von einer aszendierenden Entzündung zu differenzieren.

Sowohl die hämatogene Entzündung der Niere als auch die aszendierende Pyelonephritis kann sich als fokal begrenzte Verlaufsform, d.h. als akute fokale bakterielle Nephritis manifestieren. Als besonders schwere Erkrankungsform ist bei Infektion mit gas-bildenden Keimen die *emphysematöse Pyelonephritis* abzugrenzen, die gehäuft bei Diabetikern und bei Harnwegsobstruktion auftritt.

Da nur bei etwa jedem 4. Patienten röntgenologi-sche Zeichen einer akuten Pyelonephritis fassbar sind, liegt der Wert der radiologischen Untersuchung vor allem darin, verursachende Begleiterkrankungen aufzudecken bzw. den Übergang zur chronischen Pyelonephritis zu dokumentieren.

■ **Radiologische Diagnostik.** Die *AUG* ist bei 75 % aller Patienten mit unkomplizierter akuter Pyelonephritis normal. Bei den übrigen Patienten findet sich im Ver-gleich zu Kontrollaufnahmen eine Vergrößerung der Niere mit eingeschränkter Funktion, d.h. ver-ringerter und verzögerter Kontrastierung nach Kon-trastmittelgabe. Die Kelche sind eng gestellt und ge-ringfügig gespreizt. Die begleitende Ureteropyelitis kennzeichnet sich durch eine Pyeloureterektasie, eine Hypomotilität und die so genannten „Mukosa-streifen", die longitudinale Kontrastmittelaussparun-gen infolge eines Schleimhautfaltenödems darstellen. Eine Indikation zur AUG bei akuter Pyelonephritis wird heute nicht mehr gesehen.

Während Erwachsene bei unkompliziertem Ver-lauf einer Pyelonephritis überhaupt keiner bildge-benden Untersuchung bedürfen, wird bei Kindern in den ersten Tagen eine *Sonographie* durchgeführt, um vorbestehende morphologische oder urodynamische Anomalien zu erkennen. Insbesondere höhergradige Harntransportstörungen, die eine Intervention er-fordern, sind auszuschließen. Die Nieren stellen sich entweder normal groß oder geschwollen dar (bei Säuglingen und Kleinkindern bis auf das Doppelte der Norm!). Das Echoreflexmuster ist meist nor-

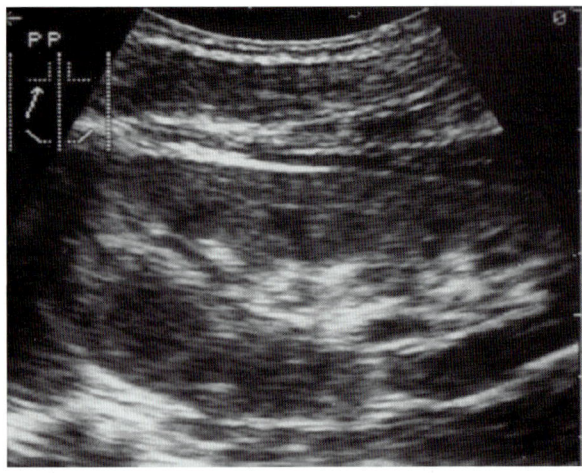

Abb. 2.20. Akute fokale Nephritis. Im sonographischen Längs-schnitt erkennt man am kranialen Pol einen Bezirk vermin-derter Echogenität, entsprechend einer fokalen Nephritis

mal. Nur bei schwerem Verlauf findet man neben der Schwellung der Columnae renales und ausge-prägt echoarmer Markpyramidenverplumpung einen Schwund des zentralen Echokomplexes. Untersu-chungen der Niere mit dem Powerdoppler können Parenchymbeteiligungen bei Pyelonephritis nach-weisen, da eine Pyelonephritis zu einer lokalen Ischämie und Störung der Tubulusfunktionen führt.

Bei der akuten fokalen Nephritis sind sonogra-phisch keilförmige echoarme oder isoechogene Zonen nachzuweisen. Bei Einblutungen finden sich echorei-che Areale, bei Abszedierung echofreie Parenchym-läsionen (Abb. 2.20).

Bei Kindern ist in vielen Fällen nach Therapie des Infektes eine Refluxprüfung erforderlich. So-wohl sonograpisch (Miktionssonourographie) als auch röntgenologisch (MCU) ist nach überstandener Pyelonephritis auf irreversible Parenchymschäden zu achten.

CAVE ▸ 10–20 % der chronischen Nierenin-suffizienzen sind Folgen rezidivieren-der Pyelonephritiden.

Eine weitere Komplikation von Parenchymnarben ist die Entstehung einer arteriellen Hypertonie.

Die Indikationen zu *weiterführenden bildgeben-den Diagnostik durch die CT* ergeben sich bei vermu-teten Komplikationen einer akuten Pyelonephritis wie Abszessbildung, Gasbildung oder Ausdehnung der Entzündung in den perirenalen Raum.

Computertomographisch ist bei der akuten Pyelo-nephritis die betroffene Niere nativ unauffällig oder vergrößert mit geringer ödematös bedingter Dichte-minderung und ggf. Obliteration des Nierenbeckens.

Typische Begleitbefunde sind eine perirenale Zeichnungsvermehrung sowie ein Verdickung der Gerota-Faszie. Als Ausdruck einer hämorrhagischen bakteriellen Nephritis können nativ Parenchymregionen erhöhter Dichte auftreten. Die normal scharfe kortikomedulläre Differenzierbarkeit nach Kontrastmittelapplikation geht verloren. In der nephrographischen Phase finden sich keilförmig konfigurierte Areale reduzierter Dichte mit Hypoperfusion und Ödem. Während es durch die Ischämie und die tubuläre Obstruktion infolge inflammatorischer Zellen und Debris zunächst zu einer verminderten Aufnahme des Kontrastmittels in den Tubuli kommt – als Begleitbefund ist auf eine Verdickung der Nierenbecken- und Kelchwand zu achten –, findet sich auf Spätaufnahmen (>15 min bis mehrere Stunden) eine Kontrastumkehr mit radiär-streifiger Kontrastmittelretention in den verlegten Sammelrohren (Abb. 2.21 a–c).

> **Merke** ! Bei Verlaufsuntersuchungen ist zu berücksichtigen, dass CT-morphologische Veränderungen nach komplizierter Pyelonephritis auch bei adäquater Antibiotikatherapie monatelang persistieren können.

Eine schwere fokale Pyelonephritis kann renale Raumforderungen simulieren. In der nephrographischen Phase grenzen sich die betroffenen Areale hypodens und unscharf zum umgebenden Parenchym ab. Der morphologische Befund lässt differenzialdiagnostisch an einen Lymphombefall oder einen hypovaskularisierten Tumor denken. In der morphologischen Unterscheidung hilft die deutliche, streifigradiäre Kontrastmittelanreicherung im Entzündungsherd, die wie bei der akuten diffusen Pyelonephritis auf Spätaufnahmen nachweisbar ist (Tabelle 2.14).

Die MRT-Diagnostik hat bei einer akuten Pyelonephritis keine Vorteile gegenüber dem Ultraschall oder der CT (Abb. 2.22 a, b).

Komplikationen der akuten Pyelonephritis

Intra- und perirenaler Abszess
Eine akute Pyelonephritis kann bei inadäquater Therapie in einen *renalen Abszess* übergehen, insbe-

Tabelle 2.14. Differenzialdiagnose vergrößerter Nieren

- Akute Pyelonephritis
- Akute fokale oder diffuse Nephritis
- Xanthogranulomatöse Pyelonephritis
- Lymphom
- Plasmozytomniere
- Funktionelle Hypertrophie der Niere

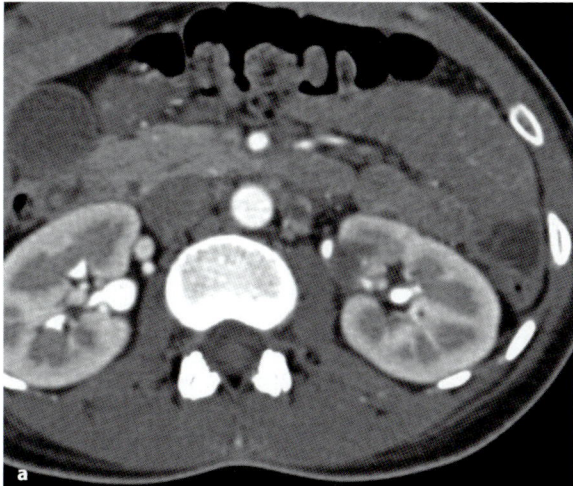
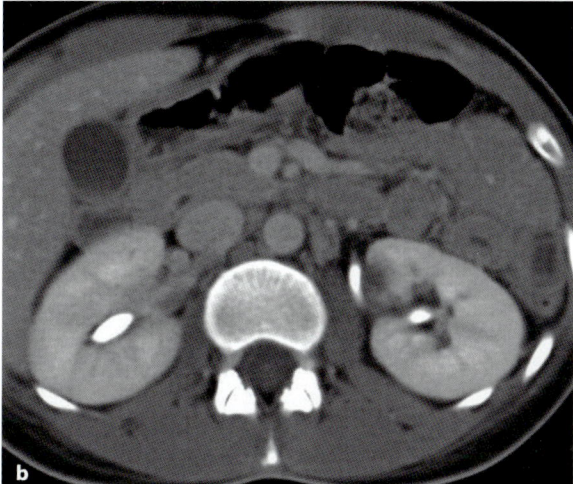
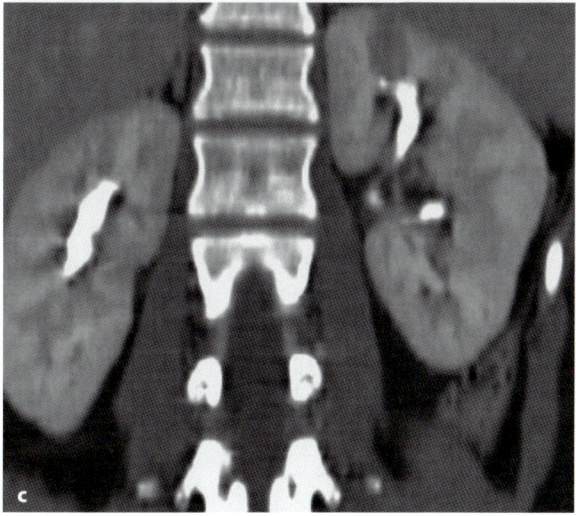

Abb. 2.21 a–c. Beginnende Abszedierung bei fokaler Nephritis. Sowohl in der kortikomedullären (**a**) als auch in der nephrographischen (**b**) Phase erkennt man einen rundlichen, hypodensen Bezirk an der ventralen Zirkumferenz der linken Niere. **c** Die Ausdehnung der fokalen Entzündung kommt besonders gut in der koronaren CT-Darstellung (MPR) der nephrographischen Phase zur Darstellung

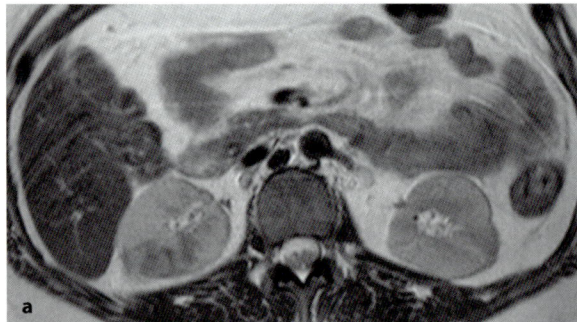

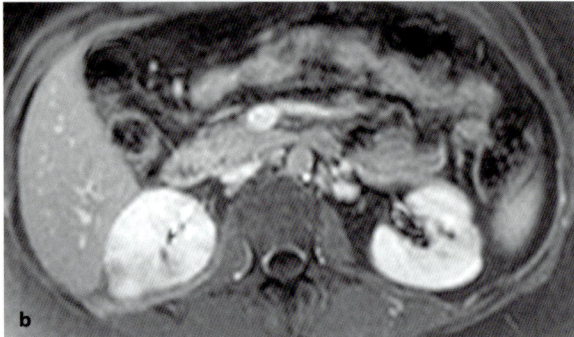

Abb. 2.22 a, b. Fokale Nephritis rechts in der MRT. **a** In den T2-gewichteten axialen Schichten erkennt man den fokalen hypointensen Bezirk an der dorsalen Zirkumferenz der rechten Niere. **b** Nach Kontrastmittelgabe zeigt sich in den fettunterdrückten T1-gewichteten Sequenzen ein inhomogenes Konstrastmittelenhancement

sondere bei Patienten mit Diabetes mellitus, Drogenabusus, vesikoureteralem Reflux und Nierensteinen. Ein Abszess kann solitär oder mutipel auftreten. Multiple Abszesse müssen an eine hämatogene Infektion denken lassen.

■ **Radiologische Diagnostik.** Primäres Untersuchungsverfahren bei dem oft hochakuten klinischen Bild ist die *Sonographie*: Ein Nierenabszess stellt sich als dickwandige zystische Läsion mit zentralen Binnenechos dar. Mit zunehmender Abszessreifung bilden sich die Binnenechos zurück.

Verfahren der Wahl zur Diagnose einer Abszedierung ist die *CT*: Der Nierenabszess weist einen hypervaskularisierten Randwall aus Granulationsgewebe mit Dichtesteigerung nach i.v. Kontrastmittelgabe auf, der den avaskulären hypodensen Abszessinhalt umgibt. Selten lassen sich Gaseinschlüsse in der Abszesshöhle nachweisen. Im perirenalen Fettgewebe ist häufig eine verstärkte Zeichnungsvermehrung erkennbar, die Gerota-Faszie ist verdickt. Diese Randreaktionen können differenzialdiagnostisch zur Unterscheidung von einem zystischen Nierenzellkarzinom wegweisend sein.

Infolge Durchbruch durch die Nierenkapsel kann sich aus einem Nierenabszess ein *perirenaler Abszess*,

bei zusätzlicher Durchsetzung der Gerota-Faszie ein *pararenaler Abszess* entwickeln. Andere Ursachen einer perirenalen Abszedierung sind Ausbreitung einer Infektion vom benachbarten Retroperitonealraum oder eine hämatogene Infektion.

Auf der *Abdomenübersichtsaufnahme* findet sich eine Unschärfe der Nierenbegrenzung und des Psoasrandschattens. Daneben besteht häufig ein Zwerchfellhochstand auf der betroffenen Seite und eine schmerzbedingte Verkrümmung der Lendenwirbelsäule mit Scheitelpunkt auf der nichtbetroffenen Körperseite (Entlastungsskoliose). Bei ausgedehnten Abszessen sind Lufteinschlüsse nachweisbar. *Sonographisch* lässt sich ein perirenaler Abszess als zystische Raumforderung mit variablem Echomuster nahe der Niere abgrenzen. Lufteinschlüsse innerhalb des Abszesses verursachen Schallauslöschungen. Im *Ausscheidungsurogramm* zeigen die Nieren Veränderungen im Sinne einer akuten Pyelonephritis; ein perirenaler Abszess kann die Niere verlagern und die Nierenkonturen verdecken.

Nach Sonographie und ggf. Abdomenübersichtsaufnahme ist jedoch auch für den perirenalen Abszess das Verfahren der Wahl die *Spiral-CT*: Die exakte Ausdehnung des Abszesses beispielsweise in den M. psoas, in den vorderen oder hinteren Pararenalraum oder bis ins Becken kann exakt dokumentiert werden. Während kleine Nierenabszesse (<2 cm) durch eine antibiotische Therapie behandelt werden können, wird ein großer intrarenaler und perirenaler Abszess perkutan drainiert (vgl. Abschn. 2.1.11).

Emphysematöse Pyelonephritis

Definition Die emphysematöse Pyelonephritis ist eine seltene, lebensbedrohliche Form der Pyelonephritis, die durch eine Gasbildung innerhalb des Nierenparenchyms charakterisiert ist.

Der häufigste Erreger ist E. coli, weniger häufig Proteus- und Klebsiella-Arten. Die Erkrankung tritt insbesondere bei Patienten mit einem Diabetes mellitus auf. Die Gasbildung entsteht durch eine Aufspaltung von Glukose in Kohlendioxyd und Wasserstoff.

Bei der emphysematösen Pyelonephritis lassen sich 2 Formen unterscheiden:

- *Typ I* ist die klassische Form, bei der innerhalb des Nierenparenchyms diffus Gas nachweisbar ist.
- *Typ II* ist eine renale oder perirenale Flüssigkeitsansammlung, die blasig verteilt oder umschrieben Lufteinschlüsse enthält.

Die Typ-II-Form sollte als renaler oder perirenaler Abszess betrachtet werden und kann durch perkutane Drainage behandelt werden. Im Gegensatz dazu

wird bei einer exzessiven Typ-I-Form eine notfall-
mäßige Nephrektomie empfohlen. Der frühe Einsatz
der CT kann beginnende Typ-I-Fälle entdecken, die
noch durch eine aggressive antibiotische Therapie
therapiert werden können.

■ **Radiologische Diagnostik.** Der Befund ist bereits auf
der Röntgenübersichtsaufnahme des Abdomens
charakteristisch, wird aber am empfindlichsten
mittels CT nachgewiesen: Es finden sich radiär
streifige, netzförmige oder auch bullöse Gaseinschlüsse im Nierenparenchym und im perirenalen
Raum. Oft zeigt sich gleichzeitig Luft im Nierenhohlsystem wie auch in der Blasenwand (Cystitis
emphysematosa).

Pyonephrose

| Definition | ▽ Unter einer Pyonephrose versteht man eine Eiteransammlung in einem dilatierten Nierenbecken. |

Bei fehlender Therapie sind die Konsequenzen gravie-
rend mit rasch nachfolgendem Parenchymschaden:
Es entwickeln sich Mikroabszesse und eine nekrotisierende Papillitis. Die Pyonephrose ist ein urologischer Notfall. Häufigste Ursache ist eine Obstruktion der ableitenden Harnwege mit nachfolgender
Entzündung. Ätiologisch ist deshalb nach einem Nie-
renstein, seltener einem Tumor, einer postoperative
Striktur, einer retroperitonealen Fibrose oder einer
neurogenen Blase zu fahnden.

■ **Radiologische Diagnostik.** Im Ultraschall ist das
Nierenbeckenkelchsystem dilatiert mit pathologisch
hoher Echogenität bzw. von der Patientenposition
abhängigen Spiegelbildungen zwischen Urin und
Zelldetritus. In vielen Fällen stellt sich eine Pyonephrose im Ultraschall aber wie eine einfache Hydronephrose dar.

Computertomographisch ist das ableitende Harnsystem lokal oder diffus dilatiert und gegenüber
dem Nierenparenchym unscharf abgegrenzt. Die
infizierte Flüssigkeit weist Dichtewerte zwischen 20
und 30 HE auf, gelegentlich ebenfalls mit Unter-
schichtung bzw. Spiegelbildung. Sehr zu achten ist
auf eine Wandverdickung des Nierenbeckens, ein
heterogenes Nephrogramm und streifige Zeich-
nungsvermehrungen im perirenalen Fettgewebe
sowie eine Verdickung der Gerota-Faszie. In Einzelfällen ist jedoch auch in der CT Computertomo-
gramm eine Pyonephrose nicht von einer Hydronephrose zu unterscheiden. Therapie der Wahl ist
die perkutane Nephrostomie als Notfallmaßnahme,
die belassen werden sollte, bis der Urin wieder klar
ist (vgl. Abschn. 2.1.11).

Pilzinfektionen der Niere

Die *Candidiasis* ist die häufigste Pilzinfektion mit
Nierenbeteiligung. Zwei Formen der renalen Candidiasis sind beschrieben: Bei der *systemischen Candidiasis* mit hämatogener Aussaat kommt es einerseits zur Soor-Pyelonephritis. Gleichzeitig können
computertomographisch multiple hypodense Herdbefunde in Leber, Milz und Niere nachweisbar sein,
die Mikroabszesse repräsentieren. Bei der *primären
renalen Candidiasis* ohne hämatogene Aussaat resultiert ausschließlich das Bild einer akuten Pyelonephritis mit Funktionsminderung der Niere und
Papillennekrosen. Oft besteht eine Hydronephrose.
Gelegentlich finden sich Kontrastmittelaussparungen im Nierenhohlsystem durch Candidamyzelien
und abgestoßene Papillen.

Chronische Niereninfektionen

Chronische Pyelonephritis

| Definition | ▽ Die chronische Pyelonephritis ist eine bakterielle interstitielle Nephritis mit Narbenbildung. |

Ursächlich für die im Vordergrund stehenden entzündlichen, destruierenden Veränderungen des Nierenparenchyms und Nierenbeckens ist häufig ein
vesikoureteraler Reflux, der zu einem Rückfluss von
infiziertem Urin bis in die renalen Sammelrohre führt
(so genannter *intrarenaler Reflux*). Der intrarenale
Reflux von infiziertem Urin verursacht eine akute
inflammatorische Reaktion im renalen Parenchym.
Daraus resultiert eine *Parenchymnarbe*, die typischerweise den kompletten renalen Kortex und die Medulla einbezieht und infolge der Papillenschrumpfung zu abgestumpften Fornices des benachbarten
Kelchs und in der Folge zum so genannten *Keulenkelch* führt (Abb. 2.23).

Die Narbenbildung bei Refluxnephropathie kommt
insbesondere in der frühen Kindheit vor, typischerweise vor dem 4. Lebensjahr.

In der Regel sind die Nierenpole besonders stark
narbig deformiert, da die dort gelegenen Konglome-
ratpapillen, denen der Ventilmechanismus der konischen Einzelpapillen fehlt, den intrarenalen Reflux
begünstigen.

Beim Erwachsenen sind die Risikofaktoren für
eine chronische Pyelonephritis Nierensteine, Harn-
wegsobstruktionen, neurogene Blase und Duplikaturen des ableitenden Systems.

Pathomorphologisch findet sich eine seitendifferente Verkleinerung der Nieren mit Kapselfibrose.
Die narbig bedingte Parenchymverschmälerung führt
zu Einziehungen der Nierenoberfläche (Kortexker-
ben), zu Ausziehungen der deformierten Kelche (mit

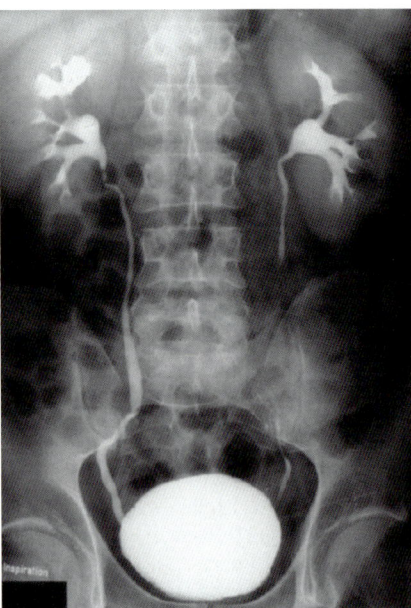

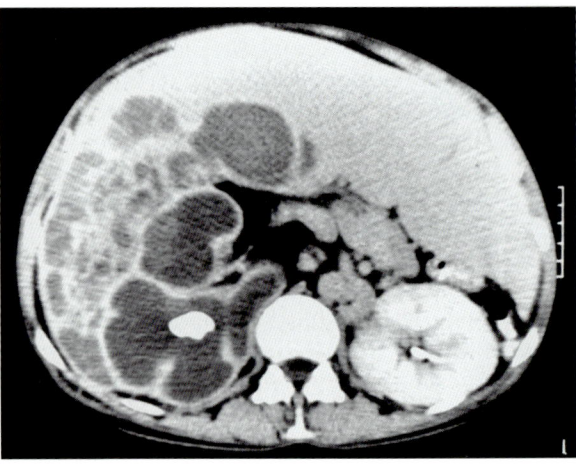

Abb. 2.24. Xanthogranulomatöse Nephritis. Axiale CT einer xanthogranulomatösen Pyelonephritis nach Konstrastmittelgabe. Gut zu erkennen ist der Nierenbeckenstein rechts zentral. Es findet sich eine ausgedehnte perirenale Infektion, die auch die Leber miteinbezieht

Abb. 2.23. Chronische Pyelonephritis. In der AUG zeigt sich eine Deformierung der oberen Kelchgruppe rechts mit abgestumpften Fornices und Papillenschrumpfung (Keulenkelch)

der Folge einer kurzen kortikopapillären Distanz) und zur Zunahme des peripelvinen Fettgewebes. Als Endzustand entwickelt sich eine *Schrumpfniere.* Die nicht in den Entzündungsprozess einbezogenen Parenchymanteile können hypertrophieren und zu einem pseudotumorösen Erscheinungsbild führen.

■ **Radiologische Diagnostik.** Sonographisch findet sich dementsprechend eine in der Regel einseitig verkleinerte Niere mit unregelmäßiger Parenchymsaumverschmälerung und umschriebenen, narbigen, echoreichen Einziehungen, mit verbreitertem Pyelon und kerbigen Einziehungen der Oberfläche. In der CT weist die Analyse der Kontrastmittelkinetik darüber hinaus eine fortgeschrittene umschriebene oder generalisierte Funktionseinschränkung nach. Bei der Abklärung gelegentlich auftretender pseudotumoröser Veränderungen sollte die MRT eingesetzt werden, um nephrotoxische Effekte der nierengängigen Röntgenkontrastmittel zu vermeiden. Das i.v. Ausscheidungsurogramm hat seine frühere Bedeutung verloren.

Xanthogranulomatöse Pyelonephritis

Definition ▽   Es handelt sich um eine ungewöhnliche, bevorzugt bei Frauen im mittleren Alter auftretende, chronisch renale Infektion, die sich durch Destruktion von Nierenparenchym mit Narbenbildung, Verziehung des Nierenbeckens

und einen pseudotumorösen Nierenbuckel auszeichnet.

Bei 80 % der Patienten liegt eine Harnwegsobstruktion durch einen Stein vor. Die xanthogranulomatöse Pyelonephritis kommt gehäuft bei Diabetikern vor; fast alle Patienten leiden an einer aktiven Infektion mit E. coli, Proteus, Klebsiellen oder Pseudomonas. Die xanthogranulomatöse Pyelonephritis führt zu pseudotumorösen Veränderungen der Niere, die auf eine leukozytäre Infiltration und Xanthomzellen (Makrophagen mit Lipidspeicherung) zurückzuführen sind.

Bei 85 % aller Patienten ist die Niere *diffus* beteiligt. In den übrigen Fällen findet sich eine *lokalisierte Form* der Entzündung, die mit einem Nierentumor verwechselt werden kann. In der Regel findet sich eine ausgeprägte perirenale Infektion (Abb. 2.24).

■ **Radiologische Diagnostik.** Im Ultraschall zeigt sich eine diffuse Nierenvergrößerung mit Nierensteinen und diffus liquide bis echoreiche Massen. Die Unterscheidung von einem Tumor, einem Abszess oder einer Tuberkulose kann schwierig bzw. unmöglich sein. Die CT weist eine vergrößerte Niere, Nierensteine im Hohlraumsystem (oft Nierenbeckenausgusssteine) und (multiple) Herde im Parenchym mit Dichtewerten zwischen −15 und 20 HE (fetthaltige Granulome!) nach. Nach Kontrastmittelgabe findet sich eine flaue Anreicherung des entzündeten, aber funktionslosen Nierenparenchyms um die Kelche und eine verdickte Gerota-Fascie. Es ist darauf zu achten, dass Fisteln zu den Nachbarschaftsorganen (Beteiligung von Darmschlingen) oder bis zur Haut auftreten können.

Malakoplakie

Definition ▽ Die Malakoplakie ist eine seltene Form einer granulomatösen inflammatorischen Erkrankung, die histologisch durch charakteristische Histiozyten mit so genannten Michaelis-Gutmann-Einschlusskörperchen auffällt.

Die *histiozytären Granulome* entstehen bei chronischer Urozystitis und manifestieren sich zystographisch als multiple flache, wandständige Füllungsdefekte in der Blase, bei einem Viertel der Patienten auch im oft erweiterten Ureter und im Pyelon. Computertomographisch stellen sich diese Granulome als noduläre oder plaqueförmige Wandverdickungen dar, die von einem Blasen- oder Urothelkarzinom nicht zu differenzieren sind. Eine Nierenbeteiligung kommt bei etwa 15% aller Erkrankungen vor. Frauen sind wesentlich häufiger betroffen als Männer, typischerweise im Alter von über 50 Jahren. Bei 75% der Erkrankungen handelt es sich um ein multifokales, bei 50% aller Fälle um ein bilaterales Krankheitsbild. Die Diagnose wird durch die Biopsie der Blasenherde gesichert.

Eine *solitäre renale Malakoplakie* kann sich als scharf begrenzte Raumforderung darstellen, die mit einem Nierentumor verwechselt werden kann. Der Ultraschall weist eine solitäre Raumforderung oder multiple Tumoren der Niere mit variabler Echogenität nach. In der CT manifestiert sich die renale Malakoplakie als gering anreichernde Raumforderung.

Urogenitale Tuberkulose

Definition ▽ Der Nierentuberkulose ist eine sekundäre Organmanifestation nach hämatogener Streuung, die meist von einer Lungen- oder Darmtuberkulose ausgeht.

Initial kommt es zur Bildung zahlreicher Mikroabszesse in beiden Nieren (Miliarstadium). Diese tuberkulöse Nephritis heilt bei intakter zellulärer Immunität unter Ausbildung multipler kleiner verkalkter Granulome aus. Bei reduzierter Immunkompetenz kommt es zur Reaktivierung: Die initial auf die Nierenrinde beschränkte Tuberkulose dehnt sich auf die Markpyramiden aus und führt zu Höhlenbildung mit dem Bild einer ulzerokavernösen Läsion (Markkaverne) und Papillennekrose. Die Erkrankung ist dann oft einseitig und tendenziell polbetont. Infolge der entzündlichen Destruktionen an den Pyramidenspitzen (Papillenerosionen) findet die Erkrankung Anschluss an das ableitende Harnwegsystem. Das Uroepithel verändert sich entzündlich und ulzeriert. In Mukosa und Submukosa von Pyelon, Ureter und Harnblase können multiple kleine Granulome auftreten.

Das Nebeneinander von produktiven Herden, Einschmelzungen und Fibrosierungen mit Verkalkungen bestimmt das vielgestaltige Bild. Narbige Strikturen der Kelche und des Ureters führen zur spezifischen *Pyokalikose* (Pseudokavernen durch Kelchhalsstenose) bzw. zur *Pyonephrose* (Kittniere). Vernarbungen und sekundäre Obstruktionen während der Heilungsphase führen zu zusätzlichen Nierenschäden. Im Endstadium findet sich eine *tuberkulöse Schrumpfniere* bzw. eine *verkalkte Pyonephrose* (so genannte *Mörtelniere*). Eine peri- und pararenale Ausdehnung kann zur Fistelbildung in die Haut oder in den Gastrointestinaltrakt führen.

■ **Radiologische Diagnostik.** Das Stadium der Besiedlung der Nierenrinde mit miliaren Herden kann computer- und magnetresonanztomographisch durch Nachweis unspezifischer fokaler Entzündungsherde fassbar sein, die bei Abheilung diffuse punktförmige Verkalkungen hinterlassen (Abb. 2.25 a – c).

Das Stadium der Reaktivierung ist radiologisch nicht gegenüber unspezifischen Pyelonephritiden zu differenzieren; die Diagnose wird allein durch den Nachweis von Mykobakterien im Urin gesichert. Die frühen Stadien der ulzerös-kavernösen Urogenitaltuberkulose mit ihren minimalen initialen papillären und urothelialen Veränderungen sind aufgrund der höchsten räumlichen Auflösung am sichersten *urographisch* fassbar: Beteiligte Nierenkelche zeigen einen Verlust der scharfen Calixkonfiguration, wahrscheinlich infolge des Schleimhautödems. Die ulzeröse Papillitis führt zu einer Mottenfraßkontur der Papillen. Die Pseudokavernen (Hydrocalices bei Kelchhalsstenosen) füllen sich flau mit Kontrastmittel. Die Markkavernen (drainierte Tuberkulome) füllen sich erst passiv mit zeitlicher Verzögerung im Verlauf der Kontrastmittelausscheidung und sind deshalb oft erst auf Spätaufnahmen des Ausscheidungsurogramms erkennbar.

Späte oder chronische Veränderungen sind auch sonographisch oder empfindlicher computertomographisch diagnostizierbar: Eine zunehmende Vergrößerung eines Tuberkuloms, seine Verkäsung sowie der Einbruch in den benachbarten Nierenkelch führt zu einer irregulären Höhlenbildung mit dem Bild einer renalen Papillennekrose. Es wird beschrieben, dass sich die Erosion einer Papille bei der Tuberkulose irregulärer und zerrissener darstellt als bei anderen Ursachen einer Papillennekrose.

Bei adäquater antituberkulöser Medikation im frühen Stadium der Erkrankung resultieren eine geringe Kelchdeformität und nur kleine Parenchymnarben. Eine Beteiligung des Kelchinfundibulums und des Nierenbeckens beginnt mit Schleimhauttuberkeln und Ulzerationen, die in einer Fibrose

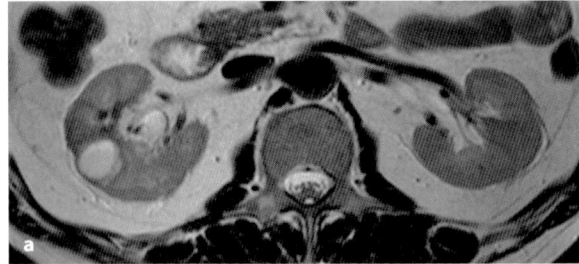

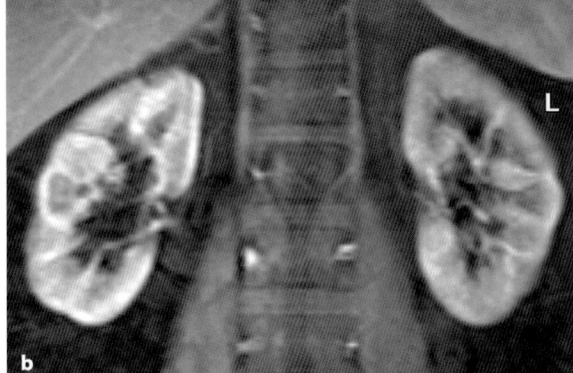

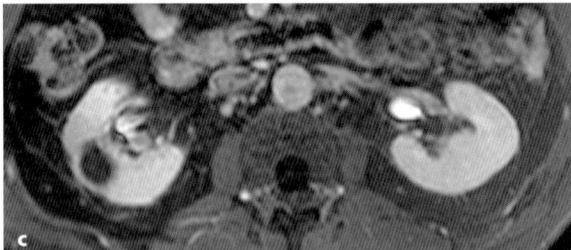

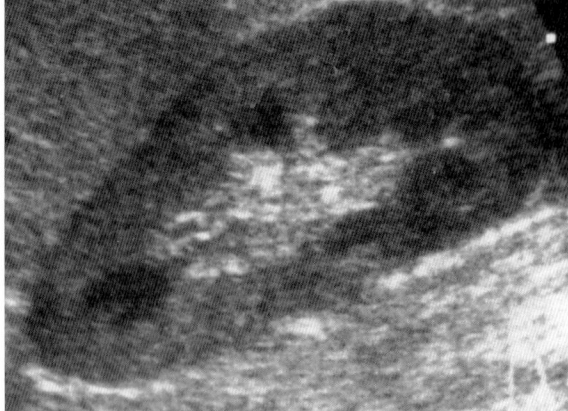

Abb. 2.26. Sonographischer Longitudinalschnitt eines Patienten mit akuter Glomerulonephritis. Es zeigen sich ein verbreitertes Parenchym mit erhöhter Echogenität sowie vergrößerte, echoarme Markpyramiden

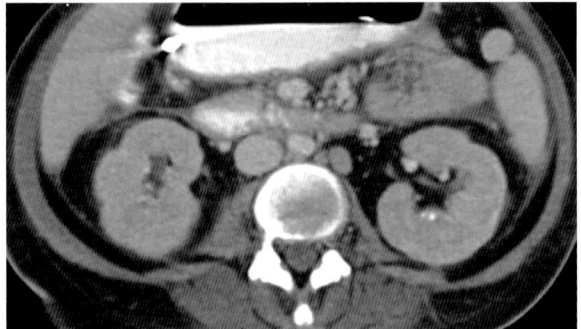

Abb. 2.25 a – c. Frühstadium einer Urotuberkulose. **a** In den axialen T2-gewichteten Sequenzen findet sich kortikal eine hyperintense Läsion mit flüssigkeitsisointensen Signalwerten. **b, c** In den T1-gewichteten Sequenzen zeigt sich nach Konstrastmittelgabe ein randständiges Enhancement. Zu diesem Zeitpunkt sind die bildgebenden Befunde unspezifisch. Nach Abheilen der fokalen Entzündungsherde bleiben häufig kleine residuelle Verkalkungen nachweisbar

Abb. 2.27. Akutes Nierenversagen bei Morbus Still. In der CT finden sich aufgetriebene Nieren mit deutlich reduzierter Kontrastmittelaufnahme. In der nephrographischen Phase nur minimale Kontrastmittelausscheidung erkennbar. Mehrere vergrößerte interaortokavale Lymphknoten. Aszites

mit Narbenbildung des Nierenbeckens enden und schließlich zur Kaliektasie führen.

Die renale Tuberkulose kann sich in den perirenalen Raum ausdehnen und einen extrarenalen tuberkulösen Abszess verursachen, der wiederum fistulöse Verbindungen mit anderen retroperitonealen oder intraperitonealen Organen herbeiführt und sich unter Umständen spontan durch die Haut oder den Darm entleert. Die CT ist das beste Verfahren, um das Ausmaß einer retroperitonealen Beteiligung und einer Ausdehnung auf andere Organe darzustellen.

Glomerulonephritis und tubulointerstitielle Nierenparenchymerkrankungen
Die zahlreichen Formen der Glomerulonephritiden, interstitiellen Nephritiden und Tubulopathien werden anhand von klinischen, laborchemischen und bioptischen Befunden differenziert. Die radiologischen Methoden leisten nur einen geringen diagnostischen Beitrag, vor allem anhand morphologischer Kriterien wie Nierengröße, Nierenkontur und Ein- oder Beidseitigkeit des Befundes. Ein normales oder leicht vergrößertes Nierenvolumen spricht für ein *akutes Stadium* der Erkrankung, während die Nierenverkleinerung den *chronisch schrumpfenden Prozess* anzeigt (Abb. 2.26, Abb. 2.27).

Die *Sonographie* ist auch bei diesen Erkrankungen primäres bildgebendes Verfahren. Neben der Größe und Begrenzung der Niere ist besonders auf ein verändertes Echoreflexmuster zu achten. Normalerweise ist das Echoreflexmuster der Nierenrinde bei Erwachsenen niedriger als das des Leber- und Milzparenchyms. Eine echoreiche Darstellung des Nierenkortex spricht für eine Parenchymerkrankung. Die kortikomedulläre Differen-

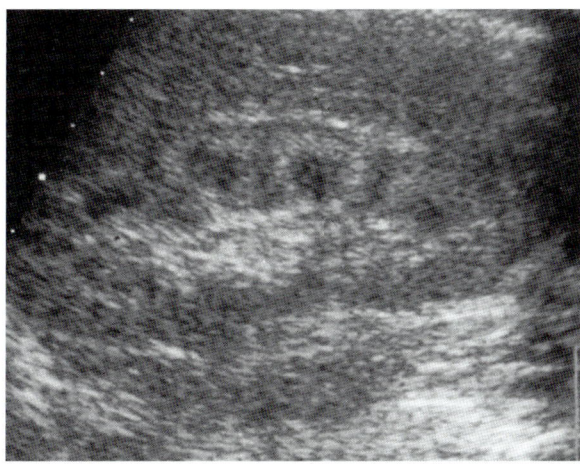

Abb. 2.28. Amyloidniere. Die Amyloidablagerungen führen zu einem inhomogen echoreichen Parenchym. Häufig ist der Sinusreflex verschmälert oder aufgehoben und die Markpyramiden stellen sich reflexarm dar

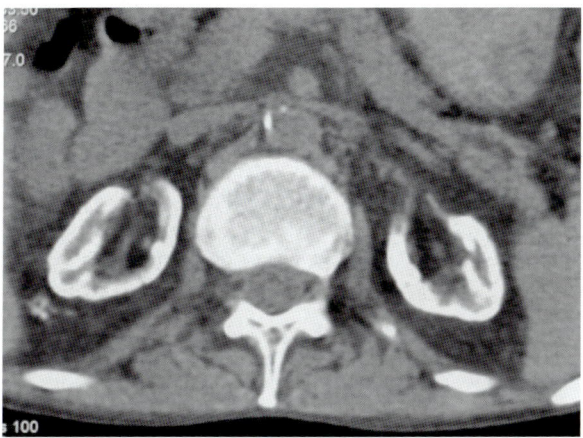

Abb. 2.29. Nephrokalzinose bei Amyloidose. Die Amyloidose führt im Spätstadium zur Niereninsuffizienz mit begleitender Nephrokalzinose, die bei nativer(!) CT-Untersuchung gut zu erkennen ist

zierbarkeit kann ebenfalls verändert, d.h. verstärkt oder verloren gegangen sein. Der Nachweis von Papillennekrosen kann für eine interstitielle Nephritis vom Phenacetin-Typ (Analgetikanephropathie) sprechen (Abb. 2.28).

Die CT hat nur einen sehr geringen Stellenwert und hilft bei manchen Erkrankungen als native Untersuchung zum sensitiven Nachweis von Parenchymverkalkungen (Abb. 2.29).

Die *MRT* gewinnt eine zunehmende Rolle bei der radiologischen Abklärung parenchymatöser Nierenerkrankungen. Der Verlust des kortikomedullären Kontrasts gilt als sehr sensitiver, wenn auch unspezifischer Hinweis auf eine Nierenparenchymerkrankung.

Die *Angiographie* hilft diagnostisch bei einigen sekundären Glomerulopathien auf dem Boden einer Vaskulitis wie z.B. bei der Panarteriitis nodosa, der Wegener-Granulomatose oder dem systemischen Lupus erythematodes durch den Nachweis von Gefäßveränderungen.

2.1.7
Nierentumoren

Benigne Nierenparenchymtumoren

Gutartige Nierentumoren sind in der Regel kleiner als 2 cm. Sie verursachen deshalb keine Symptome und werden im Rahmen einer Ultraschall- oder anderen Schnittbilduntersuchung entdeckt. Größere benigne Tumoren gleichen in ihrer Symptomatologie und ihren radiologischen Befunden oft Malignomen.

> **Merke** ❗ In vielen Fällen sind benigne Nierentumoren nicht sicher von malignen soliden Raumforderungen zu trennen, sodass eine Zuordnung erst bioptisch oder nach Resektion bzw. ggf. Enukleation möglich wird.

Unter den benignen soliden Nierengeschwülsten werden das Angiomyolipom, das Adenom, das Onkozytom, das multilokuläre zystische Nephrom, das Hämangiom, das Lymphangiom und der juxtaglomeruläre Tumor zusammengefasst.

Angiomyolipom

> **Definition** ▽ Das Angiomyolipom ist ein Hamartom der Niere, das sich aus variierenden Anteilen von ektatischen oder aneurysmatischen Blutgefäßen, atypischen glatten Muskelzellen und Fettgewebe zusammensetzt.

Die Raumforderung kann jedoch auch nur ein oder 2 dieser Gewebeelemente enthalten und entspricht dann einem Lipom, einem Leiomyom, einem Angiolipom, einem Angiomyom oder einem Myolipom. Es handelt sich um einen langsam wachsenden, expansiven Tumor ohne Kapsel.

80% der Angiomyolipome sind Zufallsbefunde bei abdominellen Untersuchungen. Etwa 10% der Patienten mit Angiomyolipomen leiden an einer tuberösen Sklerose; umgekehrt haben 80% der Patienten mit einer bekannten tuberösen Sklerose renale Angiomyolipome. Auch bei 15% der Patienten mit einer Lymphangioleiomyomatose der Lunge sind Angiomyolipome der Niere nachweisbar. Während sich bei der tuberösen Sklerose meistens multiple, bilaterale und kleine Angiomyolipome finden, handelt es sich beim Angiomyolipom ohne Phakoma-

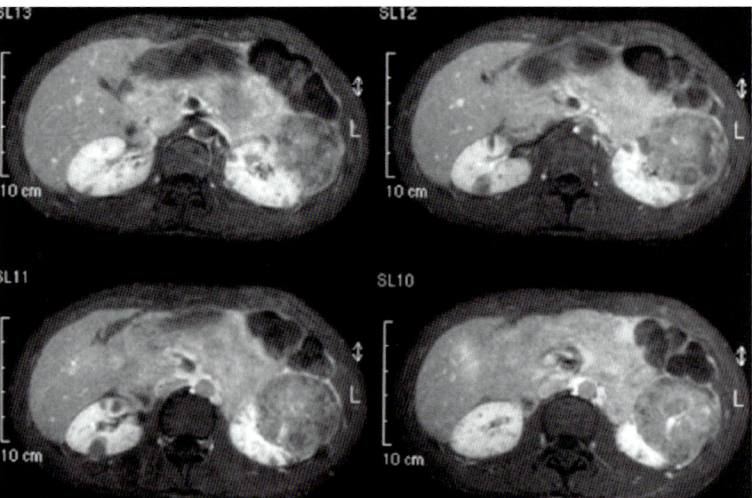

Abb. 2.30. Multiple Angiomyolipome bei tuberöser Sklerose. In den T1-gewichteten fettunterdrückten axialen Sequenzen finden sich in beiden Nieren multiple Angiomyolipome. Diese sind aufgrund der Fettunterdrückung zum umgebenden Nierengewebe signalarm. Das Kapselgewebe der benignen Raumforderung reichert jedoch Kontrastmittel an

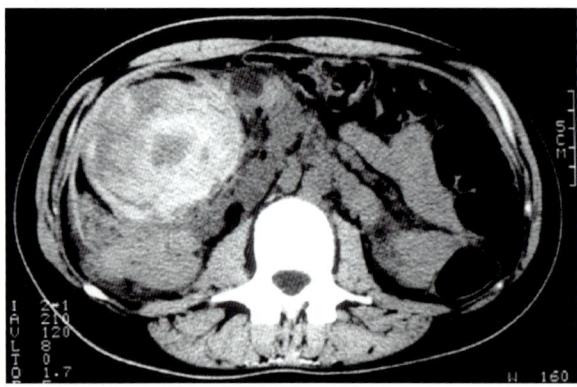

Abb. 2.31. Großes eingeblutetes Angiomyolipom rechts. Vor allem bei großen Angiomyolipomen ist die Einblutung eine häufige Komplikation. Bei größeren Tumoren ist alternativ zur operativen Entfernung auch die perkutan durchgeführte Embolisation zur Blutungsprophylaxe möglich

tose oft um einen einseitigen, solitären, großen und symptomatischen Tumor (Abb. 2.30).

Der Zusammenhang zwischen Tumorgröße/Ausbildung eines Aneurysmas und der Ruptur von renalen Angiomyolipomen mit Ausbildung ausgedehnter retroperitonealer Blutungen ist bekannt und wurde aktuell von Yamakado mit weiteren Größenangaben untermauert: Angiomyolipome mit Blutung zeigten eine mittlere Größe von 11 cm gegenüber 5 cm bei nichthämorrhagischen Angiomyolipomen. Der mittlere Aneurysmadurchmesser betrug 13 mm gegenüber 2,4 mm. Eine Tumorgröße von mehr als 4 cm und eine Aneurysmagröße von mehr als 5 mm werden als Prädiktoren für eine Einblutung vorgeschlagen. Insbesondere eine Aneurysmagröße >5 mm erlaubte die Vorhersage einer Ruptur mit einer Sensitivität von 100% und einer Spezifität von 86%.

Da sich die Angiomyolipome insbesondere bei den Patienten mit einer tuberösen Sklerose im Laufe der Kindheit und Jugend entwickeln, hilft die Bildgebung bei der Bestimmung des richtigen Zeitpunkts einer ggf. prophylaktischen Embolisation solcher Tumoren (Abb. 2.31).

■ **Radiologische Diagnostik.** Das Angiomyolipom stellt sich aufgrund seiner inhomogenen Zusammensetzung in allen Schnittbildverfahren als heterogene Raumforderung dar. Differenzialdiagnostisch entscheidend ist der Nachweis einer Fettkomponente im Tumor, wobei die Fettanteile zentral oder peripher lokalisiert sein können und auch die Form der singulär oder multipel auftretenden, uni- oder bilateralen Raumforderung variabel ist.

Im *Ultraschall* findet man als klassischen Befund eine aufgrund zahlreicher akustischer Grenzflächen im Vergleich zum normalen Nierengewebe echoreiche Raumforderung. Wenn die muskulären oder vaskulären Elemente vorherrschen oder eine Einblutung aufgetreten ist, kann sich die Raumforderung auch echoarm darstellen. Obwohl einzelne kleine Nierenzellkarzinome ebenfalls echoreicher als der Nierenkortex zur Darstellung kommen, sind insbesondere kleine Angiomyolipome typischerweise sehr echoreich. Häufig ist die Echogenität eines Angiomyolipoms vergleichbar oder sogar höher als die des Mittelechos. Kleine echoreiche Nierenzellkarzinome besitzen meist einen peritumoralen echoarmen Halo oder eine intratumorale Zyste. Wenn im Einzelfall eine Differenzierung nicht möglich ist, ist eine Absicherung mittels CT oder MRT notwendig.

Computertomographisch ist der Nachweis von fettäquivalenten Dichtewerten (HE < –20) in einem Nierentumor in der Regel diagnostisch für ein Angiomyolipom. Es wird eine native Untersuchung mit kleinster Kollimation angeraten, da einzelne Angiomyolipome nur geringe Fettkomponenten aufweisen. Etwas 5 % der Angiomyolipome haben kein nachweisbares Fett und sind deshalb bildgebend nicht von anderen Nierentumoren zu differenzieren. In Abhängigkeit von der angiomatösen Komponente findet sich eine inhomogene, unter Umständen deutliche Anreicherung, die die Fettkomponenten nach Kontrastmittelgabe verdecken können. Differenzialdiagnostisch ist zu berücksichtigen, dass Kalzifikationen innerhalb einer fetthaltigen Läsion für ein Nierenzellkarzinom sprechen, da Kalzifikationen in Angiomyolipomen extrem selten sind. Als Komplikationen eines Angiomyolipoms sind hyperdense Einblutungen in den Tumor oder in den Perirenalraum möglich. Aneurysmatisch erweiterte Gefäße lassen sich CT-angiographisch darstellen.

Magnetresonanztomographisch finden sich aufgrund des Fettgehalts im T1-gewichteten Bild (wie auch im T2-gewichteten Bild) typischerweise signalintensive Herde innerhalb der renalen Raumforderung. Zum sicheren Fettnachweis ist der ergänzende Einsatz einer fettunterdrückten Sequenz obligat, da eine erhöhte Signalintensität auch durch Einblutungen verursacht wird, die sowohl bei Angiomyolipomen wie bei Nierenzellkarzinomen vorkommen. Die Untersuchung wird durch eine gleichartige Sequenz nach i.v. Kontrastmittelapplikation abgeschlossen, auch wenn das Kontrastmittelenhancement nicht zur Unterscheidung von anderen soliden Nierentumoren beiträgt.

Differenzialdiagnostisch sind vor allem folgende Tumoren zu erwägen:

- *Nierenzellkarzinom*: in seltenen Fällen mit Fettanteilen beschrieben; gemeinsames Auftreten von Fett und Verkalkungen ist karzinomverdächtig; bei fehlendem Fettanteil im Angiomyolipom ist eine bildgebende Differenzierung beider Tumorentitäten nicht möglich.
- *Perirenales Liposarkom*: Ausgedehnte, exophytisch wachsende renale Angiomyolipome können ein gut differenziertes primäres retroperitoneals Liposarkom simulieren: Durch multiplanare Analysen muss differenziert werden, ob die Läsion von der Niere selbst ausgeht. Der Nachweis eines Defekts im renalen Parenchym in Kombination mit vergrößerten Gefäßen innerhalb der Läsion beim Angiomyolipom gilt als das sicherste Unterscheidungskriterium für diese beiden Tumorentitäten.

Adenom

Definition ▽ Adenome gehen vom proximalen Tubulusepithel aus, haben einen Durchmesser < 3 cm und sind in der Regel subkapsulär gelegen.

Auf der Basis histologischer Befunde werden 3 Arten von renalen Adenomen unterschieden:

- das papilläre Adenom,
- das metanephritische Adenom und
- das häufige Onkozytom.

Die papillären Adenome haben das Erscheinungsbild eines soliden, gemischt-soliden oder zystischen Nierentumors und sind deshalb mit allen bildgebenden Verfahren insbesondere vom Karzinom nicht sicher zu differenzieren.

Onkozytom

Der Onkozyt ist eine proximale Tubulusepithelzelle mit reichlich azidophilen Granula. Das Onkozytom als häufigerer benigner niereneigener Tumor ist deshalb pathologisch als *renales tubuläres Adenom* einzuordnen. Makroskopisch handelt es sich um eine gut abgegrenzte Raumforderung mit manchmal zentral nachweisbarer Narbenbildung (Abb. 2.32 a–c).

Die radiologischen Befunde eines Onkozytoms sind wie bei den anderen Adenomen unspezifisch. Zwar kann bei Nachweis einer radspeichenartigen, zentralen Narbe in einer gut abgegrenzten, ansonsten homogen kontrastmittelanreichernden Raumforde-

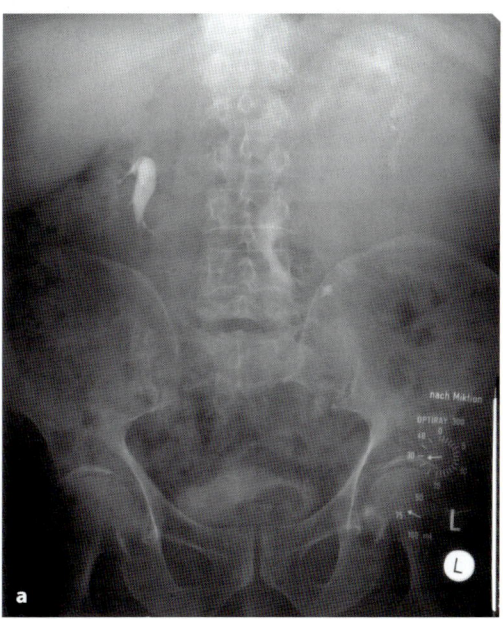

Abb. 2.32 a–c. Großes Onkozytom in einer Hufeisenniere. **a** Bereits in der AUG ist der große linksseitige Tumor zu erkennen, der zu einer Kranialverlagerung der linken Niere führt. Deformierte Nierenbeckenkelchsysteme bei Hufeisenniere. **b, c** In der CT weist der Tumor ein relativ homogenes Enhancement auf. Erkennbar ist die typische radspeichenartig konfigurierte zentrale Narbe. Da bildgebend eine sichere Unterscheidung zum chromophoben Nierenzellkarzinom nicht getroffen werden kann, ist in der Regel die operative Entfernung indiziert. **Abb. 2.32b, c auf S. 62**

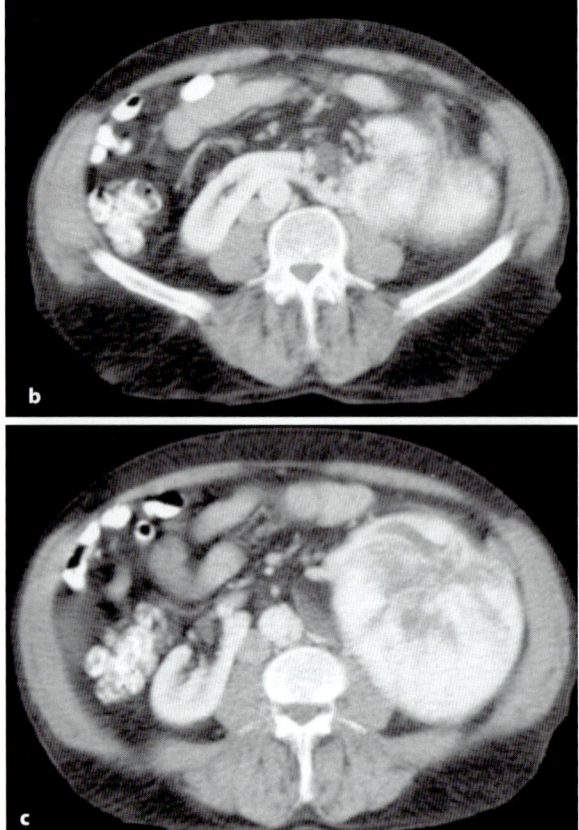

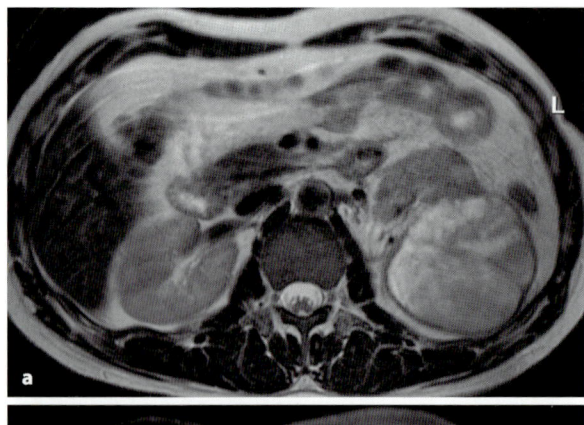

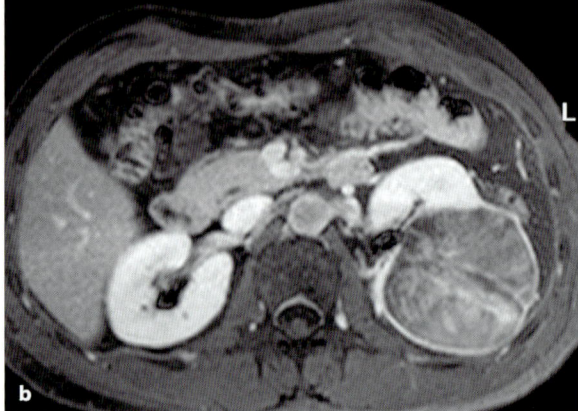

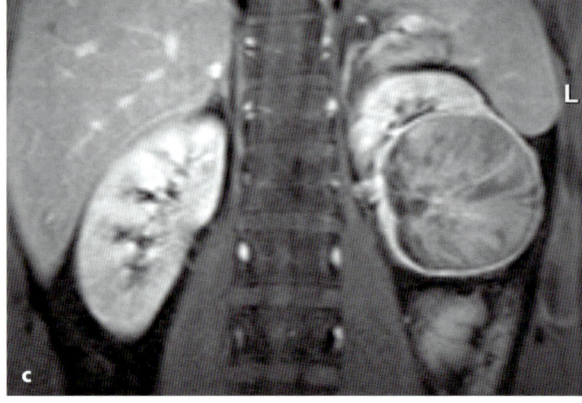

Abb. 2.32 b, c

rung der Niere die Diagnose eines Onkozytoms vermutet werden, aber dieser radiologische Befund ist
wie eine wiederholt als typisch beschriebene Hyper-
intensität des Tumors im T2-gewichteten MR-Bild
nicht pathognomonisch. Letzlich kann bildgebend
eine sichere Unterscheidung insbesondere zum chromophoben Nierenzellkarzinom nicht getroffen werden, sodass im Regelfall eine Enukleation indiziert
ist (Abb. 2.33 a – c).

Multilokuläres zystisches Neprom

Definition Das *multilokuläre zystische Nephrom*
besteht aus zahlreichen, unterschied-
lich großen und nichtkommunizierenden zystischen Strukturen innerhalb einer gut definierten
Kapsel.

Dieser seltene benigne Nierentumor ist nicht erblich
und wird typischerweise unilateral und häufiger am
Unterpol gefunden. Die zystischen Areale werden
durch fibröse Septen getrennt. Es gibt kein Nierenparenchym zwischen den Septen außer gelegentli-
chem dysplastischen Gewebe. Man spricht dann auch
vom *partiell zystisch differenzierten Nephroblastom*.

Abb. 2.33 a – c. MRT eines Onkozytoms am kaudalen Pol der
linken Niere. a In der T2-Wichtung imponiert der Tumor relativ hyperintens, eine zentrale Narbe ist nicht eindeutig abgrenzbar. b, c Nach Kontrastmittelgabe zeigt sich in den fettunterdrückten T1-gewichteten Sequenzen nur ein mäßiges
Enhancement

Verkalkungen im Bereich der Septen oder der umgebenden Kapsel sind häufig.

Der unter Umständen sehr große Tumor wird bei
Kindern meist als Zufallsbefund getastet, während
sich die Raumforderung bei Erwachsenen durch abdominelle Schmerzen bemerkbar macht. Klinisch
kann der Tumor mit Hämaturie oder einem Harn-
wegsinfekt verbunden sein. Eine ungewöhnliche

Geschlechts- und Altersverteilung ist beschrieben: Während beim männlichen Geschlecht 90 % der multilokulären zystischen Nephrome in den ersten beiden Lebensjahren auftreten, ist der Tumor danach bei Mädchen häufiger und zeigt einen erneuten Altersgipfel bei Frauen im Alter von 40–60 Jahren.

■ **Radiologische Diagnostik.** *Sonographisch* findet sich eine ausgedehnte, gut abgrenzbare multiklokuläre zystische Raumforderung mit zahlreichen echoarmen Zysten und echoreichen Septen. Die den Tumor umgebende dicke, ebenfalls echoreiche Kapsel ist erkennbar. Gelegentlich täuschen echoreiche Areale innerhalb des Tumors solide Tumoranteile vor, die durch zahlreiche akustische Grenzflächen an kleinsten Zysten entstehen.

Computertomographisch können nativ Verkalkungen der Tumorsepten und -kapsel fassbar sein. Dichtemessungen zeigen wasseräquivalente oder bei muzinösem Inhalt weichteiläquivalente Dichtewerte des Zysteninhalts. Nach Kontrastmittelapplikation reichern Septen und Kapsel an, während noduläre Tumoranteile fehlen. Oft findet sich eine erhebliche Verlagerung von Nachbarstrukturen und eine Hernierung des Tumors in das Pyelon.

Magnetresonanztomographisch ist die multilokuläre zystische Raumforderung insbesondere auf T2-gewichteten Bildern gut abgrenzbar; das Anreicherungsverhalten auf T1-gewichteten Sequenzen nach Kontrastmittelgabe entspricht dem computertomographischen Befund.

Differenzialdiagnostisch sind folgende Tumorentitäten zu berücksichtigen:

- das multilokuläre zystisches Nierenzellkarzinom (weist typischerweise eine wandständige noduläre bzw. solide Komponente auf),
- der zystische Wilms-Tumor (wächst durch Expansion zystischer Räume im Stroma, weist zahlreiche und dicke Septen auf),
- die multizystische Dysplasie (betrifft gewöhnlich die gesamt Niere – typischerweise vergesellschaftet mit einer Ureterduplikation – fehlt diese, können die beiden Entitäten nicht voneinander differenzierbar sein. Embryologisch entstammt dieser Tumor dem metanephrogenen Blastem).

Weitere seltene benigne Nierentumoren
Die Tumoren der iuxtaglomerulären Zellen oder Reninome produzieren Renin. Sie sind eine sehr seltene, aber heilbare Ursache einer arteriellen Hypertonie. Es handelt sich gewöhnlich um eine kleine solide Raumforderung.

Renale Hämangiome liegen zu 90 % pyelonnah. In der Regel sind sie ebenfalls klein, können aber auch Größen bis zu 10 cm errreichen. Arteriographisch zeigen sich Gefäßknäuel mit arteriovenösen Shunts und frühen Venen.

Beide Tumorarten sind radiologisch nicht eindeutig zuzuordnen.

Maligne Nierenparenchymtumoren
Heute werden 80 % aller Nierentumoren inzidentell entdeckt, vor allem durch den breiten Einsatz der Sonographie. Da gleichzeitig das *Nierenzellkarzinom* der häufigste Nierentumor ist, muss bei jeder neu entdeckten soliden Raumforderung im Bereich der Nieren differenzialdiagnostisch in erster Linie das Hypernephrom berücksichtigt werden, wenn es nicht starke Hinweise für eine andere Diagnose gibt.

Zystische Nierenzellkarzinome machen einen geringeren Teil aller zystischen Raumforderungen der Niere aus; allerdings kann die radiologische Differenzierung eines zystischen Nierenzellkarzinoms von einer benignen zystischen Läsion problematisch sein. Lymphome, Metastasen und verschiedene Sarkome sind weitere solide Raumforderungen der Niere. In der Regel treten Lymphome und Metastasen unter typischen klinischen Begleitumständen auf, sodass sie meistens leichter differenzialdiagnostisch eingeordnet werden können. Sarkome der Niere zeichnen sich oft durch eine groteske Ausdehnung aus.

Nierenzellkarzinom (Hypernephrom)
Die klassischen klinischen Leitsymptome des Nierenzellkarzinoms sind schmerzlose Hämaturie, Flankenschmerz und tastbare Raumforderung beim älteren Menschen (4. bis 6. Dezennium), bevorzugt bei Männern. Das Erkrankungsrisiko ist bei Patienten mit einem Hippel-Lindau-Syndrom, einer tuberösen Sklerose und einer erworbenen zystischen Nierenerkrankung nach langjähriger Dialyse erhöht. Durch den weitverbreiteten Einsatz der Ultraschalldiagnostik werden immer häufiger kleinere, asymptomatische Nierenzellkarzinome als Zufallsbefund entdeckt. Aktuelle Studien zum Ultraschallscreening konnten allerdings nicht belegen, dass durch die frühere Diagnose ein besseres Patientenüberleben und insgesamt eine Kostenreduktion erreicht wird. Derzeit liegt die Fünfjahresüberlebensrate um 60 %. Therapie der Wahl ist die Resektion, wenn Ausdehnung und Lage es erlauben als partielle Nephrektomie.

Der Tumor entwickelt sich üblicherweise aus dem Tubulusepithel der Nierenrinde, oft an den Polen und ist meist von einer fibrösen Kapsel umgeben. Makroskopisch handelt es sich um einen kugeligen Tumor, der oft nekrotische und hämorrhagische Anteile enthält. Mit zunehmendem Wachstum infiltrieren Nierenzellkarzionome in den Perirenalraum, die Nierenvene und das Nierenbecken. Histologisch am häufigsten sind der so genannte *Klarzelltyp* (70 %),

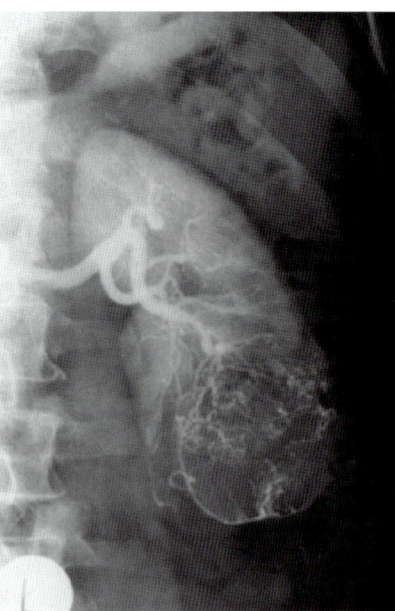

Abb. 2.34. Blattfilmangiographie eines Hypernephroms am Unterpol der linken Niere. Gut erkennbar sind die zahlreichen, irregulär geschlängelten pathologischen Gefäße dieses hypervaskularisierten Tumors

der *papilläre (chromophile) Typ* (10–15%) und der *chromophobe Typ* (5%). Der Klarzelltyp reichert stärker Kontrastmittel an als alle anderen Subtypen. Die hypovaskularisierten Tumoren (15%) haben eine besser Prognose als die hypervaskularisierten. Für die Therapieentscheidung und Prognoseabschätzung ist die TNM-Klassifikation etabliert (Abb. 2.34, Abb. 2.35 a–d; Tabelle 2.15).

■ **Radiologische Diagnostik.** Im Rahmen der präoperativen Diagnostik müssen die Ausdehnung des Tumors (Infiltration von Nachbarorganen, Einbruch in die Nieren- und Hohlvene), metastatische Absiedlungen (regionale Lymphknoten, Lungen-, Knochen- und Lebermetastasen) und die Morphologie sowie Funktion der kontralateralen Niere abgeklärt werden (Abb. 2.36, Abb. 2.37 a, b).

Mit dem häufigen Gebrauch des abdominellen Ultraschalls werden Nierenzellkarzinome früher nachgewiesen. Große Tumoren sind typischerweise echoarm oder isoechogen zum Nierenparenchym, während die Hälfte der kleinen Nierenzellkarzinome echoreich sind. Typische kleine Nierentumoren zeigen Echoreichtum, eine intratumorale Zyste und einen dünnen echoarmen Randsaum (Halo).

Die *Hauptdifferenzialdiagnose* des kleinen Nierenzellkarzinoms ist ein kleines Angiomyolipom mit höherer Echodichte. Mit zunehmendem Wachstum zeigen Nierenzellkarzinome eine wachsende heterogene Echogenität infolge von Tumornekrose und -einblutungen. Mittels Ultraschall gelingt es, das Ausmaß einer Venenthrombose nachzuweisen. Der Ultraschall ist allerdings nicht geeignet, um Lymphknotenmetastasen ausreichend sicher nachzuweisen oder auszuschließen.

Methode der Wahl zum präoperativen Tumorstaging ist die Spiral-CT oder die MRT. Bei Einsatz mehrphasiger Untersuchungstechniken liefern dabei beide Verfahren vergleichbare Genauigkeiten zwischen 67–95% (je nach Autor).

Computertomographisch weist das typische Hypernephrom nativ Dichtewerte > 20 HE (Abb. 2.38 a, b) auf; bei bis zu 30% der Nierenzellkarzinome sind

Tabelle 2.15. TNM-Klassifikation von Nierenzellkarzinomen gemäß der Union Internationale Contre le Cancer (UICC)

Merkmal	TNM
Tumor 7 cm, begrenzt auf die Niere	T1
4 cm	T1a
4–7 cm	T1b
Tumor >7 cm, begrenzt auf dieNiere	T2
Einbruch in größere Venen oder Nebenniereninfiltration oder perirenale Invasion, jedoch nicht über die Gerota-Faszie hinaus	T3
Infiltration von Nebenniere oder perirenalem Gewebe	T3a
Einbruch in Nierenvene(n), V. cava unterhalb des Zwerchfells	T3b
Einbruch in V. cava oberhalb des Zwerchfells	T3c
Infiltration über die Gerota-Faszie hinaus	T4
Solitärer regionaler Lymphknotenbefall	N1
>1 regionärer Lymphknoten befallen	N2
Fernmetastasen	M1 (am häufigsten in Lunge, Mediastinum, Knochen und Leber, seltener in kontralaterale Niere, Nebenniere, Pankreas und Abdominalwand)

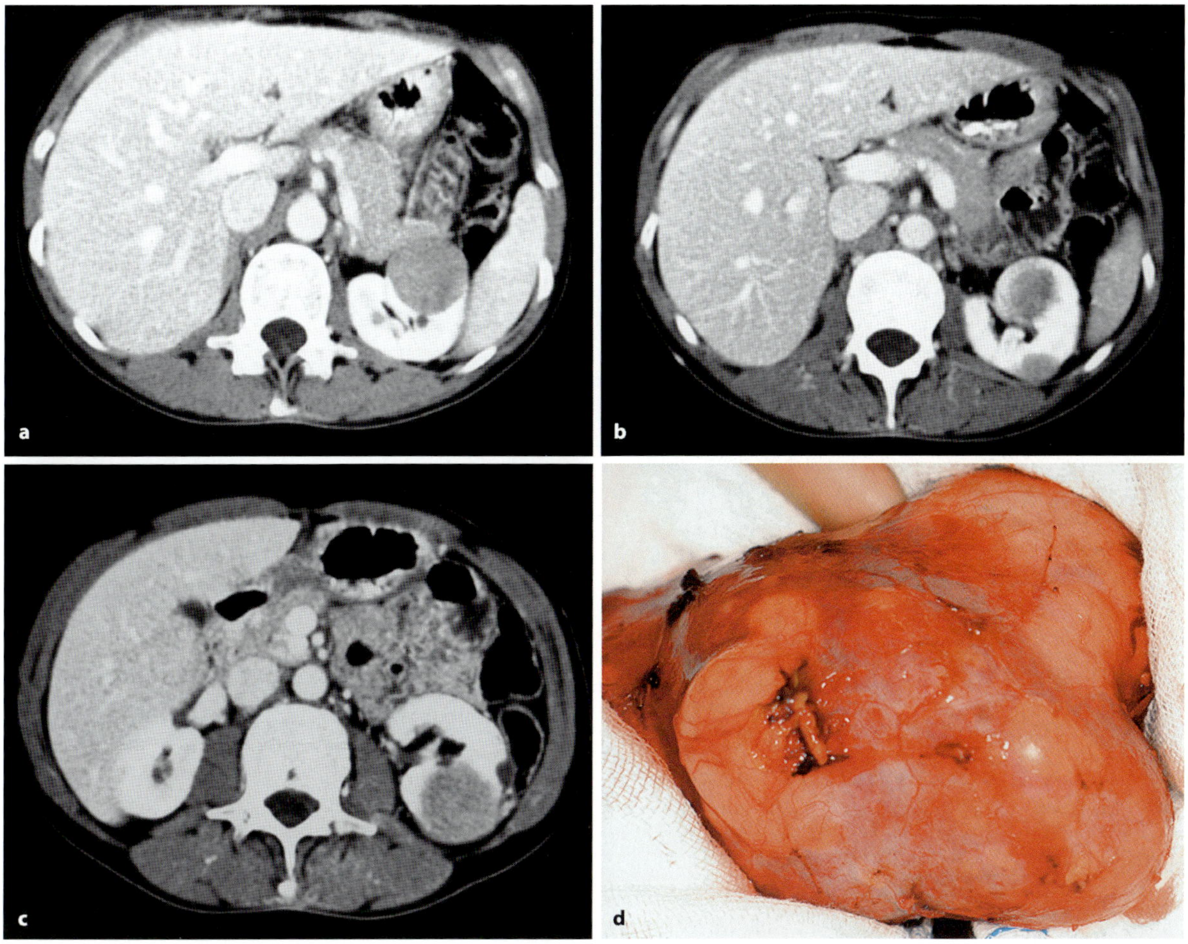

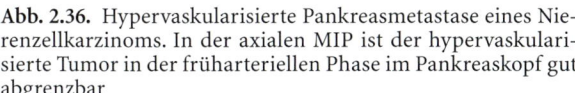

Abb. 2.35 a–d. Multilokuläre papilläre Nierenzellkarzinome. **a–c** In der linken Niere finden sich auf den axialen CT-Schichten in der nephrographischen Phase multiple, hypovaskularisierte, glatt begrenzte Tumoren. **d** Operativ wurde die Diagnose eines papillären Nierenzellkarzinoms bestätigt. Insgesamt wurden 9 Tumoren aus der linken Niere enukleiert (Urologische Klinik, Universiätklinikum Münster, Direktor Prof. Dr. Hertle)

Kalzifikationen erkennbar. Nach Kontrastmittelgabe findet sich eine Dichtezunahme um mindestens 10 HE. Kleine Tumoren sind häufig in der nephrographischen Phase besser als in der arteriellen oder kortikomedullären Phase abgrenzbar (Abb. 2.39 a, b). Größere Tumoren mit nekrotischen Tumoranteilen zeigen eine inhomogene Kontrastmittelaufnahme. Tumorabsiedlungen stellen sich häufig ähnlich hypervaskularisiert wie die primären Nierenzellkarzinome dar.

Problematisch bleibt die Abgrenzung einer Tumorüberschreitung der Nierenkapsel (Organüberschreitung) von einer begleitenden perirenalen Entzündungsreaktion. Radiologische Befunde, die auf eine

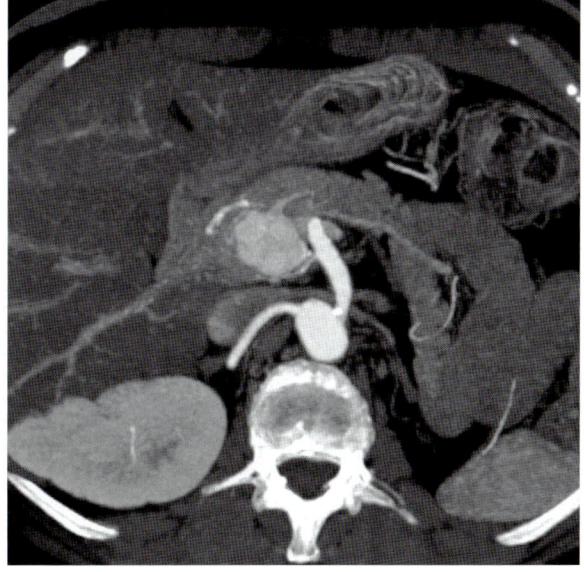

Abb. 2.36. Hypervaskularisierte Pankreasmetastase eines Nierenzellkarzinoms. In der axialen MIP ist der hypervaskularisierte Tumor in der früharteriellen Phase im Pankreaskopf gut abgrenzbar

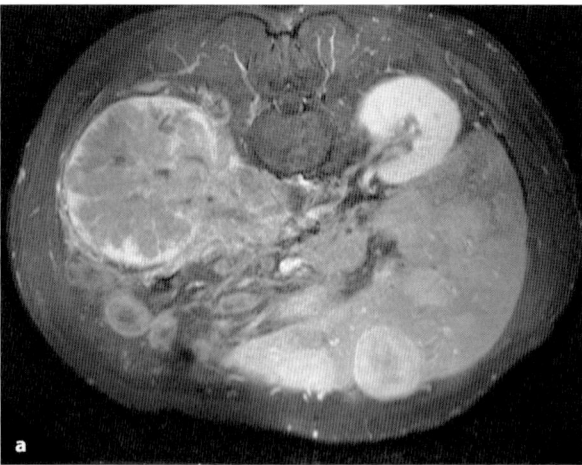
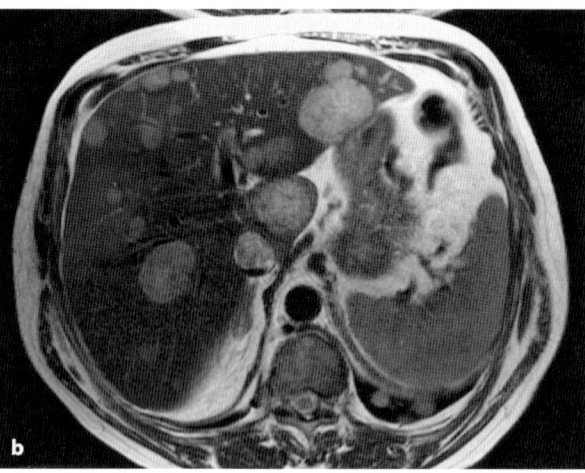

Abb. 2.37 a, b. Multiple Lebermetastasen eines Nierenzellkarzinoms in der MRT. **a** In den axialen fettgesättigten T1-gewichteten Sequenzen nach Gadolinium-Gabe kommt das große linksseitige Nierenzellkarzinom mit Infiltration in die linke Nierenvene zur Darstellung. Zusätzlich finden sich multiple, hypervaskularisierte Lebermetastasen. **b** In den axialen T2-gewichteten Sequenzen weisen die Metastasen ein mäßig hyperintenses Signal auf

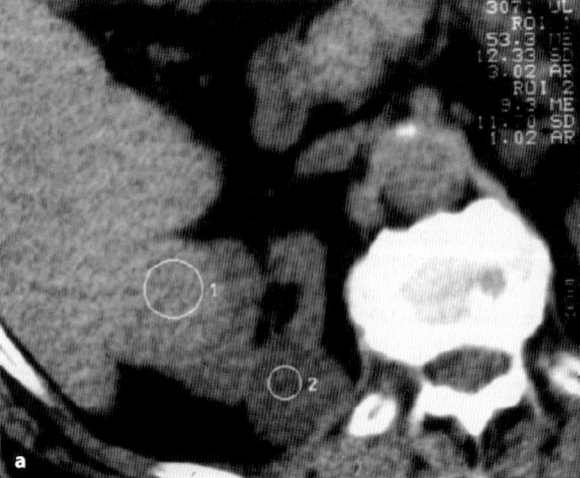
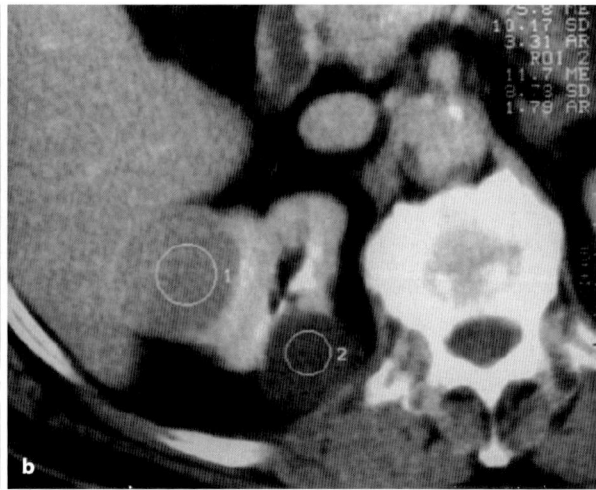

Abb. 2.38 a, b. Nierenzellkarzinom und Zyste am Oberpol der rechten Niere. **a** Bereits auf der nativen CT weist der lateral gelegene Tumor Dichtewerte von etwa 54 HE auf. **b** Nach Kontrastmittelgabe mäßige Anreicherung auf 76 HE. Die Zyste zeigt keine signifikante Anreicherung von 9 HE nativ auf 12 HE nach Kontrastmittelgabe

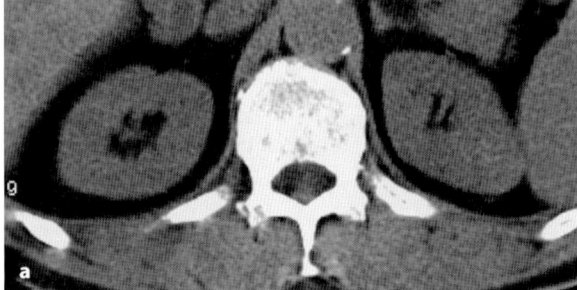
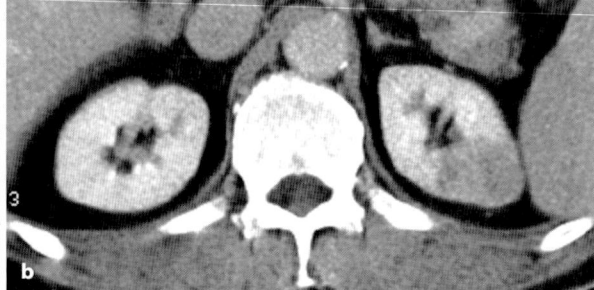

Abb. 2.39 a, b. Kleines Nierenzellkarzinom im mittleren Drittel der linken Niere. **a** Die Läsion ist nativ praktisch nicht erkennbar. **b** Nach Kontrastmittelgabe demarkiert sich der Tumor in der nephrographischen Phase hypointens im Vergleich zum umgebenden Nierengewebe. Entsprechend der TNM-Klassifikation handelt es sich um ein Stadium T1 a

Invasion des peritonealen Fettgewebes hinweisen, sind Zeichnungsvermehrung, Kollateralgefäße, Fettobliteration und diskrete Weichteilmassen mit Faszienverdickung. Eine mehr als 1 cm große Raumforderung im Perirenalraum spricht für eine Kapselüberschreitung, alle anderen Befunde sind weder sensitiv noch spezifisch.

Problematisch ist auch das Lymphknotenstaging, da bei 50 % der bis zu 2 cm vergrößerten Lymphknoten keine metastatischen Absiedlungen, sondern reaktiv-entzündliche Veränderungen vorliegen. Insbesondere bei Nekrosen im Primärtumor ist damit zu rechnen.

Die Diagnose einer Nierenveneninvasion mit Füllungsdefekt in der Nierenvene, Vergrößerung und Entwicklung von Kollateralvenen ist hingegen eindeutig zu stellen. Am besten stellt sich der Tumorzapfen in der kortikomedullären Phase dar (Abb. 2.40 a, b).

> **Merke !** Eine organerhaltende Chirurgie beim Nierenzellkarzinom ist prinzipiell nur möglich, solange eine Infiltration in das perirenale Fettgewebe nicht vorliegt.

Sind die Nierenvene oder Arterie im Nierenhilus oder das Nierenbecken infiltriert, ist ein nierenerhaltendes Vorgehen in der Regel nicht mehr möglich. Die Mehrschicht-CT erlaubt durch die Rekonstruktion koronarer Schichten diese Infiltration des perirenalen Fettgewebes besonders gut nachzuweisen.

Die *MRT* spielt bei der Detektion und Differenzialdiagnose maligner Nierentumoren im Vergleich zur Sonographie und Computertomographie bisher nur eine unter geordnete Rolle, gilt aber heute als mindestens gleichwertiges Verfahren zur CT. Insbesondere bei der Unterscheidung hypo-/avaskulärer Tumoren von zystischen Raumforderungen besitzt die MRT Vorteile gegenüber der CT, sodass sie bei Problemfällen weiterhilft (Abb. 2.41 a – c).

Aufgrund des höheren Weichteilkontrasts stellt sich die oft inhomogene Binnenstruktur von Nierenzellkarzinomen magnetresonanztomographisch deutlicher als in der CT dar: Die in der T1-gewichteten Sequenz gegenüber dem umliegenden Nierenparnchym hypo- oder isointense Raumforderung weist oft kleinere signalarme (zystische) oder signalreiche (hämorrhagische) Areale auf. In T2-gewichteten Sequenzen sind im typischerweise signalreichen Tumor auch Areale erniedrigter Siganlintensität enthalten (Kalzifikationen oder frischere Einblutungen). Daneben ist der Nachweis einer signalarmen kompletten oder partiellen Pseudokapsel im T2-gewichteten Bild als weiterer typischer Befund vor allem bei hochdifferenzierten Nierenzellkarzinom beschrieben. Die Kontrastmittelaufnahme ist analog zur CT-Diagnostik Hauptkriterium für einen malig-

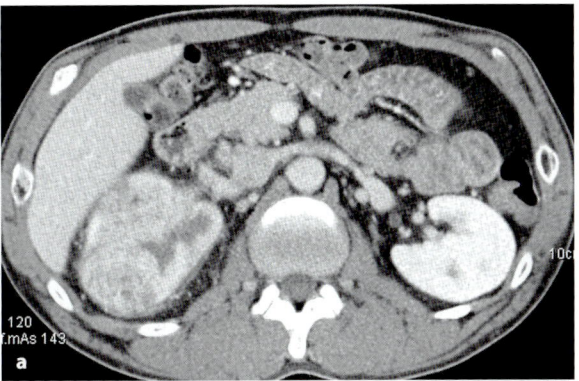

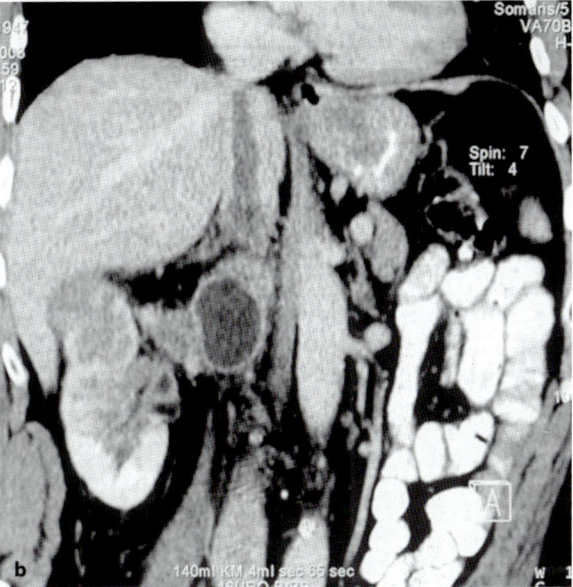

Abb. 2.40 a, b. Ausgedehntes Nierenzellkarzinom rechts mit Tumorthrombus. **a** Man erkennt die ausgedehnte Raumforderung in der rechten Niere mit teilweise zentral nekrotischen Abschnitten. **b** In der koronaren Reformatierung kommt der Tumorzapfen in der V. cava inferior gut zur Darstellung, der bis in den Venenstern reicht. Entsprechend der TNM-Klassifikation handelt es sich um ein T3 b-Stadium

nen Tumor. Magnetresonanztomographisch kann ein Nierenvenenthrombus besonders sensitiv nachgewiesen werden (Abb. 2.42 a, b). Auch bei der Nachsorge von nierenerhaltend operierten Patienten ist der MRT der Vorzug vor der Sonographie zu geben. Hinzuweisen ist auf die Bildung eines Pseudotumors bei postoperativen Kontrollen bei Verwendung von Tabotamp-Zöpfen.

Differenzialdiagnose:
- hämorrhagische renale Zyste (ein avaskuläres Nierenzellkarzinom kann ähnlich aussehen, mittels quantitativer Analyse des mehrphasigen Untersuchungsprotokolls gelingt die Unterscheidung in der Regel),

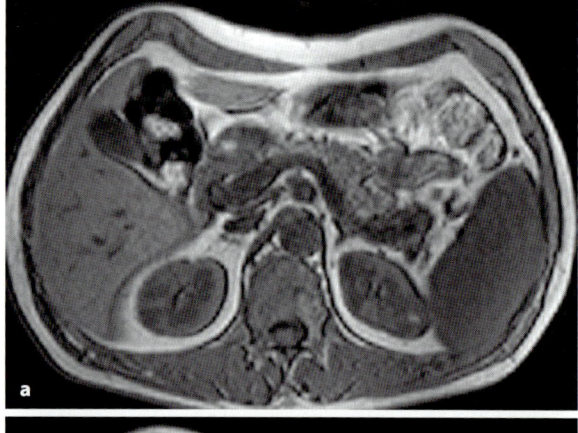

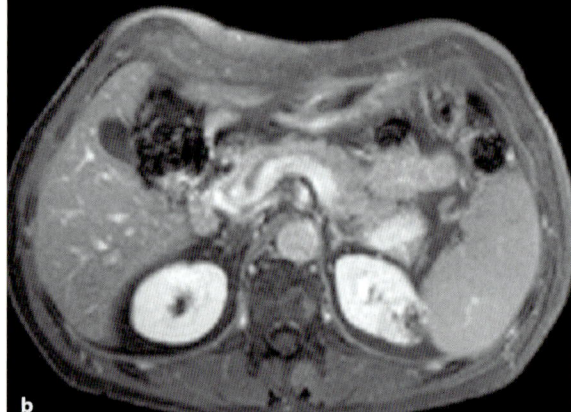

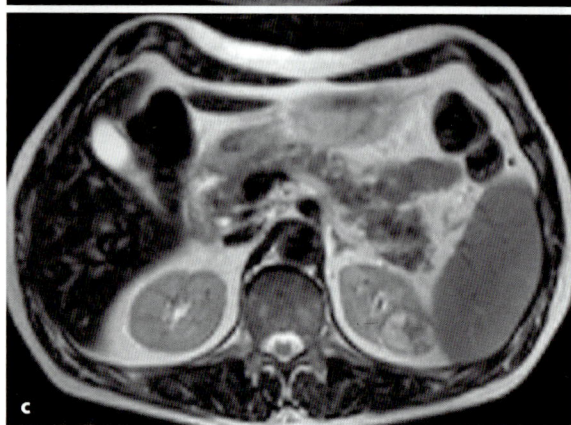

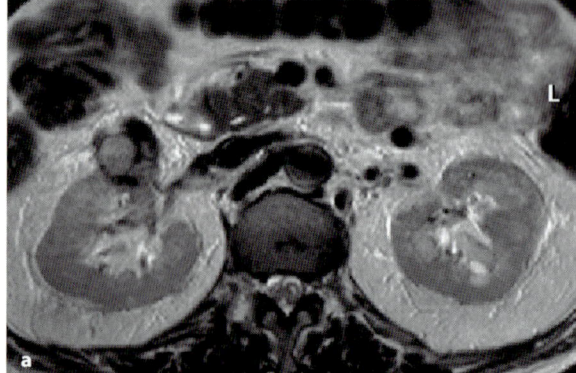

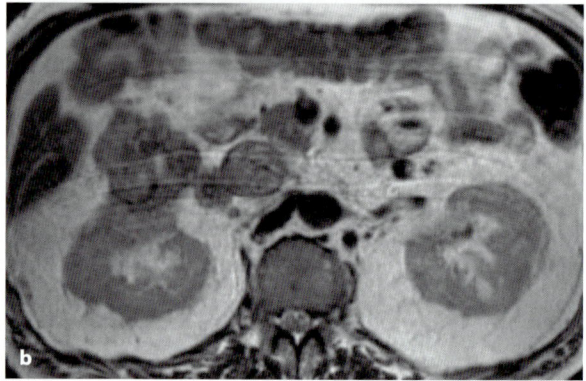

Abb. 2.42 a, b. Rechtsseitiges Nierenzellkarzinom bei inoperabler Patientin mit Entwicklung einer Kavathrombose im 6-monatigen Verlauf. **a** Exophytisch wachsendes Nierenzellkarzinom an der ventralen Zirkumferenz der rechten Niere in T2-gewichteter Aufnahme. **b** Im 6-monatigen Verlauf deutlicher Tumorprogress und Nachweis einer Nierenvenenthrombose rechts sowie einer Kavathrombose

Abb. 2.41 a – c. MRT eines Nierenzellkarzinoms links (derselbe Patient wie in Abb. 2.39 a, b). **a** Das kleine Nierenzellkarzinom im mittleren Drittel der linken Niere stellt sich in den nativen T1-gewichteten Sequenzen mit inhomogener Signalintensität dar. **b** Nach Kontrastmittelgabe nur mäßiges Enhancement. **c** In den T2-gewichteten Sequenzen ist der Tumor leicht hyperintens im Vergleich zum umgebenden Nierengewebe

- benigner solider Nierentumor (gerade bei Raumforderungen < 3 cm nicht auszuschließen),
- der renale Abszess (die Anamnese und die Urinanalyse helfen bei der Differenzialdiagnose),
- Transitionalkarzinome und renale Metastasen, die meistens hypovaskularisiert sind,

- das renale Lymphom (hypovaskuläre intrarenale Raumforderung, in der Regel mit erheblichen Lymphknotenvergrößerungen einhergehend).

Zystisches Nierenzellkarzinom
Einige Nierenzellkarzinome enthalten zystische Anteile.

Definition Von einem zystischen Nierenzell-Karzinom spricht man, wenn die zystischen Tumorkomponenten dominieren.

Pathogenetisch wird bei dieser Tumorform ein intrinsisches Zystenwachstum (Zystadenokarzinom) oder die Wand einer benignen Zyste als Ausgangspunkt des Tumors vermutet. Etwa 15 % aller Nierenzellkarzinome gehören zu diesem morphologischen Typ, bei dem 3 Muster unterschieden werden:

- unilokulär,
- multilokulär und
- diskrete zystische Veränderungen.

Das *unilokulär-zystische Nierenzellkarzinom* ist am häufigsten. Es besteht aus einer großen zystischen Komponente. Die Wand dieser Zyste ist gewöhnlich dick und irregulär. Der Zysteninhalt enthält Detritus. Das *multilokuläre zystische Nierenzellkarzinom* ist durch unterschiedlich große, nicht kommunizierende Zysten, die durch irreguläre dicke, fibröse Septen getrennt werden, charakterisiert. Dystrophe Verkalkungen in der Kapsel oder im Bereich der Septen können vorhanden sein. Die Differenzierung zwischen einer komplizierten Zyste, dem multilolokulären zystischen Nephrom und einem zystischen Nierenzellkarzinom ist oft problematisch. Auf die Bosniak-Klassifikation und die Differenzierung wird in einem späteren Abschnitt eingegangen.

Nierenmetastasen

Metastatische Tumorabsiedlungen in die Niere sind nicht schwierig zu diagnostizieren, da sie bei bekanntem Primärtumor in der Regel multipel und bilateral auftreten. Allerdings kann eine große solitäre Nierenraumforderung bei einem Patienten mit einer Tumoranamnese problematisch einzuordnen sein. Die Inzidenz einer Metastase ist bei einem solitären Tumorknoten in der Niere eines bekannten Tumorpatienten höher als die des primären Nierenzellkarzinoms. Unter Umständen ist zur Klärung eine perkutane Biopsie nötig. Der Primärtumor ist am häufigsten im Bereich der Lunge, der Mamma, der kontralateralen Niere und dem Kolon lokalisiert.

Renale Sarkome

Verschiedene Sarkome können im Bereich der Niere vorkommen, u.a. Leiomyosarkome, Hämangioperizytome, Liposarkome, Rhabdomyosarkome und maligne fibtröse Histiozytome.

> **Merke** Üblicherweise sind Nierensarkome sehr groß, liegen mit ihrem Zentrum in der Nierenperipherie und dehnen sich exophytisch aus.

Am häufigsten ist das *Leiomyosarkom*. Es geht oft von der Nierenkapsel aus. Es gibt aber keine spezifischen Bildsymptome für ein Leiomyosarkom, sodass die Differenzierung zu einem Nierenzellkarzinom nicht möglich ist.

Nierenlymphom

Ein *primäres renales Lymphom* der Niere ist selten, da die Niere kein intrinsisches lymphatisches Gewebe enthält. Andererseits ist die Niere eine der häufigsten extranodalen Manifestationsorte eines Lymphoms. Ein Non-Hodgkin-Lymphom ist häufiger als eine Hodgkin-Erkrankung, wobei der Bildbefund nicht differiert (Abb. 2.43 a, b, Abb. 2.44).

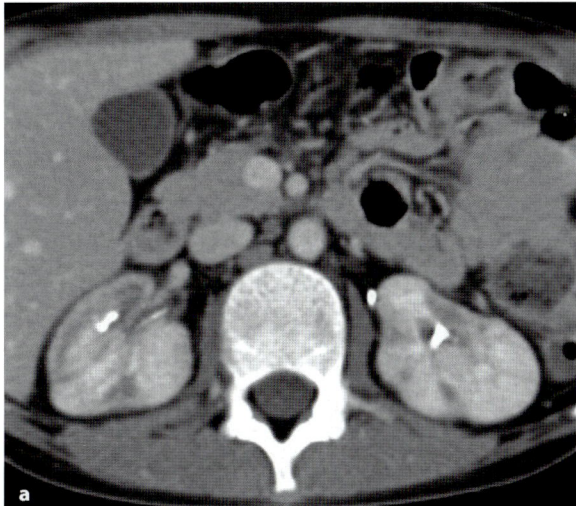

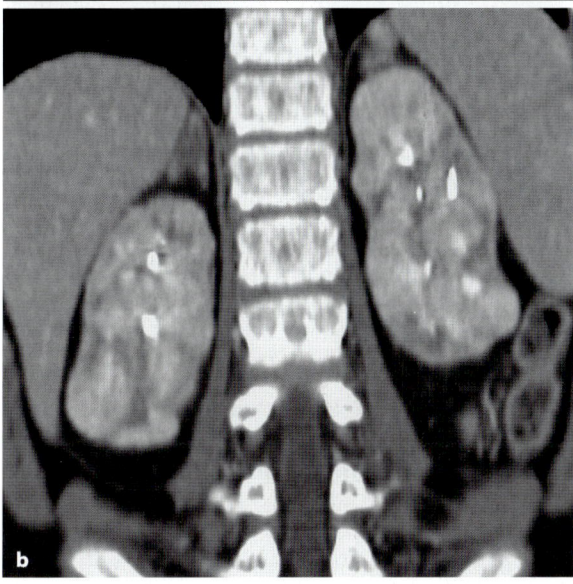

Abb. 2.43 a, b. Lymphombefall beider Nieren. **a** Axiale CT und **b** koronare Reformatierung. Bei bekanntem Non-Hodgkin-Lymphom zeigt sich ein diffuser Lymphombefall beider Nieren. Inhomogene Kontrastmittelaufnahme und mäßig vergrößerte Nieren. Kleine interaortokavale Lymphknoten

Die radiologischen Befunde eines Nierenlymphoms hängen ab vom Mechanismus der Nierenbeteiligung. Am häufigsten findet sich eine direkte Invasion einer retroperitonealen Raumforderung in den Nierensinus, die von multiplen Knoten im Nierenparenchym gefolgt wird. Andere Manifestationen eines Nierenlymphoms sind solitäre Raumforderungen, eine diffuse Vergrößerung der Nieren infolge einer diffusen Infiltration und eine perirenale Raumforderung. Mit allen Schnittbildverfahren stellen sich Lymphommanifestationen charakteristischerweise homogen dar. Sie reichern wenig Kontrastmittel an. Im Ultraschall sind die Raumforderungen echoarm

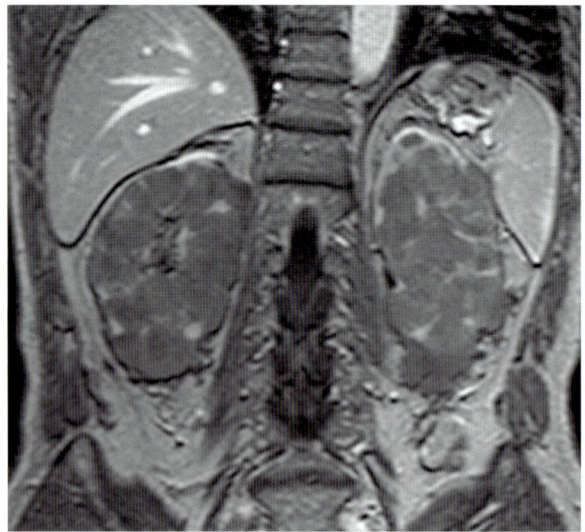

Abb. 2.44. Lymphombefall beider Nieren. In den koronaren fettgesättigten T1-gewichteten Sequenzen nach Gadolinium-Gabe zeigen sich beide Nieren bei diffuser Lymphominfiltration deutlich vergrößert. Nur sehr spärliche Kontrastmittelanreicherung

mit geringer dorsaler Schallverstärkung. In Einzelfällen ist die Echogenität des Lymphoms sehr niedrig, und der Befund wird rasch als zystische Läsion fehlgedeutet.

Nierentumoren im Kindesalter

Nierentumoren im Kindesalter sind in aller Regel (>90%) Tumoren aus der Nephroblastomgruppe (Wilms-Tumoren), die verschiedene histologische, aber bildgebend nicht differenzierbare Subtypen beinhaltet. Andere seltene Tumoren sind das Klarzellsarkom, der Rhabdoidtumor, der multilokuläre zystische Nierentumor, das mesoblastische Nephrom, das Nierenzellkarzinom und das Lymphom.

Wilms-Tumor (Nephroblastom)

In Deutschland wird für das *Nephroblastom* eine Inzidenz von etwa 0,9 Erkrankungen auf 100.000 Kin-

der unter 15 Jahren angegeben. 90% dieser Tumoren treten in den ersten 6 Lebensjahren auf. Bei Jugendlichen über 16 Jahren ist der Tumor sehr selten. Die Eltern kommen meist wegen eines tastbaren Tumors oder dem aufgefallenen zugenommenen Bauchumfang zum Arzt.

Etwa 15% der Patienten mit Wilms-Tumor haben assoziierte Syndrome oder renale Anomalien. Eine erhöhte Inzidenz ist bekannt bei Kindern mit Nephroblastomatose, Hemihypertrophie, sporadischer Aniridie, Beckwith-Wiedemann-Syndrom, Dresch-Syndrom (männlicher Pseudohermaphroditismus, progressiver Glomerulonephritis und Wilms-Tumor), WAGR-Syndrom (*W*ilms-Tumor, *A*niridie, *g*enitourorenale Anomalien und geistige *R*etardierung), Chromosomenanomalien und urogenitalen Anomalien wie Hufeisenniere, Kryptorchismus und Hypospadie.

Der Wilms-Tumor tritt bei 4–13% aller Patienten bilateral auf. Auch wenn die meisten bilateralen Tumoren synchron auftreten, kommen metachrone Tumormanifestationen vor. Beidseitige Tumoren sind assoziiert mit einer höheren Inzidenz einer Nephroblastomatose, einer höheren Inzidenz kongenitaler Anomalien oder Syndrome und einem früheren Erkrankungsalter verglichen mit dem einseitigen Wilms-Tumor.

Der dysontogenetische Tumor ist grobknotig, knollig und relativ gut abgegrenzt. Das Nierenparenchym und das Nierenbeckenkelchsystem sind durch den Tumor abgedrängt. Tumoreinblutungen und zentrale Nekrosen sind üblich. In 10% aller Patienten liegen Lymphknotenmetastasen vor. Bei 10–12% treten Lungenmetastasen auf. In weniger als 1% werden Lebermetastasen gefunden (Tabelle 2.16).

> **CAVE** ❗ Im Gegensatz zum Neuroblastom ist die präoperative Biopsie des Nephroblastoms wegen der Gefahr einer peritonealen Aussaat und von Implantationsmetastasen obsolet.

Die präoperative Chemotherapie, mit dem Ziel der präoperativen Tumorverkleinerung und der Verrin-

Tabelle 2.16. Stadieneinteilung der National Wilms Tumor Study (USA)

Stadium	Kriterien
Stadium I	Tumor auf die Niere beschränkt und vollständig entfernt (Oberfläche der Kapsel intakt, keine Ruptur bei der Entfernung, keine Tumorresiduen nach Exstirpation)
Stadium II	Tumorausdehnung über die Niere hinaus, aber vollständige Exstirpation möglich IIa ohne paraaortalen Lymphknotenbefall IIb mit paraaortalem Lymphknotenbefall
Stadium III	Nichthämatogener Residualtumor im Abdomen; intraoperative oder frühere Tumorruptur, peritoneale Tumorzellaussaat; infiltrierte Lymphknoten außerhalb der paraaortalen (IIb) Lymphonoduli; Tumor nicht komplett entfernt wegen lokaler Ausdehnung in vital bedeutsame Strukturen
Stadium IV	Hämatogene Fernmetastasen, vor allem in der Lunge
Stadium V	Bilateraler Wilms-Tumor (syn- oder metachron)

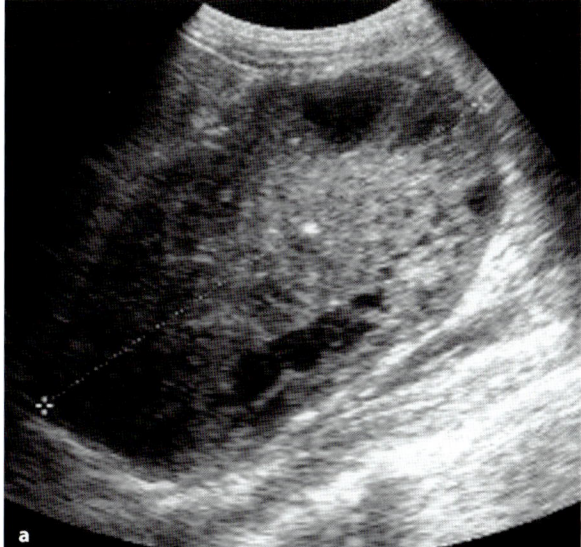

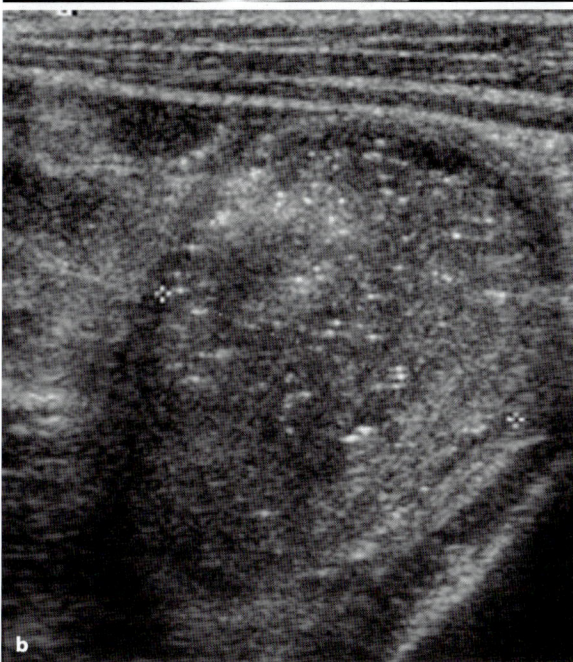

Abb. 2.45 a, b. Großer Wilms-Tumor rechts. Sonographisch große echoinhomogene Raumforderung am kranialen Pol der rechten Niere

gerung des Operationsrisikos, wird nur anhand bild-morphologischer Kriterien eingeleitet. Die Bildge-bung, insbesondere die MRT trägt entscheidend zur präoperativen Diagnosestellung bei.

■ **Radiologische Diagnostik.** Die *Sonographie* als ini-tiale Untersuchung zeigt das Nephroblastom als große (Durchmesser meist > 5 cm), solide, intrarena-le, die Nierenkontur vorwölbende Raumforderung mit heterogener Echogenität. Die Grenzfläche von

Tumor und Niere ist üblicherweise durch eine Pseudokapsel (komprimiertes normales Nierenge-webe) scharf definiert. Tumornekrose oder Muzin-deposit führen zu echoarmen oder zystischen Läsio-nen, Fett oder Verkalkungen können zu echoreichen Bereichen innerhalb der Raumforderung beitragen (Abb. 2.45 a, b). Die kontralaterale Niere muss sorg-fältig auf synchrone Tumoren oder begleitende kon-genitale Anomalien geprüft werden.

Das Tumorstaging und das Screening von Kindern mit erhöhtem Nephroblastomrisiko erfolgt in den meisten kinderonkologischen Zentren mittels MRT, gelegentlich auch durch eine CT. In beiden Schnitt-bildverfahren ist das Erscheinungsbild von Wilms-Tumoren unspezifisch: die inhomogenen, aber glatt begrenzten Tumore zeigen eine unregelmäßige Kon-trastmittelanreicherung. Zu achten ist insbesondere auf eine multifokale Nierenbeteiligung und eine Tumorinfiltration in die Nierenvene. Bei CT-Untersu-chungen ist eine ausreichende Gefäßkontrastierung entscheidend, um die vollständige Ausdehnung eines möglichen Tumorthrombus ggf. bis in die V. cava inferior oder bis in den rechten Vorhof zu erfassen (Abb. 2.46 a – c, Abb. 2.47).

Differenzialdiagnose:

● *Neuroblastom*: bei jedem Tumor am Oberpol in Erwägung zu ziehen – Unterscheidungskriterien:
  ▼ Destruktion des Nierenbeckens (Nephroblas-tom) oder Verdrängung der gesamten Niere (Neuroblastom), also ist der Tumor intra- oder extrarenal?
  ▼ Liegen ausgeprägte Verkalkungen vor (dann eher Neuroblastom)?
  ▼ Ummauert der Tumor die großen Gefäße und wächst infiltrierend (Neuroblastom) oder kap-selartige Begrenzung (Nephroblastom)?

Sollte ein extrarenaler Ursprung nicht ausgeschlos-sen werden können, muss vor Therapiebeginn ein MIBG-Szintigramm und evtl. eine Knochenmark-punktion durchgeführt werden.

● *Nephroblastomatose* (s. unten),
● *Nierenzellkarzinom* (bei Kindern sehr selten – mit zunehmenden Lebensalter relativ häufiger).

Nephroblastomatose

Die Nephroblastomatose (NB) gilt als Präkanzerose des Wilms-Tumors, entsteht aus persistierendem me-tanephrogenem Blastem und ist syndromassoziiert. Es wird die *perilobäre* (diffus/multifokal) von der *intralobären Form* unterschieden. Nephroblasto-toseherde können bis in das Kleinkindes- oder Kin-desalter persistieren und bilden sich dann typischer-weise zurück. In einigen Fällen ist jedoch die Trans-formation zum Wilms-Tumor möglich, die dann zuverlässig diagnostiziert werden muß. Nephroblas-

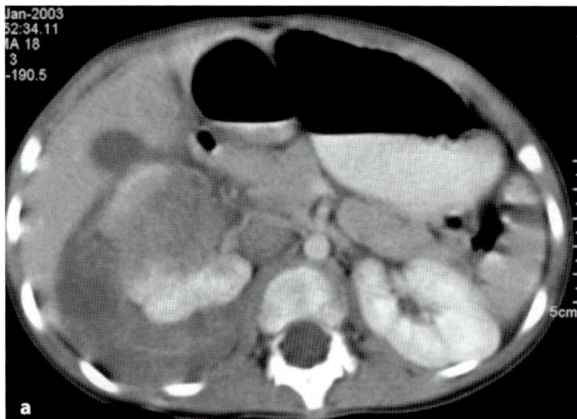

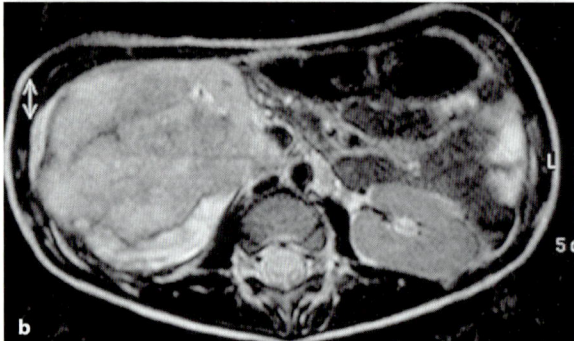

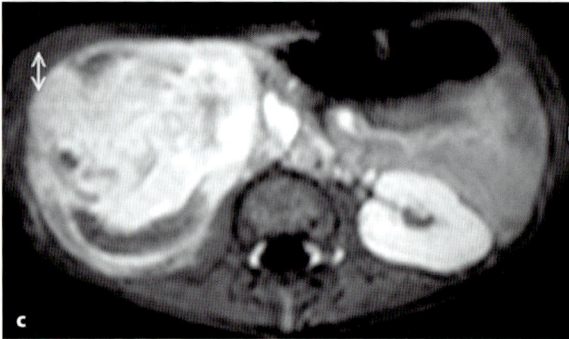

Abb. 2.46 a–c. Großer Wilms-Tumor rechts (derselbe Patient wie in Abb. 2.45 a, b). **a** In der axialen CT zeigen sich Tumornekrosen sowie eine inhomogene Kontrastmittelanreicherung. Zusätzlich findet sich eine peritumorale Einblutung. **b** In der axialen T2-gewichteten Sequenz zeigt der Tumor ein nahezu isointenses Signalverhalten im Vergleich zur kontralateralen Niere. Die peritumorale Einblutung stellt sich hyperintens dar. **c** In den fettgesättigten T1-gewichteten Sequenzen nach Gadolinium-Gabe zeigt sich ein inhomogenes Kontrastmittelenhancement. Das peritumorale Blut kommt als hypointenser Randsaum in den dorsalen Abschnitten zur Darstellung

tomatoseherde werde zufällig bei 1% aller Kinder, bei vorliegendem Wilms-Tumor in bis zu 40% und bei bilateralem Wilms-Tumor in bis zu 99% gefunden. Aus therapeutischen Gründen – die Nephroblastomatose wird im Gegensatz zum Wilms-Tumor nur chemotherapiert – ist die Differenzierung beider Entitäten wichtig.

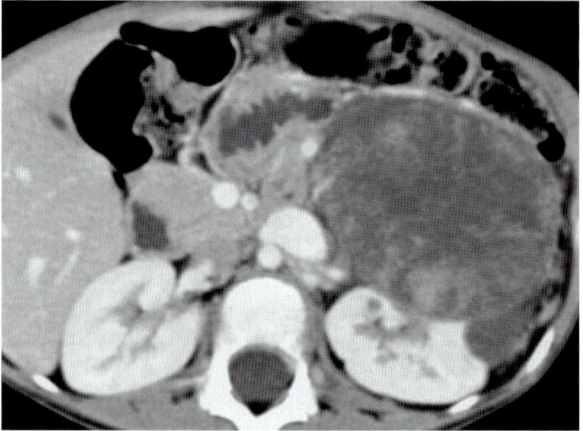

Abb. 2.47. Großer linksseitiger Wilms-Tumor. Ausgedehnte Raumforderung im linken Mittelbauch, die ihren Ausgang von der linken Niere nimmt. Die Läsion ist hypodens und reichert nur diskret und inhomogen Kontrastmittel an

Eine Biopsie von Nephroblastomatoseherden verbietet sich, da das mikroskopische Erscheinungsbild von hyperplastischen Nephroblastomatoseherden nicht vom Wilms-Tumor differenziert und aufgrund der kleinen, oft multiplen Herde aussagefähige Biopsate nicht gewonnen werden können.

> **Merke** ⚠ Die Differenzierung zwischen Nephroblastomatoseherd und Transformation zum Wilms-Tumor erfolgt deshalb ausschließlich anhand bildmorphologischer Kriterien.

Bildgebend kann man nur makroskopische nephrogene Reste nachweisen. Nach Kontrastmittelgabe zeigt sich computer- wie magnetresonanztomographisch bei der Nephroblastomastose kortikal betonte Areale verminderter Kontrastmittelaufnahme, die miteinander konfluieren können (Abb. 2.48 a–c, Abb. 2.49 a, b). Die Größe variiert von wenigen Millimetern bis zu mehreren Zentimetern. Transformierte Nephroblastomatoseherde zeigen typischerweise Größenzunahme, Formänderung und eine neu auftretende Inhomogenität nach Kontrastmittelgabe im Gegensatz zur homogenen, größen- und formkonstanten Nephroblastomatose. Als sensitivstes Diagnosekriterium gilt dabei der Wandel von Homogenität der Nephroblastomatose zur Heterogenität des Wilms-Tumors nach Kontrastmittelgabe. Im Ultraschall findet man bei der diffusen Nephroblastomatose vergrößerte Nieren mit diffus herabgesetzter Echogenität.

Die wichtigsten *Differenzialdiagnosen* sind der Lymphombefall der Nieren und das Nephroblastom. Dabei liegen beim Lymphombefall im Gegensatz zur Nephroblastomatose weitere Organmanifestationen vor bzw. wird die Niere durch retroperitoneale Lymphommassen infiltriert.

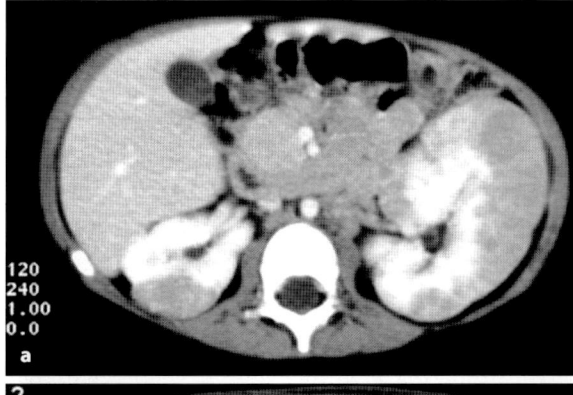

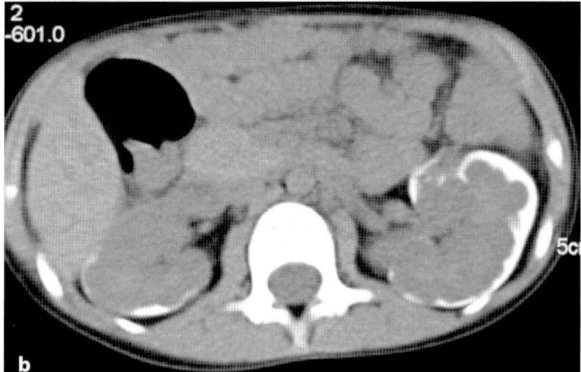

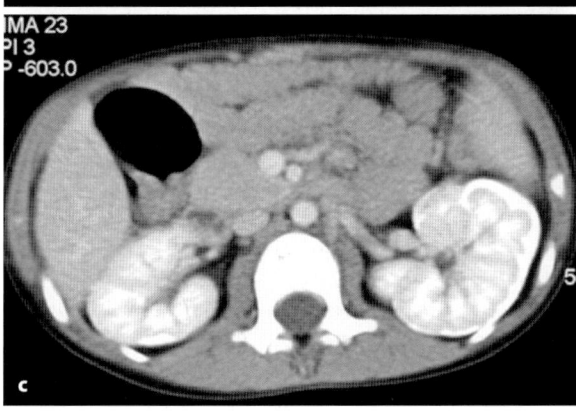

Abb. 2.48 a – c. Beidseitige Nephroblastomatose im Verlauf. **a** Axiale CT nach i. v. Kontrastmittelgabe. Man erkennt die ausgedehnten, kortikal betonten Areale verminderter Kontrastmittelaufnahme, die hypodens imponieren. **b** Im Verlauf finden sich 3 Jahre später unter Therapie in der nativen CT deutliche kortikale Verkalkungen. **c** Nach Kontrastmittelgabe reichern beide Nieren relativ homogen an. Die linke Niere ist immer noch vergrößert

Klarzellsarkom

Das Klarzellsarkom, ursprünglich als hoch aggressive Variante des Wilms-Tumors angesehen, wird nun als getrennte Entität eingeordnet. Man spricht auch von dem *knochenmetastasierenden Nierentumor der Kindheit*. Der Tumor macht 4% aller renaler Raumforderungen der Kindheit aus und hat eine Prädilektion für Jungen. Die Prognose ist schlechter als beim

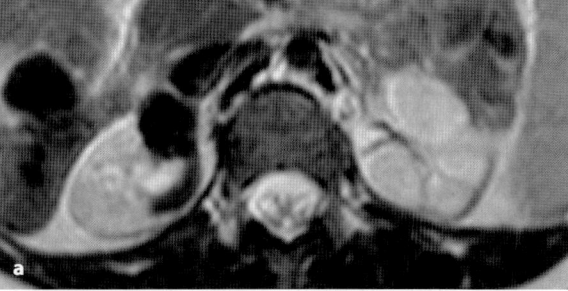

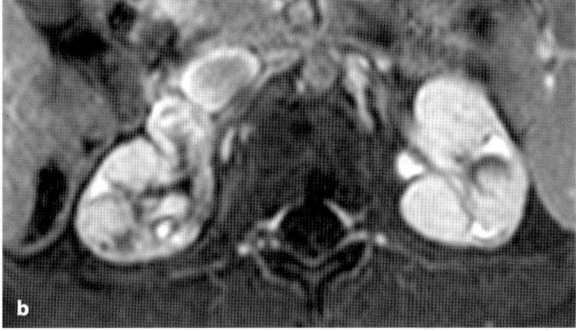

Abb. 2.49 a, b. MRT bei Nephroblastomatose. **a** Die Nephroblastomatoseherde zeigen sich in der T2-gewichteten Sequenz weitgehend isointens zum umgebenden Nierengewebe. **b** In der T1-gewichteten fettunterdrückten Sequenz nach Gadolinium-Gabe etwas inhomogene Anreicherung. Kräftige rechte Nierenvene

Wilms-Tumor. Die Entität hat keine Assoziation mit der Nephroblastomastose oder somatischen Abnormalitäten wie der sporadischen Aniridie oder Hemihypertrophie.

Es gibt keine spezifischen bildgebenden Aspekte, um das Klarzellsarkom sicher vom Wilms-Tumor zu differenzieren. Typischerweise handelt es sich um eine solide Raumforderung mit unterschiedlichen Anteilen zystischer Nekrose und in bis zu 25% Kalzifikationen. Wegen der hohen Inzidenz von Skelettmetastasen ist auf Knochenveränderungen zu achten und eine ergänzende Knochenszintigraphie indiziert.

Rhabdoidtumor

Der Rhabdoidtumor der Niere ist der aggressivste Nierentumor im Kindesalter. Er manifestiert sich meistens im frühen Kindesalter, kann aber bereits pränatal diagnostiziert werden. Die Prognose ist schlecht, da der Tumor bei vielen Patienten bereits zum Diagnosezeitpunkt metastasiert hat. Der Rhabdoidtumor ist einzigartig unter den Nierentumoren aufgrund seiner signifikanten Assoziation mit der syn- oder metachronen Entwicklung primärer Hirntumoren, insbesondere der hinteren Schädelgrube (Medulloblastom, Ependymom, Gliom, primitiv neuroektodermalem Tumor). Darüber hinaus metastasiert der Rhabdoidtumor häufig ins Gehirn.

Radiologisch kann auch der Rhabdoidtumor nicht sicher vom Wilms-Tumor differenziert werden. Eine lobulierte Tumoroberfläche, Kalzifikationen in einzelnen Tumorknoten, eine subkapsuläre Flüssigkeitsansammlung oder ein Hämatom werden gefunden. Eine Invasion in die Nierenvene ist häufig. Der Tumor metastasiert häufig in die retroperitonealen Lymphknoten, die Lunge, die Leber, das Gehirn und den Knochen.

Leukämie

Obwohl die Leukämie die häufigste maligne Erkrankung in der Kindheit darstellt, ist eine Nierenbeteiligung nur selten nachzuweisen. Eine leukämische Beteiligung der Nieren ist bei lymphozytischen Formen häufiger als bei granulozytischen Formen. Die Nieren sind symmetrisch vergrößert. Die Kelchstruktur ist gestört. Die kortikomedulläre Differenzierung geht verloren oder ist vermindert. Selten stellt sich eine renale Beteiligung als fokale Raumforderung oder in Form multipler Knoten dar.

2.1.8
Nierenzysten und zystische Nierenerkrankungen

Eine allgemein akzeptierte Klassifikation zystischer Nierenläsionen und zystischer Nierenerkrankungen existiert nicht. Hartman hat 1989 in der Praxis sinnvoll anwendbare Einteilungen nach morphologischen und ätiologischen Faktoren vorgeschlagen (Tabelle 2.17, Tabelle 2.18). Auf der Basis der Anamnese und des bildgebenden Befundes ist in der Regel eine Diagnose zu stellen, allerdings kann insbesondere die Differenzierung benigner von malignen Läsionen schwierig sein.

Nierenzysten

Nierenzysten sind ein häufiger Zufallsbefund ohne Krankheitswert (> 50% der Patienten über 50 Jahren). Zysten treten oft multipel auf. Sie können parenchymatös oder parapelvin lokalisiert sein und erhebliche Größen entwickeln. Komplizierte Zysten entstehen durch Superinfektion oder durch Einblu-

Tabelle 2.17. Klassifikation zystischer Nierenläsionen. (Nach Hartman 1989)

Nierenzyste	Einfache
	Komplizierte
	Peri-/parapelvine Zyste
Kelch-/Nierenbeckendivertikel	
Tumoren	Zystisches Nierenzellkarzinom
	Multilokuläres zystisches Nephrom
	Zystisches, partiell differenziertes Nephroblastom
	Zystischer Wilms-Tumor
	Andere Erkrankungen mit Nekrose
Infektiöse Erkrankungen	Echinokokkus
	Abszess
	Xanthogranulomatöse Pyelonephritis
	Tuberkulose
Traumatische Läsionen	Organisiertes/verflüssigtes Hämatom
	Para-/perirenales Urinom
Vaskuläre Läsionen	Arteriovenöse Malformationen, Aneurysma, Lymphangiom

Tabelle 2.18. Klassifikation zystischer Nierenerkrankungen. (Nach Hartman 1989)

Nierenzyste	Einfach, kompliziert, atypisch
Zystische Niererkrankungen in Assoziation mit multiplen Nierentumoren	Erworbene Nierenzysten bei Niereninsuffizienz und Dialyse
	Von-Hippel-Lindau-Syndrom
	Tuberöse Sklerose
Polyzystische Nierenerkrankung	Infantile Form (autosomal-rezessiv)
	Erwachsenenform (autosomal-dominant)
Zystische Erkrankungen des Nierenmarks	Markschwammniere
	Juvenile Nephronophtise/medulläre zystische Nierendegeneration
Multizystische Nierendysplasie	Pelvoinfundibuläre Atresie
	Hydronephrotische multizystische Nieren
Zysten im Sinus renalis	Peri-/parapelvine Zyste
Andere zystische Nierenerkrankungen	Plurizystische Nierenerkrankung
	Glomerulozytsische Nierenerkrankung
	Mikrozystische Nierenerkrankung

tung. Während die Mehrzahl der unkomplizierten Zysten kein diagnostisches Problem darstellt, können komplizierte Zysten bei der Abgrenzung gegenüber Tumoren erhebliche Probleme bereiten.

Einfache Zyste

Die einfache Nierenzyste ist die häufigste Raumforderung bei Erwachsenen (ungefähr 60 % aller renaler Raumforderungen). Nierenzysten entstehen am häufigsten im Bereich der Nierenrinde, seltener im Nierenmark. Die Häufigkeit steigt mit dem Alter an, sodass man annimmt, dass es sich um erworbene Läsionen handelt. Die Pathogenese ist aber nicht eindeutig geklärt.

Einfache Zysten enthalten klare Flüssigkeit und werden durch eine dünne Epithelschicht abgegrenzt. Bildgebend ist die Diagnose durch den Nachweis einer scharf begrenzten Läsion mit wasserähnlichem Inhalt und einer sehr dünnen Wand eindeutig zu stellen.

Die Sonographie erlaubt eine sichere und ökonomisch sinnvolle Diagnose der häufigen einfachen Zyste. Die einfache Zyste stellt sich als runde, scharf begrenzte, echofreie Raumforderung mit einer scharfen Grenzfläche zum normalen Parenchym und zur dorsalen Schallverstärkung dar (Abb. 2.50). Computertomographisch ist eine Nierenzyste eine runde Läsion mit zentralen Dichtewerten < 20 HE, dünner Wand und fehlender Kontrastmittelaufnahme (< 10 HE beim Vergleich nativ und nach Kontrastmittelgabe – identische Untersuchungstechnik!). Einige Zysten können jedoch einen artifiziellen Dichteanstieg nach Kontrastmittelgabe aufweisen, das so genannte Pseudoenhancement. Mit steigender Schichtkollimation und steigendem Dichtewert der Zysten-Umgebung steigt die gemessene Dichte in der Zyste selbst an. Eine Kollimation > 5 mm und eine Umgebungsdichte von mehr als 240 HE gilt als kritisch. Wahrscheinlich ist das Ausmaß der Kontrastmittelanreicherung im umgebenden normalen Nierengewebe am wichtigsten für den Einfluss des Pseudoenhancements, das bei der Einzeilen-Spiral-CT geringer ausgeprägt auftritt als bei der Multidetektor-Spiral-CT. Außerdem hängt es von der Art des verwendeten Detektors und damit auch vom Hersteller ab.

Magnetresonanztomographisch sind einfache Zysten im T1-gewichteten Bild homogen hypointens, im T2-gewichteten Bild hyperintens.

Komplizierte Zysten

Eine einfache Zyste kann durch eine Einblutung oder eine Infektion zur komplizierten Zyste werden. Komplizierte Zysten können Septierungen, Kalzifikationen, verdickte Wände und einen verändertem Zysteninhalt aufweisen. Die Septen können sowohl sono-

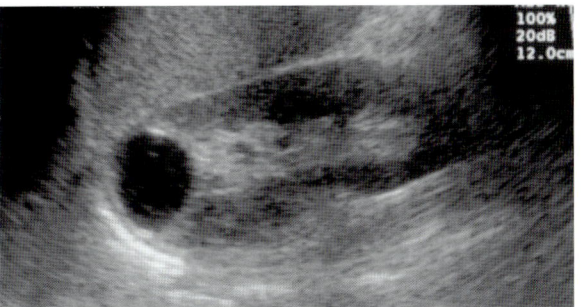

Abb. 2.50. Einfache Nierenzyste. Sonographisch imponiert die einfache Nierenzyste als echoarme, glatt begrenzte Struktur mit dorsaler Schallverstärkung

graphisch wie auch besser in der CT oder MRT beurteilt werden. Dünne, gleichmäßige Septen sprechen für eine benigne Zyste, während irreguläre Verdickungen der Septen oder solide Knoten auf einen malignen Prozess hinweisen. Häufig treten dystrophe Wandverkalkungen auf. Als hyperdense Zyste beschreibt man eine Zyste, die in der nativen CT Dichtewerte über 20 HE aufweist. Am häufigsten handelt es sich um eingeblutete Zysten; vergleichbare Befunde treten aber auch beim Nierenzellkarzinom auf (Abb. 2.51 a, b).

Milchzysten entstehen durch kalzifizierten Zelldetritus, der in der Zystenflüssigkeit schwimmt und zu einer Spiegelbildung führt. Der Befund ist am häufigsten bei Kelchdivertikeln, aber auch bei einfachen Zysten zu beobachten. Die MRT ist besonders hilfreich bei der weiteren Differenzierung komplizierter Zysten.

Morton A. Bosniak hat zur Dignitätseinordnung zystischer Veränderungen eine Klassifikation in 4 Gruppen vorgeschlagen, die ursprünglich für die CT erarbeitet wurde. Diese Einteilung lässt sich jedoch modifiziert auch in der sonographischen und magnetresonanztomographischen Beurteilung anwenden. Bosniak unterscheidet 4 Kategorien, die eine nachvollziehbare Einordnung der Dignität erlauben und anhand derer eine Entscheidung zwischen weiteren Kontrolluntersuchungen und der Notwendigkeit einer histologischen Sicherung zu treffen ist (Tabelle 2.19).

- *Kategorie I* umfasst die einfache Zyste mit den klassischen bildgebenden Kriterien der unkomplizierten Zyste: eine runde, gut umschriebene homogene Läsion mit flüssigkeitsäquivalenten Dichtewerten unter 20 HE, fehlender Verkalkung und Kontrastmittelaufnahme.
- *Kategorie II* beinhaltet gering komplizierte Zysten mit diskreten Wandverdickungen, Wandverkalkungen und Septen dünner als 1 mm. Auch diese

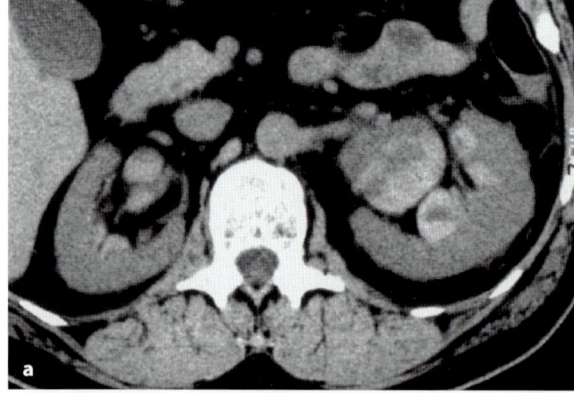

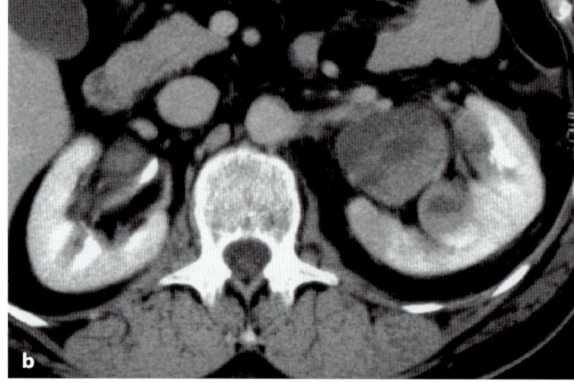

Abb. 2.51 a, b. Eingeblutete Nierenzysten. **a** Auf der nativen axialen CT-Schicht finden sich beidseits sowohl kortikale als auch parapelvine Zysten, die nativ hyperdens imponieren. **b** Diese entsprechen eingebluteten Zysten, da sie nach Kontrastmittelgabe kein Enhancement zeigen. Der Patient war unter Marcumar-Behandlung

Läsionen müssen weder histologisch gesichert noch verlaufskontrolliert werden. Das System wurde erweitert um die Klasse 2 F, die zystische Läsionen beinhaltet, die primär als benigne eingeordnet werden, jedoch einzelne suspekte Befunde enthalten. Läsionen dieser Kategorie sollten bildgebend verlaufskontrolliert werden.

- *Kategorie III* beinhaltet stärker komplizierte Zysten mit zahlreichen verdickten Septen, Zystenwänden und irregulären Wandverkalkungen. Bei diesen Befunden besteht die Indikation zur operativen Exploration in Abhängigkeit vom Lebensalter und dem Allgemeinzustand des Patienten.
- *Kategorie IV* umschließt alle Läsionen mit eindeutigen Malignitätskriterien.

Im klinischen Alltag hat sich die Bosniak-Klassifikation bewährt, auch wenn in verschiedenen Studien eine nicht unerhebliche Interobservervariabilität hinsichtlich der Klassifizierung der Läsionen nachgewiesen wurde. Hauptziel der Diagnostik sollte sein, operative Eingriffe bei Zysten der Kategorie II zu vermeiden und diese von Zysten der Kategorie III bzw. IV zu differenzieren, die eine operative Abklärung benötigen.

In der Abklärung zystischer Nierenläsionen ist die Sonographie die Untersuchungsmodalität der Wahl, die bei Verdacht auf eine komplizierte Zyste oder einen zystischen Tumor durch eine mehrphasige kontrastverstärkte Spiral-CT oder MRT ergänzt wird.

Tabelle 2.19. Radiologische Einteilung von Nierenzysten nach Bosniak

Kategorie	Bezeichnung	Kennzeichen	Beurteilung
I	Einfach	Keine Septen Keine Verkalkungen Keine KM-Anreicherung	Benigne
II	Leicht kompliziert	Wenige haardünne Septen Minimale Verdickungen möglich Einzelne Verkalkungen möglich Keine oder minimale KM-Anreicherung	Benigne
II F	Moderat kompliziert	Erhöhte Anzahl dünner Septen Minimale Verdickungen der Septen/Wand Erhöhte Zahl an Verkalkungen (teils verdickt oder nodulär) Keine oder minimale KM-Anreicherung	Wahrscheinlich benigne Verlaufskontrollen erforderlich
III	Kompliziert, Unklare Dignität	Irregulär begrenzte Wand/Septen mit fokalen Verdichtungen, Verkalkungen in unterschiedlicher Zahl, Konfiguration KM-Anreicherung	Potenziell maligne, Histologische Sicherung erforderlich
IV	Maligne	Irregulär verdickte Wand/Septen mit deutlicher KM-Anreicherung Solide Komponente kann dominieren Verkalkungen in unterschiedlicher Zahl, Konfiguration	Maligne

Zystische Nierenerkrankungen

Autosomal-dominante polyzystische Nierenerkrankung

Die *Erwachsenenform der polyzystischen Nierenerkrankung* ist eine der häufigsten monogenetisch determinierten Erbkrankheiten. Der klassische bildgebende Befund sind massiv vergrößerte Nieren, die von unzähligen Zysten durchsetzt sind. Etwa 10 % aller dialysepflichtigen Patienten haben eine autosomal-dominante polyzystische Nierenerkrankung (ADPNE) als Grunderkrankung. Die zystischen Manifestationen schließen neben den Nieren (100 %) die Leber (75 %), das Pankreas (10 %), aber auch andere Organe wie die Schilddrüse, die Ovarien und die Testes ein. Nichtzystische Manifestationen sind Herzklappenfehler (26 %), Hernien (25 %), Kolondivertikel und intrakranielle Aneurysmata (5 – 10 %). Genetisch werden bei der Erwachsenenform 3 Genloci unterschieden:

- ADPNE1: kurzer Arm des Chromosom 16 (90 %),
- ADPNE2: langer Arm des Chromosom 4 (10 %) und
- ein dritter Typ, dessen Genlocus noch unbekannt ist.

Die Krankheit zeigt eine sehr variable Expressivität. Obwohl man von einem Krankheitsbeginn in utero ausgehen muss, manifestiert sich die ADPNE meist erst zwischen dem 30. und 60. Lebensjahr, oft durch abdominelle Schmerzen, Hämaturie und/oder eine arterielle Hypertonie. Sie verläuft mit fortschreitendem Lebensalter progredient. Häufig sind die Befunde asymmetrisch ausgeprägt, es sind jedoch immer beide Nieren befallen. Im Verlauf der Erkrankung wird das gesamte Nierenparenchym zunehmend mit Zysten durchsetzt, bis schließlich eine Niereninsuffizienz eintritt. Einblutungen sind häufig, ebenfalls Wandverkalkungen. Nicht selten kommt es auch zu Infizierungen einzelner Zysten. Das zeitgleiche Auftreten von Leberzysten macht die Diagnose einer ADPNE sehr wahrscheinlich.

Der Verdacht auf eine adulte Form der polyzystischen Nierenerkrankung sollte bei folgenden Kriterien geäußert werden:

- 2 oder mehr Zysten in jeder Niere bei Erwachsenen im Alter < 30 Jahren,
- 3 oder mehr Zysten in jeder Niere bei Erwachsenen im Alter von 30 – 59 Jahren,
- 4 oder mehr Zysten in jeder Niere bei Erwachsenen im Alter > 60 Jahren.

■ **Radiologische Diagnostik.** *Computertomographisch* lassen sich nativ häufig eingeblutete Zysten nachweisen. Nach Kontrastmittelgabe lässt sich das intakte Nierenparenchym gegenüber den Zysten abgrenzen. Komplikationen sind im fortgeschrittenen Stadium der Erkrankung perinephritische und pararenale Abszesse. Aufgrund der extrem veränderten Anatomie ist die Detektion von malignen Veränderungen in den polyzystischen Nieren schwierig. Eine erhöhte Inzidenz von Nierenzellkarzinomen ist bei dieser Erkrankung jedoch nicht bekannt.

Die *MRT* bietet sich aufgrund der fehlenden Strahlenexposition zur Verlaufskontrolle der oft jüngeren Patienten an. Die Zysten zeigen aufgrund der häufig aufgetretenen Einblutungen häufig eine variable Signalintensität. Untersuchungstechnisch ist auch in der MRT die Kontrastmittelgabe zum Nachweis von noch erhaltenem Nierenparenchym sowie zur Detektion pathologischen Kontrastmittelenhancements notwendig.

Bildgebend finden sich im fortgeschrittenen Stadium im *Ausscheidungsurogramm* vergrößerte Nieren, das Kelchsystem weist Distorsionen auf. Nicht selten besteht eine Verbindung zwischen Zysten und dem Nierenbecken, sodass zystische Strukturen im Ausscheidungsurogramm kontrastiert werden.

Differenzialdiagnose:

- erworbene Form der zystischen Nierenerkrankung nach langjähriger Dialyse,
- multiple einfache Nierenzysten (zählbar im Gegensatz zu den Zysten bei der ADPNE!).

Autosomal-rezessive polyzytische Nierenerkrankung

Definition ▽   Die autosomal-rezessive polyzystische Nierenerkrankung, auch als *infantile polyzystische Nierenerkrankung* bekannt, ist durch eine Dilatation der Sammelröhrchen in den Nieren und eine periportale Leberfibrose charakterisiert (Potter Typ I).

Das Ausmaß der Abnormalitäten an den beteiligten Organen verhält sich invers proportional: Während bei der vorgeburtlichen oder infantilen Form durch die Nierenbeteiligung die Niereninsuffizienz bei gleichzeitig minimalen Leberveränderungen im Vordergrund steht, stellen bei Jugendlichen die kongenitale hepatische Fibrose und die damit assoziierte portale Hypertension sowie Ösophagusvarizenblutungen das Hauptproblem dar.

Die Erkrankung kann bereits pränatal mittels Ultraschall diagnostiziert werden. Die Erkrankung zeichnet sich durch multiple 1 – 2 mm große Zysten aus, wobei die Nieren massiv vergrößert sind. Aufgrund der hohen Anzahl der Grenzflächen der vielen kleinen Zysten resultieren beidseits vermehrt echogene und vergrößerte Nieren mit fehlender kortiko-

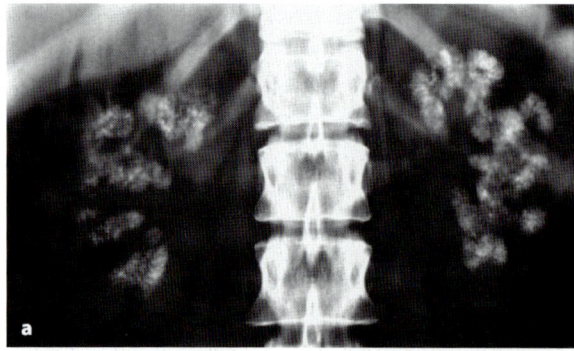

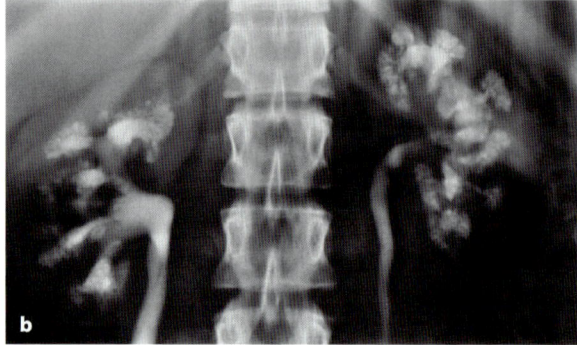

Abb. 2.52 a, b. Markschwammniere beidseits. **a** In der nativen Übersichtsaufnahme erkennt man die ausgedehnten pinselartigen Verkalkungen entlang den pyramidalen Sammelröhren. **b** Nach Kontrastmittelgabe imponieren die Nierenbecken-kelchsysteme weitgehend regelrecht

medullärer Differenzierung. Oft sind die teilweise sehr kleinen Zysten sonographisch nicht zu identifizieren. Häufig kann die Diagnose über eine positive Familienanamnese gesichert werden.

Computertomographisch findet man vergrößerte Nieren mit wasseräquivalenten Dichtewerten nativ und eine radiäre Streifung des Parenchyms nach Kontrastmittelgabe. Magnetresonanztomographisch zeigen die vergrößerten Nieren im T2-gewichteten Bild ein hohes Signal.

Zystische Erkrankungen des Nierenmarks
Zysten im Nierenmark kommen einerseits bei der so genannten *Markschwammniere* (Abb. 2.52 a, b), andererseits bei der so genannten *medullären zystischen Nierenerkrankung* vor:

> **Definition** Eine *Markschwammniere* ist charakterisiert durch multiple kleine zystische Höhlenbildungen bzw. tubuläre Ektasien, die eine Dilatation des terminalen Anteils des Sammelröhrensystems repräsentieren.

Diese Zysten sind begrenzt auf den papillären Anteil der Pyramide innerhalb des Nierenmarks. Die Zysten können auf eine Einzelpyramide oder ein Segment begrenzt sein. In der Regel sind allerdings beide Nieren beteiligt. In den beteiligten Zysten werden Fibrose und ein Entzündungsprozess beobachtet. In anderen Organen fehlen Zystenbildungen.

Das führende bildgebende Verfahren ist die AUG oder die kontrastmittelverstärkte CT, die eine pinselartige Darstellung der dilatierten kontrastmittelangefärbten pyramidalen Sammelröhren zeigt. Vor Kontrastmittelgabe findet sich entweder ein Normalbefund oder eine Nephrokalzinose oder eine Nephrolithiasis. Bei sehr ausgeprägter Erkrankung beobachtet man eine Kontrastmittelanreicherung außerhalb des Calix innerhalb der Papille bzw. ggf. kleine Abszessbildungen. Magnetresonanztomographisch ist die Erkrankung aufgrund des fehlenden Kalziumnachweises schwieriger zu diagnostizieren.

> **Definition** Bei der *medullären zystischen Nierenerkrankung* finden sich neben medullären Zysten eine progrediente tubuläre Atrophie und eine Niereninsuffizienz.

Man unterscheidet eine mutmaßlich autosomal-dominant vererbbare Erwachsenenform von einer autosomal-rezessiv vererbten jugendlichen Form (juvenile Nephronoptise). Im fortgeschrittenen Stadium sind die Nieren verkleinert mit Nachweis kleiner Markzysten.

Multizystische Nierendysplasie
Die multizytische Nierendysplasie entsteht durch eine intrauterine Obstruktion. Man findet ein Konglomerat unterschiedlich großer Zysten mit wenig oder fehlendem Nierenparenchym, wobei eine *pelviatretische* und eine *hydronephrotische Form* unterschieden werden.

Bei der ersten Form resultiert aus einer Atresie des Ureters oder Nierenbeckens während der frühen Nephrogenese eine funktionslose Niere (Potter Typ II). Die hydronephrotische Form (Potter Typ IV) resultiert hingegen aus einer schweren, aber inkompletten Obstruktion. Beide Formen werden heute pränatal entdeckt und postnatal bestätigt. Sonographisch zeigen sich große Zysten, die nicht miteinander kommunizieren.

Erworbene zystische Nierenerkrankung

> **Definition** Als erworbene zystische Nierenerkrankung definiert man die Entwicklung multipler bilateraler Nierenzysten bei Patienten im Endstadium einer Nierenerkrankung bzw. bei Urämie.

Den klassischen bildgebenden Befund beidseits kleiner Nieren, durchsetzt mit kleinen Nierenzysten findet man vor allem bei Dialysepatienten: Die Erkrankung tritt bei etwa der Hälfte der Patienten nach einer Dialysedauer von mehr als 3 Jahren, bei mehr als 90 % der Patienten mit einer Dialysedauer zwischen 5 und 10 Jahren auf. Eine erhöhte Inzidenz zeigen ebenfalls Patienten mit chronischem Nierenversagen sowie Transplantatnierenempfänger. Ungefähr 7 % der Patienten mit erworbener zystischer Nierenerkrankung, vor allem bei Dialyse, entwickeln zusätzlich Nierenzellkarzinome, sodass hier besondere Sorgfalt in den Verlaufskontrollen erforderlich ist. Histologisch handelt es sich typischerweise um Hypernephrome niedriger Malignität (Abb. 2.53 a–c).

Wie oben bereits beschrieben, ist die Erkrankung in der Bildgebung allgemein durch *kleine* Nieren mit multiplen kleinen Zysten bilateral charakterisiert. Der sonographische Nachweis von 3–5 kleinen Zysten sowohl in Kortex wie im Nierenmark bei chronischem Nierenversagen führt zur Diagnose. Die Zysten besitzen einen kleinen Durchmesser (0,5– 3,0 cm), das Nierenparenchym ist echoreich. Nicht selten finden sich Einblutungen in einzelne Zysten, die dann sonographisch durch Binnenechos, in der CT als hyperdense Läsionen, magnetresonanztomographisch durch die hohe Signalintensität in T1- und T2-gewichteten Bildern auffallen. Es können auch große Zysten vorkommen, die eine polyzystische Nierenerkrankung vortäuschen. Kalzifikationen der Zystenwand werden beobachtet. Besonders ist auf solide fokale Läsionen zu achten, die auf ein assoziiertes Nierenzellkarzinom hinweisen.

Mittels Sonographie lässt sich die Diagnose stellen. Die kontrastmittelverstärkte Mehrphasen-MSCT oder MRT (fettunterdrückte T1-gewichtete Sequenz) sind die Methoden zur frühen Detektion der hypervaskularisierten Nierenzellkarzinome.

Differenzialdiagnostisch sind folgende Krankheiten zu erwägen:

- multiple einfache Nierenzysten (Patienten mit normaler Nierenfunktion, in der Anamnese keine Dialyse, normale Organgröße der Nieren),
- tuberöse Sklerose (Nachweis solider Raumforderungen in der Niere, oft mit Fettbestandteilen, hypervaskularisiert in der kontrastmittelunterstützen Schnittbildgebung),
- adulte Form der polyzystischen Nierenerkrankung (große Zysten, neben Nieren-, oft auch Leberzysten).

Nierenzysten bei der tuberösen Sklerose
Die tuberöse Sklerose als hereditäre Phakomatose ist charakterisiert u. a. durch das Vorkommen von Hamartomen in verschiedenen Organen, wie z. B. im Gehirn, der Haut und den Nieren. In 70–90 % aller

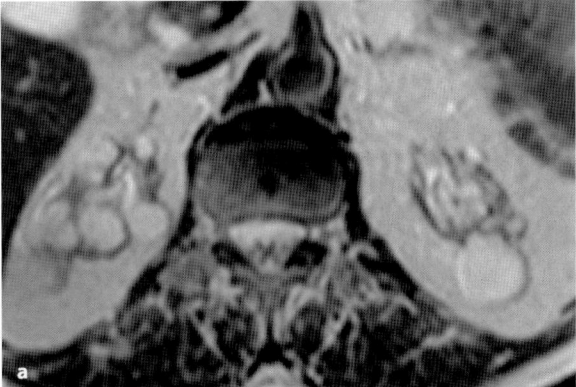
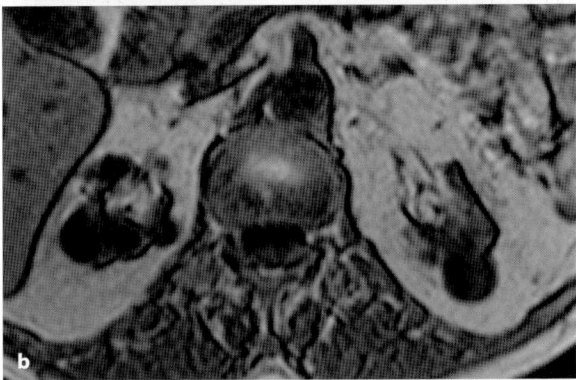
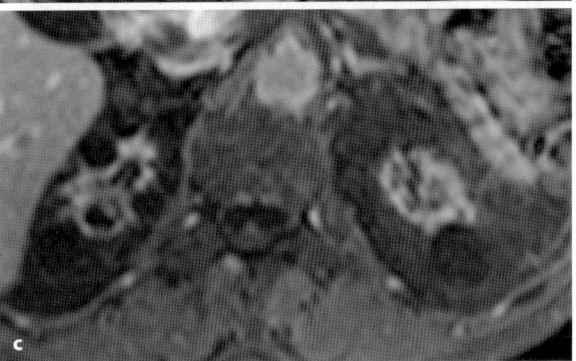

Abb. 2.53 a–c. Typisches Bild von Zystennieren bei einem Dialysepatienten. **a** In den T2-gewichteten axialen Aufnahmen zeigen sich multiple hyperintense Zysten. **b** Korrespondierend dazu finden sich die Befunde hypointens in den T1-gewichteten Aufnahmen. **c** Patienten mit solchen erworbenen zystischen Nierenerkrankungen haben eine erhöhte Inzidenz von Nierenzellkarzinomen, deshalb ist bei der Beurteilung der kontrastmittelgestützten Aufnahmen besondere Sorgfalt geboten

Patienten finden sich multiple und bilaterale Angiomyolipome. Zusätzlich können multiple Zysten vorkommen, wobei die Kombination mit Angiomyolipomen nahezu als pathognomonisch für die Erkrankung angesehen wird. Die Angiomyolipome bluten oft spontan mit der Folge eines subkapsulären oder retroperitonealen Hämatoms (s. oben, Abschn. „Benigne Nierentumoren").

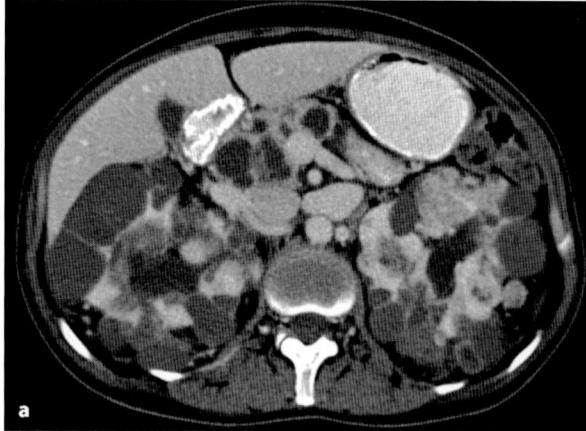

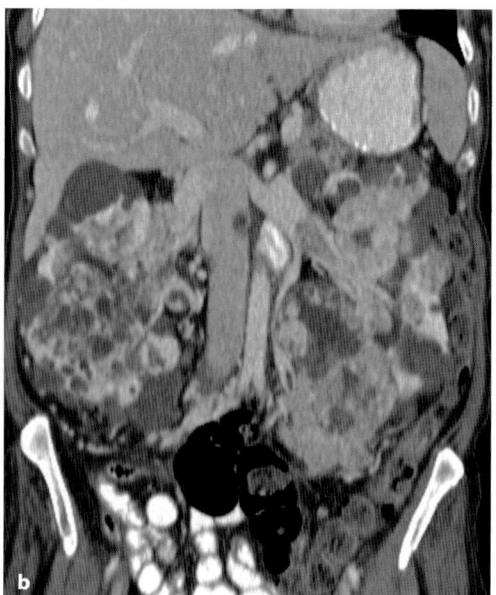

Abb. 2.54 a, b. Von-Hippel-Lindau-Syndrom. **a** Axiale CT-Schicht nach i. v. Kontrastmittelgabe und **b** koronare Reformatierung. Man erkennt die deutlich vergrößerten Nieren beidseits mit multiplen Zysten. Zusätzlich finden sich solide kontrastmittelanreichernde Läsionen, die multiplen Nierenzellkarzinomen entsprechen

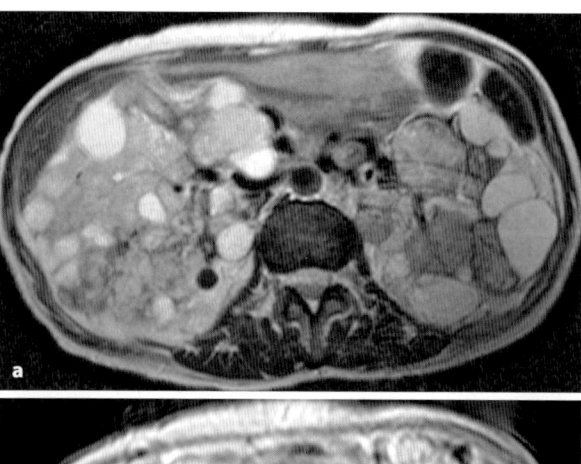

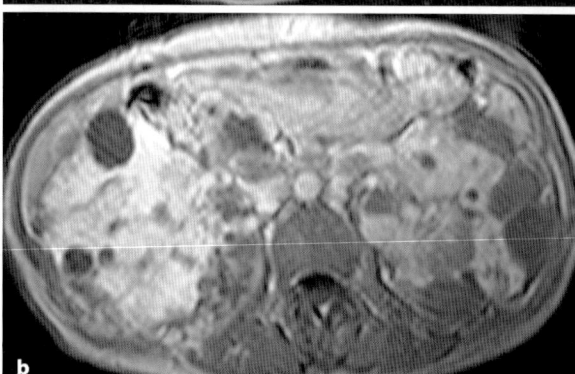

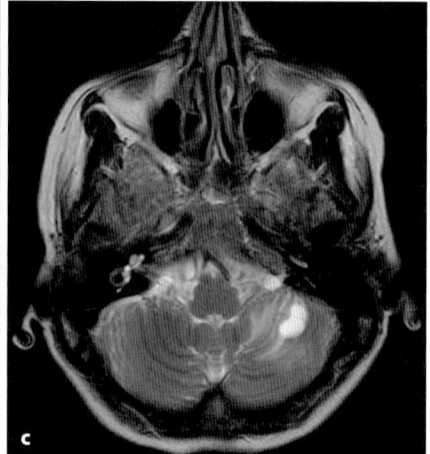

Abb. 2.55 a–c. Von-Hippel-Lindau-Syndrom (derselbe Patient wie in Abb. 2.54 a, b). **a** Ähnlich wie in der CT-Untersuchung zeigen sich auch in der MRT multiple zystische Läsionen bei erheblich vergrößerten Nieren beidseits. **b** In den axialen T1-gewichteten Aufnahmen nach Kontrastmittelgabe kommen solide, anreichernde Läsionen in beiden Nieren zur Darstellung, die Nierenzellkarzinomen entsprechen. **c** In der axialen T2-gewichteten Untersuchung des Zerebrums findet sich im Kleinhirn links eine hyperintense Läsion, die einem Hämangioblastom entspricht

Nierenzysten beim Von-Hippel-Lindau-Syndrom
Das Von-Hippel-Lindau-Syndrom (vHL) gehört zu den erblichen Tumorerkrankungen. Die Ursache liegt im Fehlen eines Tumorsuppressorgens auf dem kurzen Arm des Chromosoms 3. Zu den häufigsten Manifestationen der Erkrankung gehören retinale Angiome, Hämangioblastome des Kleinhirns, des

Hirnstamms sowie des Myelons, Pankreaszysten und Inselzelltumoren, Phäochromozytome sowie Nierenzysten und Nierenkarzinome.

Im Vergleich zu den übrigen erblichen zystischen Nierenerkrankungen stellt das Von-Hippel-Lindau-Syndrom infolge der extrem hohen Rate von Nierenzellkarzinomen eine besondere Herausforderung

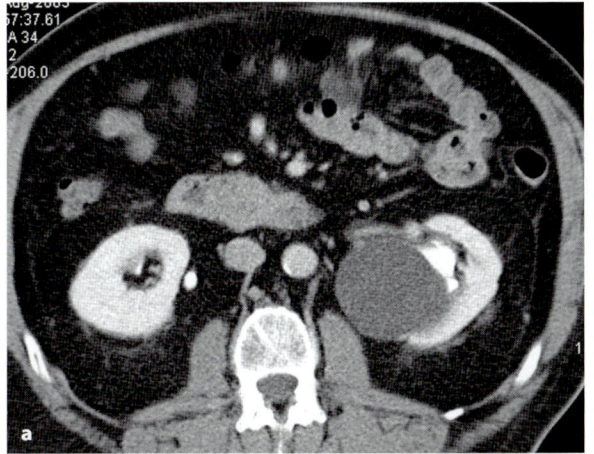

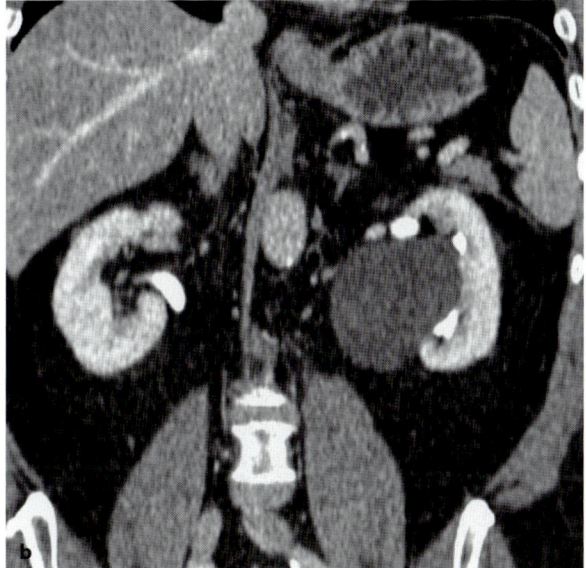

Abb. 2.56 a, b. Parapelvine Zyste. Nach i.v. Vorinjektion von 20 ml Kontrastmittel ist das Nierenbeckenhohlsystem bereits in der nephrographischen Phase gut kontrastiert. **a** In der axialen Schicht erkennt man die lokal verdrängende Wirkung der parapelvinen Zyste auf das Nierenbeckenhohlsystem. **b** Die coronare CT-Darstellung (MPR) verdeutlicht die anatomische Lagebeziehung

dar: Bei etwa 60 % der Patienten finden sich Nierenzysten mit einer Größe von 0,5–3 cm, bei 24–45 % der Patienten entwickeln im Laufe des Lebens oft multiple und bilaterale Nierenzellkarzinome. Aufgrund der hohen Entartungstendenz der multiplen Zysten ist eine engmaschige Kontrolle der Patienten notwendig. Dabei sind Schnittbildverfahren die Methode der Wahl, um eine sinnvolle Verlaufsbeurteilung gewährleisten zu können (Abb. 2.54 a, b, Abb. 2.55 a–c).

Peri-/parapelvine Zysten
Der Begriff parapelvine Zysten bezieht sich auf Nierenzysten, die aus dem lymphatischen Gewebe im

Nierensinus entstehen. Man spricht auch von der Nierensinuszyste, der peripelvinen Zyste oder der parapelvinen Lymphangiektasie. Häufig sind diese Befunde multiple und bilateral.

Im Ausscheidungsurogramm sind Nierenbecken und Kelche komprimiert. Häufig ist eine bogige Verlagerung der Kelchhälse nachweisbar. Im Ultraschall finden sich multiple Zysten im Nierensinus. Gelegentlich kommunizieren die Zysten untereinander und können deshalb eine Hydronephrose vortäuschen. Insbesondere mittels kontrastverstärkter CT in der Spätphase können multiple Zysten von einem erweiterten Nierenbeckenkelchsystem unterschieden werden (Abb. 2.56 a, b).

2.1.9
Radiologische Diagnostik nach Nierentransplantation

Wenn eine Transplantatniere postoperativ ihre Funktion nicht aufnimmt, in ihrer Funktion nachlässt oder postoperativ eine lokale Symptomatik auftritt, gilt es mit bildgebenden Verfahren zu prüfen, ob die Ursache in einer *prärenalen*, *renalen* oder *postrenalen* Störung liegt. Die schwersten Komplikationen treten in den ersten 4 Wochen nach Transplantation auf und können in 4 Kategorien unterteilt werden:

- renale,
- vaskuläre und
- urologische Komplikationen sowie
- Flüssigkeitsansammlungen.

Die entscheidende Rolle der radiologischen Bildgebung ist die Differenzierung vaskulärer und urologischer Komplikationen, die keine Nierenbiopsie erfordern, von den renalen Komplikationen, bei denen in der Regel eine renale Biopsie unumgänglich ist (Tabelle 2.20).

Renale Komplikationen
Bei den renalen Komplikationen ist zu denken an die akute Tubulusnekrose, die akuten und chronischen

Tabelle 2.20. Komplikationen nach Nierentransplantation

Renale Komplikationen	Akute Tubulusnekrose Abstoßungsreaktionen Zyklosporintoxizität
Vaskuläre Komplikationen	Stenosen oder Verschlüsse der Gefäße
Urologische Komplikationen	Ureternekrosen oder -strikturen
Flüssigkeitsansammlungen	Hämatome Abszesse Lymphozelen Urinome

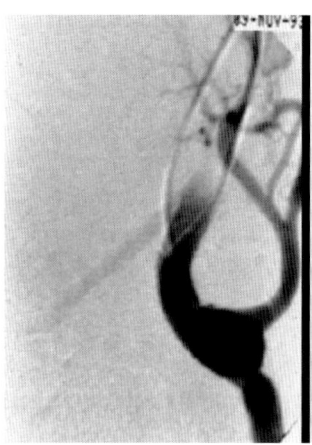
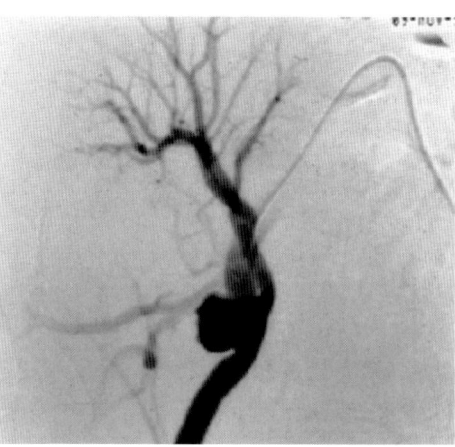

Abb. 2.57. Nahtaneurysma nach Nierentransplantation. Angiographie in DSA-Technik. Das Nahtaneurysma im Bereich der Anastomose der Spenderarterie auf die A. iliaca communis des Empfängers kommt gut zur Abbildung

Abstoßungsreaktionen und die Zyklosporintoxizität. Die bildgebenden Befunde sind bei diesen Komplikationen häufig unspezifisch, sodass eine Diagnose nur durch ergänzende Biopsie möglich wird. Typische bildgebende Befunde sind eine Vergrößerung des Organs und ein gestörter Rinden-Mark-Kontrast sowie eine Erhöhung des peripheren Gefäßwiderstandes im transplantierten Organ in der Dopplersonographie. Die MRT gewinnt einen zunehmenden diagnostischen Stellenwert, da neben der Morphologie auch die Funktion und die Perfusion des Transplantats darstellbar ist. Infarziertes Nierengewebe bzw. eine kortikale Nekrose zeigen auf den T2-gewichteten Bildern eine erhöhte Signalintensität sowie eine deutliche Minderperfusion auf den dynamischen kontrastmittelverstärkten Sequenzen. Aus der Analyse der Kontrastmittelkinetik lassen sich semiquantitative Rückschlüsse auf die Funktion des Nierentransplantats ziehen.

Vaskuläre Komplikationen

Nierenarterienstenose
Bei etwa 10% aller nierentransplantierten Patienten treten Nierenarterienstenosen auf. Gewöhnlich ist mit einem Auftreten im ersten Jahr nach Transplantation zu rechnen. Die Patienten stellen sich meistens mit einer Allograftdysfunktion und Blutdrucksteigerungen vor. Am häufigsten treten Arterienstenosen an oder in der unmittelbaren Nachbarschaft der Anastomose auf. Zur Beurteilung der arteriellen und venösen Gefäßsituation eignen sich kontrastmittelverstärkte Gradientenechosequenzen als MR-Angiographie. Die dabei erhobenen Befunde müssen anhand der axialen Quellbilder und multiplanarer Reformatierungen überpüft werden. Pathologische Veränderungen der Nierenarterien werden in der Regel ergänzend durch eine intraarterielle DSA überprüft, um – falls technisch durchführbar – ohne weiteren Zeitverlust eine interventionelle Therapie, beispiels-

weise eine Dilatation einer Transplantatarterienstenose durchführen zu können (Abb. 2.57).

Nierenvenenthrombose
Nierenvenenthrombosen sind seltene Komplikationen nach Transplantation (< 5%). In der Regel treten Nierenvenenthrombosen innerhalb der ersten postoperativen Tage auf und führen zu einer enormen Schwellung des Transplantats (Abb. 2.58 a, b).

Arteriovenöse Fisteln
Intrarenale arteriovenöse Fisteln und Pseudoaneurysmen kommen am häufigsten nach Nierenbiopsien vor (Abb. 2.59). Obwohl viele dieser Veränderungen klein sind und sich möglicherweise selbst heilen, kann es zur Kommunikation mit dem harnableitenden System oder zu einer Ruptur in den perirenalen Raum kommen. Bei ausgedehnteren Befunden ist eine Intervention mit Embolisation indiziert.

Auch bei den vaskulären Komplikationen ist die farbkodierte Dopplersonographie primäres bildgebendes Verfahren. Die Angiographie als Verfahren mit der höchsten räumlichen Auflösung wird wegen ihrer Invasivität in der Regel nur in Kombination mit geplanten therapeutischen Maßnahmen eingesetzt. Die Ultraschallbefunde bei der Nierenvenenthrombose sind unspezifisch. Allerdings können sich die intraluminalen echogenen Thrombi in der Vene zeigen bei gleichzeitig nicht mehr nachweisbarem Fluss.

Urologische Komplikationen
Erweiterungen des harnableitenden Systems (Hydronephrose) wie pathologische Flüssigkeitsansammlungen in der Umgebung der Transplantatniere (Hämatom oder Urinom) sind mittels Ultraschall in der frühen operativen Phase leicht nachzuweisen. Eine Lymphozele tritt in der Regel frühestens 4 Wochen nach Transplantation auf. Falls erforderlich kann in diesem Fall durch eine Feinnadelpunktion die Qualität der pathologischen Flüssigkeitsansammlung überprüft werden.

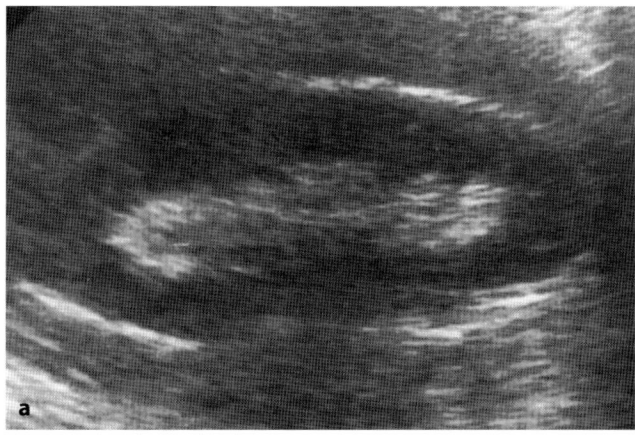
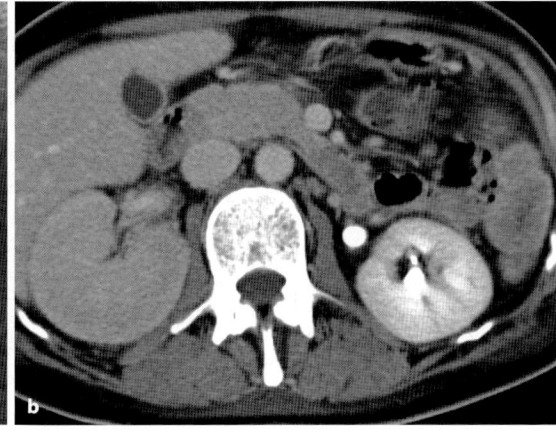

Abb. 2.58 a, b. Nierenvenenthrombose. **a** Sonographisch wirkt die Niere geschwollen, der Parenchymsaum ist verbreitert. **b** In der axialen CT-Schicht zeigt sie in der nephrographischen Phase eine deutlich verminderte Kontrastmittelaufnahme und eine fehlende Kontrastmittelausscheidung. Die Niere ist deutlich vergrößert

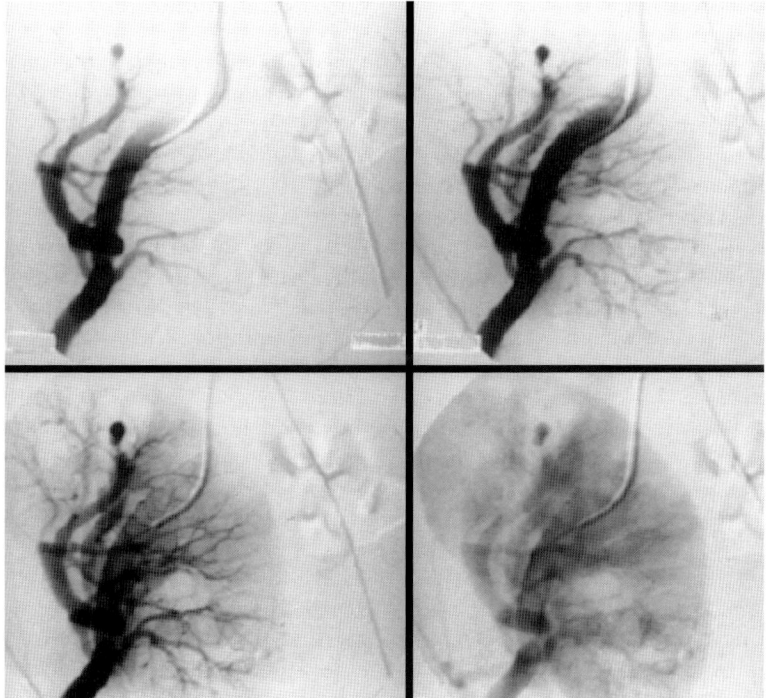

Abb. 2.59. Arteriovenöse Fistel nach Nierenpunktion. Nach diagnostischer Nierenpunktion bei Verdacht auf Abstoßung zeigt sich im kranialen Drittel der Transplantatniere eine kleine arteriovenöse Fistel mit kleinem begleitenden Pseudoaneurysma. Dies ist eine nicht untypische Komplikation nach Nierenpunktion

2.1.10
Interventionelle Uroradiologie

Perkutane Nephrostomie
Die perkutane Nephropyelostomie (PNS) ist eine uroradiologische Basisintervention, die den oberen Harntrakt drainieren kann, aber auch andere diagnostische und therapeutische Verfahren ermöglicht.

Am häufigsten wird die PNS als Notfallmaßnahme eingesetzt, um eine Harnwegsobstruktion, verbunden mit Fieber, Sepsis und/oder Urämie zu behandeln. Weitere Indikationen für den Eingriff sind die Harnableitung bei Urinfisteln und endourologische Eingriffe wie z. B. die perkutane Fremdkörperentfernung.

Abgesehen von einer schweren Blutungsneigung gibt es keine absoluten Kontraindikationen gegen die PNS. Da eine exzessive Kathetermanipulation oder Überdehnung des harnableitenden Systems bei Patienten mit Harnwegsinfekten zur Septikämie führen kann, sollte vor und während des Eingriffes eine Antibiose appliziert werden.

Die erfolgreiche und sichere Durchführung einer PNS setzt Verständnis der Nierenanatomie und der Beziehungen zu den umgebenden Organen voraus. Im Querschnitt ist die Niere etwa 30° gegenüber der koronaren Körperebene gedreht. Der günstigste Zugangsweg für eine PNS ist die Punktion einer hinteren Calix am unteren Pol. Sofern weitere interventionelle Prozeduren geplant sind, kann auch die Punktion eines Nierenkelchs im mittleren Drittel oder am oberen Pol geplant werden.

CAVE Bei Oberpolpunktionen ist darauf zu achten, dass der Pleuraraum nicht verletzt wird. Auch die Untergrenze der Rippen ist zu meiden, um Verletzungen der subkostalen Gefäße wie auch nervbedingte Schmerzen oder periostale Irritationen zu vermeiden.

Das bildgebende Leitverfahren zur Nadelführung ist in der Regel die Sonographie. Nur in Einzelfällen hilft die CT bei der Planung des Zugangsweges. Das Risiko einer wesentlichen Blutung sinkt, wenn das Nierenkelchende durch das Parenchym punktiert wird und man allenfalls die Aa. arcuatae oder interlobares verletzt. Das Risiko einer relevanten Gefäßverletzung steigt bei einer Punktion durch ein Kelchinfundibulum oder das Nierenbecken.

Nach der initialen Punktion wird die Manipulation von Drähten und Kathetern in der Regel nach Kontrastmittelgabe und durchleuchtungsgesteuert durchgeführt. Gewöhnlich werden 8- bis 10-Charr-Pigtail-Katheter für eine adäquate Drainage benötigt. Bei hochviskösem Urin oder Eiter muss das Drainagelumen erhöht werden.

Schwere Komplikationen, wie Septikämie, interventionsbedürftige Blutung, Pneumo- bzw. Hämatothorax und Darmverletzungen werden bei etwa 4% der Patienten nach einer perkutanen Nephrostomie beobachtet. Eine Makrohämaturie nach der Intervention ist häufig und sistiert üblicherweise nach 2–3 Tagen. Wenn sich eine Hämaturie unter konservativer Therapie nicht zurückbildet, ist eine arterielle Angiographie indiziert, um eine arterielle Verletzung wie ein Pseudoaneurysma oder eine arteriovenöse Fistel zu identifizieren, die mittels Embolisation behandelt werden können.

Perkutane Dilatation des Harntrakts

Ureterale Strikturen können entweder über einen perkutanen antegraden Weg oder transureteral retrograd behandelt werden. Insbesondere bei postoperativ relativ neu aufgetretenen Stenosen bietet sich die Dilatation mit Ballonkathetern analog zur perkutanen Gefäßrekanalisation an. Chronische und radiogene Stenosen sprechen weniger günstig an. Das Verfahren wird selten angewandt.

Perkutane Entfernung von Fremdkörpern aus Niere und Ureter

Der Standardzugang zur Entfernung von Fremdkörpern aus dem Harntrakt ist die Zystoskopie. Sie eignet sich für Fragmente, die in der Blase liegen oder aus dem Ureter in die Blase ragen. Trotz der Weiterentwicklung ureterendoskopischer Techniken kann eine perkutane Entfernung von Fremdkörpern aus dem Nierenhohlsystem oder dem proximalen Ureter unter Durchleuchtungskontrolle der einfachere Weg sein.

Zur Extraktion verschiedener Fremdkörpern wie beispielsweise Katheterfragmente wurden u. a. Fasszangen, Körbchen und Drahtschlingen entwickelt.

Perkutane therapeutische Ureterokklusion

Zur palliativen Behandlung von Tumorpatienten mit ausgedehnten Urinfisteln hat sich die perkutane Ureterokklusion als hilfreich erwiesen. Voraussetzung ist nach Nephrostomie eine Ableitung des Harns nach außen. Zum therapeutischen Ureterverschluss stehen zahlreiche Materialien wie beispielsweise abwerfbare Ballons, Metallspiralen mit Kollagenschwamm und Gewebekleber zur Verfügung, die oft in Kombination eingesetzt werden.

Sklerotherapie bei renalen Zysten

Symptomatische Zysten, die in der Bildgebung als benigne klassifiziert wurden, können durch eine Kombination von perkutaner Drainage und Sklerotherapie behandelt werden. Eine einfache Aspiration der Zystenflüssigkeit ist mit einer hohen Rezidivrate von 30–80% verbunden. Verschiedene Sklerosierungsagenzien wurden getestet, um diese Rezidivrate nach Drainage zu reduzieren. Nach Drainage mit einem 6- bis 8-Charr-Katheter wird Zystenflüssigkeit aspiriert und Kontrastmittel injiziert, um die Innenwände der Zyste darzustellen und sicherzustellen, dass keine Kommunikation zwischen der Zystenhöhle und dem harnableitenden System besteht. Dann wird das Kontrastmittel wieder entfernt und 25–50% des Zystenvolumens mit absolutem Alkohol für 15–30 min aufgefüllt. Alternativ kann auch Eigenblut instilliert werden. Idealerweise ändert der Patient alle 5 min seine Position, um die gesamte innere Oberfläche der Zyste mit dem Sklerosierungsagens in Berührung zu bringen.

Es sollte vorsichtig vorgegangen werden, um die Zyste nicht zu überdehnen und Sklerosierungsagenzien in die Umgebung zu verbringen.

CAVE ! Bei einer Verbindung zu den nierenableitenden Harnwegsystemen darf kein Sklerosierungsagens injiziert werden, um Strikturen zu vermeiden.

Stattdessen sollte die Verbindung vorsichtig dilatiert werden. Bei einer infizierten Zyste sind eine Nadelaspiration und eine perkutane Katheterdrainage unter antibiotischer Therapie in der Regel ausreichend. Bei hämorrhagischem Zysteninhalt wird empfohlen, die Sklerotherapie einige Tage zurückzustellen, bis die Hämorrhagie abgeklungen ist und durch eine Zytologie maligne Zellen ausgeschlossen sind.

Die Sklerosierung bei Nierenzysten ist in bis zu 70 und mehr Prozent erfolgreich. Komplikationen können resultieren aus der Zystenpunktion, der Kathetereinbringung und aus Problemen, die auf das Sklerosierungsagens zurückzuführen sind. Die Nebenwirkungen des Sklerosierungsagens sind systemische Arzneimittelreaktionen und Entzündungen, Fettgewebenekrose und Fibrose im Retroperitoneum durch Austritt der verwandten Substanz. Die meisten dieser Komplikationen können jedoch vermieden werden, wenn die Katheterspitze korrekt lokalisiert ist und die Zyste nicht überdehnt wird.

Perkutane Katheterdrainage

Die perkutane Katheterdrainage ist das heute gängige Behandlungsverfahren zur Entlastung abdomineller oder im Becken lokalisierter Flüssigkeitsansammlungen, wie beispielsweise von Abszessen, Hämatomen, Lymphozelen und peritonealen Pseudozysten. Infizierte Tumoren können perkutan drainiert werden. Bei einigen Flüssigkeitsansammlungen im Becken wie bei Lymphozelen oder peritonealen Pseudozysten ist in gleicher Sitzung eine Sklerotherapie notwendig, um ein Rezidiv zu vermeiden. Die Basistechnik ist analog zum oben beschriebenen Vorgehen mit sonographisch oder computertomographisch gesteuerter Punktion, Einführung eines Führungsdrahts, Dilatation des Zugangsweges und Drainagekatheterplatzierung. Alternativ kann bei großen, oberflächlich gelegenen Prozessen die so genannte Trokarmethode angewandt werden (Abb. 2.60 a, b).

2.1.11
Abschließende Wertung

Die B-Bild-Sonographie, ggf. ergänzt durch die Doppleruntersuchung ist das Basisverfahren der Nieren- und Harnwegsdiagnostik. Als weiterführende Schnittbildverfahren konkurrieren die Spiral-CT und die MRT, die in zunehmendem Ausmaß die klassische urographische Nierendarstellung verdrängen.

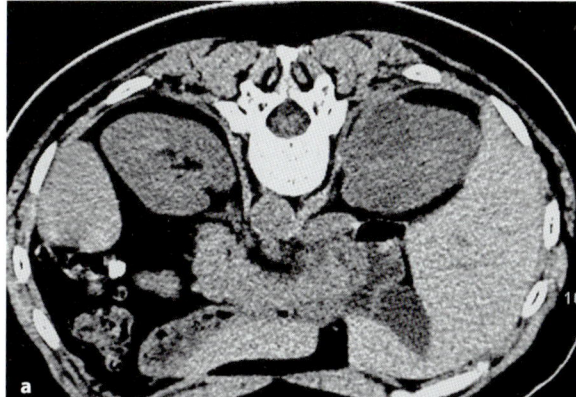

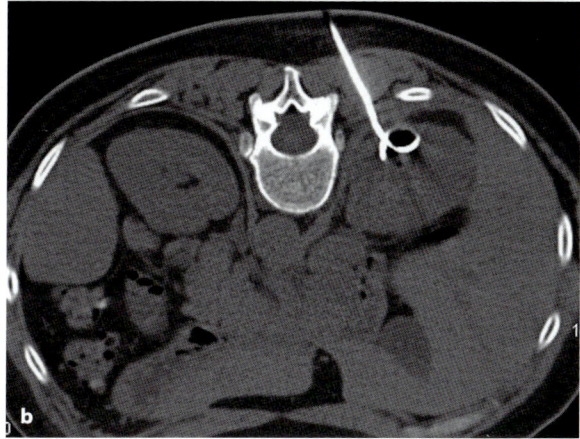

Abb. 2.60 a, b. Drainage eines einschmelzenden Nierenabszesses. Die Intervention wird in Bauchlage durchgeführt. **a** Man erkennt nativ im mittleren Drittel der rechten Niere an der dorsalen Zirkumferenz eine hypodense Läsion. **b** Über einen paravertebralen Zugangsweg Einlage einer 8-Charr-Schlaufendrainage in die Eiteransammlung. Wichtig ist die 3- bis 4-malige tägliche Spülung mit NaCl

Die CT-Diagnostik der Nieren hat durch die Einführung der Mehrzeilentechnologie an räumlicher und zeitlicher Auflösung gewonnen: Sie kann Verkalkungen im Nierenparenchym und in Zystenwänden (z. B. bei der Detailbeurteilung komplizierter Zysten) bzw. in den ableitenden Harnwegen (z. B. bei Urolithiasis) am sichersten detektieren und die verschiedenen renalen Perfusionsphasen darstellen. In der Detektion fokaler Läsionen ergeben sich keine grundsätzlichen Unterschiede zwischen CT und MRT. Zur Beurteilung komplexerer Parenchymläsionen kann deshalb im Einzelfall der Einsatz beider Methoden, die komplementäre Ergebnisse liefern, indiziert sein. Im Regelfall ist aber die Diagnose einer fokalen Parenchymläsion sowohl mit der CT als auch mit der MRT zuverlässig zu treffen. Gerade bei jüngeren Patienten, bei denen Verlaufskontrollen über einen mehrjährigen Zeitraum geplant sind, und bei Patienten mit Nierenfunktionsstörungen sollte primär die MRT aufgrund der fehlenden Strahlenexposition und der besseren Kontrastmittelverträglichkeit gewählt werden.

Die Indikation zur AUG wird auch bei Fehlbildungen der ableitenden Harnwege, bei der Urolithiasis und bei der Frage nach Urothelkarzinomen immer weiter durch CT- oder MR-Urographie zurückgedrängt, sofern diese Techniken qualifiziert und rasch angeboten werden können.

Falls die Diagnostik nicht auf der Stufe der nichtinvasiven Verfahren abgeschlossen werden kann, ermöglicht der differenzierte Einsatz der Katheterangiographie, der perkutanen Biopsie oder von anderen uroradiologischen Interventionen eine weiterführende Diagnostik und ggf. Therapie in gleicher Sitzung.

Literatur

Abdulla C, Kalra MK, Saini S et al. (2002) Pseudoenhancement of simulated renal cysts in a phantom using different multidetector CT scanners. AJR Am J Roentgenol 179: 1473–1476

Banner MP, Ramchandani P, Pollack HM (1991) Interventional procedures in the upper urinary tract. Cardiovasc Interv Radiol 14: 267–284

Birnbaum BA, Maki DD, Chakraborty DP et al. (2002) Renal cyst pseudoenhancement: Evaluation with an anthropomorphic body CT phantom. Radiology 225: 83–90

Bosniak MA (1986) The current radiologic approach to renal cysts. Radiology 158: 1–10

Chatterjee T, Heindel W, Vorreuther R, Engelmann U, Lackner K (1996) Recurrent bleeding in angiomyolipomas in tuberous sclerosis. Urol Int 56: 44–47

Choyke PL, Becker JA, Zeissman HA (2000) Imaging of the transplanted kidney. In: Pollack HM, McClennan BL (eds) Clinical urography, vol 3, 2nd edn. WB Saunders, Philadelphia, pp 3091–3118

Dunnick NR, Sandler CM, Amis ES et al. (1997) Congenital anomalies. In: Dunnick NR, Sandler CM, Amis ES et al. (eds) Textbook of Uroradiology, 2nd edn. Lippincott Williams & Wilkins, Baltimore, pp 15–43

Dunnick NR, Sandler CM, Amis ES, Newhouse JH (1997) Renal inflammatory disease. In: Dunnick NR, Sandler CM, Newhouse JH, Amis ES Jr (eds) Textbook of Uroradiology, 3rd edn. Lippincott Williams & Wilkins, Philadelphia, pp 150–177

Dunnick NR, Sandler CM, Newhouse JH et al (2001) Renal transplantation. In: Dunnick NR, Sandler CM, Newhouse JH, Amis ES Jr (eds) Textbook of Urography, 3rd edn. Lippincott Williams & Wilkins, Philadelphia, pp 242–259

Fanney DR, Casillas J, Murphy BJ (1990) CT in the diagnosis of renal trauma. Radiographics 10: 29–40

Federle MP (2000) Renal trauma. In: Pollack HM, McClennan (eds) Clinical urography, vol 2, 2nd edn. WB Saunders, Philadelphia, pp 1772–1784

Friedenberg RM, Harris RD (2000) Excretory urography. In: Pollack HM, McClennan BL (eds) Clinical urography, vol 1, 2nd edn. WB Saunders, Philadelphia, pp 147–281

Friedland GW (2000) Developmental and congenital disorders. In: Pollack HM, McClennan BL (eds) Clinical urography, vol 2, 2nd edn. WB Saunders, Philadelphia, pp 661–912

Green DM, Breslow NE, Beckwith JB et al. (1993) Screening of children with hemihyertrophy, aniridia, and Beckwith-Wiedemann syndrome in patients with Wilms tumor: A report form the National Wilms Tumor Study. Med Pediatr Oncol 21: 188–192

Han TI, Kim MJ, Yoon HK et al. (2001) Rhabdoid tumour of the kidney: Imaging findings. Pediatr Radiol 31: 233–237

Hartman DS (1989) An overview of renal cystic disease. In: Hartman DS (ed) Renal cystic disease. AFIP Atlas of Radiologic-Pathologic Correlations. Fascicle I. WB Saunders, Philadelphia, S 809

Hayden CK, Swischuk LE, Smith TH et al. (1986) Renal cystic disease in childhood. Radiographics 6: 97–116

Hayes WS, Hartman DS, Sesterhenn IA (1991) Xanthogranulomatous pyelonephritis. Radiographics 11: 485–498

Heneghan JP, Spielmann AL, Sheafor DH et al. (2002) Pseudoenhancement of simple renal cysts: A comparison of single and multidetector helical CT. J Comput Assist Tomogr 26: 90–94

Israel GM, Bosniak MA, Slywotzky CM et al. (2002) CT differentiation of large exophytic renal angiomyolipomas and perirenal liposarcomas. AJR Am J Roentgenol 179: 769–773

Kennedy PJ (2003) Advances in renal imaging. Radiol Clin North Am Volume 41 Number 5

Kettritz U, Semelka RC, Brown ED et al. (1996) MR findings in diffuse renal parenchymal disease. J Magn Res Imaging 6: 136–144

Kim SH (1999) Renal cyst sclerotherapy. In: Han MC, Park JH (eds) Interventional radiology. Ilchokak, Seoul, pp 620–625

Kim SH (2000) Urogenital tuberculosis. In: Pollack HM, McClennan Bl (eds) Clinical urography, vol 1, 2nd edn. WB Saunders, Philadelphia, pp 1193–1228

Kim SH (2003) Uroradiology. WB Saunders, Philadelphia (Radiology Illustrated)

Kim SH, Park JH, Han JK et al. (1992) Infarction of the kidney: Role of contrast-enhanced MRI. J Comput Assist Tomogr 16: 924–928

Kopka L, Rogalla P, Hamm B (2002) Mehrschicht-Spiral-CT des Abdomens. Aktuelle Indikation und zukünftige Trends. Fortschr Geb Roentgenstrahlen 174: 273–282

Kreft B (2002) Nieren. In: Rummeny EJ, Reimer P, Heindel W (Hrsg) Ganzkörper-MR-Tomographie. Thieme, Stuttgart New York, S 307–322 (Referenz-Reihe Radiologische Diagnostik)

Lange S (1993) Niere und ableitende Harnwege. Thieme, Stuttgart New York (Lehratlanten der radiologischen Diagnostik)

Lonergan GJ, Rice RR, Suarez ES (2000) Autosomal recessive polycystic kidney disease: Radiologic-pathologic correlation. Radiographics 20: 837–855

Reuter G, Wanjura D, Bauer H (1985) Acute renal vein thrombosis in renal allografts: Detection with duplex Doppler US. Radiology 170: 557–558

Rohrschneider WK, Weirich A, Rieden K et al. (1998) US, CT, and MR imaging characteristics of nephroblastomatosis. Pediatr Radiol 28: 435–443

Schaefer-Prokop C, Prokop M (1998) Niere. In: Galanski M, Prokop M (Hrsg) Ganzkörper-Computertomographie. Thieme, Stuttgart New York, S 341–371 (Referenz-Reihe Radiologische Diagnostik)

Shirkhoda A (1987) CT findings in hepatosplenic and renal candidiasis. J Comput Assist Tomogr 11: 795–798

Stanton MJ, Maxted W (1981) Malacoplakia: A study of the literature and current concepts of pathogenesis, diagnosis, and treatment. J Urol 125: 139–146

Van Sonnenberg E, D'Agostino HB, Casola G et al. (1991) Percutaneous abscess drainage: Current concepts. Radiology 181: 617–626

Walter C, Jockenhöfer A, Heindel W et al. (1998) Fast and ultrafast magnetic resonance imaging in renal lesions. J Magn Reson Imaging 8: 1219–1227

Wittekind C, Wagner G (1997) TNM Klassifikation maligner Tumoren. Springer, Berlin Heidelberg New York Tokyo

Yamakado K, Tanaka N, Nakagawa T et al. (2002) Renal angiomyolipoma: Relationships between tumor size, aneurysm formation, and rupture. Radiology 225: 78–82

2.2
Harnleiter

J. Sievers, J. Noldus

2.2.1 Radiologische Untersuchungstechnik 87
2.2.2 Normalanatomie und wesentliche Varianten 89
2.2.3 Fehlbildungen 89
2.2.4 Traumatische Veränderungen 92
2.2.5 Entzündliche Erkrankungen 93
2.2.6 Tumoren 93
2.2.7 Andere Erkrankungen 94

Literatur 94

2.2.1
Radiologische Untersuchungstechnik

Die wesentlichste und primäre Untersuchungsmethode zur gezielten Harnleiterdiagnostik ist im Normalfall das Ausscheidungsurogramm mit der Möglichkeit der dynamisch funktionellen und morphologischen Betrachtung. Mit Verbreitung und Leistungszunahme der Mehrzeilen-Helikal-CT wird das Ausscheidungsurogramm zunehmend abgelöst werden. Zur Abklärung übergeordneter Beschwerden bieten sich die Sonographie und die Computertomographie (CT) besonders in der primären Diagnostik an, da eine umfassende Diagnostik des übrigen Abdomens zur Diagnose führt.

Der Einsatz der Magnetresonanztomographie (MRT) spielt in der primären Diagnostik eine untergeordnete Rolle und kommt erst zur Abbildung und Kontrolle von pathologischen Veränderungen zum Tragen.

Das Ausscheidungsurogramm und das intravenöse Pyelogramm (Pyelographie) sind als Standarduntersuchungen in der Lage, die Morphologie des oberen Harntrakts zu beurteilen. Ebenso kann aufgrund der Wiederholungsaufnahmen, wenn auch nur in beschränktem Maße, die Nierenfunktion abgeschätzt werden.

Wegen der guten Röntgendichte und klinischen Verträglichkeit werden heute in der Regel nur nicht-ionische Kontrastmittel verwendet. Nach Abdomenleeraufnahme und Anlage eines sicheren intravenösen Zugangs, der zur schnellen Therapie eines Zwischenfalls bis nach Ende der Untersuchung belassen wird, erfolgt die intravenöse Kontrastmittelgabe als Kurzinfusion von z. B. 75 ml eines Jod-haltigen Kontrastmittels (Jodkonzentration 300 mg/ml). Die Kontrastmittelmenge ist nach der Gebrauchsinformation des Herstellers an das Körpergewicht und Alter anzupassen. Zu beachten ist insbesondere, dass die physiologische Konzentrationsschwäche des noch unreifen Nephrons kindlicher Nieren eine relativ hohe Kontrastmitteldosis erfordert.

In der Folge sind anzufertigen:

- nach 10 min eine Aufnahme/Tomographie nur der Nieren,
- nach 20 min eine Aufnahme des gesamten Abdomens mit Blase und Symphyse, ggf. unter Kompression,
- ggf. sind vor der Abschlussaufnahme noch weitere Folge-, Schräg- oder Zielaufnahmen durchzuführen.

Jede fertige Aufnahme ist sofort zu befunden und danach die weitere Untersuchung auszurichten, z. B. Spätaufnahmen bei Harnstauung oder Harnblase nach Miktion (Abb. 2.61 a–d).

Die Diagnose einer Nephroptose erfordert eine Verlagerung der Niere um mindestens die Höhe von 2 Wirbelkörpern im Unterschied zwischen liegender und stehender Aufnahme.

CAVE ❗ Bei bekannten Harnleitersteinen mit Koliken birgt die Kontrastmittelgabe das Risiko einer erneuten Nierenkolik oder einer Fornixruptur, weshalb die Kontrastmittelgabe im symptomfreien Intervall erfolgen sollte.

Kontraindikationen der Kontrastmittelgabe sind die üblichen Gegenanzeigen für Jod-haltige Kontrastmittel. Zur Vermeidung von Komplikationen sind zu beachten:

- Ausschluss von Risikofaktoren (Hyperthyreose, ausgeprägte Niereninsuffizienz, Diabetes etc.),
- bekannte atopische Anamnese oder
- Kontrastmittelallergie (ggf. Prämedikation des Patienten und Anästhesiebegleitung; alternative Verwendung von Gadolinium-haltigen Kontrastmitteln der MRT).

Bei dennoch eintretenden Komplikationen nach Kontrastmittelgabe ist die übliche Soforttherapie und ggf. eine Reanimation durchzuführen.

Die retrograde Pyelographie stellt den oberen Harntrakt durch direkte Kontrastmittelgabe in den Ureter im Rahmen einer Zystoskopie dar, z. B. zur Abklärung einer unklaren Stauungsniere, zur Fistelsuche, wenn die intravenöse Urographie nicht zur Diagnose führt oder bei einer Kontrastmittelallergie. Alternativ kann bei einer Allergie auf Jod-haltige Röntgenkontrastmittel das MRT-Kontrastmittel Gadolinium verwendet werden.

Das anterograde Pyelogramm kontrastiert den oberen Harntrakt nach perkutaner Punktion mittels direkter Kontrastmittelgabe in das Nierenbeckenkelchsystem und bietet mit dem Whitaker-Test die Möglichkeit, dynamisch die Druckverhältnisse und Harnentleerung zu registrieren (Whitaker 1973).

Beide Untersuchungen gehören zur speziellen urologischen Diagnostik und werden vom Urologen

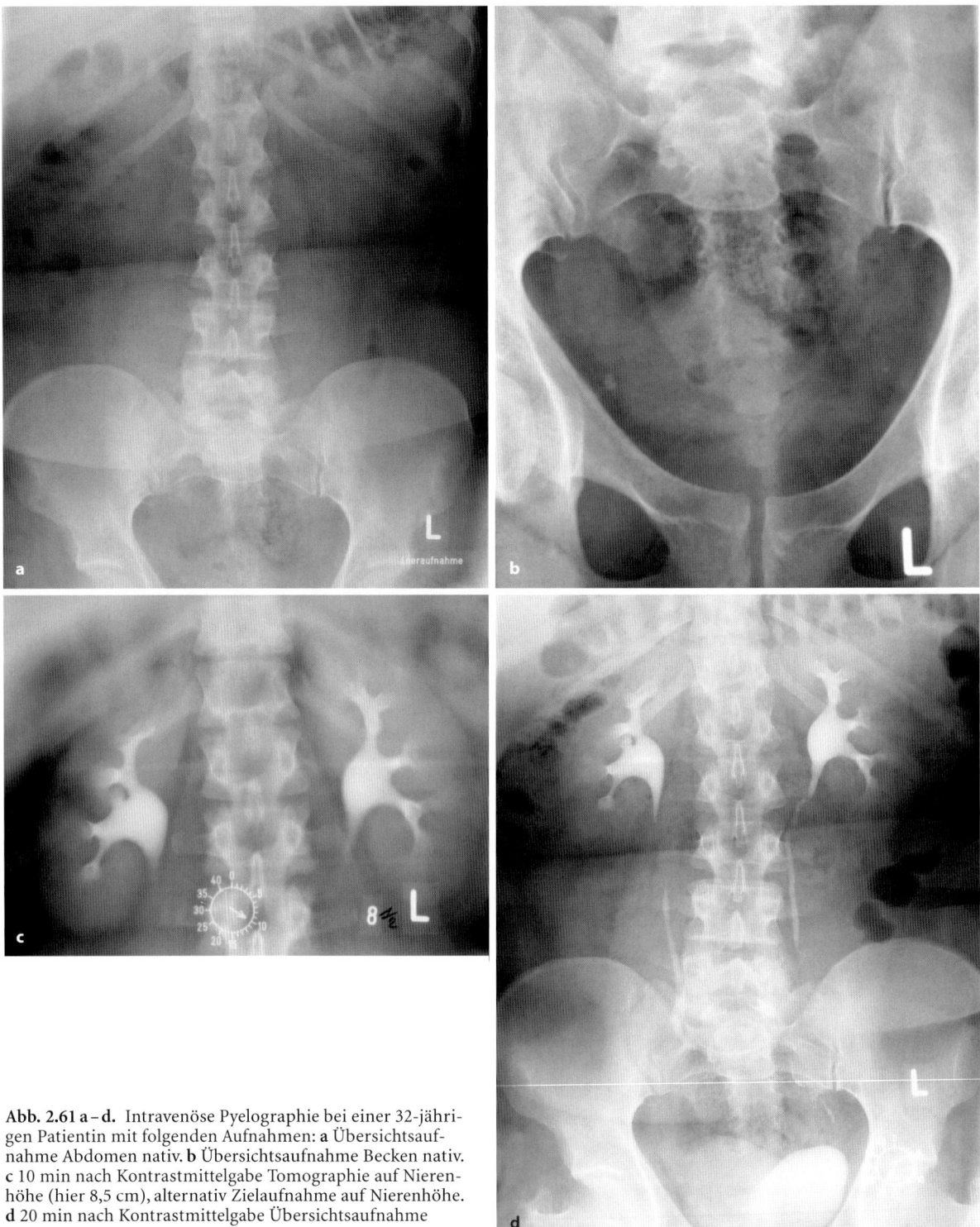

Abb. 2.61 a – d. Intravenöse Pyelographie bei einer 32-jährigen Patientin mit folgenden Aufnahmen: **a** Übersichtsaufnahme Abdomen nativ. **b** Übersichtsaufnahme Becken nativ. **c** 10 min nach Kontrastmittelgabe Tomographie auf Nierenhöhe (hier 8,5 cm), alternativ Zielaufnahme auf Nierenhöhe. **d** 20 min nach Kontrastmittelgabe Übersichtsaufnahme Abdomen. Diagnose: Normalbefund

durchgeführt. Seltener wird, besonders bei Kindern, eine Miktionszystoureterographie (MCU; in der Regel retrograde Kontrastmittelfüllung) zur Refluxbeurteilung während der Miktion angefertigt (Deutsche Röntgengesellschaft, Leitlinien, www.drg.de; European Society of Urogenital Radiology, www.esur.org; American College of Radiology, ACR-Standards, Genitourinary, www.acr.org).

2.2.2
Normalanatomie und wesentliche Varianten

Der Harnleiter verbindet als röhrenförmiges Hohlorgan Nierenbecken und Harnblase. Er entwickelt sich aus einer Knospe des embryonalen Wolff-Ganges und weist von innen nach außen folgende Schichtung auf:

- *Tunica mucosa*: ein faltenbildendes Übergangsepithel als Schleimhautauskleidung,
- *Tunica muscularis*: Ring- und Längsmuskelschicht,
- *Tunica adventitia*: äußere Bindegewebeschicht.

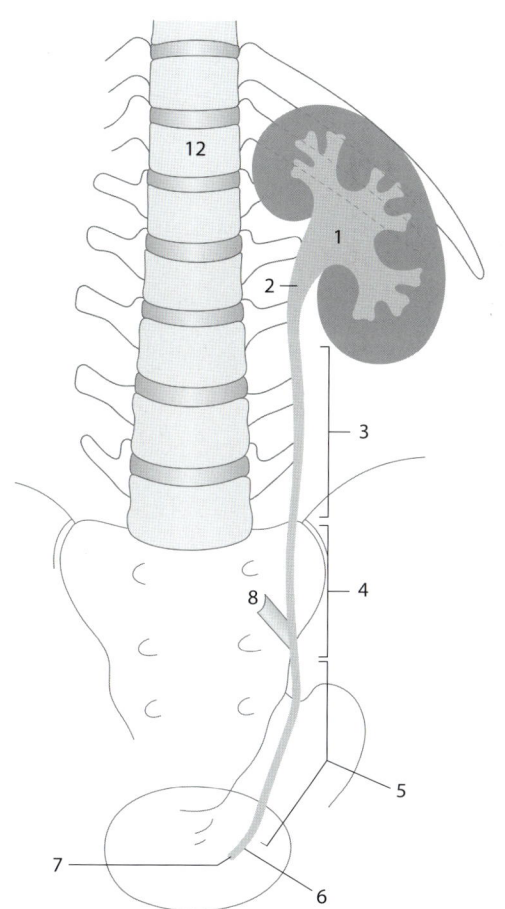

Abb. 2.62. *1* Nierenbecken, *2* Ureterabgang, *3* lumbaler Ureter, *4* präsakraler Ureter, *5* pelviner Harnleiter, *6* intramuraler Harnleiter, *7* uretrales Ostium, *8* Gefäßkreuzung

Der Harnleiter verläuft nach kaudal retroperitoneal am äußeren Rand des M. psoas, nach dem Überkreuzen der Iliakalgefäße an der seitlichen Beckenwand, dann die Uteringefäße bzw. den Samenleiter unterkreuzend, um mit den Ostium ureteris in die Blase einzumünden.

Anatomisch wird der Pars abdominalis (vom Nierenbecken bis Linea terminalis) vom Pars pelvica (Linea terminalis bis Harnblase) unterschieden.

Der Harnleiter teilt sich in folgende Abschnitte auf (Abb. 2.62):

- *Harnleiterabgang*: bildet sich aus dem trichterförmigen Nierenbecken und bildet die erste physiologische Enge,
- *lumbaler Harnleiter*: verläuft bis zur Oberkannte der Iliosakralfugen,
- *präsakraler Harnleiter*: verläuft auf Höhe der Iliosakralfuge; die Kreuzung mit den Iliakalgefäßen bildet die zweite physiologische Enge,
- *pelviner Harnleiter*: von Unterkannte der Iliosakralfuge bogenförmig zur Blase; der Blasenwanddurchtritt bildet die dritte physiologische Enge,
- *intramuraler Harnleiter*: bis zum uretralen Ostium.

Bei der Befundung ist die Harnleiterperistaltik zu beachten, die Verlagerung z.B. durch angrenzende raumfordernde Prozesse, Aussparungen im Kontrastmittel durch Konkremente, Tumorgewebe etc. Der rechte lumbale Harnleiter wird bei 10% der Frauen durch die V. ovarica imprimiert.

Als häufige Variante kommt die Harnleiterduplikatur ohne Krankheitswert vor (Cussenot et al. 1991).

2.2.3
Fehlbildungen

Die Ureterabgangsstenose ist die häufigste Ursache für die Aufweitung des Nierenbeckenkelchsystems bei Neugeborenen und entspricht urodynamisch meist einer partiellen Obstruktion. Auch im Erwachsenenalter können Nierenbeckenabgangsstenosen klinisch relevant werden (Abb. 2.63). Ursächlich werden extrinsische mechanische Faktoren (kreuzende Gefäße, fibröse Stränge) von intrinsischen Engen/dysfunktionellen Segmenten unterschieden. Diagnostisch bietet sich prä- wie postnatal die Sonographie besonders an. Zur Lokalisation der Obstruktion und Beurteilung der Anatomie des Nierenbeckenkelchsystems folgt das Ausscheidungsurogramm. Hierbei sind zusätzlich Rückschlüsse auf das Ausmaß der Obstruktion und die Nierenfunktion möglich. Aufgrund des mit 10% häufigen vesikorenalen Refluxes wird die MCU als unverzichtbar angesehen.

Störungen in der komplizierten embryonalen Entwicklung der Nieren, Harnwege und Geschlechts-

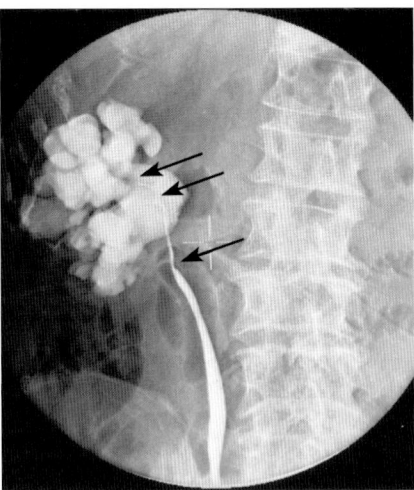

Abb. 2.63. Nierenbeckenabgangsstenose rechts (*Pfeile*) bei einem 68-jährigem Patienten mit deutlicher Stauungsniere

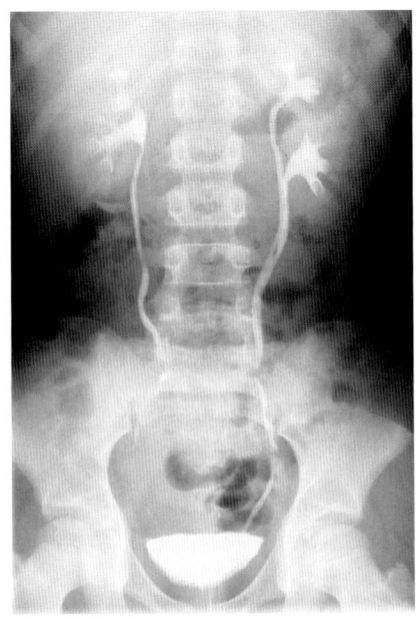

Abb. 2.65. Ureter fissus links bei einem 8-jährigem Mädchen

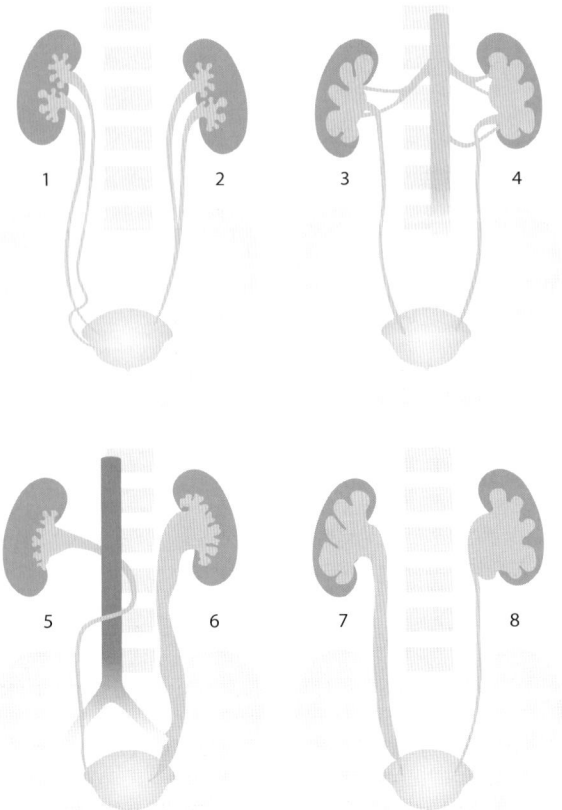

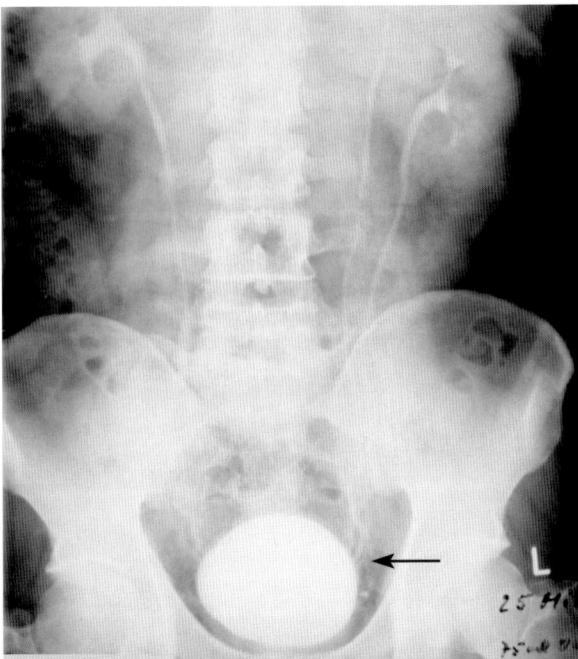

Abb. 2.66. Doppelniere links mit getrennt in die Blase einmündenden Ureteren (*Pfeil*)

Abb. 2.64. Varianten: *1* Ureter duplex, *2* Ureter fissus, *3* Vas aberrans, *4* Vas accessorium, *5* retrokavaler Ureter, *6* Ureterachalasie, *7* prävesikale Striktur, *8* subpelvine Striktur

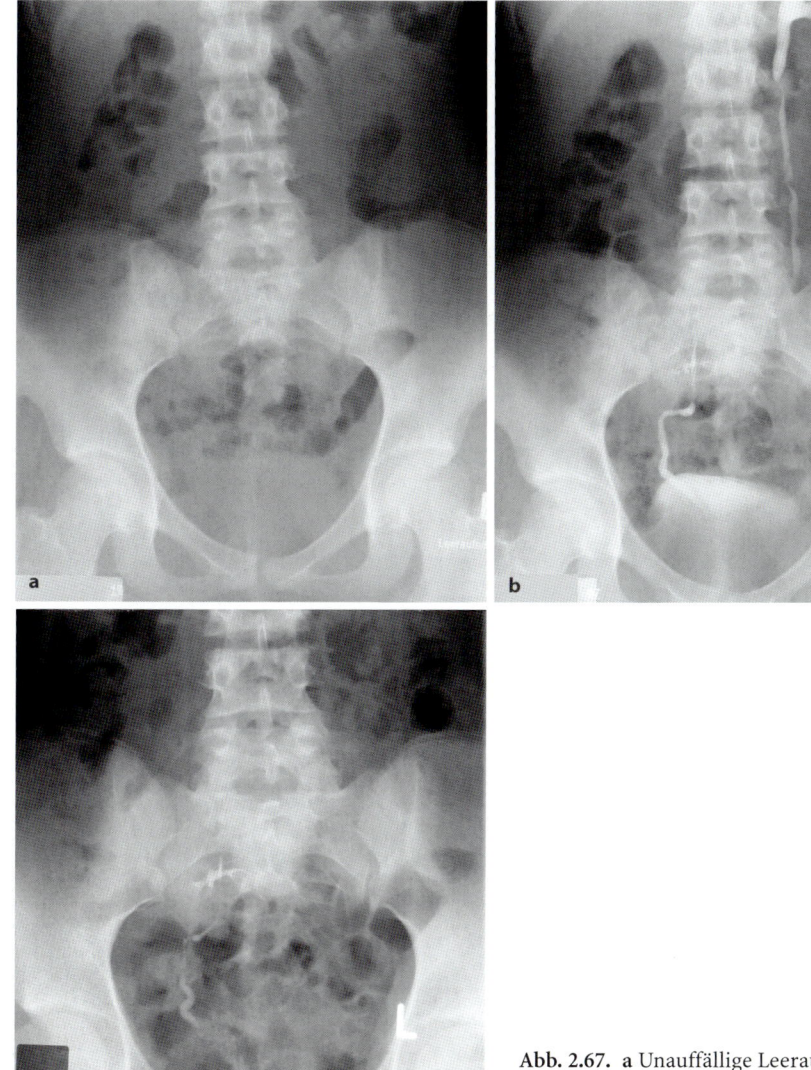

Abb. 2.67. a Unauffällige Leeraufnahme vor Kontrastmittelgabe bei einem 16-jährigen Mädchen. **b** Abdomenübersicht 15 min post infusionem mit guter Kontrastierung der linken Niere und des linken Harnleiters. Der rechte Harnleiter kontrastiert sich erst auf Beckenhöhe. **c** 27 min post infusionem und nach Miktion ist jetzt das rechte Nierenbecken mit nachfolgendem Ureter darstellbar. Geringe Blasenkontrastierung. Diagnose: Beckenniere rechts

organe münden in einer Vielzahl von Fehlbildungen (Tanagho 1992).

Die Harnleiterduplikation ergibt sich z.B. bei gleichzeitigem Entstehen einer zusätzlichen Ureterknospe.

Die Vielzahl an Varianten ist von Glassberg et al. (1984) eingeteilt worden. Im Folgenden sind kurz die wichtigsten Fehlbildungen zusammengestellt (Abb. 2.64, Abb. 2.65, Abb. 2.66, Abb. 2.67 a – c):

- *Doppelnierenanlage*: 2 getrennte Nierenbecken mit Vereinigung am Harnleiterabgang,
- *Ureter duplex*: 2 getrennte Nierenbeckenkelchsysteme mit getrennt in die Blase mündenden

Ureteren (am häufigsten mit ca. 0,8 %, Frauen > Männer, 15 – 40 % beidseits),
- *Ureter triplex*: 3 getrennte Nierenbeckenkelchsysteme mit getrennt in die Blase mündenden Ureteren,
- *Ureter fissus*: wie Ureter duplex mit Harnleitervereinigung im Verlauf bis zur Blase,
- *ektoper* Urete: Einmündung des Harnleiters in die Blase nicht im Trigonum vesicae,
- *ektope Ureterozele*: ballonartige Ausstülpung der Harnblasenschleimhaut im Harnleitermündungsbereich,
- *retrokavaler Ureter*: Der rechte Ureter verläuft von dorsal um die V. cava inferior zur Blase,

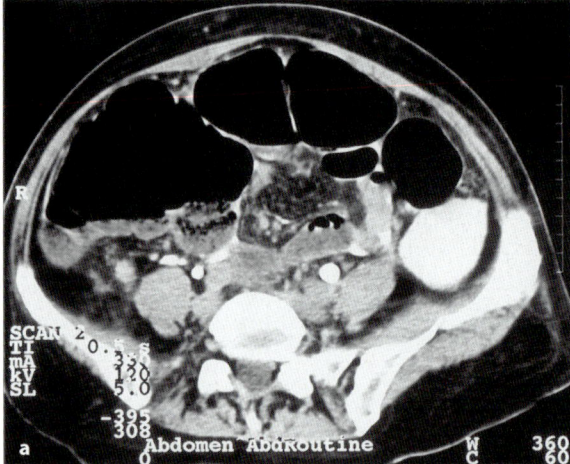

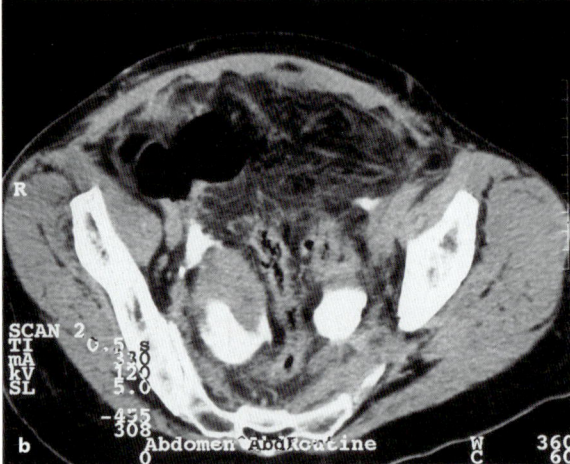

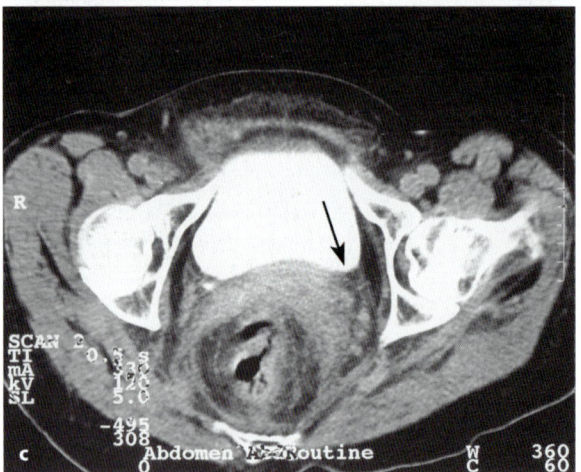

Abb. 2.68 a – c. Eine 62-jährige Patientin entwickelte 4 Tage nach laparoskopischer Adnexektomie beidseits bei Zystadenom links ein akutes Abdomen mit einem paralytischen Ileus. Daher zunächst eine Abdomen-CT zur Abszesssuche mit Kontrastmittel intravenös, kein Kontrastmittel oral wegen des Ileus und um eine nüchterne Narkoseeinleitung zu ermöglichen. Um hier bei Flüssigkeit im Abdomen zwischen freier Flüssigkeit und z. B. einem Urinom unterscheiden zu können, wurde 25 min post injectionem eine erneute Abdomen-CT bei der hierfür noch auf dem CT-Tisch verbliebenen Patientin gefahren. **a** Gut kontrastierte Ureteren beidseits. Bei akutem Abdomen geblähte Darmschlingen. Kontrastanhebung einer Flüssigkeitsformation links und zwischen den Darmschlingen. **b** Kontrastierte freie Flüssigkeit und gut kontrastierter Ureter rechts. **c** Der linke Ureter ist prävesikal nicht kontrastiert. Diagnose: Urinom nach iatrogener Ureterverletzung links vor 4 Tagen. Die Patientin wurde sofort nach der CT mit einer Ureterplastik durch unsere Urologische Klinik versorgt

- *Harnleiterklappen*: Überschüssige Schleimhaut mit Muskulatur führt zu klappenartiger Obstruktion,
- *Harnleiterdivertikel*: angeborene, blind endende Ureteraussackung, sehr selten mit allen 3 Schichten,
- *uretrale Pseudodiverticulose*: Aussackungen von 1–2 mm im Durchmesser durch Epithelproliferation in die Lamina Propria, häufig entzündungsassoziiert,
- *Megaureter*: Harnleitererweiterung meistens durch Obstruktion oder Reflux.

2.2.4
Traumatische Veränderungen

Die Harnleiterruptur oder der Harnleiterabriss an Niere oder Blase ist häufig die direkte Traumafolge. Stenosen entwickeln sich z. B. erst später nach einer Traumatisierung.

Die CT hat in der Primärdiagnostik nach einem Trauma einen hohen Stellenwert und erfasst auch die Verletzung des Harnleiters (Hamm et al. 2001). Durch die häufig kaum abgrenzbaren Ureteren bietet die Kontrastmittelgabe neben der besseren Beurteilbarkeit aller anderen Strukturen auch die Möglichkeit, eine Leckage nachzuweisen. Hierzu ist nach Kontrastmittelgabe und Abschluss der Untersuchung eine weitere sehr späte CT-Helix sinnvoll (Abb. 2.68 a – c).

2.2.5
Entzündliche Erkrankungen

Insgesamt kommen Entzündungen des Harnleiters fast immer bei Blasen- oder Nierenentzündungen vor. Eine Entzündungsreaktion bei Konkrementeinklemmung ist ebenso wie die Mitreaktion einer Entzündung in der Harnleiterumgebung möglich.

Folgende Erkrankungen sind selten:

- *Pyelouretritis cystica*: meist asymptomatische Ureterzysten mit 2–4 mm Durchmesser, ätiologisch entzündungsassoziiert, welche sich unter Kontrastierung des Ureters als kleine Füllungsdefekte darstellen,
- *uretrale Pseudodivertikulose*: Aussackungen mit einem Durchmesser von 1–2 mm durch Epithelproliferation in die Lamina Propria, häufig entzündungsassoziiert,
- *Malakoplakie*: seltene entzündungsbedingte Histiozytenauflagerungen, welche zu Füllungsdefekten unter Kontrastierung führen.

2.2.6
Tumoren

Da mit dem Urin verschiedene Kanzerogene oder deren Metabolite ausgeschieden werden, steigt die Entartungswahrscheinlichkeit. Bei einem Häufigkeitsgipfel um das 6. Lebensjahrzehnt machen die Urothelkarzinome des oberen Harntrakts (Nierenbecken und Harnleiter) ca. 5% aller urothelialen Neubildungen aus. Bei einem Anteil der Urothelfläche von ca. 7% (Nierenbecken 4% plus Ureter 3%) am Harntrakt verteilt sich die Wahrscheinlichkeit eines Tumors entsprechend (Rübben et al. 1985). Die meisten Tumoren des Nierenhohlsystems gehen als Epitheltumoren vom Urothel des Harntrakts aus. Urothelkarzinome werden von äußerst seltenen Plattenepithel- oder Adenokarzinomen gefolgt (Abb. 2.69 a, b). Zum Diagnosezeitpunkt liegt bei 25–45% der Betroffenen bereits ein multilokuläres Wachstum vor. Die Häufigkeit korreliert mit dem Tumorgrading.

- TNM-Klassifikation:
  - ▼ pTa   papilläres Karzinom ohne invasives Wachstum,
  - ▼ pT1   Tumorinfiltration in die Lamina propria,
  - ▼ pT2   Tumorinfiltration in die Muskularis,
  - ▼ pT3   Tumorinfiltration in Nierenparenchym oder umgebendes Fettgewebe,
  - ▼ pT4   Tumorwachstum außerhalb der Niere/ des Ureters mit Umgebungsinfiltration.

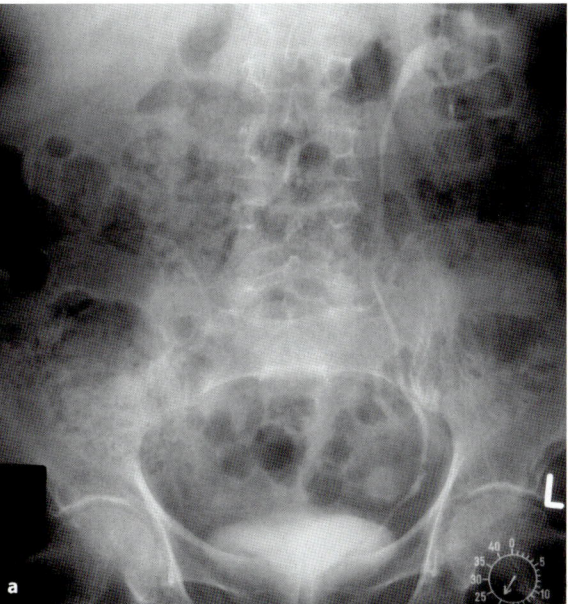

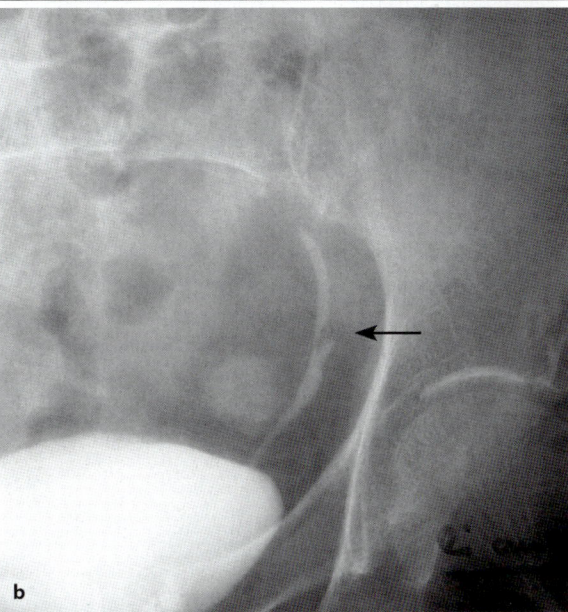

Abb. 2.69 a, b. Bei einer 67-jährigen Patientin stellt sich 20 min nach Kontrastmittelgabe die linke Niere mit Ureter dar, während die rechte Niere stumm bleibt. In der Zielaufnahme lässt sich links auf Höhe des Acetabulumdaches (*Pfeil*) eine Kontrastmittelaussparung deutlich abgrenzen. Diagnose: papilläres Karzinom (pTa) des linken Ureters

- Differenzierungsgrad:
  - ▼ G0   gutartiges Papillom,
  - ▼ G1   hochdifferenziertes Urothelkarzinom,
  - ▼ G2   mäßig differenziertes Urothelkarzinom,
  - ▼ G3   schlecht differenziertes Urothelkarzinom,
  - ▼ G4   undifferenziertes Urothelkarzinom.

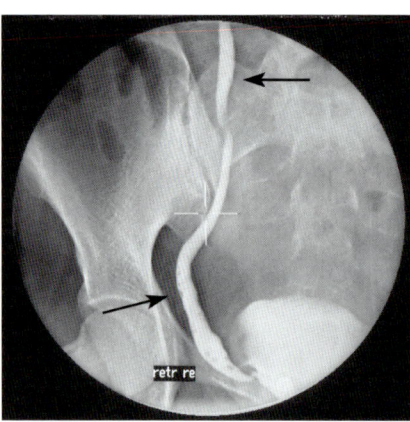

Abb. 2.70. In retrograder Kontrastierung lassen sich bei einer 33-jährigen Patientin im rechten Ureter die Kontrastmittelaussparungen gut darstellen. Diagnose: multiple Papillome des rechten Ureters

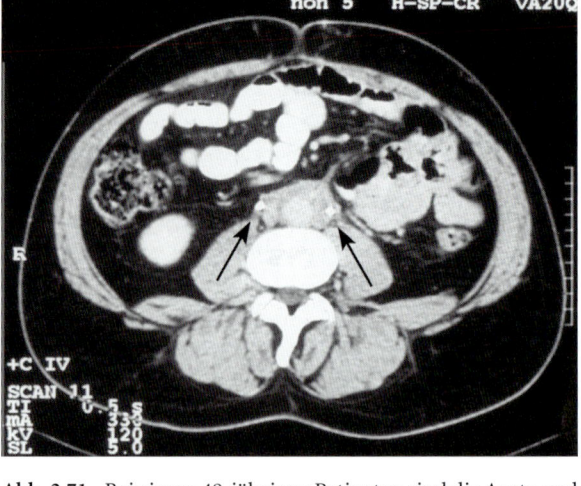

Abb. 2.71. Bei einem 49-jährigen Patienten sind die Aorta und V. cava schon vollständig von fibrotischem Gewebe umschlossen. Beide Harnleiter zeigen keinen Anhalt für eine Stenose. Diagnose: Morbus Ormond

Als Initialsymptome finden sich bei ca. 70% Makrohämaturie, ca. 30% Flankenschmerzen und ca. 20% Dysurie.

Das Ausscheidungsurogramm zeigt in 50–75% einen Füllungsdefekt oder eine Reduktion der Funktion durch Tumorobstruktion.

Das retrograde Ureterpyelogramm hat eine hohe Treffsicherheit von 75–80% und bietet die Möglichkeit der Materialgewinnung zur zytologischen Diagnostik (Abb. 2.70).

Bei all diesen Erkrankungen steht diagnostisch nach Anamnese und körperlicher Untersuchung die Sonographie als strahlenbelastungsfreie Methode neben dem intravenösen Pyelogramm (Pyelographie) und der MCU. Daher ist die Sonographie die ideale Methode zum Screening und für Verlaufskontrollen. Zu vollständigen urologischen Diagnostik oder zum Refluxnachweis reicht sie selbstverständlich nicht aus. Die CT und die MRT spielen nach der Sonographie eine untergeordnete Rolle (Abb. 2.71).

2.2.7
Andere Erkrankungen

- *Angeborener, primärer vesikoureteraler/-renaler Reflux*: Folge der Fehlanlage des terminalen Ureters bzw. seiner Verankerung in der Blase,
- *erworbener, sekundärer vesikoureteraler/-renaler Reflux*: Folge einer anderen Grunderkrankung, häufig durch infravesikale Entzündung oder Obstruktion,
- *Ovarialvenensyndrom*: Ureterkompression durch die V. ovarica infolge deren Erweiterung z.B. bei Phlebitis oder Varikose während oder nach einer Schwangerschaft,
- *Morbus Ormond*: die retroperitoneale Fibrose durch proliferative fibrotische Plaquebildung infrarenal, parailiakal und aortokaval mit fortschreitender ein- oder beidseitiger Ureterstenose. Die sonographisch echoreiche Fibrose ist in der CT und MRT gut zu differenzieren.

Literatur

Cussenot O, Desgrandchamps F, Teillac P, Lesourd A. (1991) Double ureter and congenital diverticulum of the ureter. Surg Radiol Anat 13: 323–326

Glassberg KI, Braren V, Duckett JW et al. (1984) Suggested terminology for duplex systems, ectopic ureters and ureteroceles: Report of the Committee on Terminology, Nomenclature and Classification. Section on Urology, American Academy of Pediatrics. J Urol 132: 1153

Hamm M, Lampart L, Knöpfle E et al. (2001) Stellenwert der nativen Spiral-Computertomographie. Klinikarzt 30: 72–76

Lange S (1983) Niere und ableitende Harnwege. Thieme, Stuttgart

Rübben H, Hofstaedter F, Lagrange W et al. (1984) Registry for urinary tract tumors (RUTTAC) 108

Tanagho EA (1992) Embryology of the genitourinary system. In: Tanagho EA, McAninch JW (eds) Smith's general urology. Appleton & Lange, Hemel Hempstead

Whitaker RH (1973) Methods of assessing obstruction in dilated ureter. Br J Urol 45: 15

2.3
Harnblase

D. Beyersdorff

2.3.1 Anatomie 95
2.3.2 Projektionsradiographie 95
2.3.3 Miktionszystourethrographie 96
2.3.4 Doppelballonurethrographie 97
2.3.5 Computertomographie 97
2.3.6 Magnetresonanztomographie 98
2.3.7 Sonographie 99
2.3.8 Systematische Bildanalyse 101

Literatur 118

2.3.1
Anatomie

Die Harnblase, Vesica urinaria, sammelt den über beide Ureteren einfließenden Urin. Form und Größe der Harnblase sind vom Füllungszustand abhängig. Die Harnblase weist nach kranial einen Scheitel, Apex vesicae, auf. Von diesem zieht das Lig. umbilicale medianum, der obliterierte Urachus, aufwärts zum Nabel. Der kaudal liegende Anteil ist der Blasenboden, Fundus vesicae. Im Blasenboden liegt das Trigonum vesicae, in das die Ureteren einmünden. Ventral im Trigonum vesicae liegt der trichterförmige Blasenhals, Collum vesicae, der in die Urethra führt.

Die normale Blasenkapazität liegt bei 300–500 cm³. Die interindividuellen Unterschiede sind allerdings groß. Die Harnblase liegt sub- bzw. präperitoneal hinter der Symphyse. Sie ist im subperitonealen Beckenbindegewebe fixiert. Von ventral kommen beiderseits die Ligg. pubovesicale zum Blasenhals. Seitlich liegt die Blase dem M. levator ani an. Nach dorsal liegen beiderseits Bindegewebezüge, die Ligg. rectovesicale, vor. Beim Mann ist die Harnblase am Trigonum vesicae fest mit der Basis der Prostata verwachsen. Vor der Harnblase liegt das Spatium retropubicum, das lockeres Bindegewebe enthält und sich zwischen Peritonaeum und der vorderen Bauchwand bis zum Nabel hinauf fortsetzt. In diesem Bereich kann sich die Harnblase bei zunehmender Füllung ausdehnen. Die Hinterwand der Harnblase ist mit Peritonaeum überzogen. Beim Mann zieht sich das Peritonaeum als Excavatio rectovesicalis zwischen Harnblase und Rektum hinab. Bei der Frau bildet sich eine entsprechende Umschlagstelle des Peritonaeums zwischen Harnblasenhinterwand und dem Corpus uteri aus (Excavatio vesicouterina; Abb. 2.72).

Die Schleimhaut wird durch das für die ableitenden Harnwege typische Urothel gebildet. Die Schleimhaut ist bis auf den Bereich des Trigonums gut gegenüber der darunter liegenden Tunica muscularis

verschiebbar. Die Harnblase weist eine kräftige Muskelschicht, bestehend aus glatter Muskulatur, dem M. detrusor vesicae, auf.

Am Blasenausgang wird zwischen einem glattmuskulären Sphincter vesicae und einem quergestreiften Sphincter urethrae unterschieden. Die Anordnungen dieser Schließmechanismen sind beim Mann und der Frau verschieden.

Die arterielle Versorgung der Harnblase erfolgt durch die A. vesicalis superior, die die nicht obliterierten Anteile der A. umbilicalis darstellt, und über die A. vesicalis inferior sowie über kleinere Äste aus der A. obturatoria und rectalis media sowie bei der Frau zusätzlich aus der A. uterina. Die venöse Drainage erfolgt beiderseits in einem ausgeprägten Venenplexus, dem Plexus venosus vesicalis, beim Mann dem Plexus venosus prostatovesicalis. Die Ureterostien sind normalerweise geschlossen und öffnen sich nur, wenn eine durch die Ureterperistaltik geförderte Menge Harn in die Blase abgegeben wird. Beim Gesunden besteht auch unter der Miktion kein vesikoureteraler Reflux.

2.3.2
Projektionsradiographie

im Rahmen von Abdomenübersichtsaufnahmen sowie bei einer gezielten eingeblendeten Leeraufnahme des kleinen Beckens stellt sich die Harnblase als weichteildichter zarter Schatten gegenüber dem perivesikalen Fettgewebe dar. Prostata und Urethra sind normalerweise nicht abgrenzbar.

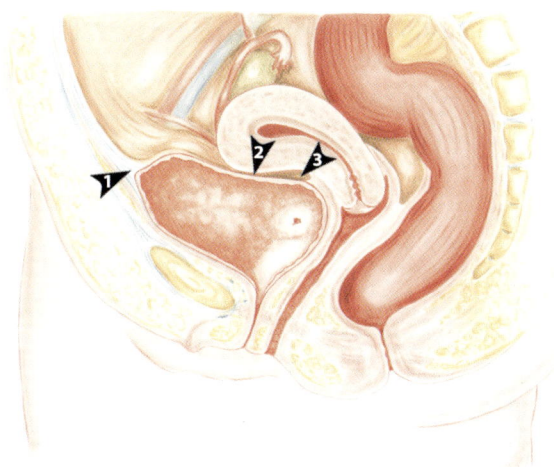

Abb. 2.72. Anatomie, weibliches Becken. Urachus oder Plica umbilicalis mediana (*Pfeil 1*). Pelottierung des Harnblasendaches durch den Uterus (*Pfeil 2*), Excavatio vesicouterina (*Pfeil 3*)

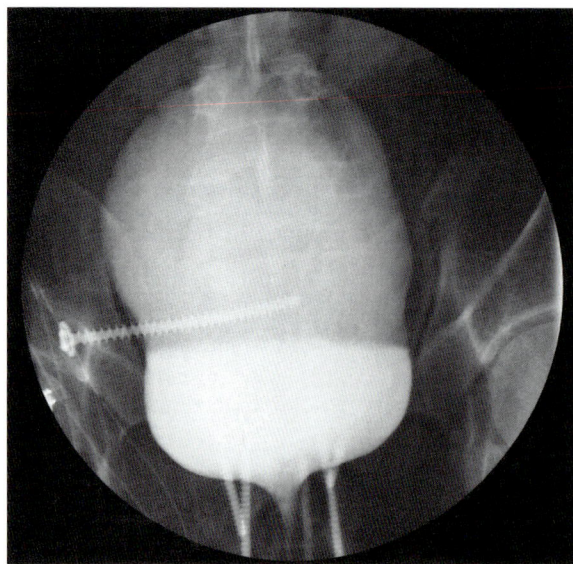

Abb. 2.73. Atone Harnblase mit vergrößerter Harnblasenkapazität nach Beckentrauma bei einem 27-jährigen Patienten. A.-p.-Projektion in der MCU, Sedimentation des Kontrastmittels in der Harnblase

■ **Kontrastierung der Harnblase in der Projektionsradiographie.** Die Harnblase wird im Rahmen des Ausscheidungsurogramms dargestellt. Die Harnblase ist bei guter Füllung glatt berandet und stellt sich quoroval oder rund symmetrisch dar. Bei Frauen kann die Harnblase von kranial und dorsal durch den Uterus pelottiert sein. Weitere Impressionen können durch den Dünn- und Dickdarm hervorgerufen werden. Bei einer größeren Blasenkapazität kann es aufgrund des höheren spezifischen Gewichts des Kontrastmittels zu einer Sedimentation und Schichtung im Harnblasenlumen kommen (Abb. 2.73).

Zur Darstellung von Harnblasendivertikeln ist eine Untersuchung in mehreren Projektionen, ggf. unter Durchleuchtung, sowie eine Aufnahme nach Miktion zu empfehlen. Bei geringer Kontrastmittelfüllung ist gelegentlich die Plica interureterica als querverlaufende Kontrastmittelaussparung zwischen den beiden Ureterostien zu erkennen.

Zur Beurteilung des Restharns wird eine Aufnahme nach Miktion im Stehen durchgeführt.

2.3.3
Miktionszystourethrographie

Nach Einführen eines Harnblasenkatheters wird Restharn, sofern vorhanden, über den Katheter abgelassen und die Harnblase mithilfe eines Infusionssystems mit 30%igem Jod-haltigem wasserlöslichem Kontrastmittel gefüllt. Eine einfache Zystographie ist heute aufgrund der Darstellbarkeit im Ultraschall zumeist verzichtbar. Für eine Miktionszystourethrographie (MCU) werden insgesamt 150–350 ml Kontrastmittel in die Harnblase instilliert. Darüber hinaus wird eine weitere Blasenfüllung ggf. mit physiologischer Kochsalzlösung erreicht.

CAVE ! Eine Harnblasenfüllung von über 600 ml sollte auch bei fehlendem Harndrang vermieden werden.

Es werden unter Durchleuchtungskontrolle Aufnahmen im p.-a.-Strahlengang sowie in beiden schrägen Durchmessern angefertigt, um die gesamte Zirkumferenz der Harnblase beurteilen zu können. Sobald der Patient starken Harndrang verspürt, wird die Füllung der Harnblase gestoppt und der Harnblasenkatheter entfernt. Je nach anatomischer Gegebenheit werden Aufnahmen im schrägen Durchmesser von 40–60° vor und während der Miktion durchgeführt. Zusätzlich wird bei Patienten nach Prostatektomie ein Stoppversuch durchgeführt, bei dem die Patienten willkürlich die Miktion unterbrechen sollen. Der Stoppversuch gilt als positiv, wenn dem Patienten eine vollständige Unterbrechung der Miktion gelingt. Zusätzlich wird nach der Miktion eine Leeraufnahme im a.-p.-Strahlengang angefertigt, um

1. Restharn und
2. in Divertikeln retinierten Harn

darzustellen.

Merke ! Die Miktionszystourethrographie (MCU) kann einen vesikoureteralen Reflux (VUR) nachweisen.

In einigen Fällen lässt sich der vesikoureterale Reflux nur während der Miktion aufgrund des erhöhten intravesikalen Drucks darstellen. Das Gleiche gilt gelegentlich für die Darstellung von Harnblasendivertikeln. Im Falle eines vesikoureteralen Refluxes ist zu dokumentieren, ob dieser bereits während der Füllungsphase oder erst unter der Miktion (Hochdruck-VUR) auftritt und ob das Kontrastmittel das Nierenbeckenkelchsystem (NBKS) erreicht und wie dieses konfiguriert ist (zur Gradeinteilung des vesikoureteralen Refluxes s. Abschn. 2.2, „Harnleiter").

Der Blasenboden und die Öffnung des Sphinktersystems der Harnblase bewirken eine trichterförmige Erweiterung des Blasenausgangs, auch Blasenhals genannt, unter der Miktion.

Die MCU ist die Methode der Wahl zur Beurteilung der Weite des Blasenhalses und der hinteren Urethra unter der Miktion.

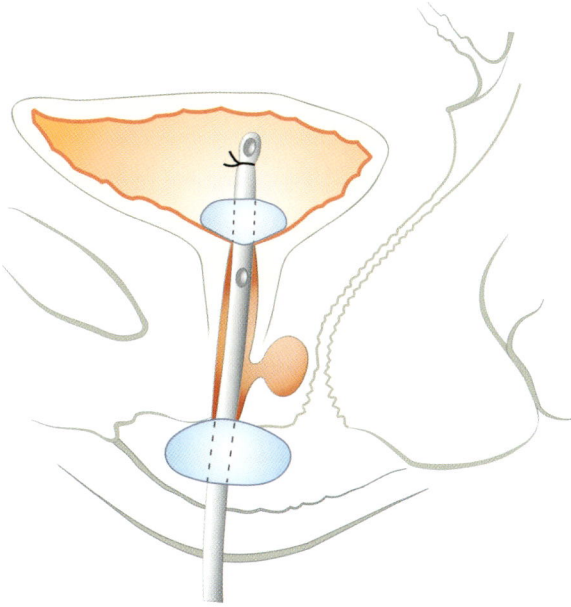

Die Untersuchung findet auf einem Durchleuch-tungstisch statt. Unter sterilen Bedingungen wird der Patientin ein Harnblasenkatheter gelegt. Der hierfür eingesetzte Doppelballonkatheter hat nicht nur einen Ballon, der in der Harnblase geblockt wird, sondern einen zweiten, der von außen über den liegenden Katheter gegen die äußere Harnröhrenöffnung ge-drückt werden kann (Abb. 2.74). Es werden beide Ballons geblockt. Der innere wird gegen die innere Harnröhrenöffnung gezogen, der äußere von unten gegen die äußere Harnröhrenöffnung gedrückt. Hier-durch ist ein Verschluss der natürlichen Harnröh-renöffnungen gegeben. Ein jetzt unter leichtem Druck in die Harnröhre instilliertes Kontrastmittel kann nicht herauslaufen, und eine Kontrastierung der Harnröhre ist so möglich. Im Falle von Harn-röhrendivertikeln und Fisteln kommt es zu einem Kontrastmittelübertritt in das Harnröhrendivertikel oder in die Fistel, die durch diese Methode dargestellt werden können (Abb. 2.75 a–c).

Abb. 2.74. Schematische Darstellung der Doppelballonurethro-graphie. Applikation von Kontrastmittel in die weibliche Harnröhre bei gleichzeitigem Verschluss der Ostium urethrae internum und externum, jeweils durch einen geblockten Ballon

2.3.5
Computertomographie

Die Beurteilbarkeit der Harnblase ist von dem Fül-lungsgrad abhängig. Eine ausreichende Beurteilbar-keit ergibt sich ab einer Urinmenge von 200–300 ml. Ein liegender Harnblasenkatheter sollte ca. 30 min vor der Untersuchung abgeklemmt werden. Eine orale Kontrastmittelapplikation sollte mindestens 60 min vor der Untersuchung begonnen werden, um benachbarte Darmanteile von Veränderungen der Harnblasenwand differenzieren zu können. Die Un-tersuchung sollte am Spiral-CT mit einem Pitch-

2.3.4
Doppelballonurethrographie

Durch die Doppelballonurethrographie kann die weibliche Harnröhre abgebildet werden. Durch diese Untersuchung ist die Unterscheidung von paraure-thralen Zysten und Urethradivertikeln sowie die Dar-stellung von Urethrafisteln möglich.

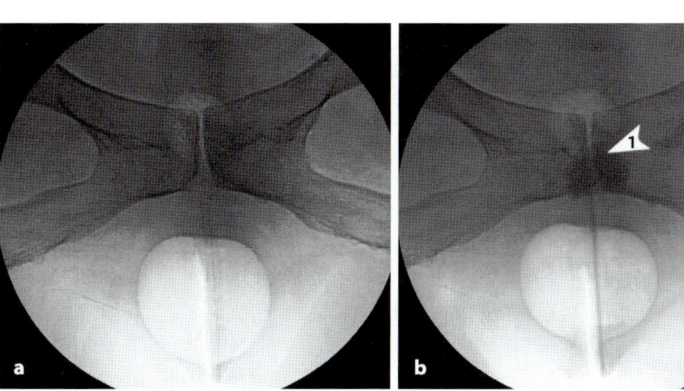

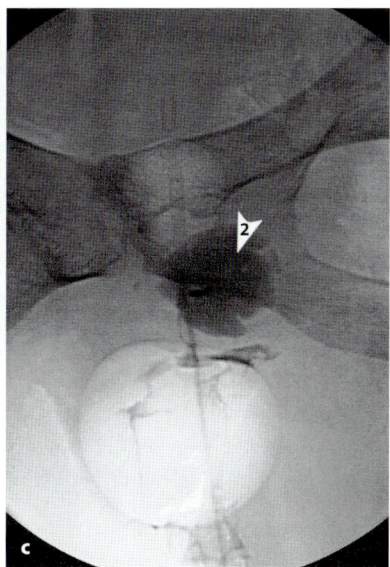

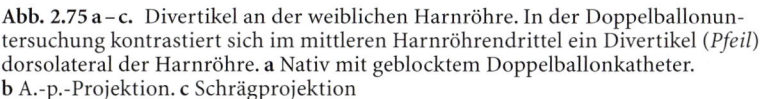

Abb. 2.75 a – c. Divertikel an der weiblichen Harnröhre. In der Doppelballonun-tersuchung kontrastiert sich im mittleren Harnröhrendrittel ein Divertikel (*Pfeil*) dorsolateral der Harnröhre. **a** Nativ mit geblocktem Doppelballonkatheter. **b** A.-p.-Projektion. **c** Schrägprojektion

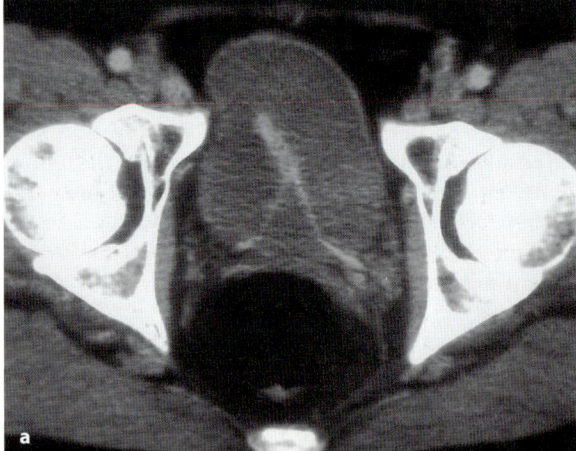

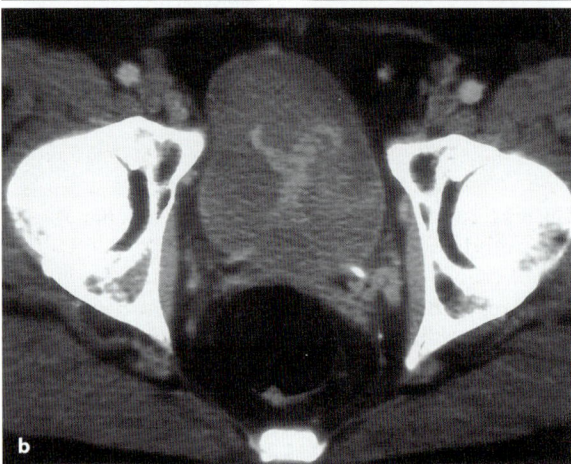

Abb. 2.76 a, b. Doppeljet in der Harnblase durch beidseitigen jetartigen ureterovesikalen kontrastierten Urinübertritt, bedingt durch die Ueterperistaltik. Untersuchung ca. 70 s nach Beginn der intravenösen Kontrastmittelappllikation. **a** Jetphänomen beiderseits und **b** wenige Schichten höher wolkige Kontrastmittelverteilung im Harnblasenlumen

faktor von höchstens 1,5 durchgeführt werden. Das Rekonstruktionsinkrement sollte höchstens 4 mm betragen. Es wird eine bolusartige intravenöse Kontrastmittelapplikation von 120 ml eines nichtionischen Kontrastmittels mit einer Jod-Konzentration von mindestens 300 mg/ml mit einer Flussrate von mindestens 2 ml/s empfohlen. Die Untersuchung sollte 60 s nach Start der Kontrastmittelapplikation durchgeführt werden. Bei einem dorsal gelegenen Tumor oder einem Prozess, der die Ureteren bzw. Ureterostien möglicherweise involviert, sollte zusätzlich eine Spätuntersuchung mindestens 5 min nach Beginn der intravenösen Kontrastmittelapplikation mit gleichen technischen Parametern durchgeführt werden.

Die Beurteilbarkeit des Blasendachs und des Blasenbodens ist aufgrund von Partialvolumeneffekten eingeschränkt. Dieses Problem lässt sich z.T. durch Dünnschichtrekonstruktionen an Mehrzeilenscan-

nern verbessern. In der CT lässt sich die Harnblasenwand, je nach Füllungszustand, als 2–5 mm breite homogene Schicht gegenüber dem Urin im Blasenlumen und dem hypodensen perivesikalen Fettgewebe mit dem darin enthaltenen Venenplexus abgrenzen. Je nach zeitlichem Ablauf der Untersuchung kann es schon frühzeitig zu einer Kontrastmittelanreicherung im Blasenlumen kommen. Insbesondere können Jetphänomene aufgrund des aus der Ureterperistaltik resultierenden bolusförmigen ureterovesikalen Kontrastmittelübertrittes auftreten (Abb. 2.76 a, b). Häufig lassen sich die distalen bzw. prävesikalen Ureteren kontrastmittelgefüllt abgrenzen. Die Kontur der Harnblasenwand sollte sowohl zum Harnblasenlumen als auch zum perivesikalen Fett hin glatt begrenzt sein.

2.3.6
Magnetresonanztomographie

Zur Beurteilung der Harnblase sollte diese mit 200–500 ml gefüllt vorliegen. Die Magnetresonanztomographie (MRT) sollte unter Verwendung einer Körper-phased-array-Spule nach Unterdrückung der Darmperistaltik, z.B. mit Butylscopolamin intravenös, erfolgen. Zur Übersicht und zur Darstellung der Lymphabflusswege wird zunächst eine axiale protonendichtegewichtete Sequenz, möglichst als Turbo-Spinecho(TSE)-Sequenzen mit 512 × 512 Matrix mit einer Schichtdicke von 5–7 mm von der Aortenbifurkation bis inguinal empfohlen. Die Untersuchung der Harnblase sollte mit T2-gewichteten TSE-Sequenzen in mindestens 2 Ebenen erfolgen, z.B. axial und koronar. Bei Tumordiagnostik, bzw. dem klinischen Verdacht auf entzündliche Veränderungen bzw. eine Abszedierung, wird der Einsatz einer T1-gewichteten Sequenz axial, ggf. senkrecht zur Tumorbasis vor und nach intravenöser Applikation von 0,1 mmol Gadolinium-DTPA pro kg Körpergewicht empfohlen.

Bei entsprechender Harnblasenfüllung stellt sich im T1-gewichteten Bild die Harnblasenwand mit einer mittleren Signalintensität gegenüber dem signalarmen Urin und dem signalreichen perivesikalen Fettgewebe dar (Tabelle 2.21). Im T1-gewichteten Bild

Tabelle 2.21. Darstellung der Harnblase in der MRT bei T1- und T2-gewichteter Bildgebung

	T1	T2
Perivesikales Fett	Signalreich	Signalreich
Harnblasenwand	Mittlere Signalintensität	Signalarm
Urin im Harnblasenlumen	Signalleer bis signalarm	Signalreich

sind ohne Kontrastmittelapplikation keine Wandschichten differenzierbar. Im T2-gewichteten Bild stellt sich die Harnblasenwand zwischen dem signalreichen Urin und dem signalreichen perivesikalen Fettgewebe signalarm dar (vgl. Tabelle 2.21). Auch im T2-gewichteten Bild ist eine Abgrenzung der Harnblasenwandschichten nicht möglich. Diese gelingt in einem großen Teil der Fälle nach bolusförmiger intravenöser Kontrastmittelapplikation mit einer schnellen T1-gewichteten Sequenz, z.B. der Fast-low-angle-shot-Sequenz.

Geeignete Zeitpunkte für eine dynamische Untersuchung sind 15 s, 55 s, 2 min und 5 min nach Kontrastmittelapplikation. In den ersten beiden Untersuchungen nach bolusförmiger intravenöser Kontrastmittelapplikation lassen sich in der Mehrzahl der Fälle Harnblasenwandschichten differenzieren. Die Mukosa stellt sich als signalreiche Lamelle dar. Auch in der MRT kann eine Spätaufnahme, z.B. 10 min nach intravenöser Kontrastmittelapplikation, zur besseren Abgrenzung eines intravesikalen Prozesses hilfreich sein. Nach Kontrastmittelapplikation kommt es regelhaft zu einer Sedimentation des Kontrastmittels in der Harnblase. Bei längeren Pulssequenzen zeigen sich Bewegungsartefakte im Harnblasenlumen, die durch von den Ostien einströmende Harnjets bedingt sind.

Ein bei der Deutung von MRT-Bildern der Harnblase zu bedenkender Artefakt ist der Chemical-shift-Artefakt, der aufgrund einer unterschiedlichen Resonanzfrequenz von Protonen im Wasser und im Fett entsteht. Die Differenz liegt bei 3,5 ppm, oder bei 225 Hz bei 1,5 Tesla Feldstärke. Dieses Phänomen führt zu einem Fehler in der Frequenzkodierrichtung, da die Ortslokalisation über die Frequenz erfolgt und Signale aufgrund ihrer gewebespezifisch unterschiedlichen Resonanzfrequenz einer anderen Lokalisation zugeordnet werden. Dieser Effekt äußert sich in der MRT als schwarze und helle Bänder entlang von Grenzflächen, wie z.B. der Harnblasenwand. Der Effekt ist je nach der verwendeten Bandbreite unterschiedlich stark ausgeprägt. Bei einer kleinen Bandbreite, die weniger als die Hälfte der oben genannten 225 Hz/Pixel beträgt, kann der Artefakt eine Breite von 2 und mehr Pixel ausmachen (Abb. 2.77).

2.3.7
Sonographie

Die Untersuchung sollte mit einem 3,5 MHz-Sektor- oder Parallelschallkopf durchgeführt werden. Die Untersuchung wird von der Bauchdecke aus bei in Rückenlage befindlichem Patienten durchgeführt. Eine Voraussetzung für die gute Darstellbarkeit der Harnblase und der Harnblasenwand ist eine ausreichende Harnblasenfüllung. Eine nicht gefüllte Harnblase ist nur eingeschränkt abgrenzbar und somit nicht weiter beurteilbar. Sagittale und angulierte transversale Standardeinstellungen lassen sich bei Auflage des Schallkopfs unmittelbar oberhalb der Symphyse erreichen (Abb. 2.78 a, b). In diesen Einstellungen zeigt sich die Harnblase glatt berandet. Das mit Urin gefüllte Harnblasenlumen stellt sich echoleer dar. Die Harnblase stellt sich bei guter Füllung symmetrisch dar. Sie kann bei Frauen von kranial dorsal durch den Uterus pelottiert werden. Zusätzlich führen Darmschlingen zu einer Pelottierung der Harnblase. Abgrenzbar sind die innere Harnröhrenöffnung sowie bei jetartigem ureterovisikalen Urinübertritt auch gelegentlich die Ureterostien (Abb. 2.79).

> **Merke** Die gut gefüllte Harnblase dient als akustisches Fenster zur Untersuchung der Nachbarorgane im kleinen Becken.

Bei Männern kann bei nach kaudal geneigter Schallebene die Prostata abgegrenzt werden, bei Frauen zeigen sich dorsolateral die Ovarien (Abb. 2.80). Bei der nur wenig gefüllten Harnblase sind Vorwölbungen der Harnblasenwand in das Lumen und Raumforderungen kaum differenzierbar (Abb. 2.81 a, b). In jedem Falle ist daher eine Darstellung des Befundes in 2 Ebenen erforderlich. Im Ultraschall ist durch eine Untersuchung in mehreren Ebenen eine Volu-

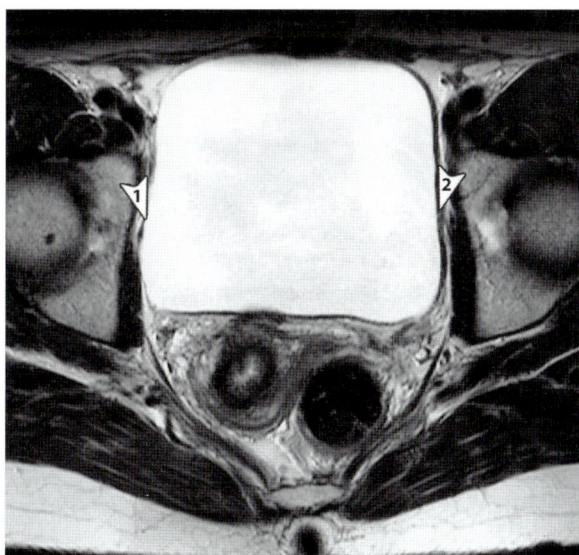

Abb. 2.77. MRT der gesunden Harnblase. T2-gewichtete axiale TSE-Sequenz mit einer Bandbreite von 135 Hz. Chemical-shift-Artefakt mit unterschiedlich breiter Harnblasenwand rechts und links lateral (*Pfeil*; Phasenkodierung a.-p. und Frequenzkodierrichtung links-rechts)

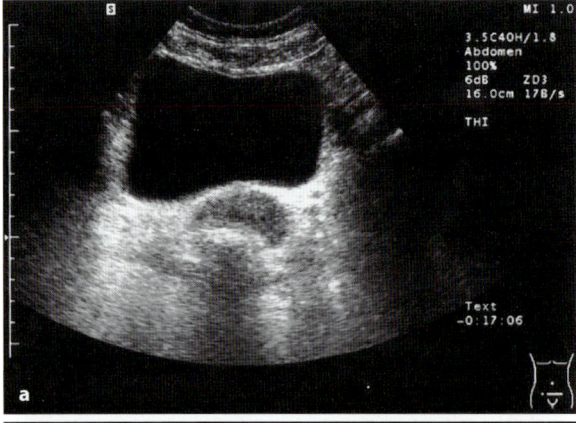

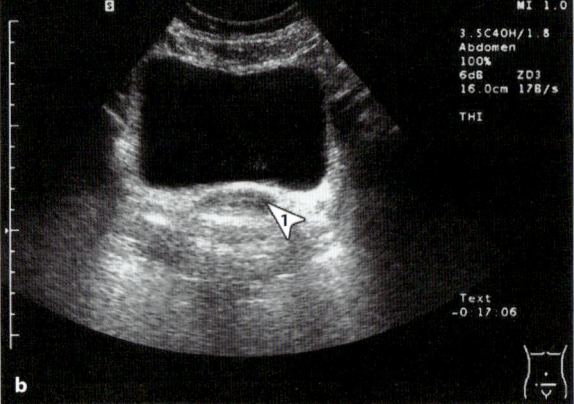

Abb. 2.78 a, b. Sonographie der gesunden gut gefüllten Harnblase bei einer 28-jährigen Frau. **a** Axiale Schnittführung durch die Harnblase mit angeschnittenem Corpus uteri. **b** Tiefere Schicht mit Abbildung der Vagina hinter der Harnblase (*Pfeil*)

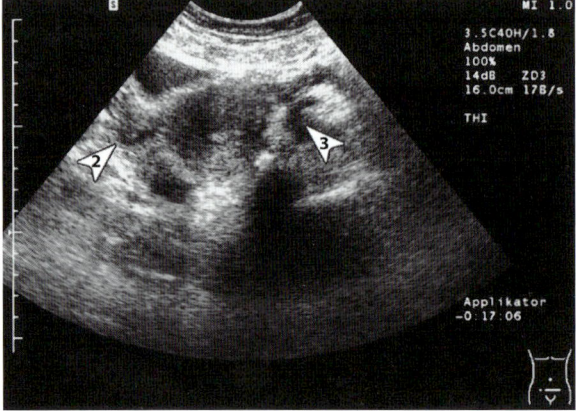

Abb. 2.80. Sonographie der Harnblase, gesunde Patientin. Darstellung der Ovarien beiderseits (*Pfeil*)

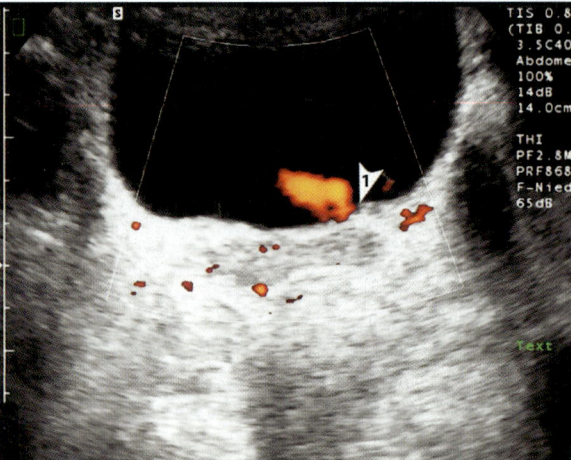

Abb. 2.79. Jetphänomen in der Harnblase. Im Ultraschall zeigt sich im Power-Doppler-Modus ein Harnjet vor dem Ureterostium (*Pfeil*) im Harnblasenlumen, bedingt durch die Ureterperistaltik, die intermittierend für einen jetartige ureterovesikalen Harnübertritt sorgt. Axiale Schnittführung

menbestimmung der Harnblase möglich. Das Volumen kann bis zu einem Harnblasenvolumen von 300 cm³ nach einer Lipsoid-Formel

$$\text{Volumen} = \eta : 6 \times \text{Breite} \times \text{Höhe} \times \text{Tiefe}$$

mit einer ausreichenden Genauigkeit berechnet werden.

Bei höheren Füllungsvolumina wird das Harnblasenvolumen nach dieser Formel leicht unterschätzt. Zur Bestimmung der Restharnmenge wird das Blasenvolumen unmittelbar nach der Miktion bestimmt. Bei Gesunden sollte kein Restharn nachweisbar sein.

CAVE Übersteigt die Restharnmenge 50 ml, liegt ein pathologischer Befund vor.

Zusätzlich ist die Sonographie der Harnblase mit intravesikalen Schallköpfen mit weit höheren Frequenzen und damit einer besseren Auflösung möglich.

Die farbkodierte Doppler-Sonographie und Power-Doppler-Sonographie können zur Charakterisierung von Raumforderungen an oder in der Harnblase eingesetzt werden. Raumforderungen, die eine im Vergleich zur benachbarten Harnblasenwand erhöhte Perfusion aufweisen, sind danach malignitätssuspekt.

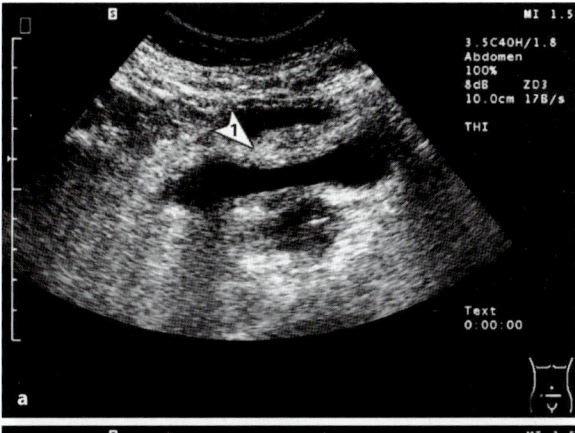

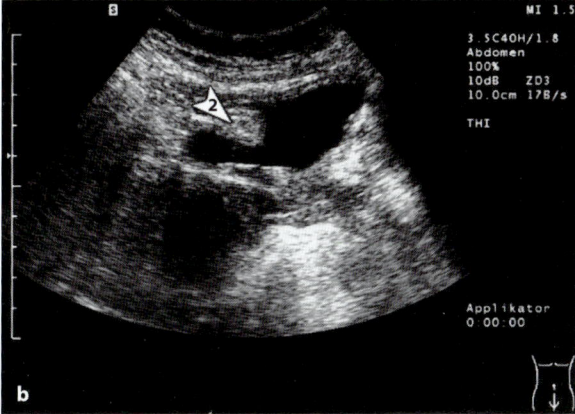

Abb. 2.81 a, b. Bei suboptimaler Füllung zeigt sich eine Falten-bildung am Blasendach (*Pfeil*), die sich bei der Untersuchung in 2 Ebenen als solche identifizieren lässt. 45-jährige Patientin, keine Harnblasenpathologie. **a** Axiale Schichtführung, **b** sagittale Schichtführung

2.3.8
Systematische Bildanalyse

Die systematische Bildanalyse sollte die Lage der Harnblase (z. B. Deszensus oder Verlagerung durch Raumforderung), den Füllungsgrad, die Dichte des Harnblasenlumens, bzw. die Beschaffenheit des Urins, z. B. Einblutungen, Koagel oder Sedimentationen, be-einhalten. Folgende Fragen sind zu beantworten:

- Liegen Konkremente im Harnblasenlumen vor?
- Sind die Harnblasenkonfiguration und die Harn-blasenkontur regelrecht?
- Zeigt die Wand eine regelrechte Dicke oder liegen fokale bzw. umschriebene oder gleichmäßig ver-teilte Verbreiterungen der Harnblasenwand vor?
- Ist die Harnblasenwand nach innen zum Lumen und nach außen zum perivesikalen Fettgewebe glatt begrenzt?
- Liegen Verkalkungen innerhalb der Harnblase oder in der Harnblasenwand vor?

- Liegt eine umschriebene Wandstarre bzw. eine nicht harmonische Distendierung der Harnblase vor?
- Liegt eine Harnleiterschiene oder ein Harnblasen-katheter, z. B. suprapubisch oder in der Harnröhre?

Die Beurteilung der Harnblase schließt eine Beurtei-lung der peritonealen und subperitonealen Umge-bung der Harnblase ein. Hierbei ist insbesondere auf die die Harnblase umgebenden Darmanteile und auf mögliche perivesikale Flüssigkeitsansammlun-gen (Aszites, Hämatome, Lymphozelen, Urinome) zu achten. Zusätzlich müssen benachbarte Lymphknoten der Iliaca-externa- und Iliaca-interna-Gruppe beider-seits beurteilt werden. Darüber hinaus müssen auch benachbarte Organe wie die Prostata, die Samen-bläschen beim Mann und der Uterus und die Scheide bei der Frau sowie die Harnröhre beachtet werden.

Form und Lageänderungen der Harnblase

1. Bei Frauen kann es durch eine Vorwölbung der Harnblasenhinterwand und konsekutive Pelot-tierung der vorderen Vaginalwand zur Ausbildung einer Zystozele kommen. Bei betroffenen Frauen ist die Zystozele insbesondere im Stehen und bei intraabdomineller Druckerhöhung, z. B. beim Val-salva-Versuch, im seitlichen Strahlengang nach-weisbar.
2. Descensus vesicae: Hierbei kommt es bei Insuf-fizienz des Halteapparates zu einer Absenkung der Harnblase.

> **Definition** Ein Deszensus liegt vor, wenn der Harnblasenboden im Stehen unter die Symphysenunterkante gelangt.

3. Verlagerung der Harnblase durch Raumforde-rungen im kleinen Becken. Hierzu können neben Lymphozelen, z. B. nach pelviner Lymphadenekto-mie, auch Abszesse oder Adenexraumforderungen oder eine ausgeprägte pelvine Lymphadenopathie gehören.
4. Physiologisch ist eine Pelottierung des Blasen-dachs und der Blasenhinterwand durch den ante-flektierten Uterus (Abb. 2.82).
5. Bei Männern kann es durch eine benigne Prostata-hyperplasie zu einer zentralen Vorwölbung des Blasenbodens kommen. Im Ausscheidungsuro-gramm findet sich in einem solchen Fall durch die Anhebung des Blasenbodens und damit auch der Ureterostien eine so genannte Angelhhakenkon-figuration der distalen Ureteren (Abb. 2.83).
6. Verlagerung der Harnblase nach ventral bei Bauchdeckeninsuffizienz (Abb. 2.84 a, b) oder Her-nierung von Harnblasenanteilen inguinal oder femoral beim Vorliegen von entsprechenden Bruchpforten.

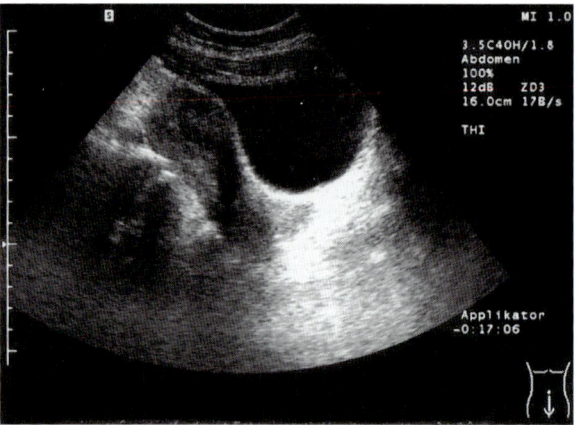

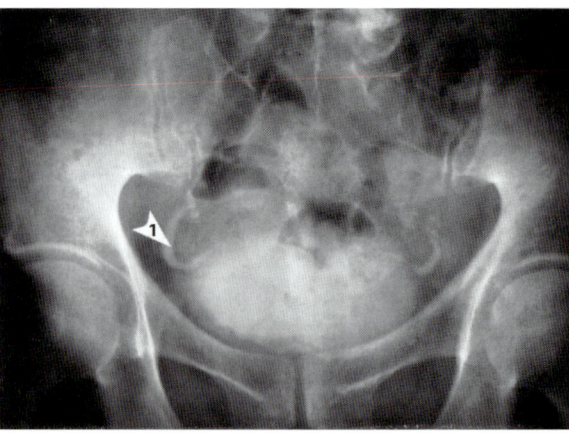

Abb. 2.82. Sonographie der Harnblase in sagittaler Schichtführung. Gleiche Patientin wie Abb. 2.78 a, b. Darstellung der Pelottierung des Blasendachs durch den Uterus

Abb. 2.83. Angelhakenkonfiguration der distalen prävesikalen Ureteren beiderseits bei benigner Prostatahyperplasie und konsekutiv angehobenem Blasenboden

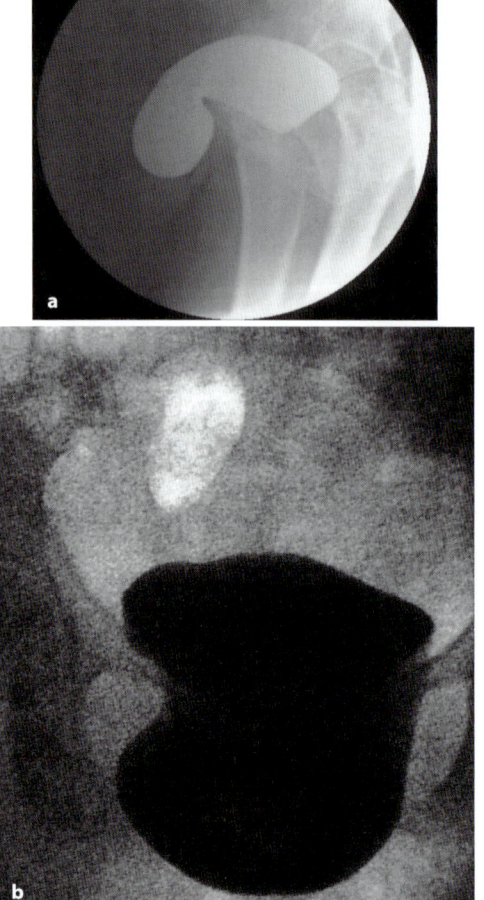

Abb. 2.84 a, b. Nach ventral verlagerte Harnblase bei Bauchdeckendefekt. Der ventral der Symphyse liegende Anteil der Harnblase war reponibel. MCU: **a** Schrägprojektion, **b** Durchleuchtungsbild p.-a.

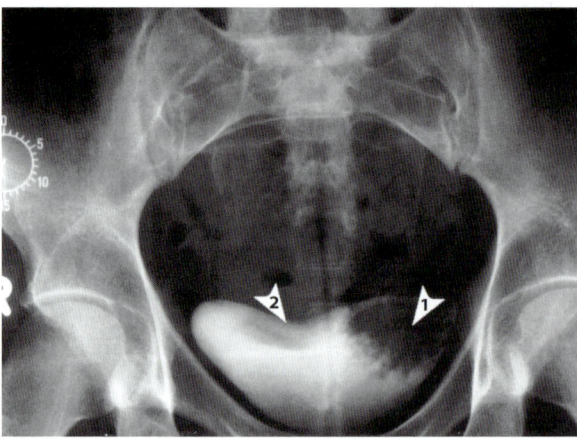

Abb. 2.85. Kontrastmittelaussparung im Harnblasenlumen bei polypösem Urothelkarzinom in der Harnblase. Darstellung im i.v.-Urogramm 20 min nach Beginn der Kontrastmittelapplikation. Die Harnblase ist mäßig gefüllt. Linksseitig die unregelmäßig begrenzte Aussparung im Blasenlumen durch den Tumor (*Pfeil*), Bei Frauen typische Pelottierung der Harnblasenhinterwand und des Harnblasendachs durch den Uterus (*Pfeil 2*)

Kontrastmittelaussparungen und Einfaltungen der Harnblase

> **Merke** ! Kontrastmittelaussparungen entstehen durch einen Ersatz oder eine Verdrängung des Kontrastmittels in der Harnblase durch ein weniger röntgendichtes Substrat.

Sie können hervorgerufen werden durch polypöse Raumforderungen der Harnblasenwand, wie z.B. einen Harnblasentumor (Abb. 2.85). Kontrastmittelaussparungen können auch durch röntgennegative Fremdkörper oder Konkremente, z.B. Zystinsteine,

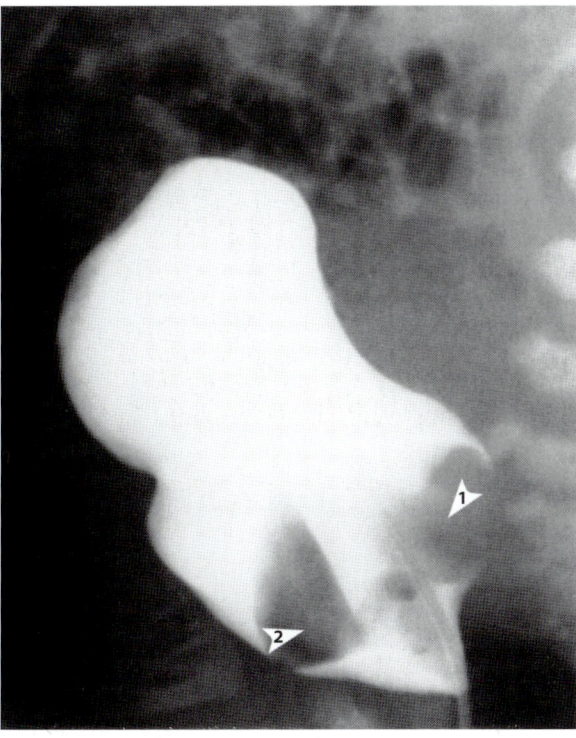

Abb. 2.86. Beidseitige Ureterozelen beim Säugling. Sie stellen sich in der MCU als Kontrastmittelaussparungen dar (*Pfeile*). (Abb. von I. Scheer, Kinderradiologie, Charité)

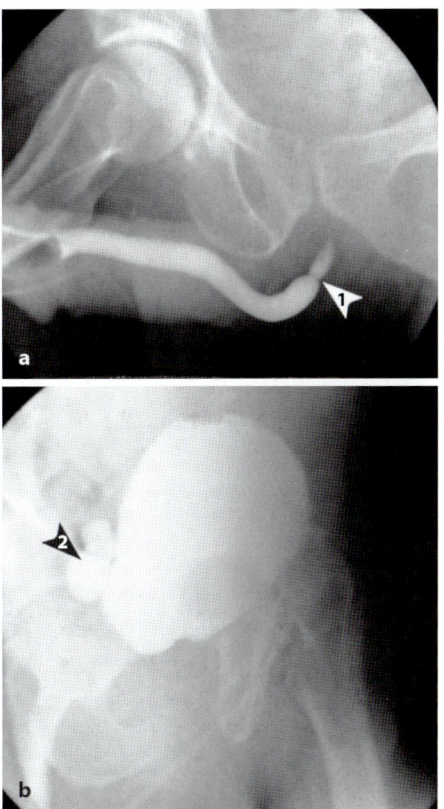

Abb. 2.87 a, b. Harnblasendivertikel rechts dorsolateral bei einem 67-jährigen Patienten mit bulbärer Harnröhrenstenose. **a** Retrograde Harnröhrendarstellung mit bulbärer Stenose (*Pfeil*). **b** In der MCU findet sich in der Schrägprojektion ein rechts dorsolateral gelegenes Divertikel (*Pfeil 2*)

hervorgerufen werden. Auch Ureterozelen imponieren als Kontrastmittelaussparungen in der MCU (Abb. 2.86). Differenzialdiagnostisch müssen von diesen Veränderungen Pelottierungen der Harnblasenwand, z.B. durch das Rektum oder einen prominenten Mittellappen der Prostata bei benigner Prostatahyperplasie, abgegrenzt werden. Bei einer wenig gefüllten Harnblase sind Kontrastmittelaussparungen kaum verwertbar, da auch Einfaltungen der Harnblasenwand Kontrastmittelaussparungen erzeugen können (vgl. Abb. 2.81 a, b).

Divertikel

Definition ▽ Harnblasendivertikel sind komplette oder inkomplette umschriebene Wandausstülpungen, die alle Wandschichten betreffen.

Harnblasendivertikel entstehen gewöhnlich im Rahmen von Harnblasenentleerungsstörungen und einem erhöhten intravesikalen Druck. Die häufigste Ursache ist eine benigne prostatische Hyperplasie, gefolgt von Prostatakarzinomen und seltenen Fehlbildungen (Abb. 2.87 a, b, Abb. 2.88, Abb. 2.89 a, b). Harnblasendivertikel können gut im abdominellen

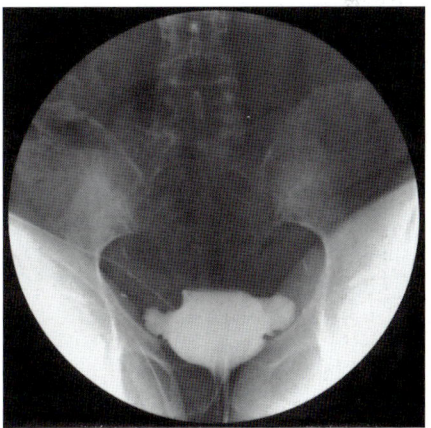

Abb. 2.88. Harnblasenausgangsstenose mit symmetrischer Ausbildung von Divertikeln beiderseits lateral (Blasenohren). Kontrastmittelapplikation über einen liegenden suprapubischen Harnblasenkatheter

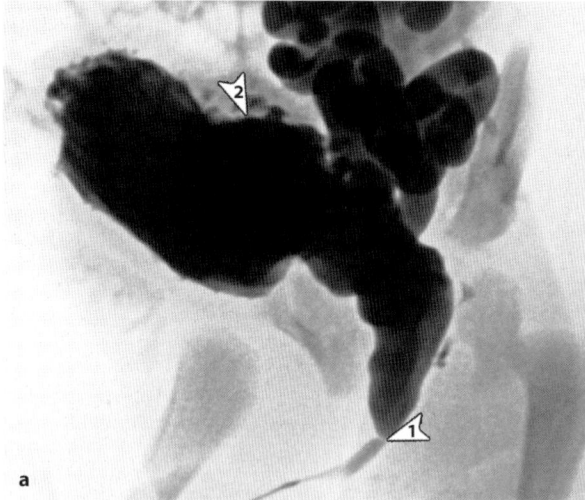
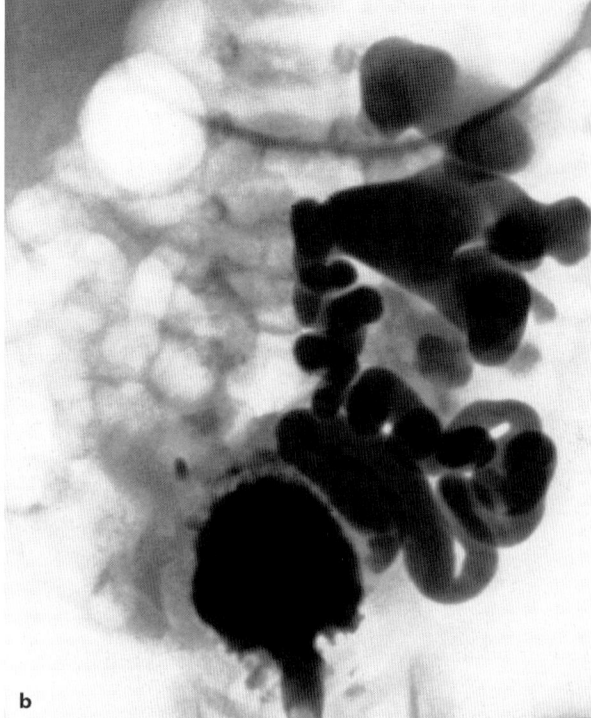

Abb. 2.89 a, b. Neugeborener Junge mit subvesikaler Stenose durch eine Harnröhrenklappe (*Pfeil*). In der MCU zeigen sich Pseudodivertikel (*Pfeil*) der Harnblase sowie ein vesikoureteraler Reflux Grad IV. **a** Schrägprojektion in der MCU. **b** P.-a.-Projektion mit Darstellung des Refluxes. (Abb. von I. Scheer, Kinderradiologie, Charité)

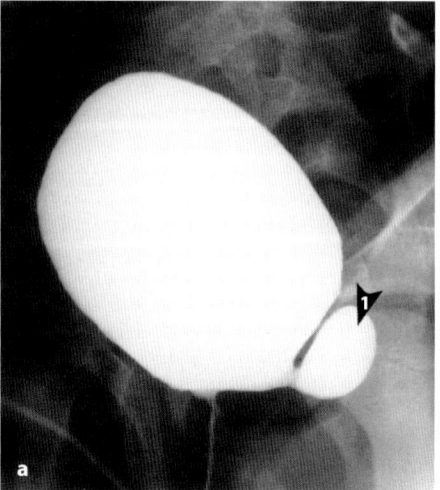
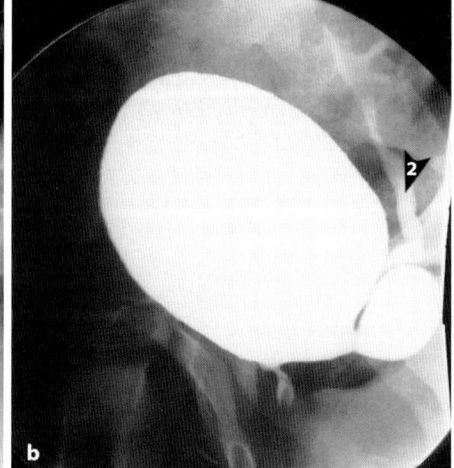

Abb. 2.90. **a** Hutch-Divertikel (*Pfeil*) links dorsolateral benachbart zum Ureterostium bei einem 6-jährigen Jungen in der Schrägprojektion in der MCU. **b** Vesikoureteraler Reflux unter der Miktion mit Kontrastierung der Urethra (*Pfeil 2*). (Abb. von I. Scheer, Kinderradiologie, Charité)

Ultraschall oder in der Durchleuchtung, ggf. mit zusätzlichen Schrägprojektionen, erfasst werden. Abzugrenzen von echten Divertikeln sind Pseudodivertikel, bei denen lediglich ein Mukosaprolaps durch Lücken der Muskularis vorliegt.

Kongenitale Divertikel werden auch als Hutch-Divertikel bezeichnet. Sie liegen typischerweise benachbart zu den Ureterostien (Abb. 2.90 a, b). Als Komplikation kann es aufgrund der engen Nachbarschaft zu Störungen der ureterovesikalen Passage oder zu einem vesikoureteralen Reflux kommen.

Als Komplikationen von Divertikeln kann es zu Konkrementen im Divertikel aber auch zu Tumoren im Divertikel kommen (Abb. 2.91 a, b).

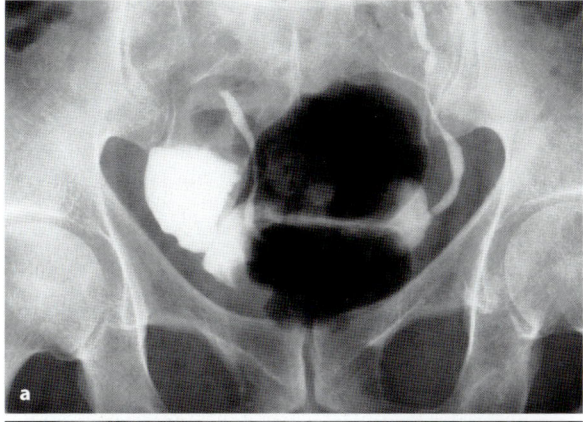

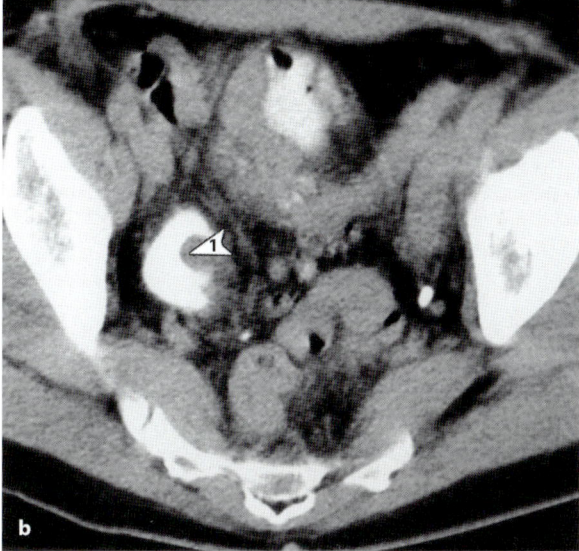

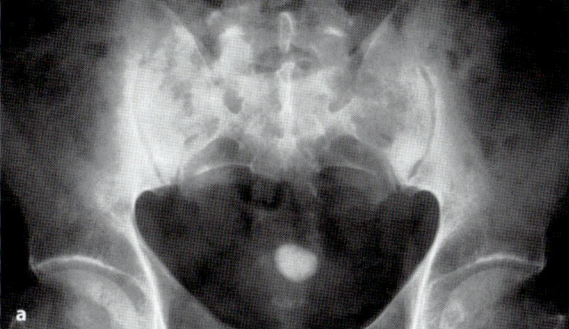

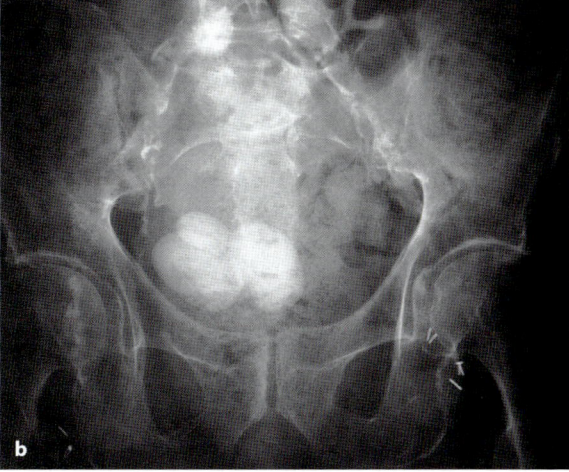

Abb. 2.92 a, b. Harnblasensteine. **a** Kalziumhaltiger Harnblasenstein in der Abdomenübersichtsaufnahme (Ausschnitt) bei einem 60-jährigen Patienten. **b** 3 Kalzium-haltige große Harnblasensteine bei einem anderen Patienten

Abb. 2.91 a, b. Harnblasendivertikel mit Urothelkarzinom im Divertikel bei einem 60-jährigen Patienten. **a** I.v. Urogramm: Das Divertikel bleibt in der Aufnahme im Stehen nach der Miktion kontrastiert. Der rechte Ureter ist medialisiert. **b** In der CT zeigt sich in der Spätaufnahme nach i.v.-Kontrastmittelapplikation im Divertikel eine polypös ins Lumen hereinwachsende Raumforderung (*Pfeil*)

Harnblasensteine (Harnblasenkonkremente)

Nur 3 % der in den Harnwegen nachweisbaren Steine finden sich in der Harnblase und in der Harnröhre. Harnblasenkonkremente können aufgrund einer veränderten Urinzusammensetzung und eines veränderten Urin-pH-Wertes primär in der Harnblase entstehen. Darüber hinaus können Sie auf dem Boden einer Entzündung, einer Abflussbehinderung oder durch Fremdkörper entstehen oder als abgegangene Nierenbecken- oder Harnleiterkonkremente vorliegen. Nach ihrer Zusammensetzung werden Zystinsteine, Harnsäuresteine, Infektsteine (Struvit, Karbonatapatit) und kalziumhaltige Konkremente (Abb. 2.92 a,b) unterschieden.

■ **Bildgebung.** In der Projektionsradiographie ist vor dem Ausscheidungsurogramm oder der MCU immer eine Leeraufnahme erforderlich. Die Konkremente stellen sich je nach ihrer Radiodensität als

● schattengebend (Kalziumsteine),
● diskret schattengebend (Zystinsteine) und
● nicht schattengebend (Harnsäuresteine)

dar. Die nicht schattengebenden oder diskret schattengebenden Konkremente können je nach ihrer Größe als Aussparung in der mit Kontrastmittel gefüllten Harnblase abgegrenzt werden. Harnblasenkonkremente müssen von distalen prävesikalen Harnleiterkonkrementen und Phlebolithen abgegrenzt werden. In der CT gelingt die Abgrenzung auch von kleinen Harnblasenkonkrementen. In der MRT erscheinen Harnblasenkonkremente als signalarme bis signalleere Substrate im Harnblasenlumen (Abb. 2.93).

Urachusanomalien

Bei Erwachsenen enthält das Lig. umbilicale medianum (vgl. Abb. 2.72) die Reste vom Allantois und

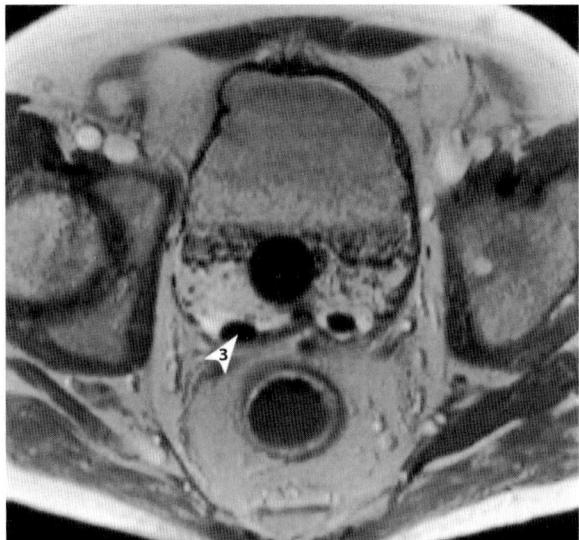

Abb. 2.93. Harnblasenkonkremente bei einem 61-jährigen Patienten mit chronischer Zystitis und Zustand nach transurethraler Resektion eines Harnblasentumors. T1-gewichtete axiale MRT nach Kontrastmittelapplikation. Signalleere Konkremente am Harnblasenboden dorsal (*Pfeil*). Untersuchung nach Instillation von Eisenoxid-haltigem Kontrastmittel in die Harnblase über den liegenden Harnblasenkatheter, deshalb erhöhte Signalintensität des Harnblasenlumens

Urachus. Beim Fötus verläuft der Urachus median und verbindet die Harnblase mit dem Nabel. Das Lumen des unteren Urachus bleibt gewöhnlich bestehen. Bei 50 % der Fälle setzt es sich bis in das Lumen der Harnblase fort. Das untere Ende des Urachus kann sich erweitern und dann eine Urachusfistel oder ein Divertikel bilden, das mit der Blase in Verbindung steht. Wenn der obere Teil des Urachus durchgängig bleibt, besteht eine Urachusfistel, die zum Nabel hin offen bleibt. Im gesamten Verlauf des Urachus können Zysten vorliegen. Kleine Zysten fanden sich bei Autopsien Verstorbener in einem Drittel der Fälle (Moore 1990). Klinische Bedeutung hat diese Missbildung bei der Ausbildung von Urachusfisteln, bei infizierten Urachuszysten sowie bei seltenen Tumoren, die aufgrund einer erst spät auftretenden Klinik und einer damit verbunden Diagnose erst bei fortgeschrittenem Tumorwachstum eine schlechte Prognose haben.

Diagnostisch sind Urachusanomalien in der Sonographie und in der MRT darstellbar. Typisch sind zystische oder solide Veränderungen im Verlauf des Lig. umbilicale medianum (Abb. 2.94 a,b).

Entzündungen der Harnblase

Eine Zystitis kann als Reaktion auf eine chemische Noxe im Urin, z. B. bei Chemotherapie, als Folge einer Radiatio, als Reaktion auf einen Fremdkörper, z. B. bei Dauerkatheter, vorliegen oder durch eine akute

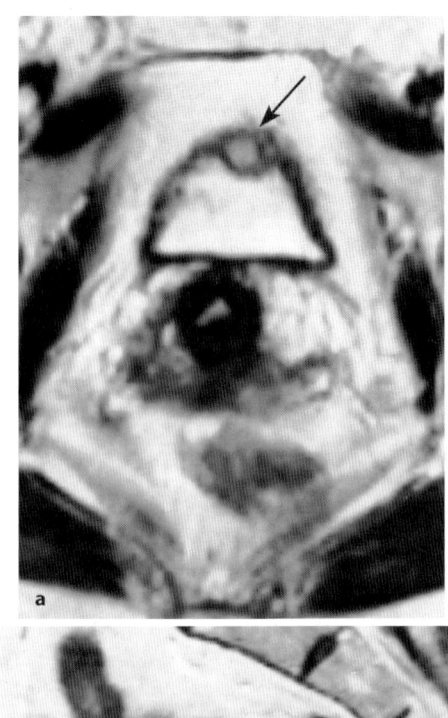

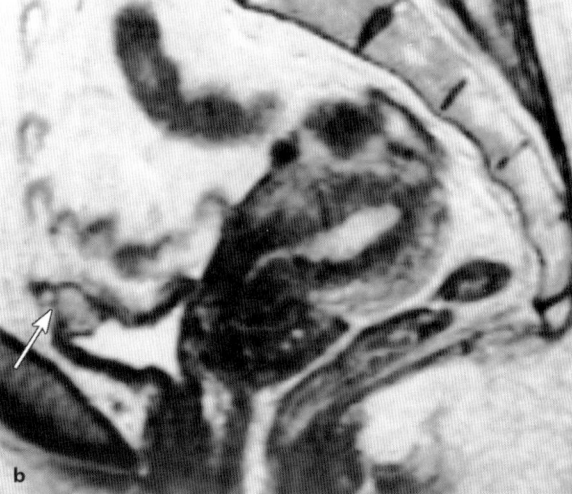

Abb. 2.94 a, b. Urachuszyste. MRT mit **a** axialer und **b** sagittaler T2-gewichteter Bildgebung. Die nur wenig gefüllte Harnblase zeigt eine in die Harnblase hineinragende zystische Formation am Blasendach (*Pfeil*) mit geringerer Signalintensität im Lumen als der Urin bei eingedicktem Inhalt der Zyste

oder chronische bakterielle Infektion hervorgerufen werden.

Bei einer akuten bakteriellen Zystitis liegen mindestens 100.000 Bakterien pro ml Katheterurin vor. Normalerweise gelangen die Bakterien retrograd über die Harnröhre in die Harnblase. Die Folgen sind eine ödematöse Schwellung der Harnblasenwand, zusätzlich können hämorrhagische Veränderungen vorliegen, gelegentlich eine Mikro- oder Makrohämaturie. Die Erreger der akuten Zystitis sind zumeist Escherichia coli, jedoch kommen auch andere Bakterien wie Staphylokokken, Streptokokken, Proteus und Pseudomonas sowie Pilze vor. Ein in

Deutschland seltener Erreger einer Zystitis ist eine Schistosomiaseinfektion, bei der es im Verlauf zu Verkalkungen der Harnblasenwand kommen kann.

Bei einer Zystitis aufgrund von Fremdkörpern, wie z.B. Dauerkathetern oder Konkrementen, kommt es ebenfalls häufig zu einer ödematösen und hämorrhagischen Veränderung der Harnblasenwand. Es kann zu Verkalkungen der Fremdkörper kommen.

Eine durch chemische Noxen bedingte oder eine Radiatio-bedingte Zystitis zeigt ebenfalls in der akuten Phase eine ödematöse Wandauftreibung sowie häufig hämorrhagische Wandveränderungen und eine Mikro- oder Makrohämaturie. Insbesondere bei der Zystitis nach Radiatio kann es zu einer Fibrosierung der Muskularis und konsekutiver Schrumpfung und verminderter Dehnbarkeit der Harnblasenwand sowie zu einer Verminderung der Harnblasenkapazität kommen. Dieser Prozess kann bis hin zur Ausbildung einer Schrumpfblase führen.

Die Bilharziose der Harnblase wird durch Schistosoma hämatobium (Blasenpärchenegel) hervorgerufen. Die Bilharziose tritt besonders häufig im Norden Afrikas, im nahen Osten und in den Mittelmeerländern auf. Die Infektion erfolgt durch Larven (Zerkarien), die aus kontaminierten Flüssigkeiten über die Haut, über die Lymph- und Blutbahn in den vesikalen bzw. vesikoprostatischen Venenplexus gelangen. Dort reifen sie zu fadenförmigen Würmern aus, wobei die Weibchen später Eier in das subepitheliale Gewebe des Urothels legen. Die Eier verursachen eine entzündliche Begleitreaktion und Granulome und gelangen mit dem Urin nach außen. Die Harnblasenwand zeigt in der Folge narbige Veränderungen, eine Verdickung der Harnblasenwand und eine Schrumpfung der Harnblasenwand. Häufig finden sich eine Plattenepithelmetaplasie und im späteren Verlauf eine erhöhte Inzidenz von Plattenepithelkarzinomen. Im Verlauf kommt es häufig zu Verkalkungen innerhalb der Harnblasenwand.

■ **Bildgebende Diagnostik.** Im Falle einer unkomplizierten bakteriellen Zystitis ist in der Regel keine bildgebende Diagnostik erforderlich. Bei rezidivierenden Zystitiden ist eine Abklärung von Harnblasenanomalien wie z.B. Divertikel oder Ausbildung von Septen empfehlenswert. Im Rahmen einer MCU kann zusätzlich ein vesikoureteraler Reflux ausgeschlossen werden. In der MCU können Fremdkörper oder Konkremente dargestellt werden. In der Sonographie sind Variationen und Veränderungen der Harnblasenkonfiguration, wie z.B. Divertikel, aber auch Veränderungen der Harnblasenwand darstellbar. Eine ausreichende Harnblasenfüllung vorausgesetzt, können auch Einblutungen als Sedimentation im Harnblasenlumen, Koagel im Urin und Fremdkörper im Lumen abgegrenzt werden.

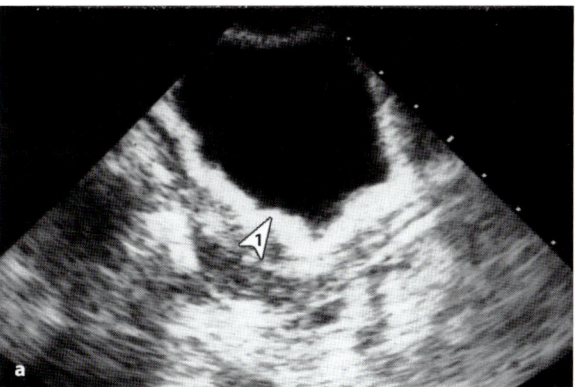
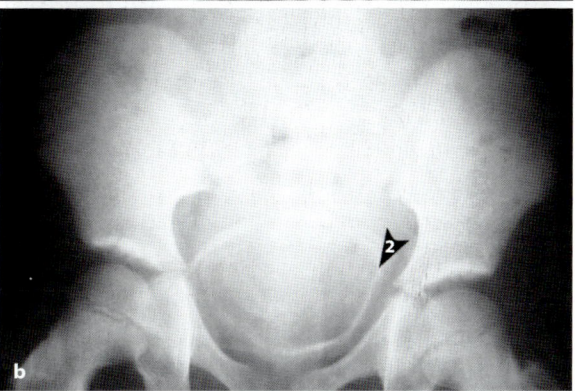

Abb. 2.95. a Bilharziose (Schistosomiasis) bei einem 6-jährigen Mädchen mit Verbreiterung der Harnblasenwand auf bis 7 mm Wanddicke mit vermehrter Echogenität und bizarrer Wandkonfiguration (*Pfeil*) im Ultraschall. **b** Schattengebende Verkalkungen der Harnblasenwand (*Pfeil 2*) in der Übersichtsaufnahme. (Abb. von I. Scheer, Kinderradiologie, Charité)

Die CT und die MRT können bei einer ausreichenden Harnblasenfüllung die oben genannten Veränderungen ebenfalls darstellen, sind jedoch bei einer Harnblasenentzündung nur ausnahmsweise indiziert.

Die Schrumpfung der Harnblase ist in der MCU sowie im Ultraschall und in der CT sowie in der MRT nachweisbar. In den Schnittbildverfahren kann die Verdickung der Harnblasenwand dargestellt werden. Bei der Bilharziose kann die häufig einhergehende Verkalkung der Harnblasenwand schon in der Beckenübersicht, sicher jedoch in der CT nachgewiesen werden (vgl. Abb. 2.79, Abb. 2.95 a, b).

Harnblasenfisteln

Fisteln zur Harnblase können sich als

- vesikokutane Fisteln, z.B. als Urachusfistel,
- enterovesikale Fisteln, z.B. bei Morbus Crohn, oder
- vesikovaginale Fisteln

darstellen.

Harnblasenfisteln mit äußerer Fistelöffnung weisen eine Urinsekretion auf. Die Darstellung dieser Fisteln kann, wenn sie schmal sind und keine Um-

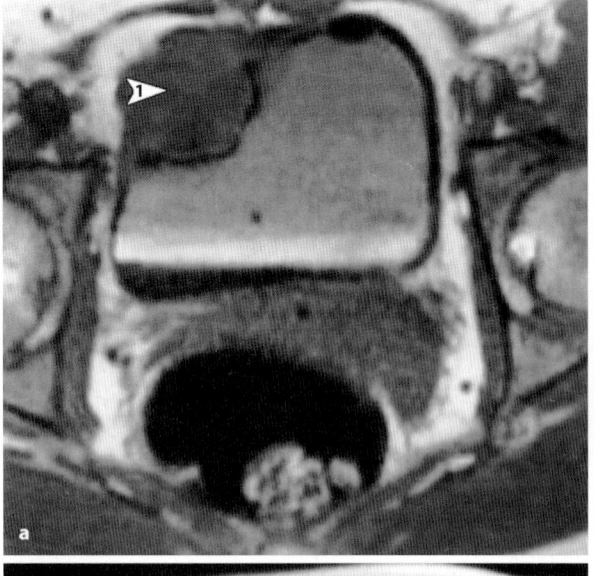

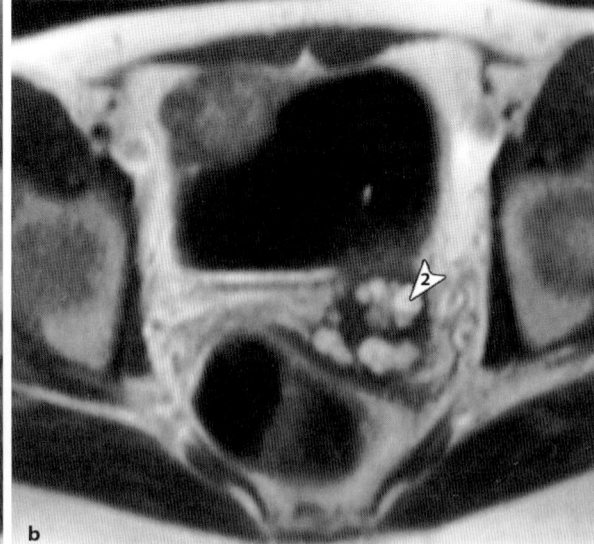

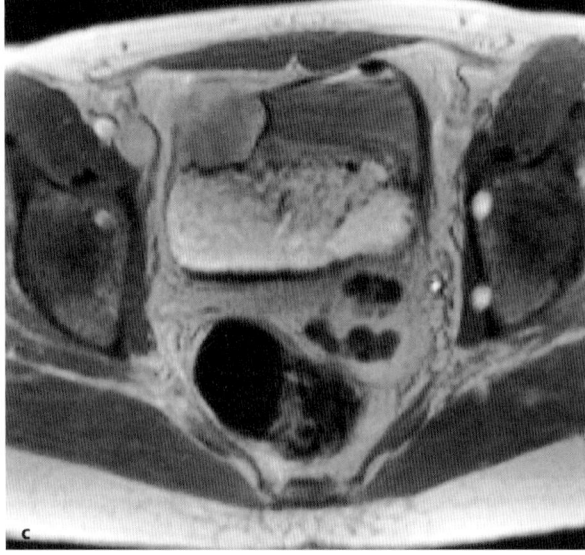

Abb. 2.96 a–c. Benigner Harnblasentumor: Myom der Harnblasenwand bei einer 40-jährigen Patientin. Auftreibung der Harnblasenwand mit glatter Begrenzung zum Lumen und zum perivesikalen Fettgewebe. Im **a** T1- und **b** T2-gewichteten Bild zeigt der Tumor eine vergleichbare Signalintensität wie die Harnblasenwand. **c** Homogenes Kontrastmittelenhancement im T1-gewichteten Bild nach i.v.-Applikation von Gadolinium-DTPA. Nebenbefundlich mehrere Zysten der Glandulae cervicales (Ovula Nabothi; *Pfeil 2*)

gebungsreaktion aufweisen, einem Nachweis in der MRT entgehen. Als erster Schritt sollte eine Sondierung des Fistelgangs mit einer Knopfsonde durchgeführt werden. Ist eine geeignete Fistelöffnung erkennbar, sollte mit einem konischen Aufsatz oder einer Knopfsonde Jod-haltiges, wasserlösliches Kontrastmittel in den Fistelgang unter Durchleuchtung instilliert werden.

Enterovesikale Fisteln, z. B. bei Morbus Crohn oder einer Sigmadivertikulitis, führen häufig zu einer Gasansammlung in der Harnblase. Die Darstellung der Fistel kann durch eine MCU erfolgen. Darüber hinaus kann sich die vesikoenterale oder kolovesikale Fistel im Enteroklyma oder in der Kolon-Doppelkontrastuntersuchung darstellen. In der MRT und in der CT werden die Fistel selten direkt, z. B. nach oraler Kontrastierung, dargestellt. Häufiger lassen sich klei-

nere Fisteln durch eine Verdichtung im perivesikalen Fettgewebe, ggf. mit Lufteinschlüssen, und der direkten Beziehung dieser Region zur Harnblasenwand indirekt darstellen.

Vesikovaginale Fisteln können, wenn in der klinischen Untersuchung keine eindeutige Klärung gelingt, entweder durch eine MCU oder eine Vaginographie dargestellt werden.

Harnblasentumoren

Die meisten Harnblasentumoren sind bösartige Neoplasien. Lediglich 1% der Harnblasentumoren sind gutartig. Bei benignen polypösen Tumoren in der Harnblase kann es sich um Papillome und Leiomyome handeln. Bei Papillomen besteht jedoch ein erhöhtes Risiko zur Transformation zu Urothelkarzinomen, auch wenn sie zum Diagnosezeitpunkt keine

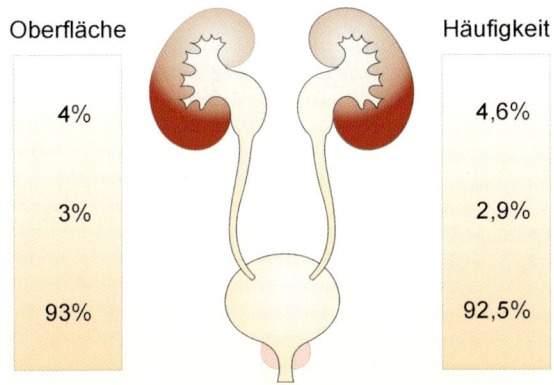

Oberfläche		Häufigkeit
4%		4,6%
3%		2,9%
93%		92,5%

Abb. 2.97. Das Urothelkarzinom ist eine panurotheliale Erkrankung: Verteilung des Urothels und der Urothelkarzinome auf das Nierenbeckenkelchsystem, die Harnleiter und die Harnblase sowie die proximale Harnröhre (Aus Rübben, Otto, Uroonkologie 3. Aufl., Springer 2001)

fallen 90–95% auf Urothelkarzinome, die übrigen sind zu 4–8% Plattenepithelkarzinome und in 1–2% Adenokarzinome.

Das Urothelkarzinom ist eine panurotheliale Erkrankung und befällt zu ca. 93% die Harnblase, gefolgt von den Ureteren und der Harnröhre (Abb. 2.97). Wesentliche Risikofaktoren für die Entwicklung eines Urothelkarzinoms sind höheres Alter, Geschlecht (männlich > weiblich), Rasse (weiße > schwarze Amerikaner) und Lebensort (Mitteleuropa > Japan). Ätiologisch besteht ein erhöhtes Risiko für ein Urothelkarzinom bei mehrjähriger Exposition mit aromatischen Aminen, Nitrosaminen und einzelnen Aldehyden. Diese Chemikalien werden hauptsächlich in der Textil-, Gummi- und chemischen Industrie verwendet. Die Latenzzeit zwischen Exposition und Entwicklung eines Tumors beträgt zwischen 15 und 40 Jahren. Ein weiterer Risikofaktor ist eine Raucheranamnese.

Ihrem Wachstum entsprechend wird zwischen einer oberflächlichen (papillären) und einer invasiven Form unterschieden. Hieraus leiten sich die Stadieneinteilungen ab (Abb. 2.98).

erhöhte Mitoserate aufweisen. Papillome können in der CT und MRT nicht von Harnblasentumoren im TNM-Stadium T1 unterschieden werden. Gelegentlich treten Leiomyome der Harnblasenwand auf. Im der MRT und CT zeigen sich Leiomyome als Wandverdickungen der Harnblase (Abb. 2.96 a–c).

Die bösartigen Tumoren der Harnblase werden in der Regel klinisch durch eine Makrohämaturie, Mikrohämatorie, Dysurie und Pollakisurie auffällig.

Primäre Tumoren der Harnblase haben ihren Ausgang zu 95% in der Schleimhaut, in 5% liegen Sarkome und andere Tumorentitäten vor. Nichtepitheliale Malignome wie Sarkome, Lymphome usw. machen nur einen kleinen Teil der bösartigen Tumoren der Harnblase aus. Von den epithelialen Tumoren ent-

> **TNM-Stadien beim Harnblasenkarzinom**
> - pTIS Carcinoma in situ
> - pTA nichtinvasives papilläres Karzinom
> - pT1 Tumor infiltriert subepitheliales Bindegewebe
> - pT2a Tumor infiltriert oberflächliche Muskulatur (innere Hälfte)
> - pT2b Tumor infiltriert Tiefenmuskulatur (äußere Hälfte)
> - pT3 Tumor infiltriert perivesikales Fettgewebe
> - pT4 Tumor infiltriert Prostata oder Uterus oder Vagina oder Becken- oder Bauchwand

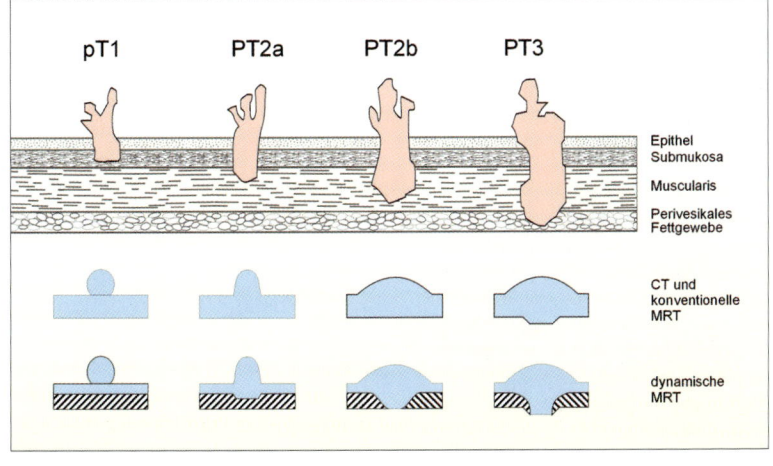

Abb. 2.98. Stadieneinteilung des Urothelkarzinoms nach der TNM-Klassifikation. Gegenüberstellung von schematischer Tumordarstellung (abgewandelt nach dem TNM-Atlas) und der Darstellung in der CT (vergleichbar mit nativer MRT) und der dynamischen MRT. (Mod. nach Tanimoto et al. 1992)

Prognostisch relevante Kriterien sind:

1. der histologische Malignitätsgrad („grading"),
2. das Stadium der Infiltration in die Harnblasenwand,
3. die Infiltration über die Blase hinaus,
4. Lymphknotenbefall,
5. Fernmetastasierung.

Harnblasentumoren werden zystoskopisch biopsiert und histologisch gesichert. Zunächst erfolgt eine transurethrale Resektion.

■ **Bildgebende Diagnostik.** Im Falle einer Mikro- oder Makrohämaturie ist die Darstellung der Nieren und der gesamten ableitenden Harnwege erforderlich. Für diese Indikation ist eine Tomographie durch die Nierenbeckenkelchsysteme erforderlich. Im Ausscheidungsurogramm, in der MCU oder im Zystogramm stellen sich Tumoren als Kontrastmittelaussparungen dar (vgl. Abb. 2.85, Abb. 2.99). In der Blase stellt sich ein Tumor als unregelmäßige Wandstarre und Kontrastmittelaussparung im Lumen dar.

Die einzelnen Wandschichten der Harnblase können in der CT nicht differenziert werden. Deshalb ergibt sich für die CT beim Staging von Harnblasentumoren lediglich eine Indikation zum Nachweis eines organüberschreitenden Tumorwachstums (T2b vs. T3; vgl. Abb. 2.98) und zur Darstellung vergrößerter Lymphknoten, die als befallen bewertet werden, wenn ein minimaler, axialer Durchmesser von 10 mm überschritten wird.

In der MRT erfolgt die Stadieneinteilung anhand von T2-gewichteter Bildgebung oder einer dynamischen T1-gewichteten Bildgebung entsprechend der TNM-Klassifikation.

- Die Tumorstadien TA und T1 können nicht getrennt werden und liegen vor bzw. werden angenommen, wenn ein polypöser Tumor eine schmale Basis aufweist und die Kontur der muskulären Harnblasenwand zum Lumen hin eine glatte Kontur aufweist (Abb. 2.100 a–c, Abb. 2.101 a,b).
- Ein Tumorstadium T2a wird angenommen, wenn sich die lumenwärtige Begrenzung der muskulären Harnblasenwand unregelmäßig darstellt, jedoch der äußere Wandanteil intakt erscheint.
- Ist die Kontur der muskulären Harnblasenwand auf ganzer Breite unterbrochen, ohne dass ein perivesikales Tumorwachstum vorliegt, wird ein Tumorstadium T2b angenommen (Abb. 2.102 a–d).
- Ein Tumorstadium T3 wird angenommen, wenn die muskuläre Harnblasenwand auf der lumenfernen Seite Vorwölbungen und Ausziehungen aufweist.
- Wenn Nachbarstrukturen wie das Rektum oder die Prostata infiltriert sind, wird das Tumorstadium T4 angenommen (Abb. 2.103 a–c).

Gelegentlich können Granulationsgewebe und narbige Veränderungen nach einer transurethralen Resektion zu einer Überschätzung des Tumorstadiums führen (Abb. 2.104 a–c). Tumoren benachbarter Organe, z. B. kolorektale Tumoren, Prostatakarzinome oder Zervixkarzinome, können per continuitatem in die Harnblase einwachsen (Abb. 2.105 a, b). Ein Lymphknotenbefall wird bei einem minimalen axialen Lymphknotendurchmesser von 10 mm angenommen.

Maligne Blasentumoren bei Kindern, wie z. B. Rhabdomyosarkome, gehören in die Gruppe der Weichteilsarkome im Kindesalter und sind von den Urothelkarzinomen des Erwachsenenalters abzugrenzen (Abb. 2.106 a–c).

Traumatische Veränderungen der Harnblase
In einer Multicenterstudie von Zink et al. (1990) mit 385 Patienten mit Urogenitaltrauma betrafen 11 % der vorliegenden Verletzungen die Harnblase. Von allen Harnblasenverletzungen waren in 60 % auf Verkehrsunfälle zurückzuführen. Hinweisend auf eine Beteiligung der Harnblase können Prellmarken, perirenale Hämatome, Hämaturie, blutiger Meatus uretae externus, Anurie, Beckenringfrakturen und Schuss- bzw. offene Verletzungen sein. Aufgrund der anatomischen Lage der Harnblase kann bei stumpfen und penetrierenden Verletzungen eine peritoneale oder subperitoneale Verletzung entstehen. Beckenringfrakturen sind in 10–15 % mit Blasenverletzungen assoziiert, wobei es sich in ca. 85 % um subperitoneale und in ca. 15 % um peritoneale Blasenverletzungen handelt. In ca. 50 % der Fälle gehen Blasentraumata mit Harnröhrenverletzungen einher. Isolierte Blasenverletzungen entstehen bei direkter

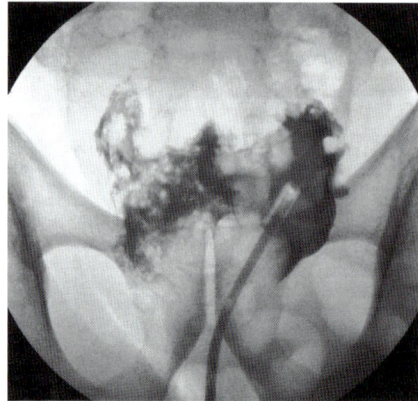

Abb. 2.99. Zystographie bei ausgedehntem Urothelkarzinom. Die gesamte Harnblasenwand ist mit polypösen Tumoren besetzt. Ausgeprägte Wandstarre mit stark verminderter Harnblasenkapazität. Zusätzlich Makrohämaturie. A.-p.-Projektion nach Kontrastmittelapplikation über einen liegenden Harnblasenkatheter

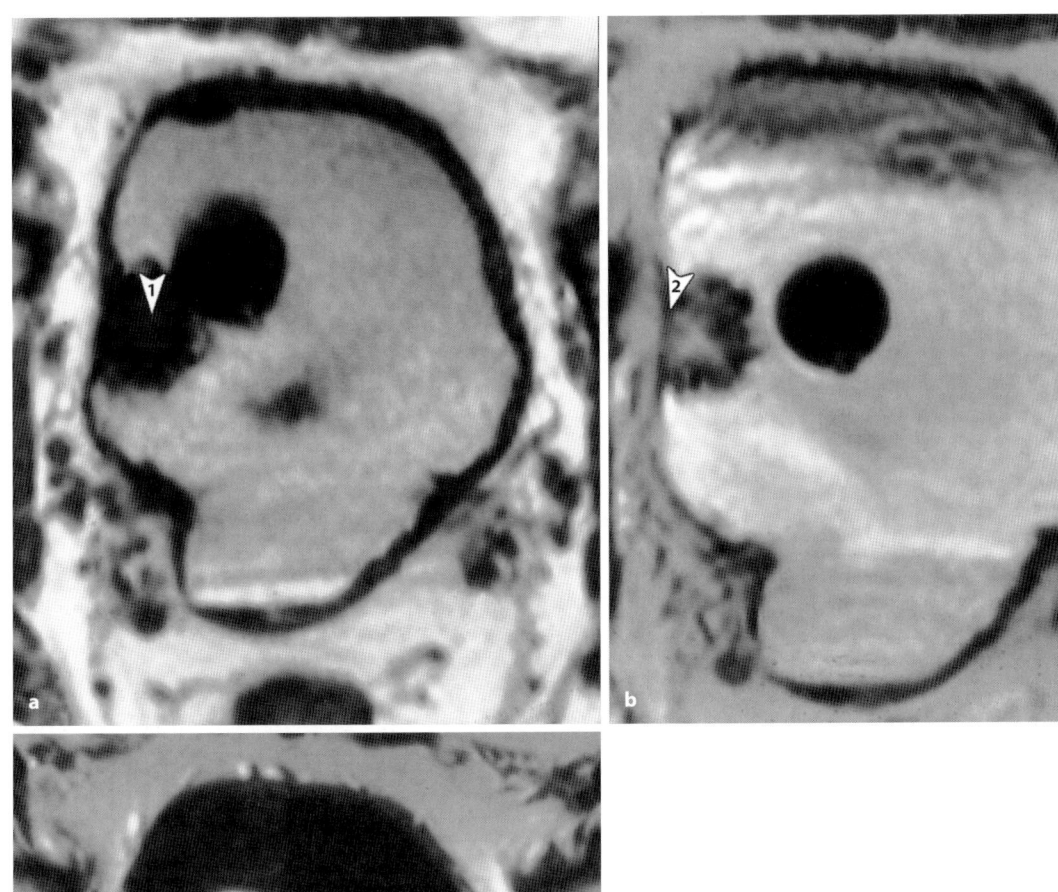

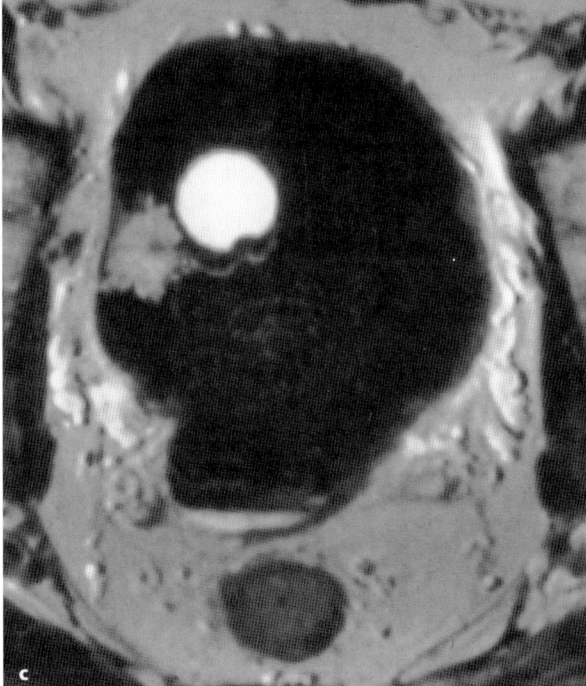

Abb. 2.100 a – c. Urothelkarzinom im histologischen Stadium TA bei einem 72-jährigen Patienten. Die dynamische Untersuchung mit T1-gewichteten FLASH-Sequenzen nach bolusförmiger i.v.-Applikation von Gadolinium-DTPA zeigt ein Kontrastmittelenhancement des rechtsseitigen Harnblasentumors (*Pfeil*). Kein Anhalt für eine perivesikale Tumorinfiltration bei nach innen und außen glatt berandeter Kontur der Harnblasenwand. **a** Axiale T1-gewichtete Sequenz, nativ. **b** 55 s nach Beginn der Kontrastmittelapplikation: Die Wandkontur ist vollständig erhalten (*Pfeil 2*). **c** Korrespondierende T2-gewichtete TSE-Sequenz. Das Harnblasenlumen stellt sich nach Instillation von Eisenoxid-haltigem Kontrastmittel im T1-gewichteten Bild signalreich und im T2-gewichteten Bild signalarm dar

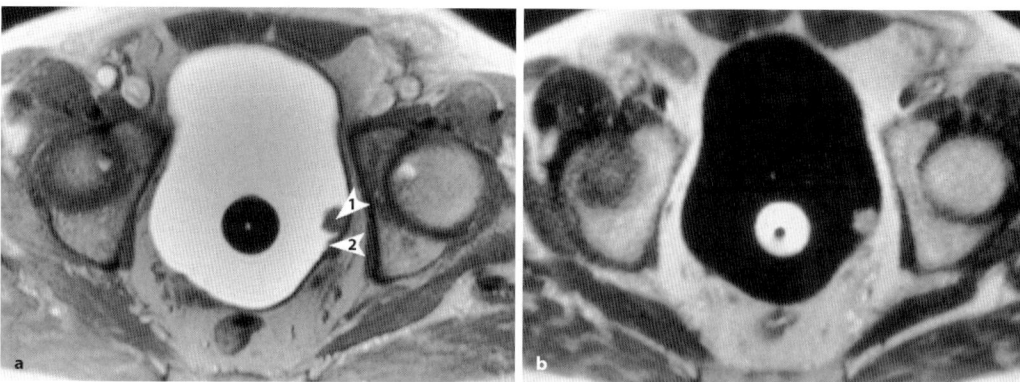

Abb. 2.101 a, b. Urothelkarzinom im histologischen Stadium TA bei einem 72-jährigen Patienten. Nachweis eines polypösen Blasentumors links dorsolateral (*Pfeil*) mit einem benachbarten kleineren Zweittumor (*Pfeil 2*). Die Wandkontur ist jeweils vollständig erhalten. Kein Anhalt für eine perivesikale Tumorinfiltration bei nach innen und außen glatt berandeter Kon-

tur der Harnblasenwand. **a** T1-gewichtete axiale FLASH-Sequenz. **b** Korrespondierende T2-gewichtete HASTE-Sequenz. Das Harnblasenlumen stellt sich nach Instillation von Eisenoxid-haltigem Kontrastmittel im T1-gewichteten Bild signalreich und im T2-gewichteten Bild signalarm dar

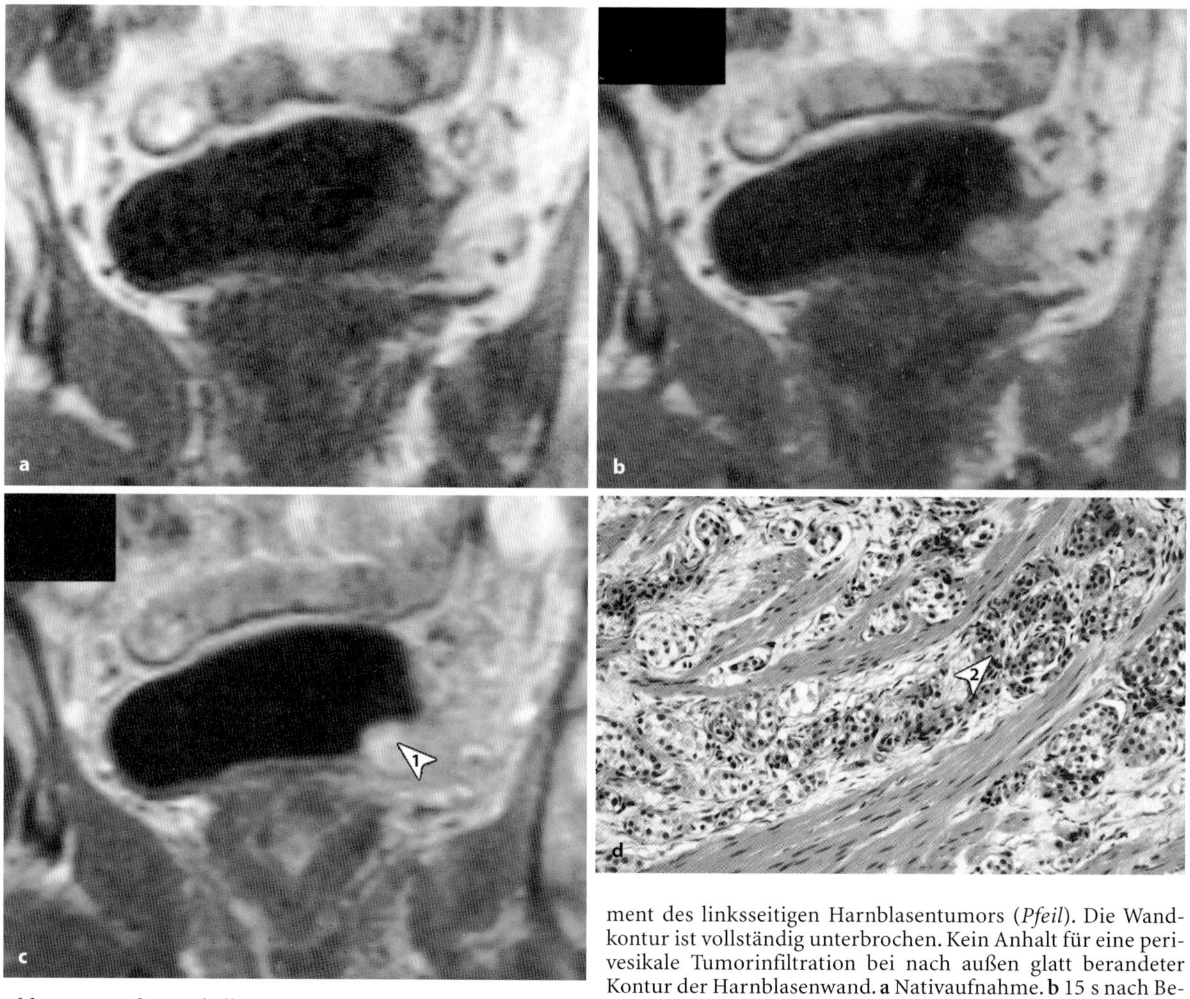

Abb. 2.102 a – d. Urothelkarzinom Stadium IIB bei einem 65-jährigen Patienten. Die dynamische Untersuchung mit T1-gewichteten GRE-Sequenzen nach bolusförmiger i.v.-Applikation von Gadolinium-DTPA zeigt ein Kontrastmittelenhance-

ment des linksseitigen Harnblasentumors (*Pfeil*). Die Wandkontur ist vollständig unterbrochen. Kein Anhalt für eine perivesikale Tumorinfiltration bei nach außen glatt berandeter Kontur der Harnblasenwand. **a** Nativaufnahme. **b** 15 s nach Beginn der Kontrastmittelapplikation. **c** 55 s nach Beginn der Kontrastmittelapplikation. **d** Histologisches Präparat nach TUR-B mit Tumorinfiltration (*Pfeil 2*) zwischen der Muskulatur der Harnblasenwand

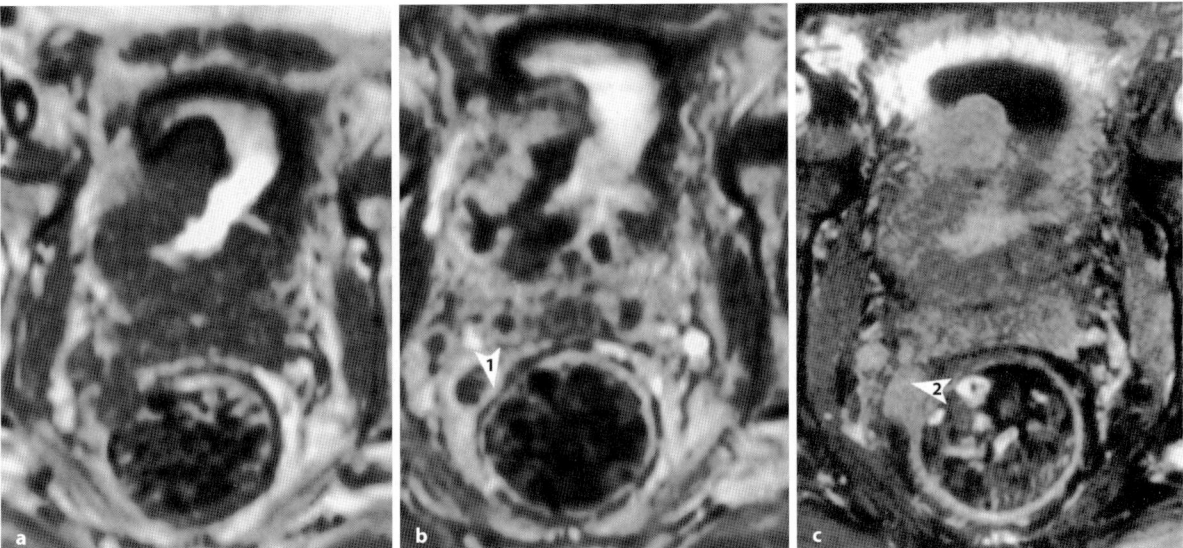

Abb. 2.103 a – c. Urothelkarzinom mit Rektuminfiltration, Stadium IV, bei einem 72-jährigen Patienten. **a** T1-gewichtete GRE-Sequenz nativ. **b** 55 s nach Beginn der Kontrastmittelapplikation. **c** Korrespondierende axiale fettgesättigte T2-gewichtete TSE-Sequenz. Die dynamische Untersuchung mit T1-gewichteten FLASH-Sequenzen nach bolusförmiger i. v.-Applikation von Gadolinium-DTPA zeigt ein Kontrastmittel-enhancement des ausgedehnten rechtsseitigen Harnblasentumors. Die Wandkontur ist vollständig unterbrochen. Perivesikale Tumorinfiltration nach dorsal und Infiltration der Rektumwand (*Pfeil*). Das Harnblasenlumen stellt sich nach Instillation von Eisenoxid-haltigem Kontrastmittel im T1-gewichteten Bild signalreich und im T2-gewichteten Bild signalarm dar

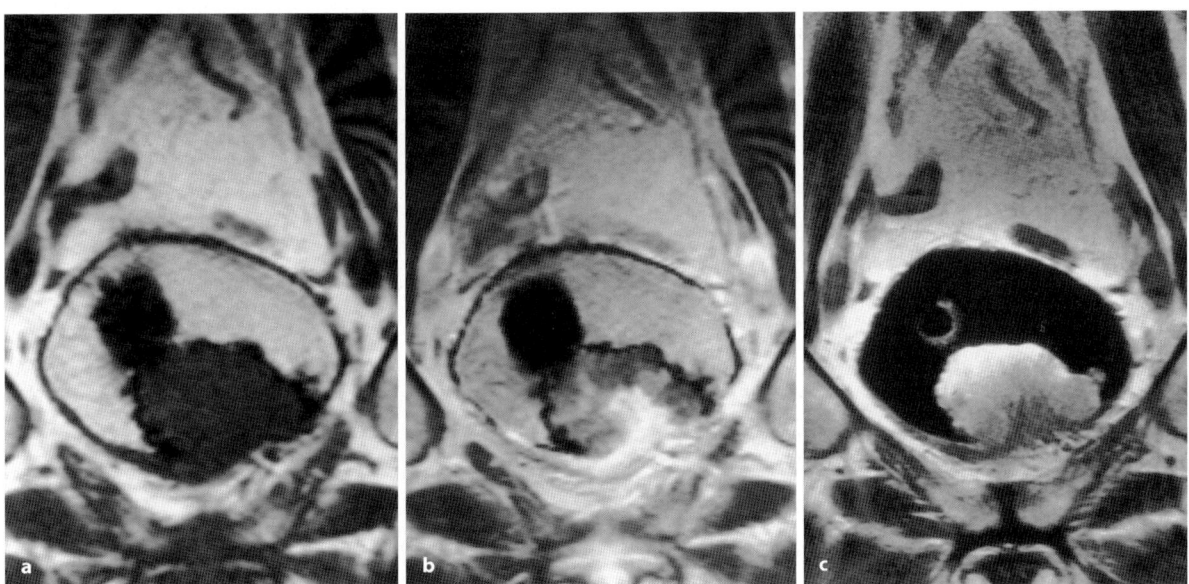

Abb. 2.104 a – c. Urothelkarzinom im histologischen Stadium TA und zusätzlich ausgeprägtes Granulationsgewebe bei einer 67-jährigen Patientin. Die dynamische Untersuchung mit T1-gewichteten FLASH-Sequenzen nach bolusförmiger i.v.-Applikation von Gadolinium-DTPA zeigt ein starkes zentrales, die Wand scheinbar überschreitendes Kontrastmittelenhancement des links dorsolateral gelegenen Harnblasentumors. Die Wandkontur ist aufgehoben. Nach den Stagingkriterien liegt ein wandüberschreitendes Tumorwachstum vor, histologisch ausgeprägtes Granulationsgewebe. **a** Nativaufnahme. **b** 55 s nach Beginn der Kontrastmittelapplikation. **c** Korrespondierende T2-gewichtete TSE-Sequenz. Das Harnblasenlumen stellt sich nach Instillation von Eisenoxid-haltigem Kontrastmittel im T1-gewichteten Bild signalreich und im T2-gewichteten Bild signalarm dar

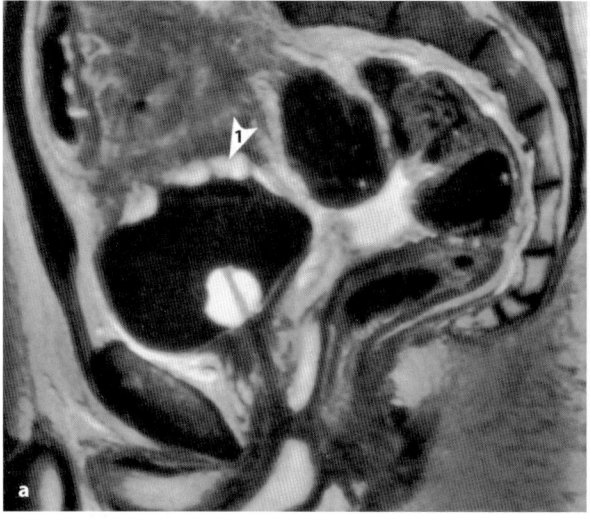

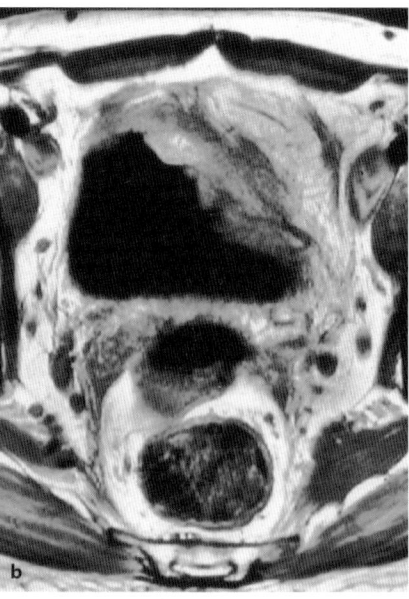

Abb. 2.105 a, b. Infiltration der Harnblase durch ein Sigma-karzinom bei einem 36-jährigen Patienten. Die T2-gewichtete Bildgebung in 2 Ebenen zeigt ein Kontrastmittelenhancement der ausgedehnten Infiltration der linken Harnblasenwand und des Harnblasendachs durch das Sigmakarzinom. Die Wandkontur ist vollständig unterbrochen. **a** Sagittale TSE-Sequenz mit Darstellung der Infiltration in das Blasendach (*Pfeil*). **b** Axiale T2-gewichtete TSE-Sequenz in Höhe des Bla-sendachs. Das Harnblasenlumen stellt sich nach Instillation von Eisenoxid-haltigem Kontrastmittel im T2-gewichteten Bild signalarm dar

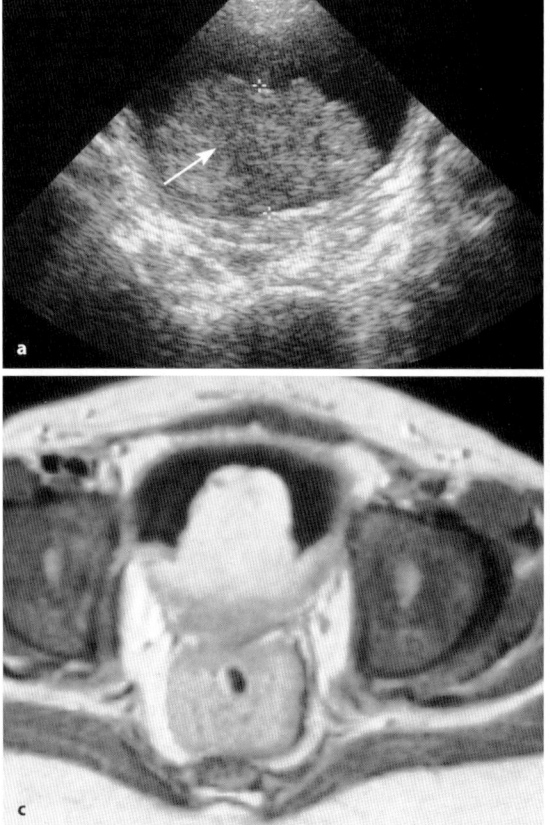

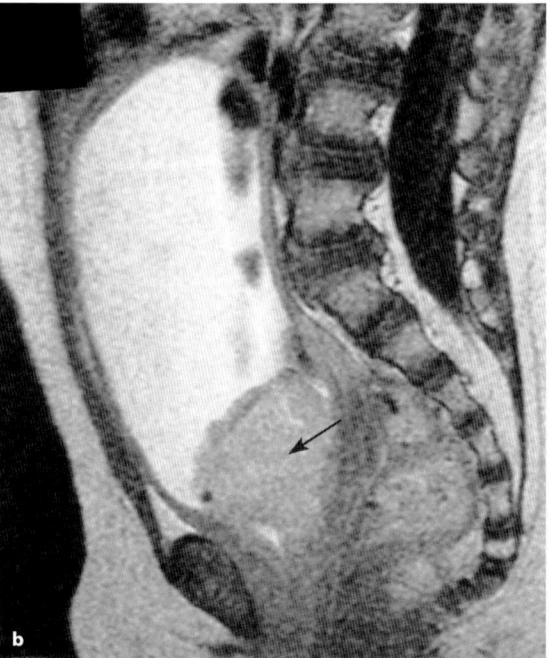

Abb. 2.106 a – c. Rhabdomyosarkom der Harnblase bei einem 2-jährigen Mädchen. Der Tumor wächst breitbasig polypös in das Blasenlumen hinein und ist nicht von der Harnblasenwand zu trennen (*Pfeil*). Kein Anhalt für ein perivesikales Tumorwachs-tum in der Sonographie und in der MRT. Enge Beziehung zu den Ureterostien beiderseits, kein Harnstau. **a** Gewinkelter axialer Schnitt im Ultraschall. **b** Sagittale Schichtführung in der MRT mit T2-gewichteter Bildgebung. **c** Kontrastmittelenhancement nach i. v.-Applikation von Gadolinium-DTPA in einer T1-gewichteten axialen Bildgebung. (Abb. von I. Scheer, Kinderradiologie, Charité)

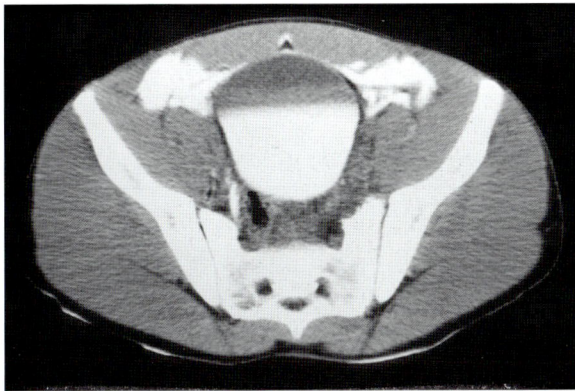

Abb. 2.107. Extraperitoneale Blasenruptur. CT nach retrograder Kontrastmittelfüllung der Harnblase mit beidseits extraperitonealem Kontrastmittelaustritt

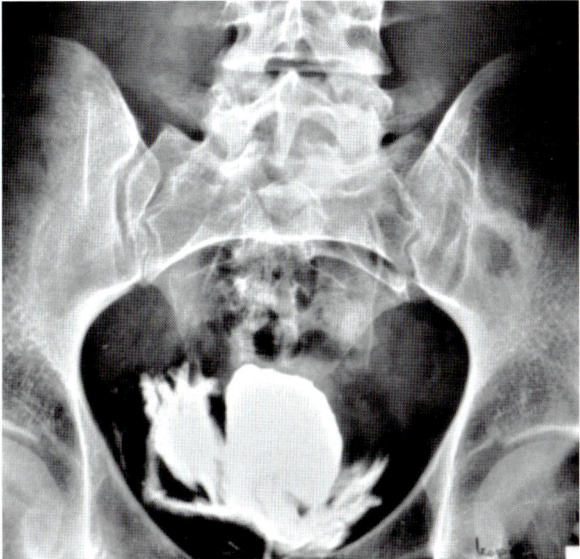

Abb. 2.108. Extraperitoneale Blasenruptur. Retrograde Zystographie

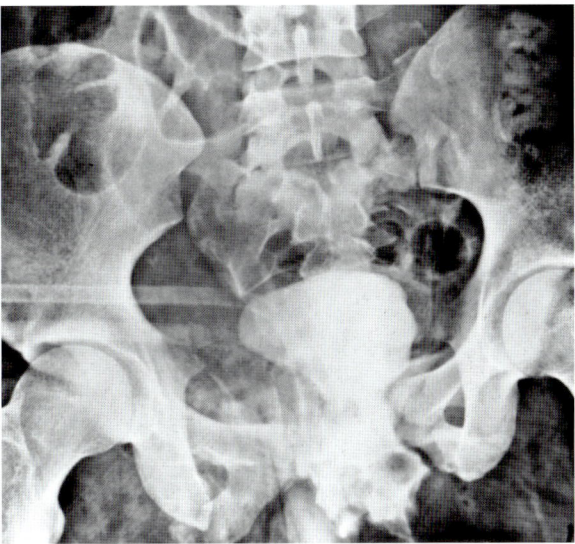

Abb. 2.109. Becken-C-Verletzung. Urethraverletzung Typ III nach Colapinto

Die Harnblase kann je nach Füllungszustand in der Sonographie dargestellt werden. Die Darstellung eines Extraluminates gelingt sonographisch nur selten. Die CT ist nach intravenöser Kontrastmittelapplikation in der Lage, die Harnblase überlagerungsfrei darzustellen und posttraumatische Veränderungen abzubilden. Erst nach Ausschluss einer Harnröhrenverletzung kann eine für die Diagnostik ausreichende Füllung der Harnblase mit Kontrastmittel über einem Katheter durchgeführt werden. Die Untersuchung sollte unter Durchleuchtung mit Rotation und Darstellung in mindestens 2 Ebenen erfolgen. Das Urogramm bietet in der Diagnostik der Harnblasenverletzungen keine ausreichende Sicherheit (Abb. 2.107, Abb. 2.108, Abb. 2.109).

Postoperative Veränderungen

Befunde nach transurethraler Resektion eines Blasentumors (TUR-B)
Bei der transurethralen Resektion werden der polypöse exophytische Tumoranteil und die Tumorbasis mit Blasenwandmuskulatur getrennt reseziert und histopathologisch beurteilt. Dies ermöglicht eine Beurteilung des Tumors sowie der benachbarten Areale im Hinblick auf eine Tumorinfiltration von tieferen Wandschichten der Harnblase, insbesondere der Tunica muscularis. Bei polytopen Harnblasentumoren oder bei Rezidiven oberflächlicher Harnblasentumoren wird diese Behandlung an mehreren Orten innerhalb der Harnblase und zu mehreren Zeitpunkten hintereinander durchgeführt. Die Folge können narbige Veränderungen der Harnblasenwand sowie bei tieferen Resektionen auch eine narbige Umge-

Einwirkung auf die gefüllte Blase, die häufig am Scheitel und intraperitoneal rupturiert.

Zum Verständnis der Harnblasenverletzungen ist die Kenntnis der Fixierungen durch das Lig. umbilicale medianum, die Ligg. pubovesicale sowie die Fixierung an der prostatischen Harnröhre von Bedeutung.

CAVE Beim männlichen Patienten sollten bei den oben genannten Befunden, die für eine Verletzung des unteren Harntrakts sprechen, bis zum Beweis einer intakten Harnröhre keine Harnröhrenkatheter gelegt werden. Es sollte zunächst eine Darstellung der Harnröhre durch eine retrograde Uretrographie erfolgen.

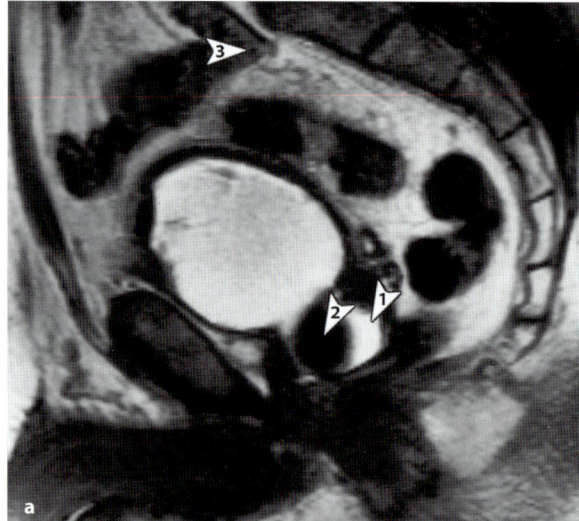

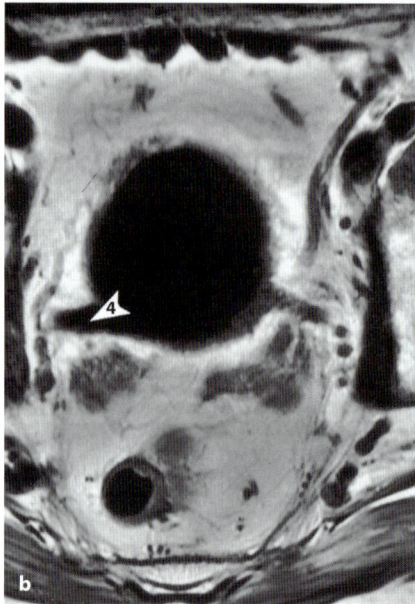

Abb. 2.110 a, b. Zustand nach multipler transurethraler Resektion von Blasentumoren und Zustand nach transurethraler Resektion der Prostata bei einem 75-jährigen Patienten. MRT nach intravesikaler Instillation von Eisenoxid-Lösung über einen liegenden Harnblasenkatheter. **a** T1-gewichtete sagittale Bildgebung mit Darstellung des Defektes nach transurethraler Resektion der Prostata (*Pfeil*), geblockter Harnblasenkatheter (*Pfeil 2*), perivesikale streifige Ausziehungen an der Blasenvorderwand nach transurethraler Resektion eines Blasentumors (TUR-B) an dieser Stelle. Bei der Veränderung handelt es sich um Narbengewebe und nicht um perivesikales Tumorwachstum (*Pfeil 3*). **b** Der gleiche Patient mit axialer T2-gewichteter Bildgebung in Höhe der Ureterostien. Nach TUR-B klaffendes Ureterostium rechts (*Pfeil 4*) mit vesikoureteralem Kontrastmittelübertritt (Eisenoxid-Lösung)

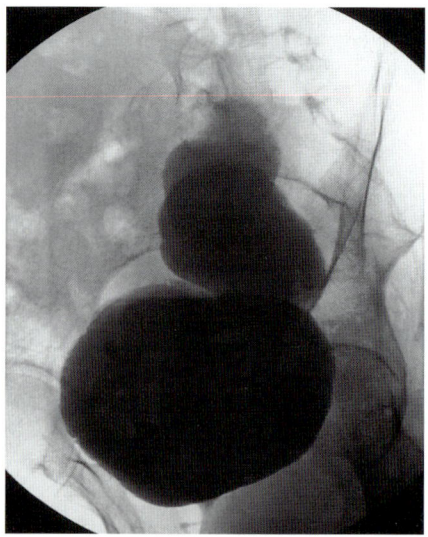

Abb. 2.111. Boari-Plastik mit divertikelartiger Erweiterung des Flaps 32 Jahre nach Anlage der Boari-Plastik bei Zustand nach Uro-TBC, 66-jährige Patientin

bungsreaktion perivesikal sein. Dies zeigt sich in der CT als feine Ausläufer der Harnblasenwand in das perivesikale Fettgewebe. In der MRT zeigen sich benachbart zu narbigen Wandveränderungen im T1- und T2-gewichteten Bild hypointense Veränderungen im perivesikalen Fettgewebe (Abb. 2.110 a, b).

Eine weitere Folge der transurethralen Tumorresektion kann die Eröffnung der Ureterostien entweder durch die transurethrale Resektion direkt oder durch eine postoperative narbige Veränderung darstellen. Je nach Ausprägungsgrad des Befundes kann diese Veränderung in der Sonographie, in der CT und in der MRT dargestellt werden (Abb. 2.111). In der MCU zeigt sich zumindest bei ausgeprägtem Befund ein vesikoureteraler Reflux.

Boari-Plastik

Definition ▽ Die Boari-Plastik stellt eine Operationsmethode dar zur Verbindung eines Ureters mit einer aus einem Harnblasenwandlappen gebildeten schlauchförmigen Ausstülpung.

Das Verfahren wird eingesetzt bei distalen Ureterverletzungen oder Stenosen. Die Operationstechnik ist nicht antirefluxiv. Nach Jahren können sich divertikelartige Erweiterungen des Lappens bilden (Abb. 2.112 a, b). Wie auch in den Harnblasendivertikeln kann es im Harnblasenlappen zur Entwicklung eines Harnblasentumors kommen.

Die Boari-Plastik kann im Hinblick auf einen vesikoureteralen Reflux sowie ihrer Form in der MCU untersucht werden. Sie ist ebenso mit der CT und der MRT übersichtlich darstellbar.

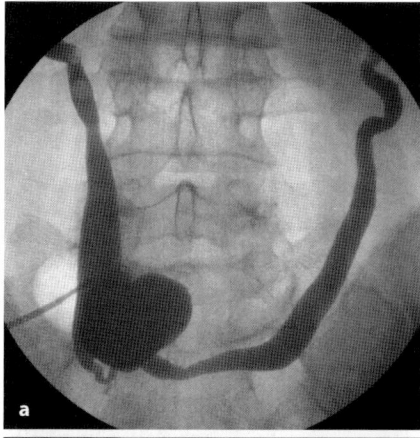

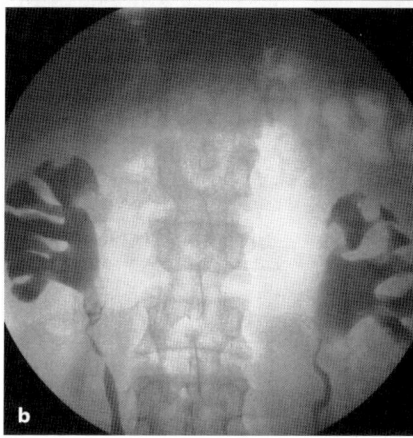

Abb. 2.112 a, b. Darstellung eines Ileum-Conduits mit Kontrastmittel. Ein geblockter Harnblasenkatheter wurde von außen auf die kutane Ausleitung gedrückt. Retrograde Kontrastierung des Ileum-Conduits (a) und der refluxiv implantierten Harnleiter sowie des Nierenbeckenkelchsystems beiderseits (b)

Ileum-Conduit

Es handelt sich dabei um eine inkontinente Harnableitung. Ein ca. 15 cm langes Stück des Ileums wird aus der Darmkontinuität ausgeschaltet und in den rechten oder linken Unterbauch als Stoma implantiert. Das orale Ende wird blind verschlossen, das aborale Ende als Ileostoma nach außen abgeleitet. Auf der anderen Seite des Ileumsegments werden die Ureteren eingeleitet. Die Ureteren werden in das Ileum-Conduit nicht antirefluxiv implantiert. Das Ileum-Conduit leitet kontinuierlich den Harn nach außen in einen Urinbeutel ab.

Die radiologische Darstellung des Ileum-Conduits erfolgt durch Aufsatz eines geblockten großen Harnblasenkatheters, z. B. mit 50 ml Flüssigkeit, oder einer Strauß-Sonde. Beides wird von außen auf die Öffnung des Ileum-Conduits gedrückt, idealerweise vom Patienten selbst. Daraufhin wird über das Lumen Kontrastmittel in das Ileum-Conduit appliziert. Da die Harnleiter refluxiv implantiert wurden, ist so die Darstellung des Conduits und beider Ureteren sowie

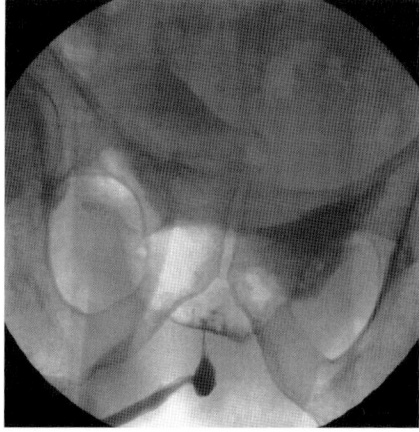

Abb. 2.113. Nach radikaler Zystektomie mit damit verbundener Prostatektomie persistierende Sekretion aus der Harnröhre. Nach Kontrastmittelapplikation im Rahmen einer retrograden Urethrographie kommt es bei einer Insuffizien der Absetzungsnaht zu einem Kontrastmittelübertritt nach peritoneal

des Nierenbeckenkelchsystems beiderseits möglich (Abb. 2.113). Alternativ kann die Darstellung durch eine Spätaufnahme nach intravenöser Kontrastmittelapplikation in der CT und in der MRT durchgeführt werden, jedoch liegt das ableitende Hohlsystem häufig kollabiert vor.

Weitere Möglichkeiten der Harnableitung stellen die Harnleiter-Darm-Implantation dar (Coffey, Mainz-Pouch II), bei der die Ureteren antirefluxiv in das Sigma implantiert werden.

Eine weitere nichtkontinente Harnableitung stellt das Kolon-Conduit dar, bei dem statt dem Ileumstück ein ca. 15 cm langes Sigmasegment aus der Darmkontinuität ausgeschaltet wird.

Mainz-Pouch I

Hierbei handelt es sich um eine kontinente Harnableitung, bei der das Zökum aus der Darmkontinuität ausgeschaltet wird. Das orale Ende wird verschlossen. Die Appendix wird aus dem Bauchnabel als Harnableitung ausgeleitet oder die Urethra dient als Ausleitung aus dem Zökum. Die Implantation der Ureteren erfolgt antirefluxiv. Die Methode setzt einen Selbstkatheterismus voraus. Der Mainz-Pouch I kann nach Katheterisierung und einer Harnentleerung sowie einer anschließenden Kontrastmittelfüllung dargestellt werden. Alternativ kann in einer Spätaufnahme nach intravenöser Kontrastmittelapplikation die Darstellung in der CT und in der MRT erfolgen.

Zystektomie

Nach einer Harnblasenresektion kann bei klinischem Verdacht auf eine Naht- oder Stumpfinsuffizienz eine retrograde Harnröhrendarstellung durchgeführt werden (Abb. 2.114 a, b).

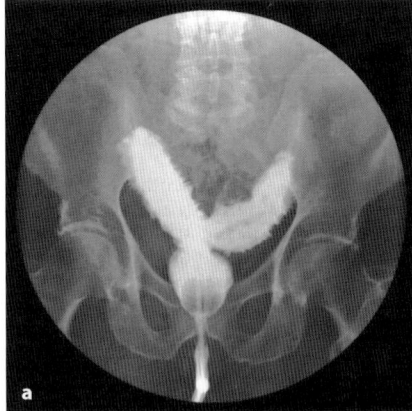

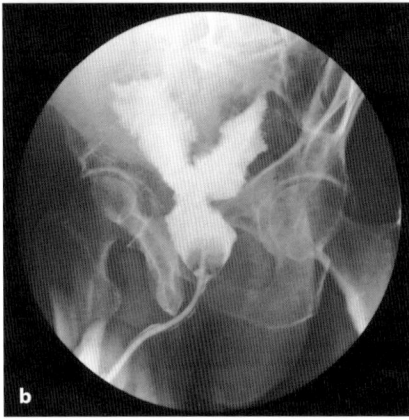

Abb. 2.114 a, b. Regelrechte Darstellung einer Ileumneoblase. Postoperative Kontrolle mit liegendem Harnblasenkatheter. Kein Nachweis einer Anastomoseninsuffizienz, kein Kontrastmittelaustritt. **a** A.-p.-Projektion, **b** Schrägprojektion

Neoileumblase

Ein Ileumstück wird aus der Darmkontinuität ausgeschaltet. Daraus wird nach antimesenterialer Spaltung unter Ausbildung eines „W" oder „U" eine Ersatzblase gebildet. Die Implantation der Ureteren erfolgt antirefluxiv. Die Neoblase wird durch eine Anastomose mit der Urethra verbunden. Die Blasenentleerung ist vollständig durch die Erhöhung des intraabdominellen Drucks bei Bauchpresse möglich. Somit handelt es sich um eine kontinente Harnableitung.

Die radiologische Darstellung erfolgt nach einem Intervall postoperativ zur Darstellung der Neoblase und Kontrolle der Anastomose bzw. der Nähte. Die Kontrastmittelapplikation wird über den zu diesem Zeitpunkt liegenden Harnblasenkatheter durchgeführt. Die Untersuchung sollte unter Durchleuchtung durchgeführt werden. Die Neoblase sollte in mehreren Ebenen dokumentiert werden. Im Verlauf ist die Untersuchung der Neoblase der Harnblase vergleichbar (vgl. Abb. 2.93). Innerhalb der Neoblase zeigen sich häufig Schleimauflagerungen.

Literatur

Amendola MA, Glazer GM, Grossmann HB, Aisen AM, Francis IR (1986) Staging of bladder carcinoma: MRI-CT-surgical correlation. AJR Am J Roentgenol 146: 1179–1183

Barentz JO, Jager GJ, Vierzen PBJ v et al. (1996) Staging urinary bladder cancer after transurethral biopsy: Value of fast dynamic contrast-enhanced MR imaging. Radiology 201: 185–193

Berzeg S, Baumgart E, Beyersdorff D, Lenk S, Kopka L (2003) Late complication of Boari bladder flap. Eur Radiol (in press)

Beyersdorff D, Hamm B (1996) Möglichkeiten der Bildgebung bei der Differenzierung zwischen oberflächlichem und invasivem Blasenkarzinom sowie Darstellung von LK-Metastasen. In: Schnorr D, Loening SA, Guddat H-M (Hrsg) Das Oberflächliche Harnblasenkarzinom – eine lebenslange panurotheliale Erkrankung. Logos, Berlin, S 53–58

Beyersdorff D, Taupitz M, Giessing M, Türk I, Schnorr D, Loening S, Hamm B (2000) Staging von Harnblasentumoren in der MRT: Wertigkeit der intravesikalen Applikation von eisenoxidhaltigem Kontrastmittel in Kombination mit hochaufgelöster T2-gewichteter Bildgebung. Rofo Fortschr Geb Rontgenstr 172: 504–508

Buy J-N, Moss AA, Guinet C, Ghossain MA, Malbec L, Arrive L, Vadrot D (1988) MR staging of bladder carcinoma: Correlation with pathologic findings. Radiology 169: 695–700

Dunnick NR, Sandler CM, Newhouse JH, Amis ES Jr (eds) (2001) Textbook of uroradiology, 3rd edn. The urinary bladder, pp 352–393. Lippincott Williams & Wilkins, Baltimore

Fisher MR, Hricak H, Crooks LE Urinary bladder MR imaging (part I normal and benign conditions). Radiology 157: 467–470

Fisher MR, Hricak H, Tanagho EA (1985) Urinary bladder MR Imaging. Radiology 157: 471–477

Franke M, Schönberger B, Beyersdorff D, Fietze E, Wille A, Roigas J (1998) Leiomyom der Harnblase. Extracta Urologica 20: 15–16

Gualdi GF, Di Natale G, Liberti M, Di Biasi C, Iannicelli E (1982) Ultrasound and computed tomography in staging of bladder tumours. Eur J Radiol 2: 296–300

Hamm B (1994) Lymphknotenstaging bei Prostata- und Harnblasenkarzinomen – Ein radiologisches Dilemma. Rofo Fortschr Geb Rontgenstr 161: 1–2 (Editorial)

Hautmann R (1997) Urolithiasis. In: Hautmann R, Huland H (Hrsg) Urologie. Springer, Berlin Heidelberg New York Tokyo, S 261–285

Hricak H (1991) The bladder and female urethra. In: Hricak H, Carrington BM (eds) MRI of the pelvis. Deutscher Ärzte-Verlag, Köln, pp 417–461

Husband JES, Olliff JFC, Heron CW, Cherryman GR (1989) Bladder cancer: Staging with CT and MR imaging. Radiology 173: 435–440

Kim B, Semelka RC, Ascher SM, Chalpin DB, Caroll PR, Hricak H (1994) Bladder tumor staging: Comparison of contrast-enhanced CT, T1- and T2- weighted MR imaging, dynamic Gadolinium-enhanced imaging, and late Gadolinium-enhanced imaging. Radiology 193: 239–245

Krietz W (1994) Nieren und ableitende Harnwege. In: Benninghof Anatomie, Bd 2, 15. Aufl. Urban & Schwarzenberg, München S 25–68

Moore KL (1990) Urogenitalsystem: Harn- und Geschlechtsorgane in Embryologie, 3. Aufl. Schattauer, Stuttgart, S 285–332

Narumi Y, Kadota T, Inoue E et al. (1993) Bladder tumors: Staging with Gadolinium-enhanced oblique MR imaging. Radiology 187: 145–150

Narumi Y, Kadota T, Inoue E et al. (1993) Bladder wall morphology: In vitro MR imaging – histophathologic correlation. Radiology 187: 151–155

Neuerburg JM, Bohndorf K, Sohn M, Teufl F, Guenther RW, Daus HJ (1989) Urinary bladder neoplasmas: Evaluation with contrast-enhanced MR imaging. Radiology 172: 739–743

Nicolas V, Spielmann R, Maas R, Bressel M, Wagner B, Porst H, Bücheler E (1990) Diagnostische Aussagekraft der MR-Tomographie nach Gadolinium-DTPA im Vergleich zur Computertomographie bei Harnblasentumoren. Rofo Fortschr Geb Rontgenstr 153: 197–203

Roholl KS, Lee JKT, Heiken JP, Ling D, Glazer HS (1987) Primary bladder carcinoma: Evaluation with MR imaging. Radiology 163: 117–121

Rübben H, Otto T (2001) Harnblasenkarzinom. In: Uroonkologie, 3. Aufl. Springer, Berlin Heidelberg New York Tokyo, S 85–168

Schöffski P, Dunst J, Herr HW, Höltl H, Schmoll HJ (1997) Harnblasenkarzinom. In: Schmoll HJ, Höffken K, Possinger K (Hrsg) Kompendium Internistische Onkologie (Teil 2), 2. Aufl. Springer, Berlin Heidelberg New York Tokyo, S 1332–1374

Tachibana M, Baba S, Deguchi N et al. (1991) Efficacy of Gadolinium-diethylenetriaminepentaaceticacid-enhanced magnetic resonance imaging for differentiation between superficial and muscle-invasive tumor of the bladder: A comparative study with computerized tomography and transurethral ultrasonagraphy. J Urol 145: 1169–1173

Tanimoto A, Yuasa Y, Imai Y, Izutsu M, Hiramatsu K, Tachibana M, Tazaki H (1992) Bladder tumor staging: Comparison of conventional and Gadolinium-enhanced dynamic MR imaging and CT. Radiology 185: 741–747

Teufl F, Dammann F, Wehrmann M (1997) In vitro-Untersuchung der Morphologie der Harnblasenwand in der MR Tomographie bei 1.0 Tesla: Korrelation mit der Histologie. Rofo Fortschr Geb Rontgenstr 166: 406–410

UICC/Sobin LH, Wittekind C (eds) (1997) TNM-classsification of malignant tumours, 5th edn. Wiley & Sons, New York Chichester Weinheim Brisbane Singapore Toronto, pp 187–190

Vock P, Haertel M, Fuchs WA, Karrer P, Bishop MC, Zingg EJ (1982) Computed tomography in staging of carcinoma of the urinary bladder. Br J Urol 54: 158–163

Zink RA, Müller-Mattheis V, Oberneder R (1990) Ergebnisse der westdeutschen Mulitcenterstudie „Urologische Traumatologie". Urologe A 29: 243–250

2.4
Erkrankungen der Nebennieren

T. KAGEL, C. HEYER, W. PENNEKAMP,
K. M. MÜLLER, V. NICOLAS

2.4.1 Normalanatomie und wesentliche Varianten   *119*
2.4.2 Klinik, Physiologie und Pathophysiologie   *120*
2.4.3 Radiologische Untersuchungstechnik   *120*
2.4.4 Erkrankungen der Nebennierenenrinde   *124*
2.4.5 Tumoren und tumorartige Läsionen/
Raumforderungen   *130*

Literatur   *151*

2.4.1
Normalanatomie und wesentliche Varianten

Die paarig angelegten Nebennieren liegen in Höhe der 11. bis 12. Rippe beidseits retroperitoneal, breitbasig den Nieren aufsitzend, und werden nach kranial durch die Gerota-Faszie begrenzt. Von benachbarten Strukturen sind die Nebennieren durch eine Fettschicht getrennt.

Die *rechte Nebenniere* weist eine relativ konstante Lage auf. Sie grenzt mit ihrer Rückseite kranial an das Zwerchfell, kaudal sowie anteromedial an den rechten oberen Nierenpol, kraniolateral an die Leber und anteromedial an die V. cava inferior.

Die *linke Nebenniere* liegt auf gleichem Niveau oder etwas tiefer als die rechte und weist eher Variationen hinsichtlich ihrer Lagebeziehung zu den angrenzenden Organen auf. Meist liegt sie anteromedial der linken Niere und posteromedial von Milz und Pankreas. Medial grenzt sie an den linken Zwerchfellschenkel und die Aorta (Abb. 2.115 a, b).

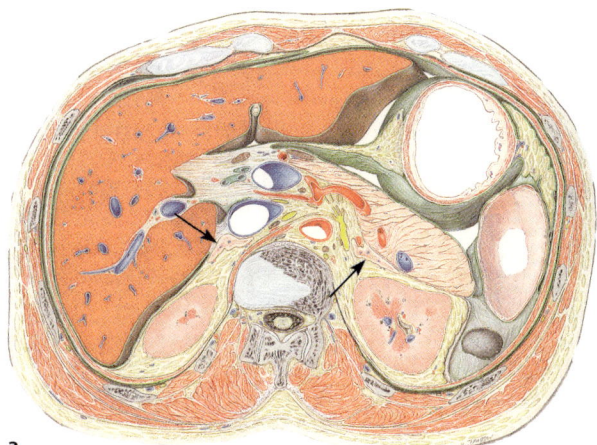
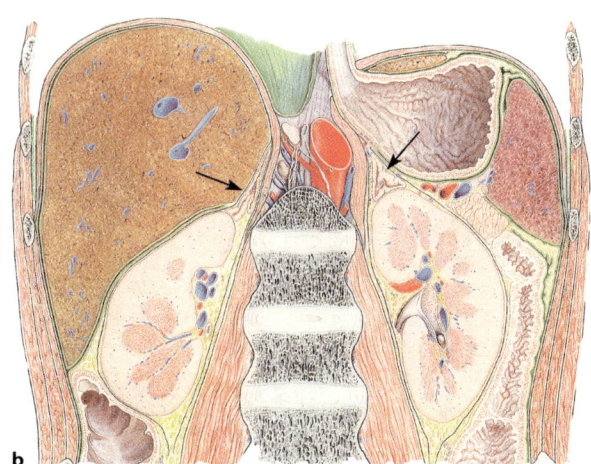

a   **b**

Abb. 2.115 a, b. Nebenniere in situ axial und koronar. (Aus Pernkopf 1987)

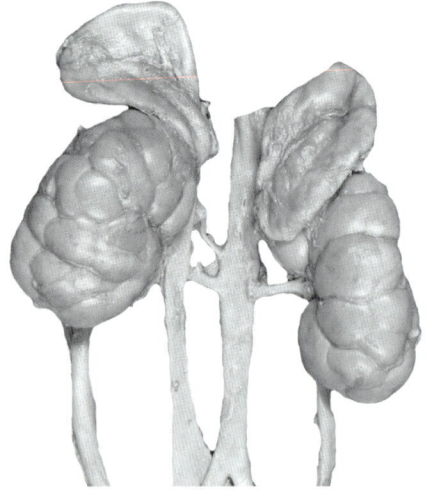

Abb. 2.116. Übersichtspräparat mit Lagebeziehung zu den Nieren

Die Nebennieren weisen bei einem Gewicht von 3–5 g (5–10 g bei der Geburt) eine Länge von 3–6 cm, eine Breite von 2–4 cm und eine Dicke von 0,2–0,8 cm auf (Bonnin et al. 1988; Heitz 2001; Abb. 2.116). Die weiblichen Nebennieren sind größer als die männlichen (McLachlan u. Roberts 1971).

Mikroskopisch wird die Nebenniere in

- eine Zona glomerulosa,
- eine Zona fasciculata und
- eine Zona reticularis

eingeteilt. Syntheseort der Mineralokortikoide, insbesondere des Aldosterons, ist die Zona glomerulosa, welche ca. 10–15 % des Gewebevolumens der Nebennieren ausmacht. Die 80 % des Gewebevolumens einnehmende Zona fasciculata und die Zona reticularis sind Syntheseort von Glukokortikoiden und Androgenen, welche dem hypothalamisch-hypophysären Regelkreis durch CRH („Kortikotropin-releasing-Hormon") und ACTH (Kortikotropin) unterliegen (Heitz 2001).

Die arterielle Gefäßversorgung der Nebenniere erfolgt aus der A. phrenica inferior über die A. suprarenalis superior, aus der Aorta über die A. suprarenalis media und aus der A. renalis über die A. suprarenalis inferior. Abweichend von dieser Versorgung treten zahlreiche Normvarianten auf. In 34 % erfolgt die Versorgung über alle 3 Gefäße, in 61 % über 2 Gefäße und in 2 % der Fälle über ein Gefäß. Der seitendifferente venöse Abfluss aus der Nebenniere erfolgt über eine Zentralvene linksseitig von kranial in die linke Nierenvene etwa 2–4 cm vor deren Einmündungsstelle in die V. cava inferior. Vor der Einmündung nimmt sie meist die V. phrenica inferior sinistra und/oder eine akzessorische linke Nierenvene oder obere Kapselvene auf. Rechts münden meist 1–3 Nebennierenvenen direkt, etwa 3–4 cm oberhalb der Einmündung der Nierenvene von lateral, posterolateral oder seltener von dorsal in die V. cava inferior.

2.4.2
Klinik, Physiologie und Pathophysiologie

> **Merke !** Die vermehrte oder verminderte Produktion von Hormonen in den Nebennieren führt zu typischen endokrinen Krankheitsbildern mit oft diagnoseweisenden klinischen Symptomen.

So werden *hormonell aktive* Tumoren der Nebennieren oft früher diagnostiziert als *hormonell inaktive*. Neben der klinischen Diagnose sind die klinisch-chemischen Befunde mit Bestimmung von Hormonen bzw. derer Abbauprodukten im Blut und Urin essenziell. In der Nebennierenrinde werden Kortikosteroide (Kortisol, Kortikosteron), Aldosteron und kleinere Mengen von Androgenen, Östrogenen und Gestagenen produziert. Das Nebennierenmark ist Syntheseort für die Katecholamine Adrenalin und Noradrenalin.

2.4.3
Radiologische Untersuchungstechnik

Projektionsradiographie

Übersichtsaufnahmen

In der *Röntgenübersichtsaufnahme* sind die normalen Nebennieren wegen der geringen Dichteunterschiede zur Umgebung nicht abgrenzbar. Raumfordernde Prozesse können hier ab einer Größe von etwa 5 cm Durchmesser in der konventionellen Aufnahme als Weichteilschatten differenziert werden. Zudem lassen sich auch Organ- oder Tumorverkalkungen nachweisen. Indirekte Hinweise auf die Konfiguration der Nebenniere ergeben sich bei Form- oder Lageveränderungen der benachbarten Niere, welche sich als Impression des oberen Nierenpols oder in einer Kaudalverlagerung der Niere äußern.

Intravenöse Urographie

Bei der *Urographie* und *Tomographie* kann nach intravenöser Kontrastmittelinjektion der nephrographische Effekt, insbesondere des oberen Nierenpools, ausgenutzt werden. Nach der Gabe von i.v. Kontrastmittel kommt es durch die Kontrastierung der Nieren zu einer konsekutiv besseren Abgrenzbarkeit der kaudalen Begrenzung der geringer kontrastierten Nebennieren. Insbesondere bei der über-

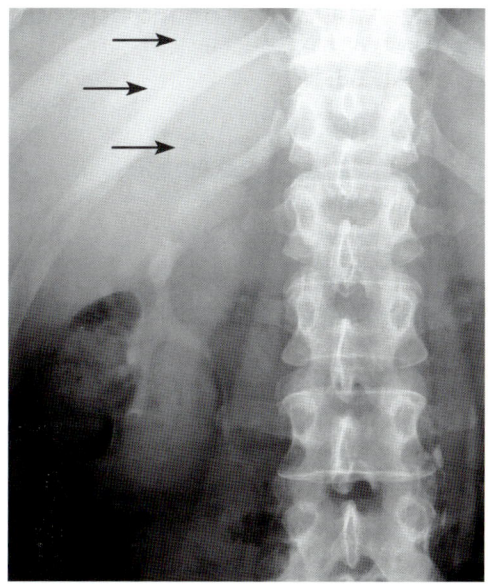

Abb. 2.117. Abdomenübersichtsaufnahme: raumfordernder Prozess am oberen Nierenpol rechts (*schwarze Pfeile*)

lagerungsfreien Nephrotomographie können Nebennierenprozesse ab einer Größe von etwa 2,5 cm erfasst werden, wobei die Darstellung bei Patienten mit einem Cushing-Syndrom durch das meist ausgeprägte periadrenale Fettgewebe begünstigt wird (Abb. 2.117).

Sonographie

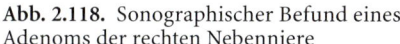
Merke ! Aufgrund der geringen Impedanzunterschiede der Nebenniere gegenüber dem umgebenden Fettgewebe sowie der geringen Größe des Organs ist die direkte Darstellung der normalen Nebennieren oft nicht möglich.

Innerhalb des umgebenden Fettgewebes stellen sich die Nebennieren homogen und echoreich dar. Die Untersuchung erfolgt in Atemmittellage oder tiefer Inspiration, was besonders bei der rechten Nebenniere zu einer besseren Darstellbarkeit aufgrund der Kaliberzunahme der V. cava inferior führt. Die Sonographie der Nebennieren erfolgt in interkostaler Schnittführung. Rechtsseitig ist eine Darstellung auch von anterior oder in sagittaler Untersuchungsrichtung möglich. Linksseitig ist dieser Zugang aufgrund der Magen- und Darmgasüberlagerung erschwert. Eine Darstellung ist auch von dorsal in Bauchlage oder von lateral in koronarer Richtung möglich, wobei bei letzterem Zugang häufig Störungen durch Schallschatten der Rippen auftreten. Linksseitig ist die Verwechslungsmöglichkeit mit dem Pankreasschwanz, dem unteren Milzpool und Nebenmilzen, welche ein gleichartiges Echomuster aufweisen, zu beachten. Eine weitere Verbesserung der sonographischen Nebennierendarstellung gelingt häufig durch eine transösophageale/transgastrale Untersuchung. Dennoch ist die diagnostische Wertigkeit der Sonographie auf die orientierende Darstellung der Nebennieren begrenzt. So können lediglich größere Raumforderungen ab etwa 3 cm Größe dargestellt werden. Ein negativer Ultraschallbefund schließt pathologische Veränderungen der Nebennieren daher nicht aus (Abb. 2.118).

Computertomographie

Die Nebennieren sind wegen ihrer relativ konstanten Lage – umgeben vom retroperitonealen Fettgewebe – der Computertomographie(CT)-Untersuchung gut zugänglich. Durch eine dünne Schichtführung und orale/intravenöse Kontrastierung gastrointestinaler Strukturen und Gefäße gelingt die Abgrenzung zu benachbarten Strukturen. Die Form der Nebennieren ist abhängig von der Schichtebene in der axialen Schichtführung der CT sehr variabel. So lassen sich links Y-, U- und δ-Formen, rechts Komma-, Strich-, Haken- und umgekehrt Y-förmige Nebennieren erkennen. Die Dicke der einzelnen Nebennierenschenkel beträgt weniger als 7 mm, mehr als 10 mm messende Nebennierenschenkel werden als pathologisch angesehen (Abb. 2.119, Abb. 2.120).

Abb. 2.118. Sonographischer Befund eines Adenoms der rechten Nebenniere

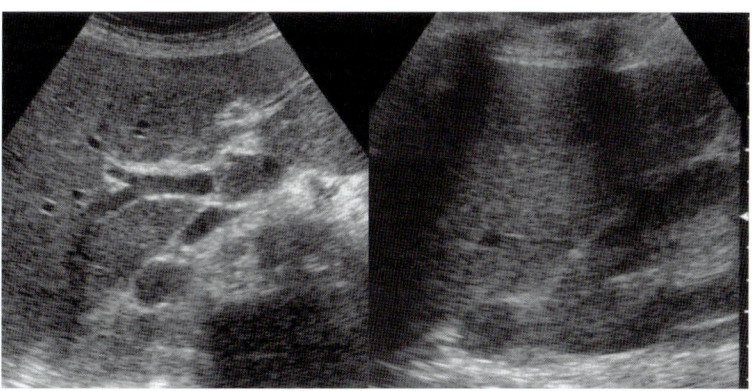

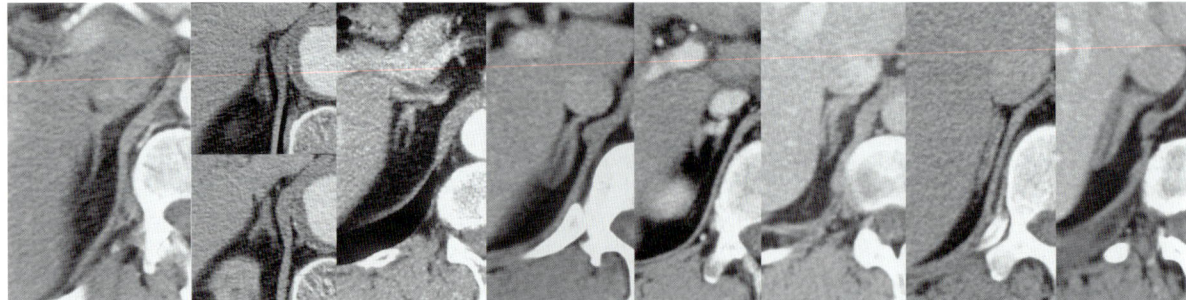

Abb. 2.119. Computertomographische Normvarianten der rechten Nebenniere

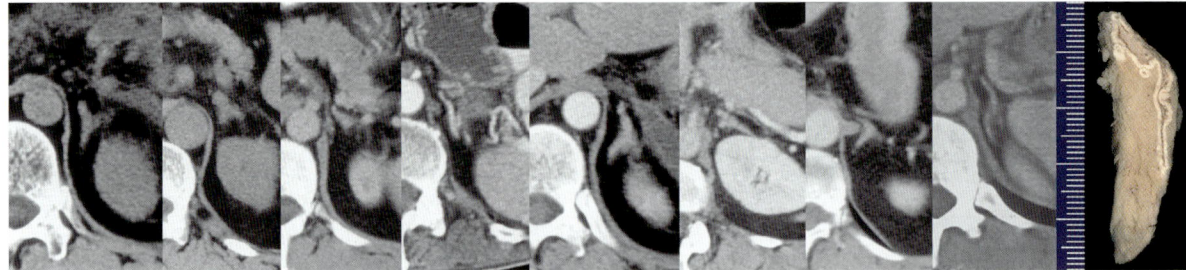

Abb. 2.120. Computertomographische Normvarianten der linken Nebenniere. Rechts: Schnittpräparat einer normalen linken Nebenniere

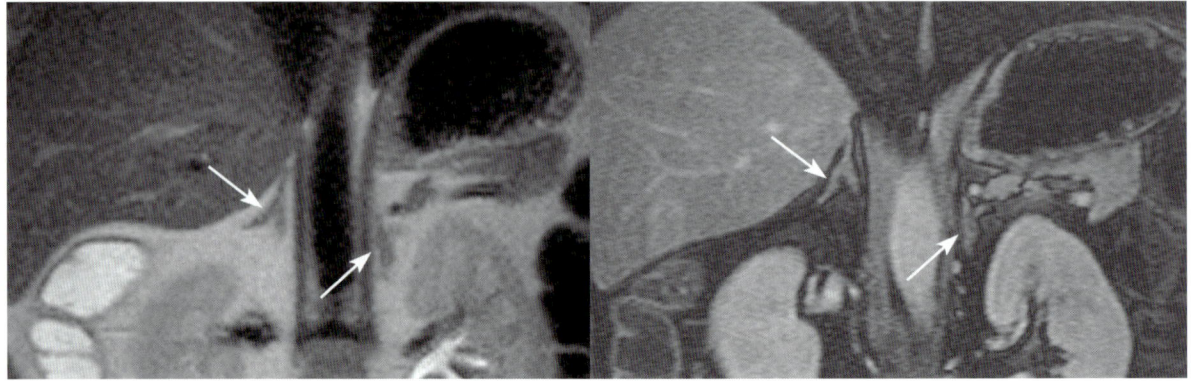

Abb. 2.121. Normalbefund beider Nebennieren. Koronare MRT

Magnetresonanztomographie

Die für die Darstellung der Nebennieren notwendige hohe räumliche Auflösung sowie ein hohes Signal-zu-Rausch-Verhältnis werden am besten durch „Phased-array-Spulen" erfüllt. Standardebene ist die axiale Ebene, welche durch eine koronare Schichtführung zur Darstellung der Nachbarschaftsbeziehungen komplettiert wird. Die erforderliche Schichtdicke sollte nicht mehr als 5 mm, idealerweise zwischen 3 und 5 mm betragen. Bei nur gering ausgeprägtem retroperitonealen Fettgewebe sowie zur Abgrenzung flüssigkeitsgefüllter Darmschlingen hat

sich eine orale Kontrastierung als vorteilhaft erwiesen (Jacobsen et al. 1996). Die in Tabelle 2.22 und Tabelle 2.23 aufgeführten Untersuchungen haben sich bei der Abklärung pathologischer Nebennierenprozesse bewährt (Abb. 2.121).

Die Konfiguration und Größe der Nebennieren sind analog der CT zu bestimmen. In konventionellen T1- und T2-gewichteten Spinecho(SE)-Sequenzen stellen sie sich iso- bis gering hyperintens im Vergleich zur Leber dar. Der Kontrast zwischen Nebenniere und retroperitonealem Fettgewebe erlaubt eine gute Visualisierung im T1-gewichteten Bild. Im T2-

Tabelle 2.22. Empfohlene Sequenzen und Sequenzparameter für die MRT-Untersuchung der Nebennieren

Gewichtung	Orientierung	Sequenz	TR [ms]	TE [ms]	Flip [°]	ETL	FS	Matrix	N$_{AC}$	SD [mm]	Atemstop
T1	Axial	SE	300–500	8–16	–	–	Nein	256 × 192	2–4	5	Nein
T2	Axial/ koronar	FSE (GRE)	3.500–4.500 (60)	100 (30)	– (15)	8–16 (–)	Ja (Ja)	256 × 192 (256 × 192)	2–4 (2–4)	5 (5)	Nein (Ja)
In-Phase	Axial	GRE	100–150	4,2–4,8*	60	–	Nein	256 × 192	1–3	5–8	Ja (Nein)
Gegenphase	Axial	GRE	100–150	2,1–2,4*	60	–	Nein	256 × 192	1–3	5–8	Ja (Nein)
Dynamisch	Koronar	GRE	100–150	3–5	60	–	Nein	256 × 192	1	6–8	Ja

* Siehe Tabelle 2.23.

Tabelle 2.23. Abhängigkeit der In-Phase- und Gegenphaseechozeiten von der Feldstärke (ungefähre Angaben in ms)

	In-Phase	Gegen-Phase
0,5 T	Vielfache von 14	7 plus Vielfache von 14
1,0 T	Vielfache von 6,6	3,3 plus Vielfache von 6,6
1,5 T	Vielfache von 4,4	2,2 plus Vielfache von 4,4

gewichteten SE-Bild ist dieser Kontrast meist weniger deutlich. In T2-gewichtete Turbospinecho(TSE)-Aufnahmen mit Fettsuppression stellen sich die Nebennieren mit verstärkter Signalintensität (SI) gegenüber der Leber dar. Eine Mark-Rinden-Differenzierung ist aufgrund der hohen Lipidkonzentrationen in beiden Geweben in der MR-Bildgebung nicht möglich.

Angiographie

Die Indikation für eine *angiographische Diagnostik*, die durch den Einsatz nichtinvasiver bildgebender Verfahren zunehmend in den Hintergrund getreten ist, kann sich in seltenen Fällen bei der Zuordnung großer hormonproduzierender oder hormoninaktiver Karzinome oder bei gutartigen Tumoren bzw. bei retroperitonealen Blutungen mit fraglicher Genese in der Nebenniere ergeben. Bei jeder Arteriographie der Nebennieren muss bei Verdacht auf ein Phäochromozytom das Risiko einer hypertonen Krise durch eine Prämedikation mit Alpharezeptorenblockern minimiert werden (Abb. 2.122, Abb. 2.123).

Zur *Phlebographie* bzw. selektiven Nebennierenvenenblutentnahme werden die Vv. suprarenales mittels eines Endlochkatheters selektiv sondiert und über Handinjektion retrograd dargestellt. Über eine selektive Blutentnahme aus den Nebennierenvenen ist eine seitengetrennte Hormonbestimmung möglich, mit hoher Treffsicherheit in Bezug auf die Seitenlokalisation hormonaktiver Tumoren. Durch eine etagenweise Blutentnahme aus der V. cava inferior („venous sampling") ist die Zuordnung von extraadrenalen Phäochromozytomen zu den venösen Drainagegebieten möglich. Durch die Kombination bild-

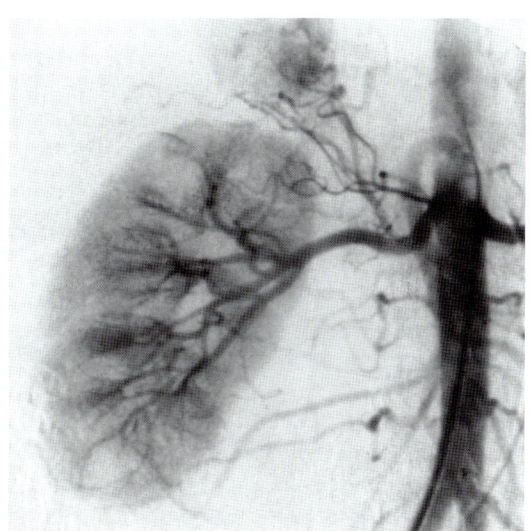

Abb. 2.122. Übersichtsaortographie bei einem rechtsseitigen Nebennierentumor (K. O. Kagel, Hamm)

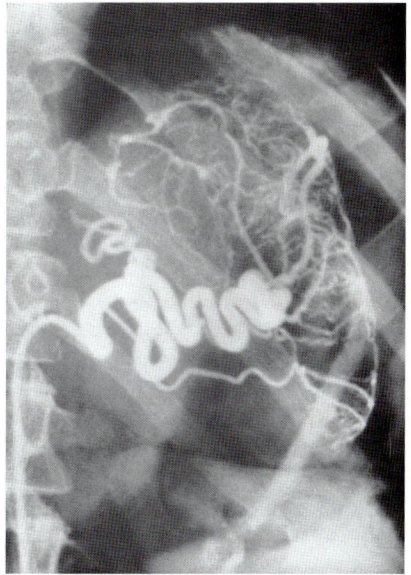

Abb. 2.123. Selektive Angiographie eines linksseitigen Nebennierentumors (K. O. Kagel, Hamm)

gebender Verfahren mit der Hormonspiegelbestimmung ist die simultane Beurteilung von Morphologie und Funktion der Nebennieren möglich. So können sowohl expansive Prozesse als auch der Bildgebung nicht zugängliche, kleine hormonaktive Prozesse diagnostisch sicher zugeordnet werden. Eine Differenzierung zwischen malignen oder benignen Prozessen gelingt jedoch nicht.

Szintigraphie

Bei der *Szintigraphie der Nebennierenrinde* mit Norcholesterol (NCL) werden mit Selen-75 (^{75}Se) oder Iod-131 (^{131}I) markierte Cholesterolmetabolite in den Nebennierenstoffwechsel eingeschleust. Die Stoffwechselaktivtiät kann je nach Stoffwechselsituation der Nebennieren oder einer hier befindlichen Raumforderung dargestellt werden. Im Falle einer kräftig radioaktiv markierten NCL aufnehmenden Raumforderung der Nebennieren mit einer Größe von über 2 cm kann mit nahezu 100 %iger Sensitivität ein Malignom ausgeschlossen werden (konkordanter Befund). Nimmt eine vorbeschriebene solide Raumforderung der Nebennieren kein radioaktiv markiertes NCL auf, ist diese hoch suspekt auf das Vorliegen eines Malignoms im Rahmen eines primären Nebennierentumors oder einer Metastase. Zystische Veränderungen, Hämorrhagien oder granulomatöse Veränderungen können ebenso einen solchen diskordanten Befund hervorrufen und müssen per CT oder MRT abgeklärt werden. Somit kann die Szintigraphie mit Cholesterolderivaten einen Beitrag in der Abklärung der Dignität solider Nebennierenraumforderungen und einer möglichen Operationsindikation bei diskordanten Befunden leisten (Arnaldi et al. 2000; Barzon u. Boscaro 2000). Bei gleichzeitiger Dexamethason-Suppression lässt sich die Gesamtsensitivität des Verfahrens auf 92 % steigern (Nocaudie-Calzada et al. 1999).

Für die *Szintigraphie des Nebennierenmarks* wird in der Regel das Guanithidin-Analogon Meta-Iodo-Benzyl-Guanidin (MIBG) mit radioaktiver Iodmarkierung benutzt. MIBG ist ähnelt dem Norepinephrin und wird über den Typ-I-Reentry-Mechanismus in die zytoplasmatischen Granula aufgenommen und nicht weiter verstoffwechselt. In der Differenzialdiagnostik wird die erhöhter Stoffwechselaktivität von Tumoren des Nebennierenmarks ausgenutzt, welche vermehrt das MIBG aufnehmen und so szintigraphisch sichtbar gemacht werden können. Sinnvoll ist die MIBG-Szintigraphie insbesondere zur Lokalisation des metastasierenden oder multilokulären Phäochromozytoms. Hier wird eine Sensitivität/Spezifität des Verfahrens von 88–99 % beschrieben (Shapiro u. Gross 1991). Eine Differenzierung zwischen multilokulären benignen und metastasierenden malignen Tumoren ist allerdings szintigraphisch nicht mög-

lich. ^{123}I-MIBG soll dabei geringgradig sensitiver sein als ^{131}I-MIBG (Chatal u. Charbonnel 1985).

Eine weitere häufig verwendete Substanz ist das Somatostatin-Aanalogon Octreotid in Verbindung mit Indium-111 (^{111}In) oder ^{123}I. Die Substanz bindet an Somatostatin-Rezeptoren, die von diversen Tumoren in größerer Anzahl exprimiert werden. Kaltsas et al. (2001) verglichen die ^{123}I-MIBG Szintigraphie mit dem Somatostatin-Aanalogon ^{111}In-Octreotid an verschiedenen metastasierenden endokrinen Tumoren. Sie fanden bei Karzinoidtumoren (n = 24) für ^{111}In-Octreotid eine Sensitivität 67 vs. 50 % für ^{123}I-MIBG, 91 vs. 9 % für pankreatische Inselzelltumoren (n = 12), 100 vs. 60 % für medulläre Schilddrüsenkarzinome (n = 5) und 75 vs. 100 % für Phäochromozytome und Paragangliome. Aus diesem Datenmaterial schlossen sie eine insgesamt höhere Sensitivität der ^{123}I-MIBG-Szintigraphie bei sympathoadrenomedulären Tumoren. Bei metastasierenden Karzinoiden, Inselzelltumoren und medullären Schilddrüsenkarzinomen ist dagegen die ^{111}In-Octreotid-Szintigraphie aufgrund der besseren Sensitivität vorteilhaft.

2.4.4
Erkrankungen der Nebennierenenrinde

Fehlbildungen

Eine *Agenesie* oder eine *Aplasie* der Nebennieren sind sehr selten.

Ektopisches Nebennierenrindengewebe kann retroperitoneal vom Zwerchfell bis zum Beckenkamm auftreten.

Kreislaufstörungen/Blutungen

Einblutungen in die Nebenniere können unilateral und bilateral auftreten, sehr klein sein oder die gesamte Nebenniere zerstören.

Bilaterale Hämorrhagien (20 %) treten meist im Rahmen einer Antikoagulationstherapie während der ersten 3 Behandlungswochen auf (Ling et al. 1983). Zu den weiteren Ursachen zählen Schockzustände, schwere Verbrennungen, arterielle Hypertonie, chirurgische Eingriffe, exogene Zufuhr von ACTH und intratumorale Einblutungen (Bowen et al. 1990; Kawashima et al. 1998). In der Regel verlaufen Einblutungen in die Nebennieren klinisch stumm. Ausgedehnte bilaterale Hämorrhagien (z.B. im Rahmen eines Waterhouse-Friederichsen-Syndroms) können zur funktionellen Nebenniereninsuffizienz führen.

Die Ursache *unilateraler Einblutungen* ist in 80 % auf stumpfe Bauchtraumata zurückzuführen (Burks et al. 1992; Kawashima et al. 1999; Murphy et al. 1988; Abb. 2.124, Abb. 2.125 a, b; Abb. 2.126 a–d).

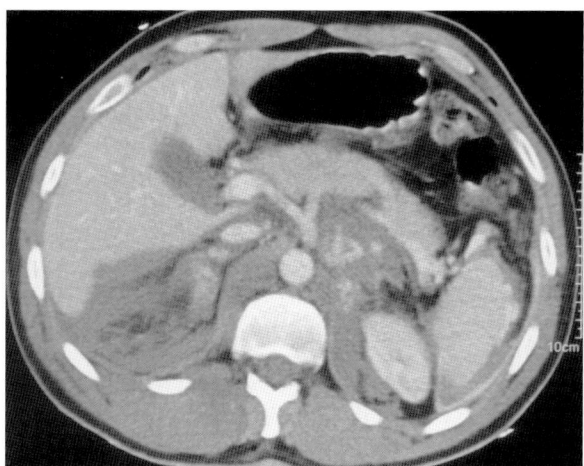

Abb. 2.124. Traumatische Nebenniereneinblutung beidseits mit deutlichem retroperitonealem Hämatom

Die bildmorphologischen Kriterien der Nebennierenblutung variieren mit dem Alter der Hämorrhagie. Sonographisch lassen sich echofreie und liquide, aber auch solide und komplexe Echostrukturen nachweisen. Im Verlauf können schalenfömige Randverkalkungen entstehen (Abb. 2.127 a, b).

Akute und *subakute Blutungen* führen zu einer Organvergrößerung und zeigen Areale erhöhter Dichte in der nativen CT. Nach i.v. Kontrastmittelgabe können diese Einblutungen durch äquivalente Dichtewerte der normalen Nebenniere maskiert werden. Im weiteren Verlauf nimmt die Größe der Nebenniere

ab; nach wenigen Monaten können wieder normale Werte erreicht und nicht selten randständige bzw. schalenförmige Kalzifikationen nachgewiesen werden (Kenney u. Stanley 1987).

Verkalkungen nach stattgehabter Nebennierenblutung sind gelegentlich auch auf konventionellen Aufnahmen erkennbar. In der subakuten Phase kann das Erscheinungsbild der bilateral vergrößerten Nebennieren unspezifisch sein, sodass eine Vielzahl möglicher Differenzialdiagnosen (Metastasen, Lymphome, bilaterale Adenome, Entzündungen und Infektionen) diskutiert werden muss.

In Analogie zur CT hängen das Erscheinungsbild und die Signalcharakteristik in der MRT ebenfalls vom Alter der Blutung ab (Kawashima et al. 1999; Provenzale et al. 1995; Siegelman et al. 1996). Typischerweise weist die Nebennierenblutung – bedingt durch die Methämoglobinbildung – im T1-gewichteten Bild hohe Signalintensität auf. T2-gewichtet lässt sich bei chronischen Blutungen oft ein signalarmer Randsaum infolge der Hämosiderin-beladenen Makrophagen nachweisen (Kawashima et al. 1999). Die Abgrenzung von Fettgewebe – im T1-gewichteten Bild ebenfalls signalreich – gelingt durch den Einsatz von „Chemical-shift-Sequenzen"oder mittels Fettsättigung.

Mit einer Häufigkeit von ca. 3 pro 1.000 Geburten tritt bei Neugeborenen eine Nebennierenblutung auf. Die Ursachen hierfür sind nicht geklärt. Meist gehen die Blutungen vom Nebennierenmark aus, sodass die Rinde primär intakt bleibt. Ausgedehnte Blutungen können zu sonographisch kugelförmig imponierenden Tumoren führen und abhängig vom Zeitpunkt

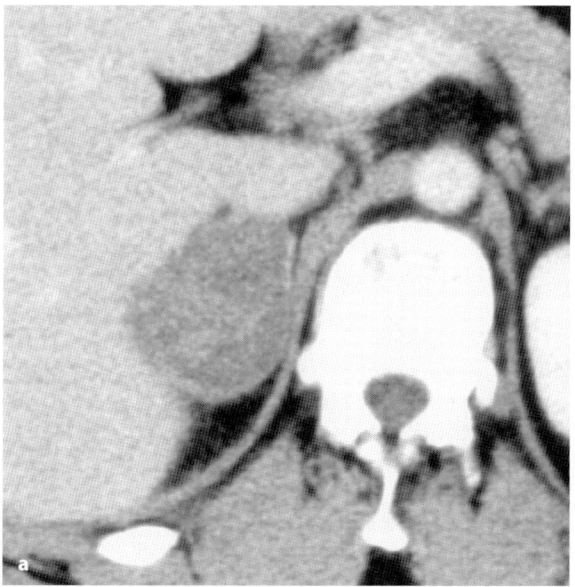
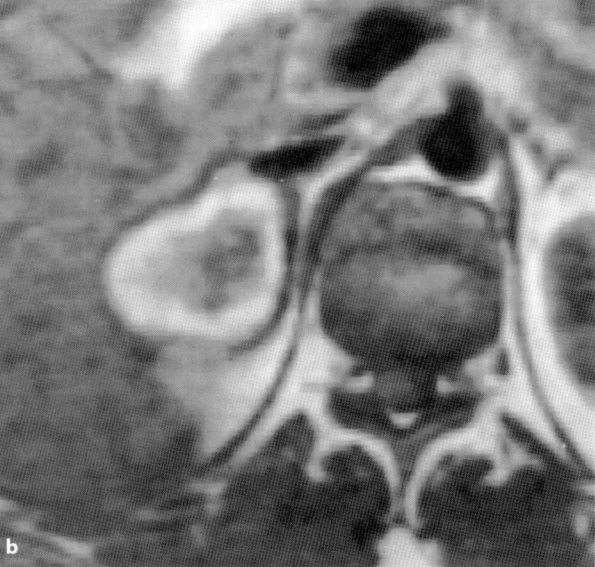

Abb. 2.125 a, b. Einseitige (rechts) traumatische Nebennierenblutung. **a** Kontrastverstärkte CT, axial. **b** MRT, T1-gewichtet, nach Kontrastmittelgabe, axial

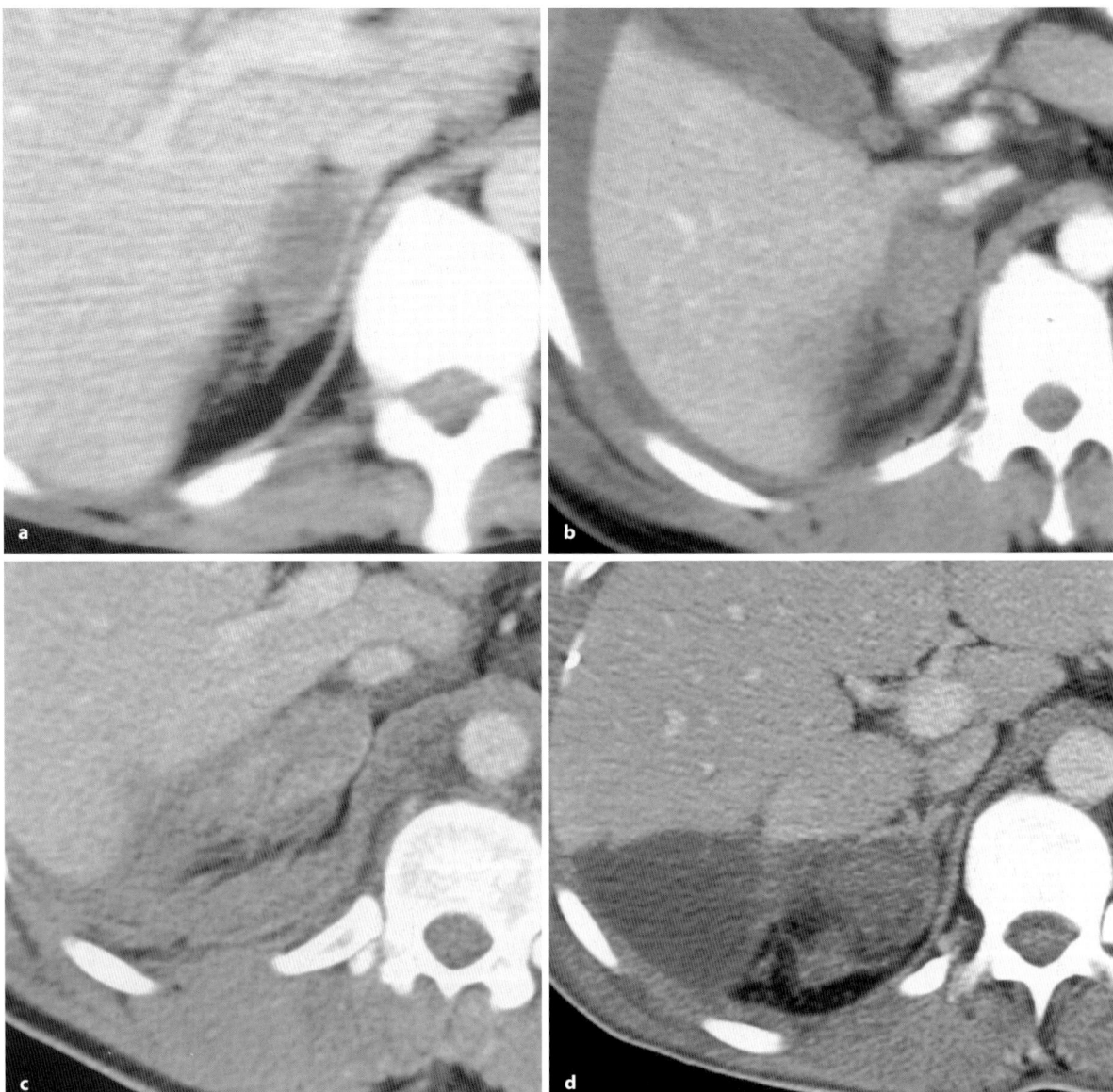

Abb. 2.126 a – d. Traumatische Nebennniereneinblutung rechts. **a** Parenchymeinblutung. **b** Parenchymeinblutung mit umschriebener Einblutung ins umgebende Gewebe. **c** Organruptur. **d** Älteres Nebennierenhämatom mit angrenzendem subkapsulären Leberhämatom

ihres Entstehens ein reflexfreies bis dichtes Echomuster erzeugen. Als klinische Komplikationen können ein Neugeborenenikterus oder eine Anämie auftreten. Im Kindesalter können Einblutungen der Nebennieren im Rahmen einer Sepsis auftreten.

Entzündungen und granulomatöse Erkrankungen

Bei der *unspezifischen Adrenalitis* wird ein Zusammenhang mit chronischen Infektionen und auch mit einer häufig gleichzeitig auftretenden lymphozytären Thyreoditis diskutiert (Riede 1993). Die *Autoimmun-Adrenalitis* kann durch im Serum zirkulierende Nebennierenrinden-Antikörper diagnostiziert werden. Sie kann in jedem Lebensalter auftreten und und ist die häufigste Ursache eines Morbus Addison (s. unten). *Entzündliche Veränderungen* können im Rahmen von retroperitonealen Entzündungsprozessen (z. B. bei Pankreatitis) oder Infektionen auftreten (Abb. 2.128 a, b).

Häufigste Ursache *granulomatöser Veränderungen* der Nebenniere ist die Tuberkulose, gefolgt von seltenen Entitäten wie Histoplasmose, Blastomykose, Kryptokokkose und Sarkoidose (Buxi et al. 1992; Doppman et al. 1982; Levine 1991; Wilson et al. 1984).

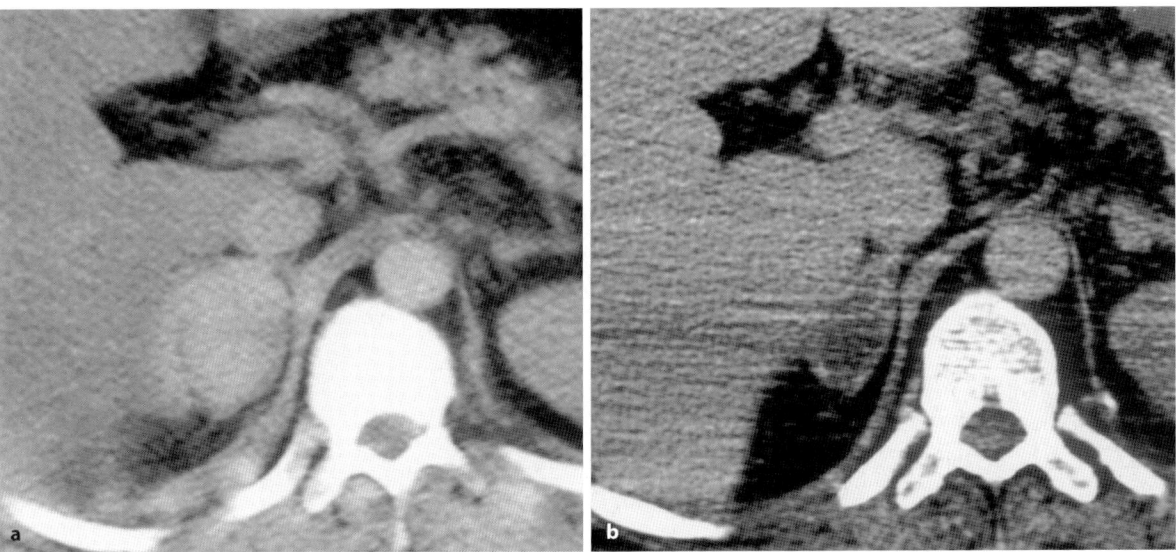

Abb. 2.127 a, b. Zeitlicher Verlauf einer traumatischen Nebenniereneinblutung. **a** Unfalltag. **b** Nach 3 Monaten

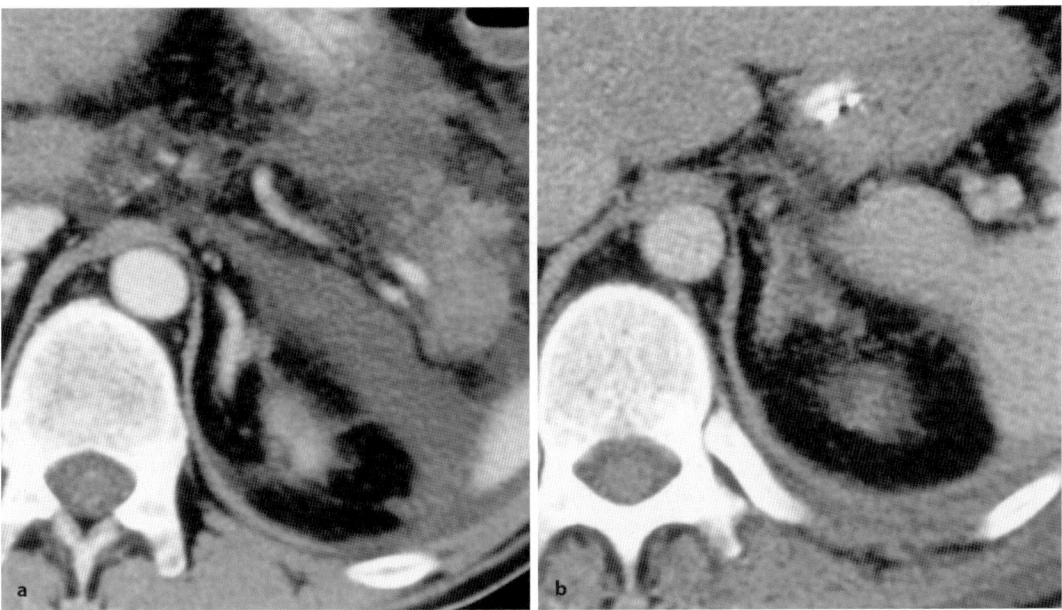

Abb. 2.128 a, b. CT: entzündliche Mitbeteiligung der linken Nebenniere im Rahmen einer Pankreatitis. **a** Initial unauffällige rechte Nebenniere. **b** Verlauf nach einem Monat

Im Fall einer *Histoplasmose* gilt eine bilaterale Beteiligung der Nebennieren mit nachfolgender Nebenniereninsuffizienz als häufigste Todesursache bei unbehandelten Patienten (Berdeaux et al. 1985). In der akuten und subakuten Phase der Erkrankung lassen sich Weichteilraumforderungen mit unspezifischem Dichteverhalten nachweisen, die differenzialdiagnostisch – basierend auf bildmorphologischen Kriterien in der CT und MRT – nicht von malignen Prozessen zu unterscheiden sind (Baker et al. 1988). Bei Vorliegen einer Abszedierung lassen sich zentrale inhomogene, annähernd flüssigkeitsäquivalente Signalintensitäten und die charakteristische, peripher ringförmige Kontrastmittelaufnahme als Zeichen der Abszessmembran nachweisen. Endstadium der Erkrankung ist eine Schrumpfung und Verkalkung der Nebennieren (Abb. 2.129 a–c).

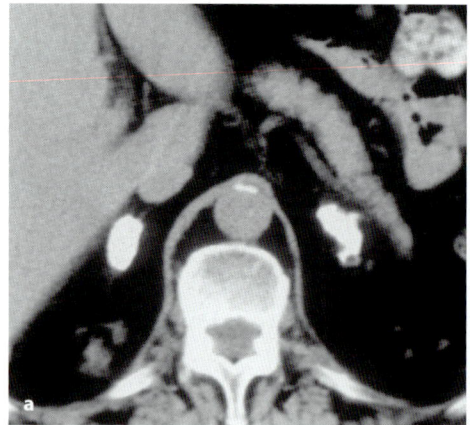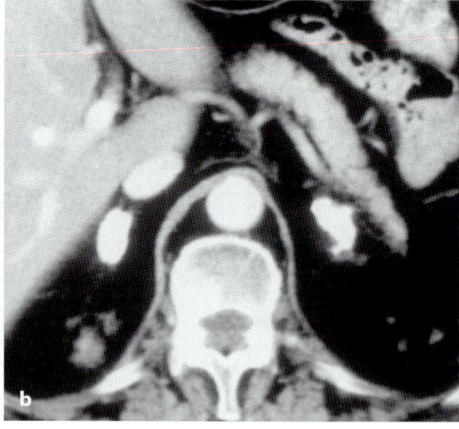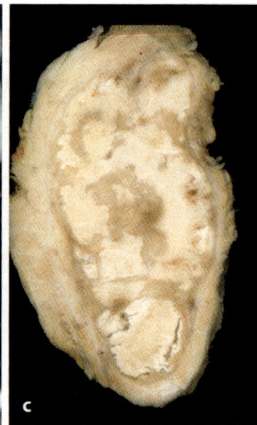

Abb. 2.129 a – c. CT: Nebennierenverkalkung beidseits. **a** Nativ. **b** Nach Kontrastmittelgabe. **c** Makroskopisches Schnittpräparat

Zysten

> **Zystische Raumforderungen**
> - Pseudozysten:
>   Alte Blutung/Infarkt
> - Vaskuläre zystische Läsionen (*endotheliale Auskleidung*):
>   Lymphangiom, Hämangiom
> - Echte Zysten (*epitheliale Auskleidung*):
>   Glandulär, embryonal
> - Parasitäre Zysten:
>   Hydatide
> - Sekundäre Einblutungen/Degeneration einer Raumforderung:
>   Zystisches Karzinom, zystisches Phäochromozytom, Schwannom, zystisches adrenokortikales Karzinom, Neuroblastom, kortikales Adenom mit niedrigen Dichtewerten, zystischer adenoatoider Tumor

Nebennierenzysten treten meist unilateral und solitär ohne Seitenprädilektion auf. Der Altersgipfel liegt in der 5. bis 6. Dekade mit Dominanz des weiblichen Geschlechts (w : m = 3 : 1; Otal et al. 1999). Patienten mit Nebennierenzysten sind meist asymptomatisch, solange kein raumfordernder Effekt auf angrenzende Organe vorliegt oder Komplikationen im Sinne von Einblutungen oder Infektion auftreten (Abb. 2.130 a – f, Abb. 2.131 a – d).

Nichtparasitäre Nebennierenzysten lassen sich histologisch in

- *endotheliale Zysten* (48 %),
- *Pseudozysten* (42 %) und
- *epitheliale Zysten* (10 %)

unterteilen (Rozenblit et al. 1996; Tung et al. 1989). Zu den *endothelialen Zysten* zählen die angiomatösen und lymphangiomatösen Zysten mit einem Durchmesser von maximal 15 mm. Bei großen lymphangiomatösen Zysten spricht man auch vom „zystischen Lymphangiom". *Epitheliale Zysten* umfassen glanduläre Retentionszysten, embryonale Zysten und zystische Adenome.

Pseudozysten entstehen meist aufgrund von Einblutungen in gesundes Nebennierengewebe oder in tumoröse Veränderungen (zystische Nebennierenkarzinome, Phäochromozytome).

Sonographisch stellen sich Nebennierenzysten als echofreie Areale mit dorsaler Schallverstärkung dar, wobei die Binnenstruktur der Zyste sowie deren Wanddicke bereits differenzialdiagnostische Hinweise bieten. Nach Einblutungen kann ein variables, von soliden Tumoren nicht zu unterscheidendes Echomuster entstehen, was die Abgrenzung etwa zu Adenomen erschwert. Eine fehlende Dichtezunahme des Zysteninhalts nach i.v. Kontrastmittelgabe kann hier diagnostisch weiterführen.

Der typische CT-Befund zeigt eine glatt begrenzte, dünnwandige Raumforderung mit Flüssigkeits-isodensen Werten. Die Zysten können lobuliert, rund oder oval imponieren; Kalzifikationen liegen in 15 – 54 % der Fälle – meist peripher lokalisiert – vor. Hämorrhagien mit Dichtewerten von über 60 HE wurden in der CT in weniger als 20 % der Fälle beobachtet (Rozenblit et al. 1996).

In der MRT weisen Zysten ein homogenes Erscheinungsbild mit niedrigen Signalintensitäten in der T1-Wichtung vor und nach i.v. Kontrastmittelgabe sowie hohen, Flüssigkeits-äquivalenten Signalintensitäten im T2-gewichteten Bild auf. Einblutungen führen zu einer SI-Zunahme im T1-gewichteten Bild.

Differenzialdiagnostische Schwierigkeiten bereiten regressive Veränderungen wie Einblutungen unterschiedlichen Alters und Wandirregularitäten z.B. im Rahmen von Entzündungen. Gegebenenfalls ist eine bioptische Sicherung der Diagnose erforderlich (Aisen et al. 1992; Johnson et al. 1985; Kenney u. Stanley 1987; Tung et al. 1989).

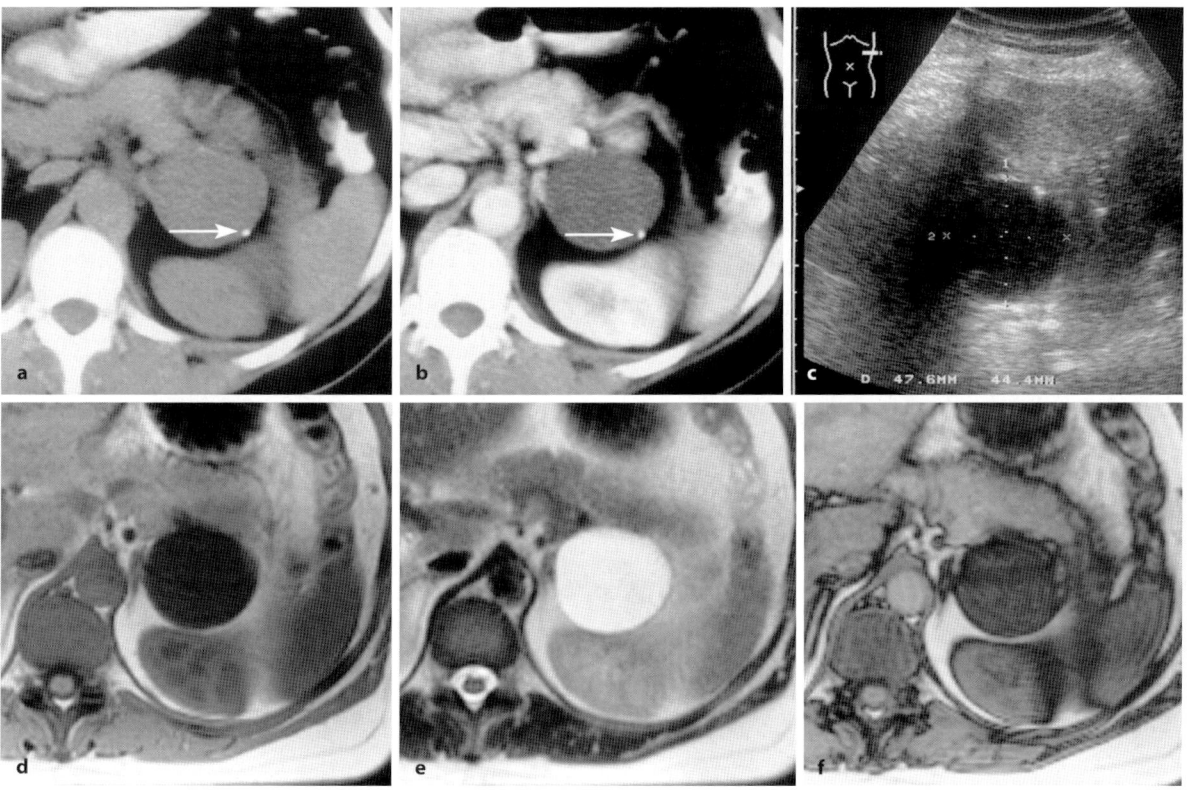

Abb. 2.130 a–f. Zyste der linken Nebenniere. Axiale CT **a** nativ, **b** nach Kontrastmittelgabe (*weißer Pfeil*: randständige Verkalkung). **c** Sonographischer Befund. **d–f** Axiale MRT, T1-gewichtet (**d**), T2-gewichtet (**e**), „opposed phase" (**f**)

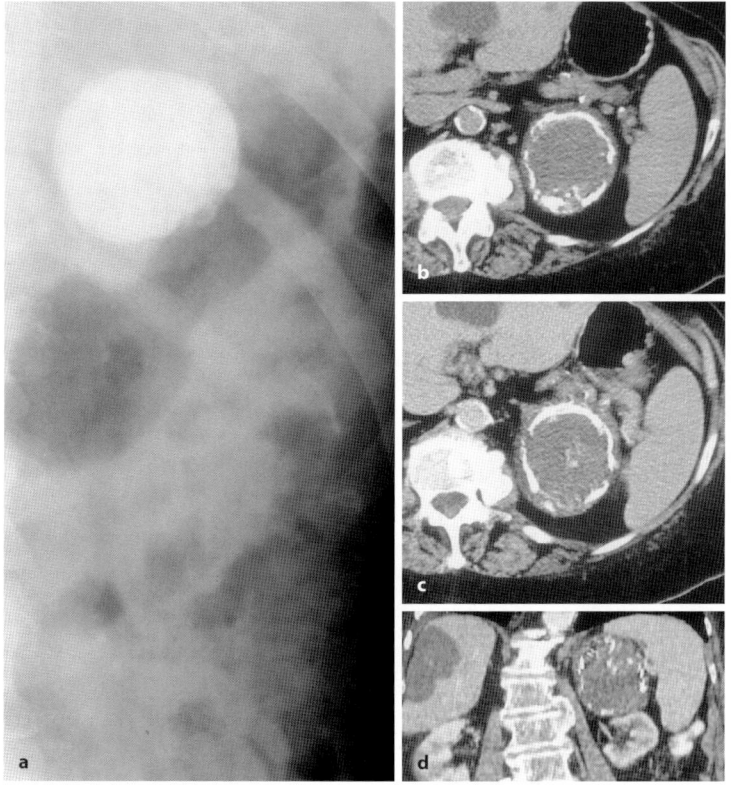

Abb. 2.131 a–d. Verkalkte Nebennierenzyste links. **a** Abdomenübersicht: rundliche Verkalkungsformation in Projektion auf den linken Oberbauch. **b, c** Axiale CT, nativ und nach Kontrastmittelgabe. **d** CT: koronare Rekonstruktion. Raumfordernde Wirkung mit Verdrängung der linken Niere

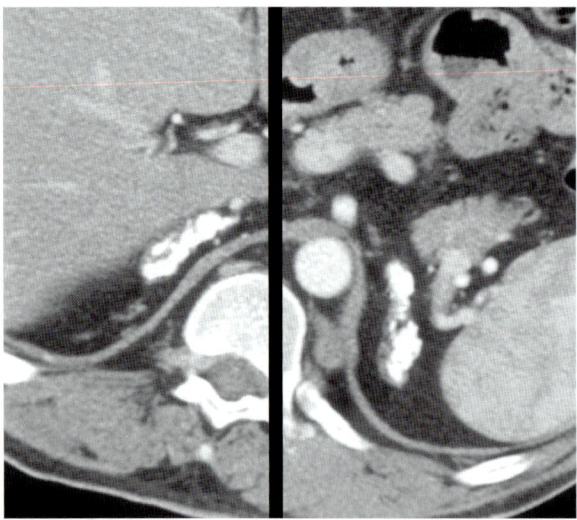

Abb. 2.132. CT: ausgeprägte schollige Verkalkungen beider Nebennieren

Parasitäre Zysten werden im Rahmen einer Echinokokkusinfektion mit einer Häufigkeit von ca. 7% beobachtet. In Abhängigkeit vom Stadium der Erkrankung weist die hydatide Zyste charakteristische Merkmale auf: Während sie sich zu Beginn rein zystisch darstellt, bildet sich im Verlauf eine fibröse Kapsel mit Verkalkungen und Separation von Tochterzysten aus (Otal et al. 1999).

Differenzialdiagnose von Nebennierenverkalkungen
- Tumoren:
  - ▼ Neuroblastom
  - ▼ Phäochromozytom
  - ▼ Adenom
  - ▼ Karzinome
  - ▼ Metastasen
  - ▼ Dermoid
  - ▼ Hämangiome
- Vaskulär: Blutung (neonatal, septisch)
- Infektion:
  - ▼ Tuberkulose
  - ▼ Histoplasmose
  - ▼ Blastomykose
  - ▼ Waterhouse-Friderichsen-Syndrom
- Endokrin: Morbus Addison
- Morbus Wolman

Atrophie und Hyperplasie

Eine *Nebennierenatrophie* kann durch den Ausfall der hypophysär-hypothalamischen Stimulation oder als Folge einer Autoimmun-Adrenalitis auftreten. Diese ist bildgebend meist nicht fassbar und erschließt sich im klinischen und insbesondere im klinisch-chemischen Kontext.

Der erste Hinweis auf eine *hyperplastisch veränderte Nebenniere* ist die Verplumpung und Verbreiterung einzelner Nebennierenschenkel oder eine ovaläre oder konvexe Organform. Die Abgrenzung einer knotigen Hyperplasie von einem kleinen Adenom ist anhand bildmorphologischer Kriterien nicht möglich, da viele Adenome aus der knotigen Hyperplasie hervorgehen.

> **Definition** ▽ Von einer Hyperplasie wird ab einem Gesamtgewicht beider Nebennieren von 12 g gesprochen (Heitz 2001).

Urschache kann eine hypothalmisch-hypophysäre Regulationsstörung, eine ACTH-Überproduktion (z.B. bei einem Hypophysenadenom), eine ektopische Sekretion von ACTH, von Kortikotropin-releasing-Hormon bzw. von Substanzen mit ähnlicher biologischer Aktivität durch einen Tumor oder die herabgesetzte Feedback-Inhibition durch einen Enzymdefekt sein.

2.4.5
Tumoren und tumorartige Läsionen/Raumforderungen

Bilaterale Nebennierenvergrößerung
- Morbus Hodgkin
- Hyperplasie
- Blutungen
- Histoplasmose/Tuberkulose
- Phäochromozytome
- Metastasen

Einseitige Nebennierenvergrößerung
- Phäochromozytome
- Lymphome
- Adenome
- Neuroblastome
- Myelolipome
- Blutungen
- Adenokarzinome
- Metastasen

Kleine unilaterale Raumforderung der Nebennieren
- Inzidentalome
- Metastasen
- Phäochromozytome
- Asymmetrische Hyperplasien
- Granulomatöse Erkrankungen (TBC, Histoplasmose)
- Myelolipome

Große solitäre Nebennierenraumforderung
- Kortikale Karzinome
- Phäochromozytome
- Neuroblastome
- Myelolipome
- Metastasen
- Blutungen
- Entzündungen
- Abszesse (Histoplasmose, TBC)
- Hämangiome

Die Differenzierung zwischen benignen und malignen Tumoren der Nebenniere stützt sich insbesondere bei unklaren Befunden auf die pathologischanatomische Untersuchung und ist durch *eindeutige Gefäßeinbrüche* gekennzeichnet. Bildmorphologisch stützt sich diese auf Malignitätszeichen wie das invasives Wachstum in das umgebende Parenchym und die Nachbarorgane, sowie den Nachweis von Metastasen. Lediglich anhand bildmorphologischer Kriterien ist eine Dignitätsklärung jedoch meist nicht möglich. Wegweisend können Untersuchungen in der CT und MRT sein (s. unten), eine endgültige Diagnose ist jedoch meist nur durch eine Feinnadelbiopsie/Biopsie zu erreichen.

Adenom

| Definition | Nebennierenadenome sind gutartige, meist solitäre, durch eine Bindegewebekapsel begrenzte Tumoren der Nebennierenrinde.

Sie sind häufig, treten meist im mittleren Lebensalter auf, können bei hormoneller Aktivität entsprechende Überfunktionssyndrome (s. unten) hervorrufen oder auch hormonell inaktiv sein. Ihre Größe variiert zwischen wenigen Gramm und mehreren hundert Gramm, insbesondere bei hormonaktiven Tumoren (s. unten, „Cushing-Syndrom"). Häufiger Zufalls-

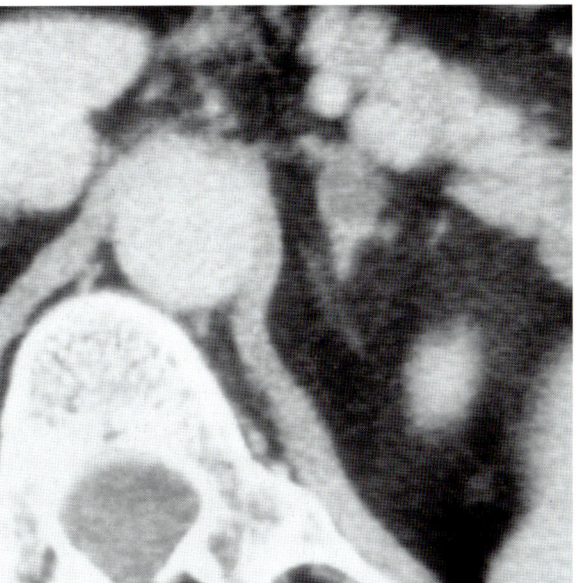

Abb. 2.133. CT: Inzidentalom der linken Nebenniere

befund in der Schnittbildgebung und der Sonographie sind hormonell inaktive, kleine Adenome, die auch „Inzidentome" oder „Inzidentalome" genannt werden (Abb. 2.133, Abb. 2.134 a, b; Abb. 2.135 a – d; Abb. 2.136 a – c; Abb. 2.137 a – c, Abb. 2.138 a – c, Abb. 2.139 a – f).

Primäres Nebennierenrindenkarzinom

Mit einer Inzidenz von ca. 1 pro 1 Mio. ist das Nebennierenrindenkarzinom ein seltener epithelialer Tumor. Der Altersgipfel liegt zwischen der 4. und 7. Dekade. Die klinische Manifestation maligner Nebennierentumoren hängt von der endokrinen Aktivität und ihrer Größe ab. Funktionell aktive Nebennierenkarzinome präsentieren sich in ca. 36 % der Fälle mit einem Cushing-Syndrom, Virilisierung

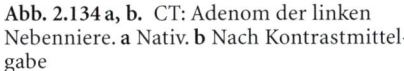

Abb. 2.134 a, b. CT: Adenom der linken Nebenniere. **a** Nativ. **b** Nach Kontrastmittelgabe

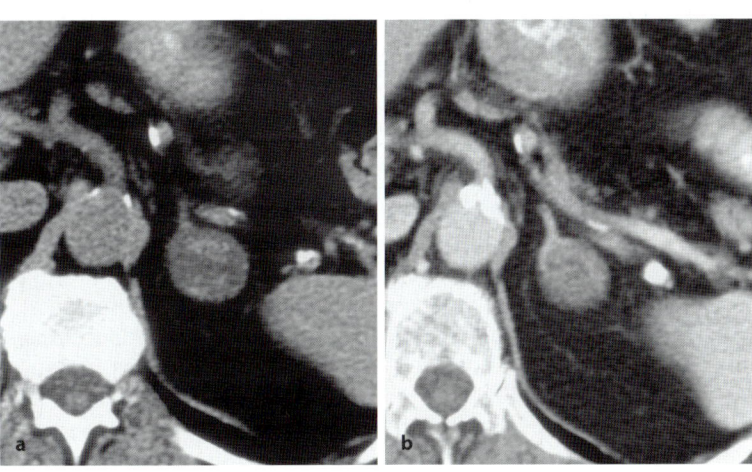

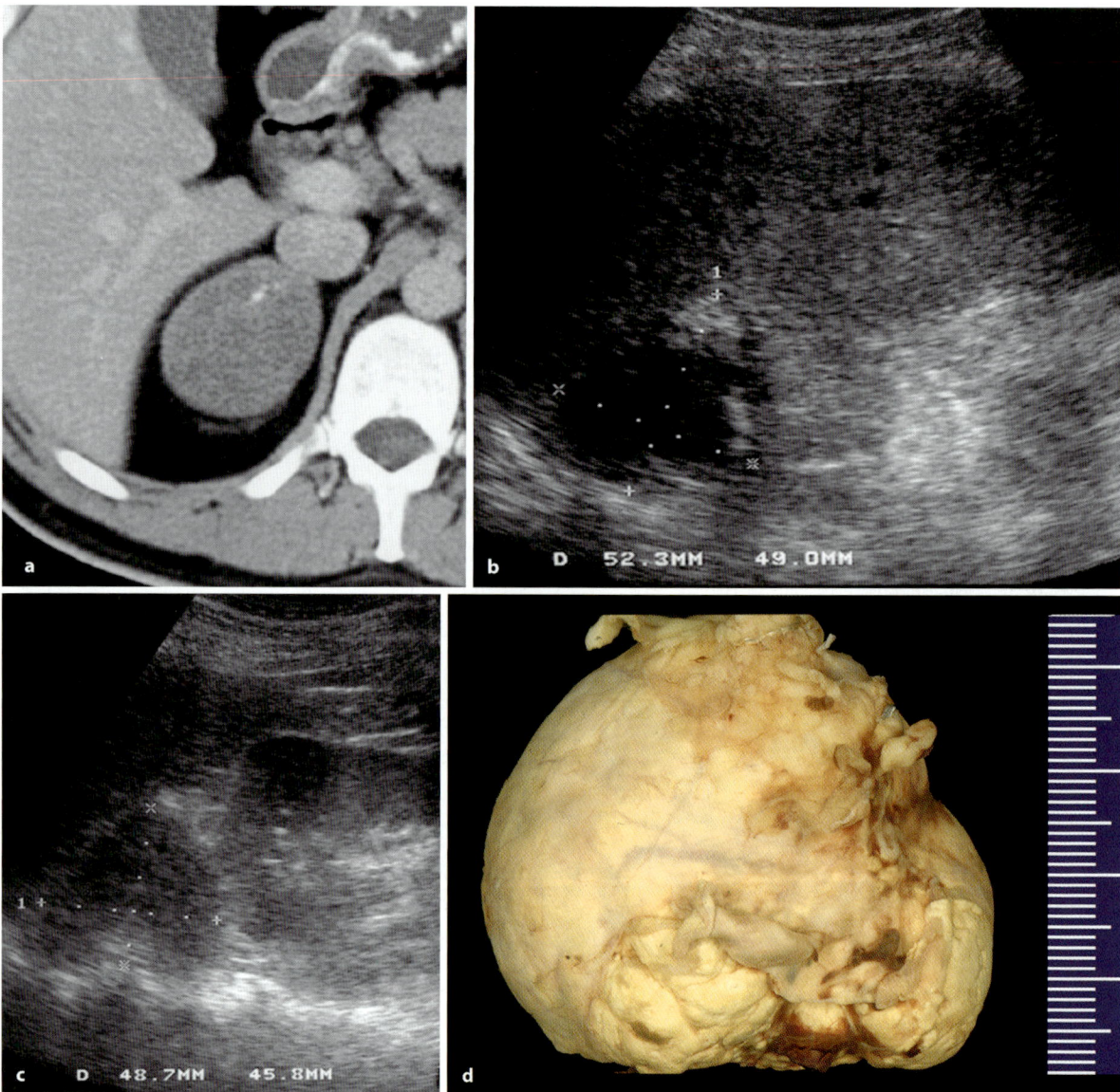

Abb. 2.135 a – d. Adenom der rechten Nebenniere. **a** Kontrastverstärkte CT. **b, c** Sonographie. **d** Makroadenompräparat

(24%), Cushing-Syndrom und Virilisierung (20%), Feminisierung (6%) und einer Erhöhung der Mineralkortikoide in weniger als 1% (Luton et al. 1990; Outwater et al. 1996; Venkatesh et al. 1989; Weiss et al. 1989). 13% der Karzinome weisen keine hormonelle Aktivität auf (Abb. 2.140 a, b).

Die endokrine Aktivität der Karzinome ist in der Regel gering und korreliert nicht mit der Größe des Tumors. Zum Zeitpunkt der Diagnosestellung weisen die Tumoren in über 90% der Fälle bereits eine Größe von über 5 cm auf. Bei hormonell inaktiven Tumoren stehen klinisch die Zeichen der Raumforderung, ein palpabler Tumor, abdominelle Schmerzen und Gewichtsabnahme sowie das invasive Wachstum in

angrenzende Organe im Vordergrund. 10% der Patienten weisen bilaterale Karzinome auf (Pommier u. Brennan 1992). Abhängig von der Lokalisation infiltrieren sie Leber, Niere und V. cava inferior. Eine lymphogene Metastasierung erfolgt lokoregionär, axillär oder supraklavikulär, eine hämatogene Metastasierung erfolgt in Leber, Lunge und das Skelett.

Die Aufgabe der Bildgebung liegt in der Organzuordnung, in der artdiagnostischen Zuordnung des Tumors und seiner Ausbreitung. Da die meisten Nebennierenkarzinome zum Zeitpunkt der Diagnosestellung bereits einen Durchmesser von über 5 cm aufweisen, können sie auf konventionellen Übersichtsaufnahmen des Abdomens und im i. v.-Urogramm

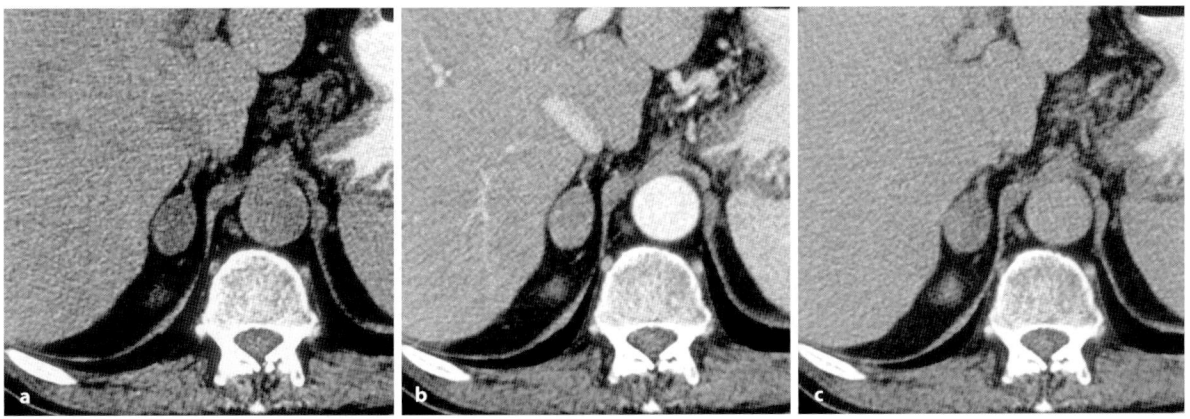

Abb. 2.136 a – c. CT: Adenom der rechten Nebenniere. **a** Nativ. **b** Arterielle Phase. **c** Spätphase

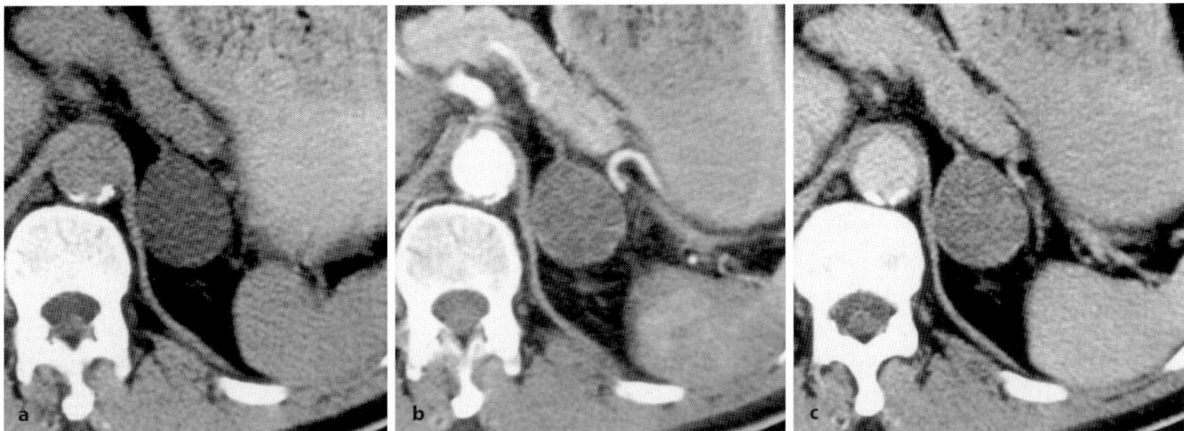

Abb. 2.137 a – c. CT: Adenom der linken Nebennniere. **a** Nativ. **b** Arterielle Phase. **c** Spätphase

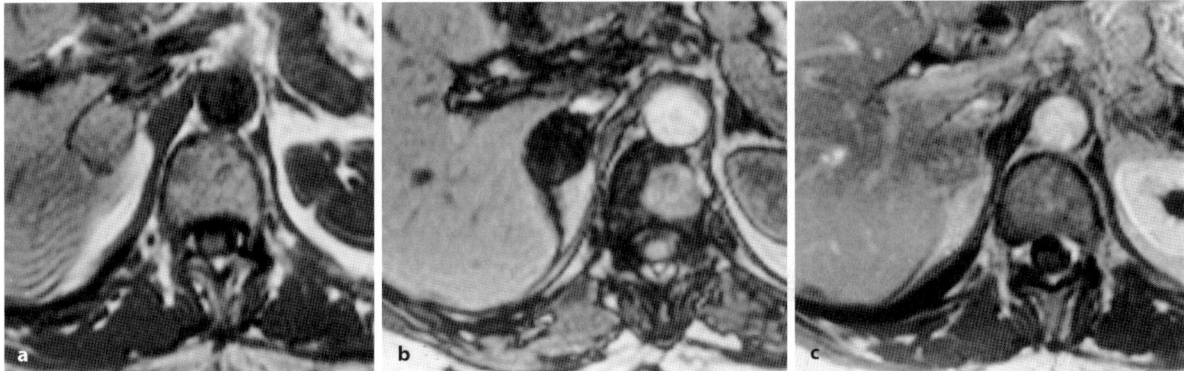

Abb. 2.138 a – c. Axiale MRT: Adenom der rechten Nebenniere. **a** T1-gewichtet, nativ. **b** Opposed-phase. **c** T1-gewichtet, nach Kontrastmittelgabe

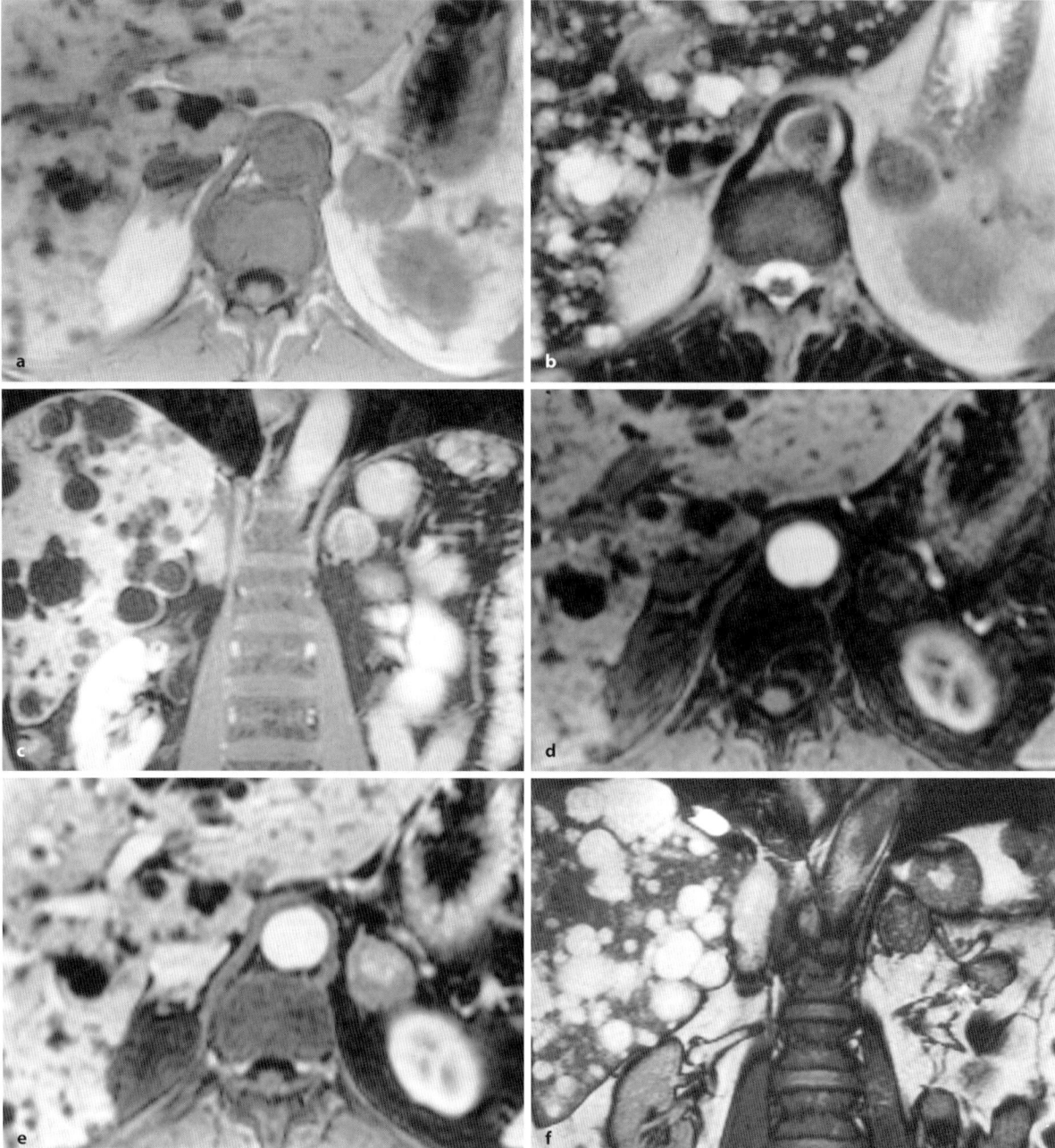

Abb. 2.139 a – f. MRT: Adenom der linken Nebenniere. **a** T1-gewichtet, axial. **b** T2-gewichtet, axial. **c** T1-gewichtet, koronar, nach Kontrastmittelgabe. **d** FS T1-gewichtet, axial, nach Kontrastmittelgabe (arteriell). **e** FS T1-gewichtet, axial, nach Kontrastmittelgabe (Spätphase). **f** TRUFI, koronar. Nebenbefundlich: multiple Leberzysten

durch die Verlagerung angrenzender Organe detektiert werden.

In der CT zeigt der Tumor seiner Morphologie entsprechend eine polyzyklische Begrenzung mit – je nach Aggressivität – mehr oder weniger starker Infiltration in angrenzende Gewebe und Nachbarorgane. Bei großen Tumoren ist eine Zuordnung zur Nebenniere oft nicht sicher möglich. Die Textur des

Tumors ist wegen seiner hohen Wachstumstendenz und den hieraus resultierenden regressiven Veränderungen inhomogen. So weisen die soliden Tumorbezirke native Dichtewerte zwischen 40 und 50 HE auf. Fokale, teils konfluierende, hypodense Bezirke entsprechen Nekrosen, hyperdense Bereiche Einblutungen. In ca. 30 % der Fälle lassen sich fleckige und punktförmige Verkalkungen nachweisen (Dun-

Abb. 2.140 a, b. CT: Karzinom der linken Nebenniere. **a** Nativ. **b** Nach Kontrastmittelgabe

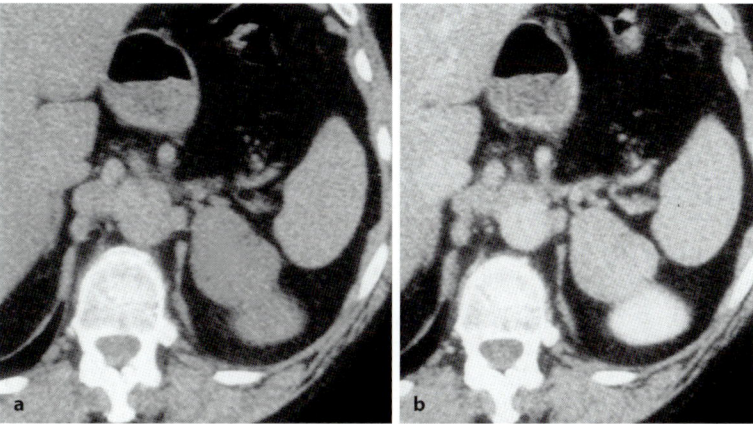

nick 1990; Fishman et al. 1987; Francis et al. 1992). Nach Kontrastmittelinjektion kommt es zu einem unregelmäßigen Enhancement mit fehlender Dichtezunahme in den Hämorrhagie- und Nekroseanteilen (Abb. 2.141, Abb. 2.142 a, b).

In der MRT stellen sich die Karzinome gewöhnlich inhomogen signalreich auf T1- und T2-gewichteten Aufnahmen – infolge der häufig zu beobachtenden intratumoralen Hämorrhagien und Nekrosen – dar. Die relative Signalintensität des Tumors bezogen auf die Muskulatur beträgt im T2-gewichteten Bild mehr als 3,5 (Zimmermann-Paul et al. 1999). Nach i. v. Kontrastmittelgabe lassen sich eine peripher akzentuierte, meist noduläre Signalanhebungen und zentrale Hypoperfusionen erkennen. Im Gegensatz zur CT sind Tumorverkalkungen nur schwer detektierbar. Adrenale kortikale Karzinome enthalten normalerweise keine histologisch signifikanten, intrazytoplasmatischen Lipidanteile, sodass die Chemical-shift-Bildgebung keine signifikante Rolle in der artdiagnostischen Zuordnung des Tumors spielt. Dennoch konnte in Einzelfällen ein vermindertes Signal in der „opposed-phase" verglichen mit den „In-phase-Aufnahmen" nachgewiesen werden, wel-

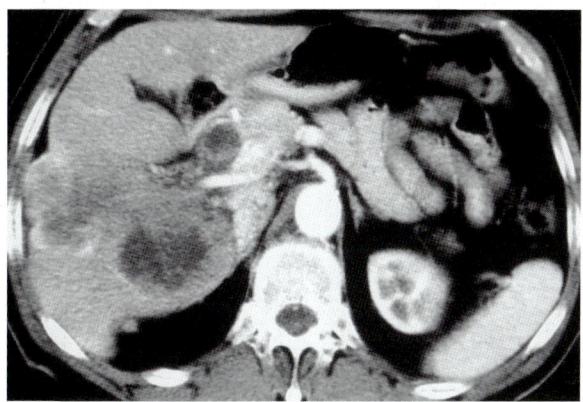

Abb. 2.141. CT: Karzinom der rechten Nebenniere mit ausgedehnten Nekroseanteilen und Invasion des rechten Lederlappens

ches mit histologisch nachgewiesenen intrazytoplasmatischen Lipiden korrelierte. Das Kontrastmittelverhalten und insbesondere der Nachweis typischer Malignitätskriterien waren in dieser Serie von 8 Patienten diagnoseweisend (Schlund et al. 1995). In unklaren Fällen, insbesondere bei homogenen

Abb. 2.142. **a** Axiale CT: ausgedehntes Karzinom der linken Nebenniere mit fehlender Organzuordnung. Ausgedehnte zentrale regressive Veränderungen. **b** Makroskopisches Schnittpräparat

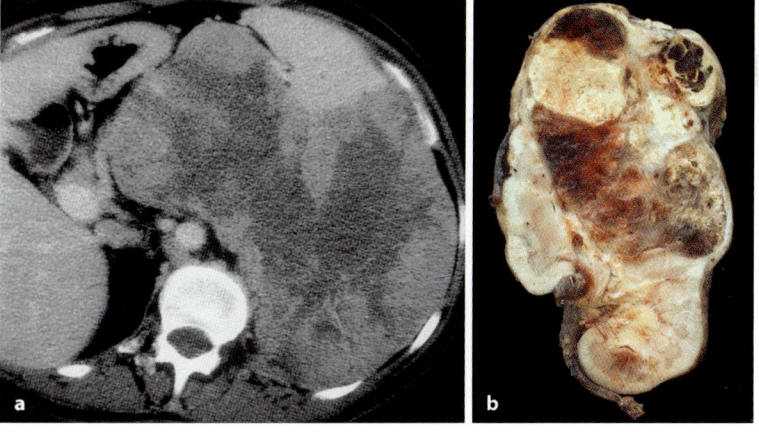

Läsionen mit einer Größe von weniger als 5 cm ist die Diagnose bioptisch zu stellen. Eine artdiagnostische Zuordnung zu sekundären malignen Nebennierentumoren ist basierend auf rein bildmorphologischen Kriterien nicht möglich.

Auf die Norcholesterol-Szintigraphie wurde bereits oben im Abschn. „Szintigraphie" eingegangen.

Hämangiom

Hämangiome der Nebenniere zählen wie Fibrome, Lipome, Neurinome und Myelolipome zu den mesenchymalen Tumoren und sind selten. Ähnlich denen in der Leber sind Nebennierenhämangiome meist benigne kavernöse Tumoren. Sie sind klinisch in der Regel meist inapparent und weisen eine variable Größe von 2–22 cm auf. Zum Zeitpunkt der Diagnosestellung sind Hämangiome oft schon mehr als 10 cm groß (Salup et al. 1992).

In der CT stellen sich Hämangiome nativ als inhomogene Tumoren mit zentral gelegenen hypodensen Arealen (Nekrosen, seltener Fibrosen) dar. Nach i. v. Kontrastmittelgabe kann oft ein peripheres Pooling in erweiterten vaskulären Räumen nachgewiesen werden. Im Gegensatz zu Hämangiomen der Leber fehlt infolge der zentralen Nekrosen eine zentripetale Dichtezunahme. Der Nachweis von Kalzifikationen/ Phlebolithen in 28–87 % kann hilfreich für die Diagnosestellung sein (Otal et al. 1999; Sabanegh et al. 1993). Magnetresonanztomographisch stellen sich Hämangiome der Nebenniere T1-gewichtet signalärmer als das Lebergewebe mit zentralen signalintensen Arealen dar. T2-gewichtet sind sie insbesondere im Zentrum hyperintens. Ähnlich der CT lässt sich ein charakteristisches, irreguläres peripheres Enhancement mit Persistenz in Spätaufnahmen nach i. v.-Gadolinum nachweisen (Honig et al. 1991).

Zur Vermeidung akuter Blutungen und aufgrund der schwierigen bildmorphologischen Abgrenzung zu Karzinomen und Angiosarkomen ist bei großen Hämangiomen die operative Entfernung indiziert.

Myelolipom

Myelolipome sind seltene, meist endokrin inaktive, benigne mesenchymale Tumoren, bestehend aus Fettgewebe und Knochenmarkstammzellen der verschiedenen hämatopoetischen Reihen. Meist stellen sie einen Zufallsbefund bei asymptomatischen Patienten dar. Die Patienten können jedoch durch Einblutungen in den Tumor klinisch symptomatisch werden (Gee et al. 1975).

Der Nachweis von Fett in der CT und MRT ist diagnostisch wegweisend (Casey et al. 1994; Dieckmann et al. 1986, 1987; Otal et al. 1999; Wu et al. 1999; Yokota et al. 1989). Der Fettgehalt in diesen Tumoren ist variabel, sodass eine dünne Schichtführung in

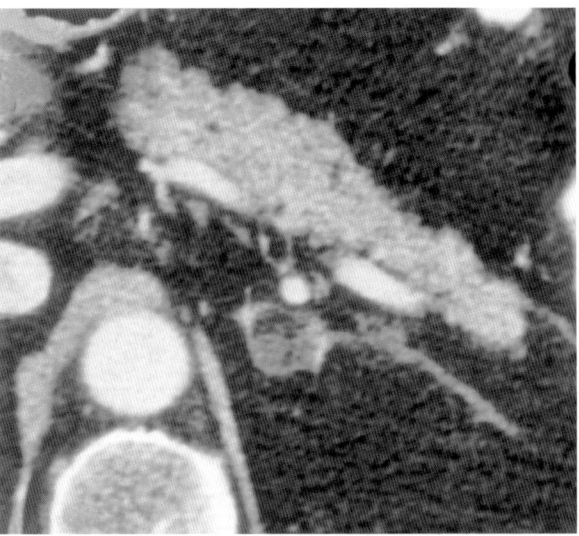

Abb. 2.143. CT: Myelolipom der linken Nebenniere: typische inhomogene Verfettungen

Einzelfällen zur Charakterisierung erforderlich ist. Einblutungen und Infarzierungen können die artdiagnostischen Charakteristika in der CT und MRT maskieren. In der CT sind Dichtewerte von –50 bis –80 HE typisch. Neben fettäquivalenten Werten können umschriebene Dichteanhebungen auftreten, welche Einblutungen entsprechen. In ca. 25 % der Fälle treten randständige Verkalkungen auf. Nach Kontrastmittelinjektion zeigt sich kein Dichteanstieg, was dem arteriographisch avaskulären Bild entspricht. Magnetresonanztomographisch weisen Myelolipome in allen Sequenzen hohe Signalintensitäten analog zum retroperitonealen und subkutanen Fettgewebe auf. Ein entsprechender Signalabfall ist in fettgesättigten T1- und T2-gewichteten Aufnahmen zu beobachten (Abb. 2.143, Abb. 2.144 a–h).

Nebennierenmark und Paraganglien

Das sich aus dem Neuroektoderm entwickelnde System besteht aus dem Nebennierenmark, paravertebralen und viszeralen Paraganglien, verbunden mit dem sympathischen Nervensystem.

Im Nebennierenmark ist Adrenalin das dominirende Katecholamin, welches ca. 20 % des Trockengewichtes ausmacht.

Tumoren des Nebennierenmarks

Phäochromozytom

Phäochromozytome sind Tumoren der Nebenniere, die in ca. 90 % der Fälle von den chromaffinen Zellen des Nebennierenmarks ausgehen. Eine bilaterale Manifestation dieser Tumoren lässt sich in 10 % be

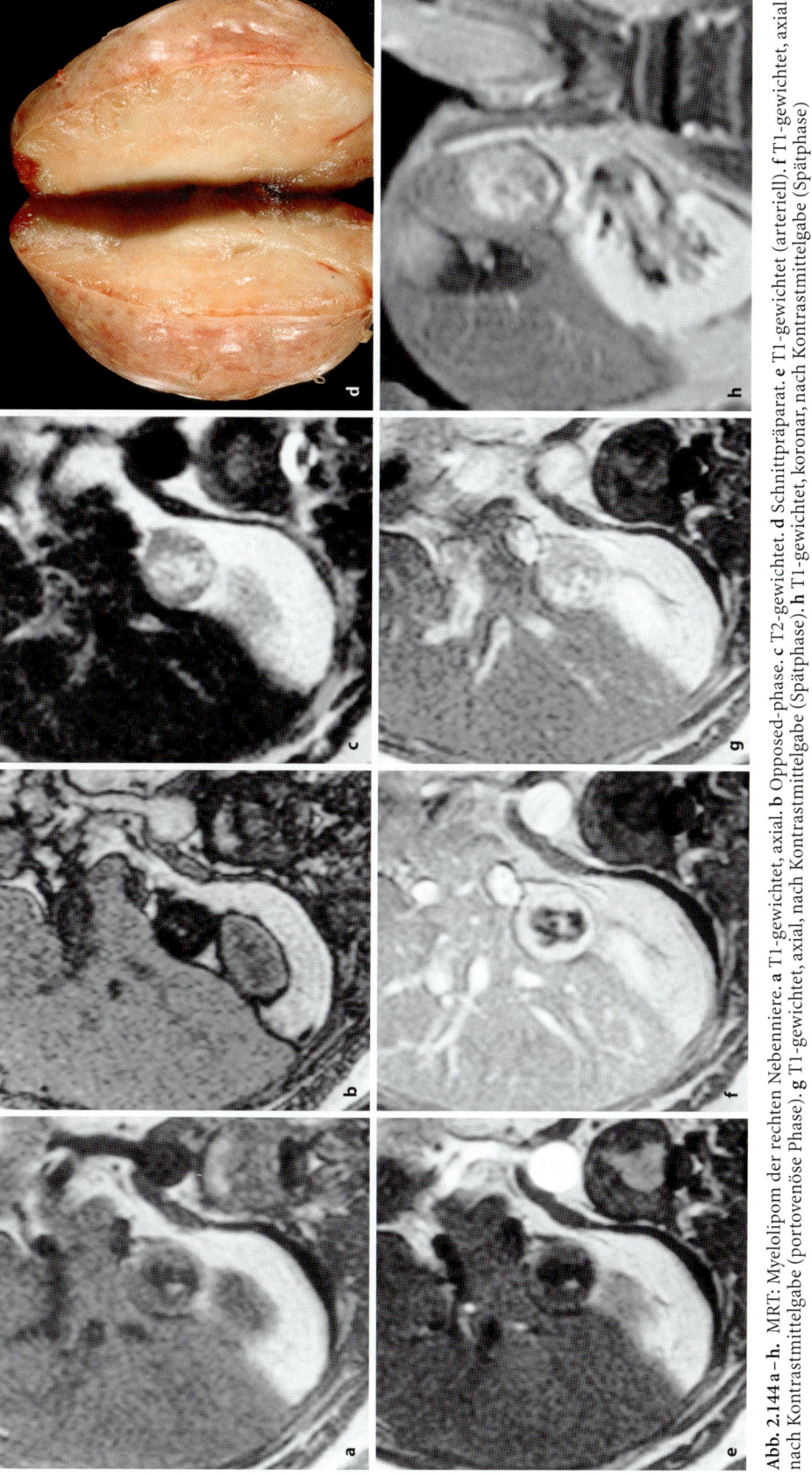

Abb. 2.144 a – h. MRT: Myelolipom der rechten Nebenniere. **a** T1-gewichtet, axial. **b** Opposed-phase. **c** T2-gewichtet. **d** Schnittpräparat. **e** T1-gewichtet (arteriell). **f** T1-gewichtet, axial, nach Kontrastmittelgabe (portovenöse Phase). **g** T1-gewichtet, koronar, nach Kontrastmittelgabe (Spätphase). **h** T1-gewichtet, axial, nach Kontrastmittelgabe (Spätphase)

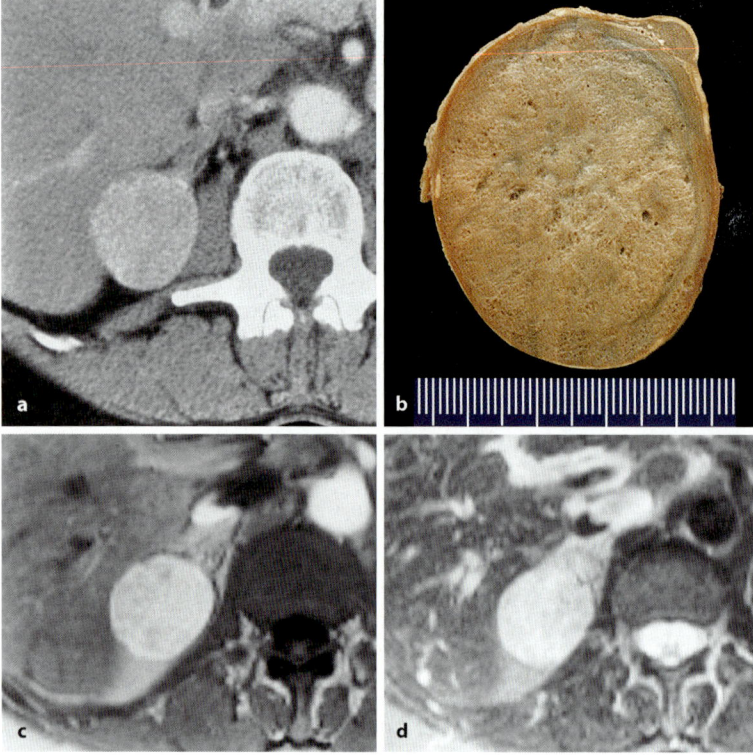

Abb. 2.145 a – d. Phäochromozytom der rechten Nebenniere. **a** CT, nach Kontrastmittelgabe. **b** Axiale MRT, T1-gewichtet, nach Kontrastmittelgabe. **c** Axiale MRT, T2-gewichtet. **d** Schnittpräparat

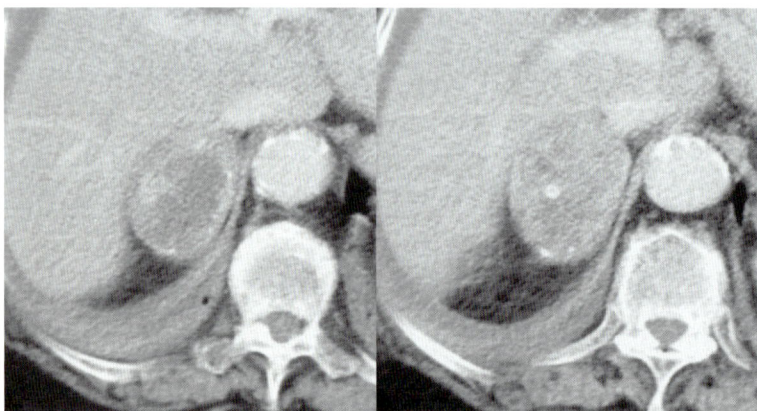

Abb. 2.146. Kontrastverstärkte CT: Phäochromozytom der rechten Nebenniere mit stippchenförmigen Verkalkungen

obachten. In ca. 10% entstehen sie in extraadrenalen sympathischen Geweben. Diese auch Paragangliome genannten Tumoren sind abdominell in Höhe des Zuckerkandl-Organs, retroperitoneal entlang des sympathischen Grenzstrangs oder selten in der Harnblase lokalisiert. Extraabdominelle Manifestationen liegen in nur 3% der Fälle vor (Oudkerk u. Falke 1981; Abb. 2.145 a – d, Abb. 2.146, Abb. 2.147 a – f, Abb. 2.148 a – c, Abb. 2.149 a – e).

Patienten mit neuroektodermalen Erkrankungen (tuberöse Sklerose, Neurofibromatose, Von-Hippel-Lindau-Erkrankung u. a.) weisen eine erhöhte Inzidenz an Phäochromozytomen auf. Bei betroffenen Patienten findet sich hier in 5 – 10% anamnestisch in

der Familie ein Paragangliom. Diese Tumoren werden autosomal-dominant entweder solitär oder in Kombination mit anderen Tumoren vererbt. Hereditäre Syndrome mit Assoziation zu einem Phäochromozytom sind vor allem die multiplenn endokrinenen Neoplasien (MEN) vom Typ IIa („Sipple-Syndrom": Phäochromozytom, Hyperparathyreoidismus und medulläres Schilddrüsenkarzinom) und II b/III („Gorlin-Syndrom": medulläres Schilddrüsenkarzinom, Phäochromozytom), Phakomatosen (Von-Hippel-Lindau-Syndrom bzw. Sturge-Weber-Krabbe-Krankheit, Neurofibromatose Typ I; Falke et al. 1990; Heitz 2001). Da bei betroffenen Patienten häufig ein bilaterales Auftreten von Phäochromozytomen be-

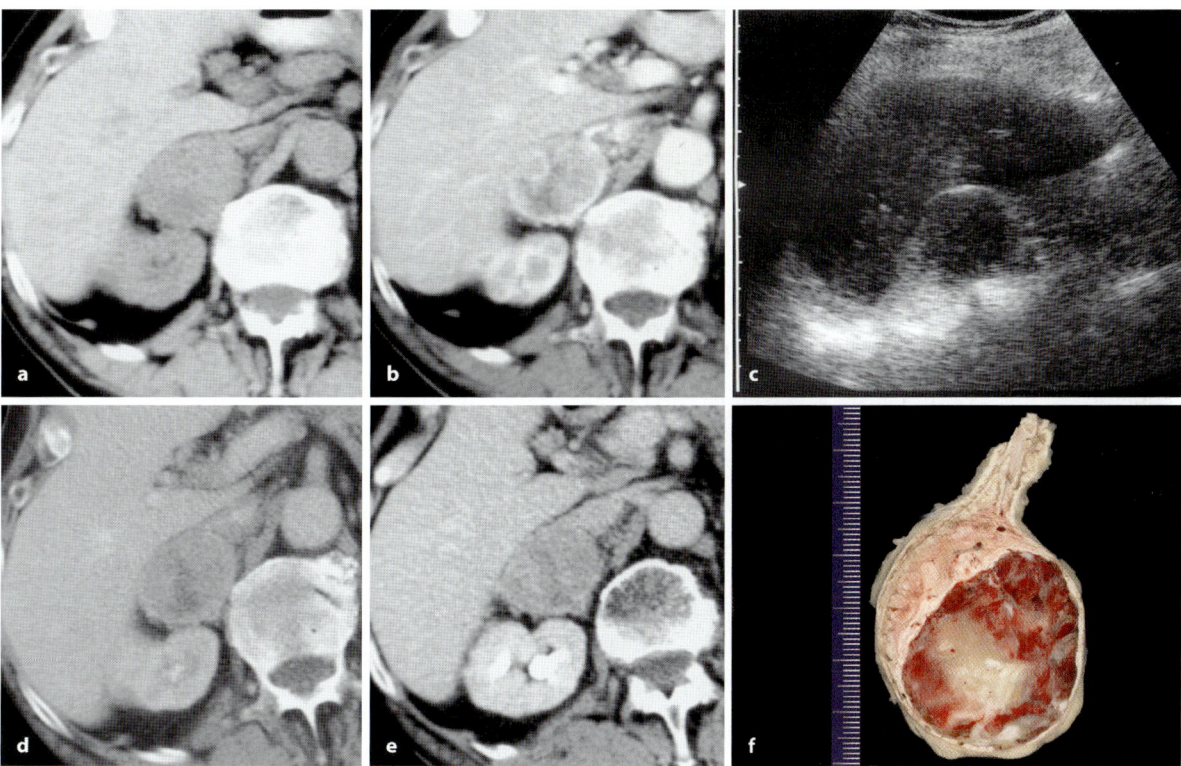

Abb. 2.147 a–f. Phäochromozytom der rechten Nebenniere. **a** CT nativ. **b** CT, arterielle Phase. **c** CT: portovenöse Phase. **d** Spätphase. **e** Sonographischer Befund. **f** Schnittpräparat

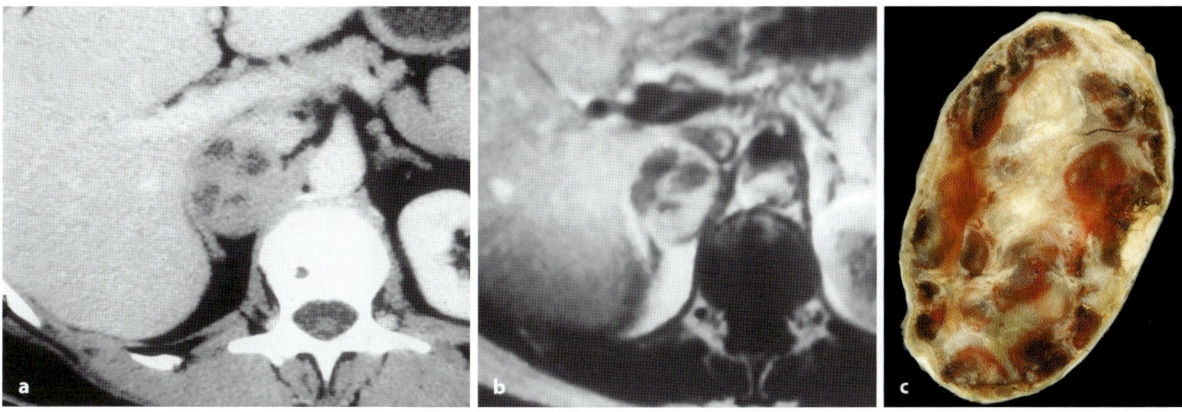

Abb. 2.148 a–c. Phäochromozytom der rechten Nebenniere. **a** CT, nach Kontrastmittelgabe, mit inhomogener Kontrastmittelaufnahme bei zentralen Nekrosen. **b** Axiale MRT, T1-gewichtet, korrespondierende zentrale Signalabschwächungen. **c** Schnittpräparat

obachtet wird, sollte diese Diagnose immer Anlass für eine weitere Abklärung sein.

Etwa 10 % der Phäochromozytome sind maligne. Die histologische Dignitätszuordnung kann sich wegen des Vorkommens von Kern- und Zellpleomorphien, häufigen Mitosen sowie von Gefäßeinbrüchen auch beim benignen Phäochromozytom als schwierig erweisen. Sicheres Malignitätskriterium ist die Metas-tasierung in andere Organe, insbesondere in Knochen, Leber, Lunge und Lymphknoten, sowie eine lokale Infiltration in die Nachbarorgane (Dunnick 1988).

Phäochromozytome können in jedem Lebensalter entstehen, betreffen jedoch meist junge Erwachsene und Patienten im mittleren Erwachsenenalter. Das klinische Hauptsymptom ist die Hypertonie, bedingt durch eine dauernde oder schubweise Katecholamin-

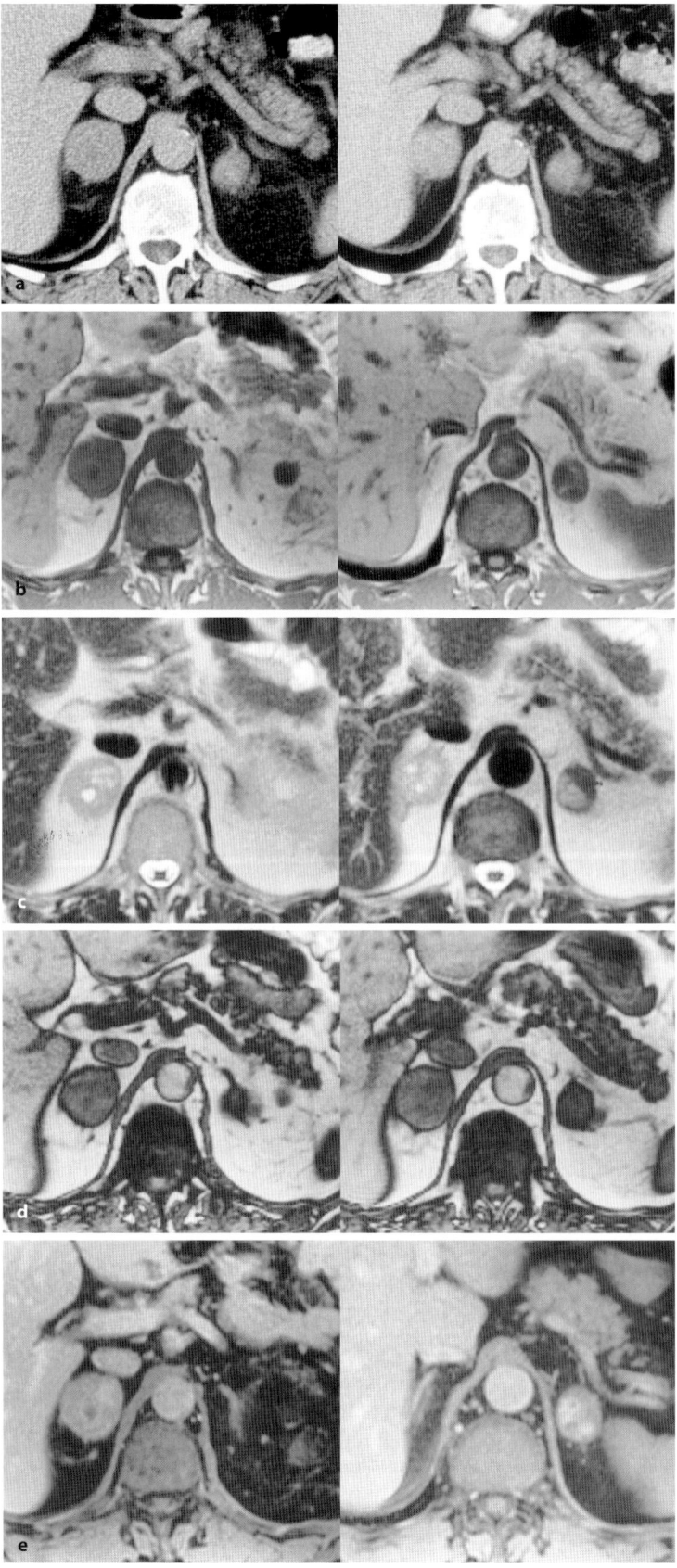

Abb. 2.149 a – e. Bilaterales Phäochromozytom. **a** CT nativ. **b – e** Axiale MRT. **b** T1-gewichtet. **c** T2-gewichtet. **d** T1-gewichtet, nach Kontrastmittelgabe. **e** T1-gewichtet, nach Kontrastmittelgabe

ausschüttung, welche in etwa 25% der Fälle zu paroxysmalen Blutdruckspitzen führt. Die Diagnosesicherung erfolgt primär klinisch-chemisch durch Bestimmung der Katecholamine im Serum oder ihrer Metaboliten Metanephrin und Vanillinmandelsäure im Urin.

Adrenale Phäochromozytome imponieren bildmorphologisch häufig als runde oder ovaläre Raumforderungen mit glatter Abgrenzung zu den umgebenden Organen. Ihre durchschnittliche Größe bei Diagnosestellung liegt bei 3–5 cm. Ausgedehnte Befunde führen in der *Abdomenübersicht* oder im *Urogramm* zur Kaudalverlagerung der ipsilateralen Niere und gelegentlich zu Verformungen des oberen Nierenpols. Selten finden sich schalenförmige und fleckige Verkalkungen. Aufgrund der meist eindeutigen klinisch-chemischen Befunde und der bildmorphologischen Informationen besteht in der Regel keine Indikation zur *Angiographie*. Vielmehr kann die mechanische Irritation zu einer schweren hypertensiven Krise führen. Grundsatz bei der arteriographischen Diagnostik und beim chirurgischen Vorgehen ist daher ein suffizienter Schutz mittels Alpha- und Betarezeptorblockern. Typische angiographische Befunde sind eine Spreizung und Dilatation der Nebennierenarterien, der Nachweis pathologischer Tumorgefäße sowie ein Wattebausch-ähnliches, inhomogenes Bild in der kapillären Phase. Als Folge der regressiven Veränderungen werden Befunde mit nur randständiger Perfusion („ring sign") beobachtet (Velasquez et al. 1979). In unklaren Fällen kann ein venöses Sampling mit etagenweiser Blutentnahme aus der V. cava inferior zur Lokalisationsdiagnostik extraadrenaler Befunde hilfreich sein.

Sonographisch sind Phäochromozytome im Nebennierenlager ab einer Größe von ca. 3 cm diagnostisch zugänglich. Zum Nachweis extraadrenaler Phäochromozytome eignet sich die Sonographie nur im Ausnahmefall.

Computertomographisch stellen sich Phäochromozytome als expansive, meist scharf begrenzte Raumforderungen dar. Nach i. v. Kontrastmittelgabe zeigt sich aufgrund der meist ausgeprägten Hypervaskularisation eine deutliche Dichteanhebung. Bei großen Tumoren finden sich häufig zentral hypodense Bezirke, welche regressiven Veränderungen mit Einblutungen, Nekrosen und zystischen Anteilen entsprechen. Verkalkungen treten dagegen eher selten auf.

In der *MRT* stellen sich die Phäochromozytome im T1-gewichteten Bild signalarm, im T2-gewichteten SE- und Gradientenecho(GRE)-Bild charakteristischerweise sehr signalreich dar. Dies trifft sowohl für die soliden als auch nekrotischen Tumoranteile im T2-gewichteten Bild zu. Einblutungen können im T1-gewichteten Bild zu einer SI-Erhöhung führen, die teilweise über dem der Leber liegt. Da Phäochromozytome meist kein Fett enthalten, sind sie von anderen nicht-lipidhaltigen Tumoren mit Chemicalshift-Sequenzen nicht zu unterscheiden. Nach i. v. Gadolinum-Gabe sind ein früher, ausgeprägter SI-Anstieg und eine langsame Kontrastmitteleliminiation zu beobachten. Verglichen mit Malignomen wird von einigen Autoren eine höhere SI-Zunahme beschrieben (Ichikawa et al. 1995).

Szintigraphisch hat MIBG als spezifische Substanz für die Detektion von Phäochromozytomen eine sehr hohe Sensitivität. Shapiro et al. (1991) untersuchten mittels MIBG-Szintigraphie ein Kollektiv von 600 Patienten mit Phäochromozytomen und fanden für dieses Krankheitsbild eine Sensitivität von 88% und eine Spezifität von 99%. Nach Chatal u. Charbonnel (1985) soll die Sensitivität für ^{123}I-MIBG geringgradig größer als für ^{131}I-MIBG sein.

Phäochromozytome und Neuroblastome zeigen eine intensive Nuklidaufnahme. Deren Ausmaß korreliert nach Bomanji et al. (1987) mit der Anzahl der zytoplasmatischen Granula im Nuklid-aufnehmenden Gewebe, nicht aber mit der Konzentration der im Plasma zirkulierenden Katecholamine.

Die MIBG-Szintigraphie ist insbesondere zur Lokalisation des metastasierenden oder multilokulären Phäochromozytoms sinnvoll. Szintigraphisch ist mittels MIBG eine Differenzierung zwischen multilokulären benignen und metastasierenden malignen Tumoren nicht möglich, jedoch die Abgrenzung von Narbegewebe und Tumorrezidiv eines Phäochromozytoms.

Neuroblastom

Definition ▽ Das Neuroblastom ist ein maligner embryonaler Tumor des autonomen Nervensystems und mit einer Inzidenz von 1,1 Erkrankungen auf 100.000 Kinder der häufigste solide Tumor im Kindesalter.

Neuroblastome entstehen im Nebennierenmark, im Bereich des sympathischen Grenzstrangs oder in sympathischen Paraganglien. Nach der seit 1990 üblichen INSS (International Neuorblastoma Stating System) werden die Neuroblastome in 4 Stadien unterteilt:

- *Stadium I*: komplett resezierbare Tumoren ohne Fernmetastasen,
- *Stadium II*: inkomplett resezierbare Tumoren ohne Mittellinienüberschreitung,
- *Stadium III*: Tumoren mit Mittellinienüberschreitung durch infiltratives Wachstum oder kontralaterale Lymphknotenmetastasen,
- *Stadium IV*: Vorhandensein von Fernmetastasen.

Eine besondere Stellung nimmt das Stadium IV S ein. Es ist auf das Säuglingsalter beschränkt und weist Metastasen nur in Leber, der Haut oder im Knochenmark auf.

Bei Diagnosestellung präsentiert sich bereits die Hälfte der Patienten mit Metastasen. Diese treten in Knochenmark, Knochen, Lymphknoten, Leber, Gehirn und in der Haut auf. Typische initiale Symptome sind Schmerzen, Fieber, Hypertonie, therapieresistenter Durchfall und Knochenschmerzen. Gelegentlich fallen Kinder durch eine Querschnittssymptomatik oder eine Horner-Trias auf.

Diagnostisch sind bei 80 % der betroffenen Patienten Katecholaminmetabolite im Urin oder Serum erhöht nachweisbar. Als wenig spezifischer Tumormarker gilt die neuronspezifische Enolase (NSE).

Neuroblastome der Nebenniere stellen sich *sonographisch* als inhomogene, echoreiche, bei Diagnosestellung häufig schon große Tumoren mit zentralen Nekrosen oder Verkalkungen dar. Selten finden sich zystische Areale. Die Tumoren führen in der Regel schon früh zur Verlagerung benachbarter Strukturen (Niere, Aorta, V. cava inferior). Typisch sind daneben die Ummauerung von Aorta bzw. V. cava. Bei Beteiligung der Ureteren ist oft eine Harntransportstörung nachweisbar.

Magnetresonanztomographisch ist das Neuroblastom durch ein in T1-gewichteten Sequenzen intermediäres, in T2-gewichteten Sequenzen gegenüber Muskelgewebe deutlich erhöhtes Signal charakterisiert. Sekundäre Veränderungen wie Einblutungen, Nekrosen oder Verkalkungen verursachen ein inhomogenes Signalmuster. Besonderen Wert besitzt die MRT – auch in Abgrenzung zur Sonographie – bei der Beurteilung der Lagebeziehung des Tumors zum Spinalkanal, da nicht selten ein transforaminales Einwachsen des Tumors in den Spinalkanal auftritt. Vitales Tumorgewebe nimmt Kontrastmittel auf und kann somit von gesundem Nierengewebe abgegrenzt werden.

Die *CT* kann bei Nachweis von Binnenverkalkungen oder lokoregionärem Lymphknotenbefall nützlich sein, ist in der Regel aber ein entbehrliches Verfahren.

Differenzialdiagnostisch ist insbesondere die Abgrenzung zum Nephroblastom (Wilms-Tumor) wichtig, was rein bildmorphologisch erhebliche Schwierigkeiten bereiten kann. Im Gegensatz zu Nephroblastomen weisen Neuroblastome häufiger Verkalkungen, selten dagegen zystische Formationen auf. Bei Neugeborenen ist die Abgrenzung zu den recht häufigen Nebennierenblutungen wichtig, zumal der Tumor in diesem Lebensalter noch nicht hormonell aktiv ist.

Die *szintigraphische Darstellung* des Neuroblastoms und seiner Metastasen gelingt mit der MIBG-Szintigraphie. Für Neuroblastome weist die MIBG-Szintigraphie eine Senitivität von ca. 90 % und eine Spezifität von ca. 99 % auf (Shapiro et al. 1991).

Einen besonderen Stellenwert besitzt die MIBG-Szintigraphie bei der Rezidivdiagnostik. Als Suchmethode für bestehende Knochenmetastasen kann eine Skelettszintigraphie mit ^{99m}-Tc-MDP durchgeführt werden.

Paragangliome

50 % dieser seltenen extraadrenalen Tumoren der Paraganglien treten in der Karotisgabel auf, 40 % finden sich im Mittelohr. In 15 % der Fälle sind sie maligne und neigen nach Exzision aufgrund der häufigen Infiltration der umgebenden Strukturen zu Rezidiven. Ihr Altersgipfel liegt zwischen dem 30. und dem 60. Lebensjahr. Mediastinale parasympathische Paragangliome sind in 10 % der Fälle maligne und meist endokrin aktiv.

Metastasen

Merke ❗ Die Nebennieren stellen einen bevorzugten Metastasierungsort bei anderen Primärtumoren dar.

Häufigste Primärtumoren sind die bösartigen Lungentumoren, gefolgt vom Mammakarzinom, gastrointestinalen Karzinomen, malignen Urogenitaltumoren, malignen Melanomen, medullären Schilddrüsenkarzinomen und den Pankreaskarzinomen (Dunnick 1988).

Autoptisch konnten bei Tumorpatienten in bis zu 27 % der Fälle Nebennierenmetastasen nachgewiesen werden. In 50 % der Fälle fanden sich bilaterale Metastasen. Bei größeren Metastasen zeigten sich häufig regressive Veränderungen mit Einblutungen, zentralen Nekrosen und Zysten (Moulton 1988; Abb. 2.150 a–c, Abb. 2.151, Abb. 2.152 a, b; Abb. 2.153 a–c, Abb. 2.154 a–c, Abb. 2.155 a–d).

Die Diagnose von Nebennierenmetastasen erfolgt in der Regel retrospektiv bei bekanntem Primärtumor und bei Nachweis weiterer metastatischer Tumorabsiedlungen. Im Rahmen des Tumorstagings gilt die *Sonographie* als initiales, orientierendes Verfahren. Hier stellen sich Metastasen als homogene, echoarme und solide Raumforderungen dar, wobei eine eindeutige Abgrenzung zu andersartigen tumorösen Prozessen der Nebennieren nicht möglich ist. In der ergänzenden *CT* erscheinen Metastasen als rundliche bzw. ovale, teils irregulär konturierte Raumforderungen. Das Kontrastverhalten variiert in Abhängigkeit von der Vaskularisation und den regressiven Veränderungen. In der Regel zeigen die soliden Tumoranteile einen deutlichen Dichteanstieg nach i. v. Kontrastmittelgabe, während Nekro-

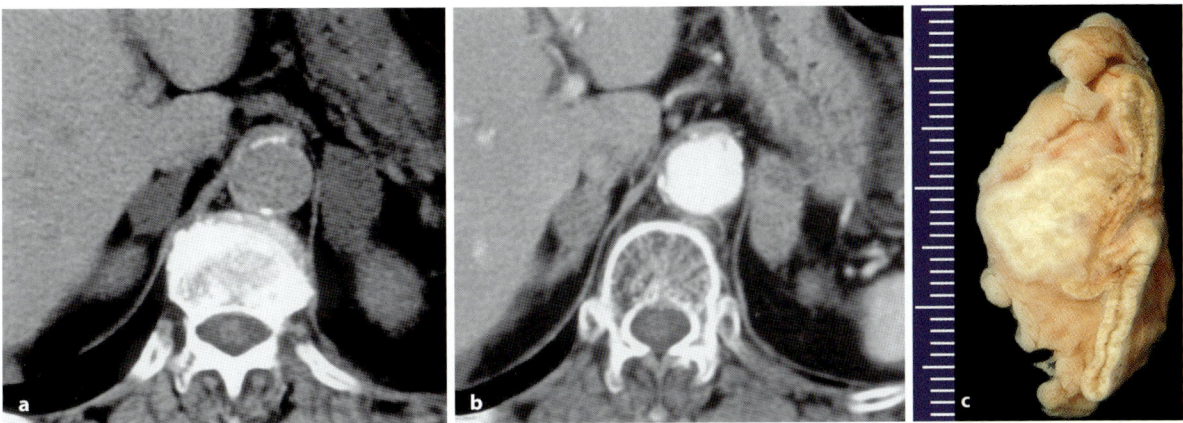

Abb. 2.150 a–c. CT: Nebennierenmetastasen beidseits bei einem peripheren malignen Lungentumor. **a** Nativ. **b** Nach Kontrastmittelgabe. **c** Schnittpräparat

sen sich gegenüber den perfundierten Tumorabschnitten besser demarkieren.

In der *MRT* lassen sich im T1-gewichteten Bild annähernd muskeläquivalente Signalintensitäten erkennen. T2-gewichtet liegen die Siganlintensitäten über denen der paravertebralen Muskulatur und des Lebergewebes (Krestin et al. 1989, 1990). Aufgrund des fehlenden Fettgehalts ist keine signifikante SI-Abnahme auf den Opposed-phase-Aufnahmen erkennbar. In Analogie zur CT ist nach i.v. Kontrastmittelgabe ein schneller SI-Anstieg mit einem anschließenden Plateau der Signalintensität über 10 min erkennbar (Zimmermann-Paul et al. 1999). Eine sichere Differenzierung zwischen primärem Nebennierenprozess und sekundärer Tumormanifestation ist jedoch auch nach bildmorphologischen Kriterien der CT und MRT nicht möglich.

Auf die Norcholesterol-Szintigraphie wurde bereits im Abschn. „Szintigraphie" eingegangen.

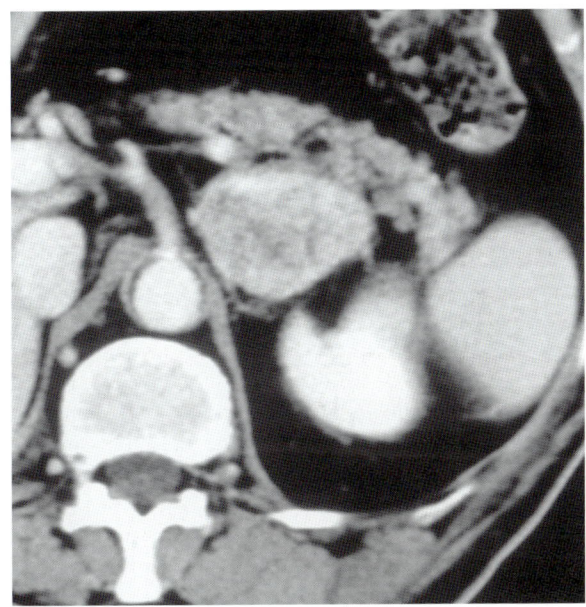

Abb. 2.151. CT: Metastase der rechten Nebenniere (maligner Lungentumor)

Abb. 2.152. a Kontrastverstärkte CT: Nebennierenmetastase links mit zentralen Nekrosen.. Deutlich raumfordernde Wirkung mit Nierenverlagerung. Weitere Metastase im Leberhilus rechts. **b** Schnittpräparat

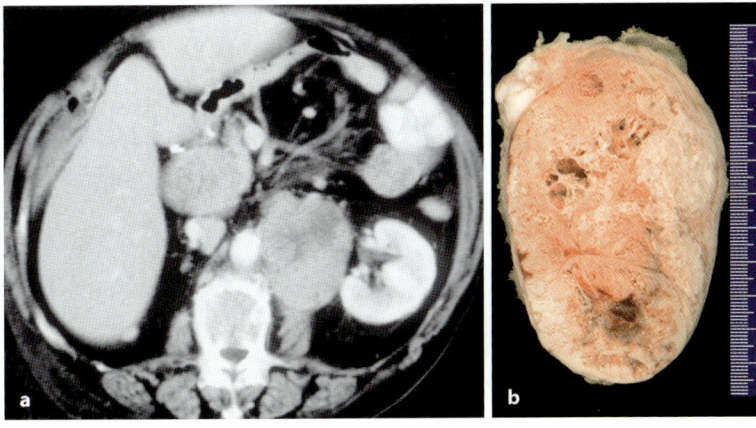

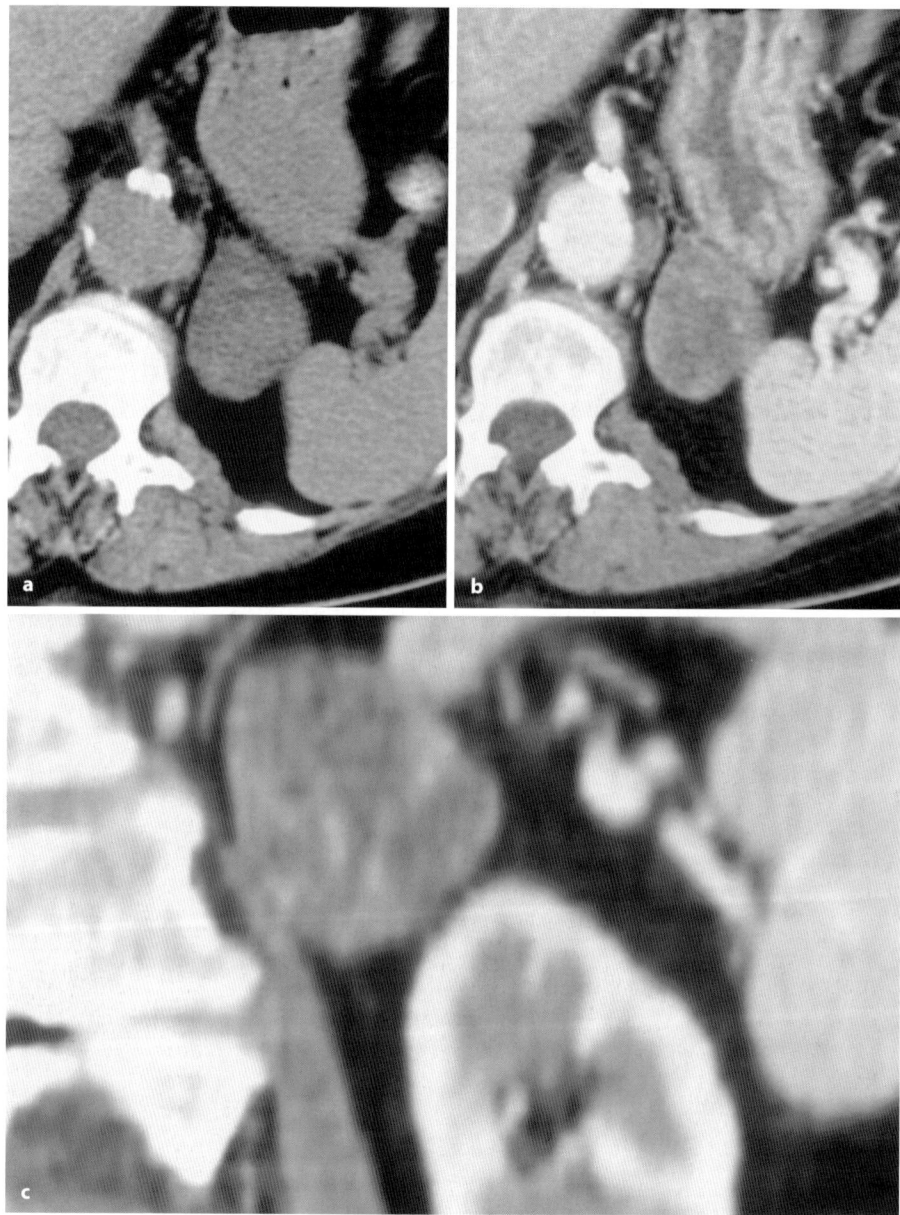

Abb. 2.153 a–c. CT: Metastase der linken Nebenniere bei einem zentralen Bronchialkarzinom. **a** Nativ. **b** Nach Kontrastmittelgabe. **c** Nach Kontrastmittelgabe, koronare Rekonstruktion

Lymphom

Die Beteiligung der Nebennieren im Rahmen maligner Lymphome ist selten und eher bei Non-Hodgkin- als bei Hodgkin-Lymphomen zu beobachten. In einem größeren Kollektiv von Patienten mit Non-Hodgkin Lymphomen konnte eine Beteiligung der Nebennieren in 4% nachgewiesen werden (Paling u. Williamson 1983).

In der Initialphase kann der bildmorphologische Nachweis eines Nebennierenbefalls infolge der erhaltenen Organkonfiguration zunächst erschwert sein. Im Verlauf kann eine mittels CT und MRT fassbare, zunehmende Organvergrößerung bzw. eine noduläre Konfiguration beobachtet werden. Ein bilateraler Befall liegt in etwa der Hälfte der Fälle vor (Dunnick 1990). Ein signifikanter Dichteanstieg des Nebennierenparenchyms in der CT, bzw. SI-Zunahme in der MRT, ist in der Regel nicht zu beobachten. Nativ stellt sich eine Beteiligung der Nebenniere im T1-gewichteten Bild signalärmer als das Lebergewebe und inhomogen signalreich im T2-gewichteten Bild dar (Lee et al. 1993).

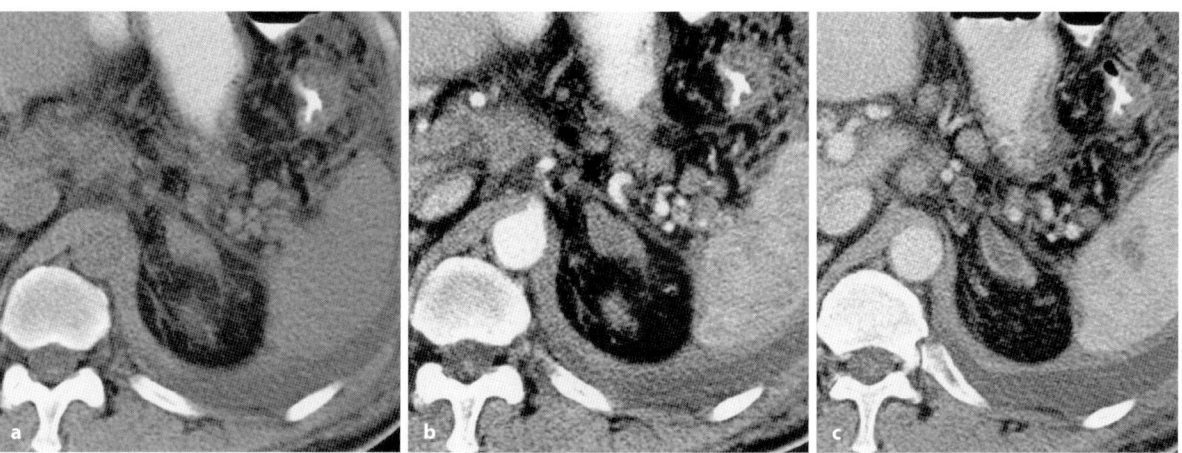

Abb. 2.154 a – c. CT: Magenkarzinommetastase der linken Nebenniere. **a** Nativ. **b** Arterielle Phase. **c** Portovenöse Phase

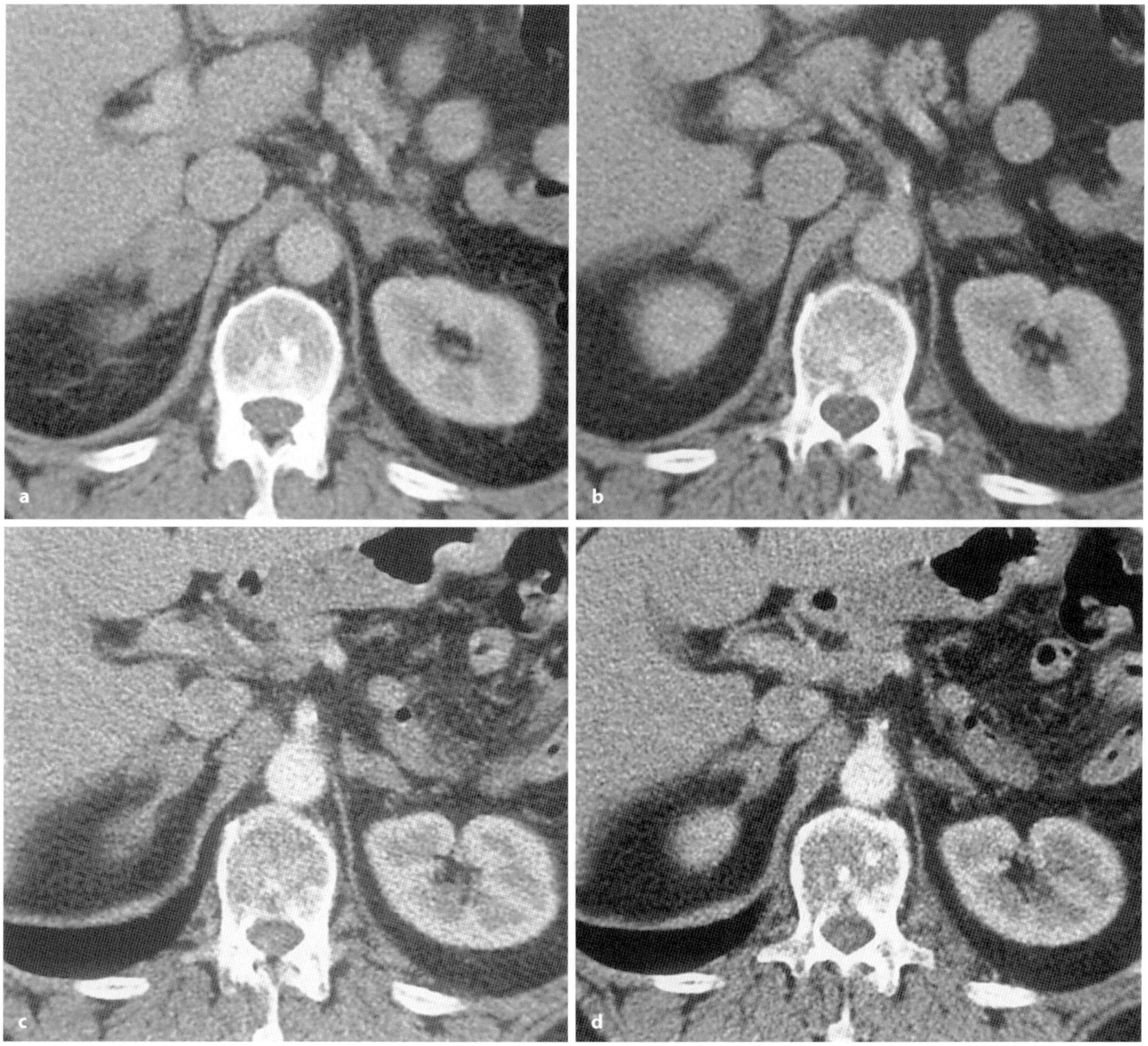

Abb. 2.155 a – d. CT: Verlauf von beidseiten Nebennierenmetastasen eines malignen Lungentumors. **a, b** Initialer Befund. **c, d** Staging nach 4 Monaten Chemotherapie

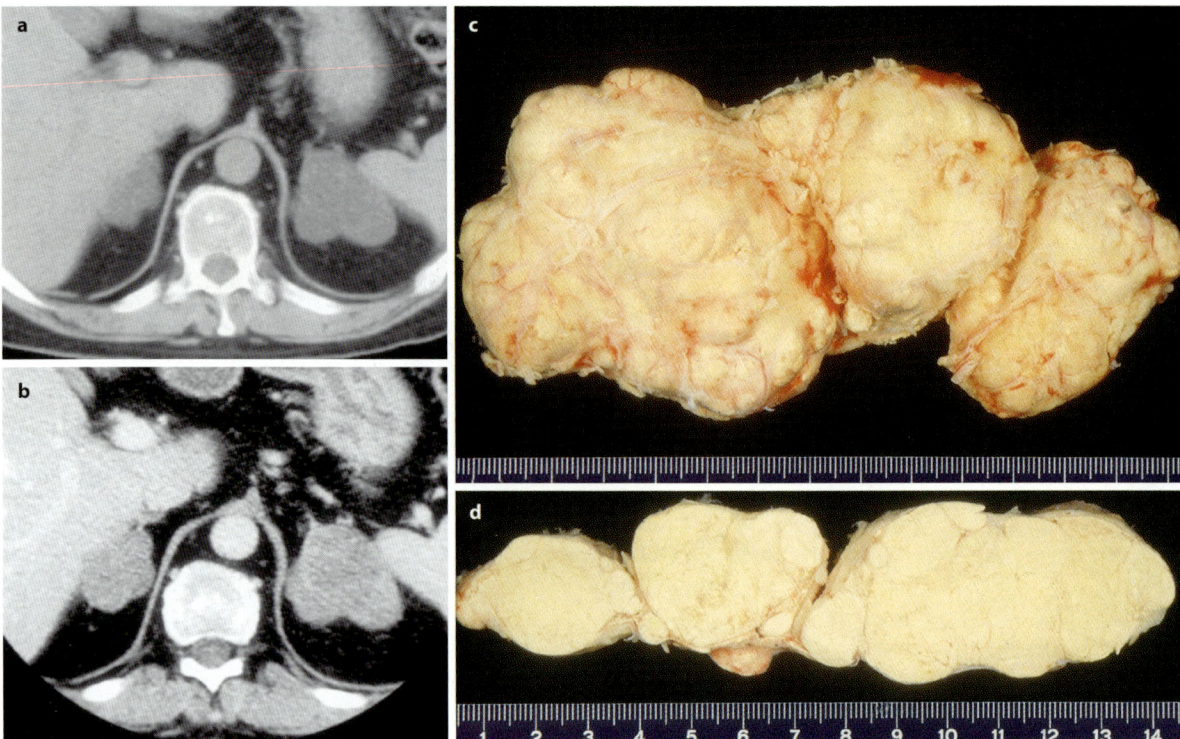

Abb. 2.156 a – d. Makronoduläre Hyperplasie beider Nebennieren. **a, b** CT nativ und nach Kontrastmittelgabe: nodulär verplumpte Nebennieren beidseits. **c, d** Operationspräparate

Eine sichere Differenzierung zwischen einer nodulären Hyperplasie und einem Lymphombefall der Nebenniere ist nicht möglich.

Überfunktionssyndrome

> **Überfunktionssyndrome**
> - Cushing-Syndrom = Hyperkortisolismus
> - Conn-Syndrom = Hyperaldosteronismus
> - Adrenogenitales Syndrom

Cushing-Syndrom
Synonym: Hyperkortisolismus.

Definition ▽ Kennzeichnend für das endogene Cushing-Syndrom ist eine übermäßige Kortikoidproduktion in der Nebennierenrinde.

Hierfür sind in 20–25% primäre Erkrankungen der Nebennieren (15% Nebennierenrindenadenome, 10% Nebennierenkarzinome) verantwortlich. In den übrigen 60–70% der Fälle liegt eine hypothalamisch-hypophysäre Regulationsstörung, meist durch ein ACTH-produzierendes Mikroadenom vor, welche zu einer bilateralen Hyperplasie der Nebennierenrinde führt. Dieses auch Morbus Cushing genannte Krankheitsbild führt durch die erhöhten ACTH-Spiegel zu einer Stimulation der Nebennieren mit diffuser, nodulärer oder gemischter Rindenhyperplasie. Das Cushing-Syndriom hat seinen Häufigkeitsgipfel im 3. und 4. Lebensjahrzehnt, wobei Frauen ca. 3- bis 4-mal häufiger betroffen sind. Bei den präpubertär auftretenden Cushing-Syndromen ist die Ursache meist ein Karzinom, wobei auch hier vorwiegend Mädchen betroffen sind (Schteingart et al. 1968). Auch bei dem in 10–15% der Fälle vorliegenden ektopen ACTH-Syndromen, verursacht durch paraneoplastische ACTH-Sekretion bei bösartigen Lungen- (ca. 60%), Thymus- (ca. 15%), Mamma- oder Prostatatumoren, wird eine diffuse/noduläre Rindenhyperplasie beobachtet.

Autonome Glukokortikoid-produzierende Tumoren der Nebennniere, welche zum Cushing-Syndrom führen, zeigen keine Seitenbevorzugung und treten gelegentlich bilateral auf. Eine Differenzierung zwischen Adenomen und Karzinomen ist dabei bildmorphologisch-funktionell nicht immer sicher möglich. Adenome oder Karzinome kommen selten auch in akzessorischen Nebennieren vor (Abb. 2.156 a – d, Abb. 2.157 a – c).

Als Ursache des seltenen ACTH-unabhängigen, GIP-(„glucose-dependent insulinotropic peptide"-)-induzierten Cushing-Syndroms mit pathologischer Sekretion von Kortisol wird neben einer Stimulation

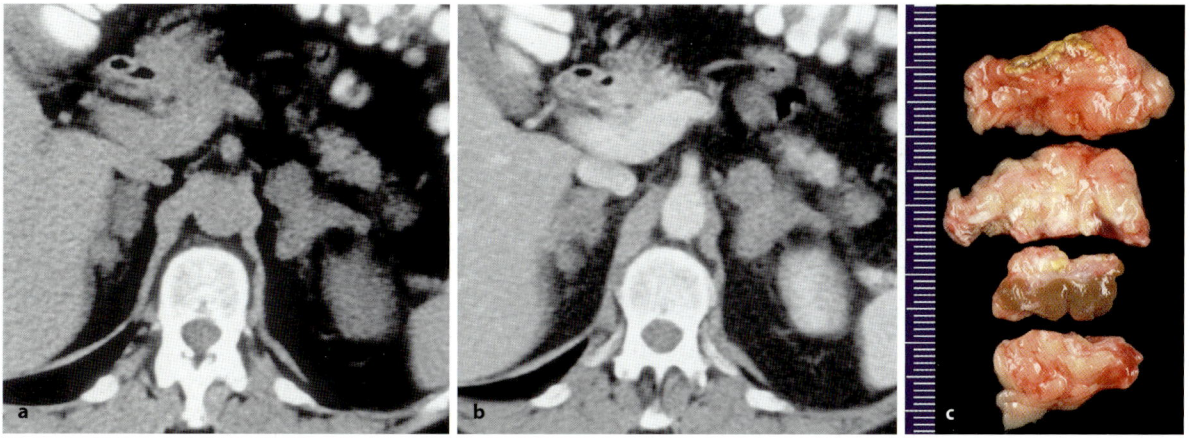

Abb. 2.157 a – c. CT: Makronoduläre Hyperplasie beider Nebennieren, rechts < links. **a** Nativ. **b** Nach Kontrastmittelgabe mit homogener Kontrastmittelanreicherung. **c** Makroskopischer Befund

durch Vasopressin, Katecholamine oder luteinisierendes Hormon (LH) eine unphysiologische Antwort der Nebennieren auf GIP diskutiert.

Eine lang andauernde Therapie mit Glukokortikoiden bei Autoimmunerkrankungen oder Immunsuppression nach Organtransplantation kann zu einem dem Cushing-Syndrom sehr ähnlichen Krankheitsbild – der „iatrogenen Form" – führen.

Die klinische Diagnostik des Cushing-Syndroms stützt sich auf klinische Symptome (Stammfettsucht, Vollmondgesicht, Stiernacken u. a.) und auf klinisch-chemische Veränderungen des Plasmakortisol-Metabolismus (erhöhte Basiskonzentration, gestörte zirkadiane Rhythmik u. a.). Durch den Dexamethason-Hemmtest lassen sich autonome tumorbedingte Formen von hypothalamisch-hypophysären Regulationsstörungen unterscheiden.

Die *CT* ist Methode der Wahl bei der Differenzierung ACTH-abhängiger tumoröser und nichttumoröser Ursachen eines Cushing-Syndroms (Korobkin et al. 1979). Die bei Cushing-Patienten häufig zu beobachtende Vermehrung des retroperitonealen Fettgewebes wirkt sich dabei positiv auf die Abgrenzbarkeit der Nebennieren aus.

In 50 % der Fälle finden sich hier jedoch Normalbefunde (Mitty et al. 1977). Neben einer Organverkleinerung bei der kleinknotigen Adenomatose kommen diffuse Vergrößerungen der Nebennieren bei diffuser Hyperplasie sowie noduläre Veränderungen vor. Adenome stellen sich als rundlich-ovale Raumforderungen dar, welche je nach Fettgehalt unterschiedliche Densitäten aufweisen können. Bei einseitigen Adenomen kommt es durch die negative Rückkoppelung über den hypothalamisch-hypophysären Regelkreis zu einer Inaktivitätshypoplasie der Gegenseite. Die bildmorphologische Unterscheidung zwischen adenom- und karzinombedingtem Cushing-Syndrom ist nur sekundär durch den Nachweis eines infiltrativen Wachstums oder einer Metastasierung möglich.

Für den ACTH-abhängigen Hyperkortisolismus ist die symmetrische bilaterale Nuklidaufnahme bei der Norcholesterol-Sszintigrahpie typisch. Eine vermehrte ACTH-Produktion ist die häufigste Ursache des Morbus Cushing und kann durch einen hypophysären Tumor oder eine ektope Hormonproduktion verursacht sein. Ein bilateraler Uptake von über 1 % soll dabei mehr für eine ektope Ursache der ACTH-Produktion sprechen (Rubello et al. 2002).

Die nur einseitige Aufnahme des Radiotracers ist der typische Befund eines adrenokorticalen solitären und kortisonproduzierenden Adenoms. Die kontralaterale Nebennierenrinde ist aufgrund der supprimierten hypophysären ACTH-Produktion in ihrer Funktion herunterreguliert und nimmt kein Norcholesterol auf.

Kommen beide Nebennieren nicht zur Darstellung, muss eine exogene Glukokortikoid-Verabreichung ausgeschlossen werden. Liegt dann eine per Schnittbilddiagnostik nachgewiesene solide Raumforderung beider Nebennieren vor, ist dieser Befund prinzipiell als bilaterales Nebennierenkarzinom oder Nebennierenmetastasen zu interpretieren.

Conn-Syndrom
Synonym: Hyperaldosteronismus.

Definition Der durch Hypersekretion von Aldosteron bedingte und durch Hypertonie, Hypokaliämie, erhöhte Aldosteronspiegel sowie erniedrigte Plasmarenininaktivität gekennzeichnete primäre Hyperaldosteronismus ist eine seltene Erkrankung der Nebennieren.

Klinische Symptome treten schleichend auf und äußern sich in milder Hypertonie, Kopfschmerzen, Muskelschwäche, Müdigkeit, paroxysmalen Lähmungen, Parästhesien, tetanischen Anfällen (Hypokaliämie), Polyurie und Polydipsie. Die klinisch-chemischen Befunde mit erhöhtem Natrium, erniedrigtem Kalium und Renin, erhöhtem Aldosteron sowie einer Alkalose sind diagnostisch entscheidend. Das Conn-Syndrom tritt meist bei Erwachsenen auf, wobei Frauen doppelt so häufig wie Männer betroffen sind. In ca. 60% der Fälle (Heitz 2001) wird das Erkrankungsbild durch ein Aldosteron-produzierendes Adenom hervorgerufen, wobei dieses in 86% der Fälle eine Größe von unter 3 cm aufweist (ebd.). Aldosterome sind sehr viel kleiner als „Cushing-Adenome" und durch eine deutlich höhere Hormonsekretionsrate pro Gramm Tumorgewebe gekennzeichnet. In 90% der Fälle liegt ein solitäres Adenom, in 10% multiple Adenome und in 2% der Fälle ein bilaterales Adenom vor. In ca. 30–40% der Fälle findet sich eine kortikale mikronoduläre Hyperplasie (Heitz 2001). Karzinome kommen als Ursache des Conn-Syndroms selten vor (Frasch et al. 1992; Jarolim et al. 2003; Ludvik et al. 1988; Schteingart et al. 1968).

Die sekundäre Form des Hyperaldosteronismus hat seine Ursache extraadrenal im Renin-Angiotensin-Aldosteron-System und zeichnet sich durch eine erhöhte Plasmareninaktivität aus. Ursachen können eine verminderte Durchblutung der Nieren, Krankheitsbilder mit Natriumretention im Gewebe (z. B. Leberzirrhose, nephrotisches Syndrom), selten Renin-produzierende Tumoren oder das Bartter-Syndrom sein.

Wegen der meist geringen Befundgröße ist die *Sonographie* als diagnostisches Verfahren meist unauffällig. In der *CT* zeigen die Aldosterome häufig hypodense Dichtewerte aufgrund der höheren Hormondichte im Tumor. Nach Kontrastmittelinjektion weisen „Conn-Adenome" aufgrund der geringen Vaskularisation ein nur schwaches Enhancement auf. Auch eine *arteriographische Diagnostik* ist daher häufig wertlos. Für eine präoperative Seitenlokalisation kann ein venöses Sampling in manchen Fällen hilfreich sein.

Da die Aldosteron-produzierenden Adenome deutlich kleiner als „Cushing-Adenome" sind, sollte eine *Szintigraphie* mit Norcholesterol unbedingt nach Dexamethason-Suppression erfolgen, um die Nuklidaufnahme im übrigen Nebennierengewebe weitestgehend zu vermeiden. Häufiger Befund beim Conn-Syndrom ist eine bilaterale Hyperplasie, die in der Szintigraphie als beidseitige Nuklidakkumulation in den Nebennieren meistens bereits vor dem 5. Tag post injectionem in Erscheinung treten kann. Aufgrund noch bestehender Hintergrundaktivität zu diesem Zeitpunkt sind die Adenome ggf. maskiert und erst auf späteren Aufnahmen sichtbar, sodass bei Anwendung von ^{6}Se-Norcholesterol-Spätaufnahmen bis 14 Tage post injectionem sinnvoll erscheinen.

Adrenale Virilisierung und Feminisierung

Ursache hierfür ist meist ein Nebennierenrindentumor mit Sekretion von Androgenen und/oder Östrogenen. Die seltenen Tumoren treten gehäuft bei Kindern unter 12 Jahren auf und erreichen oft eine Größe von mehreren hundert Gramm. In 50% der Fälle liegt ein Karzinom vor (Heitz 2001). Beim Mädchen kommt es zu einer Klitorisvergrößerung sowie beschleunigtem Knochenwachstum, später zur Ausbildung von tiefer Stimme und männlichem Behaarungstyp mit Bartwuchs. Die beim Jungen auftretende Pseudopubertas praecox ist durch ein beschleunigtes Knochenwachstum und eine frühzeitige Ausbildung der Geschlechtsmerkmale ohne vorzeitige Fertilität gekennzeichnet. Beim Mann treten eine Gynäkomastie, ein weiblicher Behaarungstyp sowie der Verlust von Libido und Potenz auf.

Adrenogenitales Syndrom

Ursache dieses Krankheitsbildes mit Überproduktion von Androgenen und/oder Aldosteron ist in aller Regel ein autosomal-rezessiv vererbter Enzymdefekt der Steroidsynthese. Dem extrem seltenen erworbenen adrenogenitalen Syndrom (AGS) liegt im Kindesalter meist ein Nebennierenrindentumor (Karzinom) zugrunde.

Die kongenitale Form des AGS hat eine beidseitige diffuse oder noduläre Hyperplasie der Nebennieren – mit einem 10- bis 20fachen Normalgewicht – zur Folge und manifestiert sich klinisch bereits im Säuglings- oder Kindesalter.

Bei Jungen führt das AGS zu einer isosexuellen frühzeitigen Ausbildung der sekundären Geschlechtsorgane (Macrogenitosomia praecox), beim Mädchen besteht bereits zur Geburt ein Pseudohermaphroditismus femininus. Klinisch werden Verlaufsformen mit und ohne Salzverlustsyndrom unterschieden, wobei die Ausprägung von der Beteiligung der Mineralkortikoid-Produktion abhängig ist.

Unterfunktionssyndrome

> **Unterfunktionssyndrome**
> - Nebenniereninsuffizienz-Hypokortisolismus (Morbus Addison)
> - Waterhouse-Friderichsen-Syndrom

Akute Nebennierenrindeninsuffizienz

Zu einer akuten Nebennierenrindeninsuffizienz kann es durch eine Stressexazerbation einer chronischen primären Nebenniereninsuffizienz, durch eine Zerstörung beider Nebennieren durch eine hämorrhagische Nekrose, zu schnelles Absetzen einer lang andauernden Steroidmedikation oder insuffiziente Steroidmedikation nach bilateraler Adrenalektomie kommen. Dieses führt zu einem akuten Kreislaufkollaps aufgrund der fehlenden Kortisolsekretion.

Nebenniereninsuffizienz-Hypokortisolismus (Morbus Addison)

Merke Zu klinisch manifester primärer Nebenniereninsuffizienz kommt es erst bei Funktionsverlust des Nebennierengewebes von über 90%.

Die Ursache hierfür ist bei der primären chronischen Nebennierenrindeninsuffizienz in ca. 60% der Fälle eine Autoimmun-Adrenalitis oder eine idiopathische Nebennierenrindenatrophie. Sie kann daneben infolge von Blutungen, Eisenablagerungen (Hämochromatose), Metastasen, im Rahmen von Amyloidosen oder durch eine Beteiligung der Nebennieren bei Tuberkulose oder systemischer Mykose auftreten.

Die sekundäre chronische Nebenniereninsuffizienz ist Folge einer mangelnden hypophysären Stimulation durch ACTH mit konsekutiver Atrophie der Nebennierenrinde. Es folgt eine verminderte Sekretion von Glukokortikoiden, wobei die Mineralkortikoide größtenteils unbeeinträchtigt bleiben, da ihre Regulation über das Renin-Angiotensin-System erfolgt. Die Androgensekretion kann meist durch die Gonaden ausgeglichen werden.

Waterhouse-Friederichsen-Syndrom

Bei diesem seltenen, häufiger bei Kindern oder bei Frauen mit septischen Aborten, Eklampsie oder Schwangerschaftstoxikose auftretenden Krankheitsbild kommt es im Rahmen einer Sepsis (Meningokokken, Pneumokokken, Haemophilus influenzae) zu einem Endotoxinschock mit disseminierter intravasaler Gerinnung und hämorrhagischen Nekrosen der Nebennieren. Der klinische Verlauf ist mit Fieber, Hautpetechien, Purpura und Organblutungen und folgendem Kreislaufkollaps meist fulminant.

Differenzialdiagnostische Einordnung nodulärer Nebennierenbefunde durch CT und MRT

Bei Nachweis einer Nebennierenraumforderung in der CT, sind folgende Aspekte zu berücksichtigen:

1. Weist die Raumforderung spezifische bildmorphologische Kriterien auf, die eine artdiagnostische Zuordnung (Blutung, Myelolipom, Zyste etc.) erlaubt?

2. Bestehen klinisch oder klinisch-chemisch Hinweise für eine hypersekretorische Nebennierenerkrankung (Phäochromozytom, Cushing-Syndrom, primärer Hyperaldosteronismus etc.)?

3. Besteht eine extraadrenale Neoplasie, die eine Metastasierung in die Nebenniere erwarten lässt?

Definition Bei Fehlen eines hypersekretorischen adrenalen Syndroms werden zufällig diagnostizierte Raumforderungen der Nebenniere als „Inzidentalome" benannt.

Solche Tumoren werden als Zufallsbefunde bei bis zu 5% der abdominellen CT-Untersuchungen diagnostiziert (Kloos et al. 1997 a). Die Diagnose „Inzidentalom" ist jedoch problematisch, da eine Differenzierung zwischen benignen und malignen Prozessen ausschließlich anhand bildmorphologischer Kriterien nicht möglich ist. Die *Szintigraphie* mit Norcholesterol kann als Stoffwechseldiagnostikum allerdings einen Beitrag zur Dignitätsabklärung leisten (s. oben).

Bei einer in der *CT* nachgewiesenen Nebennierenraumforderung bei Patienten ohne maligne Grunderkrankung handelt es sich in den meisten Fällen um ein Adenom. Aufgrund der niedrigen Prävalenz der Nebennierenkarzinome ist eine Verlaufskontrolluntersuchung bei Tumoren mit einer Größe unter 5 cm gerechtfertigt. Der Nachweis eines Nebennierentumors bei Patienten mit bekanntem extraadrenalen, malignem Tumorleiden erfordert in vielen Fällen eine artdiagnostische histologische Abklärung, insbesondere im Hinblick auf die Einleitung einer adäquaten Therapie.

In der aktuellen Literatur finden sich mehrere Arbeiten über die nichtinvasive Charakterisierung von Nebennierentumoren auf Basis der CT-Densitometrie sowie der Chemical-shift-MRT. Erste Ergebnisse der nativen CT-Densitometrie zeigen, dass die Mehrzahl der Adenome signifikant niedrigere Dichtewerte als maligne Prozesse aufweisen, während sich die Absorptionskoeffizienten benigner und maligner Prozesse überlappen (Korobkin et al. 1996 a, 1998; Lee et al. 1991). Bei Festlegung eines Schwellenwertes von 10 HE findet sich für die CT eine Sensitivität von 71% bei einer Spezifität von 98%. Bei 90% der homogenen Raumforderungen mit Dichtewerten < 10 HE handelt es sich um benigne Prozesse (meist Adenome), während 29% der Adenome native Dichtewerte von > 10 HE aufweisen und damit von nichtadenomatösen Tumoren einschließlich Metastasen nicht abzugrenzen sind (Boland et al. 1998).

Parallel hierzu zeigen *magnetresonanztomographische* Untersuchungen mittels fettsensitiver Sequenzen („chemical-shift imaging") einen relativen SI-Verlust der Adenome beim Vergleich von Opposed-

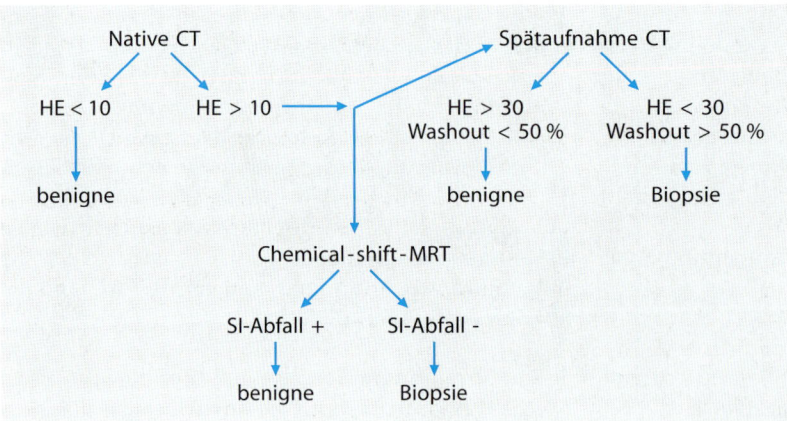

Abb. 2.158. Algorithmus zur Differenzierung von benignen und malignen Nebennierenprozessen

phase- und In-phase Aufnahmen aufgrund des hohen Lipidgehaltes, mit vergleichbaren Ergebnissen zur nativen CT-Densitometrie (Mitchell et al. 1992; Outwater et al. 1995).Verglichen mit histopathologischen Ergebnissen ergibt sich eine lineare Korrelation zwischen dem prozentualen Anteil lipidreicher kortikaler Zellen, den Absorptionswerten in der CT und der Signalintensität auf Opposed-phase-Aufnahmen in der MRT (Korobkin et al. 1996 c).

Für die native CT ergeben sich 2 wesentliche limitierende Faktoren:

1. Die meisten Inzidentalome werden im Rahmen einer Kontrastmitteluntersuchung entdeckt, sodass eine Nativuntersuchung zusätzlich erforderlich wird.
2. Eine signifikante Anzahl der Adenome weist nur einen geringen Fettanteil auf und kann anhand der gemessenen nativen Dichtewerte nicht näher charakterisiert werden.

Einen weiteren Ansatzpunkt zur Differenzierung zwischen Adenomen und malignen Prozessen stellt das *Kontrastmittelverhalten* – insbesondere auf Spätaufnahmen (relativer „wash-out") – dar. Adenome weisen bereits nach 3 min. signifikant niedrigere Dichtewerte als Metastasen auf, während die nach 1 min. gemessenen Absorptionswerte keine signifikanten Differenzen erkennen lassen (Korobkin et al. 1996b; Lee et al. 1991; Szolar 1998). Adenome zeigen dabei ein vergleichbares Wash-out – unabhängig von ihrer Dichte. Adenome mit nativen Dichtewerten von <10 HE wie auch >10 HE weisen dabei eine vergleichbare Wash-out auf. Der unterschiedliche intrazytoplasmatische Fettgehalt benigner Nebennierentumoren kann die Wash-out-Charakteristika benigner und maligner Nebennierenprozesse daher nicht erklären (Pena et al. 2000).

Der relative prozentuale Kontrastmittel-Wash-out lässt sich wie folgt berechnen:

- Der *Dichteanstieg* („wash-in") wird definiert als Differenz zwischen den gemessenen Dichtewerten 60 s nach Kontrastmittelgabe und der Dichte nativ (Dichteanstieg = $Dichte_{60s}$ – $Dichte_{nativ}$).
- Der *Dichteabfall* („wash-out") nach Kontrastmittelgabe errechnet sich aus der Differenz zwischen dem initialen Dichteanstieg 60 s nach Kontrastmittelgabe und den gemessenen Dichtewerten in den Spätaufnahmen (KM-Wash-out = $Dichte_{60s}$ – $Dichte_{spät}$).
- Der *prozentuale Dichteabfall* (% KM-Wash-out) ergibt sich aus dem Verhältnis des Kontrastmittel-Wash-outs und dem initialen Dichteanstieg (KM-Wash-out/$Dichte_{60s}$ × 100).

Ein Kontrastmittel-Wash-out von >50% – insbesondere bei Läsionen mit Dichtewerten <35 HE auf Spätaufnahmen – ist vereinbar mit einem fettarmen Adenom und erfordert keine weitere bioptische Abklärung. Liegt das Kontrastmittel-Wash-out <50% mit Dichtewerten des Tumors auf Spätaufnahmen von >35 HE sollte – insbesondere bei Patienten mit extraadrenalem Malignom ohne Anhalt für eine Metastasierung – bioptisch abgeklärt werden. Die zunächst vielversprechenden Ergebnisse der Gadolinum-verstärkten MRT der Nebennieren mit Berechnung des Wash-out-Verhaltens als mögliche Alternative zur CT haben sich in Folgestudien leider nicht bestätigen lassen (Korobkin et al. 1995; Krestin et al. 1989).

Abbildung 2.158 zeigt einen Algorithmus zur Differenzierung von benignen und malignen Nebennierenprozessen (Mayo-Smith et al. 2001).

In der Differenzierung zwischen bösartigen Tumoren und Adenomen kann ggf. die Iod-(Selen-)-Norcholesterol-Szintigraphie Hilfestellung leisten. Bei der szintigraphischen Differenzialdiagnostik der Inzidentalome können 3 Befunde unterschieden werden:

Abb. 2.159. Diagnostischer Algorithmus und Management adrenaler Inzidentalome unter Einbeziehung der Norcholersterol-Szintigraphie nach Barzon und Arnaldi. (Arnaldi et al. 2000; Barzon u. Boscaro 2000)

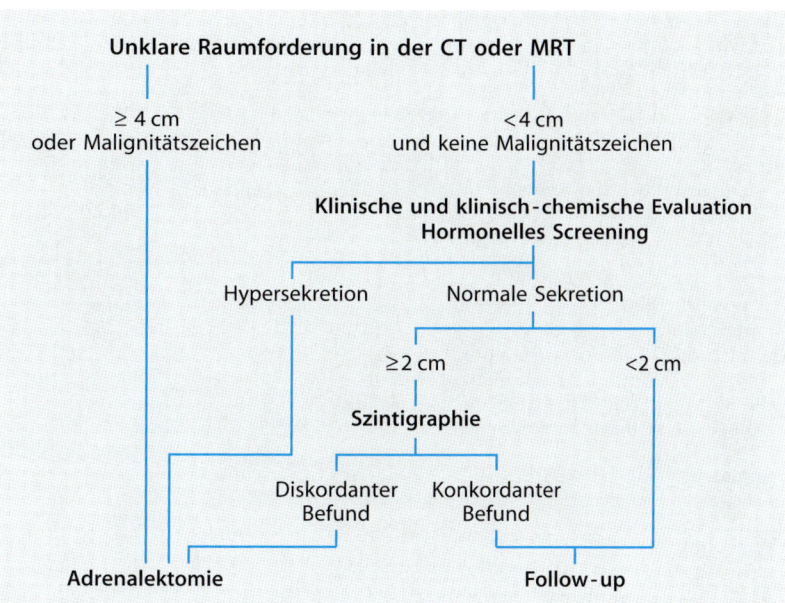

1. *Konkordanter Befund*: Die vorbeschriebene Nebennierenraumforderung nimmt den Radiotracer kräftig auf. Dieser Befund ist vereinbar mit einem benignen Nebennierenadenom oder einer nodulären Nebennierenhyperplasie.
2. *Diskordanter Befund*: Die bekannte Raumforderung nimmt kein oder gegenüber der Gegenseite deutlich vermindert Radionuklid auf. Dieser Befund ist kompatibel mit einer raumfordernden oder destruktiven Läsion der Nebenniere, z. B. Metastase, adrenocorticaler/adrenomedullärer Tumor, Hämorrhagie, Zyste, granulomatöse Erkrankung.
3. *Nichtlateralisierter Befund*: In den Nebennieren liegt ein normaler symmetrischer Radiotracer-Uptake vor. Bei ausgeschlossener ektoper oder hypophysärer Stimulation und bei Tumoren > 2 cm ist dieser Befund vereinbar mit adrenalen Pseudotumoren. Bei Tumoren mit einer Größe < 2 cm ist dieser Befund nicht eindeutig, da die Diagnostik im Grenzbereich der szintigraphischen räumlichen Auflösung stattfand.

Für den konkordanten Befund wird eine Sensitivität von 100 % angegeben. Im Fall einer Raumforderung von > 2 cm Durchmesser wird für den diskordanten und nichtlateralisierten Befund ebenfalls eine Sensitivität von 100 % angegeben, mit deutlichem Abfall bei Raumforderungen von < 2 cm im Durchmesser.

Barzon u. Boscaro (2000) und Arnaldi et al. (2000) binden die Norcholesterol-Szintigraphie in einen diagnostischen Algorithmus (Abb. 2.159) und das Management adrenaler Inzidentalome ein.

Literatur

Aisen AM, Ohl DA, Chenevert TL, Perkins P, Mikesell W (1992) MR of an adrenal pseudocyst. Magn Reson Imaging 10: 997–1000

Arnaldi G, Masini AM, Glachetti G, Taccaliti A, Faloia E, Mantero F (2000) Adrenal incidentaloma. Braz J Med Biol Res 33: 1177–1189

Baker DE, Glazer GM, Francis IR (1988) Adrenal magnetic resonance imaging in Addison's disease. Urol Radiol 9: 199–203

Barzon L, Boscaro M (2000) Diagnosis and management of adrenal incidentalomas. J Urology 163: 398–407

Berdeaux DH, Grogan TM, Pond GD (1985) Disseminated histoplasmosis diagnosed by computed tomography directed needle biopsy of an adrenal mass. Comput Radiol 9: 101–104

Boland GW, Lee MJ, Gazelle GS, Halpern EF, McNicholas MM, Mueller PR (1998) Characterization of adrenal masses using unenhanced Ct: An analysis of the Ct literature. AJR Am J Roentgenol 171: 201–204

Bomanji J, Levison DA, Flatman WD et al. (1987) Uptake of Iodine-123 Mibg by pheochromocytomas, paragangliomas, and neuroblastomas: A histopathological comparison. J Nucl Med 28: 973–978

Bonnin A, Abecassis JP, Broussouloux C, Gaudard F, Soffer M (1988) Computed tomography in the exploration of the adrenal gland. Ann Endocrinol (Paris) 49: 332–336

Bowen AD, Keslar PJ, Newman B, Hashida Y (1990) Adrenal hemorrhage after liver transplantation. Radiology 176: 85–88

Burks DW, Mirvis SE, Shanmuganathan K (1992) Acute adrenal injury after blunt abdominal trauma: Ct findings. AJR Am J Roentgenol 158: 503–507

Buxi TB, Vohra RB, Sujatha Byotra SP, Mukherji S, Daniel M (1992) Ct in adrenal enlargement due to tuberculosis: A review of literature with five new cases. Clin Imaging 16: 102–108

Casey LR, Cohen AJ, Wile AG, Dietrich RB (1994) Giant adrenal myelolipomas: Ct and Mri findings. Abdom Imaging 19: 165–167

Chatal JF, Charbonnel B (1985) Comparison of iodobenzylguanidine imaging with computed tomography in locating pheochromocytma. J Clin Endocrinol Metab 61: 769–772

Dieckmann KP, Hamm B, Pickartz H, Jonas D, Bauer HW (1986) Adrenal myelolipoma. Clinical aspects, diagnosis and therapy. Med Klin 81: 332–338

Dieckmann KP, Hamm B, Pichartz H, Jonas D, Bauer HW (1987) Adrenal myelolipoma: Clinical, radiologic, and histologic features. Urology 29: 1–8

Doppman JL, Gill Jr JR, Nienhuis AW, Earll JM, Long JA Jr (1982) Ct findings in Addison's disease. J Comput Assist Tomogr 6: 757–761

Dunnick NR (1988) Ct and Mri of adrenal lesions. Urol Radiol 10: 12–16

Dunnick NR (1990) Hanson lecture. Adrenal imaging: Current status. AJR Am J Roentgenol 154: 927–936

Falke TH, van Gils AP, van Seters AP, Sandler MP (1990) Magnetic resonance imaging of functioning paragangliomas. Magn Reson Q 6: 35–64

Fishman EK, Deutch BM, Hartman DS, Goldman SM, Zerhouni EA, Siegelman SS (1987) Primary adrenocortical carcinoma: Ct evaluation with clinical correlation. AJR Am J Roentgenol 148: 531–535

Francis IR, Gross MD, Shapiro B, Korobkin M, Quint LE (1992) Integrated imaging of adrenal disease. Radiology 184: 1–13

Frasch W, Gnekow A, Bolkenius M, Wagner T, Dhom G, Dorr HG, Knorr D (1992) Adrenal cortex carcinoma. A rare cause of a conn syndrome in childhood. Monatsschr Kinderheilkd 140: 95–101

Gee WF, Chikos PM, Greaves JP, Ikemoto N, Tremann JA (1975) Adrenal myelolipoma. Urology 5: 562–566

Heitz PU (2001) Pathologie. In: Böcker WD, Heitz PU (Hrsg) Nebennieren. Urban & Schwarzenberg, München Wien Baltimore

Honig SC, Klavans MS, Hyde C, Siroky MB (1991) Adrenal hemangioma: An unusual adrenal mass delineated with magnetic resonance imaging. J Urol 146: 400–402

Ichikawa T, Ohtomo K, Uchiyama G, Fujimoto H, Nasu K (1995) Contrast-enhanced dynamic Mri of adrenal masses: Classification of characteristic enhancement patterns. Clin Radiol 50: 295–300

Jacobsen TF, Laniado M, van Beers BE et al. (1996) Oral magnetic particles (Ferristene) as a contrast medium in abdominal magnetic resonance imaging. Acad Radiol 3: 571–580

Jarolim L, Breza J, Wunderlich H (2003) Adrenal tumours. Eur Urol 43: I–X

Johnson CD, Baker ME, Dunnick NR (1985) Ct demonstration of an adrenal pseudocyst. J Comput Assist Tomogr 9: 817–819

Kaltsas G, Korbonits M, Heintz E et al. (2001) Comparison of somatostatin analog and Meta-iodobenzylguanigine radionuclides in the diagnosis and localization of advanced neuroendocrine tumors. J Clin Endocrinol Metab 86: 895–902

Kawashima A, Sandler CM, Fishman et al. (1998) Spectrum of Ct findings in nonmalignant disease of the adrenal gland. Radiographics 18: 393–412

Kawashima A, Sandler CM, Ernst RD et al. (1999) Imaging of nontraumatic hemorrhage of the adrenal gland. Radiographics 19: 949–963

Kenney PJ, Stanley RJ (1987) Calcified adrenal masses. Urol Radiol 9: 9–15

Kloos RT, Gross MD, Shapiro B, Francis IR, Korobkin M, Thompson NW (1997 a) Diagnostic dilemma of small incidentally discovered adrenal masses: Role for 131i-6beta-iodomethyl-norcholesterol scintigraphy. World J Surg 21: 36–40

Kloos RT, Korobkin M, Thompson NW, Francis IR, Shapiro B, Gross MD (1997 b) Incidentally discovered adrenal masses. Cancer Treat Res 89: 263–292

Korobkin M, White EA, Kressel HY, Moss AA, Montagne JP (1979) Computed tomography in the diagnosis of adrenal disease. AJR Am J Roentgenol 132: 231–238

Korobkin M, Lombardi TJ, Aisen AM et al. (1995) Characterization of adrenal masses with chemical shift and gadolinium-enhanced Mr imaging. Radiology 197: 411–418.

Korobkin M, Brodeur FJ, Francis IR, Quint LE, Dunnick NR, Goodsitt M (1996 a) Delayed enhanced Ct for differentiation of benign from malignant adrenal masses. Radiology 200: 737–742

Korobkin M, Brodeur FJ, Yutzy GG, Francis IR, Quint LE, Dunnick NR, Kazerooni EA (1996 b) Differentiation of adrenal adenomas from nonadenomas using Ct attenuation values. AJR Am J Roentgenol 166: 531–536

Korobkin M, Giordano TJ, Brodeur FJ et al. (1996 c) Adrenal adenomas: Relationship between histologic lipid and Ct and Mr findings. Radiology 200: 743–747

Korobkin M, Brodeur FJ, Francis IR, Quint LE, Dunnick NR, Londy F (1998) Ct time-attenuation washout curves of adrenal adenomas and nonadenomas. AJR Am J Roentgenol 170: 747–752

Krestin GP, Steinbrich W, Friedmann G (1989) Adrenal masses: Evaluation with fast gradient-echo Mr imaging and Gd-Dtpa-enhanced dynamic studies. Radiology 171: 675–680

Krestin GP, Lorenz R, Steinbrich W (1990) Magnetic resonance tomography of adrenal gland tumors. Detection and differentiation using fast gradient echo sequences and dynamic contrast media studies. Radiologe 30: 228–234

Lee FT Jr, Thornbury JR, Grist TM, Kelcz F (1993) Mr imaging of adrenal lymphoma. Abdom Imaging 18: 95–96

Lee MJ, Hahn PF, Papanicolaou N, Egglin TK, Saini S, Mueller PR, Simeone JF (1991) Benign and malignant adrenal masses: Ct distinction with attenuation coefficients, size, and observer analysis. Radiology 179: 415–418

Levine E (1991) Ct evaluation of active adrenal histoplasmosis. Urol Radiol 13: 103–106

Ling D, Korobkin M, Silverman PM, Dunnick NR (1983) Ct demonstration of bilateral adrenal hemorrhage. AJR Am J Roentgenol 141: 307–308

Ludvik B, Niederle B, Roka R, Schernthaner G, Neuhold N (1988) Malignant aldosteronoma in the differential diagnosis of conn syndrome. Acta Med Austriaca 15: 117–120

Luton JP, Cerdas S, Billaud L et al. (1990) Clinical features of adrenocortical carcinoma, prognostic factors, and the effect of mitotane therapy. N Engl J Med 322: 1195–1201

Mayo-Smith WW, Boland GW, Noto RB, Lee MJ (2001) State-of-the-art adrenal imaging. Radiographics 21: 995–1012

McLachlan MS, Roberts EE (1971) Demonstration of the normal adrenal gland by venography and gas insufflation. Br J Radiol 44: 664–671

Mitchell DG, Crovello M, Matteucci T, Peterson RO, Miettinen MM (1992) Benign adrenocortical masses: Diagnosis with chemical shift Mr imaging. Radiology 185: 345–351

Mitty HA, Gabrilove JL, Nicolis GL (1977) Non-tumorous adrenal hyperfunction: Problems in angiographic-clinical correlation. Radiology 122: 89–94

Moulton JS (1988) Ct of the adrenal glands. Semin Roentgenol 23: 288–303

Murphy BJ, Casillas J, Yrizarry JM (1988) Traumatic adrenal hemorrhage: Radiologic findings. Radiology 169: 701–703

Nocaudie-Calzada M, Huglo D, Lambert M et al. (1999) Efficacy of iodine-131 6β-methyl-iodo-19-norcholesterol scintigraphy and computed tomography in patients with primary aldosteronism. Eur J Nucl Med 26: 1326–1332

Otal P, Escourrou G, Mazerolles C et al. (1999) Imaging features of uncommon adrenal masses with histopathologic correlation. Radiographics 19: 569–581

Oudkerk M, Falke TH (1981) Chemodectoma, multiple localization: Neck and mediastinum. ROFO Fortschr Geb Rontgenstr Nuklearmed 134: 693–694

Outwater EK, Siegelman ES, Radecki PD, Piccoli CW, Mitchell DG (1995) Distinction between benign and malignant adrenal masses: Value of T1-weighted chemical-shift Mr imaging. AJR Am J Roentgenol 165: 579–583

Outwater EK, Siegelman ES, Huang AB, Birnbaum BA (1996) Adrenal masses: Correlation between Ct attenuation value and chemical shift ratio at Mr imaging with in-phase and opposed-phase sequences. Radiology 200: 749–752

Paling MR, Williamson BR (1983) Adrenal involvement in non-Hodgkin lymphoma. AJR Am J Roentgenol 141: 303–305

Pena CS, Boland GW, Hahn PF, Lee MJ, Mueller PR (2000) Characterization of indeterminate (lipid-poor) adrenal masses: Use of washout characteristics at contrast-enhanced Ct. Radiology 217: 798–802

Pernkopf E (1987) Anatomie. Urban & Fischer, München

Pommier RF, Brennan MF (1992) An eleven-year experience with adrenocortical carcinoma. Surgery 112: 963–970; discussion 970–971

Provenzale JM, Ortel TL, Nelson RC (1995) Adrenal hemorrhage in patients with primary antiphospholipid syndrome: Imaging findings. AJR Am J Roentgenol 165: 361–364

Riede U-N, Schaefer HE (1993) Nebennierenrinde. In: Riede U-N, Schaefer HE (Hrsg) Allgemeine und spezielle pathologie. Thieme, Stuttgart New York, S 975–985

Rozenblit A, Morehouse HT, Amis ES Jr (1996) Cystic adrenal lesions: Ct features. Radiology 201: 541–548

Rubello D, Bui C, Casara D, Gross MD, Fig LM, Shapiro B (2002) Functional scintigraphy of the adrenal gland. Eur J Endocrinol 147: 13–28

Sabanegh E Jr, Harris MJ, Grider D (1993) Cavernous adrenal hemangioma. Urology 42: 327–330

Salup R, Finegold R, Borochovitz D, Boehnke M, Posner M (1992) Cavernous hemangioma of the adrenal gland. J Urol 147: 110–112

Schlund JF, Kenney PJ, Brown ED, Ascher SM, Brown JJ, Semelka RC (1995) Adrenocortical carcinoma: Mr imaging appearance with current techniques. J Magn Reson Imaging 5: 171–174

Schteingart DE, Oberman HA, Friedman BA, Conn JW (1968) Adrenal cortical neoplasms producing cushing's syndrome. A clinicopathologic study. Cancer 22: 1005–1013

Shapiro B, Gross MD (1991) Radioiodinated MIBG for the diagnostic scintigraphy and internal radiotherapy of neuroendocrine tumors. In: I tumori della cresta endocrina. Trancone, Modena, pp 65–94

Shapiro B, Sisson JC, Wieland DM et al. (1991) Radiopharmaceutical therapy of malignant pheochromocytoma with [131i]metaiodobenzylguanidine: Results from ten years of experience. J Nucl Biol Med 35: 269–276

Siegelman ES, Mitchell DG, Semelka RC (1996) Abdominal iron deposition: Metabolism, Mr findings, and clinical importance. Radiology 199: 13–22

Szolar DH, Kammerhuber FH (1998) Adrenal adenomas and nonadenomas: Assessment of washout at delayed contrast-enhanced Ct. Radiology 207: 369–375

Tung GA, Pfister RC, Papanicolaou N, Yoder IC (1989) Adrenal cysts: Imaging and percutaneous aspiration. Radiology 173: 107–110

Velasquez G, Nath PH, Zollikofer C, Valdez-Davila O, Castaneda-Zuniga WF, Formanek A, Amplatz K (1979) The „ring sign" of necrotic pheochromocytoma. Radiology 131: 69–71

Venkatesh S, Hickey RC, Sellin RV, Fernandez JF, Samaan NA (1989) Adrenal cortical carcinoma. Cancer 64: 765–769

Weiss LM, Medeiros LJ, Vickery AL Jr (1989) Pathologic features of prognostic significance in adrenocortical carcinoma. Am J Surg Pathol 13: 202–206

Wilson DA, Muchmore HG, Tisdal RG, Fahmy A, Pitha JV (1984) Histoplasmosis of the adrenal glands studied by Ct. Radiology 150: 779–783

Wu HC, Shih LY, Chen TC, Chu SH, Tsai CC (1999) A patient with bilateral primary adrenal lymphoma, presenting with fever of unknown origin and achieving long-term disease-free survival after resection and chemotherapy. Ann Hematol 78: 289–292

Yokota T, Takahashi T, Fujita Y et al. (1989) Adrenal myelolipoma discovered incidentally on abdominal Ct and Mr imaging. Gastroenterol Jpn 24: 195–197

Zimmermann-Paul JF, Debatin JF, Krestin GP (1999) Nebennieren. In: Hamm B, Krestin GP, Laniado M, Nicolas V (Hrsg) MRT von Abdomen und Becken. Thieme, Stuttgart, S 171–182

3.1
Harnröhre

S. Adams, J. Adams, S. Mruck, D. Liermann

3.1.1 Anatomie 155
3.1.2 Erkrankungen der Harnröhre 156
       Literatur 161

3.1.1
Anatomie

Die männliche Harnröhre ist etwa 20–25 cm lang und wird in den anterioren und den posterioren Abschnitt unterteilt. Diese wiederum bestehen aus dem prostatischen und membranösen Anteil (= posteriore Urethra) sowie dem bulbären und penilen Abschnitt (= anteriore Urethra).

Die *Pars intramuralis* bildet den Übergang zwischen Harnröhre und Harnblase (Blasenhals) und beteiligt sich durch ihr glattmuskuläres Sphinktersystem an den Blasenentleerungsmechanismen.

Die *Pars prostatica* ist ca. 3–3,5 cm lang und stellt bis zur Einmündung der Ductus ejaculatorii die eigentliche Harnröhre dar. In diesem Bereich der Harnröhre ist eine Erweiterung (Sinus prostaticus) zu diagnostizieren.

In der *Pars membranacea* (oder Pars diaphragmatica) wird das Lumen der Urethra wieder eingeengt, und es erfolgt der Durchtritt durch den vorderen Beckenboden (Diaphragma urogenitale). Die quergestreifte Muskulatur des Beckenbodens führt zu einer Kompression der Harnröhre (ausgenommen für den Zeitraum der Urin- bzw. Samenflüssigkeitspassage).

Die *Pars spongiosa* bildet als anteriore Urethra den längsten Abschnitt der Harnröhre innerhalb des männlichen Gliedes (Penis). Am Beginn dieses Abschnittes ist eine ampullenartige Erweiterung (Ampulla urethrae) nachzuweisen. Im weiteren Verlauf der Pars spongiosa wird diese von einem pseudokavernösen Schwellgewebe umhüllt (Corpus spongiosum penis) und gestaltet sich vorne zur eichelförmigen Glans penis aus. Die Fossa navicularis ist eine ca. 1 cm lange Dilatation am distalen Ende der anterioren Harnröhre, wo diese an der Peniskuppe mit dem Orificium externum urethrae mündet. Die Schleimhaut der Urethra weist im Querschnitt ein sternförmiges Lumen auf und wird durch die Littré-Drüsen befeuchtet, die sich im anterioren Abschnitt befinden. Im proximalen Anteil der bulbären Urethra münden die paarig angelegten Glandulae bulbourethrales (Cowper-Drüsen, Abb. 3.1 a,b).

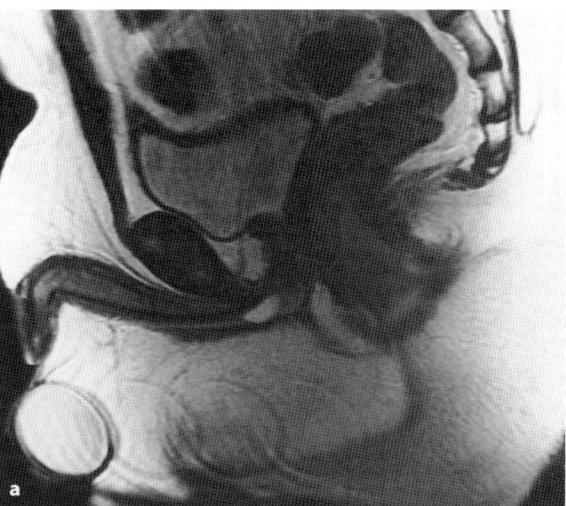
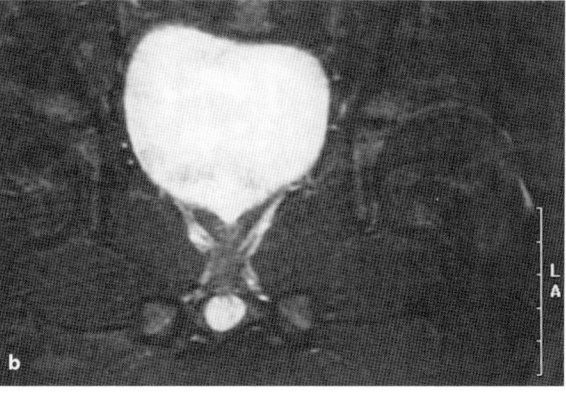

Abb. 3.1 a, b. Cowper-Syringozele; 8-jähriger Junge; Zustand nach linksseitiger Orchiektomie und Protheseneinimplantation. **a** Sagittale T2-Sequenz (FSE). **b** Coronare FSE-IR-Sequenz

Die weibliche Urethra (Urethra feminina) ist wesentlich kürzer (3–5 cm) und weist keine Analogie zur der Kompartimentierung der männlichen Harnröhre auf, die aus der Anordnung der sie umgebenden Organe resultiert.

Die lymphatische Drainage der proximalen Harnröhre bei der Frau wird über die internen iliakalen Lymphknotenstationen gewährleistet. Der Lymphabfluss des distalen Anteils erfolgt über die inguinalen und subinguinalen Lymphbahnen.

Beim Mann wird die Lymphe der Glans penis über die subinguinalen und externen iliakalen Lymphknotengruppen drainiert, während die Lymphbahnen der Harnröhre zu den Knotengruppen der Nodi lymphatici iliaci interni und iliaci communes ziehen.

3.1.2
Erkrankungen der Harnröhre

Entzündungen

Das Auftreten von Symptomen einer Zystitis wie Pollakisurie und Dysurie können auf eine akute oder chronische Urethritis hinweisen. Die Diagnose einer Hanröhrenentzündung wird anhand der Anamnese, der klinischen Untersuchung und des Urinbefundes gestellt.

Typisch für eine nekrotisierende Fasziitis (Fournier-Gangrän) im Urogenitalbereich ist die rasche Progression mit schweren systemischen Zeichen (starke Schmerzen, hohes Fieber, Leukozytose). Entscheidend für deren Prognose ist die rasche chirurgische Behandlung (Débridement). Initial können neben starken lokalen Schmerzen nur geringe Hautveränderungen (Rötung, Schwellung, Überwärmung) bestehen. In diesem Frühstadium kann die klinische Unterscheidung zwischen einer nekrotisierenden Fasziitis und anderen Infektionen der Haut (z.B. Zellulitis, Erysipel) schwierig sein. In unklaren Fällen (z.B. bei fehlenden Hautveränderungen) ist die Magnetresonanztomographie (MRT; Spezifität 46–86%, Sensitivität 89–100%) die Untersuchung der Wahl zur Unterscheidung zwischen einer Fournier-Gangrän (Abb. 3.2 a–d, Abb. 3.3) und anderen Pathologien, die konservativ behandelt werden können (Arslan et al. 2000; Kickuth et al. 2001; Schmid et al. 1998).

> **Merke** ! Eine nekrotisierende Fasziitis kann definitiv nur durch die chirurgische Exploration ausgeschlossen werden, auch wenn in der MRT nicht die typischen Zeichen der Veränderung der tiefen Faszien nachzuweisen sind.

Neben der MRT werden von anderen Arbeitsgruppen auch der Einsatz der Computertomographie (CT) oder Sonographie zum Nachweis einer Gasbildung und Hautverdickung z.B. des Skrotums diskutiert (Begley et al. 1988; Villanueva Rincon et al. 1998).

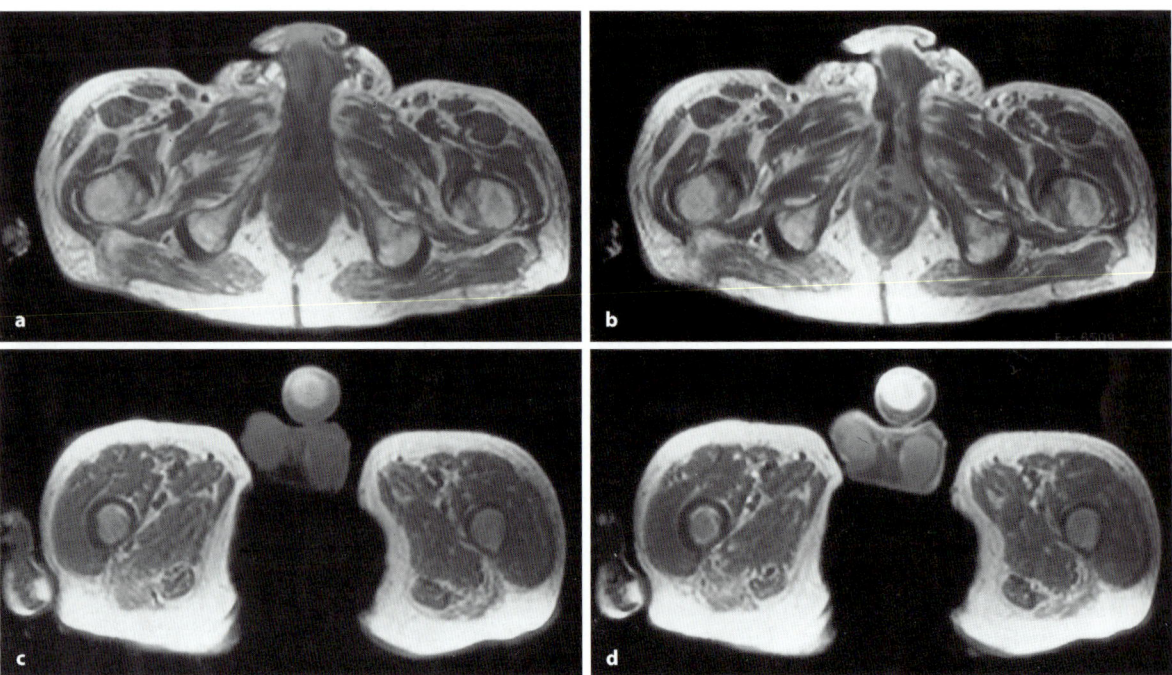

Abb. 3.2 a–d. Nekrotisierende Fasziitis (Fournier's Gangrän). Im Bereich der Peniswurzel: **a** native axiale T1-Sequenz, **b** axiale Kontrastmittel-(Gadolinium-)verstärkte T1-Sequenz. Im Penisschaft: **c** native axiale Sequenz, **d** axiale Kontrastmittel-(Gadolinium-)verstärkte T1-Sequenz

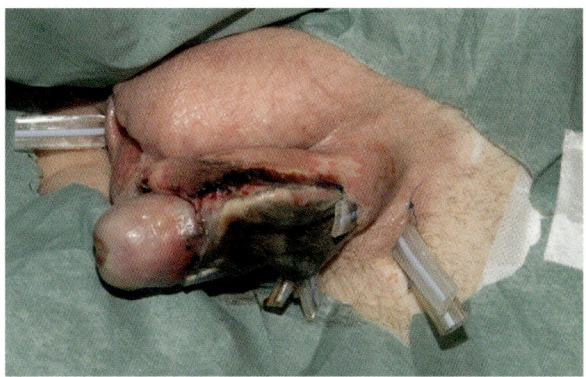

Abb. 3.3. Operationssitus eines Patienten mit Fournier-Gangrän

Urethradopplung

Eine seltene Missbildung stellt die überzählige Harnröhre dar, die in der Regel im Kindesalter auffällig wird, wenn zwei Harnströme beobachtet werden. Nach der Klassifikation der Urethradopplungen werden eine sagittale und laterale Duplikation in unterschiedlicher Ausprägung unterschieden (Bandhauer 1995). Klinisch können die verschiedenen Varianten dieser Harnröhrenmissbildung sowohl symptomlos bleiben als auch mit Zeichen der Harnwegsinfektion oder purulentem Ausfluss verlaufen. Richtungsweisend für die Diagnose der verschiedenen Formen können ein Miktionszystourethrogramm, ein retrogrades Urethrogramm und eine endoskopische Abklärung sein. Da Urethraduplikaturen mit zusätzlichen Missbildungen des oberen Harntrakts einhergehen können, ist eine sonographische Untersuchung der Nieren und Harnleiter empfehlenswert (Effman et al. 1976).

Harnröhrenprolaps

Husten, welcher zu einer starken und plötzlichen Erhöhung des intraabdominellen Drucks führt, sowie eine angeborene Schwäche des submukösen Bindegewebes können zu einem Prolaps der Harnröhrenschleimhaut führen. Der erste Häufigkeitsgipfel ist bei Kindern im Vorschulalter zu beobachten. Ein Zweiter findet sich bei Frauen nach der Menopause. Differenzialdiagnostisch muss der Harnröhrenprolaps von einer prolabierten Ureterozele abgegrenzt werden. Neben der Endoskopie, d.h. der Urethrozystoskopie kann daher ein Ausscheidungsurogramm erforderlich sein.

Harnröhrendivertikel

Primär entstehen Harnröhrendivertikel aus dilatierten paraurethralen Drüsen. Als Folge einer unvollständigen Heilung einer Ruptur der Urethra kann sich sekundär ein Harnröhrendivertikel ausbilden. In großen z.T. obstruierten Divertikeln können sich

Steine und selten Tumoren ausbilden. Histologisch handelt es sich hierbei in 46% um Adenokarzinome, in 38% um Übergangskarzinome und in 12% werden Plattenepithelkarzinome diagnostiziert (Thüroff 1995).

Der Nachweis von kleinen Ausführungskänalen zur Harnröhre gelingt endoskopisch mittels Zystoskopie nur selten. Größere Divertikel können als rundliche, zystisch imponierende Tumoren (in ca. 30%) bei der klinischen Untersuchung an der Vorderwand der Vagina palpiert werden.

Mit Hilfe des normalen Miktionszystourethrogramms lassen sich in etwa 2 Dritteln aller Fälle die Divertikel radiologisch nachweisen. Die übrigen Fälle erfordern für die röntgenologische Darstellung die Doppelballonurethrographie (ebd.).

Harnröhrenstriktur

Primäre, angeborene Strikturen der Harnröhre sind selten. Häufiger werden sie z.B. nach therapeutischen/diagnostischen Eingriffen, Traumata (Straddle-Verletzung, Beckenringfraktur) oder Entzündugen diagnostiziert (Kaplan u. Brock 1983; Leadbetter u. Leadbetter 1962). Sekundäre Strikturen weisen entsprechende Lokalisationen in der Harnröhre auf (Tabelle 3.1; Wilber et al. 2000). Strikturen der Urethra können je nach ihrer Ausprägung sowohl asymptomatisch bleiben als auch zu einer deutlichen Harnstrahlabschwächung (mit zunehmender Restharnbildung) führen. Diagnostisch stehen neben der Abklärung des oberen Harntrakts (Sonographie) die kombinierte retrograde Urethrographie und die Miktionszystourethrographie (MCU) im Vordergrund. Für die MCU kann die Gabe des Kontrastmittels sowohl intravenös als auch durch eine suprapubische Blasenpunktion erfolgen, wobei auf eine ausreichende Blasenfüllung geachtet werden sollte (Abb. 3.4). Mit dem Miktionszystourethrogramm kann die funktionelle Wirksamkeit von infravesikal gelegenen Strikturen evaluiert werden. Die retrograde Urethrographie eignet sich zur genauen Beurteilung des distalen Endes der Harnröhrenstriktur (Colapinto u. McCallum 1979).

Tabelle 3.1. Lokalisation ätiologisch unterschiedlicher Harnröhrenstrikturen

Iatrogen	Penile und bulbäre Urethra
Traumatisch (Straddle-Verletzung)	Bulbäre Urethra
Traumatisch (Beckenringfraktur)	Membranöse und prostatische Urethra
Kongenital	Anteriore und bulbäre Urethra
Entzündlich	Fossa navicularis bis bulbäre Urethra

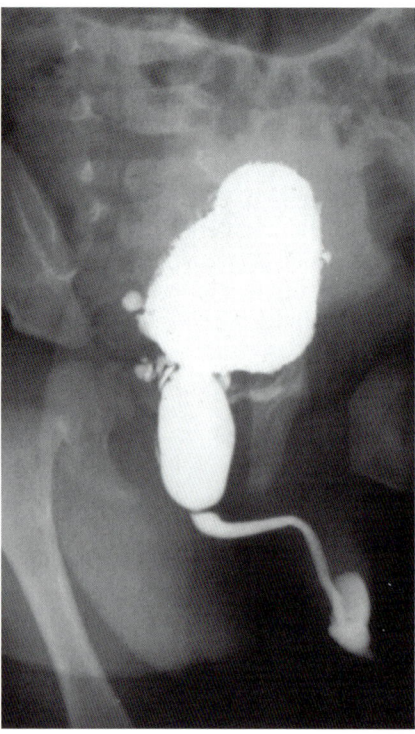

Abb. 3.4. Phimose mit präbulbärer Harnröhrenstriktur führt zu einer Blasendivertikelbildung und zu einem Influx von Kontrastmittel in die Samenblasen

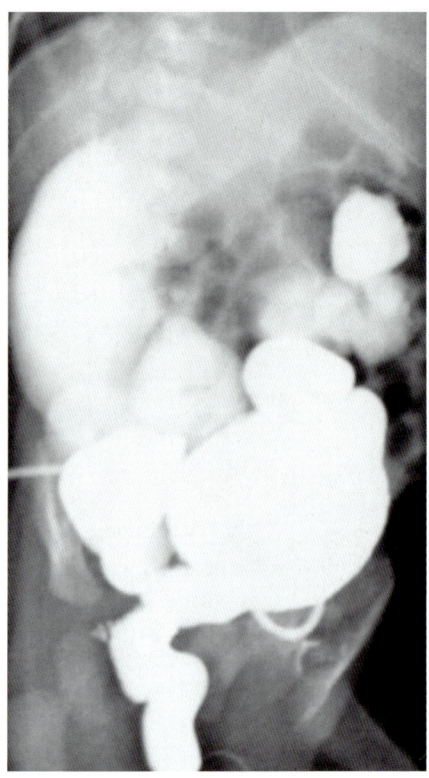

Abb. 3.5. Indirekter Harnröhrenklappennachweis nach suprapubischer Blasenpunktion mit Blasendivertikel und hochgradiger Dilatation beider Nierenbeckenkelchsysteme

Harnröhrenklappen

Infravesikale Obstruktionen der ableitenden Harnwege bei Kindern werden häufig von angeborenen Harnröhrenklappen verursacht. *Posteriore* Harnröhrenklappen werden dabei bei männlichen Neugeborenen weitaus häufiger diagnostiziert als *anteriore* Urethralklappen (de Vries 1992; Dinneen et al. 1993). Die primäre renale Dysplasie kann mit posterioren Harnklappen assoziiert sein (Henneberry u. Stevens 1980). Neben dieser kongenital bedingten Einschränkung der Nierenfunktion führen sekundäre Veränderungen (z. B. obstruktiver Megaureter, Reflux), die im gesamten Urogenitaltrakt auftreten können, ebenfalls zu Nierenparenchymschädigungen.

Harntransportstörungen werden in der Regel schon durch die pränatale Sonographie diagnostiziert. In der weiteren Diagnostik der Urethralklappen sollte das suprapubische Miktionszystourethrogramm bevorzugt werden, um Verletzungen der Harnröhre durch Katheterismus zu vermeiden. Typischerweise findet sich bei diesem Krankheitsbild eine Erweiterung der prostatischen Harnröhre sowie eine fadenförmige Kontrastmitteldarstellung distal der Urethralklappe. Weiterhin zeigt sich (in Abhängigkeit vom Zeitpunkt der Diagnosestellung) in der MCU eine Trabekulierung der Blase mit oder ohne Pseudodivertikeln, ein Megaureter oder ein Reflux

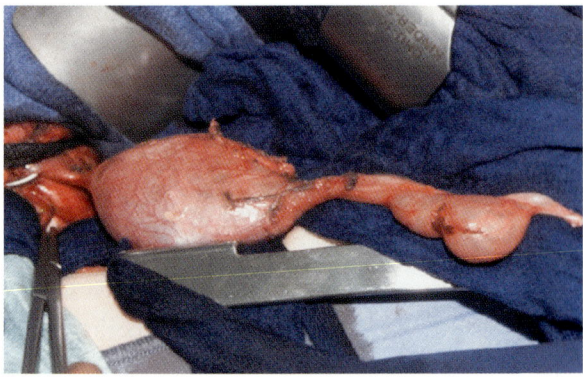

Abb. 3.6. Operationspräparat eines Megaureter mit dilatiertem Nierenbeckenkelchsystem

(Abb. 3.5, Abb. 3.6, Abb. 3.7, Abb. 3.8). Zur Vermeidung einer Strahlenexposition insbesondere bei Kindern wird der Einsatz der Sonographie in der Diagnostik des vesiko-urethro-renalen Refluxes diskutiert.

Merke ❗ Nach Literaturangaben besteht in ca. 95 % der Fälle die Möglichkeit einer zufriedenstellenden Beurteilung eines Refluxes mit Hilfe der Miktionsurosonographie (Bosio 2002; Mate et al. 2003).

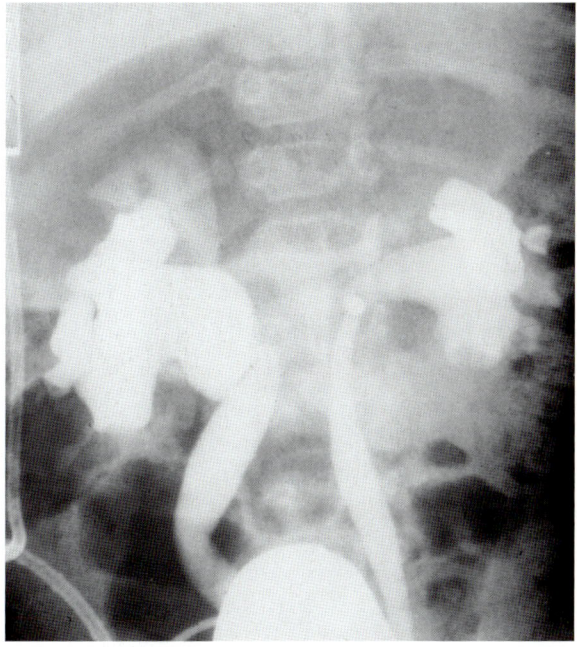

Abb. 3.7. Miktionszystourethrogramm: Reflux Grad V beidseits mit intratubulärer Kontrastmittelanreicherung

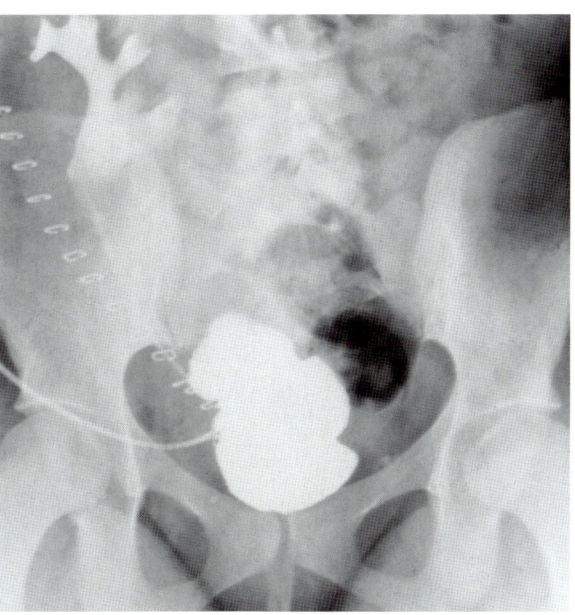

Abb. 3.8. Miktionszystourethrogramm: Reflux in das Nierenbeckenkelchsystem einer Transplantatniere

Die Schädigung des Nierenparenchyms kann mit Hilfe der Nierenfunktionsszintigraphie mit ^{99m}Technetium-MAG 3 sowohl global als auch seitengetrennt bestimmt werden. Im Anschluss daran besteht die Möglichkeit, eine indirekte, nichtinvasive Zystographie durchzuführen. Diese Kombination erlaubt es, in einer Untersuchung sowohl den oberen als auch den unteren Harntrakt (insbesondere bei posterioren Harnröhrenklappen) zu beurteilen (Dinneen et al. 1994). Die Einschätzung der Therapiewürdigkeit von dilatierten Harnabflusswegen kann mit Hilfe der Diureseszintigraphie (Kombination von Nierenfunktionsszintigraphie mit Lasix) exakt und quantitativ erfasst werden.

Bei der statischen Nierenszintigraphie erfolgt die Speicherung des Radiopharmazeutikums (^{99m}Tc-DMSA) proportional zum funktionstüchtigen Nierengewebe. Veränderungen an den Nieren (z.B. Parenchymdefekte bei Refluxnephropathie) können so wesentlich früher als mit der Sonographie dargestellt werden (Abb. 3.9; Nguyen et al. 2000). Weiterhin können auch Lageanomalien der Nieren oder Funktionseinschränkungen bei renalen Dysplasien erfasst werden.

Harnröhrentumoren und Peniskarzinome

Das primäre Karzinom der Harnröhre stellt eine seltene Erkrankung dar und kann in allen Teilen der Urethra diagnostiziert werden. Diese Tumorentität wird bei weniger als 1% aller weiblichen Genital-

Tabelle 3.2. Histologische Häufigkeit der Harnröhrenkarzinome

Plattenepithelkarzinom	60–70%
Übergangsepithelkarzinom	8–16%
Adenokarzinom	7–18%
Melanom	2–4%
Sarkom, andere seltene Tumoren	2%

tumoren gefunden (Rogers u. Burns 1969). Pathohistologisch sind sowohl beim Mann als auch bei der Frau die auftretenden Tumorformen des Harnröhrenkarzinoms identisch (Tabelle 3.2; Ahlering u. Lieskovsky 1989). Im Frühstadium der Erkrankung können z.B. Blutungen und dysurische Beschwerden bestehen, während bei fortgeschrittenen Tumoren (Verlegung der ableitenden Harnwege) neben der infravesikalen Obstruktion auch Umgebungsinfiltrationen mit sekundärer Fistelung auftreten können. Die Urethrozystoskopie ist bei der Diagnostik und Ausdehnung des Lokalbefundes wichtig, da hierdurch die Entnahme von Probebiopsien die Diagnose gesichert wird.

Bei Peniskarzinomen liegt das durchschnittliche Erkrankungsalter zwischen dem 50. und 70. Lebensjahr (Abb. 3.10). Histologisch sind über 95% aller Karzinome des Penis epithelialen Ursprungs und befinden sich überwiegend im Bereich der Glans penis oder des Präputiums. Penile Präkanzerosen stellen z.B. der Morbus Bowen, eine Leukoplakie oder Eryth-

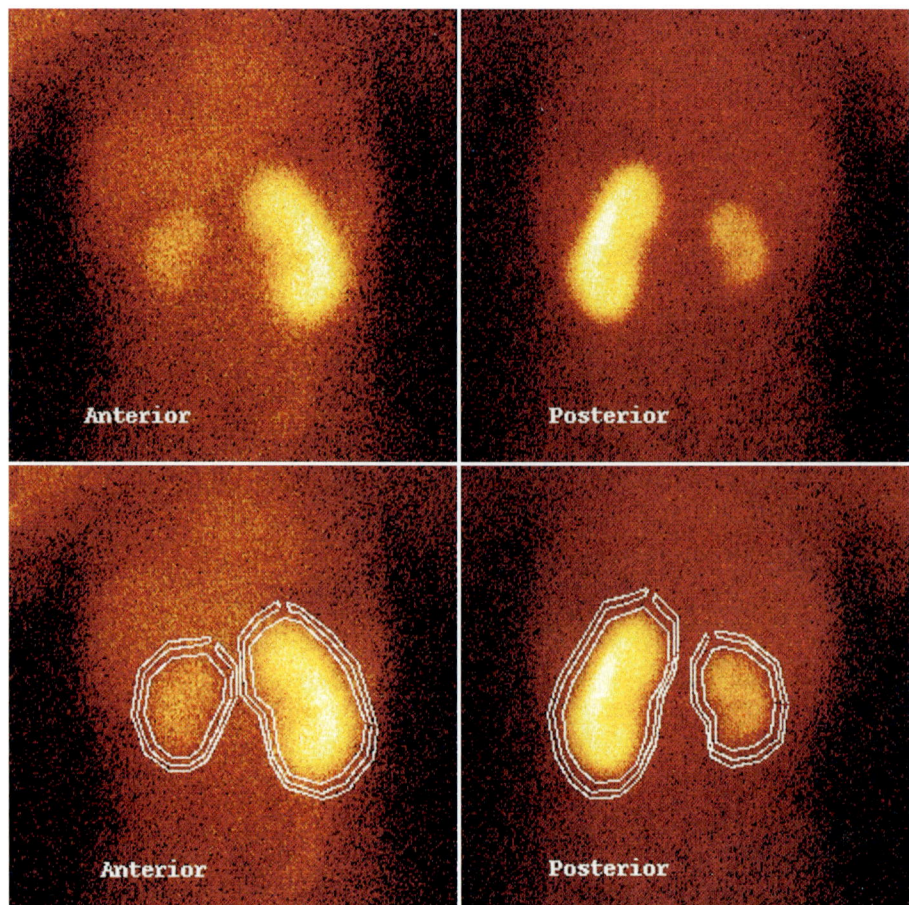

Abb. 3.9. ⁹⁹ᵐTc-DMSA-Szintigraphie: Refluxnephropathie rechts mit kompensatorischer Hypertrophie links

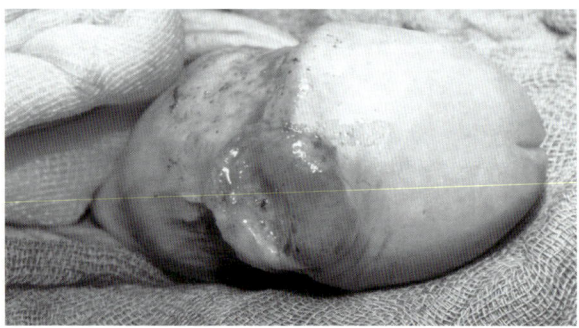

Abb. 3.10. Operationssitus eines Patienten mit Peniskarzinom

roplasien dar. Eine definitive histologische Siche-rung des malignen Befundes setzt eine ausreichende Biospie voraus, die meistens unter Narkose vorge-nommen wird.

Wie auch bei den Karzinomen der Harnröhre kann eine Palpation der Leistenregion erste Hin-weise auf das Vorliegen von möglichen inguinalen Lymphknotenmetastasen geben (Tabelle 3.3). Die

Schnittbildverfahren CT und MRT sind zum Nach-weis von Lymphknotenmetastasen im kleinen Bek-ken aufgrund der ungenügenden Sensitivität un-geeignet (Jalon Monzon et al. 2003). Das Konzept einer präoperativen Lymphszintigraphie mit intra-operativer Detektion wurde entwickelt, um den Lymphabstrom aus tumorösen Bereichen (z.B. bei Peniskarzinomen) und die ersten Lymphknotensta-tionen (Sentinel = Wächterlymphknoten) verfolgen zu können (Valdes Olomos et al. 2001). Histologisch negative Sentinel-Lymphknoten beweisen jedoch beim Peniskarzinom nicht unbedingt das Vorliegen eines N0-Stadiums, da auch die erste Station der Lymphdrainage übersprungen werden kann (Gentil u. Cavalcanti 1964). Ein positives Ergebnis ist jedoch zwingend für die ausgedehnte Lymphknotenaus-räumung. Da beim Urethralkarzinom eine hämato-gene Metastasierung schon frühzeitig erfolgen kann, kann eine Röntgenaufnahme des Thorax (ggf. zu-sätzlich eine CT mit eventueller histologischer Si-cherung) zum Festlegen des klinischen M-Stadiums dienen.

Tabelle 3.3. TNM-Stadiumeinteilung beim Peniskarzinom (UICC 1987)

T – Primärtumor	N – Regionäre Lymphknoten	M – Fernmetastasen
TX – Primärtumor kann nicht beurteilt werden	NX = Regionäre Lymphknoten können nicht beurteilt werden	MX = Das Vorliegen von Fernmetastasen kann nicht beurteil werden
T0 – Kein Anhalt für einen Primärtumor	N0 = Keine regionären Lymphknotenmetastasen	M0 = Keine Fernmetastasen
Tis – Carcinoma in situ	N1 = Metastase in einem oberflächlichen Leistenlymphknoten	M1 = Fernmetastasen
Ta – Nichtinvasives verruköses Karzinom	N2 = Metastasen in multiplen oder bilateralen oberflächlichen Lymphknoten	
T1 – Tumor infiltriert subepitheliales Bindegewebe	N3 = Metastase(n) in tiefen Leisten- oder Beckenlymphknoten (uni- oder bilateral)	
T2 – Tumor infiltriert Corpus spongiosum oder cavernosum		
T3 – Tumor infiltriert Urethra oder Prostata		
T4 – Tumor infiltriert irgendein anderes Nachbarorgan		

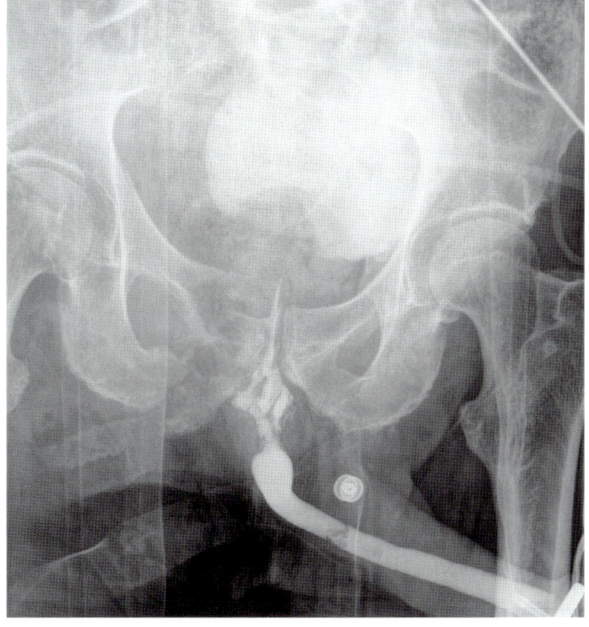

Abb. 3.11. Infradiaphragmale Harnröhrenruptur bei Beckenringfraktur

Harnröhrenverletzungen

Harnröhrenverletzungen können sowohl bei Beckenverletzungen (z.B. bei Fahrradunfällen mit Mittelstange sehr häufig), als auch nach unsachgemäßen Katheterisierungen und iatrogen nach instrumentellen Eingriffen auftreten. Die Verletzungen der Urethra werden häufig nach der Klassifikation von Colapinto u. McCallum (1977) in eine vordere (penile) und hintere, bulbäre d.h. subdiaphragmale (Abb. 3.11) und

supradiaphragmale Verletzung eingeteilt. Eine Erweiterung dieser Einteilung stellt die Klassifikation nach Goldman (Goldman et al. 1997) dar.

Neben der Traumaanamnese, der Inspektion und Palpation sind sonographisch die hochstehende Blase und Extravasate im kleinen Becken zu erkennen. Bei der Harnröhrenverletzung erfolgt deren Nachweis durch die retrograde Urethrographie (am besten in einem schrägen Winkel und unter Durchleuchtung) mit Beckenleeraufnahme (Carpinto 1994; Koraitim 1999; Sandler et al. 1981). Die meist wegen anderer Verletzungen durchgeführte CT gibt einen Überblick über den übrigen Urogenitaltrakt. Die „hochstehende Prostata" und eine Kontrastmittelanreicherung sub- bzw- supradiaphragmal sind in der Schnittbilddiagnostik des Beckens Hinweise auf das Vorliegen von Harnröhrenverletzungen der Typen I–III (Ali et al. 2003).

Literatur

Ahlering T, Lieskovsky G (1989) Surgical treatment of urethral cancer in the male patient. In: Skinner D, Lieskovsky G (eds) Diagnosis and management of genitourinary cancer. Saunders, Philadelphia, pp 622–633

Ali M, Safriel Y, Sclafani SJA, Schulze R (2003) CT Signs of urethral injury. Radiographics 23: 951–963

Arslan A, Pierre-Jerome C, Borthne A (2000) Necrotizing fasciitis: Unreliable MRI findings in the preoperative diagnosis. Eur J Radiol 36: 139–143

Bandhauer K (1995) Urologie des Mannes. In: Thüroff JW (Hrsg) Urologische Differentialdiagnose. Thieme, Stuttgart, S 281–282

Begley MG, Shawker TH, Robertson CN et al. (1988) Fournier gangrene: Diagnosis with scrotal US. Radiology 169: 387–389

Bosio M (2002) Role of ultrasound in the imaging of posterior urethral valves. Rays 27: 135–139

Carpinto GA (1994) Lower urinary tract trauma. In: Krane RJ, Siroky MB, Fitzpatrick JM (eds) Clinical urology. Lippincott, Philadelphia, pp 688–704

Colapinto V, McCallum RW (1977) Injury to the male posterior urethra in fractured pelvis: A new classification. J Urol 118: 575–580

Colapinto VR, McCallum W (1979) The role of urethrography in urethral disease. Part II: Indications for transsphincter urethroplasty in patients with primary bulbous strictures. J Urol 122: 612–618

De Vries DJM (1992) Die hintere Harnröhrenklappe. Acta Urol 23: 158–162

Dinneen MD, Dillon HK, Ward HC, Duffy PG, Ransely PG (1993) Antenatal diagnosis of posterior urethral valves. Br J Urol 72: 364–369

Dinneen MD, Duffy PG, Lythgoe MF, Ransley PG, Gordon I (1994) Mercapto-acetyltriglycine (MAG 3) renography and indirect radionuclide cystography in posterior urethral valves. Br J Urol 74: 785–789

Effman EL, Lebowitz RL, Colodny LH (1976) Duplication of the urethra. Radiology 119: 179

Gentil F, Cavalcanti S (1964) Sympioso de cancer del pene. Total management of cancer of the penis. Rev Inst Nac Cancer 15: 321

Goldman SM, Sandler CM, Corriere JN Jr, McGuire EJ (1997) Blunt urethral trauma: A unified, anatomical mechanical classification. J Urol 157: 85–89

Henneberry MO, Stevens FD (1980) Renal hypoplasia and dysplasia in infants with posterior urethral valves. J Urol 123: 912–915

Jalon Monzon A, Fernandez Gomez JM, Garcia Rodriguez J et al. (2003) Utility of computerized tomography in determining the extent of infiltrating bladder tumors: Our experience. Arch Esp Urol 56: 133–138

Kaplan GW, Brock WA (1983) Urethral strictures in children. J Urol 129: 1200–1203

Kickuth R, Adams S, Kirchner J et al. (2001) Magnetic resonance imaging in the diagnosis of Fournier's gangrene. Eur Radiol 11: 787–790

Koraitim MM (1999) Pelvic fracture urethral injuries: The unresolved controversy. J Urol 161: 433

Leadbetter GW, Leadbetter WF (1962) Urethral strictures in male children. J Urol 87: 409–415

Mate A, Bargiela A, Mosteiro S, Diaz A, Bello MJ (2003) Contrast ultrasound of the urethra of children. Eur Radiol 13: 1534–1537

Nguyen HAT, Bauer SB, Peters CA et al. (2000) [99m]Technetium dimercapto-succinic acid renal scintigraphy abnormalities in infants with sterile high vesicoureteral reflux. J Urol 164: 1674–1678

Perinetti E, Crane D, Catalona W (1980) Unreliability of sentinel lymph node biopsy for staging penile cancer. J Urol 124: 734–735

Rogers R, Burns E (1969) Carcinoma of the female urethra. Obstet Gynecol 33: 54

Sandler CM, Harris J, Corriere JN, Toombs B (1981) Posterior urethral injuries after pelvic fracture. Am J Roentgenol 137: 1233–1237

Schmid MR, Kossmann T, Duewell S (1998) Differentiation of necrotizing fasciitis and cellulitis using MR imaging. Am J Roentgenol 170: 615–620

Thüroff JW (1995) Urologie der Frau. In: Thüroff JW (Hrsg) Urologische Differentialdiagnose. Thieme, Stuttgart, S 215–216

Valdes Olomos RA, Tanis PJ, Hoefnagel CA et al. (2001) Penile lymphoscintigraphy for sentinel node identification. Eur J Nucl Med 28: 581–585

Villanueva Rincon JM, Perez Nevado A, Vicente Catalan L et al. (1998) CT in Fournier's gangrene. Arch Esp Urol 51: 873–880

Wilber DM, Fichtner J, Ikoma F (2000) Strikturen der Harnröhre. In: Thüroff JW, Schulte-Wissermann H (Hrsg) Kinderurologie in Klinik und Praxis. Thieme, Stuttgart, S 328–330

3.2
Prostata

V. NICOLAS, J. NOLDUS, U. G. MUELLER-LISSE, C. M. HEYER

3.2.1 Normalanatomie und wesentliche Varianten *162*
3.2.2 Radiologische Untersuchungstechnik *164*
3.2.3 Anomalien *170*
3.2.4 Entzündungen *171*
3.2.5 Benigne Tumoren *172*
3.2.6 Maligne Tumoren *174*

Literatur *191*

3.2.1
Normalanatomie und wesentliche Varianten

Die Prostata hat beim erwachsenen Mann die Form und Größe einer Kastanie und umschließt wie eine invertierte Pyramide die Urethra zwischen Harnblasenhals und Diaphragma urogenitale. Ihr Gewicht schwankt zwischen 15–20 g. Der kaudale Anteil wird als Apex, der kraniale als Basis bezeichnet. Lateral wird die Prostata durch die medialen Anteile der Mm. levator ani begrenzt. Die Samenblasen mit einer Länge von ca. 5–6 cm und Breite von ca. 1 cm sitzen kranial der Basis prostatae auf und ziehen seitlich der Ductus deferentes nach kraniolateral. Die von dem viszeralen Blatt der abdominellen Faszien eingebundene Prostata wird nach dorsal durch die Denonviellier-Faszie getrennt. Sie besteht aus einer mit der externen longitudinalen Rektummuskulatur verwachsenen Schicht und einer dickeren fibroelastischen Membran, die die gesamte dorsale Seite der Prostata vom Diaphragma urogenitale nach kranial über die Samenblasen bis zur Excavatio rectovesicalis am Beginn der Peritonealhöhle überzieht (Abb. 3.12).

Die arterielle Versorgung der Prostata erfolgt über den R. prostaticus aus der A. vesicalis inferior und aus Ästen der A. pudenda interna, der A. rectalis inferior und superior. Die Prostata wird durch laterale Kapselvenen in den periprostatischen Venenplexus (Plexus Santorini) drainiert. Der weitere Abfluss erfolgt über die Vv. vesicales, Vv. pudendae und Vv. obturatores in die Vv. iliacae internae. Gleichzeitig besteht eine Verbindung zum hypogastrischen inferioren und präsakralen Venenplexus. Wichtig zu erwähnen ist eine klappenlose Verbindung zwischen dem periprostatischen und dem extraduralen Venenplexus (Batson-Plexus).

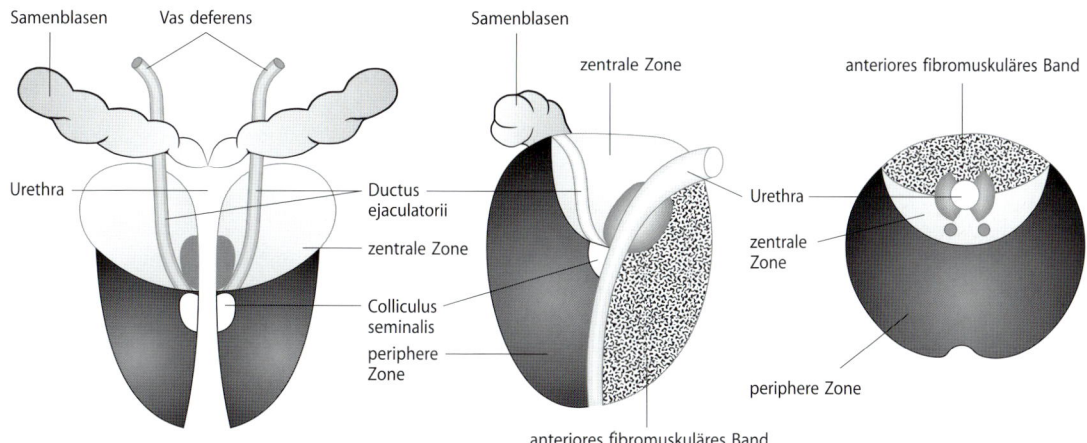

Abb. 3.12. Schemazeichnung Anatomie der Prostata. *Links* koronar, *Mitte* sagittal, *rechts* axial. (Aus Hamm et al. S. 207, Abb. 10.2)

Die nervale Versorgung der Prostata erfolgt sympathisch aus dem Plexus pelvinus (Th11–L2) und durch den sakralen Teil des Parasympathikus (S2–S4). Die viszeralen Äste des Plexus pelvinus innervieren Harnblase, Ureter, Samenblasen, Prostata, Rektum, membranöse Urethra und die Corpora cavernosa. Die die Prostata versorgenden neurovaskulären Leitungsbahnen sind in den Blättern der lateralen pelvinen Faszien lokalisiert. Sie teilen sich an der Basis prostatae in ein oberes Bündel, dessen Nervenfasern die Prostatakapsel an seiner posterolateralen Seite penetrieren, und ein kleineres, kaudal gelegenes Bündel, das innerhalb der Denonviellier-Faszie zur Apex prostatae und den Corpora cavernosa verläuft (Villers et al. 1989 a).

Die heute gängige Einteilung der glandulären Elemente der Prostata ist auf detaillierte anatomische und histologische Untersuchungen von McNeal et al. zurückzuführen (McNeal 1972). Anatomischer Orientierungspunkt ist die Urethra, welche die Prostata in einen anterioren fibromuskulären und einen posterolateralen glandulären Abschnitt unterteilt. Die prostatische Harnröhre besteht aus 2 annähernd gleich langen Segmenten, die in Drüsenmitte in einem Winkel von 35° zueinander stehen. Die Ductus ejaculatorii laufen hierzu parallel und münden auf dem Colliculus seminalis in das distale Urethrasegment.

Die glandulären Elemente lassen sich in 3 Zonen unterteilen.

- Die keilförmige *zentrale Zone* (CZ) umschließt die Ductus ejaculatorii und reicht vom Colliculus seminalis bis dorsal des Blasenhalses.
- Bis zu 75% des Drüsengewebes einer normalen Prostata entfällt auf die *periphere Zone* (PZ). An der Basis liegt sie der zentralen Zone an und umschließt die Urethra in den distal des Colliculus gelegenen Abschnitten bis zur Apex.
- Die *Übergangszone* (TZ) liegt mit je einem Lappen in Höhe der proximalen Urethra, kranial des Colliculus.

Das ventrale Drittel der Prostata besteht aus fibromuskulärem Gewebe (*anteriores fibromuskuläres Band*), das vom Blasenhals bis zur Apex reicht (Abb. 3.13).

Abb. 3.13. McNeals anatomische Prostatazonen in einer stilisierten räumlichen Darstellung von Lee (1991). Fünf Kompartimente/Zonen mit folgenden Prozentanteilen am glandulären Aufbau: 70–30% periphere Zone/PZ (*gelb*), abhängig von Atrophie der PZ und/oder Hyperplasie der Übergangszone/TZ 10–70%, TZ (*blau*; zentral), je nach benigner Expansion nach dem 50. Lebensjahr; 20% zentrale Zone (*rot*); anteriore fibromuskuläre Zone (*grün*), ohne Drüsenkompartiment und spezielles Stroma interglandulär sowie proximale periurethrale Drüsen am Übergang zum Blasenhals. Die Potenz entscheidenden neuralen Bahnen werden im Verlauf zur und am Eintritt in die Prostata dargestellt. (Aus Maßmann et al. 2003, S. 423, Abb. 1)

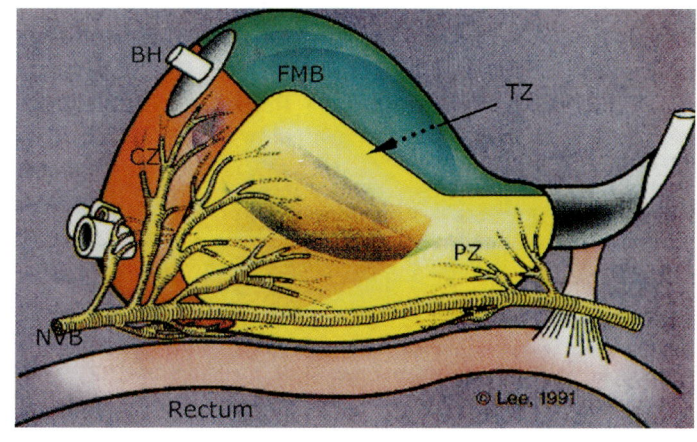

Während sich die periphere Zone, die Übergangs-zone und die periurethralen Drüsen aus dem Sinus urogenitalis entwickeln, sind als Ursprungsort der zentralen Zone die Wolff-Gänge zu nennen.

3.2.2
Radiologische Untersuchungstechnik

Sonographie

Die transrektale Ultraschalluntersuchung (TRUS) der Prostata ist sowohl für den in der Klinik als auch den in der Praxis tätigen Urologen ein unentbehrliches diagnostisches Untersuchungsverfahren. Es erlaubt ihm in Kombination mit der digitalen rektalen Untersuchung (DRU) schnell, wenig invasiv und präzise Informationen über verschiedene Krankheitsbilder der Prostata und Samenblasen zu gewinnen.

Die DRU ist weiterhin der Standard der klinischen Prostatauntersuchung, sie hat jedoch ihre Limitierung insbesondere in der exakten Größenbestimmung der Prostata und der Diagnostik eines Prostatakarzinoms und dessen Ausdehnung. Hier ist die TRUS ein wertvolles additives diagnostisches Verfahren. Heutzutage liefert die TRUS hervorragende Bilder der zonalen Anatomie der Prostata und pathologischer Veränderungen. Weiterhin hat die TRUS mit der Möglichkeit der Durchführung von gesteuerten, systematischen Biopsien die digitale Biopsietechnik komplett abgelöst und damit auch die Detektionsrate des Prostatakarzinoms erhöht.

Die Untersuchung kann in verschiedenen Patientenpositionen durchgeführt werden. Bewährt hat sich jedoch die Linksseitenlage mit an die Brust angezogenen Knien zur optimalen Exposition des Enddarmbereichs (Abb. 3.14). Für die Untersuchung ist

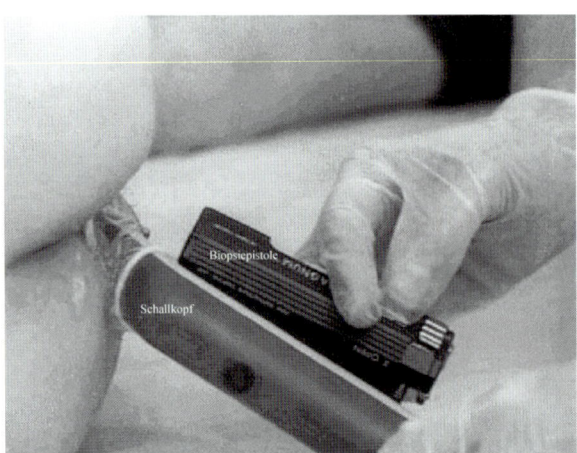

Abb. 3.14. Patient in Linksseitenlage. Gute Exposition des Analbereichs durch Anziehen der Beine an den Thorax. Untersucher mit transrektalem Schallkopf und Biopsiepistole

keine Reinigung des Enddarmes z. B. mit einem Klysma notwendig, auch wenn transrektale Biopsien der Prostata geplant sind.

Obwohl die Technik zur Durchführung der TRUS leicht und schnell zu erlernen ist, bedarf die Beurteilung komplexer Fragestellungen – wie z. B. Feststellung von extraprostatischem Karzinomwachstum oder Samenblaseninvasion eines Karzinoms – einen geübten und erfahrenen Untersucher.

Zur TRUS werden entweder biplanare Schallköpfe oder Sektorschallköpfe („end-fire") mit 7,5 MHz verwendet. Beim biplanaren Schallkopf kann durch Umschalten die Betrachtungsebene von transversal nach longitudinal geändert werden, beim Sektorschallkopf gelingt dies durch Drehung des Schallkopfes.

Üblicherweise erfolgt zunächst eine Beurteilung in transversaler Ebene in einer Übersichtsvergrößerung, um so die Prostata in ihrer Symmetrie mit dem periprostatischen Raum und der Harnblase zu beurteilen. Anschließend wird der Schallkopf bei stärkerer Vergrößerung von kranial (Samenblase/Prostatabasis) nach kaudal (Prostataapex) langsam bewegt. Areale von Interesse können auf diese Weise in einer Ebene lokalisiert werden. Anschließend erfolgt die Beurteilung in der longitudinalen Ebene, um so besondere Areale zu verifizieren und zu lokalisieren; daneben ist eine Beurteilung der Samenblasen möglich.

Transrektaler Ultraschall der normalen Prostata

Merke | Die Definition einer *normalen* Prostata ist schwierig, da bereits bei jungen Männern gutartige Veränderungen wie eine benigne Prostatahyperplasie vorliegen können und deren zeitliches Auftreten individuell verschieden ist.

Zur Beurteilung von normalen sonographischen Gegebenheiten in der Prostata ist eine gute Kenntnis der zonalen Anatomie der Prostata und ihrer Darstellungen im transversalen und longitudinalen Bild notwendig. Das sonographische Muster des Gewebes in der *peripheren Zone* wird als isoechogen beschrieben; relativ hierzu werden Areale, die dunkler erscheinen, als echoarm und diejenigen, die heller erscheinen, als echoreich bezeichnet. Jede Zone der Prostata hat ein individuelles Echomuster, welches die spezielle Architektur reflektiert und überwiegend das Verhältnis Epithel zu Stroma widerspiegelt.

Sonographisch lassen sich die periphere und Übergangszone wegen ihrer unterschiedlichen Echogenitäten am besten darstellen und unterscheiden (Abb. 3.15).

Relativ große, flüssigkeitsgefüllte Strukturen wie *Prostatazysten* (Abb. 3.16) stellen sich uniform echo-

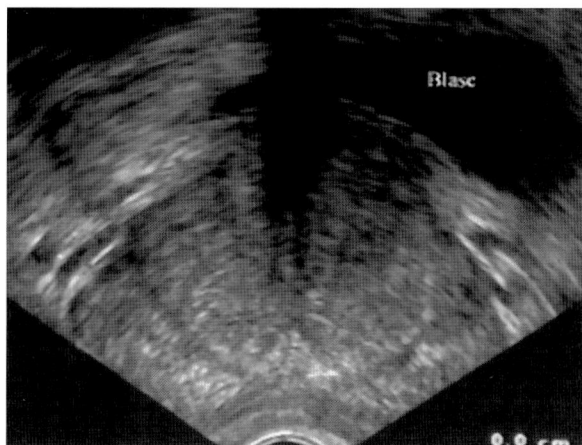

Abb. 3.15. Gute Demarkation der peripheren und Übergangszone durch verschiedene Echogenitäten

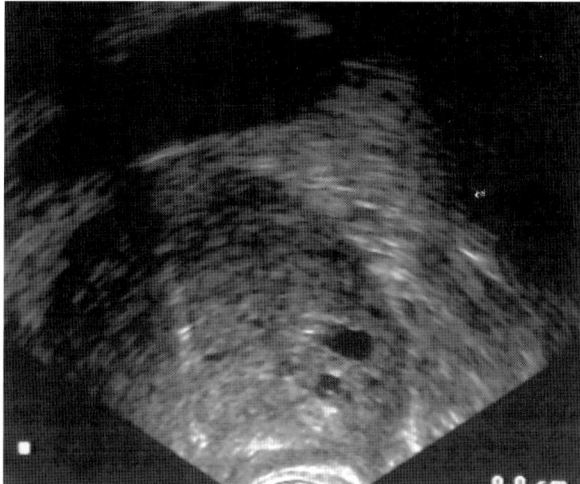

Abb. 3.16. Prostatazyste in der Übergangszone an der Grenze zur peripheren Zone links

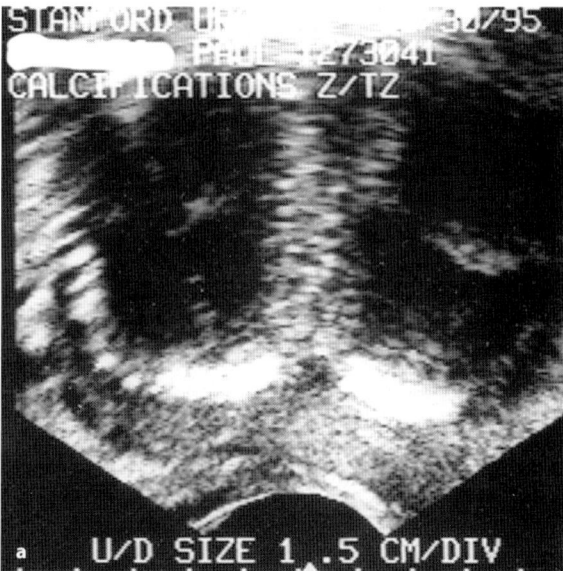

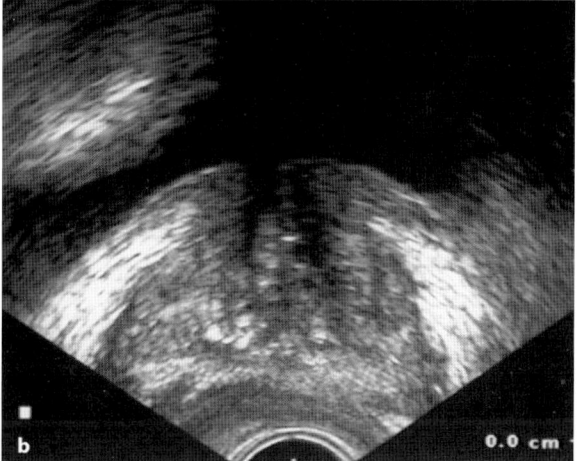

Abb. 3.17. a Periurethrale Verkalkung und **b** ausgedehnte Verkalkungen entlang der Grenze peripherer Zone und Übergangszone

leer mit gelegentlich auch sichtbarer dorsaler Schallverstärkung dar.

Prostatakonkremente und *Verkalkungen* sind echoreich und kommen häufig im periurethralen Parenchym der Übergangszone vor oder markieren den Rand zwischen peripherer und Übergangszone (Abb. 3.17 a, b). Die hintere Schallauslöschung erschwert bei ausgeprägten Verkalkungen die Beurteilung von ventral gelegenen Prostataanteilen.

Wichtig ist auch die Kenntnis des intraprostatischen *Harnröhrenverlaufs.* Im longitudinalen Schnitt winkelt die Harnröhre proximal des Colliculus seminalis in ca. 30° nach anterior zum Blasenhals hin ab und ist bei liegendem transurethralen Blasenkatheter sehr gut nachzuvollziehen (Abb. 3.18 a, b).

Die *Samenblasen* lassen sich leicht im transversalen und longitudinalen Schnitt darstellen. Sie sind

häufig symmetrisch, weisen aber individuelle Größenunterschiede auf und sind im longitudinalen Schnitt dorsal der Blase gelegen. Ihr Signalcharakter ist meistens echoarm, jedoch abhängig von der Flüssigkeitsfüllung. Der Winkel zwischen Prostatabasis und Samenblase ist weit; es lässt sich hier Fettgewebe mit meist echoreicher Struktur darstellen (Abb. 3.19). In der transversalen Darstellung ist typischerweise eine 4er-Struktur, bestehend aus quergeschnittenen Samenblasen und Ductus deferentes, sichtbar (Abb. 3.20); der Ductus deferens lässt sich nur so darstellen.

Die *Randkonturen* einer normalen Prostata und der Samenblasen sind glatt und gut von der Umgebung abgrenzbar. Periprostatisch liegen die für die autonome Innervation der Corpora cavernosa notwendigen Gefäß-Nerven-Bündel, bei kleinen Prosta-

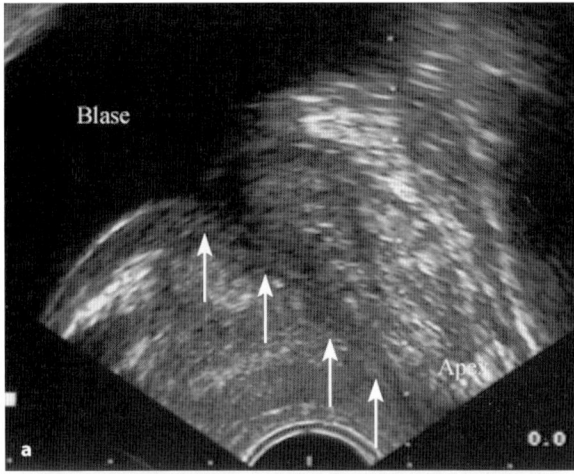

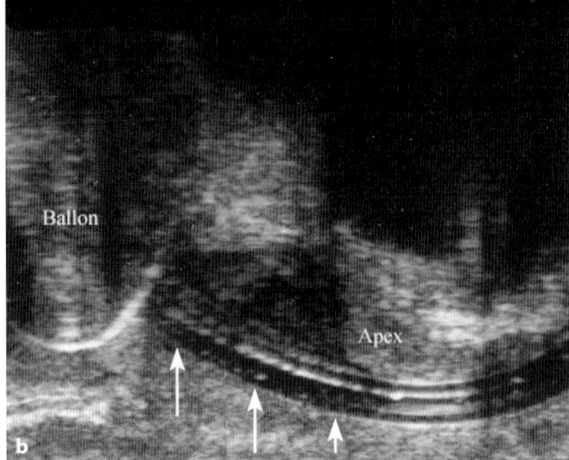

Abb. 3.18 a, b. Harnröhrenverlauf im Longitudinalschnitt (*Pfeile*), mit liegendem transurethralem Blasenballonkatheter (**b**)

tae lässt sich auch der dorsale Venenplexus Santorini (Abb. 3.21) darstellen.

Die *Rektumvorderwand* erscheint als eine mehrschichtige Struktur direkt oberhalb des Ultraschallkopfes, gut abgrenzbar von der Prostata. Eine Infiltrationen durch einen malignen Tumor kann gelegentlich, z. B. bei lokal weit fortgeschrittenem Prostatakarzinom, gesehen werden.

Computertomographie

Die CT spielt nur eine untergeordnete Rolle in der Abklärung pathologischer Prozesse der Prostata. Die fehlenden Dichteunterschiede zwischen benignen und malignen Prozessen limitieren den Einsatz der CT. Dies betrifft dabei sowohl die Primär- als auch die Rezidivdiagnostik des Prostatakarzinoms. Bei der Beurteilung einer lymphogenen Metastasierung sowie zum Ausschluss von Fernmetastasen behält die

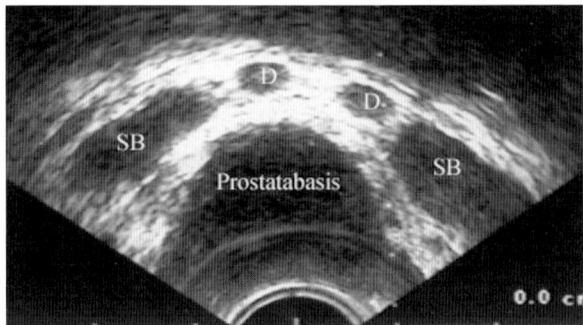

Abb. 3.20. Darstellung von beiden Samenblasen (*SB*) und Ductus deferentes (*D*) im transversalen Schnitt

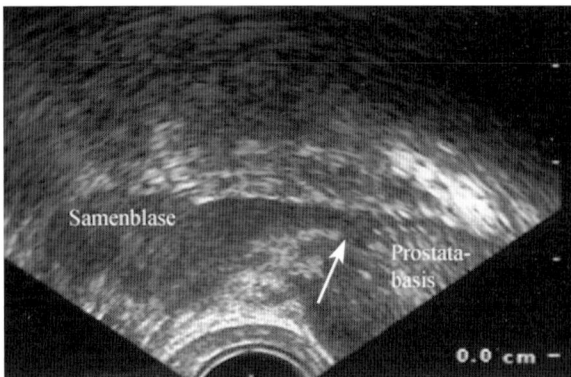

Abb. 3.19. Winkel zwischen Samenblase und Prostatabasis (*Pfeil*), longitudinaler Schnitt

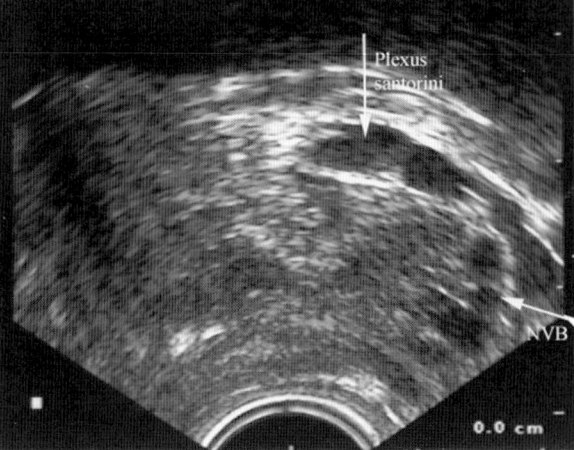

Abb. 3.21. Transversaler Schnitt mit Darstellung des lateral der Prostata gelegenen Gefäß-Nerven-Bündel (*NVB*) und des anterior gelegenen Venenplexus Santorini

CT ihren Stellenwert in der onkologischen Nachsorge, ist jedoch in der Darstellung der pelvinen Lymphabflusswege und in der Rezidivdiagnostik der MRT unterlegen.

Magnetresonanztomographie

Durch methodisch-technische Innovationen in der MRT und MR-Spektroskopie konnte in den letzten Jahren die Sensitivität und Spezifität dieser Untersuchungsmethode in der Diagnostik der Prostata verbessert werden. Eine hochauflösende Untersuchung der Prostata setzt eine endorektal applizierbare Spule in Kombination mit einer Becken-Phased-array-Spule voraus. Erst hierdurch gelingt eine detaillierte Darstellung der zonalen Anatomie der Prostata und der angrenzenden Gewebe.

■ **Patientenvorbereitung.** Die Untersuchung erfolgt in Rückenlage des Patienten. Nach rektaler Austastung wird die Endorektalspule eingeführt und der sie umgebende Ballon mit insgesamt 100–150 ml Luft gefüllt, bis der Patient ein leichtes Druckgefühl angibt. Um eine Spulendislokation zu vermeiden, kann die Spule zusätzlich am Oberschenkel fixiert werden. Anschließend erfolgt die Platzierung der Phased-array-Spule. Zur Vermeidung von Bewegungsartefakten sollte auf eine möglichst bequeme Lagerung des Patienten, z.B. mit zusätzlicher Knierolle, geachtet werden. Durch die Fixation der Phased-array-Spule können Atemartefakte reduziert werden. Die Darmperistaltik wird durch die i.v./i.m. Gabe von Buscopan oder Glucagon (cave: Kontraindikationen) verringert.

■ **Untersuchungsplanung.** Nach Akquisition eines Scout, möglichst in 3 Ebenen, erfolgt zunächst die Untersuchung der Prostata in der axialen Ebene.

> **Merke !** Bei der Einstellung der axialen Ebene ist auf eine exakte Positionierung der Schichten (z.B. parallel zum Hüftpfannendach) zu achten, da durch die seitensymmetrische Anordnung der peripheren Zone die Bildinterpretation deutlich erleichtert wird.

Die Festlegung der koronaren Ebene sollte parallel zur Samenblasenlängsachse erfolgen. In dieser Ebene sind die Samenblasenbasis, die Ductus deferentes sowie beim Karzinom der peripheren Zone die Ausdehnung in die Samenblasen am besten zu beurteilen. Durch die spulenbedingte Aufrichtung des Rektums ist meist nur eine minimale Angulation erforderlich. Bei unklaren Befunden in den axialen und koronaren Ebenen (z.B. Blasenhals) kann die Untersuchung durch eine sagittale Ebene komplettiert werden.

Tabelle 3.4. Signalverhalten der Prostata in der MRT

	T2-gewichtet	T1-gewichtet
Periphere Zone	++	0
Zentrale Zone	+/–	0
Prostatakapsel	–	N.a.
Samenblasen	++	0
Fettgewebe	+	++
Muskulatur	–	0
Benigne Prostata-hyperplasie	+/–	0
Karzinom	–[a]	N.a.
Postbioptische Einblutung	+	++

+ = signalreich, – = signalarm, 0 = mittlere Signalintensität.
[a] Selten signalreich (z.B. muzinöses, endometroides Karzinom).

■ **Pulssequenzen.** Die Darstellung der zonalen Anatomie und somit auch die Zuordnung pathologischer Prozesse erfolgt auf der Basis von T2-gewichteten Aufnahmen in mindestens 2 Ebenen (Tabelle 3.4). Die Schichtdicke sollte 3 mm nicht überschreiten. Gradientenecho(GRE)-Sequenzen sind zur Charakterisierung zonaler Läsionen nur unzureichend geeignet. T1-gewichtete Aufnahmen, evtl. mit Fettsuppression, sind zusätzlich zur Differenzierung fetthaltiger Gewebe, zum Nachweis postbioptischer Veränderungen sowie zur Beurteilung der lokoregionären Lymphabflusswege erforderlich.

Für die Untersuchung der Prostata sollten folgende Sequenzen durchgeführt werden:

- multiplanarer „Scout view" (Localizer),
- transversales T2-gewichtetes TSE,
- koronares, parallel zur Samenblasenlängsachse platziertes T2-gewichtetes TSE,
- (ggf. zusätzliche sagittale Ebene)
- transversales T1-gewichtetes SE.

■ **Kontrastmittel.** Eine Kontrastmittelgabe ist für die Standarduntersuchung der Prostata nicht erforderlich. Gelegentlich lassen sich Zusatzinformationen bei entzündlichen Prozessen und malignen Tumoren (beim Prostatakarzinom mit Verdacht auf Rektumoder Harnblaseninfiltration, bei sarkomatösen Prozessen) gewinnen. Die zu applizierende Kontrastmittelmenge liegt bei 0,12 mmol/kg KG.

Die möglichen Indikationen zur MRT ergeben sich aus den Ergebnissen der klinischen Basisuntersuchungen, der rektalen Palpation und der transrektalen Sonographie. Hierzu zählen die Stadieneinteilung des Prostatakarzinoms, die Diagnostik bei unklarem Palpations- oder unauffälligem sonographischen Befund und erhöhtem PSA, die Rezidivdiagnostik nach radikaler Prostatektomie sowie die Ausdehnungsbeurteilung bei seltenen Tumoren z.B. Sarkomen.

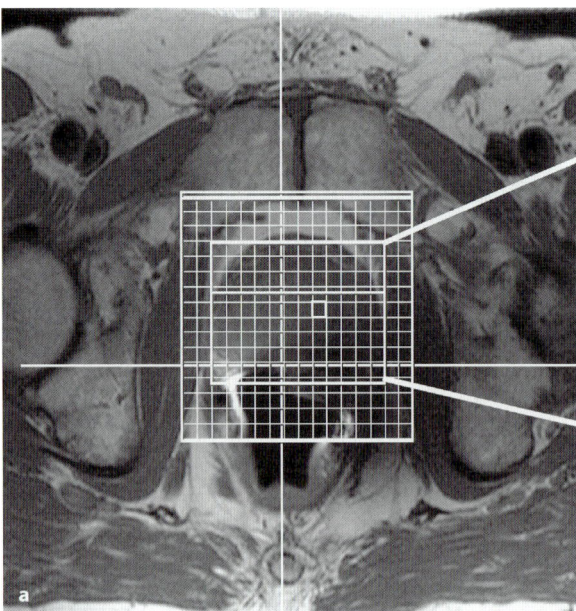
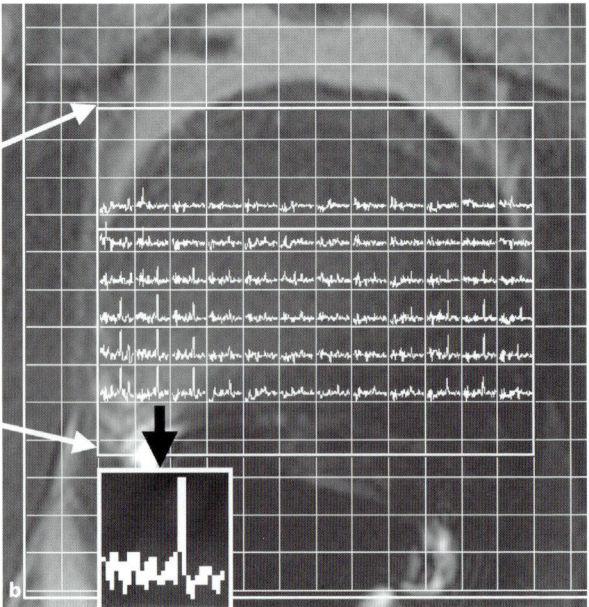

Abb. 3.22. a Überlagerung des Gitternetzes für die Planung der 3D-MR-Spektroskopie über eine zuvor angefertigte MRT-Aufnahme der Prostata, hier am Beispiel einer T1-gewichteten SE-Aufnahme. **b** Ausschnittsvergrößerung mit Darstellung des „volume-of-interest" für die 3D-MR-Spektroskopie der Pros-

tata (*weiße Pfeile*) und der aufgezeichneten MR-Spektren mit einer weiteren Ausschnittsvergrößerung, die ein MR-Spektrum aus der peripheren Zone der Prostata mit einer hohen Zitrat-kennlinie zeigt (*schwarzer Pfeil*)

■ **MR-Anatomie der Prostata.** Die normale Prostata weist im T1-gewichteten Bild eine homogene Signalintensität auf, die gering über der des Muskelgewebes liegt. Eine Differenzierung der zonalen Anatomie gelingt am besten auf T2-gewichteten Aufnahmen. Die periphere Zone zeigt sich in der transversalen Ebene als sichelförmiges Gewebe mit homogener, hoher Signalintensität. Die zentralen Drüsenabschnitte, bestehend aus der zentralen Zone und der Übergangszone, weisen teils signalarme, teils signalreiche Anteile auf. Eine exakte Abgrenzung der Übergangszone gelingt nicht. Dies ist zum einen auf den nur geringen Anteil der Übergangszone am gesamten prostatischen Drüsengewebe (5–10%) zurückzuführen, zum anderen weist die Übergangszone einen – entsprechend ihrem embryonalen Ursprung – der peripheren Zone identischen Aufbau auf. Die Signaldifferenz zwischen der peripheren Zone und den zentralen Drüsenabschnitten lässt sich durch ihren histologisch unterschiedlichen Aufbau erklären. So ist das stromale Gewebe der zentralen Zone aus langen, dicht um die Azini gelagerten Fasern glatter Muskulatur aufgebaut, die Azini der peripheren Zone hingegen sind klein und dünnwandig mit nur vereinzelten Muskelfasern im umliegenden periazinären Stroma angeordnet. Somit wäre die niedrige Signalintensität der zentralen Zone auf den hohen Anteil an glatter Muskulatur zurückzuführen (Sommer et al.

1986). Gleichzeitig legt der unterschiedliche histologische Aufbau funktionelle Unterschiede in ihrer Sekretion bzw. ihrem Flüssigkeitsgehalt nahe.

Das anteriore fibromuskuläre Band weist im T2-gewichteten Bild eine muskeläquivalente Signalintensität auf. Mit der Endorektalspule kann die Prostatakapsel als signalarme Begrenzung in den basisnahen und mittleren Drüsenabschnitten zur signalreichen peripheren Zone und dem im T2-gewichteten Bild signalreichen Fettgewebe differenziert werden. Das neurovaskuläre Bündel ist dorsolateral der Prostata als punkt- oder dreieckförmige Formation erkennbar.

Die Signalintensität der Samenblasen im T1-gewichteten Bild entspricht derjenigen der Prostata. Der läppchenförmige, drüsige Aufbau stellt sich im T2-gewichteten Bild dar. Die intraluminale, hohe Signalintensität variiert mit dem Alter des Patienten und liegt beim Erwachsenen über dem des Fettgewebes. Die Begrenzung der Tubuli und die Kapsel der Samenblasen weisen niedrige Signalintensitäten auf.

■ **(¹H-)Magnetresonanzspektroskopie.** Bei mehrdimensionalen MRS-Untersuchungen, die synonym als *Chemical Shift Imaging* (CSI) oder *MR Spectroscopic Imaging* (MRSI) bezeichnet werden, kommen vorwiegend Spinecho(SE)-Sequenzen (PRESS/„point resolved spectroscopy", Bottomley 1987; Ordridge et al.

1985) oder STEAM-Sequenzen („stimulated echo acquisition mode", Frahm et al. 1987, 1990; Moonen et al. 1989) zur Signalanregung, Signalaufnahme und Ortskodierung zur Anwendung. Im Allgemeinen werden STEAM-Sequenzen eingesetzt, wenn TE weniger als 30 ms betragen soll, während PRESS- und SE-Sequenzen bei Untersuchungen mit längerem TE bevorzugt werden (Cousins 1995). Die Zahl der benachbarten Voxel in den verschiedenen Raumrichtungen wird bei der mehrdimensionalen MRS durch die Zahl der Phasenkodierschritte in der jeweiligen Richtung bestimmt (Abb. 3.22 a, b). Während mit jedem Phasenkodierschritt das Signal-zu-Rausch-Verhältnis besser wird, nimmt die Untersuchungsdauer direkt proportional zur Zahl der Phasenkodierschritte zu.

Das aufgezeichnete MR-Signal wird bei der MRS in seine zugrunde liegenden Frequenzen aufgeschlüsselt und in einem Frequenzspektrum dargestellt (Abb. 3.23 a, b). Die Resonanzfrequenz charakteristischer Wasserstoffbindungen eines Stoffwechselproduktes kann in Hz oder in ppm angegeben werden, entsprechend der Abweichung von der Frequenz von Trimethylsilylpropionat (TSP), ausgedrückt in „parts per million" der Larmor-Frequenz bei der zugrunde liegenden Magnetfeldstärke. Die ppm-Skala erleichtert das Erkennen eines Stoffwechselproduktes, da sie unabhängig von der magnetischen Flussdichte ist, sodass sich die Resonanzfrequenzen in jedem ^{1}H-MR-Spektrum an der gleichen Stelle befinden. Damit können biochemische Substanzen, deren MR-Resonanzfrequenzen z. B. aus *In-vitro*-Untersuchungen bekannt sind, auch in vivo im MR-Spektrum erkannt werden. Bei Unterdrückung der besonders starken Signale von Wasser und Fett durch frequenzselektive Sättigungspulse können *Stoffwechselprodukte* mit geringerer Konzentration im Frequenzspektrum dargestellt werden. In der Prostata sind das vor allem

- *Zitrat*, das aus dem Zitronensäurezyklus ausgeschleust, gespeichert und in die Drüsengänge ausgeschieden wird,
- *Cholin*, das beim Aufbau und Abbau von Zellmembranen anfällt, und
- *Kreatin*, das in energiereichen Phosphaten vorkommt

(Costello et al. 1999; Heerschap et al. 1997; Kurhanewicz et al. 1996 a; Mueller-Lisse u. Scherr 2003, Abb. 9; Mueller-Lisse et al. 2001 a, b; Scheidler et al. 1999). Um diese Stoffwechselprodukte *in vivo* nachzuweisen, müssen neben der Unterdrückung der Signale von Fett und Wasser außerdem durch geeignete Einstellung zusätzlicher kleiner Magnetfelder („shimming") die durch den Patienten oder die Probe erzeugten Inhomogenitäten ausgeglichen werden. Das Signal-zu-Rausch-Verhältnis wird durch multiple Akquisitionen oder Phasenkodierschritte

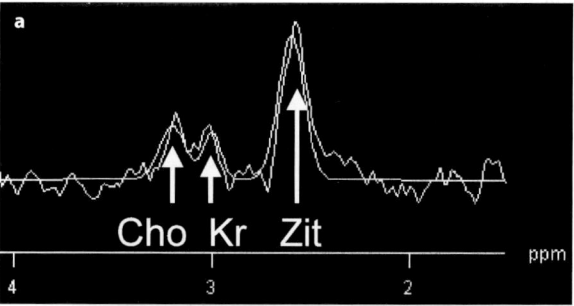

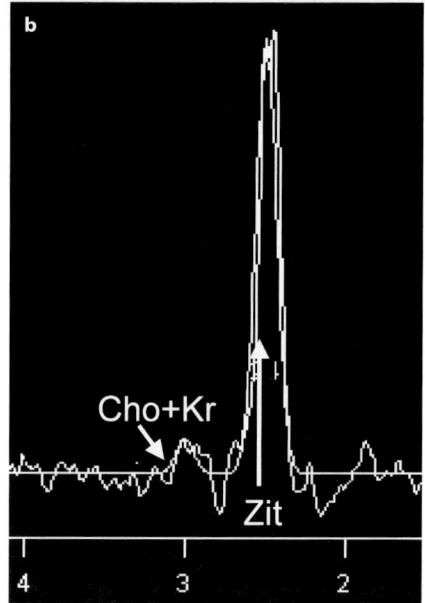

Abb. 3.23 a, b. In vivo unterscheidet die MR-Spektroskopie der Prostata im Wesentlichen die Kennlinien von Cholin (*Cho*) bei 3,2 ppm (einschließlich PC, Cho, GPC, PE, GPE, Etn, Taurin), Kreatin (*Kr*) bei 3,0 ppm (einschließlich PCr, Cr) und *Zitrat* (Zit) bei 2,6 ppm. **a** MR-Spektrum aus einem Areal mit benigner Prostatahyperplasie in der Transitionalzone. Dabei sind die Kennlinien von Cholin und Kreatin häufig nicht sicher voneinander zu trennen, insbesondere in MR-Spektren aus gesundem Prostatagewebe der peripheren Zone (**b**). Alle MR-Spektroskopie-Aufnahmen wurden an einem 1,5 T-Ganzkörper-Magnetresonanztomographen (Magnetom „Symphony", Siemens, Erlangen) unter Verwendung einer Endorektalspule (Medrad Europe, Maastricht, Niederlande) als 3D-CSI-Aufnahmen mit TR/TE 1.050/130 ms angefertigt

verbessert. Durch Signalsättigung im Bereich um das Zielvolumen wird der Einfluss von störenden Signalbeiträgen von außerhalb des Zielvolumens unterdrückt (Bottomley et al. 1985; Hore 1983; Males et al. 2000; Schricker et al. 2001; Star et al. 1997).

Das bei der MRS in Form eines FID („free induction decay") aufgenommene Signal erfordert eine Nachverarbeitung, die im Allgemeinen in mehreren Schritten erfolgt. Dazu gehören die Verbesserung der digitalen Frequenzauflösung durch „zero-filling", die „Apodisation" durch Anheben der spektralen Signale gegenüber dem elektrostatischen Rauschen durch Gauß- oder Lorentz-Filterung, die Fourier-Transformation in ein Frequenzspektrum und die Korrektur von Grundlinie und Phase des Frequenzspektrums (Cousins 1995).

■ **MR-Spektroskopie der Prostata: Biochemische Grundlagen.** In normal differenzierten Prostataepithelzellen wird Zitrat aus dem Zitronensäurezyklus ausgeschleust und in Anwesenheit von Zinkionen in den Epithelzellen und in den Drüsenausführungsgängen gespeichert (Costello u. Franklin 1991a, b; Costello et al. 1999). Daher ist die Zitratkonzentration in der peripheren Zone der Prostata besonders hoch, in der zentralen Zone aber besonders gering. In der Transitionalzone, dem Entstehungsort der benignen Prostatahyperplasie (BPH), liegt die Zitratkonzentration bei hohem Drüsenanteil der BPH in der gleichen Größenordnung wie in der peripheren Zone, bei hohem Stromaanteil der BPH jedoch deutlich darunter.

Prostatakarzinome (PCAs) verlieren mit Abnahme der Zelldifferenzierung die Enzymausstattung zur Speicherung und Ausscheidung von Zitrat. Je höher der Zellumsatz des Prostatakarzinoms ist, desto mehr Zitrat wird in den Energiestoffwechsel eingeschleust (Costello u. Franklin 1991a; Costello et al. 1999). Prostatakarzinome verringern darüber hinaus den Raum, in dem Zitrat gefunden werden kann, da sie Drüsenausführungsgänge einengen oder darin einwachsen. Der erhöhte Zellumsatz im Tumorgewebe bedingt eine Konzentrationserhöhung freier, Cholinhaltiger Moleküle im Zytosol und im Interstitium (Daly et al. 1987), die wesentliche Bestandteile von Zellmembranen darstellen.

Die 1H-MRS der Prostata unterscheidet gesundes Prostatagewebe mit hohen Zitratsignalen und niedrigen Cholinsignalen von PCA-Gewebe mit niedrigen Zitratsignalen und hohen Cholinsignalen (Costello et al. 1999; Garcia-Segura et al. 1999; Heerschap et al. 1997; Kurhanewicz et al. 1996a; Liney et al. 1997; Mueller-Lisse u. Scherr 2003).

3.2.3
Anomalien

Kongenitale Missbildungen der Prostata wie die *Agenesie* und *Hypoplasie* sind häufig vergesellschaftet mit anderen Anomalien des Urogenitaltrakts. Die Prostata kann in diesen Fällen fehlen, oder es finden sich nur wenige glanduläre Anteile.

Prostatazysten sind meist angeboren und auf eine Fehlentwicklung der Residuen des Müller- oder auch des Wolff-Ganges zurückzuführen. Die häufigsten Zysten sind Retentionszysten, die von den prostatischen oder unter dem Trigonum liegenden Azini

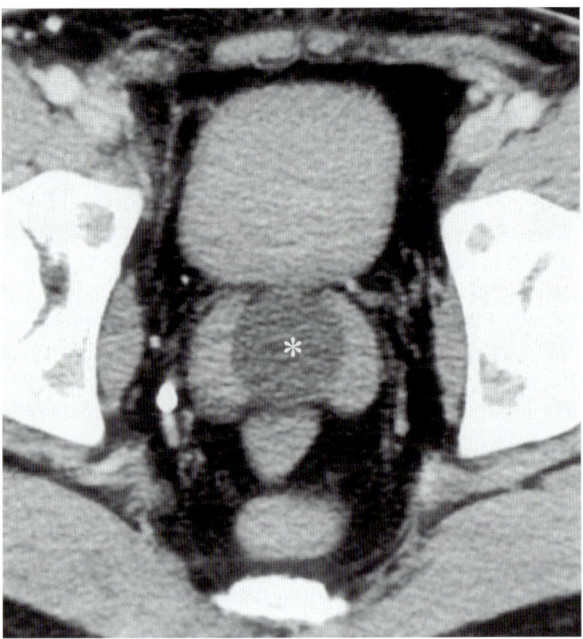

Abb. 3.24. Axiale CT: Prostatazyste mit wasseräquivalenten Dichtewerten

ihren Ausgang nehmen. Als weitere Ursachen gelten eine Prostatitis sowie die traumatische Zyste. Die transrektale Sonographie sowie CT und MRT erlauben eine exakte Lokalisation und Größenbestimmung der Zyste. Zysten des Müller-Ganges, die einen bindegewebigen Strang zum Colliculus seminalis aufweisen, oder die Utrikuluszyste mit möglicher Verbindung zur Urethra, sind in der Mittellinie lokalisiert. Diese angeborenen Zysten des Müller-Ganges können Ursache einer Azoospermie sein. Sie liegen sonographisch im transversalen Schnitt in der Mittellinie, in der longitudinalen Ebene erscheinen sie tropfenförmig mit der Spitze nach kranial. In der CT stellen sich die Zysten als glatt begrenzte Raumforderungen mit wasseräquivalenten Dichtewerten dar (Abb. 3.24). Ihre Signalintensität in der MRT variiert mit der Zusammensetzung der Flüssigkeit (z. B. bei Superinfektion oder Hämorrhagie). Unkomplizierte Zysten mit serösem Zysteninhalt weisen T1- und T2-gewichtet die Signalintensität von Urin auf (Abb. 3.25 a, b).

Im Zuge der Abklärung *infertiler Männer* wird eine Endosonographie der Prostata und Samenblasen empfohlen. Sie ist der digitorektalen Untersuchung hinsichtlich der diagnostischen Aussagekraft deutlich überlegen. Die TRUS liefert exzellente Bilder der Samenblasen und der Samenleiter. Die Samenblasen lassen sich am besten in longitudinaler Ebene untersuchen, wohingegen die Samenleiter am besten in der transversalen Ebene zur Darstellung kommen.

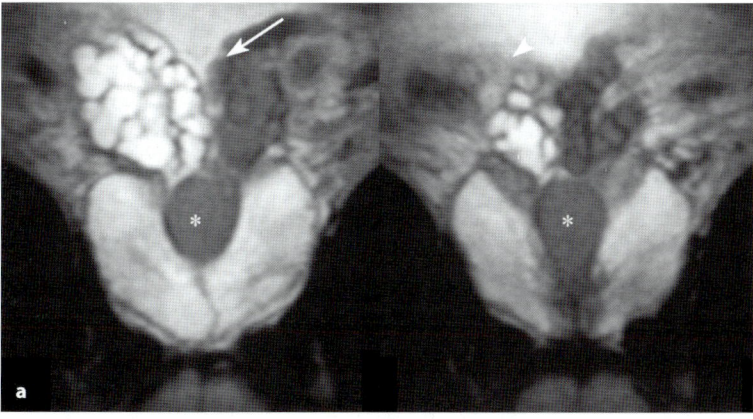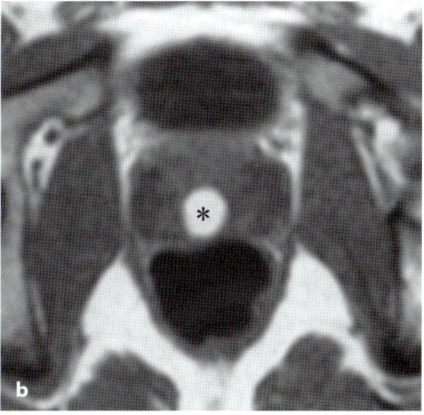

Abb. 3.25 a, b. Eingeblutete Zyste. **a** Koronare MRT, T2-gewichtet. Signalarme Raumforderung auf Höhe des Colliculus seminalis mit Einblutung in den Ductus deferens (*Pfeilspitze*) und die linke Samenblase (*Pfeil*). **b** Axiale MRT, T1-gewichtet nativ. Signalreiche Darstellung (Blut)

Das *Fehlen einer oder beider Samenblasen* ist selten, ein technisch bedingtes Artefakt ist auszuschließen. Das Fehlen der Samenblasen kann auch durch eine sehr große BPH vorgetäuscht werden. *Obstruktionen* oder *Dilatationen* der Samenblase/Samenleiter sind häufig zu sehen und liegen meist symmetrisch vor. Sie können nach transurethraler Resektion der Prostata oder durch eine Utrikuluszyste entstehen. Infertile Patienten mit Samenleiterzysten oder fehlender Samenblase können weitere Abnormalitäten an den ableitenden Harnwegen aufweisen, weswegen weiterführende Untersuchungen empfohlen werden.

3.2.4
Entzündungen

Bakterielle Entzündungen der Prostata (meist durch E. coli, Gonokokken, Staphylokokken und Streptokokken) treten am häufigsten im Rahmen aszendierender Infektionen über die Urethra, deszendierend über die Harnblase oder über den Ductus deferens sowie nach vorausgegangenen chirurgischen Eingriffen auf. Seltener entsteht die *Prostatitis* durch hämatogene Streuung. Der Prostataabszess ist meist Folge einer akuten Prostatitis.

Die Diagnostik der Prostatitis erfolgt klinisch und sonographisch. Es gibt allerdings kein typisches sonographisches Erscheinungsbild einer akuten oder chronischen Prostatitis. Die akute Prostatitis kann zu einer Veränderung der Konfiguration (Ödem) der Prostata führen. Durch das die Entzündung begleitende Ödem kommt es weiterhin zu fleckförmigem Auftreten echoarmer Areale. Liegt ein Prostataabszess vor, lassen sich z. T. große echoarme Bereiche mit Binnenechos (Pus) darstellen. Für die chronische Prostatitis gibt es keine pathognomonische Bildmorphologie. Die Drüse behält meist ihre Größe und Gestalt oder schrumpft. Verkalkungen in der Übergangszone sind häufiger mit einer chronischen Prostatitis vergesellschaftet.

Klinisch relevante Zusatzinformationen sind durch die MRT nicht zu erhalten; die nachweisbaren Veränderungen sind ohne Kenntnis der Klinik unspezifisch.

CAVE Auf die Platzierung einer Endorektalspule sollte im Falle einer akuten Prostatitis verzichtet werden, um einen möglichen Übertritt von Keimen in die Blutbahn zu vermeiden.

Im T1-gewichteten Bild zeigt sich bei der *akuten Prostatitis* eine diffuse Vergrößerung Prostata. Im T2-gewichteten Bild stellen sich die Entzündungsareale mit hoher Signalintensität dar, die von der peripheren Zone nur schwer abgegrenzt werden können. Der *Prostataabszess* imponiert im T1-gewichteten Bild als hypointenser Fokus, im T2-gewichteten Bild mit hoher Signalintensität. Bei der *chronischen Prostatitis* kommt es zur Bindegewebevermehrung und Narbenbildung in der Prostata mit konsekutiver, gelegentlich asymmetrischer Organverkleinerung. Diese im T2-gewichteten Bild signalarmen Herde sind, sofern sie innerhalb der peripheren Zone lokalisiert sind, anhand der Bildmorphologie nicht von einem Karzinom zu differenzieren (Papanicolaou et al. 1987). Entzündungen der Samenblasen sind meist Folge einer Prostatitis. Das magnetresonanztomographische Bild ist variabel und hängt von der Akuität der Entzündung ab. Im Akutstadium kann die Samenblase vergrößert sein und im T1-gewichteten Bild eine normale oder im Falle einer Hämospermie eine angehobene Signalintensität aufweisen. In der T2-Wichtung findet sich im akuten Stadium eine Signalanhebung, während bei der chronischen Entzündung ein Signalverlust sowohl im T1- als auch im T2-gewichteten Bild zu beobachten ist.

3.2.5
Benigne Tumoren

Die *gutartige Vergrößerung* der Prostata (benigne Prostatahyperplasie/BPH; Prostataadenom) geht gehäuft mit einer *Blasenentleerungsstörung* einher. Schon in der 4. Lebensdekade findet man eine histologisch nachweisbare BPH. Sie geht ausschließlich von der Übergangszone der Prostata aus.

Im TRUS stellt sich die BPH als diffuse, rundlichovale, in der Regel symmetrische Vergrößerung der Prostata dar und führt zu einer Kompression und Streckung der peripheren Zone (Abb. 3.26). Obwohl das Echomuster der BPH meist homogen und leicht hypodens erscheint, lassen sich häufig einzelne BPH-Knoten nachweisen. Diese können zu einer Asymmetrie der Prostata führen und sowohl echoreicher als auch echoärmer zum umgebenden Gewebe erscheinen. Eine Abgrenzung zu einem Karzinom kann somit erschwert sein. In der CT stellt sich die Prostata bei Vorliegen einer BPH als symmetrisch oder selten asymmetrisch vergrößertes Organ dar (Abb. 3.27 a, b). Gelegentlich lassen sich in Abhängigkeit der zystischen und stromalen Komponenten zentrale Inhomogenitäten erkennen.

Das magnetresonanztomographische Bild der BPH ist charakteristisch, wenn auch eine gewebespezifische Diagnose nicht mit Sicherheit gestellt werden kann.

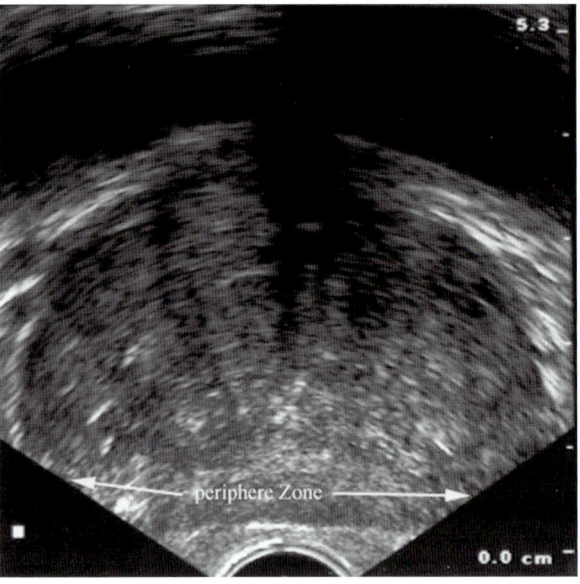

Abb. 3.26. Benigne Prostatahyperplasie 51 cm³. Streckung und Kompression der peripheren Zone (transversaler Schnitt)

Merke ❗ Die Signalcharakteristik der BPH weist eine erhebliche Variabilität auf und hängt vom Verhältnis der vorhandenen glandulären und stromalen Komponenten ab.

Eine detaillierte Beurteilung erfolgt im T2-gewichteten Bild mit Nachweis multipler signalreicher Noduli (sekretgefüllte hyperplastischen Drüsen), abgegrenzt durch einen signalarmen Randsaum (Pseudokapsel; Abb. 3.28 a, b, vgl. Abb. 3.40). Bestehen größere Anteile der BPH aus fibrösen und muskulären Komponen-

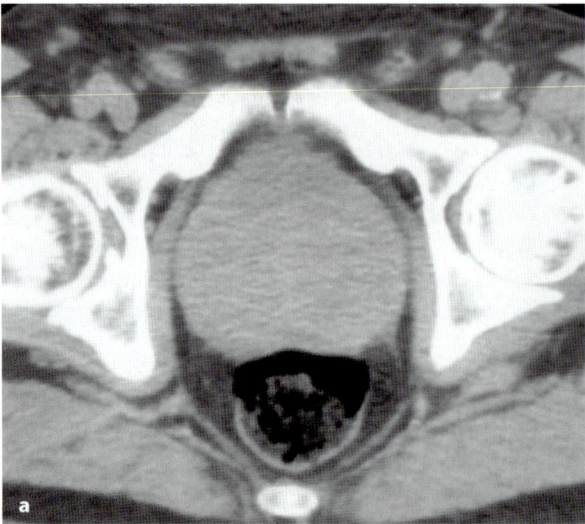

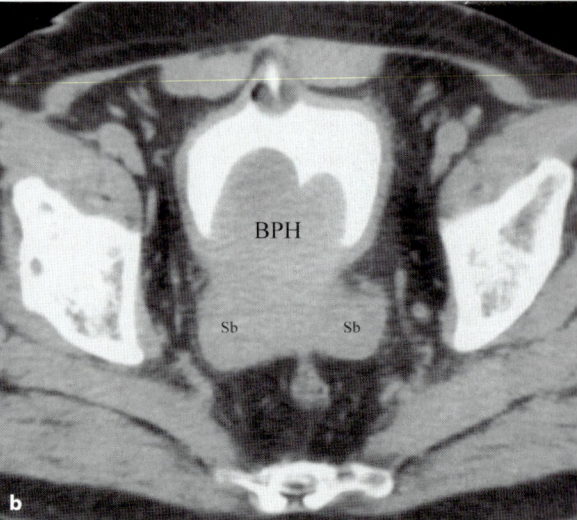

Abb. 3.27 a, b. Benigne Prostatahyperplasie. CT: Deutliche homogene Prostatavergrößerung mit asymmetrischer Vorwölbung in das Blasenlumen und Anhebung des Blasenbodens (*Sb* Samenblasen)

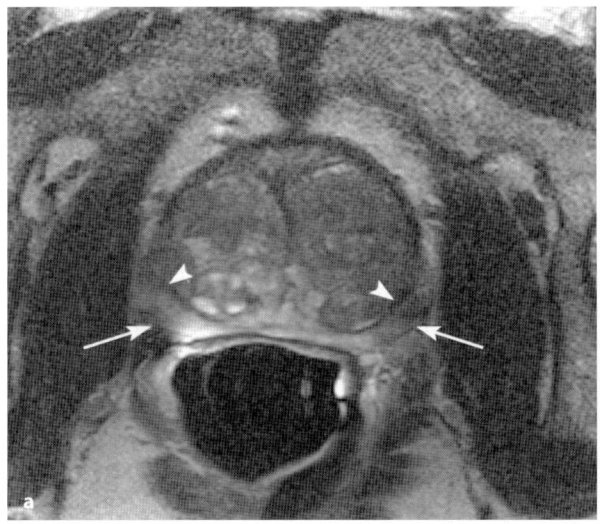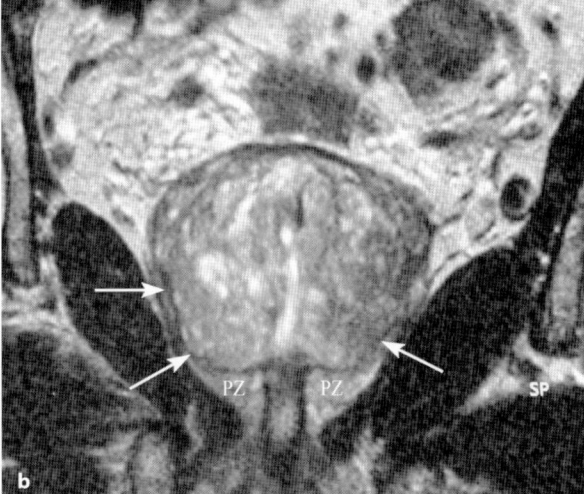

Abb. 3.28 a, b. Benigne Prostatahyperplasie. **a** Axiale MRT, **b** koronare MRT, TSE T2-gewichtet. Diffus vergrößerte Prostata mit inhomogenen, teils zystisch imponierenden zentralen Drüsenabschnitten. Abgrenzung der benignen Prostatahyperplasie von der komprimierten peripheren Zone (*PZ*) durch eine Pseudokapsel

ten, dominieren signalarme Areale. In ausgeprägten Fällen kann die periphere Zone durch die BPH deutlich komprimiert und in der MRT nur als schmales signalreiches Band abgegrenzt werden. Rein basierend auf den Signalintensitäten vermag die MRT nicht zwischen benignen und malignen Prozessen zu differenzieren. Die magnetresonanztomographische Zuordnung erfolgt somit ausschließlich anhand der Lokalisation und dem Nachweis einer intakten peripheren Zone.

Die Volumenbestimmung der Prostata und auch selektiv der Übergangszone sind wichtige präoperative und diagnostische Parameter. Liegt eine BPH mit signifikanter Blasenentleerungsstörung vor, würde man bei einem BPH-Anteil von > 50–$60\ cm^3$ einen offenen operativen Zugangsweg wählen, wohingegen bei kleinerer BPH eine transurethrale Resektion erfolgen würde. Zur Planung einer Brachytherapie bei Vorliegen eines Prostatakarzinoms ist das Gesamtvolumen wichtig, da große Prostatae (> 50–$60\ cm^3$) eine exakte Platzierung und somit Dosisverteilung des Strahlers erschweren. Das Volumen der Prostata und der Übergangszone wird ebenfalls zur Berechnung eines Quotienten mit PSA (PSA-Dichte, PSA-TZ-Dichte) verwendet, um zur Abgrenzung eines Karzinoms die Spezifität des PSA zu erhöhen. Mittels

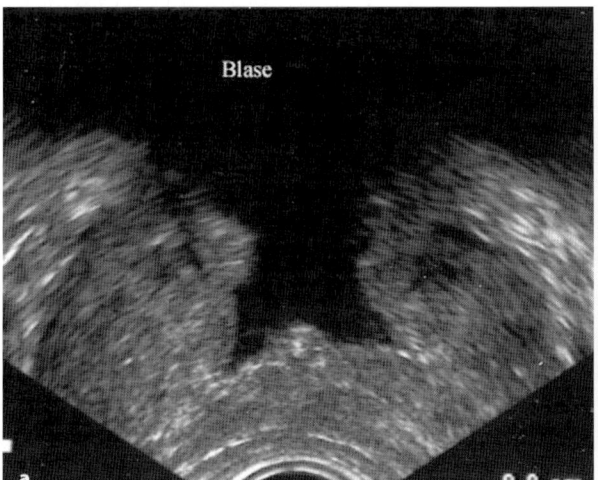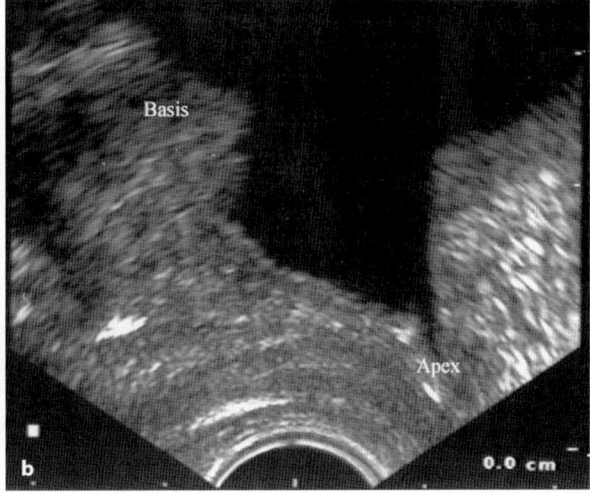

Abb. 3.29 a, b. Zustand nach transurethraler Resektion der Prostata. Deutlich sichtbarer Gewebedefekt im transversalen (**a**) und longitudinalen Schnitt (**b**, Resektionstrichter)

digitaler rektaler Untersuchung der Prostata gelingt es dem erfahrenen Untersucher meist recht gut, die Größe der Prostata abzuschätzen; wesentlich genauer ist jedoch die Volumenbestimmung der gesamten Prostata und selektiv der Übergangszone mittels der in die Geräte integrierten Volumenmessprogramme. Die statistisch akkurateste Formel zur Berechnung des Prostatavolumens hängt von der Größe der Drüse ab. Prostatae bis 80 cm^3 Volumen werden mit der Formel: $\pi/6$ (transverser Durchmesser)^2 × (anterior-posterior Durchmesser), > 80 mittels $\pi/6$ (transverser Durchmesser)^3 berechnet.

Liegt ein Zustand nach transurethraler Resektion oder offener Enukleation vor, sieht man im longitudinalen Schnitt einen hypodensen Resektionstrichter (Abb. 3.29 a, b).

Prostataverkalkungen sind häufig mit einer BPH vergesellschaftet und liegen entlang der Grenze zur peripheren Zone (vgl. Abb. 3.17 a, b), zystische Veränderungen findet man eher in der Übergangszone als in der peripheren Zone (vgl. Abb. 3.16).

3.2.6
Maligne Tumoren

Prostatakarzinom

Das Prostatakarzinom ist die häufigste Krebserkrankung und die zweithäufigste krebsbedingte Todesursache beim Mann. Die in den letzten Jahren zu beobachtende steigende Inzidenz ist dabei im Wesentlichen auf die Einführung des PSA-Tests Mitte der 1980er-Jahre und die zunehmende Akzeptanz der klinischen Vorsorgeuntersuchungen zurückzuführen. Es wird geschätzt, dass bis zu 50% der Männer im Alter von 50 Jahren und ca. 90% im Alter von 80 Jahren ein Prostatakarzinom aufweisen. Die Überlebensraten von Patienten mit Prostatakarzinom haben sich in den vergangenen 20 Jahren von 67 auf 93% verbessert. 72% aller Patienten überleben mehr als 10 Jahre, 53% sogar mehr als 15 Jahre (ACS). Ursächlich sind hier neben der Detektion des Karzinoms in einem frühen Stadium die Weiterentwicklung radikaler Operationsverfahren, Innovationen in der Strahlentherapie und Entwicklungen in der medikamentösen Hormonablation zu nennen.

Voraussetzung für eine adäquate Therapie des Prostatakarzinoms ist eine exakte Lokalisation, die Beurteilung der lokalen Tumorausdehnung und der Nachweis bzw. Ausschluss einer lymphogenen und/oder hämatogenen Tumormanifestation. Rektale Palpation, transrektale Sonographie komplettiert durch die gezielte oder randomisierte Stanzbiopsie sowie die Bestimmung des prostataspezifischen Antigens (PSA) zählen zu den urologischen Basisuntersuchungen. Beim lokalisierten, d.h. auf die Prostata begrenzten Karzinom steht, in Abhängigkeit vom Alter und möglichen Begleiterkrankungen, die radikale Prostatektomie an erster Stelle der therapeutischen Optionen, während fortgeschrittene Stadien einer Radiatio, evtl. in Kombination mit einer Androgenblockade, zugeführt werden. Die Bedeutung bildgebender Verfahren liegt somit in der Beurteilung des lokalen Tumorwachstums und dem Ausschluss etwaiger Zweitmanifestationen.

Als Prädilektionsstelle des Prostatakarzinoms gilt in bis zu 70% die periphere Zone mit Bevorzugung des dorsolateralen Anteils. 20% entstehen in der Übergangs- oder Transitionalzone und 10% in der zentralen Zone.

■ **Stadieneinteilung des Prostatakarzinoms.** Die Stadieneinteilung des Prostatakarzinoms erfolgt nach der aktuellen, ab 2003 gültigen TNM-Klassifikation (Tabelle 3.5).

- *Stadium T1*: Im Stadium T1 ist der Tumor aufgrund seiner geringen Größe weder klinisch noch mit bildgebenden Verfahren diagnostizierbar. Meist handelt es sich um histologische Zufallsbefunde, z.B. im Rahmen einer transurethralen Resektion (TURP) bei BPH. Das Stadium *T1a* ist definiert als ein Tumor < 5%, Stadium *T1b* > 5% des Gewebes im Resektat. Der Nachweis von Tumorgewebe im Rahmen einer Nadelbiopsie entspricht dem Stadium *T1c*.
- *Stadium T2*: Im Stadium T2 liegt ein organbegrenztes Tumorwachstum vor. Weiter differenziert wird, ob < als 50% (*T2a*), > als 50% (*T2b*) oder beide Lappen in unterschiedlicher Größe befallen sind.

Tabelle 3.5. TNM-Klassifikation des Prostatakarzinoms

T1	*Tumor weder tastbar noch bildgebend sichtbar*
T1a	< 5% des resezierten Gewebes befallen („incidental carcinoma")
T1b	> 5% des resezierten Gewebes befallen („incidental carcinoma")
T1c	Tumor durch Nadelbiopsie diagnostiziert
T2	*Tumor begrenzt auf die Prostata*
T2a	< Hälfte eines Lappens befallen
T2b	> Hälfte eines Lappens befallen
T2c	Beide Lappen befallen
T3	*Tumor durchbricht die Kapsel*
T3a	Extrakapsuläre Ausbreitung (ein-/beidseitig)
T3b	Samenblaseninfiltration
T4	*Tumor ist fixiert oder infiltriert andere Nachbarstrukturen als Samenblasen*

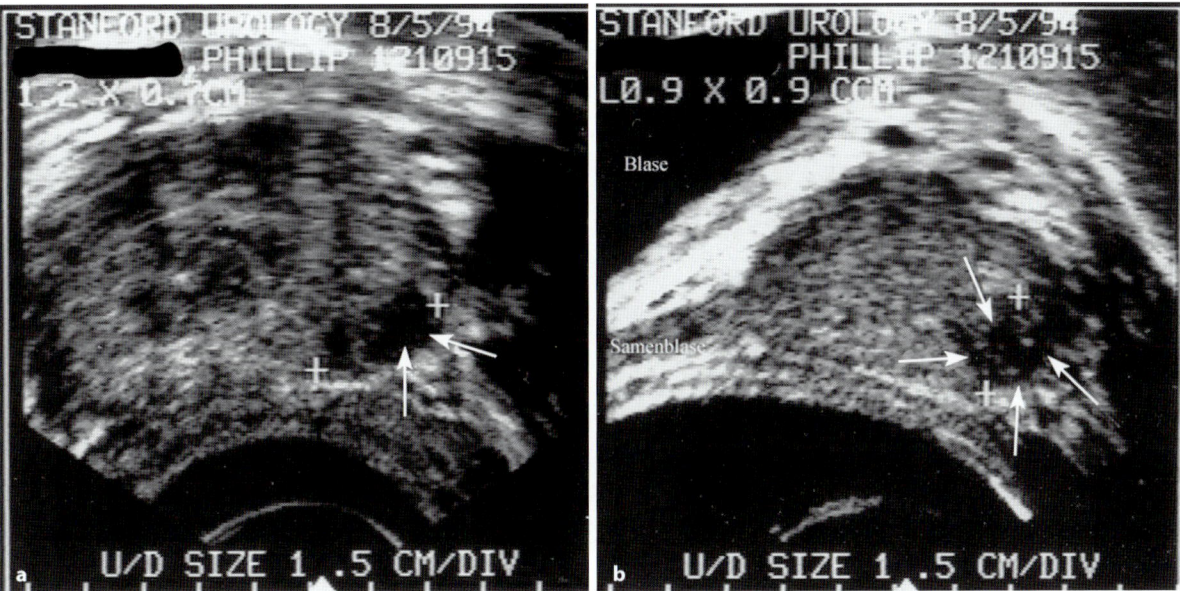

Abb. 3.30 a, b. Hypodenses Areal in der peripheren Zone links, Apexbereich (transversaler Schnitt). Stanzbioptisch gesichertes Adenokarzinom, Gleason Grad 3+3

- *Stadium T3*: Das Stadium T3 beinhaltet die ein- oder beidseitige Kapselpenetration und Infiltration in das periprostatische Gewebe (*T3a*) und/ oder eine Infiltration der Samenblasen (*T3b*).
- *Stadium T4*: Im Stadium T4 infiltriert der Tumor Nachbarstrukturen mit Ausnahme der Samenblasen. Hierzu zählen Blasenhals, Sphincter externus, Rektum/Colon sigmoideum, Mm. levatores und Fixation des Tumors an der Beckenwand.

■ **Sonographie des Prostatakarzinoms.** Die diagnostische Domäne des TRUS ist das Prostatakarzinom. Ist die TRUS bei der BPH zur Größenbestimmung hilfreich, hat man für das Prostatakarzinom versucht, dieses graphisch darzustellen und somit durch pathognomonische Bilder zu diagnostizieren. Hintergrund dieser Bestrebungen war es, das Prostatakarzinom in frühen, kurablen Stadien zu entdecken. Ein weiterer Vorteil der TRUS ist die Möglichkeit der gesteuerten Biopsietechnik (s. unten, „Ultraschallgesteuerte Prostatabiopsie").

Frentzel-Beyme beschrieb erstmals 1982, dass Prostatakarzinome im TRUS echoarm erscheinen. Diese Ergebnisse wurden von zahlreichen Arbeitsgruppen bestätigt, allerdings ist die Echoarmut kein spezifisches Zeichen eines Prostatakarzinoms. Auch die Ausdehnung des echoarmen Areals entsprach nicht immer dem Tumorvolumen, welches anschließend im histologischen Präparat nach radikaler Prostatektomie gefunden wurde. Etwa 80% aller Prostatakarzinome entstehen in der peripheren Zone und

sind nahezu ausnahmslos multifokal. Das sonographische Erscheinungsbild eines Prostatakarzinoms ist nicht gleichmäßig. Betrachtet man alle Möglichkeiten eines rektalen Palpationsbefundes (normal, induriert, Knoten) zeigt sich der Tumor jedoch nur in etwa 60% als echoarmes Areal (Abb. 3.30 a, b). Einige Tumoren (12–28%), insbesondere T1c-Tumoren (allein durch PSA-Erhöhung bei unauffälligem rektalem Tastbefund diagnostizierte Karzinome), stellen sich isointens zum umgebenden Gewebe dar; so zeigen intraduktale und kribriforme Karzinome ein echoreiches Reflexmuster (Abb. 3.31). Der sonographische Befund eines echoarmen Areals bleibt jedoch das entscheidende Kriterium für die Diagnostik des Prostatakarzinoms. Eine Abschätzung der Sensitivität und Spezifität des echoarmen Areals ist jedoch nur dann möglich, wenn nach durchgeführter TRUS die gesamte Prostata entfernt und histologisch aufgearbeitet wurde. Studien zeigen hier Sensitivitäten von lediglich 50–52%.

> **Merke** ┃ Je weiter der Tumor fortgeschritten und je niedriger der Differenzierungsgrad ist, desto eher erscheint er als echoarmer Herdbefund.

Aufgrund der geringen Sensitivität des Befundes „echoarmes Areal" ist die TRUS zum jetzigen Zeitpunkt nicht zum Screening des Prostatakarzinoms geeignet. Liegt ein ausgedehntes extraprostatisches Wachstum (Abb. 3.32) oder eine ausgedehnte Samenblaseninvasion (Abb. 3.33) vor, lässt sich dies in den meisten Fällen sicher darstellen.

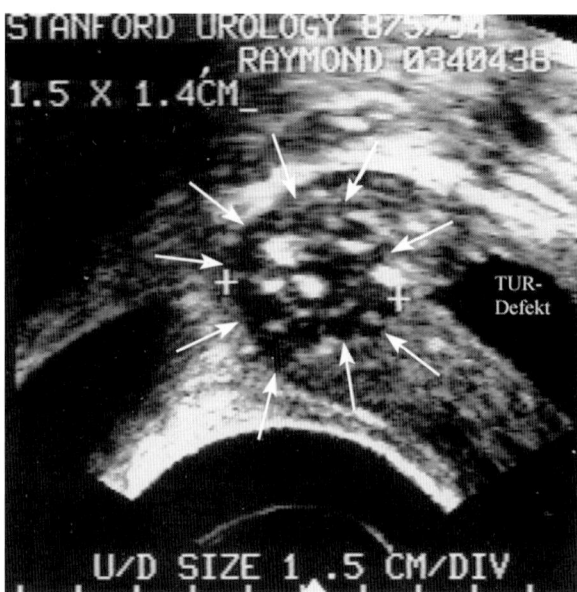

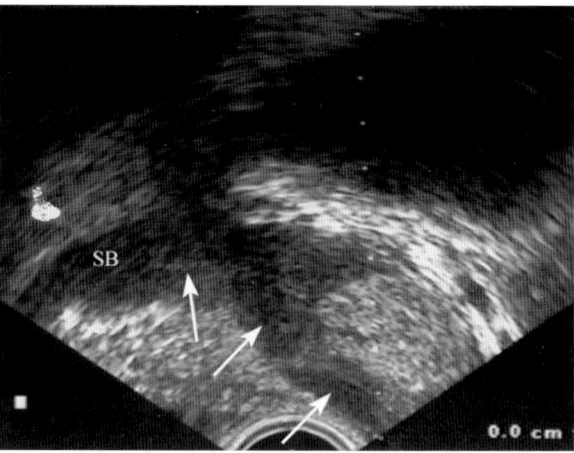

Abb. 3.33. Samenblaseninfiltration rechte Samenblase (*SB*) bei ausgedehntem Prostatakarzinom (hypodenses Areal, *Pfeile*), histologisch gesichert

Abb. 3.31. Gemischt hypo-/hyperdenses Areal, periphere Zone rechts. Stanzbioptisch gesichertes, kribriformes Adenokarzinom, Gleason Grad 3+4. Zusätzlich Gewebedefekt nach transurethraler Resektion der Prostata (*TUR*)

in der präoperativen TRUS als auch in der Prostatakarte (erstellt nach radikaler Prostatektomie und histologischer Aufarbeitung in 3 mm-Großflächenschnitten).

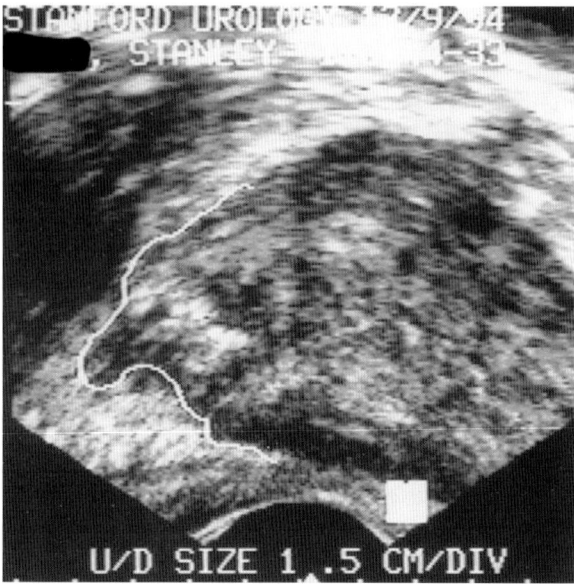

Abb. 3.32. Ausgedehntes, extraprostatisch wachsendes Prostatakarzinom, Gleason Grad 4+3, stanzbioptisch gesichert

Karzinome der Übergangszone sind klinisch durch höhere PSA-Serumwerte bei unauffälligem Tastbefund gekennzeichnet; ihre sonographische Darstellung ist durch eine physiologische Inhomogenität (BPH-Knoten, Prostatolithiasis) der Übergangszone bei Vorliegen einer BPH schwierig. Abbildung 3.34 a – c zeigt das seltene Vorliegen eines ausschließlichen Übergangszonenkarzinoms sowohl

■ **Ultraschallgesteuerte Prostatabiopsie.** Eine ultraschallgesteuerte Prostatabiopsie ist bei erhöhtem PSA-Serumwert und/oder bei abnormalem rektalen Tastbefund der Prostata indiziert. Hierzu wird in der Regel eine Biopsiepistole mit einer 18 gg.-Biopsienadel verwendet. Zur Vermeidung einer akuten, bakteriellen Prostatitis ist eine suffiziente perioperative antibiotische Behandlung erforderlich, worunter die Infektionsrate bei < 1 % liegt. Die ultraschallgesteuerte Prostatabiopsie hat die gerichtete, unter digitaler Kontrolle durchgeführte Biopsietechnik abgelöst.

Durch 6 systematische Prostatabiopsien aus dem Apex, der Mitte und der Basis beidseits kann eine weitgehend sichere Aussage über Vorliegen signifikanten Tumorvolumina gemacht werden. Weiterführende Untersuchungen haben jedoch gezeigt, dass bei einer zweiten Serie von 6 systematischen Biopsien nach negativer erster Serie noch in 19 % ein klinisch signifikantes Prostatakarzinom gefunden wurde. Die intensiven Bestrebungen, ein Prostatakarzinom in kurablem Stadium zu entdecken, haben zu einem Anstieg der Biopsien/Serie geführt, und zwar z. T. soweit, dass die Rate entdeckter Karzinome die Prävalenz des Prostatakarzinoms (etwa 40 %) erreicht. Diese Bestrebungen sind kritisch zu bewerten, da somit auch klinisch nicht signifikante Karzinome (Karzinome, die den Mann zu Lebzeiten nicht beeinträchtigen) entdeckt werden, die vermutlich keiner Therapie bedürfen. Standard ist z. Z. die Durchführung von 6 – 10 systematischen, lateral und medial gerichteten Prostatabiopsien (Abb. 3.35).

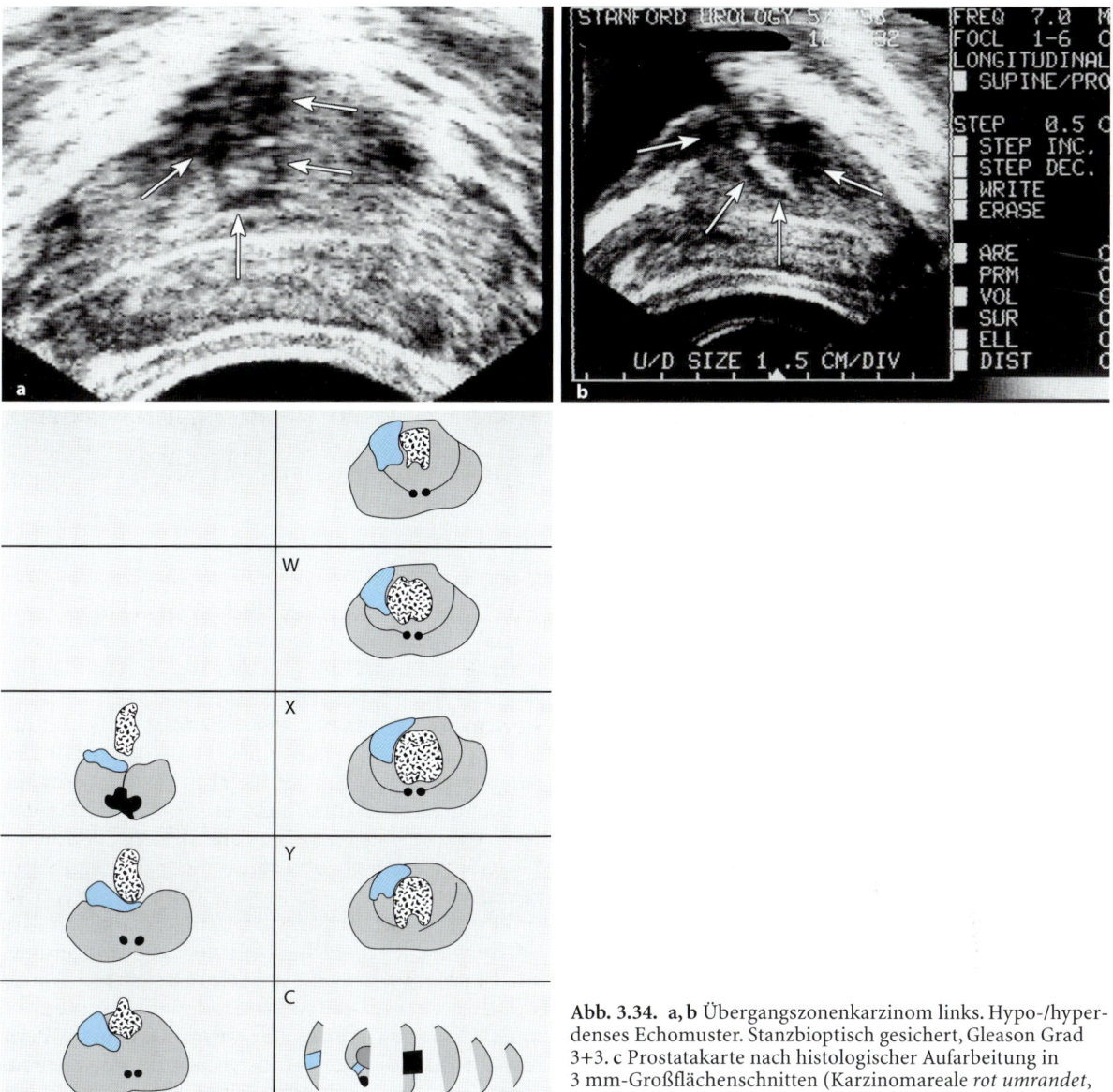

Abb. 3.34. a, b Übergangszonenkarzinom links. Hypo-/hyperdenses Echomuster. Stanzbioptisch gesichert, Gleason Grad 3+3. **c** Prostatakarte nach histologischer Aufarbeitung in 3 mm-Großflächenschnitten (Karzinomareale *rot umrandet*, Harnröhre *schraffiert*)

Liegt der klinische Verdacht eines Übergangszonenkarzinoms vor, sind Biopsien aus diesem Areal indiziert. Ein Tumornachweis dieser ventral gelegen Tumoren ist durch die konventionelle Technik der Stanzbiopsien oft nicht möglich. Hierzu wird die Biopsienadel zunächst manuell durch die periphere Zone an die Grenze der Übergangszone gestoßen und dann ausgelöst. Je nach Größe der Übergangszone werden 2 oder 4 Proben aus beiden Lappen der Prostata entnommen.

■ **Endorektale Magnetresonanztomographie des Prostatakarzinoms.** Das Signalverhalten und der Nachweis des Prostatakarzinoms hängen von der Lokalisation des Tumors und der Art der gewählten MR-Sequenz

ab. Im T1-gewichteten Bild weisen Karzinome eine äquivalente oder etwas geringere Signalintensität im Vergleich zum normalen Drüsengewebe auf. Als typischer Befund im T2-gewichteten Bild demarkieren sie sich als signalarme Areale innerhalb der signalreichen peripheren Zone. Die niedrigen Signalintensitäten des Prostatakarzinoms sind dabei auf den sehr eng gelagerten Anteil zellulärer Elemente mit nur geringer Kapazität von Mucin oder Flüssigkeit zurückzuführen.

Die Bestimmung der intraglandulären Tumorgröße kann insbesondere bei Vorliegen einer vorwiegend stromalen BPH Schwierigkeiten bereiten, da für beide Entitäten annähernd vergleichbare Signalintensitäten vorliegen können. Der Beurteilung weite-

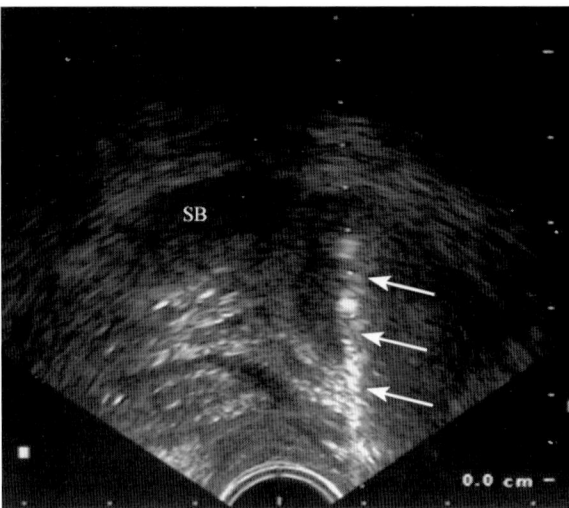

Abb. 3.35. Prostatabiopsie im Bereich der Prostatabasis (longitudinaler Schnitt). Darstellung der Biopsienadel (*Pfeile*) entlang voreingestellter Punktionslinie (*Sb* Samenblase)

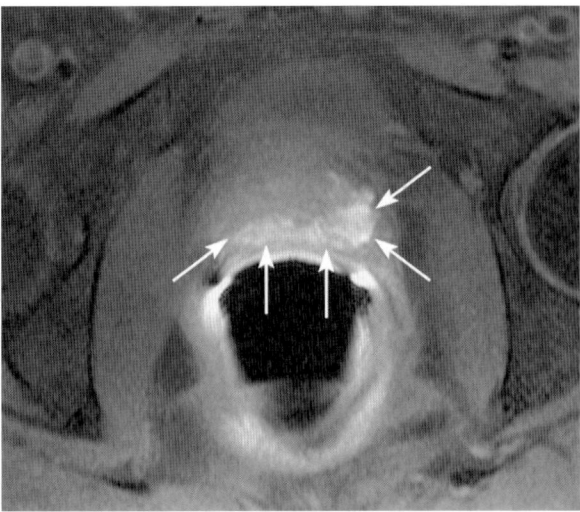

Abb. 3.37. Postbioptische Einblutungen. Axiale MRT, T1-gewichtet nativ

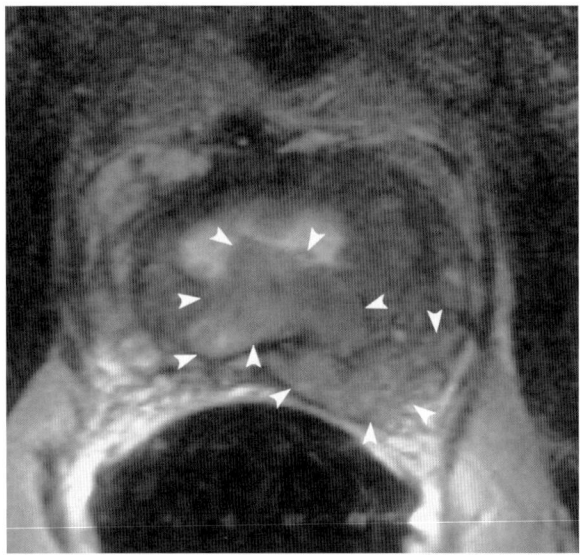

Abb. 3.36. Transitionalkarzinom. Axiale MRT, T2-gewichtet. Zustand nach TURP, ausgedehnter homogen imponierender Tumor mit extraprostatischer Infiltration links und breiter Kontaktfläche zur prostatischen Urethra

rer in den zentralen Drüsenabschnitten lokalisierter Karzinomherde sind somit Grenzen gesetzt.

Karzinome, die von der Übergangszone ausgehen, werden als *Transitionalkarzinome* bezeichnet. Zum Zeitpunkt der Diagnose sind sie meist relativ groß, da sie der initialen Palpation entgehen können. Ihre Signalcharakteristik entspricht der des in der peripheren Zone entstehenden Karzinoms und weist meist ein homogen niedriges Signal im T2-gewichteten Bild auf (Abb. 3.36).

Die fehlende karzinomspezifische Signalintensität schließt die MRT als Screeningverfahren aus. Die Diagnose des Prostatakarzinoms erfolgt in der MRT ausschließlich anhand der Lokalisation, d.h. des Nachweises eines signalarmen Fokus innerhalb der peripheren Zone. Bei klinischem Verdacht auf ein Prostatakarzinom mit unklarem Palpationsbefund und negativer Sonographie kann die MRT in Einzelfällen zur Festlegung des Biopsieortes herangezogen werden.

Bei der Bildinterpretation müssen insbesondere postbioptische Signalalterationen (Einblutungen) berücksichtigt werden. T2-gewichtet lassen sie sich als signalreiche Foci darstellen und können eine normale, intakte periphere Zone vortäuschen. In Zweifelsfällen ist das Ausmaß der Blutung bei unklarem Befund im T2-gewichteten Bild anhand des T1-gewichteten Bildes abzuschätzen (Abb. 3.37). Eine ähnliche Situation kann bei Einblutung in die Samenblasen beobachtet werden. Des Weiteren ist im T1-gewichteten Bild eine Signalabnahme des periprostatischen Gewebes durch ein begleitendes Ödem nicht als Tumorinfiltration fehl zu interpretieren. Da diese Areale aus der Beurteilung herausgenommen werden müssen, empfiehlt sich die Untersuchung vor oder erst 6 Wochen nach Biopsie.

Für die Beurteilung der *lokalen Tumorausbreitung* sind verschiedene, auch bei der Untersuchung anderer Organregionen gültige Kriterien wie die Abgrenzung der normalen Organkontur, eine intakte Organkapsel, Signalalterationen des peritumorösen Gewebes und die Abgrenzung zu umliegenden Organen zu berücksichtigen. Erste Barriere zwischen organbegrenztem Wachstum und extraprostatischer

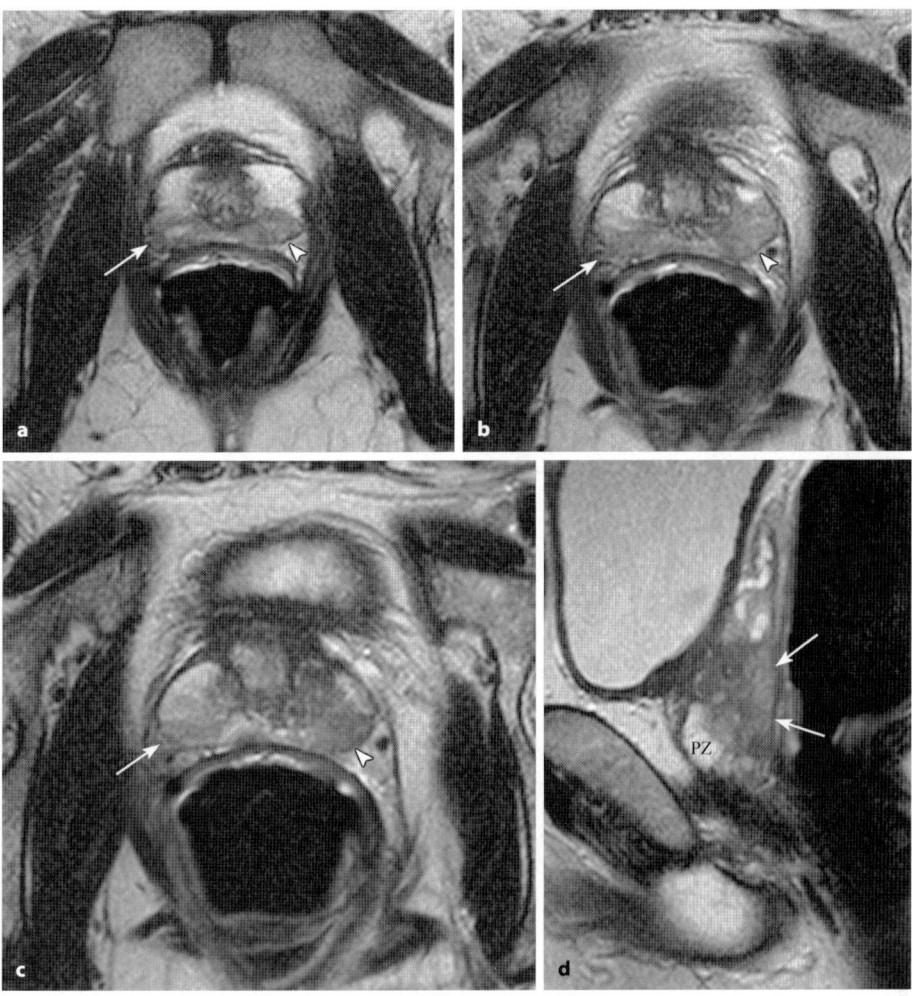

Abb. 3.38 a – d. Multifokales Prostatakarzinom T3a. **a – c** Axiale MRT, T2-gewichtet. Erhaltene Prostatakapsel (*Pfeilspitze*), transkapsuläre Tumorausbreitung (*Pfeil*). **d** Sagittale MRT, T2-gewichtet. Signalverlust der peripheren Zone durch Tumor (*Pfeile*) normale Periphere Zone (*PZ*)

Tumorausbreitung ist die Prostatakapsel. Falsch-positive Ergebnisse bei der Abgrenzung der Tumor-stadien T2 und T3 in der konventionellen MRT be-ruhen auf der nur unzureichenden Trennung zwi-schen Tumorgewebe und Organkapsel, die durch den Einsatz der endorektalen MRT deutlich reduziert werden konnten. Für eine Beteiligung der Pros-tatakapsel gelten nach Outwater et al. (1994) ver-schiedene Kriterien: Hierzu zählen eine plateauartige Konfiguration, eine Retraktion und eine Verdickung bzw. Vorwölbung der Prostatakapsel als *indirekte* Hinweise für eine Kapselinfiltration; streifenförmige Ausläufer und Gewebe tumoräquivalenter Signalin-tensität außerhalb der normalen Organkontur gelten hingegen als direkte Zeichen für organüberschreiten-des Wachstum (Abb. 3.38 a – d, Abb. 3.39 a, b; Abb. 3.40). Die Tumorausbreitung beim Prostatakarzinom erfolgt dabei nicht willkürlich, sondern entlang der die Kapsel penetrierenden Nervenfasern unter Ein-beziehung des neurovaskulären Bündels (Villers et al. 1989b). Bei kleinen, solitären organbegrenzten Tu-moren wird von einigen Operateuren eine nerv-erhaltende Prostatektomie durchgeführt. Die MRT erlaubt hier die exakte Darstellung der operativ zu er-haltenden kontralateralen Seite durch Darstellung der unauffälligen peripheren Zone, der Prostatakap-sel und des neurovaskulären Bündels im mittleren/ basisnahen Abschnitt.

Die MRT ist anderen bildgebenden Verfahren wie CT und transrektaler Sonographie im Nachweis von *Samenblaseninfiltrationen* überlegen, da sie bereits eine frühzeitige Tumorinvasion erfasst. Bevor Än-derungen bezüglich der Organkonfiguration und -größe darstellbar sind, zeigt sich im Falle einer Tumorinfiltration eine ein- oder beidseitige Signal-abnahme der betroffenen Samenblase im T2-gewich-

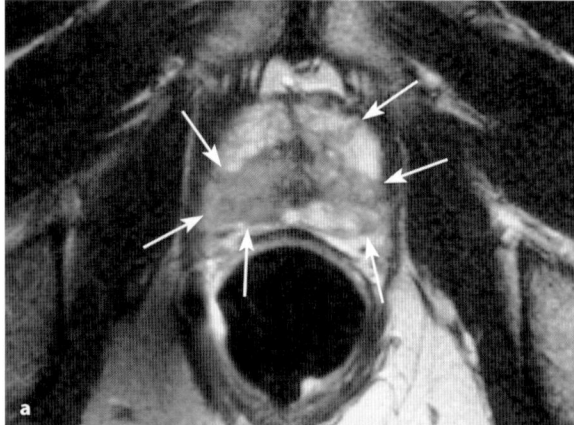

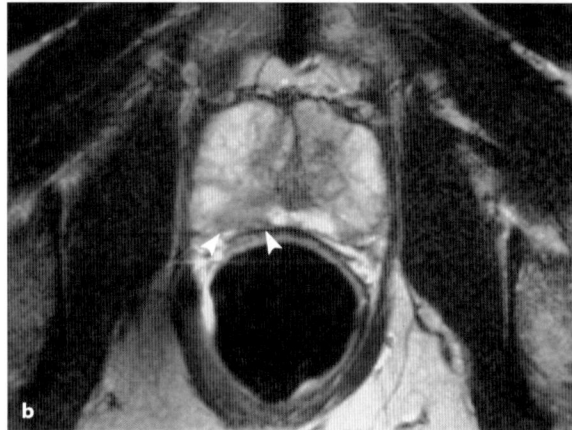

Abb. 3.39 a, b. Multifokales Prostatakarzinom T3a. Axiale MRT, T2-gewichtet

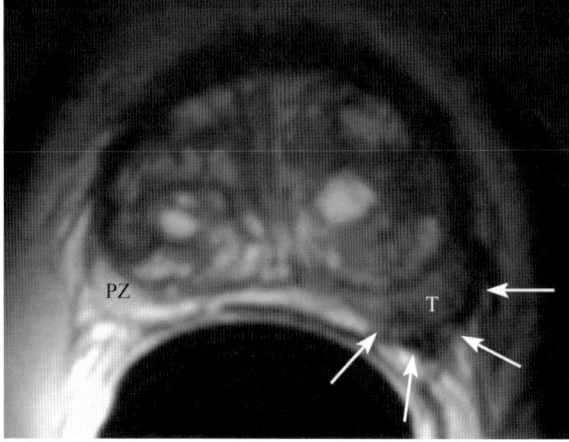

Abb. 3.40. Prostatakarzinom T3a. Axiale MRT, T2-gewichtet. Signalarmer Tumor (*T*) in der linksseitigen dorsobasalen peripheren Zone mit breitflächiger, transkapsulärer Tumorinfiltration (*Pfeile*). Ausgedehnte, gemischtförmige, teils zystische benigne Prostatahyperplasie

teten Bild mit Zerstörung des normalerweise lobulierten Drüsenaufbaus. Dabei können 2 unterschiedliche Infiltrationswege beobachtet werden: direkt per continuitatem entlang des Colliculus seminalis oder bei breitflächiger, extrakapsulärer Infiltration entlang der äußeren Organkontur in die Samenblase. Für eine sichere Diagnostik ist eine Untersuchung in 2 Ebenen unabdingbar (Abb. 3.41 a, b; Abb. 3.42 a–e). Dabei ermöglicht eine Angulierung der Schichtebene parallel zur Längsachse der Samenblasen die simultane Darstellung der tumorbefallenen Anteile der peripheren Zone und der Samenblasen.

Bei Tumoren im *Stadium T4* handelt es sich per definitionem um fixierte Prozesse mit Infiltration in die Nachbarorgane wie z.B. die Harnblase oder das Rektum. Während die T2-gewichteten Sequenzen primär zur Lokalisation des Prostatakarzinoms und zur Beurteilung der direkt benachbarten Strukturen herangezogen werden, wird die Notwendigkeit von T1-gewichteten Untersuchungen nach Kontrastmittelgabe bei der Abklärung einer Organinfiltration, wie bereits bei Harnblasenkarzinomen beschrieben (Nicolas et al. 1990), deutlich. Im T2-gewichteten Bild zeigt sich im Falle einer Harnblaseninfiltration eine Unterbrechung der signalarm dargestellten Harnblasenwand mit gutem Kontrast zum signalreichen Urin. Analog ist eine Infiltration des Rektums an einer Unterbrechung der Denonviellier-Faszie und einer Signalanhebung der normalerweise mit niedriger Signalintensität dargestellten Rektummuskulatur erkennbar. In Einzelfällen kann im T1-gewichteten Bild nach Kontrastmittelgabe besser zwischen Tumor und Blasen- bzw. Rektumwand differenziert werden (Abb. 3.43 a–d).

Über die Wertigkeit der MRT bei der Stadieneinteilung des Prostatakarzinoms liegen zahlreiche Studien vor. Dabei zeigt sich eine deutliche Überlegenheit der endorektalen MRT gegenüber Untersuchungen mit der Körperspule. Allerdings müssen beim Vergleich der Ergebnisse verschiedene Parameter berücksichtigt werden. Hierzu zählen insbesondere die angewandte Untersuchungstechnik, die Bildqualität und nicht unwesentlich die Erfahrung der Untersucher. Die Ergebnisse hinsichtlich der lokalen Tumorausbreitung (organbegrenzt, Kapselpenetration) variieren zwischen 55 und 91 %. Als Ursachen sind neben den oben genannten Parametern die fehlende Signalspezifität des Tumors, eine unterschiedliche Tumorgröße und die Ausdehnung der Kapselinfiltration bzw. -penetration zu nennen. Die Sensitivität der MRT im Nachweis einer Samenblasenbeteiligung liegt bei 90–95 % mit einer Spezifität von bis zu 90 % (Engelbrecht et al. 2002; Heuck et al. 2003; Langlotz et al. 1995; Nicolas et al. 1994, 1995; Tempany 1994). Ob durch die dynamische kontrastmittelverstärkte MRT neben einer möglichen Gewebecharakterisie-

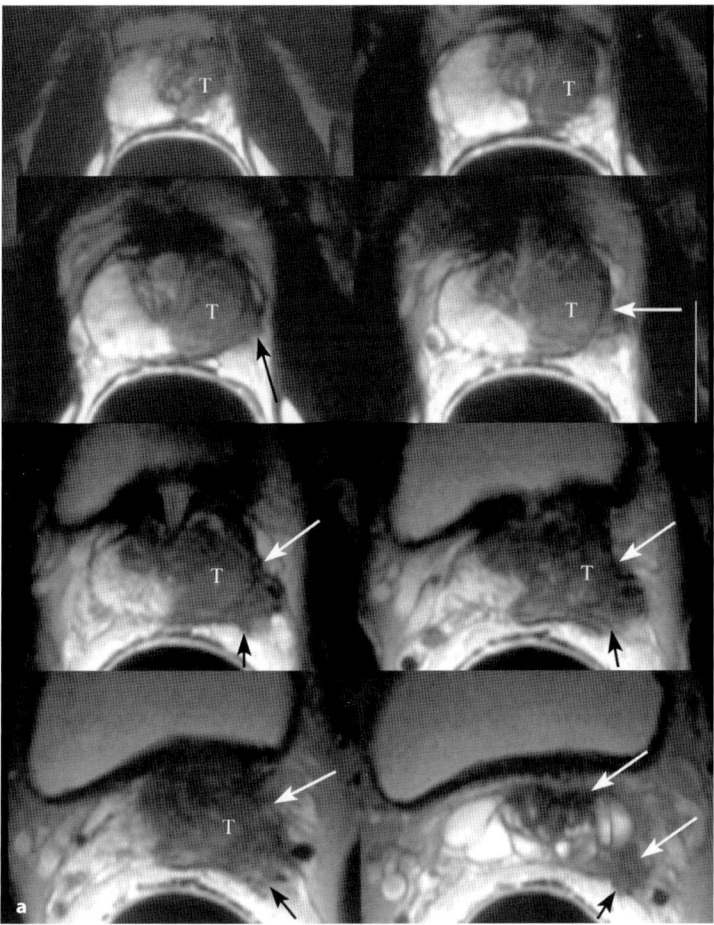

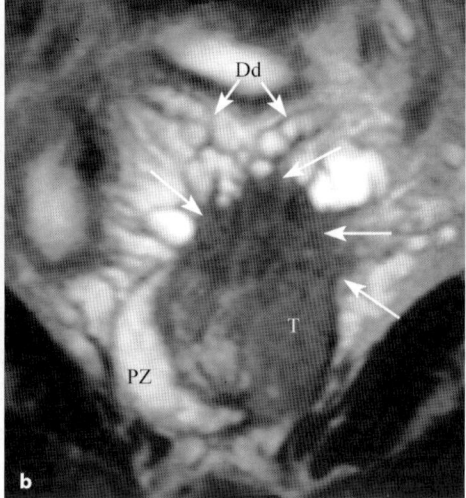

Abb. 3.41 a, b. Prostatakarzinom T3b. Ausgedehntes, linksseitiges Prostatakarzinom mit Samenblaseninfiltration. **a** Axiale MRT, T2-gewichtet, **b** koronare MRT, T2-gewichtet (*T* Tumor, *PZ* periphere Zone, *Dd* Ductus deferentes)

rung zusätzlich eine Verbesserung des lokalen Stagings insbesondere in der Differenzierung zwischen T2- und T3-Tumoren gelingt, bleibt zum jetzigen Zeitpunkt noch offen (Kiessling et al. 2003).

■ **(¹H-)Magnetresonanzspektroskopie des Prostatakarzinoms.** Bei der klinischen Anwendung erfolgt die Unterscheidung von gesundem Prostatagewebe und Prostatakarzinom durch die MRS bevorzugt über das (Cholin+Kreatin-)/Zitrat(CK/Z)-Verhältnis, da eine unmittelbare Quantifizierung der Flächen unter den Signalbeiträgen einzelner Stoffwechselprodukte nicht möglich ist (Costello et al. 1999; Kurhanewicz et al. 1996 a).

Der Vergleich von MR-Spektren aus der peripheren Zone der Prostata (Entstehungsort von ca. 70–75 % der Prostatakarzinome, Maßmann et al. 2003) ergibt, dass das CK/Z-Verhältnis bei bis zu 96 % der Prostatakarzinome mehr als 3 Standardabweichungen über dem Durchschnittswert in gesundem Prostatagewebe liegt (Heerschap et al. 1997; Kim et al. 1998; Kurhanewicz et al. 1996 a; Mueller-Lisse et al.

2001 a). Unabhängig von der Erfahrung des Radiologen mit der Prostata-MRT verbessert sich durch Kombination mit der mehrdimensionalen MRS die Treffgenauigkeit beim Sextanten-bezogenen Nachweis oder Ausschluss eines Prostatakarzinoms statistisch signifikant um etwa 10 %. Der positive Vorhersagewert der kombinierten MRT und mehrdimensionalen MRS (beide bei Verdacht auf Prostatakarzinom) liegt bei 89–92 %. Der negative Vorhersagewert der kombinierten MRT und 3D-MRS (beide ohne Anhalt für Prostatakarzinom) liegt bei 74–82 % (n = 53 Patienten, Scheidler et al. 1999; Abb. 3.44 a–d, Abb. 3.45).

Bei der Tumorlokalisation in einem Sextanten der Prostata sind MRT und mehrdimensionale MRS zusammen der Stanzbiopsie besonders im Bereich der Prostataapex überlegen (n = 47 Patienten, Wefer et al. 2000). Bei Patienten mit Prostataeinblutungen nach Biopsie verbessert die Kombination der MRS mit der MRT die Spezifität von 26 auf 66 % und die Treffgenauigkeit von 52 auf 75 % (n = 49 Patienten, Kaji et al. 1998).

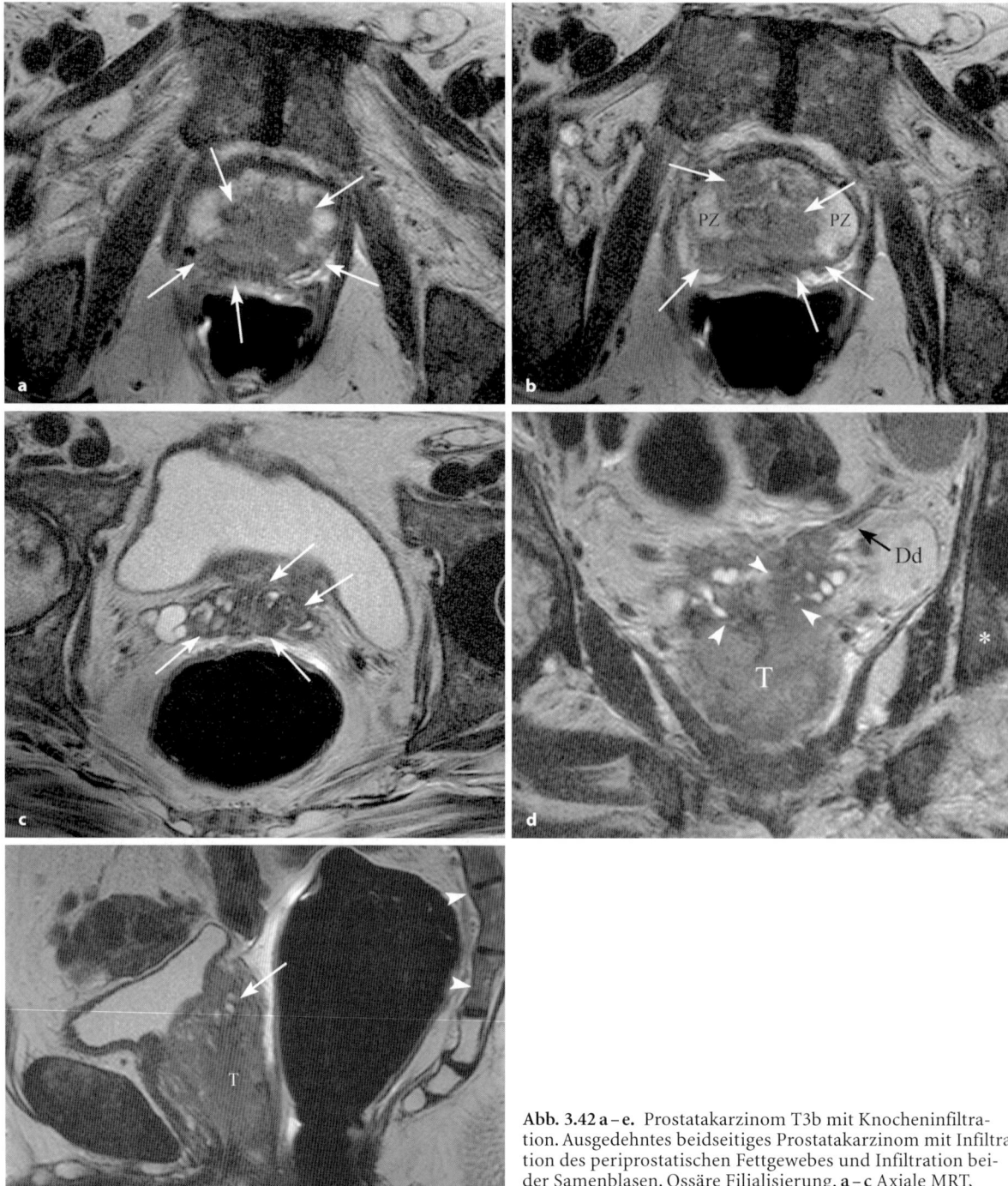

Abb. 3.42 a – e. Prostatakarzinom T3b mit Knocheninfiltration. Ausgedehntes beidseitiges Prostatakarzinom mit Infiltration des periprostatischen Fettgewebes und Infiltration beider Samenblasen. Ossäre Filialisierung. **a – c** Axiale MRT, T2-gewichtet, **d** koronare MRT, T2-gewichtet, **e** sagittale MRT, T2-gewichtet

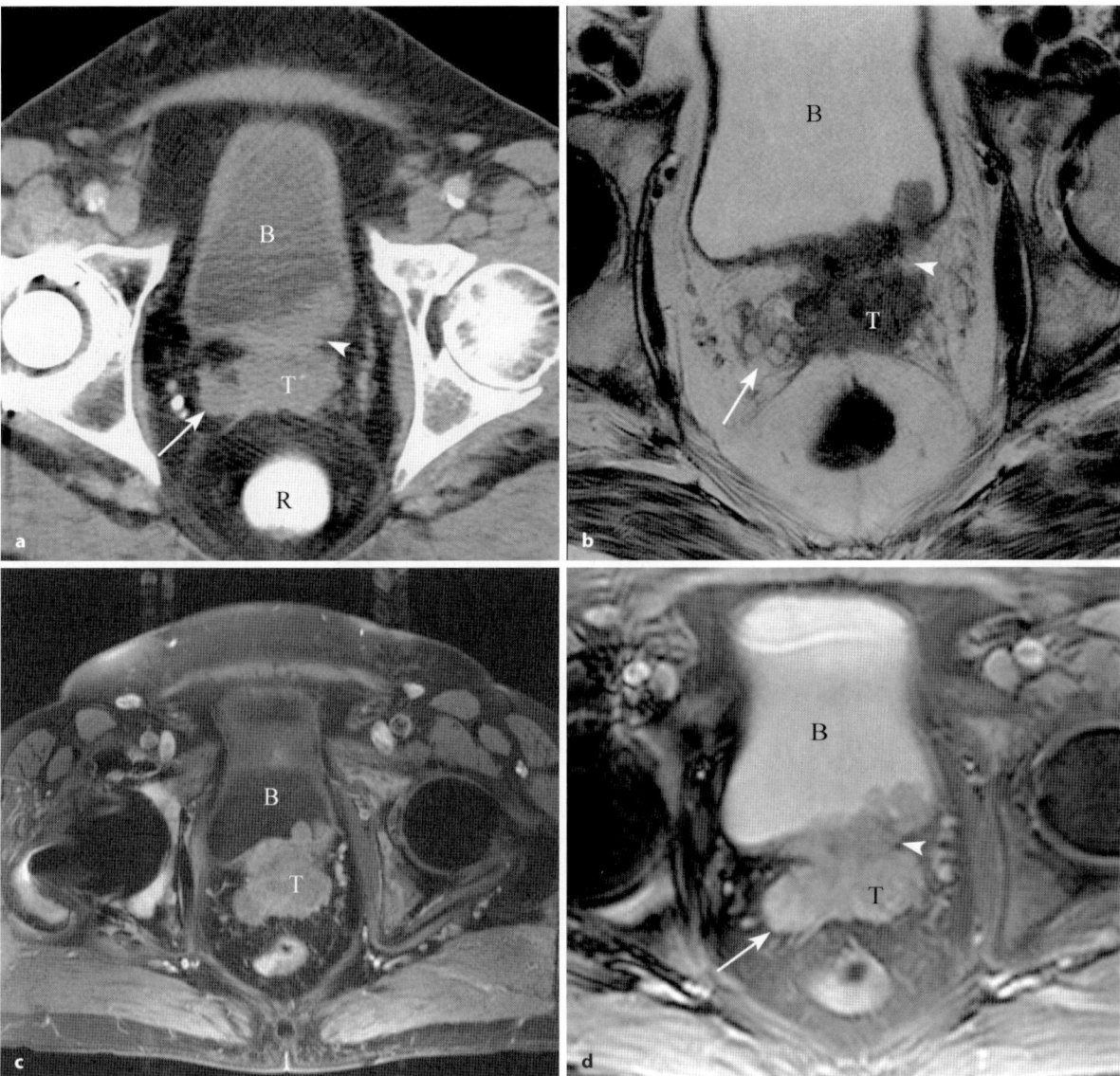

Abb. 3.43 a–d. Prostatakarzinom Stadium T4, klinisch Hämaturie. **a** CT nach Kontrastmittel. Breitbasige Raumforderung entlang der Blasenhinterwand mit verplumpter linker Samenblase. **b** Axiale MRT, T2-gewichtet. Signalarmer Tumor mit breitflächigem Kontakt zur Blasenhinterwand und intraluminalem Tumorwachstum. Aufgehobener Harnblasen-Samenblasen-Winkel (*Pfeilspitze*). Infiltration der linken und partiell rechten Samenblase (*Pfeil*). **c** Axiale MRT, T1-gewichtet, FSE Kontrastmittelgabe. Signalreiche Darstellung des Tumors im Vergleich zur nichtinfiltrierten Blasenwand. **d** Axiale TRUFI nach Kontrastmittelgabe. Schlechtere Abgrenzung des Tumors von der normalen Blasenwand und fehlende Differenzierung der noch erhaltenen Samenblasenanteile rechts

Der Ausschluss eines kapselüberschreitenden Tumorwachstums gelingt bei der MRT der Prostata mit einer Spezifität von bis zu 95%, die Sensitivität ist mit 17–54% jedoch mäßig. Mit zunehmender Zahl von tumorverdächtigen MR-Spektren in der peripheren Zone der Prostata steigt die Wahrscheinlichkeit eines kapselüberschreitenden Tumorwachstums jedoch deutlich an; das Erkennen eines organüberschreitenden PCA-Wachstums wird statistisch signifikant um 8–13% verbessert (n = 53 Patienten, Yu et al. 1999).

Bei der Abschätzung von Tumorvolumina oberhalb einer Mindestgröße von 0,5 cm³ sind die mehrdimensionale MRS und die kombinierte MRT und MRS der MRT allein überlegen (n = 37 Patienten, Coakley et al. 2002). Im pathologischen Bereich oberhalb von 3 Standardabweichungen über dem Durchschnitt in gesundem Prostatagewebe zeigt das CK/Z-Verhältnis eine erhebliche Spannbreite (Heerschap et al. 1997; Kurhanewicz et al. 1996 a; Mueller-Lisse et al. 2001 a). Erste Untersuchungen zeigen,

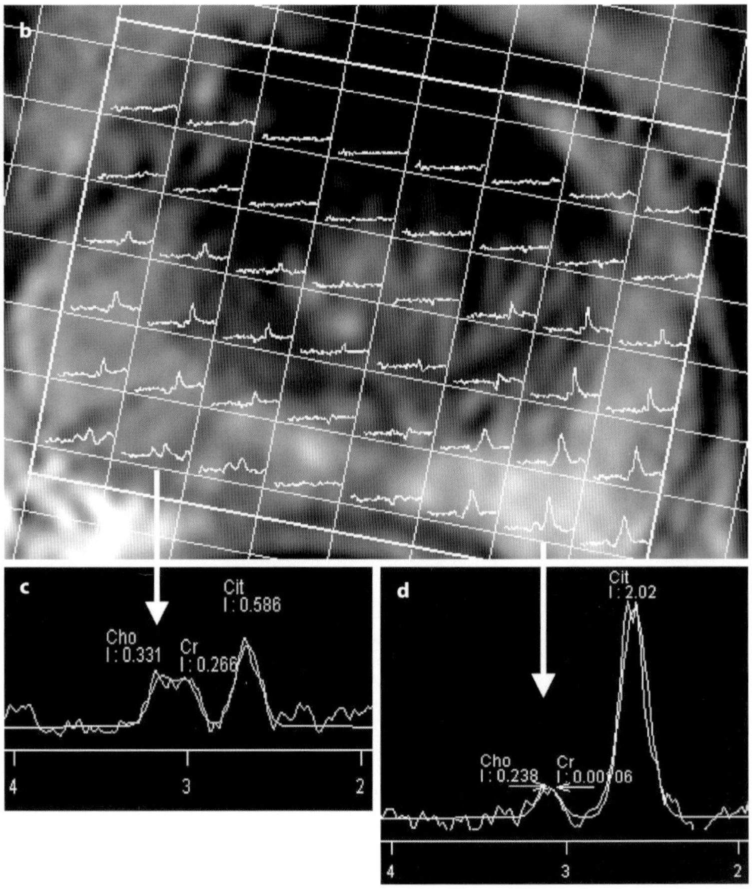

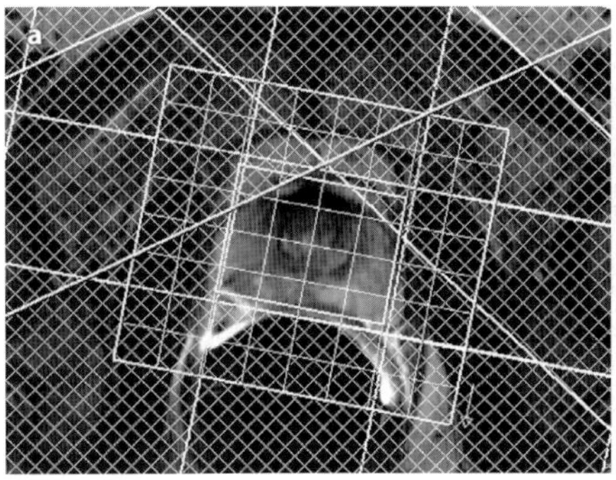

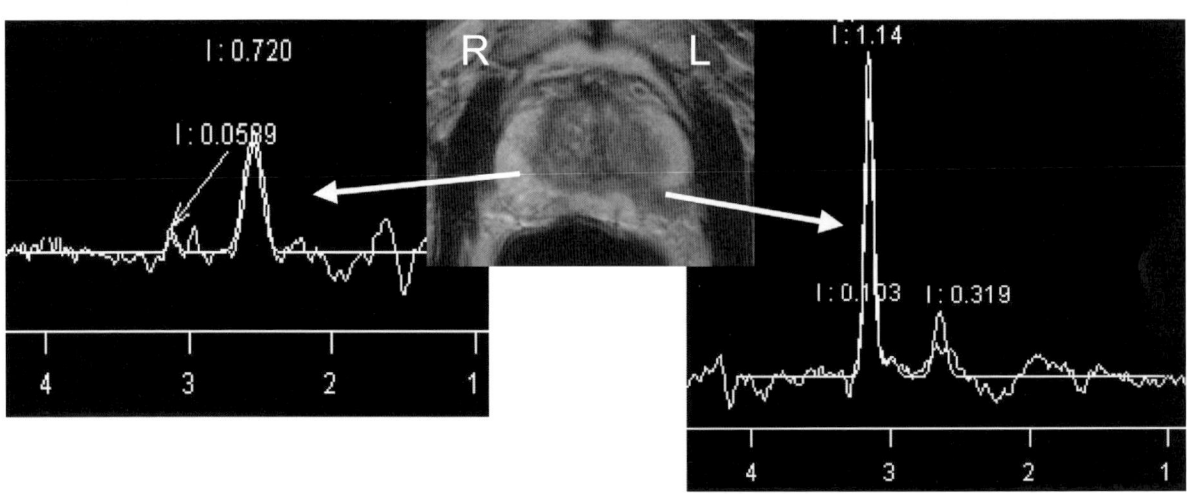

Abb. 3.44 a–d. Kombinierte MRT und 3D-MRS der Prostata. **a** T2-gewichtete MRT-Aufnahme mit Gitternetz für die MRS und Sättigungsbalken für die Unterdrük-kung von extraprostatischen Signalen. **b** Ausschnittsvergrößerung mit Darstellung von MR-Spektren in Projektion auf die T2-gewichtete Aufnahme. Einzelspektren aus der peripheren Zone der Prostata zeigen **c** karzinomverdächtige Areale bzw. **d** unauffällige Areale

Abb. 3.45. Kombinierte MRT und 3D-MRS (3D-CSI-SE-Sequenz, TR/TE 1.050/130 ms). *Mitte*: axiale, T2-gewichtete Turbo-SE-MRT-Aufnahme in Prostatamitte mit unauffälliger peripherer Zone rechts und tumorsuspektem Areal in der peripheren Zone links. Die MRS-Ergebnisse bestätigen den Befund: *rechts* Spektrum mit hohem Zitratanteil (Integral I: 0,720), geringem Anteil von Cholin und Kreatin (I: 0,059) und einem CK/Z-Verhältnis von 0,082, vereinbar mit gesundem Prostatagewebe in der peripheren Zone. *Links* Spektrum mit geringem Zitratanteil (Integral I: 0,319), hohem Anteil von Cholin und relativ wenig Kreatin (I: 1,140 und I: 0,103) und einem CK/Z-Verhältnis von 3,897, vereinbar mit Prostatakar-zinom in der peripheren Zone

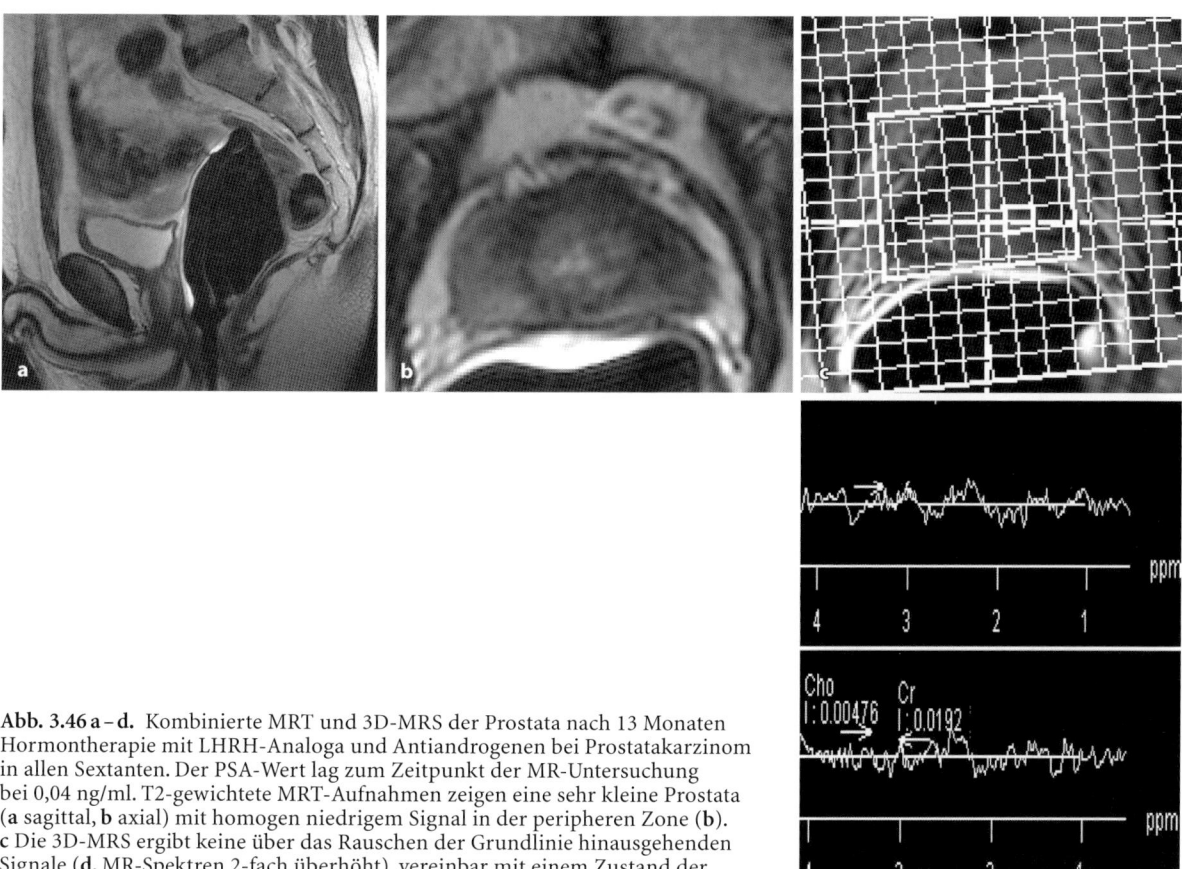

Abb. 3.46 a–d. Kombinierte MRT und 3D-MRS der Prostata nach 13 Monaten Hormontherapie mit LHRH-Analoga und Antiandrogenen bei Prostatakarzinom in allen Sextanten. Der PSA-Wert lag zum Zeitpunkt der MR-Untersuchung bei 0,04 ng/ml. T2-gewichtete MRT-Aufnahmen zeigen eine sehr kleine Prostata (**a** sagittal, **b** axial) mit homogen niedrigem Signal in der peripheren Zone (**b**). **c** Die 3D-MRS ergibt keine über das Rauschen der Grundlinie hinausgehenden Signale (**d**, MR-Spektren 2-fach überhöht), vereinbar mit einem Zustand der metabolischen Atrophie ohne nachweisbare Kennlinien von Metaboliten

dass die Cholin-Konzentration in Prostatakarzinomen mit Abnahme der Tumorzelldifferenzierung zunimmt (Vigneron et al. 1998), sodass die MRS möglicherweise eine Abschätzung der Tumoraggressivität erlaubt.

Neue Untersuchungen belegen, dass die mehrdimensionale MRS in einem in zwei Raumrichtungen angulierten Messvolumen eine noch bessere Abdeckung der Prostata ermöglicht (Roell et al. 2002) und auf ein 3T-Ganzkörper-MR-Untersuchungsgerät übertragen werden kann (Kuroda et al. 2002).

Als nichtinvasives Untersuchungsverfahren eignet sich die MRS grundsätzlich zum Erkennen therapiebedingter Stoffwechselveränderungen an der Prostata, z. B. bei Hormontherapie, Strahlentherapie und Kryotherapie.

Ähnlich wie Zellproliferation, Zellapoptose und Produktion von PSA werden auch Produktion, Akkumulation und Sekretion von Zitrat in der Prostata durch Dihydrotestosteron gesteuert. Hormonentzugstherapien, die entweder die Testosteronproduktion anhalten (Kastration, LHRH-Analoga) oder die Bindungsstellen für Dihydrotestosteron an der Prostata besetzen (Antiandrogene), vermindern

den Zitratgehalt der Prostata (Costello u. Franklin 1991b; Mueller-Lisse et al. 2001a). Dabei nimmt die Konzentration von Zitrat bei zunehmender Dauer der Hormontherapie offenbar früher oder stärker ab als die Konzentration von Cholin, sodass das CK/Z-Verhältnis unter Hormontherapie sowohl in gesundem Gewebe als auch in PCA-Gewebe der peripheren Zone der Prostata zunimmt. Die Unterscheidbarkeit von gesundem Gewebe und Prostatakarzinom anhand des CK/Z-Verhältnisses bleibt jedoch im Grunde erhalten, solange noch Stoffwechselprodukte nachweisbar sind (Abb. 3.46a–d). Liegt die Zitratkonzentration unter Hormontherapie bereits unter der Nachweisgrenze der 1H-MRS, so deutet noch nachweisbares Cholin auf PCA-Gewebe hin (n = 95 Patienten, Mueller-Lisse et al. 2001a). Unter Berücksichtigung der Veränderungen des CK/Z-Verhältnisses bleibt die Treffgenauigkeit der kombinierten MRT und MRS der Prostata wenigstens für die ersten 4 Monate der Hormontherapie erhalten (n = 64 Patienten mit radikaler Prostatektomie nach MRT und 3D/MRSI, davon n = 16 mit neoadjuvanter Hormontherapie, Mueller-Lisse et al. 2001b).

Merke ! Mit Hilfe der kombinierten MRT und MRS der Prostata kann das Ansprechen auf eine Hormontherapie überprüft werden; in Arealen mit Nachweis von Stoffwechselprodukten in der MRS kann im Grunde noch zwischen gesundem Gewebe und Prostatakarzinom unterschieden werden.

Bei lokal begrenzt wachsendem Prostatakarzinom erzielt die Strahlentherapie heute ähnlich günstige Ergebnisse wie die radikale Prostatektomie. Entscheidend für den Therapieerfolg sind eine möglichst hohe Strahlendosis am Zielorgan und eine möglichst geringe Dosis an den benachbarten Organen. Bei der Bestrahlungsplanung mit dem Ziel einer Dosiseskalation in den PCA-Herden gelingt die geometrische Übertragung der Information aus kombinierten MRT- und MRS-Untersuchungen der Prostata auf Ultraschall- und CT-Aufnahmen mit Hilfe relativ einfacher Formeln (DiBiase et al. 2002; Zaider et al. 2000). Dieses Vorgehen eignet sich besonders dann, wenn die kombinierte MRT und MRS einzelne PCA-Herde differenziert. Bei diffus verteilten PCA-Herden ergeben sich jedoch keine Vorteile für die Tumorkontrollwahrscheinlichkeit (TCP) und die Verringerung der durch Strahlentherapie bedingten Morbidität (Zaider et al. 2000). Nach Strahlentherapie ist Zitrat typischerweise nicht mehr im Prostatagewebe nachzuweisen, Dennoch unterscheidet eine Multivariatenanalyse von *In-vitro*-MR-Spektren nach Strahlentherapie klar zwischen Stanzbiopsien mit und ohne histopathologischen PCA-Nachweis (n = 35 Patienten 18–36 Monate nach Strahlentherapie der Prostata, 116 Stanzbiopsien in der MRS mit histopathologischer Kontrolle, Menard et al. 2001). Daher erscheint es immerhin möglich, bei einem Wiederanstieg des PSA-Wertes nach Strahlentherapie („PSA-Versagen") den noch oder wieder aktiven PCA-Herd in der Prostata auch *in vivo* mit Hilfe der kombinierten MRT und MRS zu finden.

Nach fokaler Kryotherapie der Prostata kann die kombinierte MRT und MRS zwischen nekrotischen Gewebearealen im Kryotherapiebereich, gesundem Restgewebe und PCA-Resten bzw. PCA-Rezidiven unterscheiden. Bei Patienten mit PSA-Versagen nach Kryotherapie erkennt die kombinierte MRT und MRS PCA-Herde auch dann, wenn die Stanzbiopsie kein Tumorgewebe erbringt (Kurhanewicz et al. 1996b; Parivar et al. 1996).

Merke ! Insbesondere in Kombination mit der MRT erkennt und lokalisiert die mehrdimensionale 1H-MRS der Prostata Karzinome mit hoher Sensitivität und Spezifität. Grundsätzlich bleibt die Unterscheidbarkeit von gesundem und karzinomatös entartetem Prostatagewebe auch nach Hormontherapie, Strahlentherapie oder Kryotherapie der Prostata erhalten.

Da die kombinierte MRT und MRS der Prostata nichtinvasiv und strahlenfrei und daher an sich beliebig wiederholbar ist, bietet sie sich für die Planung von Biopsien und Therapien der Prostata ebenso an wie für die Kontrolle des Therapieerfolgs. Ein breiterer klinischer Einsatz würde erfordern, dass die bislang nur wenig verbreitete Technologie der kombinierten MRT und MRS der Prostata möglichst vielen Anwendern in einer einfach zu bedienenden und auszuwertenden Weise zugänglich gemacht wird.

Rezidivdiagnostik des Prostatakarzinoms

Die Inzidenz eines PCA-Rezidivs nach radikaler Prostatektomie korreliert stark mit dem präoperiven PSA-Wert, dem histopathologischen Tumorstadium, dem Gleason-Score und dem chirurgischen Absetzungsrand (Catalona u. Smith 1998; Grossfeld et al. 1998; Oyen et al. 1994). Bis zu 50 % der Patienten mit einem präoperativen PSA von > 10 ng/ml oder einem Gleason Score > 7 entwickeln postoperativ innerhalb von 7 Jahren ein Rezidiv (Foster et al. 1993). Bei Patienten im Stadium T3 mit nachgewiesener extrakapsulärer Tumorausbreitung liegt die Rezidivrate bei ca. 35 % (Catalona et al. 1998). In den Fällen, in denen ein positiver Absetzungsrand vorliegt, ist, unabhängig vom Tumorstadium, ein Rezidiv in 25 % der Fälle innerhalb von 5 Jahren zu beobachten (Morton et al. 1991).

Wichtigster Parameter in der Verlaufskontrolle des Prostatakarzinoms nach chirurgischer Therapie, Radiatio oder unter Androgendeprivation ist das PSA. Nach radikaler Prostatektomie liegt das PSA meist unter der Nachweisgrenze bzw. bei Werten < 0,4 ng/ml.

Der Nachweis eines vormals nicht nachweisbaren bzw. ein Anstieg eines über längere Zeit konstant niedrigen PSA-Wertes spricht für verbliebenes Prostatarestgewebe, ein Rezidiv oder eine Metastasierung.

Tumorrezidive nach radikaler Prostatektomie entstehen in enger Nachbarschaft zum Resektionsgebiet („positive margin") insbesondere im Bereich der Apex und der vesikourethralen Anastomose. Der digitalen rektalen Untersuchung kommt in der Rezidivdiagnostik nur eine untergeordnete Bedeutung zu. Zum einen muss ein minimales, detektierbares und auch palpatorisch zugängliches Volumen vorhanden sein, zum anderen ist die Anatomie des kleinen Beckens durch die vorausgegangene Operation meist so alteriert, dass eine Differenzierung zwischen postoperativem Narbengewebe und Rezidivtumor nicht vorgenommen werden kann (Goldenberg et al. 1992; Lightner et al. 1990). Nach Radiatio limitiert

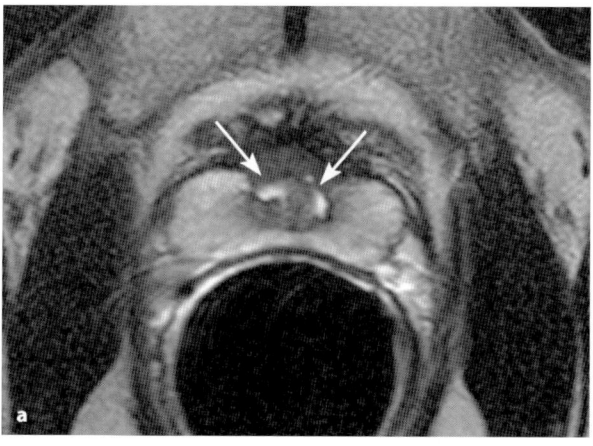

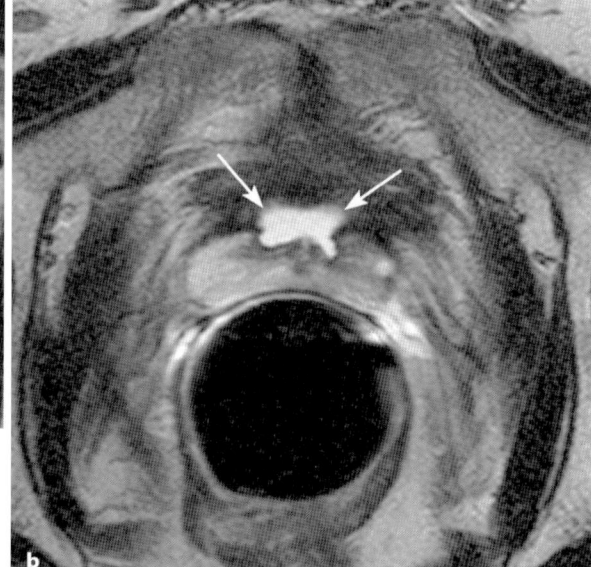

Abb. 3.47 a, b. Zustand nach TURP. Axiale MRT. Normales Signal der peripheren Zone. Erweiterung **a** der prostatischen Harnröhre und **b** des Blasenhalses

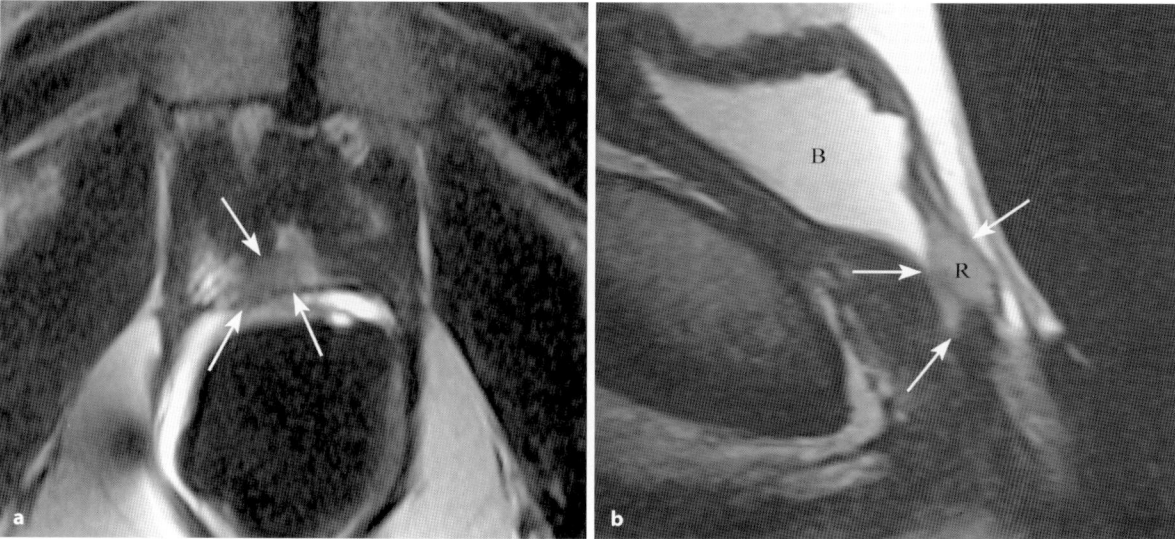

Abb. 3.48 a, b. Prostatakarzinomrezidiv nach radikaler Prostatektomie. **a** Axiale MRT, T2-gewichtet, **b** sagittale MRT, T2-gewichtet. Tumorrezidiv (*R*) an der apexnahen Absetzungsstelle

zudem das meist kleine, geschrumpfte und fibrös umgewandelte Organ eine Unterscheidung zwischen malignem und benignem Gewebe.

Nach der rektalen Palpation gilt die transrektale Sonographie als bildgebendes Verfahren der ersten Wahl, deren Bedeutung sich insbesondere aus der Kombination mit der gezielten Biopsie ableitet. Die vesikourethrale Anastomose stellt sich in der Sonographie als echoreiche, homogene und glatt abgrenzbare Ringstruktur dar. Rezidive erscheinen als echoarme Formationen entlang der Anastomose zwi-

schen Harnblase und Urethra. In 30 % sind sie jedoch isoechogen zum angrenzenden Gewebe und somit schwerer zu detektieren. Bei Zustand nach radikaler Prostatektomie sieht man im longitudinalen Schnitt den trichterförmigen Blasenhals (vgl. Abb. 3.29 a, b). Gelegentlich lässt sich in diesem Bereich ein Lokalrezidiv bioptisch nachweisen.

Noch problematischer ist die Rezidivdiagnostik nach Radiatio und Kryochirurgie durch Fibrosen mit gemischtförmigem Reflexmuster und nur unzureichender Gewebecharakterisierung. Die CT ist zum

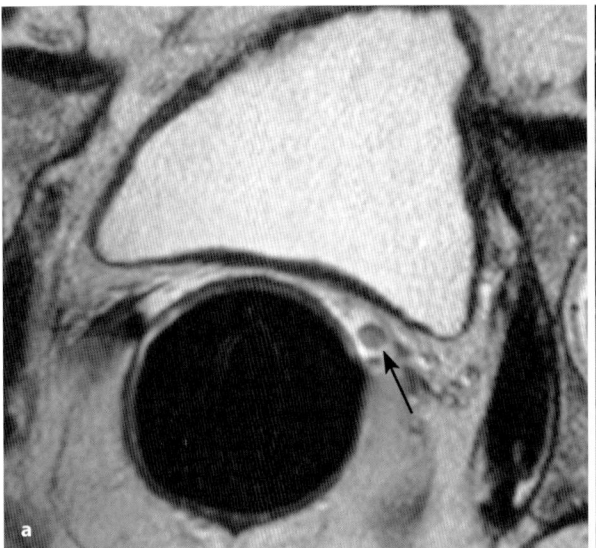

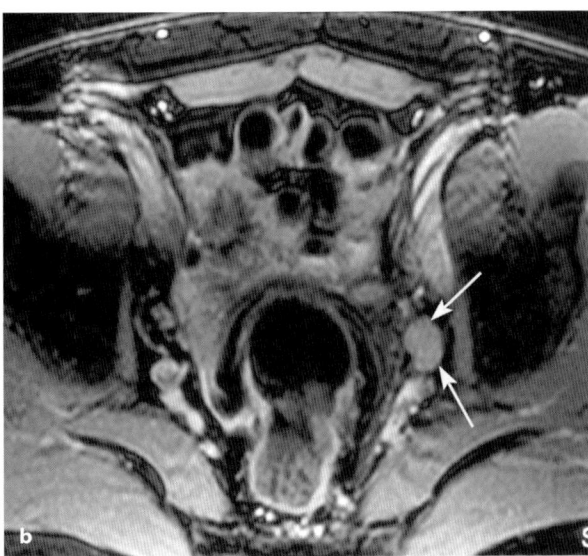

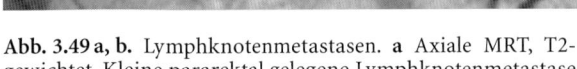

Abb. 3.49 a, b. Lymphknotenmetastasen. **a** Axiale MRT, T2-gewichtet. Kleine pararektal gelegene Lymphknotenmetastase nach radikaler Prostatektomie. **b** Axiale TRUFI: große links-seitige Lymphknotenmetastase bei Prostatakarzinom T3b

Nachweis lokoregionärer Rezidive nicht geeignet. Aufgrund der vergleichbaren Dichtewerte zwischen Rezidivgewebe, vesikourthraler Anastomose und angrenzendem Muskelgewebe ist weder in der Nativuntersuchung noch nach i. v. Kontrastmittelgabe eine verlässliche Differenzierung möglich. Dies betrifft ebenso die Diagnostik nach Radiatio und Androgendeprivation.

Die magnetresonanztomographische Rezidivdiagnostik setzt auch zum Nachweis kleinerer Befunde den Einsatz endorektaler oder hochauflösender Oberflächenspulen voraus. Neben einer detaillierten Darstellung der Prostataloge unter Einschluss der ehemaligen Samenblasenregion sollte insbesondere die vesikourethrale Anastomose dünnschichtig und ggf. in mehreren Ebenen dargestellt werden (Abb. 3.47 a, b; Abb. 3.48 a, b). Tumorrezidive weisen im Vergleich zu der im T2-gewichteten Bild signalarm dargestellten Muskulatur erhöhte Signalintensitäten auf und lassen sich anhand der Asymmetrie im Vergleich zur Gegenseite meist eindeutig zuordnen. Bei negativem Palpationsbefund und unauffälligem transrektalen Ultraschall kann die MRT zur Festlegung des Biopsieortes hilfreich sein.

Ein weiterer Vorteil der MRT insbesondere im Vergleich zur CT und Sonographie liegt im Nachweis auch kleiner, gruppierter asymmetrisch angeordneter Lymphknoten oder mit durch die oben genannten Verfahren nur insuffizient darstellbarer Lymphknotenregionen (Abb. 3.49 a, b). Dem Einsatz der MRT zur Differenzierung zwischen aktivem und inaktivem Tumorgewebe nach Androgendeprivation bzw. Radiatio kommt nur eine untergeordnete Bedeutung

infolge der sich überlappenden Signalintensitäten zwischen Fibrose, residualem Drüsengewebe und aktivem Tumorgewebe zu. Eventuell ist hier eine bessere Gewebecharakterisierung durch die MRS zu erwarten.

Andere maligne Prostatatumoren

Zahlreiche maligne Varianten des Prostatakarzinoms wurden in des letzten zwei Dekaden beschrieben. Die Häufigkeit atypischen Karzinome liegt bei < 5 % aller malignen Prostatatumoren (Tabelle 3.6). Ausgangspunkt können neben epithelialen oder stromalen Anteilen der Prostata auch ektope, innerhalb der Prostata lokalisierte Zellen sein. Anhand der klinischen Symptomatik sind diese Tumoren nicht vom typischen Adenokarzinom zu unterscheiden. Allerdings ergeben sich erhebliche Unterschiede hinsichtlich der Ätiologie und ihrem therapeutischem Ansprechen. Über die bildmorphologischen Charakteristika in der Sonographie und MRT liegen zu den einzelnen Tumoren nur wenige Publikationen vor. In den meisten Fällen sind diese Tumoren rein bildmorphologisch nicht von den klassischen, in der peripheren Zone gelegenen Adenokarzinomen zu unterscheiden (Abb. 3.50 a, b).

Muzinöse Karzinome weisen sonographisch kein charakteristisches Echomuster auf. Im Gegensatz zum typischen signalarmen Karzinom in der peripheren Zone zeigen die Zellen des muzinösen Karzinoms ein erweitertes Lumen und eine vermehrte muzinöse Speicherung, die meist mit einer signalreichen Darstellung des Tumors im T2-gewichteten Bild einhergeht (Schiebler et al. 1992).

Tabelle 3.6. Atypische maligne Prostatatumoren

Epitheliale Tumoren

Varianten des Adenokarzinoms

Adenokarzinom mit endometriodem Bild
Comedokarzinom
Muzinöses Karzinom
Adenoid-zystisches Karzinom
Siegelringkarzinom
Adenosquamöses Karzinom

Andere epitheliale Karzinome

Plattenepithelkarzinom
Transitionalzellkarzinom
Neuroendokrine Neoplasien
Karzinoid und kleinzelliges Karzinom

Nichtepitheliale Tumoren

Tumoren mit muskulärer Differenzierung

Rhabdomyosarkom
Leiomyosarkom

Andere seltene Sarkome

Fibrosarkom
Malignes fibröses Histiozytom
Osteosarkom
Angiosarkom
Chondrosarkom
Maligner Nervenscheidentumor

Gemischte Tumoren

Karzinosarkom
Maligner phylloider Tumor

Hämatolymphogene Malignome

Malignes Lymphom
Leukämische Beteiligung der Prostata

Metastasen

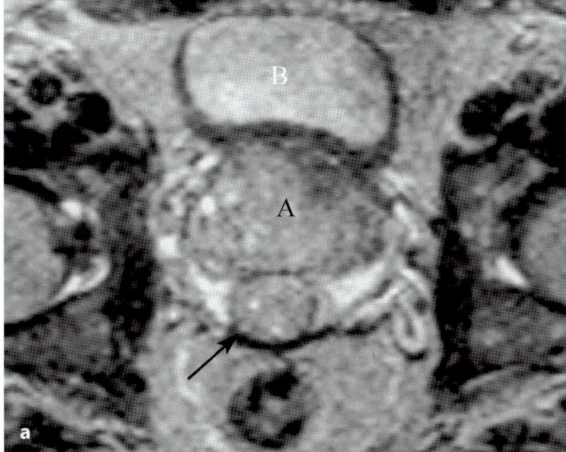

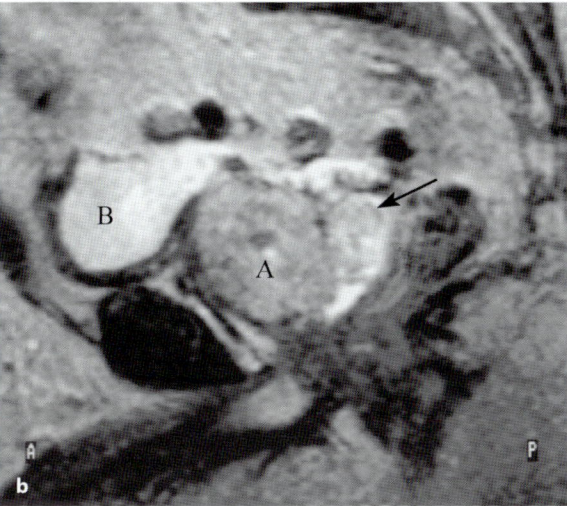

Abb. 3.50 a, b. Endometriodes Karzinom. **a** Axiale MRT, T2-gewichtet, **b** sagittale MRT, T2-gewichtet. Glatt begrenzter Tumor (*Pfeil*) mit äquivalentem Signal zur benignen Prostata-hyperplasie (*A, B* Harnblase)

Beim *Transitionalzellkarzinom* der Prostata handelt es sich entweder um einen primären Tumor ausgehend von den prostatischen Drüsengängen/Azini oder um eine synchrone bzw. metachrone Infiltration ausgehend von einem Harnblasen- oder Urethrakarzinom. Eine stromale Invasion kann bei beiden Formen beobachtet werden. Die Häufigkeit der primären Form liegt bei 2–4% aller Prostatakarzinome, die einer sekundären Infiltration der Prostata bei ca. 7–43% (Reese et al. 1992). In den meisten Fällen handelt es sich bei Diagnosestellung um fortgeschrittene, meist homogen signalarme Tumoren (vgl. Abb. 3.36).

Prostatasarkome zählen zu den klinisch seltenen malignen Tumoren der Prostata. Meist handelt es sich um lokal bereits fortgeschrittene Tumoren, die im Rahmen ihrer lokalen Tumorexpansion zu einem klinischen Beschwerdebild mit Miktions- und Defäkationsstörungen, Hämaturie und obstruktiver Nephropathie etc. führen. Die Beurteilung einer

Infiltration in die Nachbarorgane steht bei der CT- und magnetresonanztomographischen Diagnostik im Vordergrund. Im Kindes- und Jugendalter handelt es sich histologisch meist um *Rhabdomyosarkome*, im Erwachsenenalter um *Leiomyosarkome* (Abb. 3.51 a – c; Abb. 3.52). Je nach Größe des Sarkoms kann der genaue Ursprungsort auch in der MRT nur teilweise geklärt werden, da vielfach der normale Drüsenaufbau der Prostata nicht mehr erkennbar ist. Dabei lassen sich die verschiedenen Gewebekomponenten in Abhängigkeit von der gewählten Untersuchungssequenz erkennen. Während das T1-gewichtete Bild nur andeutungsweise einen inhomogenen Tumoraufbau vermuten lässt, ist auf PD– und T2-gewichteten Aufnahmen das für einen schnellwachsenden Tumor typische Signalverhalten erkennbar. Bildmorphologisch zeigt sich eine septierte

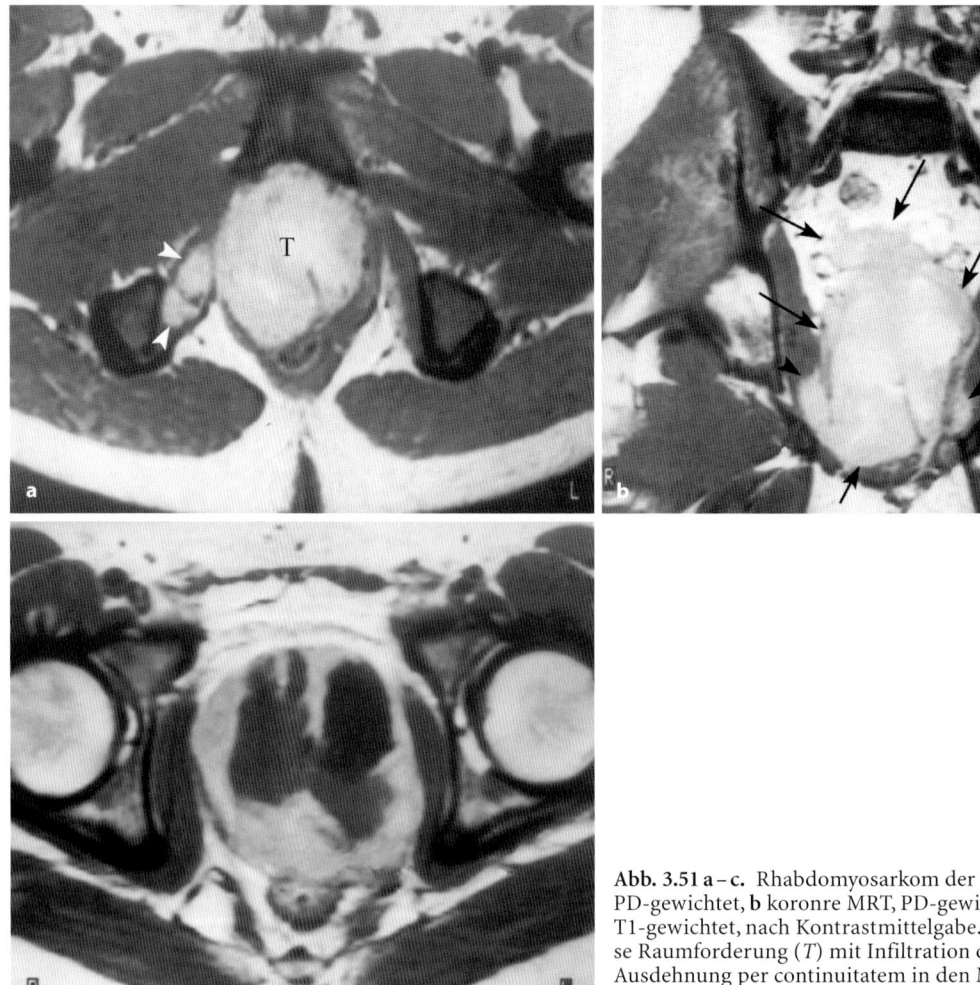

Abb. 3.51 a – c. Rhabdomyosarkom der Prostata. **a** Axiale MRT, PD-gewichtet, **b** koronre MRT, PD-gewichtet, **c** axiale MRT, T1-gewichtet, nach Kontrastmittelgabe. Ausgedehnte tumoröse Raumforderung (*T*) mit Infiltration des M. levator ani und Ausdehnung per continuitatem in den M. obturatorius internus rechts (*Pfeilspitzen*). Akzentuierung der Nekroseareale nach Kontrastmittelgabe (**c**)

Raumforderung im kleinen Becken mit zentral gelegenen signalreichen Anteilen, die im T2-gewichteten Bild fast flüssigkeitsäquivalente Werte aufweisen und zentralen Nekrosen entsprechen. Die äußere Tumorbegrenzung wird häufig von einer Kapsel gebildet. Dieser Kapselnachweis kann dabei speziell bei erhaltener Drüsenperipherie differenzialdiagnostisch hilfreich sein.

Ein für einen histologischen Tumortyp charakteristisches Signalverhalten unter Verwendung verschiedener Sequenzen mit und ohne Kontrastmittelgabe liegt nicht vor. Dennoch kann im Vergleich zu den Prostatakarzinomen ein sinnvoller Einsatz von Gd-DTPA bei Prostatasarkomen erkannt werden. Die Kontrastmittelgabe dient dabei zur Darstellung

perfundierter und nekrotisch zerfallener Tumorabschnitte und bei technisch nicht durchführbarer Zystoskopie der Abklärung einer Beteiligung der Harnblase und des Rektums (vgl. Abb. 3.43 a – d). In der CT stellen sich Rhabdo- und Leiomyosarkom als große Raumforderungen mit heterogenen Dichtewerten dar. Aufgrund der nur geringen Dichteunterschiede zu den pelvinen Organen ist der Ursprungsort des Tumors meist nicht bestimmbar.

Eine weitere Indikation für die bildgebende Diagnostik stellt die Verlaufskontrolle unter Chemotherapie dar. So ist neben der Beurteilung der Tumorgröße und Ausdehnung durch die Kontrastmittelgabe eine exakte Bestimmung noch verbliebener aktiver Tumoranteile möglich.

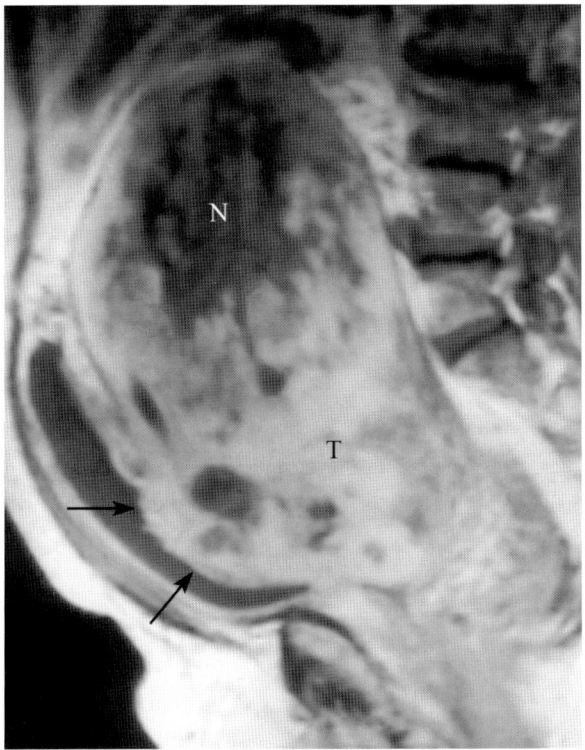

Abb. 3.52. Leiomyosarkom. Sagittale MRT, nach Kontrastmittelgabe. Großer Tumor mit ausgedehnten Nekrosen (*N*) und breitflächiger Infiltration in die Harnblase (*Pfeile*)

Literatur

American Cancer Society/ACS (2002) Cancer facts and figures 2002. ACS, Atlanta

Babaian RJ, Toi A, Kamoi K et al. (2000) A comparative analysis of sextant and an extended 11-core multisite directed biopsy strategy. J Urol 163: 152

Bottomley PA, Edelstein WA, Forster TH, Adams WA (1985) In vivo solvent suppressed localized hydrogen nuclear magnetic resonance spectroscopy: A window to metabolism? Proc Natl Acad Sci 82: 2148

Carter HB, Hamper UM, Seth S, Sanders RC, Epstein JJ, Walsh PC (1989) Evaluation of transrectal ultrasound in the early detection of prostate cancer. J Urol 142: 1008

Catalona WJ, Smith DS (1998) Cancer recurrence and survival rates after anatomic radical retropubic prostatectomy for prostate cancer: Intermediate-term results. J Urol 160: 2428

Coakley FV, Kurhanewicz J, Lu Y, Jones KD, Swanson MG, Chang SD, Carroll PR, Hricak H (2002) Prostate cancer tumor volume: Measurement with endorectal MR and MR spectroscopic imaging. Radiology 223: 91

Costello LC, Franklin RB (1991a) Concepts of citrate production and secretion by prostate: 1. Metabolic relationships. Prostate 18: 25

Costello LC, Franklin RB (1991b) Concepts of citrate production and secretion by prostate: 2. Hormonal relationships in normal and neoplastic prostate. Prostate 19: 181

Costello LC, Franklin RB, Narayan P (1999) Citrate in the diagnosis of prostate cancer. Prostate 38: 237

Cousins JP (1995) Clinical MR spectroscopy: Fundamentals, current applications, and future potential. AJR Am J Roentgenol 164: 1337

Daly PF, Lyon RC, Faustino PJ et al. (1987) Phospholipid metabolism in cancer cells monitored by 31P NMR spectroscopy. J Biol Chem 31: 14875

DiBiase SJ, Hosseinzadeh K, Gullapalli RP et al. (2002) Magnetic resonance spectroscopic imaging-guided brachytherapy for localized prostate cancer. Int J Radiation Oncology Biol Phys 52: 429

Dietrick DD, McNeal JE, Stamey TA (1995) Core cancer length in ultrasound-guided systematic sextant biopsies: A preoperative evaluation of prostate cancer volume. Urology 45: 992

Egawa S, Wheeler TM, Greene DR, Scardino PT (1992) Unusual hyperechoic appearance of prostate cancer on transrectal ultrasound. Br J Urol 69: 169

Engelbrecht MR, Jager GJ, Laheij RJ, Verbeek AL, van Lier HJ, Barentz JO (2002) Local staging of prostate cancer using magnetic resonance imaging: A meta-analysis. Eur Radiol 12: 2294

Frahm J, Merboldt KD, Haenike W (1987) Localized proton spectroscopy using stimulated echoes. J Magn Reson 72: 502

Frahm J, Michaelis T, Merboldt KD, Bruhn H, Gyngell ML, Haenike W (1990) Improvements in localized proton NMR spectroscopy of human brain: Water suppression, short echo times, and 1 ml resolution. J Magn Reson 90: 464

Frentzel-Beyme B, Shwarz I, Aurich B (1982) Das Bild des Prostataadenoms und -karzinoms bei der transrektalen Sonographie. RöFo 137: 261

Garcia-Segura JM, Sanchez-Chapado M, Ibarburen C, Viano J, Angulo JC, Gonzalez J, Rodriguez-Vallejo JM (1999) In vivo proton magnetic resonance spectroscopy of diseased prostate: Spectroscopic features of malignant versus benign pathology. Magn Reson Imaging 17: 755

Gevenois PA, Van Sinoy ML, Sintzoff SA, Stallenberg B, Salomon I, Van Regemorter G, Struyven J (1990) Cyst of the prostate and seminal vesicles: MR imaging findings in 11 cases. AJR Am J Roentgenol 155: 1021

Goldenberg SI, Carter M, Dashefsky S et al. (1992) Sonographic characteristics of the urethrovesical anastomosis in the early post-radical prostatectomy patient. J Urol 147: 1307

Grossfeld GD, Stier DM, Flanders SC et al. (1998) Use of second treatment following definitive local therapy for prostate cancer: DATA from the caPSURE database. J Urol 160: 1398

Hamm B, Krestin GP, Laniado M, Nicolas V (Hrsg) MRT von Abdomen und Becken. Thieme, Stuttgart

Hammerer PG (1994) Sonographische Diagnostik des Prostatakarzinoms. Radiologe 34: 116

Heerschap A, Jager GJ, van der Graaf M, Barentsz JO, Ruijs SH (1997) Proton MR spectroscopy of the normal human prostate with an endorectal coil and a double spin-echo pulse sequence. Magn Reson Med 37: 204

Hendry WF, Pryor JP (1992) Müllerian duct (prostatic utricle) cyst: Diagnosis and treatment in subfertile males. Br J Urol 69: 79

Heuck A, Graser A, Sommer B et al. (2003) MRT des Prostatakarzinoms mittels kombinierter Endorektal- und Phased-Array-Spulen: Ergebnisse des lokalen Tumorstagings bei 106 Patienten. Rofo 175: 163

Hodge KK, McNeal JE, Terris MK, Stamey TA (1989) Random systematic versus directed ultrasound guided transrectal core biopsies of the prostate. J Urol 142: 71

Hore PJ (1983) Solvent suppression in Fourier transform nuclear magnetic resonance. J Magn Reson 55: 283

Kaji Y, Kurhanewicz J, Hricak H, Sokolov DL, Huang LR, Nelson SJ, Vigneron DB (1998) Localizing prostate cancer in the presence of postbiopsy changes on MR imaging: role of proton MR spectroscopic imaging. Radiology 206: 785

Keetch DW, Catalona WJ, Smith DS (1994) Serial prostatic biopsies in men with persistently elevated serum prostate specific antigen values. J Urol 151: 1571

Kiessling F, Lichy M, Grobholz R et al. (2003) Detection of prostate carcinomas with T1-weighted dynamic contrast enhanced MRI. Value of two-compartment model. Radiologe 43: 474

Kim JK, Kim DY, Lee YH, Sung NK, Chung DS, Kim OD, Kim KB (1998) In vivo differential diagnosis of prostate cancer and benign prostatic hyperplasia: Localized proton magnetic resonance spectroscopy using external-body surface coils. Magn Reson Imaging 16: 1281

Kurhanewicz J, Vigneron DB, Hricak H, Narayan P, Carroll P, Nelson SJ (1996 a) Three-dimensional H-1 MR spectroscopic imaging of the in situ human prostate with high (0.24–0.7 cm^3) spatial resolution. Radiology 198: 795

Kurhanewicz J, Vigneron DB, Hricak H, Parivar F, Nelson SJ, Shinohara K, Carroll PR (1996 b) Prostate cancer: Metabolic response to cryosurgery as detected with 3D H-1 MR spectroscopic imaging. Radiology 200: 489

Kuroda K, Kaji Y, Mulkern RV, Takei N, Kitamura Y, Tamura M, Sugimura K (2002) MR observations of prostate metabolites at 3 Tesla. Proceedings of the International Society for Magnetic Resonance in Medicine (ISMRM), pp 1921

Langlotz CP, Schnall MD, Pollack H (1995) Staging of prostate cancer: Accuracy of MR imaging. Radiology 194: 645

Lightner DJ, Lange PH, Reddy PK et al. (1990) Prostate specific antigen and local recurrence after radical prostatectomy. J Urol 144: 921

Lui PD, Terris MK, McNeal JE, Stamey TA (1995) Indication for ultrasound guided transition zone biopsies in the detection of prostate cancer. J Urol 153: 1000

Males RG, Vigneron DB, Star-Lack J, Falbo SC, Nelson SJ, Hricak H, Kurhanewicz J (2000) Clinical application of BASING and spectral/spatial water and lipid suppression pulses for prostate cancer staging and localization by in vivo 3D 1H magnetic resonance spectroscopic imaging. Magn Reson Med 43: 17

Maßmann J, Funk A, Altwein J, Praetorius M (2003) Prostatakarzinom (PC) – eine organspezifische Neoplasie aus Sicht der Pathologie. Radiologe 43: 423

McNeal JE (1972) The prostate and prostatic urethra: A morphologic synthesis. J Urol 107: 1008

Menard C, Smith ICP, Somorjai RL et al. (2001) Magnetic resonance spectroscopy of the malignant prostate gland after radiotherapy: A histopathologic study of diagnostic validity. Int J Radiation Oncology Biol Phys 50: 317

Moonen CTW, van Zijl PCM, Gillen J et al. (1989) Comparison of single-shot localization methods (STEAM and PRESS) for in vivo proton NMR spectroscopy. NMR Biomed 2: 201

Morton RA, Steiner MS, Walsh PC (1991) Cancer control following anatomical radical prostatectomy: An interim report. J Urol 145: 1197

Müller-Lisse UG, Scherr M (2003) 1H-MR-Spektroskopie der Prostata: Ein Überblick. Radiologe 43: 481

Mueller-Lisse UG, Swanson MG, Vigneron DB et al. (2001 a) Time-dependent effects of hormone-deprivation therapy on prostate metabolism as detected by combined magnetic resonance imaging and 3D magnetic resonance spectroscopic imaging. Magn Reson Med 46: 49–57

Mueller-Lisse UG, Vigneron DB, Hricak H et al. (2001 b) Localized prostate cancer: Effect of hormone deprivation therapy measured by using combined three-dimensional 1H MR spectroscopy and MR imaging: Clinicopathologic case-controlled study. Radiology 221: 380

Nicolas V, Spielmann R, Maas R, Bressel M, Wagner B, Porst H, Bücheler E (1990) Diagnostische Aussagekraft der MRT nach Gadolineum-DTPA im Vergleich zur CT bei Harnblasentumoren. Röfo 153: 197

Nicolas V, Beese M, Keulers A, Bressel M, Kastendieck H, Huland H (1994) MR-Tomographie des Prostatakarzinoms – Vergleich konventionelle und endorektale MRT. Röfo 161: 319

Nicolas V, Beese m, Lund C, Joobmann S, Hammerer P, Henke RP (1995) Endorectal surface coil (ERC) MRI of prostate carcinoma – staging and volumetry. Radiology 179

Ordridge RJ, Bendall MR, Gordon RE, Conelly A (1985) Volume selection for in-vivo biological spectroscopy. In: Govil G, Khetrapal CL, Saran A (eds) Magnetic resonance in biology and medicine. Tata McGraw-Hill, New Dehli, pp 387

Outwater EK, Petersen RO, Siegelmann ES, Somella LG, Chernesky CE, Mitchell DG (1994) Prostate carcinoma: Assessment of diagnostic criteria for capsular penetration on endorectal coil MR images. Radiology 193: 333

Oyen RH, van Poppel HP, Ameye FE et al. (1994) Lymph node staging of localized prostatic carcinoma with CT and CT-guided fine-needle aspiration biopsy: Prospective study of 285 patients. Radiology 190: 315

Papanicolaou N, Pfister RC, Stafford SA (1987) Prostatic abscess: Imaging with transrectal sonography and MR. AJR Am J Roentgenol 149: 981

Parivar F, Hricak H, Shinohara K, Kurhanewicz J, Vigneron DB, Nelson SJ, Carroll PR (1996) Detection of locally recurrent prostate cancer after cryosurgery: Evaluation by transrectal ultrasound, magnetic resonance imaging, and three-dimensional proton magnetic resonance spectroscopy. Urology 48: 594

Roell S, Scheenen TWJ, Klomp DWJ, van Dorsten F, Boettcher U, Heerschap A (2002) Robust retrospective fat removal for MR-spectroscopy of the prostate. Proceedings of the International Society for Magnetic Resonance in Medicine (ISMRM), pp 1920

Scheidler J, Hricak H, Vigneron DB et al. (1999) Prostate cancer: Localization with three-dimensional proton MR spectroscopic imaging – clinicopathologic study. Radiology 213: 473

Schiebler ML, Schnall MD, Outwater E (1992) MR imaging of mucinous adenocarcinoma of the prostate. J Comput Assist Tomogr 16: 493

Schricker AA, Pauly JM, Kurhanewicz J, Swanson MG, Vigneron DB (2001) Dualband spectral-spatial RF pulses for prostate MR spectroscopic imaging. Magn Reson Med 46: 1079

Sommer FG, McNeal JE, Carrol CL (1986) MR depiction of zonal anatomy of the prostate at 1.5 T. J Comput Assist Tomogr 10: 983

Stamey TA (2001) Preoperative serum prostate-specific antigen (PSA) below 10µg/L predicts neither the presence of prostate cancer nor the rate of postoperative PSA failure. Clin Chem 47: 631

Star LJ, Nelson SJ, Kurhanewicz J, Huang LR, Vigneron DB (1997) Improved water and lipid suppression for 3D PRESS CSI using RF band selective inversion with gradient dephasing (BASING). Magn Reson Med 38: 311

Tempany CM, Zhou X, Zerhouni EA et al. (1994) Staging of prostate cancer: Results of radiology diagnostic oncology group project. Comparison of three MR imaging techniques. Radiology 192: 47

Terris MK, Stamey TA (1995) Determination of prostate volume by transrectal ultrasound. J Urol 45: 984–987

Terris MK, Haney DJ, Johnstone IM, McNeal JE, Stamey TA (1995) Prediction of prostate cancer volume using prostate-specific antigen levels, transrectal ultrasound, and systematic sextant biopsies. Urology 45: 75

Vigneron DB, Males R, Noworolski S et al. (1998) 3D MRSI of prostate cancer: Correlation with histologic grade. Proceedings of the International Society for Magnetic Resonance in Medicine, Sixth Scientific Meeting and Exhibition, Sydney, Australia, April 18–24, 1998, Volume 2: S488

Villers A, Terris MK, McNeal JE, Stamey TA (1989 a) Ultrasound anatomy of the prostate: The normal gland and anatomical variations. J Urol 143: 732

Villers A, McNeal JE, Redwine EA, Freiha FS, Stamey TA (1989 b) The role of perineural space invasion in the local spread of prostatic adenocarcinoma. J Urol 142: 763

Wefer AE, Hricak H, Vigneron DB et al. (2000) Sextant localization of prostate cancer: Comparison of sextant biopsy, magnetic resonance imaging and magnetic resonance spectroscopy with step section histology. J Urol 164: 400

Yu KK, Scheidler J, Hricak H et al. (1999) Prostate cancer: Prediction of extracapsular extension with endorectal MR imaging and three-dimensional proton MR spectroscopic imaging. Radiology 213: 481

Zaider M, Zelefsky MJ, Lee EK et al. (2000) Treatment planning for prostate implants using magnetic-resonance spectroscopy imaging. Int J Radiation Oncology Biol Phys 47: 1085

3.3
Hoden

J. Kirchner, J. Pannek

3.3.1   Normalanatomie   193
3.3.2   Untersuchungstechnik   194
3.3.3   Krankheitsbilder   196
3.3.3.1   Lageanomalien des Hodens   196
3.3.3.2   Hydrocele testis   198
3.3.3.3   Spermatozele   199
3.3.3.4   Varikozele   200
3.3.3.5   Orchitis   201
3.3.3.6   Epididymitis   202
3.3.3.7   Skrotaltrauma   203
3.3.3.8   Hodentorsion   204
3.3.3.9   Hodentumoren   205

    Literatur   207

3.3.1
Normalanatomie

Siehe Abb. 3.53.

Abb. 3.53. Hodenanatomie (schematische Darstellung) in Aufsicht und Längsschnitt:
1 Hoden, 2 Caput epididymidis,
3 Funiculus spermaticus,
4 Fascia spermatica externa,
5 M. cremaster,
6 Fascia spermatica interna,
7 Cavum scroti, von Tunica vaginalis umschlossen,
8 obliterierte Verbindung zwischen Tunica vaginalis und Peritoneum,
9 Tunica albuginea

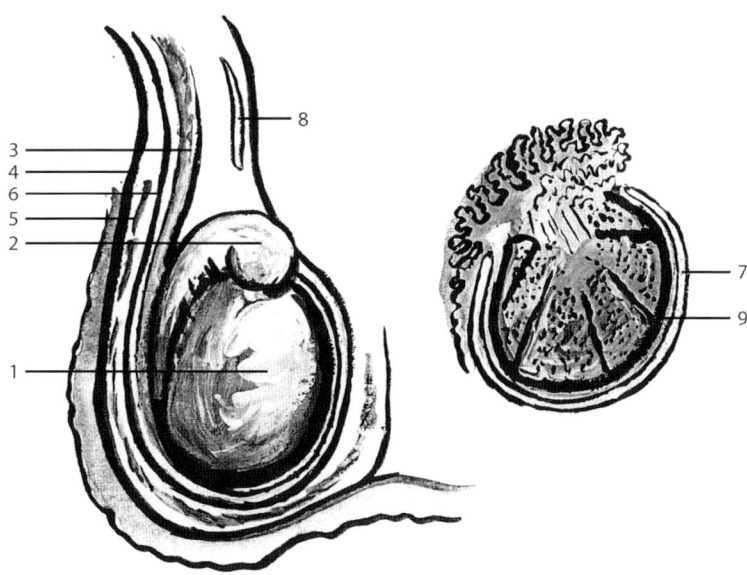

Skrotum

Ab dem 9. Schwangerschaftsmonat liegen die Hoden im Hodensack, dem Skrotum, wobei der linke Hoden häufig etwas tiefer hängt. Dementsprechend ist das Skrotum etwas asymmetrisch. Es wird durch eine Einkerbung, die mittlere Naht, Raphe scroti, unterteilt. Diese setzt sich in der Tiefe in eine zwischen beiden Hoden gelegene bindegewebige Scheidewand, das Septum scroti, fort. Während die pigmentierte Skrotalhaut dünn ist, enthält das straffe Unterhautbindegewebe des Skrotums statt Fettgewebe eine Schicht glatter Muskelzellen, die Fleischhaut oder Tunica dartos. Unter dieser liegen die Fascia spermatica externa, der den Mm. obliquus internus und obliquus transversalis abdominis entstammende M. cremaster, die Fascia spermatica interna und das Epiorchium, welche Hoden und Nebenhoden umhüllen. Das Epi- oder Periorchium, auch als Tunica vaginalis testis bezeichnet, stellte eine Ausstülpung des Peritoneums dar. Es umschließt einen serösen Spalt, Cavum scroti, der bei Persistenz der Verbindung zum Bauchfell eine Flüssigkeitsansammlung (Hydrocele testis) aufweisen kann.

Hoden

Die Hoden sind am Samenstrang, Funiculus spermaticus, einem bindegewebigen Gefäßstiel, der aus arteriellen und venösen Gefäßen, Lymphbahnen und dem Samenleiter zusammengesetzt ist und den Leistenkanal durch den äußeren Leistenring verlässt, befestigt.

Der Hoden des Erwachsenen ist 4,0–5,5 cm lang und pflaumenförmig konfiguriert, wobei der schmale Anteil nach vorne gerichtet ist. Feingeweblich besteht der Hoden aus zahlreichen gewundenen Samenkanälchen, Tubuli contorti seminiferi, von denen mehrere zu insgesamt 200–300 Läppchen, Lobuli testis, zusammengefasst sind. Diese Läppchen werden durch Bindegewebesepten unterteilt, die einer dicken Bindegewebekapsel des Hodens, der Tunica albuginea, entspringen. Die Samenkanälchen münden am hinteren, dem Untersucher abgewandten Rand im so genannten Hodenmediastinum in ein System weiter spaltförmig miteinander verbundener Kanäle, welche als Hodennetz, Rete testis, bezeichnet werden. Diese Kanäle speisen die Ductuli efferentes, die bereits zum Nebenhoden, Epididymis, gehören.

Dem Hoden sitzt am oberen Pol ein kleines flüssigkeitsgefülltes Bläschen, das einen Rest des Müller-Ganges darstellt, auf. Es wird als Hydatide oder Appendix testis bezeichnet. Palpatorisch erscheint der Hoden gleichmäßig prallelastisch.

Nebenhoden

Der Nebenhoden, Epididymis, liegt an der vom Untersucher abgewandten Seite des Hodens. Er sitzt dem Oberpol des Hodens kappenartig auf, Caput epididymidis, und zieht mit seinem Körper, Corpus epididymidis, und Schweif, Cauda epididymidis, dorsal bis zum Unterpol des Hodens.

Der Nebenhoden besteht aus einem von Bindegewebe umschlossenen System ableitender Samenwege. Der größte Teil des Nebenhodenkopfes wird von den 12–20 stark gewundenen Ductuli efferentes, die ihren Ausgang vom Rete testis nehmen, gebildet. Die Ductuli efferentes haben im ebenfalls stark gewundenen, den Corpus und Cauda bildenden Nebenhodengang, Ductus epididymidis, einen gemeinsamen Abfluss. Insbesondere in der Cauda epididymidis werden die Samenzellen aufbewahrt, bevor sie über den Samenleiter, Ductus deferens, weitertransportiert werden.

Wie der Hoden besitzt auch der Nebenhoden ein kleines Hydatiden-förmiges Anhängsel, die Appendix epididymidis, die einen Rest der Urniere darstellt. Sie liegt am Caput epididymidis.

3.3.2
Untersuchungstechnik

Palpation

Neben der Anamnese dient vor allem die bimanuelle Palpation als Basisuntersuchung von Hoden, Nebenhoden und Skrotum. Erkrankungen des Skrotalinhalts gehen jedoch häufig mit diagnostisch gleichförmigen Symptomen einher; so kann ein akutes Skrotum (Entzündung, Torsion, Trauma, selten auch Tumoren) sowohl durch Erkrankungen des Hodens als auch des Nebenhodens verursacht sein. Zudem kann die Palpation des Hodens durch überlagernde Veränderungen anderer Skrotalinhalte (Nebenhoden, Varikozele, Hydrozele) erschwert sein.

Ultraschall

Als wichtigstes bildgebendes Verfahren in der Abklärung pathologischer Prozesse des Skrotums gilt heute nach wie vor die allgemein verfügbare und kostengünstige Ultraschalluntersuchung. Sie hat zuletzt durch die allgemeine Verfügbarkeit der farbkodierten Doppler-Ultraschalluntersuchung eine deutliche Erweiterung erfahren.

Die sonographische Untersuchung des Skrotum erfolgt zweckmäßigerweise in Rückenlage, wobei der Patient den Penis zur Bauchwand verlagert und während der Untersuchung festhält. Das Skrotum wird vom Untersucher mit der freien Hand angehoben und der jeweils zu durchschallende Hoden fixiert. Die Untersuchung soll konsequent in longitudinaler und transversaler Schnittführung erfolgen.

Während in der Anfangszeit der Ultraschalluntersuchungen noch Compound-Geräte und speziell entwickelte Wasserbad-Immersionsscanner Verwendung fanden, erfolgt die Sonographie des Hodens heute im Wesentlichen mit hochfrequenten (5–10 MHz) Linearschallköpfen.

Mithilfe der Sonographie ist zunächst eine Unterscheidung zwischen testikulären und nichttestikulären Veränderungen möglich, wobei die endgültige Klärung testikulärer Veränderungen häufig die operative Freilegung erfordert.

Die sonographische Untersuchung kann pathologische intratestikuläre Veränderungen mit einer Sensitivität von bis zu 98 % aufdecken, die Unterscheidung von intra- und extratestikulären skrotalen Veränderungen ist in 99 % der Fälle möglich (Hajek 1987a, b). Die farbkodierte Doppler-Sonographie findet insbesondere Verwendung zur differenzialdiagnostischen Abgrenzung von Hodentorsion und Epididymitis (s. dort).

Der normale Hoden zeigt sich im Ultraschallbild (Abb. 3.54) als eiförmige glatt begrenzte Schnittfläche mit relativ homogenem mittelreflexivem Echomuster, wobei die homogene Darstellung des Hodenparenchyms durch die Lobuli testis hervorgerufen wird (Claussen et al. 1980). Die ebenfalls mittelreflexive Tunica albuginea ist normalerweise gegenüber dem Hodenparenchym nicht abgrenzbar, kann aber bei einer Flüssigkeitsansammlung diesem gegenüber abgrenzbar werden (s. auch Hodentrauma).

Die Beurteilung der Hodenperfusion mittels farbkodierter Doppler-Sonographie soll immer im Seitenvergleich erfolgen. Physiologischerweise lassen sich innerhalb des Hodenparenchyms im Farb-Doppler-Sonogramm als Perfusionsnachweis rote und blaue Farbkodierungen darstellen; Puls-Doppler-sonographisch können dann arterielle und venöse Flusskurven abgeleitet werden. Bei Kleinkindern kann allerdings ein sehr langsamer Blutfluss vorliegen, der den Perfusionsnachweis erschwert.

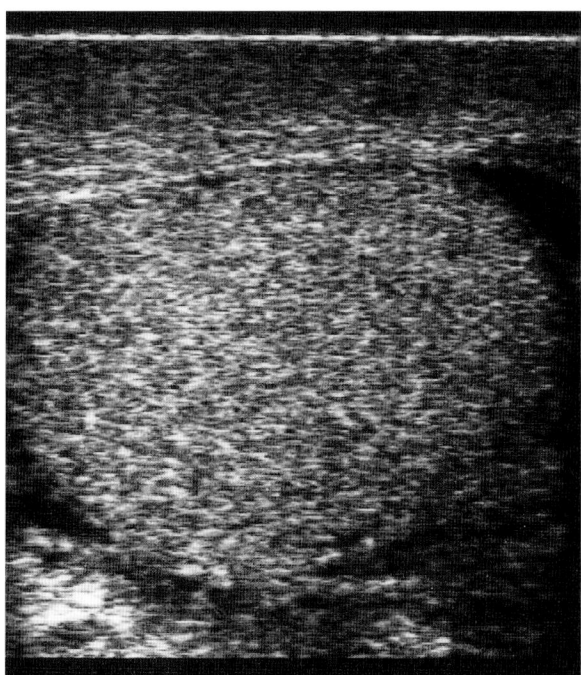

Abb. 3.54. Sonographie des Skrotum, Normalbefund: mittelreflexives Hodengewebe, das gegenüber dem mit geringer Flüssigkeit kontrastierten Cavum scroti glatt abgrenzbar ist

Als deutliche Einschränkung der sonographischen Untersuchung gilt neben der allgemein gültigen starken Abhängigkeit von der Erfahrung des Untersuchers das relativ kleine Gesichtsfeld, mittels dessen eine simultane Darstellung von rechtem und linkem Hemiskrotum nicht immer möglich ist.

Magnetresonanztomographie
Noch in der 7. Auflage des Lehrbuchs der Röntgendiagnostik von Schinz (s. Thurn 1984) werden im Kapitel „Hoden und Nebenhoden" neben konventionellen Darstellungen der Vasa spermatica ausschließlich Ultraschallbefunde dargestellt. Seit Ende der 1980er Jahre werden mit der Einführung der magnetresonanztomographischen Untersuchung auch in die klinische Diagnostik des Skrotums große Erwartungen verbunden.

Die Untersuchungen können an allen derzeit üblichen MRT-Systemen (0,35–1,5 Tesla) unter Beachtung der MR-typischen Kontraindikationen durchgeführt werden. Das Skrotum kann wahlweise unter Verwendung der Bodyspule (großes Skrotum, Hodenbruch) oder mittels Oberflächenspulen untersucht werden. Der Patient befindet sich hierbei in Rückenlage, wobei der Penis entweder nach kranial verlagert und am Bauch fixiert oder seitlich neben dem Skrotums gelagert wird. Das Skrotum selbst wird unter Zuhilfenahme einer „Hodenbank" eleviert und

zusammen mit der über dem Skrotum zentrierten Oberflächenspule unter Verwendung von Klettbändern fixiert. Hierbei sollte die Oberflächenspule zum Vermeiden eines Signalverlusts durch Feldsättigung 1–2 cm Abstand zur Skrotalhaut wahren.

Bezüglich der Untersuchungsstrategie ist zu beachten, dass die Vermeidung von Patientenbewegungen gerade für die MRT-Diagnostik des Skrotalinhalts schwierig, aber essenziell ist: Das Skrotum stellt ein hochbewegliches Organ dar, willkürliche und unwillkürliche Bewegungen, z. B. des M. cremaster, erschweren eine Ruhigstellung. In der Literatur mitgeteilte Untersuchungsprotokolle von bis zu 40 min halten wir für nur unter günstigen Bedingungen realisierbar. Es ist wichtig, einen Kompromiss zwischen niedrigem Signal-zu-Rausch-Verhältnis durch Erhöhung der Anzahl der Akquisitionen und hoher Matrix und Länge des Untersuchungsprotokolls zu finden.

Als aussagekräftigste Sequenzen haben sich T2- oder protonengewichtete Spinecho(SE)-Sequenzen in koronarer oder axialer Schnittrichtung erwiesen (Nägler-Reus 1995), wobei das Protonendichtebild u. a. Bedeutung in der Differenzialdiagnose der Hodentorsion besitzt (s. dort). T1-gewichtete Sequenzen haben im Vergleich zur übrigen MR-Diagnostik einen eindeutig geringeren Stellenwert und sollten fakultativ erst gegen Ende der Untersuchung durchgeführt werden, falls der Patient dies noch toleriert. T1-gewichtete, kontrastmittelunterstützte Sequenzen besitzen Bedeutung bei der Beurteilung vermuteter Malignome (s. dort).

Der normale Hoden stellt sich im T2-gewichteten Bild als scharf begrenztes Oval hoher Signalintensität dar (Abb. 3.55). Das Mediastinum testis ist hypointens. Oft können die von der Hodenkapsel auf das Mediastinum testis zulaufenden Septen als dünne signalarme Parenchymbänder abgegrenzt werden. Die Tunica albuginea ist im T2-gewichteten Bild als schmales signalarmes Band, das dem signalreichen Hoden aufliegt, zu erkennen. Das von der ebenfalls signalarm dargestellten Tunica vaginalis umscheidete Cavum scroti kommt regelhaft als schmaler Flüssigkeitssaum mit gegenüber dem Hoden noch höherer Signalintensität zur Darstellung. Die Gangstrukturen des Nebenhodens werden wie das Mediastinum testis im T2-gewichteten Bild überwiegend hypointens dargestellt. Der M. cremaster liegt als signalarmes bis intermediäres Band im skrotalen Fettgewebe. Protonengewichtete und T1-gewichtete Sequenzen zeigen für Hodengewebe und flüssigkeitsgefülltes Cavum eine gleichförmige intermediäre Signalintensität gegenüber dem subkutanen Fettgewebe.

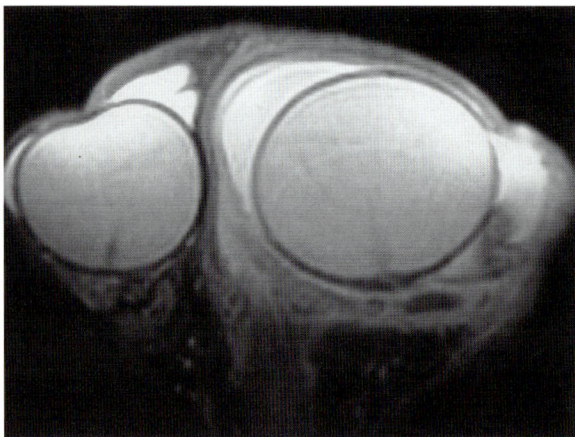

Abb. 3.55. MRT des Skrotums, Normalbefund des Hodens (T2-gewichtete Fast-Spinecho-Inversion-Recovery-Sequenz, TR4000, TE32, TI130): Bei Vorliegen einer beidseitigen Hydrozele zeigen sich beide Hoden als scharf begrenztes Oval hoher Signalintensität. Die Septula testis sind als dünne signalarme Parenchymbänder abgegrenzbar. Die Tunica albuginea ist als dem signalreichen Hoden direkt aufliegendes signalarmes Band zu erkennen

Andere Untersuchungsverfahren

Die *computertomographische Untersuchung* besitzt in der bildgebenden Diagnostik des Skrotalinhalts keine, bei der Staginguntersuchung maligner Hodenprozesse allerdings eine herausragende Bedeutung. Die *Phlebographie der Vasa spermatica* ist indiziert bei Verdacht auf Insuffizienz der Vv. spermatica bei Impotentia generandi mit pathologischem Spermatogramm und klinisch nachgewiesener Varikozele. Sie dient heute weniger der Diagnostik als der interventionellen Therapie. Die Hodenszintigraphie besitzt Bedeutung in der Differenzialdiagnose der Hodentorsion (s. dort).

Die direkte radiologische Darstellung des Nebenhodens über eine Kontrastmittelfüllung der Samenleiter wurde bereits 1913 durch Belfield beschrieben. Die Indikation zu dieser invasiven Untersuchung sollte sehr streng gestellt werden, da durch eine kontrastmittelbedingte Verklebung oder konsekutive Narbenbildung ein funktioneller Verschluss des Ductus deferens hervorgerufen werden kann. Dieses *Epididymogramm* erfolgt in Lokalanästhesie nach skrotaler Freilegung des Samenstrangs durch Punktion des Samenleiters mittels einer dünnen Nadel. Es werden wenige Milliliter angewärmten isotonischen Kontrastmittels unter Durchleuchtungskontrolle injiziert.

3.3.3
Krankheitsbilder

3.3.3.1
Lageanomalien des Hodens

Klassifikation
Lageanomalien des Hodens beschreiben zum einen den ausgebliebenen oder unzureichenden (Maldescensus testis oder Retentio testis), zum anderen den fehlgerichteten (Ectopia testis) Descensus testis. Bei der Retentio werden unterschieden

- Retentio abdominalis,
- Retentio inguinalis,
- Retentio praescrotalis.

Gleit- und Pendelhoden sind Sonderformen, bei denen der in den Hodensack abgestiegene Hoden bei Kontraktionen des M. cremaster zeitweise in den Leistenkanal zurückgezogen wird (Pendelhoden), bzw. bei denen der normalerweise aufgrund eines zu kurzen Funiculus spermaticus im Leistenkanal fixierte Hoden durch manuellen Zug in den Hoden reponiert werden kann (Gleithoden).

Ektope Lagen des fehlabgestiegenen Hoden sind die

- Ectopia inguinalis superficialis,
- Ectopia penilis,
- Ectopia femoralis perinealis und
- Ectopia cruralis.

Ursächlich werden für die verschiedenen Lageanomalien des Hodens endokrine (z. B. Gonadotropinmangel, mangelhafte Androgenproduktion, veränderte Androgenrezeptoren) und mechanische Faktoren (z. B. zu enger Leistenkanal, zu kurzer Samenstrang) vermutet. Folge der für den nicht abgestiegenen Hoden unphysiologisch hohen Umgebungstemperatur sind zum einen eine Verringerung der Spermatogonienzahl zum anderen Schäden an Tubulus und Interstitium.

Die Fehllage des Hodens ist somit eine bedeutende Ursache der Infertilität, kann aber darüber hinaus Komplikationen nach sich ziehen, die den Maldescensus testis als Risikofaktor erscheinen lassen (Hohenfellner u. Zingg 1983).

Hier sind neben psychischen Störungen und der erhöhten Torsionsneigung bei Gleit- und Pendelhoden vor allem das erhöhte Tumorrisiko zu nennen. Nach Whitaker (1988) ist das Risiko von Patienten mit Kryptorchismus gegenüber Männern mit regelrechtem Descensus testis auf das 35fache erhöht.

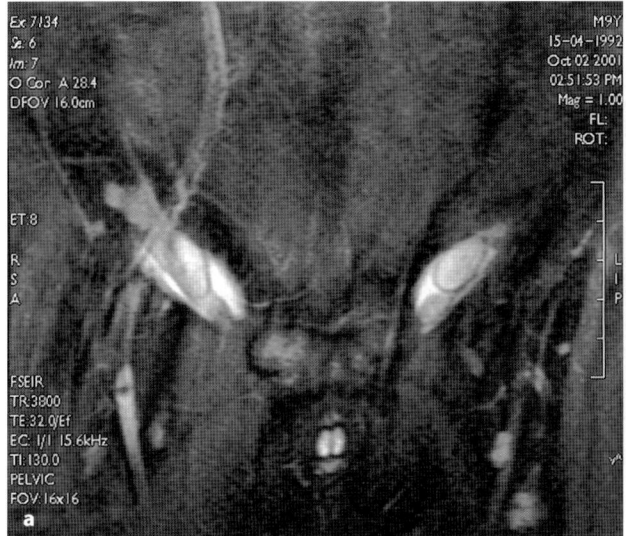
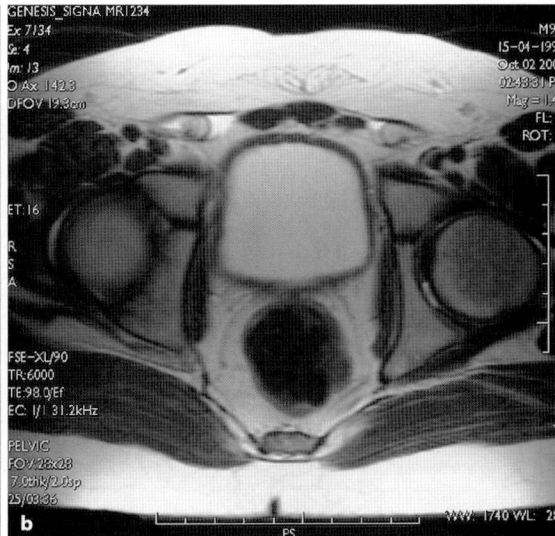

Abb. 3.56 a, b. Magnetresonanztomographische Darstellung eines Leistenhodens. **a** T2-gewichtete Fast-Spinecho-Inversion-Recovery-Sequenz (TR3800, TE 32, TI130) in koronarer Schichtführung. **b** T2-gewichtete FSE-Sequenz (TR 6000, TE 98) in axialer Schichtführung. Befund: Bei einem 9-jährigen Patienten beidseits inguinal gelegene hypotrophe Testes. Auffällig ist die erhaltene hohe Signalintensität. Rechtsseitig deutlich erkennbarer Gefäßstiel

Diagnostik

Die Diagnostik des Maldescensus testis beginnt mit der Erstuntersuchung durch den Geburtshelfer. Inspektion (hypoplastisches, wenig entfaltetes Skrotum) und Palpation sind hier bereits richtungsweisend. Falls beiderseits kein Hoden tastbar ist, wird vor einer weiteren bildgebenden Diagnostik zunächst durch ein HCG-Stimulationstest eine Anorchie ausgeschlossen. In der Regel erfolgt bei positivem Befund eine Laparoskopie oder eine explorative Laparotomie.

Die bildgebende Diagnostik kann zum einen den Tastbefund verifizieren, d.h. das leere Hodenfach darstellen oder die vermutete Fehllage dokumentieren, zum anderen gilt besonderes Augenmerk der Frage, ob zusätzlich eine Begleithernie vorliegt. Deutlich schwieriger ist die direkte Lokalisation des nicht tastbaren ektopen Hodens. Wenn bei der Palpation skrotal und inguinal kein Hoden zu tasten ist, erleichtert die sonographische Untersuchung den Ausschluss der ektopen Lage in den typischen Lokalisationen Penis, Damm, Oberschenkel erheblich – insbesondere auch die atypische Lage im kontralateralen Hodenfach.

Nach Ansicht verschiedener Autoren besitzt die MRT (Abb. 3.56 a, b) ein hohes Potenzial in der Diagnostik des Kryptorchismus (Fritzsche et al. 1987; Miyano et al. 1991). Dies gilt zum einen für den Nachweis der atypischen Lokalisation, zum anderen für die Beurteilung des ektopen Hodens an sich. Während dieser sich bezüglich seiner Binnenstruktur idealerweise nicht vom skrotalen Hoden mit hoher homogener Signalintensität im T2-gewichte-ten Bild unterscheiden soll (Miyano et al. 1991), deutet ein diffuser Signalintensitätsverlust auf eine bereits bestehende Atrophie hin (Fritzsche et al. 1987). Auch eine mögliche maligne Entartung kann anhand einer Größenzunahme mit Signalverlust erkannt werden. Fritzsche et al. (1987) konnten in einer Gruppe von 16 Patienten mit Kryptorchismus die ektope Lage in 15 Fällen korrekt beschreiben, wobei die Darstellung extraabdomineller Hoden verständlicherweise leichter gelingt.

Der computertomographische Nachweis eines ektopen Hoden beim Erwachsenen erfolgt nur gelegentlich inzidentell. Hier zeigt sich der Hoden als weichteildichte, vom umliegenden Fettgewebe scharf abgrenzbare ovaläre Verdichtung in typischer Lokalisation (Abb. 3.57). Die Dichtemessung (> 30 HE)

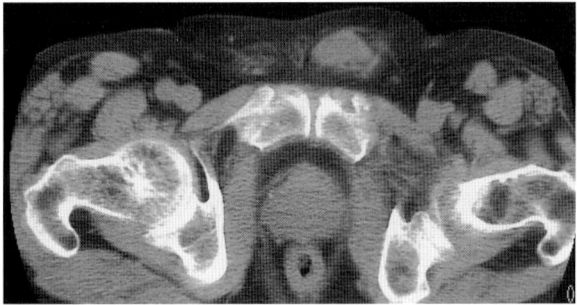

Abb. 3.57. Computertomographische Darstellung eines Leistenhodens (130 kV, 250 mA, Schnitthöhe Symphyse): links inguinaler Testis von knapp 3 cm Durchmesser bei einem 74-jährigen Mann

lässt eine sichere Differenzierung gegenüber einem Wasserbruch zu.

Ein Einsatz der CT zur primären Suche eines ektopen Hoden beim Kleinkind ist bei sehr geringen Erfolgsaussichten aus Strahlenschutzgründen abzulehnen.

Nicht mehr gebräuchliche Methoden in der Diagnostik des Kryptorchismus sind die Herniographie, bei der wasserlösliches Kontrastmittel in die Bauchhöhle eingebracht wurde, und die angiographischen Verfahren (selektive Arteriographie der A. testicularis oder Phlebographie der Vv. testicularis).

3.3.3.2
Hydrocele testis

Ätiologie

Bei der Hydrocele testis handelt es sich um eine unphysiologische Flüssigkeitsansammlung zwischen den Blättern der Tunica vaginalis, die den Hoden von ventral einscheidet.

Ätiologisch wird eine idiopathische, angeborene Form von einer symptomatischen, erworbenen Form („Hodenerguss", z.B. bei Entzündung oder Tumor) unterschieden. Die idiopathische Form ist Folge der Persistenz des physiologisch am Ende des 1. Lebensjahres obliterierten Processus vaginalis zwischen Peritonealhöhle und dem Raum zwischen den beiden Blättern der Tunica vaginalis.

Als Sonderform der Hydrozelenbildung ist die Samenstranghydrozele, Hydrocele funiculi spermatici, zu nennen, bei der ein nur bis zum Samenstrang offen gebliebener Processus vaginalis vorliegt. Ist die Verbindung zwischen Abdominalhöhle und Skrotum so weit offen, dass eine Rückbildung der Hydrozele beim Übergang zum Liegen zu beobachten ist, so spricht man von einer Hydrocele communicans. Bei der klinischen Untersuchung zeigt sich eine prallelastische, fluktuierende, nichtschmerzhafte Raumforderung mit mehr oder weniger schlecht zu tastenden, weil dorsalverlagerten Hoden. Anamnestisch liegt meist ein langsames Wachstum des Skrotums vor, meist werden kosmetische Gründe für den Arztbesuch angegeben.

Diagnostik
Im Vordergrund der diagnostischen Maßnahmen steht meist die kostengünstige Diaphanoskopie oder Transillumination. Diese kann eine Flüssigkeitsansammlung, die das von dorsal eingestrahlte Licht durchscheinen lässt, einfach erkennen. Hierdurch ist eine differenzialdiagnostische Abgrenzung von Hodenbruch und Hodentumor möglich. Schwieriger ist die Differenzialdiagnose gegenüber einer z.B. trau-

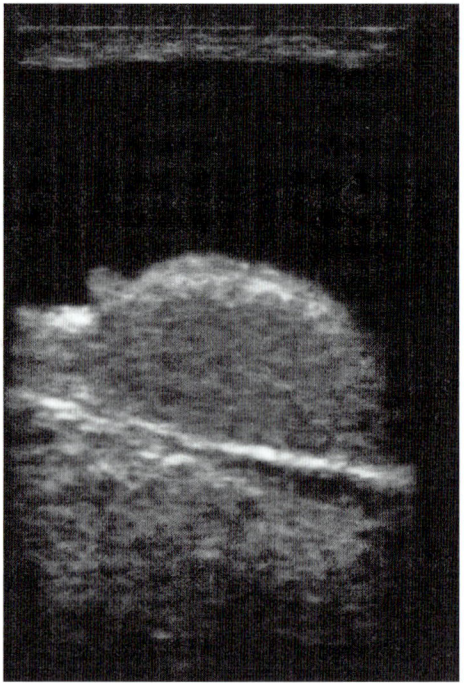

Abb. 3.58. Sonographie des Skrotums, Hydrocele testis: große echofreie Formation, ventral des glatt begrenzten mittelreflexiven Hodens, der ein kleines gegenüber dem Hodengewebe isoechogenes Anhängsel, eine Hydatide testis, aufweist

matisch entstandenen Hämatozele. Diese zeigt diaphanoskopisch ebenfalls eine erhebliche Schwächung des durchstrahlten Lichts.

■ **Ultraschall.** Sonographisch zeigt sich die Hydrocele testis als flüssigkeitsäquivalente, echofreie und glatt begrenzte Formation ventral des Hodens (Abb. 3.58). Dorsal zeigt sich eine durch die Flüssigkeitsansammlung bedingte Schallverstärkung. Eine Zunahme der Flüssigkeitsansammlung beim Übergang zum Stehen spricht für eine Verbindung zum Abdomen (Hydro-

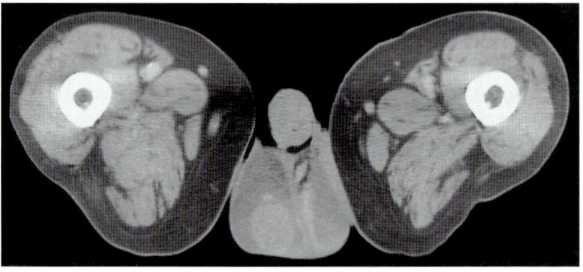

Abb. 3.59. Computertomographische Darstellung Hydrocele testis (130 kV, 250 mA, Schnitthöhe Trochanter minor): beidseitige flüssigkeitsäquivalente (20 HE) skrotale Raumforderung, die den ganzen Hoden, insbesondere auch von ventral, umfasst

Abb. 3.60. Computertomographische Darstellung eines Hodenbruchs (120 kV, 230 mA, Schnitthöhe Trochanter minor): gemischt weichteildichte und flüssigkeitsäquivalente Raumforderung des rechten Skrotums, die ein deutliches randständiges Kontrastmittelenhancement aufweist

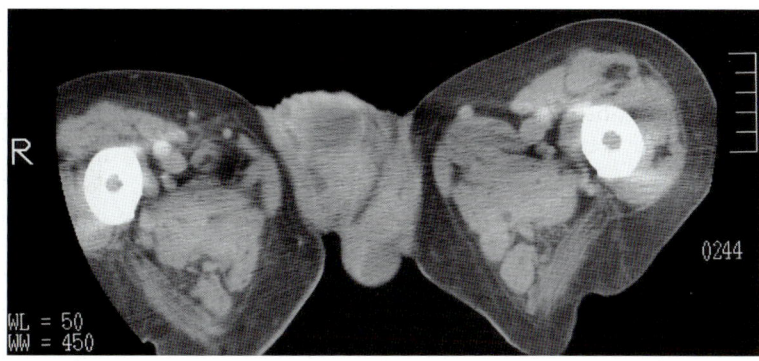

cele communicans). Ist die Tunica vaginalis noch abgrenzbar und liegt die zystisch-echoarme Formation weiter kranial, so liegt eine Hydrozele des Samenstrangs vor.

■ **Andere Schnittbildverfahren.** CT und MRT besitzen bei Verdacht auf Hydrocele testis sicher keine Indikation. Da die Veränderung jedoch gelegentlich bei der Abklärung anderer Hodenerkrankungen nachweisbar ist, sollen ihre Charakteristika erwähnt werden. Computertomographisch ist die Hydrocele testis als glatt begrenzte hypodense schalenförmige Formation zunächst ventral des Hodens abgrenzbar, die flüssigkeitsäquivalente Dichtewerte aufweist (Abb. 3.59). Der differenzialdiagnostisch abzugrenzende Hodenbruch zeigt gemischt weichteil- und flüssigkeitsäquivalente Dichtewerte (Abb. 3.60).

Magnetresonanztomographisch zeigt sich die Hydrocele testis auf T2-gewichteten Sequenzen vor der durch den Hoden hervorgerufenen Zone hoher Signalintensität als noch signalreichere glatt begrenzte Formation, die auf T1-gewichteten Bildern im Gegensatz zum Hodengewebe keine intermediäre, sondern eine deutlich Signalhypointensität aufweist (vgl. auch Abb. 3.55).

3.3.3.3
Spermatozele

Ätiologie
Eine Obstruktion oder das Vorliegen aberrierender Kanälchen des Nebenhodens kann über einen Verhalt von Spermien zu einer lokalen Erweiterung des Gangsystems und Ausbildung zystischer Gebilde am Nebenhoden führen. Diese werden als Spermatozelen bezeichnet.

Klinik
Spermatozelen werden meistens zufällig bei Routineuntersuchungen des männlichen Genitale entdeckt. Sie haben weniger Krankheitswert als differenzialdiagnostische Bedeutung. Selten wird von besorgten Patienten ein von der Leistengegend in den Hodensack ausstrahlendes Ziehen angegeben.

Diagnostik
Differenzialdiagnostisch ist die Spermatozele von anderen Raumforderungen des Hodensacks wie Hydrocele testis, Hodenbruch und Tumoren abzugrenzen. Als Methode der Wahl kann wie bei der Beurteilung der Hydrocele testis die sonographische Untersuchung angesehen werden. Prinzipiell gleicht der Befund dem der Hydrocele testis mit Darstellung einer echofreien, glatt begrenzten flüssigkeitsäquivalenten Formation mit dorsaler Schallverstärkung. Entscheidend ist die unterschiedliche Lokalisation: Die Spermatozele liegt dorsokranial des Hodens (Abb. 3.61). Differenzialdiagnostisch schwieriger ist eine Abgrenzung gegenüber einer Hydrocele funiculi spermatici. Gelegentlich kann hier eine Verbindung zum Cavum scroti nachweisbar sein. Der grundsätzlich andere Inhalt (Spermien/Flüssigkeit) ist sonographisch nicht eindeutig zu unterscheiden. Magnetresonanztomographisch zeigt sich eine gering

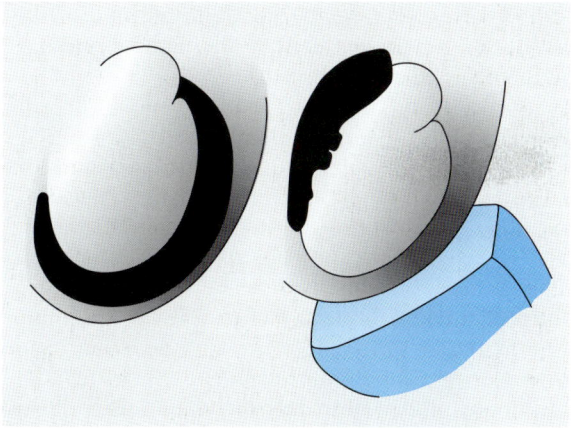

Abb. 3.61. Schemazeichnung der sonographischen Differenzialdiagnose zwischen Hydrozele und Spermatozele: Im Gegensatz zur Spermatozele umfasst die Hydrozele den Hoden von ventral, häufig auch komplett (vgl. auch Abb. 3.60)

niedrigere Signalintensität auf stark T2-gewichteten Bildern, bzw. im T1-gewichteten Bild analog zum Hodengewebe ein intermediäres Signalverhalten.

3.3.3.4
Varikozele

Ätiologie

Die krankhafte Erweiterung und Elongation der skrotalen Venen infolge einer Insuffizienz der V. spermatica interna wird als Varikozele bezeichnet.

Diese ist auch bei klinisch unauffälligen Patienten in bis zu 20% zu diagnostizieren und kann Ursache einer Infertilität sein. Ursächlich für die Varikozelenbildung sind die Fortleitung einer Druckerhöhung im Bereich von V. cava inferior oder (bei Einmündung der Vasa spermatica in die Nierenvene) durch einen Stau der Nierenvene sowie in der Mehrzahl angeborene Bindegewebeschwächen (idiopathische Varikozele). Wenngleich der eigentliche Mechanismus noch nicht endgültig geklärt ist (Druckatrophie?, Überwärmung?) kann die schädigende Wirkung der erweiterten Venen auf das Hodenparenchym als gesichert gelten.

Das venöse Blut des Hodens wird in den meist gedoppelten Begleitvenen der Aa. testiculares gesammelt; diese Vv. testiculares bilden ein Venengeflecht, den Plexus pampiniformis, welcher den Samenleiter begleitet. Die linke V. spermatica ist häufiger (ca. zwei Drittel aller Untersuchten) als die rechtsseitige gedoppelt. Sie mündet in den allermeisten Fällen in die die Wirbelsäule in Höhe des Zwischenwirbelraumes LWK 1–2 kreuzende linke Nierenvene; der Abstand zwischen Einmündung von V. spermatica in die V. renalis sinistra und Einmündung von V. renalis sinistra in die V. cava inferior ist sehr variabel. Die rechte V. spermatica mündet einige Zentimeter kaudal und etwas ventral der V. renalis dextra direkt in die V. cava inferior. In weniger als 10% aller Fälle mündet sie in die rechte Nierenvene.

Diagnostik

Klinisch erfolgt eine Einteilung der Varikozele in 4 Grade. Während schwere Fälle (Grad III) schon mithilfe der Inspektion zu diagnostizieren sind und der Nachweis häufig auch palpatorisch möglich ist (Grad I und II), ist die Diagnose bei Grad 0 nur durch bildgebende Verfahren zu stellen. Die im Spermatogramm relativ typische Trias von Oligozoospermie (wenig Spermien), Teratozoospermie (missgebildete Spermien) und Asthenozoospermie (lahme Spermien) lenkt bei ausbleibendem Kinderwunsch trotz inspektorisch und palpatorisch nicht fassbaren Veränderungen den Verdacht auf eine Schädigung des Hodenparenchyms durch eine Varikozele.

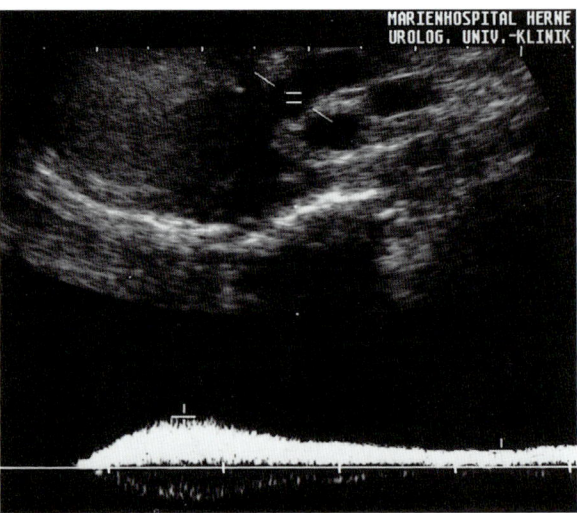

Abb. 3.62. Sonographische Darstellung einer Varikozele: In einem der deutlich erweiterten Gefäße des Plexus pampiniformis, die im Bereich des Nebenhodens als echofreie rundliche Strukturen zur Darstellung kommen, lässt sich ein venöses Dopplersignal ableiten

■ **Ultraschall.** Sonographisch lassen sich im Bereich des Nebenhodens multiple gewundene echoarme bis echofreie, rundliche oder tubuläre Strukturen nachweisen, die den hier gelegenen dilatierten venösen Gefäßen des Plexus pampiniformis entsprechen (Abb. 3.62). Zusätzlich lässt sich die kausale Strömungsumkehr in der V. spermatica dopplersonographisch darstellen.

■ **Computertomographie.** Wenngleich die CT zum Nachweis der Varikozele keine Indikation besitzt, ist die Kenntnis des Erscheinungsbildes der insuffizienten V. spermatica doch wichtig für die differenzialdiagnostische Abgrenzung pathologisch vergrößerter retroperitoneal-paraaortaler Lymphknoten, welche durch die aufgeweiteten Venen vorgetäuscht werden können. Im Leistenbereich ist die Abgrenzung gegenüber pathologisch vergrößerten Lymphknoten von Bedeutung (Abb. 3.63).

■ **Phlebographie.** Indikationen zur phlebographischen Darstellung der V. spermatica interna sind der Nachweis einer vermuteten Varikozele bei Impotentia generandi mit pathologischem Spermatogramm, das Erfassen des Ausmaßes einer tastbaren Varikozele, die Darstellung eventueller Kollateralverbindungen vor Intervention sowie die Erfolgskontrolle einer Intervention. Aus Strahlenschutzgründen soll die V. spermatica interna nur bis zur Linea terminalis dokumentiert werden.

Zur Verödung einer Varikozele können zum einen die Sklerosierungstherapie, zum anderen die Embolisation mit Spiralen, Polyvinylen oder abwerfbaren

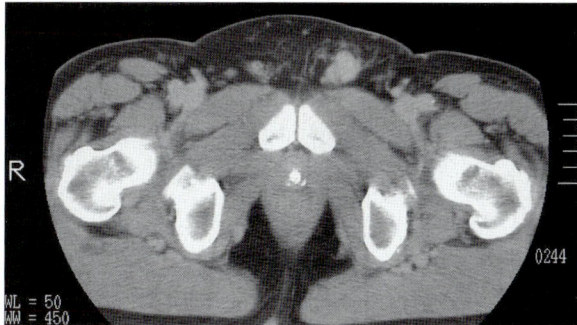

Abb. 3.63. Computertomographische Darstellung einer Insuffizienz der V. spermatica (120 kV, 300 mA, SD 10 mm, Schichthöhe Symphyse): kontrastmittelgefülltes Gefäßkonvolut im Bereich des linken Leistenkanals

Ballons dienen. Bei der Sklerosierung muss unter Verwendung eines Okklusionsballons ein Abfließen des eingebrachten Therapeutikums in die V. renalis oder V. cava verhindert werden. Hierbei ist der Ausschluss anatomischer Varianten essenziell (Liermann u. Kirchner 1997).

3.3.3.5
Orchitis

Ätiologie
Hodenentzündungen können infektiöse (virale oder bakterielle), chemische (u. a. Jod, Thallium, Blei) und physikalische Noxen als Ursache haben, aber auch idiopathisch bedingt sein. Die Infektion kann den Hoden hämatogen oder aszendierend über den Samenleiter und Nebenhoden erreichen. Ein relativ häufiges Krankheitsbild stellt hierbei die Mumpsorchitis dar, die in einer Häufigkeit von bis zu 10 % zu einer Infertilität führen kann. Während die Orchitis typischerweise 4–6 Tage nach Beginn der schmerzhaften Schwellung der Ohrspeicheldrüse klinisch manifest wird, finden sich gelegentlich auch Fälle ohne klinische Parotitis. Bei 70 % der Erkrankten findet sich ein einseitiger Befall der Mumpsorchitis.

Eine akute isolierte Entzündung des Hodens ist selten, häufiger liegt eine gleichzeitige Entzündung der Hodenadnexe vor, wobei dann von einer Epididymoorchitis zu sprechen ist.

Klinik
Gewöhnlich manifestiert sich die akute unspezifische Orchitis klinisch durch plötzlich auftretenden, in den Inguinalkanal ausstrahlenden Schmerz des betroffenen Hodens. Das Krankheitsbild kann von Übelkeit und Erbrechen begleitet sein. Bei der körperlichen Untersuchung zeigt das Skrotum eine Rötung und ödematöse Schwellung, wobei letztlich die Differenzialdiagnose zwischen akuter Orchitis, akuter Epidi-

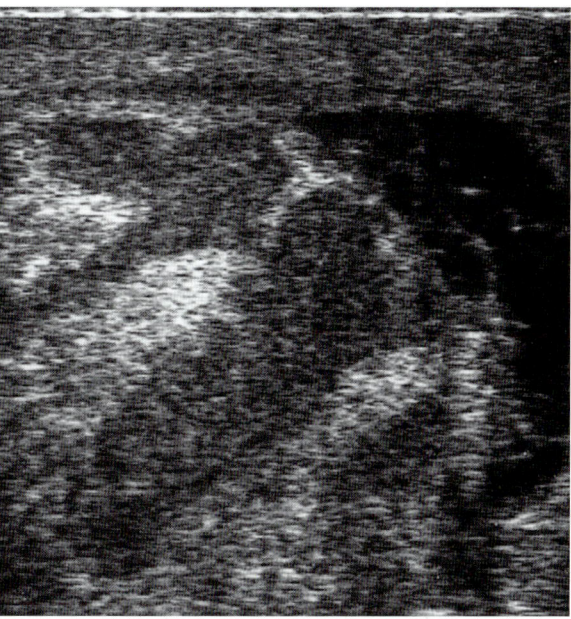

Abb. 3.64. Sonographie des Skrotums, einschmelzende Orchitis: Neben einer diffusen Schwellung zeigen sich umschriebene echoarme, relativ scharf abgrenzbare Zonen als Ausdruck einer beginnenden Einschmelzung; Begleitbefund einer Hydrocele testis

dymitis oder Epididymoorchitis oder Hodentorsion palpatorisch kaum möglich ist.

Bildgebende Diagnostik

■ **Ultraschall.** Sonographisch zeigt die Orchitis eine diffuse Vergrößerung des Hodens, die bei einseitigem Befall insbesondere im Seitenvergleich erkannt werden kann. Das Hodenparenchym zeigt eine homogen verminderte Echogenität. Regelhaft liegen eine reaktive Hydrozele sowie eine Wandverdickung des Skrotums vor. Ebenfalls im Seitenvergleich ist mittels der farbkodierten Doppler-Sonographie eine Zunahme der Vaskularisierung bei Auftreten eines spontanen Venenflusses nachzuweisen (Abnahme des Sensitivity-Index der Arterien). Bei Fortschreiten der entzündlichen Prozesse (Abb. 3.64) mit Ausbildung testikulärer Abszedierungen lassen sich sonographisch umschriebene echoarme bis echofreie Zonen nachweisen (cave: Differenzialdiagnose Tumor!).

Im unkomplizierten Verlauf sollten sich die sonographischen Befunde nach 3 Tagen beginnend rückbilden und nach 7 Tagen weitgehend normalisiert haben.

■ **Magnetresonanztomographie.** Magnetresonanzspintomographisch führt die Orchitis im betroffenen Hoden auf T2-gewichteten Bildern zu einem inhomo-

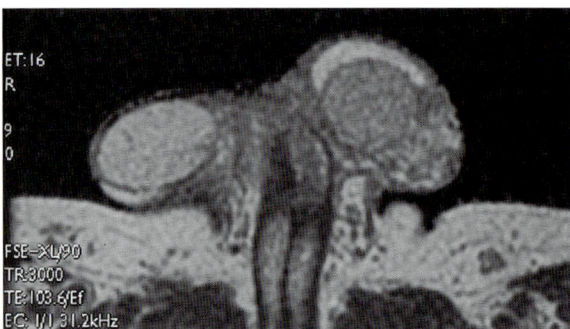

Abb. 3.65. Magnetresonanztomographische Darstellung einer Orchitis (T2-gewichtete FSE-Sequenz TR3.000, TE103, axiale Schichtführung): im Seitenvergleich deutlich signalärmerer, aufgelockert wirkender linksseitiger Hoden mit Hydrozele und verdickter Epididymis (somit magnetresonanztomographisch Verdacht auf Epidymoorchitis)

genen, unscharf begrenzten Signalintensitätsverlust innerhalb des Parenchyms (Abb. 3.65). Im Falle einer Abszedierung finden sich umschriebene, scharf begrenzte Areale hoher Signalintensität innerhalb der signalarmen Läsionen.

Hajek (1987 a, b) demonstriert MRT-Befunde einer chronisch tuberkulösen Orchitis, bei welcher der gesamte Hoden diffus von inhomogenen Arealen niedriger Signalintensität durchsetzt ist.

3.3.3.6
Epididymitis

Ätiologie
Eine Entzündung des Nebenhodens, Epididymitis, wird in den meisten Fällen durch gramnegative Bakterien oder durch Chlamydien hervorgerufen. Die Erreger erreichen den Nebenhoden kanalikulär über das Vas deferens (Zustand nach transurethraler Resektion der Prostata, Prostatitis, Urethritis), hämatogen oder lymphogen. Ursache einer chronischen Epididymitis sind meistens rezidivierende Harnwegsinfekte, insbesondere bei subvesikaler Obstruktion oder transurethralen Manipulationen (Dauerkatheter). Bei Übergreifen der Entzündung auf den Hoden, insbesondere bei der eitrig-abszedierenden Form, spricht man von einer Epididymoorchitis.

Klinik
Die Epididymitis verläuft in unterschiedlicher Intensität entweder als hochakut-schmerzhafte, eitrige oder chronisch-schleichende Form. Klinisch zeigen sich zunächst entlang des Samenstrangs zur Leiste ziehenden Schmerzen, Fieber sowie eine Schwellung der betroffenen Skrotalhälfte. Die Skrotalhaut ist verdickt und gerötet. Bei der Palpation besteht meistens eine erhebliche Druckschmerzhaftigkeit im Bereich von Nebenhoden und Samenstrang.

Die chronische Epididymitis zeigt klinisch wechselnd ziehende Schmerzen. Das palpatorische Korrelat des hierbei gelegentlich auftretenden Spermagranuloms (unspezifische granulomatöse Entzündung als Reaktion auf aus zerstörten Tubuli ausgetretene Spermien) stellt eine bis zu 3 cm durchmessende Verdickung des Nebenhodenkopfes dar.

Die klinische Differenzialdiagnose der Epididymitis umfasst neben der Hodentorsion und Orchitis (akute Formen) auch Nebenhodentumoren und Nebenhodentuberkulose sowie ein Kompressionssyndrom der Nervenwurzel S1 (chronische Formen).

Bildgebende Diagnostik

■ **Ultraschall.** Neben Anamnese und klinischer Untersuchung besitzt die Ultraschalluntersuchung die größte Bedeutung in der Diagnosesicherung einer Epididymitis. Im akuten Stadium der Entzündung erscheint die Epididymis sonographisch zunächst relativ echoarm, im weiteren Krankheitsverlauf findet sich eine zunehmende irreguläre Echogenität. Im farbkodierten Doppler-Sonogramm findet sich eine erhöhte Vaskularität, wobei zu beachten ist, dass unter Verwendung des gepulsten Dopplers regelhaft sowohl in Caput, Corpus und Kauda Blutfluss nachweisbar ist, ohne dass dies alleine einen Hinweis auf eine Entzündung darstellt (Keener et al. 1997). Der Seitenvergleich ist hier wie auch bei der Beurteilung einer eventuellen Verdickung und Inhomogenität des Gangsystems oder Erweiterung des Vas efferens wichtig. Auch beim akuten Stadium der Epididymitis können eine Verdickung der Skrotalhaut und eine reaktive Hydrozele („Skrotalerguss") nachweisbar sein. Im subakuten Stadium sind gelegentlich Abszedierungen der Epididymis als echoarme umschriebene Läsionen abzugrenzen.

Beim Übergang in eine chronisch Verlaufsform mit Fibrosierung, aber auch bei abklingender Entzündungsaktivität zeigt sich sonographisch eine zunehmende Echogenität.

In den Folgestadien der Epididymitis kann sonographisch eine Spermatozelenbildung (septierte, echofreie zystische Formation im Bereich des Nebenhodens mit glatter Begrenzung dorsal des Hodens) beobachtet werden.

Die Sonderform einer spezifischen tuberkulösen Epididymitis manifestiert sich durch eine Vergrößerung der Epididymis mit gemischt hypoechogenem Schallbild in Kombination mit hypoechogenen Läsionen des Hodens mit Hydrozele. Hierbei sollte insbesondere der Nachweis extratestikulärer Kalzifikationen die Aufmerksamkeit auf das seltene Krankheitsbild lenken; das gilt gerade auch für Patienten mit bekannter Urotuberkulose (Chung et al. 1997).

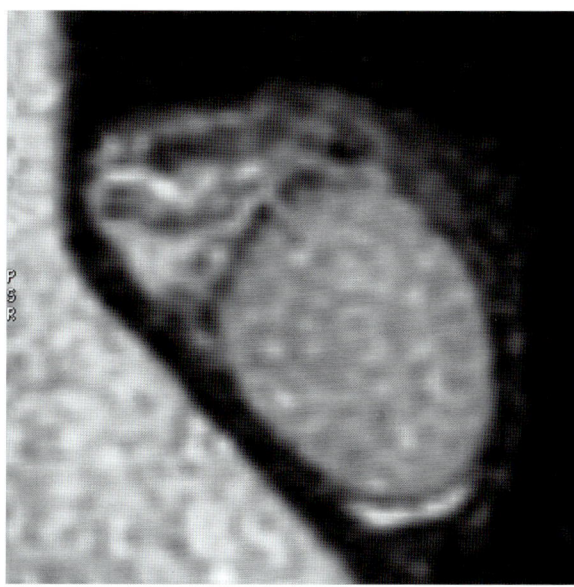

Abb. 3.66. Magnetresonanztomographische Darstellung einer Epididymitis (T2-gewichtete FSE-Sequenz TR3.000, TE103, sagittale Schichtführung): diffuse Schwellung des Nebenhodens mit deutlich erhöhter Signalintensität und vermehrten Gefäßstrukturen. Begleitend signalarmer, aufgelockert wirkender Hoden mit geringer Hydrozele (somit magnetresonanztomographisch Verdacht auf Epidymoorchitis)

■ **Magnetresonanztomographie.** Auf T2-gewichteten Sequenzen lässt sich bei einer akuten Epididymitis eine fokale oder diffuse Schwellung mit deutlich erhöhter Signalintensität erkennen (Abb. 3.66). Darüber hinaus ist die vermehrte Durchblutung an der Zunahme der Gefäßstrukturen im Bereich des Samenstrangs nachweisbar (Hajek 1987 a, b). Abszedierungen lassen sich magnetresonanztomographisch als umschriebene auf T2-gewichteten Bildern signalintense Verdickungen der Epididymis oder des Samenstrangs nachweisen.

■ **Andere Verfahren.** Die Kontrastdarstellung des Nebenhodens, Epididymogramm, kann zur Dokumentation einer Verschlussaspermie als Defektzustand nach Epididymitis dienen.

Zur Klärung der Ursachen der Epididymitis sind ferner Untersuchungen zum Ausschluss einer Prostatitis (rektale Untersuchung, Sonographie), eines Refluxes von Urin in die Vasa deferentia (Ausscheidungsurogramm, Miktionszystourethrographie) oder sonstiger entzündlicher Veränderungen des Harntrakts (Ausscheidungsurogramm, Labor) notwendig.

3.3.3.7
Skrotaltrauma

Ätiologie und Klinik
Traumatische Einwirkungen auf das Skrotum betreffen meistens sowohl Hoden als auch Nebenhoden und den übrigen Skrotalinhalt. Es können offene (Schnitt-, Stich-, Schusswunden) und stumpfe Traumata (Fußball, Quetschung, Sturz) unterschieden werden. Eine isolierte Alteration des Skrotums ohne Beteiligung des Hodens findet sich bei einer offenen Verletzung der Skrotalhaut. Eine Läsion der Tunica albuginea resultiert in der Regel in ausgedehnten Blutungen in die Tunica vaginalis mit Entwicklung einer Hämatozele. Die klinische Symptomatik eines massiven, in Leiste und Nierenregion ausstrahlenden Schmerzereignisses mit Vernichtungsgefühl und Schock ist nicht eindeutig und muss u. a. differenzialdiagnostisch von der akuten Hodentorsion abgegrenzt werden.

Diagnostik
Während Anamnese und Inspektion häufig genügend Anhalt für die Ursache der geklagten Beschwerden bieten, ist es Aufgabe der weiterführenden bildgebenden Diagnostik, das Ausmaß der Beteiligung der verschiedenen Organe des Skrotalinhalts aufzudecken. Hierbei die Unterscheidung einer Ruptur/Kontusion klinisch relevant. So können beim Nachweis eines stumpfen Hodentraumas ohne stärkere Einblutung konservative Maßnahmen mit Hochlagerung des Hodensacks erfolgen. Im Falle einer traumatischen Hodendislokation in die Bauchhöhle, Verdacht auf traumatische Hodentorsion und stärkerer Lazeration muss hingegen eine unverzügliche Operation erfolgen.

Wichtig sind letztendlich auch der Nachweis von Kombinationsverletzungen des Beckens und der harnableitenden Wege.

■ **Ultraschall.** Im Vordergrund der Bildgebung steht auch beim Hodentrauma aufgrund der raschen und ubiquitären Verfügbarkeit die Ultraschalluntersuchung. Solange die Hodenkapsel erhalten ist, erscheint der Hoden sonographisch als glatt begrenztes Oval. Beim Riss der Tunica albuginea vermindert sich das Hodenvolumen, die ovaläre Form geht in eine eher bohnenartige Konfiguration über, es finden sich Wellen und Einziehungen. Egender et al. (1985) vergleichen den Befund mit dem Aspekt eines platten Balls. Während normalerweise die Tunica albuginea sonographisch gegenüber dem Hodenparenchym nicht abgrenzbar ist, kann sie sich nach Ruptur der Hodenkapsel als schmales mittelreflexives Band vom Hoden abheben. Parenchymrisse des Hodens zeigen sich sonographisch als echoarme bis echofreie Bän-

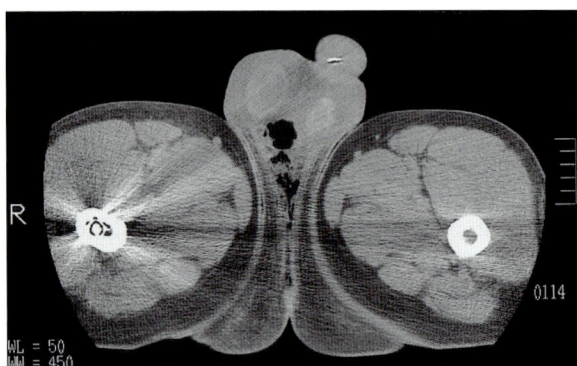

Abb. 3.67. Computertomographische Darstellung einer Hämatozele bei Hodentrauma (120 kV, 230 mA, Schnitthöhe Trochanter minor): skrotale Flüssigkeitsansammlung relativ hoher Dichte (um 40 HE) sowie skrotales und perineales Emphysem bei einem Patienten mit komplexer Beckenringfraktur bei Verkehrsunfall

der innerhalb des mittelreflexiven Hodenparenchyms. Meistens ist simultan eine begleitende Hämatozele nachweisbar.

■ **Computertomographie.** Wenngleich die computertomographische Untersuchung in der Diagnostik des Skrotaltraumas keine Bedeutung besitzt, werden doch gelegentlich bei beckenverletzten Patienten traumatisierte Hoden, insbesondere begleitende Hämatozelen mit erfasst (Abb. 3.67). Diese zeigen sich als skrotale Flüssigkeitsansammlungen relativ hoher Dichte (50–60 HE).

■ **Magnetresonanztomographie.** Magnetresonanztomographisch zeigt das kontusionierte, eingeblutete Hodenparenchym eine Inhomogenität der Signalgebung mit Zonen hoher bis intermediärer Signalintensität auf protonengewichteten Bildern, die im T2-gewichteten Bild deutlicher abgrenzbar sind (Hajek 1987a, b). Da die Tunica albuginea im Gegensatz zur sonographischen Untersuchung magnetresonanztomographisch auch im Normalzustand gegenüber dem Hodenparenchym abgrenzbar ist, lässt sich das Ausmaß des Skrotaltraumas besser darstellen.

3.3.3.8
Hodentorsion

Definition, pathologisch-anatomische und ätiologische Grundlagen
Unter dem Begriff Hodentorsion werden Drehungen des Hodens und seiner Anhangsgebilde summiert, die zu einer Ischämie, hämorrhagischen Infarzierung und Nekrose führen können.

Ätiologisch liegt bei der überwiegenden Anzahl der Fälle eine abnorm hohe Beweglichkeit des Hodens

infolge von Überlängen des Samenstrangs oder Fehlen des Gubernaculum testis vor. Prädisponierend ist hierbei der verspätete Descensus testis. Seltener ist die Hodentorsion traumatisch bedingt. Unterschiedliche Formen der Hodentorsion sind die supravaginale und intravaginale Torsion von Hoden und Nebenhoden, die Torsion nur einer Appendix testis und – extrem selten – die Torsion des Mesorchiums.

In Abhängigkeit vom Ausmaß der Rotation kommt es infolge der Ischämie zu einer Schädigung des Hodenparenchyms. Bei einer Drehung von mehr als 360° ist mit einem kompletten Infarkt und irreversibler Nekrose des Hodenparenchyms bereits nach 4 h zu rechnen.

Klinik
Das Krankheitsbild besitzt einen Häufigkeitsgipfel zwischen dem 15. und 20. Lebensjahr und tritt meistens nach sportlicher Betätigung mit plötzlicher Drehbewegung auf. Das klinische Bild der Hodentorsion und einer Torsion der Hodenanhängsel ist identisch. Im Vordergrund seht der akute Schmerz und die Schwellung des Skrotums. Ein klinisches Zeichen hoher Sensitivität ist das Fehlen des Cremaster-Reflexes.

Neben der starken Schmerzhaftigkeit des geschwollenen Hodensacks zeigt sich bei der Palpation ein Hoch- und Querstand des Hodens (positives Bunzel-Zeichen). Am stehenden Patienten zeigt sich bei Anheben des Hodens eine Zunahme der Schmerzen infolge Stauchung des Samenstrangs (positives Prehn-Zeichen). Differenzialdiagnostisch muss vor allem die Epididymitis abgegrenzt werden.

Bildgebung
Grundsätzlich muss konstatiert werden, dass die Bildgebung nur für Fälle mit fraglichem klinischen Befund herangezogen werden sollte: Jeder klinisch hochverdächtige Patient sollte unverzüglich operiert werden, da eine Verzögerung des chirurgischen Eingriffs irreparable Schäden nach sich ziehen kann (Siegel 1997). Eine Berechtigung besitzt die Bildgebung bei der Beantwortung der Frage, ob es sich um eine Torsion des Hodens, die einer unmittelbaren chirurgischen Intervention bedarf, oder seiner Anhangsgebilde, die keine dringliche Operationsindikation besitzt (Strauss et al. 1997), handelt.

■ **Ultraschall.** Im Vordergrund der Notfalldiagnostik steht wegen der heute allgemeinen Verfügbarkeit die farbkodierte Doppler-Sonographie; sie hat zu einer deutlichen Verdrängung der aufwendigeren Szintigraphie geführt. Folgende Feststellungen lassen sich bezüglich der Aussagekraft der farbkodierten Doppler-Sonographie treffen:

1. Sind im Seitenvergleich beiderseits arterielle und venöse Pulssignale ableitbar, kann eine Hodentorsion weitestgehend ausgeschlossen werden. Becker et al. (1997) berichten allerdings von einem Fall mit nachweisbaren arteriellen und venösen Pulssignalen trotz 540°-Torsion; hier lag jedoch operativ vitales Hodengewebe vor, sodass eine Restperfusion trotz hochgradiger Torsion angenommen werden muss.

2. Ist beiderseits kein eindeutiges Flusssignal ableitbar, sollte die Diagnose nur mit Vorsicht gestellt werden; dies gilt besonders bei Kleinkindern.

3. Ist einseitig kein venöses Signal, aber ein geschwächter arterieller Fluss nachweisbar, besteht der Verdacht auf das Frühstadium einer subtotalen Torsion mit Drosselung des venösen Abflusses und drohender hämorrhagischer Nekrose.

4. Sind einseitig weder arterielles noch venöses Signal ableitbar, ist die Diagnose Hodentorsion nach Literaturangaben mit einer Spezifität von praktisch 100 % (Wilbert et al. 1993) zu stellen.

■ **Magnetresonanztomographie.** Die MRT besitzt in der Akutdiagnostik der Hodentorsion keine Bedeutung, kann aber in der Differenzialdiagnose einer atypischen subakuten Hodentorsion wichtige Hinweise geben. Magnetresonanztomographisch zeigt die subakute Hodentorsion bei normaler bis leicht vermehrter Organgröße einen deutlichen Signalintensitätsverlust des Hodenparenchyms in T2-gewichteten Sequenzen. Naegler-Reus et al. (1995) demonstrieren MRT-Bilder des direkt nachweisbaren Torsionsknotens im verdickten, proximalen Samenstrang. Dieser Torsionsknoten soll im Protonenbild deutlicher als in der T2-Wichtung darstellbar sein.

Beim hämorrhagischen Infarkt zeigt die magnetresonanztomographische Untersuchung auf T2-gewichteten Sequenzen inhomogene Bezirke niedriger Signalintensität, die zentral eine hohe Signalintensität aufweisen (Turnher et al. 1988). Hierbei entspricht die Zone hoher Signalintensität dem Randsaum einer Hämosiderinablagerung.

Die chronische Torsion zeigt magnetresonanztomographisch eine starke Herabsetzung der Signalintensität im T2-gewichteten Bild sowie eine Organatrophie (Hajek 1987 a, b).

■ **Szintigraphie.** Der szintigraphischen Ausschluss einer akuten Hodentorsion orientiert sich am Nachweis einer erhaltenen Hodendurchblutung. Hierzu dient die Darstellung der Hodenperfusion anhand einer dynamischen Szintigraphie nach Applikation von [99m]Technetium (Falkowsky u. Firlit 1980). Der zeitliche Aufwand und die nichtubiquitäre Verfügbarkeit haben dazu geführt, dass die Szintigraphie in der Routinediagnostik nicht die Methode der Wahl ist.

3.3.3.9
Hodentumoren

Definition und pathologisch-anatomische Grundlagen

Die überwiegende Mehrzahl der Hodentumoren ist maligne. Während die malignen Formen in der Altersgruppe von 20–30 Jahren zu den häufigsten bösartigen Erkrankungen des Mannes gehören, machen sie insgesamt 1–2 % aller Malignome des Mannes aus. Die Inzidenz bösartiger Erkrankungen des Hodens hat in den Jahrzehnten nach dem 2. Weltkrieg stark zugenommen, ohne dass jedoch hierfür verantwortliche ätiologische Faktoren erkennbar wurden.

Die wichtigste Gruppe der Hodentumoren stellen die Keimzelltumoren dar (90 % aller Hodentumoren: Seminome 40 %, embryonale Karzinome 20 %, Teratokarzinome 25 %, Chorionkarzinome 10 %), wobei der Malignitätsgrad in der genannten Reihenfolge zunimmt. Neben den Keimzelltumoren sind Neubildungen des Gonadenstromas wie Leydig-Zell-Tumoren oder Sertoli-Zell-Tumoren zu nennen, von denen ca. 10 % maligne entarten. Lymphome oder seltener Metastasen stellen sekundäre maligne Veränderungen des Skrotums dar.

■ **Tumorausbreitung.** Das durch das lokale Tumorwachstum bedingte Überschreiten der Tunica albuginea besitzt entscheidende Bedeutung für die TNM-Klassifikation der Hodentumoren. Während beim TNM-Stadium I der Tumor auf den Hoden beschränkt ist, definiert ein Überschreiten der Tunica albuginea das Stadium T2. Beim Befall des Nebenhodens liegt T3, beim Erreichen des Samenstrangs oder Infiltration der Skrotalwand (selten) T4 vor.

Hodenmalignome metastasieren ganz überwiegend über das lymphatische System, nur beim äußerst bösartigen Chorionkarzinom ist eine hämatogene Aussaat im Frühstadium zu beobachten. Typischerweise erfolgt der primäre Lymphabfluss entlang der Vv. spermaticae. Die primären testikulären Lymphknoten liegen damit linksseitig in Höhe der Einmündung der V. spermatica in die linke Nierenvene und rechtsseitig etwas unterhalb davon parakaval. Da Lymphgefäße der rechten Seite nach links kreuzen, findet sich gelegentlich auch bei rechtsseitigen Hodentumoren eine alleinige kontralaterale Lymphknotenmetastasierung. Bei linksseitigen Hodentumoren wurden alleinige kontralaterale Lymphknotenmetastasen unseres Wissens nicht beobachtet. Ein Vorliegen von iliakalen Lymphknotenmetastasen spricht für eine Ausdehnung des Hodentumors auf Nebenhoden oder Samenstrang, da deren Lymphabfluss nach iliakal erfolgt.

Klinik

Im Vordergrund der Symptomatik steht bei Hodentumoren die schmerzlose Organvergrößerung. Eine Gewichtszunahme kann über Zug am Samenstrang zu einem Schweregefühl mit Dysästhesie führen. Gelegentlich finden sich jedoch auch hochakute Fälle, die klinisch mit dem Bild einer Epididymitis einhergehen können.

Häufig werden Hodentumoren bei Routineuntersuchungen des äußeren Genitales festgestellt. Hier ist neben der Vergrößerung die Verhärtung bei fehlender oder geringer Druckschmerzhaftigkeit richtungsweisend.

Klinische Zeichen des fortgeschrittenen Hodentumors sind Rückenschmerzen bei ausgedehnter retroperitonealer Metastasierung sowie Pleurodynien oder Dyspnoe bei bereits bestehender pulmonaler Filiarisierung.

Bildgebende Diagnostik

Die Bildgebung besitzt – obwohl sie in Form der neuen Schnittbildverfahren hervorragende Aussagen zur Tumorausbreitung treffen kann – kaum Bedeutung in der präoperativen Bestimmung des Lokalbefundes. Dies ist auf die mangelnde prognostische Wertigkeit der TNM-Klassifikation zurückzuführen. Einen herausragenden Stellenwert besitzt sie allerdings im postoperativen Staging, wobei die Schnittbildverfahren bei der Bestimmung der Ausdehnung der lymphatischen Metastasierung die Lymphographie weitestgehend verdrängt haben.

■ **Ultraschall.** Die Ultraschalluntersuchung zeigt bei Hodentumoren kein spezifisches Muster und kann insbesondere nicht zur Differenzialdiagnose der verschiedenen Tumorentitäten herangezogen werden (Turnher et al. 1988). Meistens sind Tumoren des Hodens als Formationen niedrigerer Echodichte gegenüber dem normalen umliegenden Hodengewebe dargestellt (Abb. 3.68). Die Herde können umschrieben oder diffus, homogen oder inhomogen (insbesondere beim Vorliegen von Verkalkungen) sowie scharf oder unscharf gegenüber dem umliegenden Gewebe abgrenzbar sein. Leukämische Infiltrate oder Leydig-Zell-Tumoren können sich isodens zum normalen Hodengewebe darstellen (Turnher et al. 1988), wobei hier lediglich die Vergrößerung des Organs und das Vorliegen von Begleitveränderungen auffällig sind. Darüber hinaus ist die differenzialdiagnostische Abgrenzung gegenüber der Orchitis nur im Verlauf möglich. Somit verbleibt als wesentlicher Nutzen der Ultraschalluntersuchung im Kontext der Diagnose eines Hodentumors ihre Bedeutung als ergänzende Maßnahme der Palpation, speziell der Unterscheidung zwischen extra- und intratestikulärer Lokalisation des erhobenen Tastbefundes.

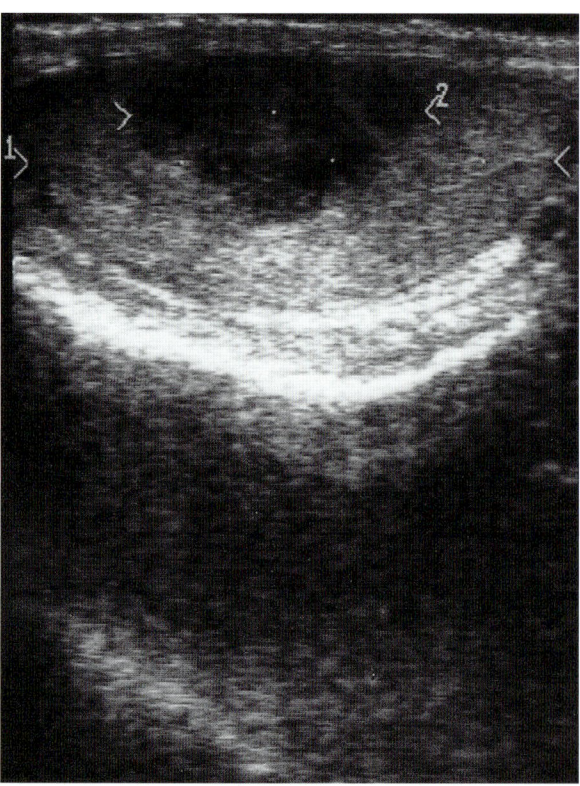

Abb. 3.68. Sonographische Darstellung eines Hodentumors: Bei normaler Organgröße zeigt sich der noch von normalem Hodengewebe umgebene Tumor als relativ scharf abgrenzbare Region niedrigerer Echodichte

■ **Magnetresonanztomographie.** Während Hodentumoren im T1-gewichteten Bild ein intermediäres Signalverhalten aufweisen und schlecht oder gar nicht vom umliegenden Hodengewebe abgrenzbar sind (Nägler-Reus et al. 1995), demaskieren sie sich im T2-gewichteten Bild ganz überwiegend als gegenüber dem umliegenden Gewebe oder dem kontralateralen Hoden signalärmere Zonen. Embryonale Karzinome zeigen nach Literaturangaben neben stark signalverringerten Zonen auch sehr signalintensive Areale sowie Einblutungen (ebd.). Auch für die MRT-Bildgebung gilt, dass die Differenzialdiagnose gegenüber einer Orchitis allein anhand der Bildgebung nicht oder nur anhand von Verlaufsbeobachtungen möglich ist.

Tumorausbreitung

■ **Lokales Staging.** Ultraschalluntersuchung und MRT ermöglichen eine gute Klassifikation der lokalen Tumorausdehnung nach dem TNM-Schema (Tabelle 3.7).

■ **Staging.** Im Staging und bei Verlaufskontrollen des metastasierten Hodentumors unter Therapie besitzt

Tabelle 3.7. Bildgebung der Ausdehnung von Hodentumoren gemäß der TNM-Klassifikation. (In Anlehnung an Turnher et al. 1988)

TNM-Klassifikation		Ultraschall	MRT
T0	Kein Tumornachweis	–	–
T1	Auf den Hoden beschränkt	Tumor innerhalb des glatt begrenzten Hodens	Intakte Tunica albuginea
T2	Befall der Tunica albuginea	Unregelmäßige Begrenzung	Unterbrechung der Tunica albuginea
T3	Beteiligung Rete testis oder Epididymis	Tumorausdehnung in Hodenmediastinum oder Epididymis	T2-Signalintensität im Mediastinum gesteigert
T4a	Befall Samenstrang	Verdickung Samenstrang Echoärmeres Fettgewebe	Fettsignalverlust T1 und T2
T4b	Infiltration Skrotum	Verdickung Skrotalwand durch Tumorinfiltration	

die CT eine herausragende Bedeutung. Aufgrund der umfassenden und übersichtlichen Darstellung des gesamten Bauchraums, ihrer geringen Anfälligkeit gegenüber Bewegungs- und physikalisch begründeten Artefakten, ihrer Geschwindigkeit, ubiquitären Verfügbarkeit und ihres geringen Patientendiskomforts ist sie den anderen bildgebenden Verfahren nach wie vor weit überlegen.

Die normale Größe der retroperitoneal-abdominellen Lymphknoten schwankt zwischen 0,5 und 1,0 cm (Wegener 1992), die Obergrenze der Größe iliakaler Lymphknoten liegt bei 1,2 cm. Die Abgrenzbarkeit der Lymphknoten hängt wesentlich vom Ausmaß des umliegenden Fettgewebes ab, wobei bei geringen Mengen an Fettgewebe eine intravenöse Kontrastmittelgabe zur Beurteilung der retroperitoneal-paraaortalen Lymphknoten notwendig werden kann. Gerade bei paraaortal in Höhe des linken Nierenhilus vermuteten Lymphknotenmetastasen ist eine Kontrastmittelgabe unerlässlich, um die differenzialdiagnostische Abgrenzung gegenüber einer partiellen Insuffizienz der linken V. spermatica zu ermöglichen.

Lymphknotenmetastasen zeigen computertomographisch eine muskelisodense Dichte mit einem maximalen Dichteanstieg nach Kontrastmittelgabe von 20 HE. Während metastatisch veränderte Lymphknoten in der computertomographischen Untersuchung häufig weniger kompakt und lokalisierter als maligne Lymphome erscheinen, zeigen Hodentumoren allerdings ebenfalls häufig massive Lymphknotenkonglomerate (Wegener 1992).

Hypodense Einschlüsse vergrößerter Lymphknoten gelten als Ausdruck einer fettiger Degeneration in der Regel als Benignitätszeichen.

CAVE ! Nach Chemotherapie ist allerdings Vorsicht geboten, da Lymphknotenmetastasen Nekrosen mit teils flüssigkeitsäquivalenten Dichtewerten aufweisen können.

Die typische Lokalisation pathologisch vergrößerter metastasenverdächtiger Lymphknoten der Hodentumoren liegt paraaortal knapp unterhalb des Nierenhilus sowie entlang der Vasa spermatica. Hier ist besonderes Augenmerk auf das Vorliegen einer Insuffizienz der V. spermatica und den retroaortalen Verlauf der linken Nierenvene zu richten.

■ **Lymphographie.** Grundsätzlich beruht der computertomographische Verdacht auf eine Lymphknotenmetastasierung im Wesentlichen auf dem Nachweis einer Lymphknotenvergrößerung, nicht aber der Lymphknotenmorphologie, sodass der Nachweis infiltrierter, (noch) nicht vergrößerter Lymphknoten nur lymphographisch erfolgen kann (Wegener 1992). Daher sollte eine Lymphographie bei Hochrisikopatienten mit fehlendem oder fraglichem computertomographischen Nachweis von Lymphknotenmetastasen diskutiert werden.

Literatur

Arslan AS, Incesu L, Yalin T, El M, Belet U (1996) Bilateral abdominoscrotal hydrocele. Abdom Imaging 21: 177–178

Baker LA, Sigman D, Mathews RI, Benson J, Docimo SG (2000) An analysis of clinical outcomes using color doppler testicular ultrasound for testicular torsion. Pediatrics 105: 604–607

Baker LL, Hajek PC, Burkhard TK, Dicapua L, Leopold GR, Hesselink JR, Mattrey RF (1987) MR imaging of the scrotum: Normal anatomy. Radiology 163: 89–92

Becker D, Bürst M, Wehler M, Tauscher D, Herold C, Hahn EG (1997) Differentialdiagnose des akuten Hodenschmerzes mit farbkodierter Duplexsonographie. Dtsch Med Wochenschr 122: 1405–1409

Belfield WT (1913) Vesiculography. J Am Med Assoc 61: 1867–1869

Berman JM, Beidle TR, Kunberger LE, Letourneau JG (1996) Sonographic evaluation of acute intrascrotal pathology. AJR Am J Roentgenol 166: 857–861

Black JA, Patel A (1996) Sonography of the normal extratesticular space. AJR Am J Roentgenol 167: 503–506

Blaivas M, Sierzenski P (2001) Emergency ultrasonography in the evaluation of the acute scrotum. Acad Emerg Med 8: 85–89

Bree RL, Hoang DT (1996) Scrotal ultrasound. Radiol Clin North Am 34: 1183–1205

Brown JM, Hammers LW, Barton JW et al. (1995) Quantitative Doppler assessment of acute scrotal inflammation. Radiology 197: 427–431

Chung JJ, Kim MJ, Lee T, Yoo HS, Lee JT (1997) Sonographic findings in tuberculous epididymitis and epididymoorchitis. J Clin Ultrasound 7: 390–394

Claussen C, Friedrich M, Kemper J, Hantelmann W, Felix R (1980) Diagnostik des Skrotums mit Hilfe eines neuen Immersionsultraschallverfahrens. Rofo Fortschr Geb Röntgenstr 133: 465–470

Coret A, Leibovitch I, Heyman Z, Goldwasser B, Itzchak Y (1995) Ultrasonographic evaluation and clinical correlation of intratesticular lesions: A series of 39 cases. Br J Urol 76: 216–219

Danzer E, Jurokovic K, Schneider G (1982) Sonographie des Skrotalinhaltes. RÖFO 137: 255–257

Diamond DA, Paltiel HJ, DiCanzio J et al. (2000) Comparative assessment of pediatric testicular volume: Orchidometer versus ultrasound. J Urol 164: 1111–1114

Dewbury KC (2000) Scrotal ultrasonography: An update. Br J Urol 86 Suppl 1: 143–152

Egender G, Schreiber K, Stampfel G, Frommhold H (1985) Echographische Differentialdiagnostik des Skrotalinhaltes. Rofo Fortschr Geb Röntgenstr 142: 304–309

Eisenberger F (1983) Erkrankungen des äußeren Genitale. In: Hohenfellner R, Zingg EJ (Hrsg) Urologie in Klinik und Praxis. Thieme, Stuttgart New York, S 1070–1090

el Moussaoui A, Jouale A, Benjelloun S (1996) Injuries of the scrotum. Analysis of 25 cases. J Urol (Paris) 102: 88–91

Falkowsky WS, Firlit CF (1980) Testicular torsion: The role of radioisotopic scanning. J Urol 124: 886–888

Flanagan JJ, Fowler RC (1995) Testicular infarction mimicking tumour on scrotal ultrasound – a potential pitfall. Clin Radiol 50: 49–50

Frauscher F, Klauser A, Radmayr C (2001) Ultrasonographic assessment of the scrotum. Lancet 357: 721–722

Fritzsche PJ, Hricak H, Kogan BA, Winkler ML, Tanagho EA (1987) Undescended testis: Value of MR imaging. Radiology 164: 169–173

Geraghty MJ, Lee FT Jr, Bernsten SA, Gilchrist K, Pozniak MA, Yandow DJ (1998) Sonography of testicular tumors and tumor-like conditions: A radiologic-pathologic correlation. Crit Rev Diagn Imaging 39: 1–63

Grainger AJ, Hide IG, Elliott ST (1998) The ultrasound appearances of scrotal oedema. Eur J Ultrasound 8: 33–37

Hajek PC (1987 a) Magnetische Resonanztomographie (MRT) des Skrotum – erste Ergebnisse und Vergleich mit der Sonographie. Teil I: Normale Anatomie und extratestikuläre Pathologie. Radiologe 27: 522–528

Hajek PC (1987 b) Magnetische Resonanztomographie (MRT) des Skrotum – erste Ergebnisse und Vergleich mit der Sonographie. Teil II: Intratestikuläre Pathologie. Radiologe 27: 529–536

Hamm B (1994) Sonography of the testis and epididymis. Andrologia 26: 193–210

Hohenfellner R, Zingg EJ (1983) Urologie in Klinik und Praxis. Thieme, Stuttgart New York

Holden A, List A (1994) Extratesticular lesions: A radiological and pathological correlation. Australas Radiol 38: 99–105

Horstman WG (1997) Scrotal imaging. Urol Clin North Am 24: 653–671

Jee WH, Choe BY, Byun JY, Shinn KS, Hwang TK (1997) Resistive index of the intrascrotal artery in scrotal inflammatory disease. Acta Radiol 38: 1026–1030

Keener TS, Winter TC, Nghiem HV, Schmiedl UP (1997) Normal adult epididymis: Evaluation with color Doppler US. Radiology 202: 712–714

Koumanidou C, Manopoulou E, Pantazis J, Dermentzoglou V, Georgoulis P, Vakaki M, Kakavakis K (2000) Scrotal hematocele as an unusual presentation of blunt abdominal trauma in three male infants. J Clin Ultrasound 28: 190–193

Kubik-Huch RA, Hailemariam S, Hamm B (1999) CT and MRI of the male genital tract: Radiologic-pathologic correlation. Eur Radiol 9: 16–28

Liermann D, Kirchner J (1997) Diagnostische und therapeutische Angiographie. Thieme, Stuttgart

Luker GD, Siegel MJ (1994) Color Doppler sonography of the scrotum in children. AJR Am J Roentgenol 163: 649–655

Miyano T, Kobayashi H, Shimomura H, Yamataka A, Tomita T (1991) Magnetic resonance imaging for localizing the nonpalpable undescended testis. J Pediatr Surg 26: 607–609

Nägler-Reus M, Guhl L, Volz C, Wuerstlin S, Arlart IP (1995) Magnetresonanztomographie des Skrotums. Erfahrungen an 129 Patienten. Radiologe 35: 494–503

Older RA, Watson LR (1996) Ultrasound anatomy of the normal male reproductive tract. J Clin Ultrasound 8: 389–404

Pannek J, Pastor J, Haupt G, Voigtmann R, Senge T (1996) Fears of risk of cure in the treatment of a giant germ cell tumour. Int J Uro Nephrol 28: 553–557

Siegel MJ (1997) The acute scrotum. Radiol Clin North Am 35: 959–976

Strauss S, Faingold R, Manor H (1997) Torsion of the testicular appendages: Sonographic appearance. J Ultrasound Med 16: 189–192

Suzer O, Ozcan H, Kupeli S, Gheiler EL (1997) Color Doppler imaging in the diagnosis of the acute scrotum. Eur Urol 32: 457–461

Thurn P (Hrsg) (1984) Harnsystem und männliche Genitalorgane, Nebennieren, Retroperitonealraum – Gynäkologie und Geburtshilfe – Lymphsystem, 7. Aufl. Thieme, Stuttgart New York (Radiologische Diagnostik in Klinik und Praxis, Bd 4, hrsg. von W. Frommhold, begr. von H. Schinz)

Thurnher S, Hricak H, Caroll PR, Pobiel RS, Filly RA (1988) Imaging the testis: Comparison between MR imaging and US. Radiology 167: 631–636

van Dijk R, Doesburg WH, Verbeek AL, van der Schouw YT, Debruyne FM, Rosenbusch G (1994) Ultrasonography versus clinical examination in evaluation of testicular tumors. J Clin Ultrasound 22: 179–182

Wegener OH (1992) Ganzkörpertomographie, 2. Aufl. Blackwell, Berlin

Weißbach L (1983) Kryptorchismus. In: Hohenfellner R, Zingg EJ (Hrsg) Urologie in Klinik und Praxis. Thieme, Stuttgart New York, S 1028–1041

Whitaker RH (1988) Neoplasia in cryptorchid men. Semin Urol 6: 107–109

Wilbert DM, Schaerfe CW, Stern WD, Strohmaier WL, Bichler KH (1993) Evaluation of the acute scrotum by color-coded Doppler ultrasonography. J Urol 149: 1475–1477

Yazbeck S, Patriquin HB (1994) Accuracy of Doppler sonography in the evaluation of acute conditions of the scrotum in children. J Pediatr Surg 29: 1270–1272

Zaontz MR, Steckler RE (1994) Pediatric urologic ultrasound. Semin Urol 12: 292–305

Bildgebende Diagnostik der inneren weiblichen Genitalorgane

4

R. A. Kubik-Huch, T. M. Keller, D. Fink, J. Scheidler, J. Wisser

4.1   Vagina, Zervix und Uterus   *209*
        R. A. Kubik-Huch, T. M. Keller, D. Fink
4.1.1   Radiologische Untersuchungstechnik   *209*
4.1.2   Normalanatomie und wesentliche Varianten,
        systemische Bildanalyse   *211*
4.1.3   Fehlbildungen   *213*
4.1.4   Traumatische Veränderungen   *214*
4.1.5   Entzündliche Erkrankungen   *214*
4.1.6   Tumoren   *215*
4.1.7   Andere Erkrankungen   *220*

4.2   Adnexe   *221*
        J. Scheidler
4.2.1   Einleitung   *221*
4.2.2   Anatomie der Adnexe   *221*
4.2.3   Untersuchungstechniken   *221*
4.2.4   Normales Erscheinungsbild   *223*
4.2.5   Bildgebung der pathologischen Befunde   *225*
4.2.6   Rolle der Bildgebung bei Ovarialtumoren   *238*

4.3   Geburtshilfe   *241*
        J. Wisser, T. M. Keller, R. A. Kubik-Huch
4.3.1   Bildgebende Untersuchungstechnik
        während der Schwangerschaft   *241*
4.3.2   Fetale Normalanatomie
        und wesentliche Varianten   *242*
4.3.3   Fetale Fehlbildungen   *245*
4.3.4   Pelvimetrie   *146*
4.3.5   Mütterliche Pathologien in der Schwangerschaft   *249*

        Literatur   *253*

Der transvaginale Ultraschall (US) ist die Methode der Wahl für die bildgebende Untersuchung des weiblichen Genitaltraktes. Er ergänzt und objektiviert die klinische gynäkologische Untersuchung. Computertomographie (CT) und Magnetresonanztomographie (MRT) werden bei bestimmten Fragestellungen, wie bei angeborenen Fehlbildungen, bei Komplikationen entzündlicher Erkrankungen und zur präoperativen Stadieneinteilung bei Karzinomen ergänzend eingesetzt. Aufgrund des im Vergleich zur CT besseren Weichteilkontrastes hat vor allem die MRT bei der Abklärung solcher Fälle an Bedeutung gewonnen. Insbesondere sind die präoperative Stadieneinteilung beim Zervix- und Endometriumkarzinom sowie die Beurteilung von unklaren Raumforderungen des Ovars heute wichtige Indikationen für den Einsatz der MRT. Außerdem ist diese bei Patientinnen im gebärfähigen Alter sowie bei Schwangeren (s. Abschn. 4.2) geeignet, da eine Belastung mit ionisierenden Strahlen so vermieden werden kann.

4.1
Vagina, Zervix und Uterus

R. A. Kubik-Huch, T. M. Keller, D. Fink

4.1.1
Radiologische Untersuchungstechnik

Konventionelle Röntgendiagnostik und Hysterosalpingographie

Konventionelle Abdomenübersichtsaufnahmen sind bei der Abklärung von Pathologien der weiblichen Genitalorgane von untergeordneter Bedeutung. Sie sind bei Verdacht auf gastrointestinale Obstruktion im Rahmen eines Tumorgeschehens indiziert. Leiomyome des Uterus können verkalken und sind dann bereits auf der Abdomenübersichtsaufnahme erkennbar.

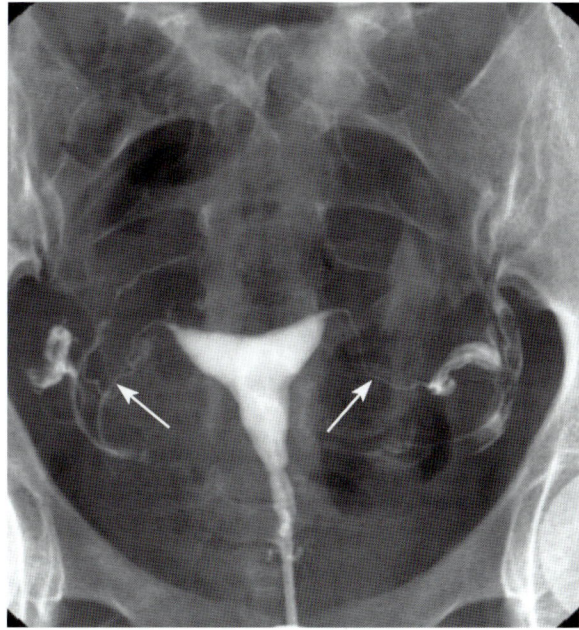

Abb. 4.1. Hysterosalpingographie (HSG): Normalbefund. Das Uteruskavum hat eine regelrechte Morphologie. Die Tuben (*Pfeile*) zeigen keine Kalibersprünge und sind beidseits durchgängig, das Kontrastmittel breitet sich frei im Peritonealraum aus

Die konventionelle Pelvimetrie ist heute aufgrund Ihrer Strahlenbelastung in den meisten Institutionen durch die MR-Pelvimetrie ersetzt worden (s. Abschn. 4.3, Abb. 4.45).

Die Hysterosalpingographie (HSG) unter Röntgendurchleuchtung wird weiterhin bei der Abklärung der Infertilität eingesetzt, hat jedoch durch den zunehmenden Stellenwert insbesondere des transvaginalen US und auch der so genannten Hysterosonographie an Bedeutung verloren (Abb. 4.1).

Ultraschall

Der US hat sich als primäre bildgebende Untersuchungsmethode bei der Diagnostik des weiblichen inneren Genitale durchgesetzt und wird in der Regel direkt durch den Gynäkologen durchgeführt. Der transabdominal-transvesikale Zugang ist heute zunehmend durch die transvaginale Sonographie ersetzt worden. Diese liefert durch Verwendung hoher Ultraschallfrequenzen von 5–10 MHz hochauflösende Bilder, hat jedoch den Nachteil eines beschränkten Untersuchungsvolumens.

Computertomographie

Für die CT-Untersuchung des Abdomens und weiblichen Beckens ist eine gute Darmkontrastierung wichtig. In der Regel werden 1–1,5 l Jod- oder Bariumhaltiges orales Kontrastmittel vor der Untersuchung verabreicht, wobei die Patientinnen ca. 60–90 min vor Untersuchungsbeginn mit dem Trinken beginnen sollten. Ergänzend kann ein rektaler Kontrastmitteleinlauf unmittelbar vor der Untersuchung verabreicht werden. Eine gefüllte Harnblase führt zur Aufrichtung des Uterus und verlagert außerdem die Darmschlingen nach kranial. Ein Tampon erlaubt eine bessere Abgrenzung des Vaginallumens und kann bei der Beurteilung gynäkologischer Neoplasien hilfreich sein. Die CT-Untersuchung erfolgt in der Regel nach intravenöser Injektion von Jod-haltigem Kontrastmittel, wobei die üblichen Kontraindikationen, wie z.B. Niereninsuffizienz, zu beachten sind. Im Rahmen des Tumorstagings wird meist der Oberbauch im gleichen Untersuchungsgang mituntersucht, wobei zur besseren Beurteilung der Leber bei der Spiral-CT-Technik eine biphasische Untersuchung mit arterieller und portovenöser Phase von Vorteil ist.

Die heute bereits in vielen Zentren zur Verfügung stehende Mehrschicht-Spiral-CT erlaubt im Vergleich zur Einzelschicht-Spiral-CT eine größere Volumenabdeckung bzw. eine verbesserte axiale Auflösung bei vorgegebener Untersuchungsdauer. Die qualitativ hochwertigen Ausgangsdatensätze erlauben eine multiplanare Bildnachverarbeitung, wobei für die Beurteilung des Uterus die sagittale, für die Ovarien die koronare Bildebene von Vorteil ist (Abb. 4.2 a, b).

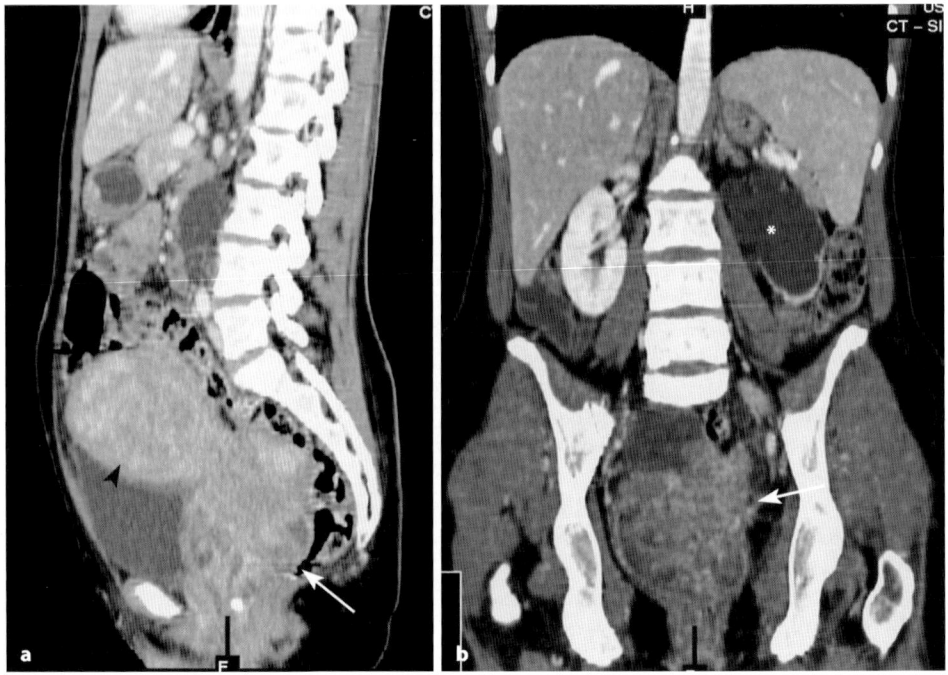

Abb. 4.2 a, b. Multiplanare Rekonstruktion einer Mehrschicht-Spiral-CT bei einer Patientin mit malignen Müller'schen Mischtumor. Sowohl die **a** sagittale als auch die **b** koronare Rekonstruktion liefern qualitativ gute Bilder. Der Tumor stellt sich als inhomogene Raumforderung (*Pfeil*) im Bereich der Zervix dar. Als Zusatzbefund führt ein großes Leiomyom (*Pfeilspitze*) zu einer Uterusvergrößerung. Der Tumor komprimiert den linken Ureter und führt zu einer Nierenstauung (Asterix)

Magnetresonanztomographie

Bei der MR-Untersuchung des weiblichen Beckens wird eine optimale Bildqualität neben einer guten Vorbereitung der Patientin durch die Wahl geeigneter Spulen und Pulssequenzen sowie ggf. durch die intravenöse Applikation von Gadolinium-haltigem Kontrastmittel erreicht. Die Untersuchung wird in Rückenlage durchgeführt; die Untersuchungsdauer sollte 60 min nicht überschreiten.

Eine vorausgehende Nahrungskarenz ist nicht erforderlich. Die Harnblase der Patientin sollte nicht zu stark gefüllt, aber auch nicht leer sein, damit der Fettsaum zwischen Uterus und Blase darstellbar ist und so bei der Abklärung gynäkologischer Tumoren die Frage nach Infiltration der Harnblase und des Rektums beantwortet werden kann. Wie bei der CT kann bei der präoperativen Stadieneinteilung gynäkologischer Tumoren zur besseren Abgrenzung der Vagina ein Tampon hilfreich sein.

Falls intravenöses Kontrastmittel verabreicht werden soll, ist möglichst vor der Untersuchung ein venöser Zugang mit langer Leitung zu legen.

Patientinnen mit Intrauterinspirale (IUD) können untersucht werden. Es kann sicherheitshalber nach der Untersuchung eine Lagekontrolle mittels Vaginalsonographie durchgeführt werden, obwohl bisher keine Dislokationen beschrieben sind. Die Spirale bildet sich im Cavum uteri als signalarme Struktur ab.

Im Übrigen gelten die üblichen MR-Kontraindikationen, wie z.B. Herzschrittmacher oder zerebrale Aneurysmaclips.

Üblicherweise wird für die Untersuchung des weiblichen Beckens eine „Becken-phased-array-Spule" verwendet. Bei adipösen oder schwangeren Patientinnen kann alternativ eine Torsospule oder die Körperspule verwendet werden.

T2-gewichtete schnelle Spinecho(SE)-Sequenzen sind die wichtigsten Sequenzen für die Beurteilung der normalen MR-Anatomie der weiblichen inneren Genitale sowie auch für die Gewebedifferenzierungen und die Diagnose von Pathologien. Aufnahmen in axialer Schichtführung sollten routinemäßig durchgeführt werden. Bei der Abklärung uteriner Pathologien, z.B. bei der präoperativen Stadieneinteilung des Zervix- oder Korpuskarzinoms, ist eine ergänzende sagittale T2-gewichtete Sequenz hilfreich. Bei der Abklärung von kongenitalen Uterusmalformationen werden außerdem gewinkelte T2-gewichtete Bilder – parallel zum Cavum uteri – angefertigt.

T1-gewichtete Aufnahmen erlauben eine gute Abgrenzung von Lymphknoten im umgebenden Fettgewebe. Kontrastmittelverstärkte T1-gewichtete Aufnahmen sollten routinemäßig bei der präoperativen Stadieneinteilung eines Endometriumkarzinoms angefertigt werden, da sie die Beurteilung der myome-

trialen Tumorinfiltration erleichtern. Bei den meisten benignen Entitäten und bei der Stadieneinteilung des Zervixkarzinoms hingegen ist in der Regel keine Kontrastmittelapplikation notwendig.

So genannte „ultraschnelle" T2-gewichtete Sequenzen mit Aufnahmezeiten von weniger als 1 s pro Schicht ersetzen zunehmend die herkömmlichen schnellen SE-Sequenzen. Je nach Hersteller des MR-Systems haben diese verschiedene Namen, wie z.B. HASTE („half fourier acquisition turbo spin-echo"; Siemens, Erlangen, Deutschland), UFSE („ultrafast spin-echo"; Philips, Best, Holland), SSFSE („single-shot fast spin-echo"; General Electric Medical Systems, Miwaukee/WI, USA) oder FSE („fast spin-echo", Picker International, Highland Hts/OH, USA). Sie sind insbesondere bei der fetalen Bildgebung (s. Abschn. 4.2) sowie bei der dynamischen Beurteilung des weiblichen Beckenbodens von Bedeutung.

4.1.2
Normalanatomie und wesentliche Varianten, systemische Bildanalyse

Ultraschall

Im US werden am Uterus Fundus, Korpus, Zervix sowie Portio vaginalis unterschieden. Bei Frauen im gebärfähigen Alter misst die Portio-Fundus-Länge 7,5–9 cm, das Längenverhältnis Korpus zu Zervix beträgt 2:1. Das Endometrium zeigt bei Frauen im reproduktiven Alter Veränderungen im Verlauf des Menstruationszyklus. Es kommt in der frühen Proliferationsphase echoarm und dünn zur Darstellung und nimmt dann in der Sekretionsphase an Dicke zu und stellt sich echoreich dar.

Computertomographie

Auf der axialen CT-Aufnahme können der Corpus uteri als dreieckförmige und die Zervix als rundliche, weichteildichte Strukturen differenziert werden. Aufgrund seiner guten Durchblutung zeigt das Myometrium nach Kontrastmittelgabe eine starke Anreicherung. Das Cavum uteri ist als hypodense zentrale Zone nur dann abgrenzbar, wenn sich z.B. perimenstruell Flüssigkeit im Cavum befindet. Die Vagina kommt als weichteildichte, querovale Struktur ventral des Rektums zur Darstellung. Das Vaginallumen und die Abgrenzung zur Zervix sind nur bei Tamponmarkierung darstellbar.

Magnetresonanztomographie

Der Uterus zeigt auf T2-gewichteten Aufnahmen eine Dreischichtung (Abb. 4.3 a, b): Die innere hyperintense Schicht entspricht anatomisch dem Endometrium. Die mittlere Schicht, die so genannte „junctional zone", kommt hypointens zur Darstellung. Sie

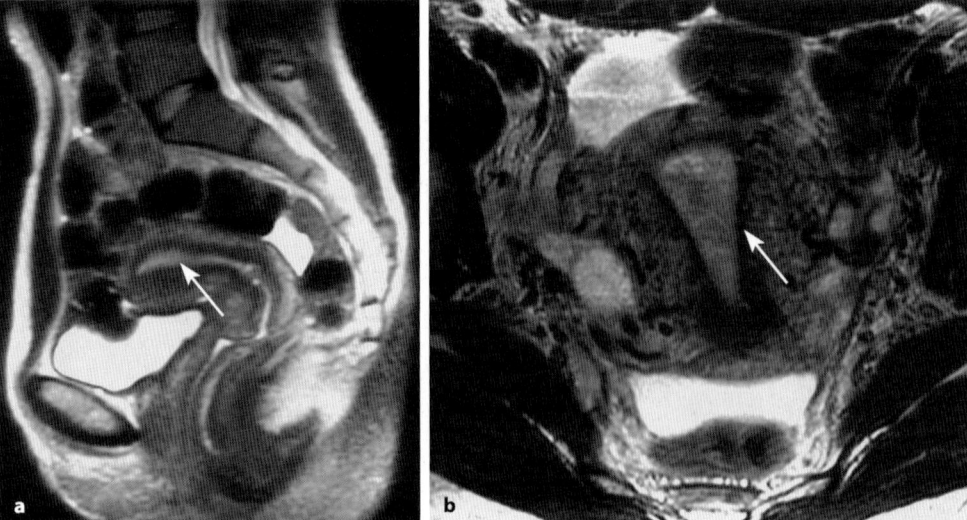

Abb. 4.3 a, b. MR-Normalanatomie des Uterus. **a** Sagittale und **b** axiale T2-gewichtete FSE-Aufnahmen. Man erkennt deutlich die typische Dreischichtung: Das Endometrium ist hyperintens. Die mittlere, zum Myometrium gehörende, so genannte „junctional zone" (*Pfeile*) ist als hypointense Schicht erkennbar, während das restliche Myometrium eine mittlere Signalintensität zeigt

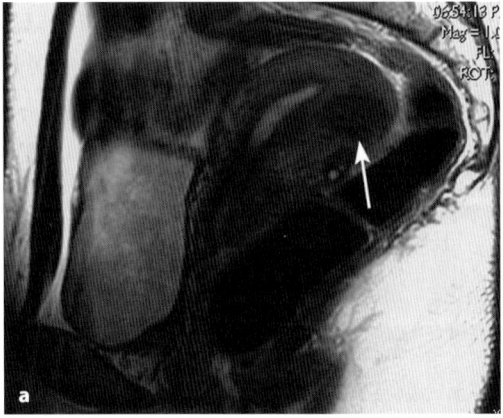
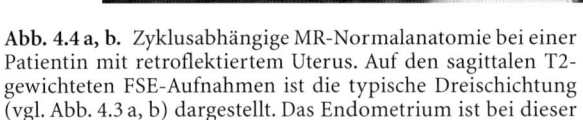
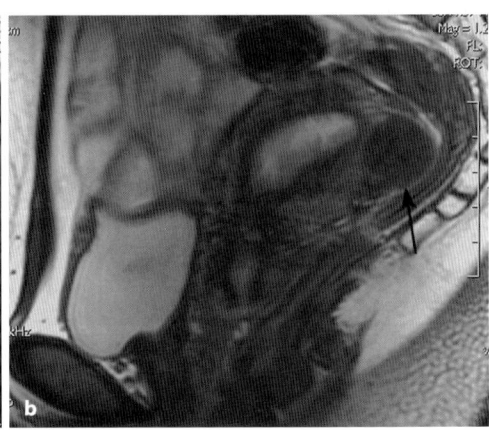

Abb. 4.4 a, b. Zyklusabhängige MR-Normalanatomie bei einer Patientin mit retroflektiertem Uterus. Auf den sagittalen T2-gewichteten FSE-Aufnahmen ist die typische Dreischichtung (vgl. Abb. 4.3 a, b) dargestellt. Das Endometrium ist bei dieser 31-jährigen Patientin in der Proliferationsphase (**a**) gut abgrenzbar, nimmt in der sekretorischen Phase (**b**) in der Dicke aber deutlich zu. Nebenbefundlich ist ein Leiomyom zu sehen (*Pfeile*)

entspricht dem innersten, wohl weniger wasserhaltigen Anteil des Myometriums, ist anatomisch jedoch nicht vom übrigen Myometrium abgrenzbar (McCarthy et al. 1989). Die äußere, dritte Schicht bildet das übrige Myometrium mit einer mittleren Signalintensität. Auch in der MRT variiert die Dicke des Endometriums mit dem Menstruationszyklus (Abb. 4.4 a, b). Die Einnahme von Kontrazeptiva führt je nach Dauer zu einer Verdickung des Endometriums sowie einer Zunahme der Signalintensität des Myometriums. Bei postmenopausalen Frauen ist der Uterus klein, die Signalintensität des Myometriums herabgesetzt und die „junctional zone" oft nicht mehr abgrenzbar. Das hyperintense Endometrium misst postmenopausal bei Frauen ohne Hormonersatztherapie höchstens 3 mm, bei Frauen mit Hormonersatz 4–6 mm (Demas et al. 1986).

Die Zervix zeigt bei genügend guter Auflösung auf T2-gewichteten Sequenzen 3–4 Schichten: Die zentral gelegene dem Zervixschleim entsprechende hyperintense Zone ist nicht immer von der ebenfalls hyperintensen Mukosa des Zervikalkanals abgrenzbar. Das Zervixstroma erscheint wegen seines hohen Anteils fibröser Fasern hypointens. Nach außen wird die Zervix durch eine schmale Zone glatter Muskulatur von mittlerer Signalintensität begrenzt.

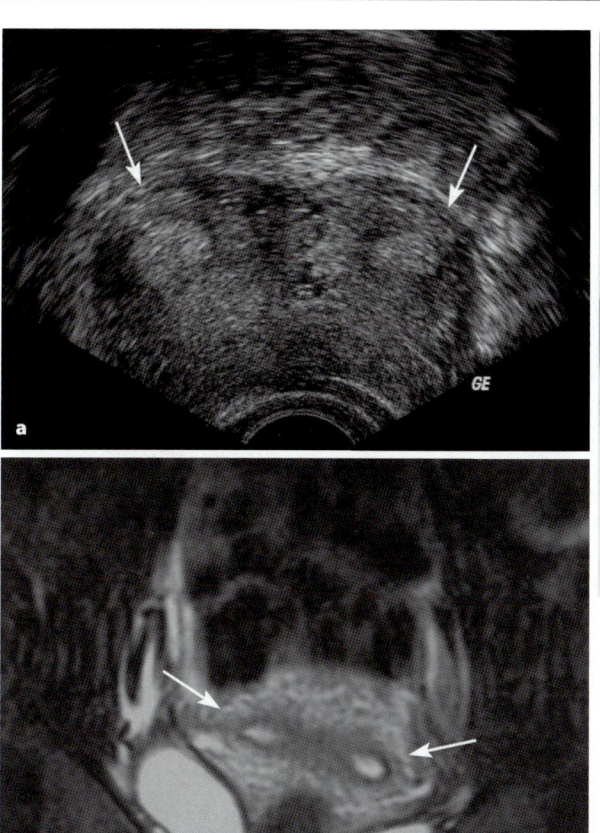

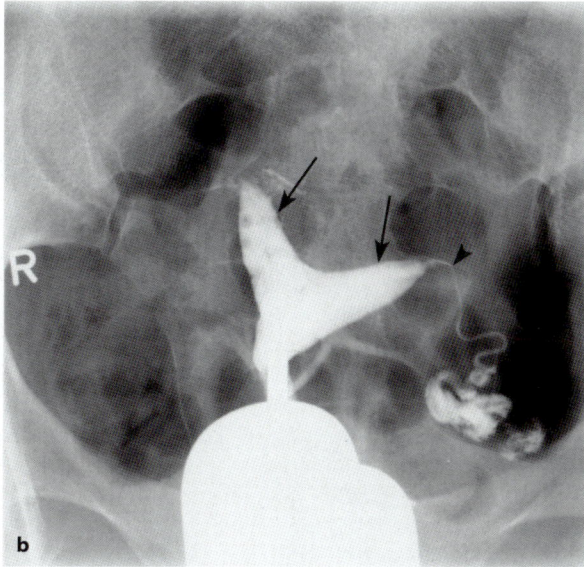

Abb. 4.5 a–c. Uterus bicornis (unterschiedliche Fälle). Sowohl im **a** Ultraschall als auch in der **b** Hysterosalpingographie (HSG) und in der **c** MRT (koronare T2-gewichtete fettgesättigte FSE-Sequenz) können die 2 Hörner (*Pfeile*) gut identifiziert werden. Während auf der HSG (**b**) die linke Tube (*Pfeilkopf*) durchgängig zu erkennen ist, wird die rechte Tube nicht dargestellt. In der MRT (**c**) findet sich in der Uterusvorderwand außerdem ein Leiomyom (*Pfeilkopf*)

4.1.3
Fehlbildungen

Kongenitale Uterusanomalien sind das Resultat einer mangelhaften oder fehlenden Anlage der Müller-Gänge. Sie werden bei ungefähr 0,5 % der Frauen im gebärfähigen Alter gefunden und sind häufig mit Fehlbildungen der Harnwege, insbesondere einer Nierenagenesie oder -ektopie, assoziiert, da das Müller- und das Wolff-Gangsystem embryologisch eng beieinander liegen. Die meisten Uterusanomalien sind asymptomatisch. Allerdings können sie auch zu primärer Amenorrhö, Menstruationsbeschwerden, Infertilität sowie Komplikationen während der Schwangerschaft führen.

Zur Klassifizierung wird das von Buttram u. Gibbons (1979) vorgeschlagene Klassifikationssystem verwendet, welches die Anomalien nach klinischen Merkmalen, Prognose und Therapie in 5 Klassen einteilt:

- *Klasse I*: segmentale Agenesie oder Hypoplasie,
- *Klasse II*: Uterus unicornis,
- *Klasse III*: Uterus didelphys,
- *Klasse IV*: Uterus bicornis (Abb. 4.5 a–c) und
- *Klasse V*: Uterus septus.

Die häufigste Form der Klasse I ist das Mayer-Rokitansky-Küster-Syndrom, das durch eine Vaginalagenesie kombiniert mit verschiedenen Anomalien des Uterus, des Harntraktes und des Skelettsystems bei normal ausgebildeten Ovarien und Tuben gekennzeichnet ist (Wiesner et al. 1998).

Die Abklärung einer vermuteten Uterusanomalie wird heute zunehmend mit dem transvaginalen US durchgeführt. Eine Weiterentwicklung stellt außerdem die Anwendung von US-Kontrastmitteln bei der so genannten Hysterosonographie dar. Ergänzend wird je nach klinischer Fragestellung die HSG und/oder Hysteroskopie bzw. Laparoskopie durchgeführt. Die HSG zeigt neben der Uterusanomalie auch die Beweglichkeit des Uterus sowie die Durchgängigkeit der Tuben. Die Nachteile sind mit der Untersuchung verbundene leichte Schmerzen sowie die Strahlenbelastung für die Patientin, ein kleines Infektionsrisiko, das Risiko vaginaler Blutungen sowie ein möglicher intravaskulärer Eintritt des Kontrastmittels. Die diagnostische Aussagekraft kann außerdem eingeschränkt sein, falls ein Uterushorn nicht mit dem Lumen kommuniziert, da nur die kommunizierenden Binnenstrukturen mit Kontrastmittel gefüllt werden. Ein weiterer Nachteil der Methode ist, dass die Außenkonturen des Uterus nicht abgrenzbar sind, was eine Unterscheidung zwischen Uterus bicornis und septus erschwert.

Die MRT kann in unklaren Fällen als ergänzendes Verfahren eingesetzt werden, so z.B. bei komplexen Fällen oder bei jungen Frauen und Mädchen, bei denen ein transvaginaler US nicht möglich ist. Mittels T2-gewichteten Sequenzen ist eine genaue Klassifikation von Uterus- und Vaginalfehlbildungen möglich. Zusätzlich sollten auch T1-gewichtete Gradientenecho(GRE)-Sequenzen des Oberbauchs mit der Körperspule aufgenommen werden, um eine evtl. vorhandene Nierenagenesie oder -ektopie zu diagnostizieren (Pellerito et al. 1992). Die MR-HSG befindet z.Z. erst in einem experimentellen Stadium, könnte aber in der Zukunft einen zunehmenden Stellenwert erhalten (Wiesner et al. 2001).

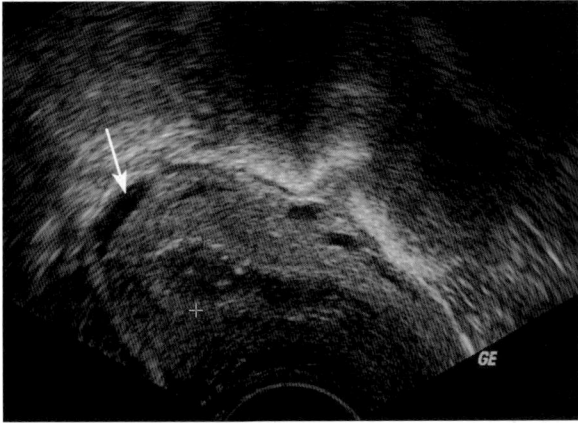

Abb. 4.6. Ultraschallaufnahme bei Status nach Uterusperforation. Die freie Flüssigkeit (*Pfeil*) in der Umgebung des Uterus ist dabei ein indirektes Zeichen, die Uterusperforation selber nur schwer erkennbar

4.1.4
Traumatische Veränderungen

Traumatische Veränderungen des Uterus sind selten. Eine iatrogene Uterusperforation kann z.B. nach einer Kürettage gesehen werden. Bei der klinischen Verdachtsdiagnose wird in der Regel der transvaginale US zur Abklärung eingesetzt. Freie Flüssigkeit als Zeichen einer Blutung ist dabei sonographisch oft das einzige Zeichen, da nur größere Uterusperforationen in der Vaginalsonographie direkt zu sehen sind (Abb. 4.6).

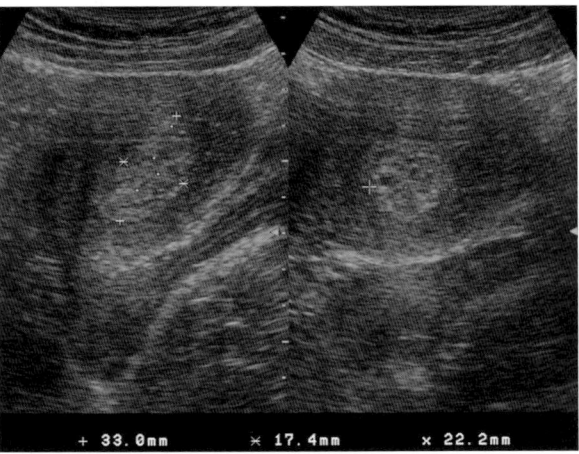

Abb. 4.7. Endomyometritis im Ultraschall. Das Endometrium zeigt eine unspezifische Verdickung und inhomogene Hyperechogenität auf

4.1.5
Entzündliche Erkrankungen

Der Uterus ist im Normalfall steril. Wird die Schutzbarriere der Zervix z.B. nach einer Geburt oder durch iatrogene Eingriffe unterbrochen, besteht die Möglichkeit einer Infektion. Eine Entzündung des Endometriums bezeichnet man als Endometritis, wenn das Myometrium ebenfalls betroffen ist als Endomyometritis. Die akute Form tritt im Wochenbett sowie als Komplikation nach Kürettage, HSG oder Zervixdilatation auf. Die chronische Form wird

vor allem nach der Einlage eines Intrauterinpessars und bei chronischer Zervizitis beobachtet. Die Diagnose wird in den meisten Fällen klinisch und durch die bakteriologische Untersuchung gestellt. Im US ist bei einer akuten Form das Endometrium verdickt (Abb. 4.7). Das Uteruslumen kann mit Flüssigkeit, bei Infektionen mit Anaerobiern manchmal auch mit Gas gefüllt sein. Bei der chronischen Form sind häufig keine Veränderungen nachweisbar. Die Schnittbildverfahren haben bei der Diagnostik eine untergeordnete Bedeutung. Sie sind gelegentlich zur Abklärung postoperativer oder postpartaler Komplikationen, z.B. zum Nachweis eines Abszesses, in-

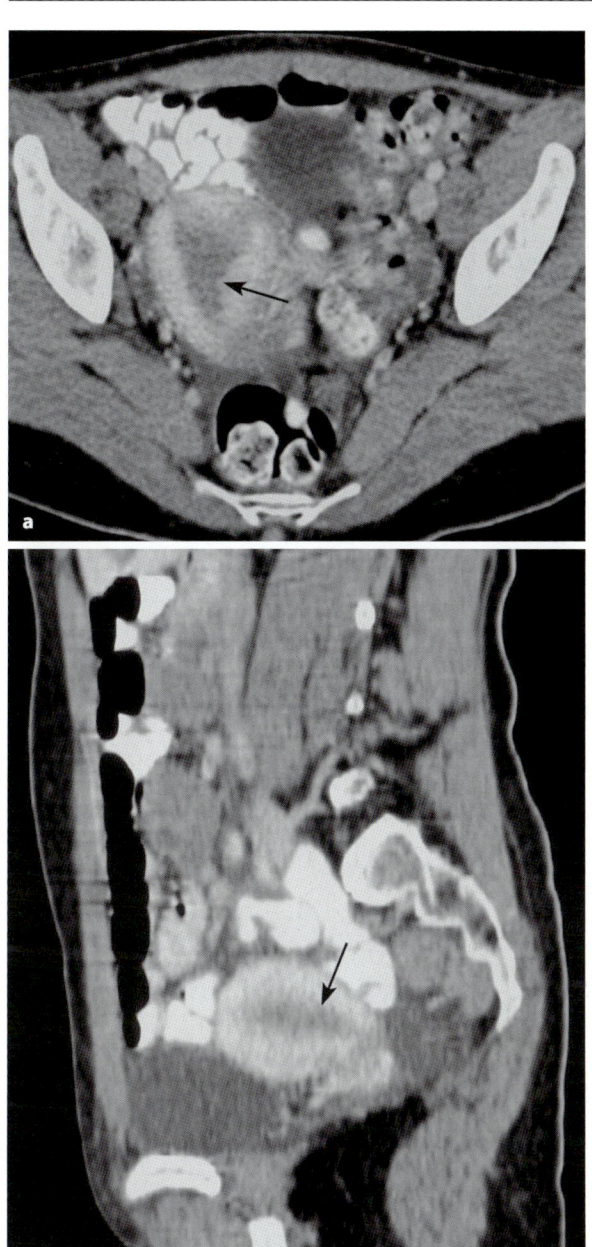

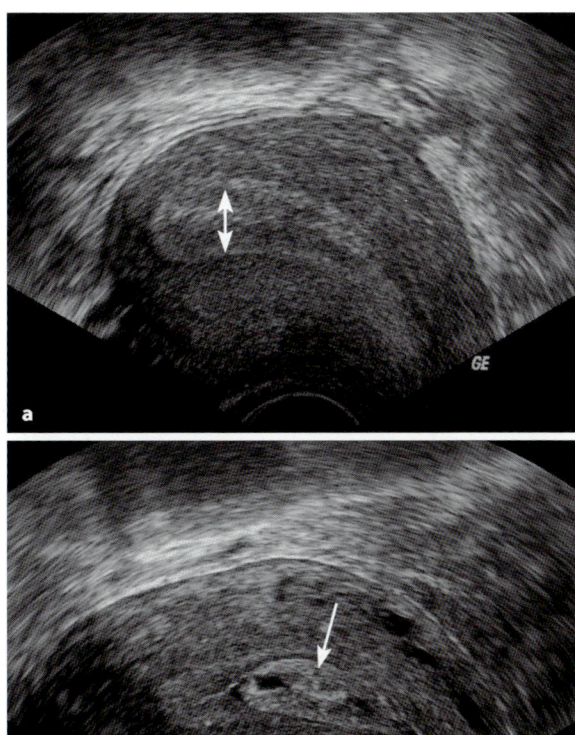

Abb. 4.9 a, b. Endometriumsverdickung im Ultraschall. In **a** ist die Ursache der Verdickung des Endometriums (*Doppelpfeil*) eine einfache Hyperplasie, in **b** handelt es sich um einen Endometriumspolypen (*Pfeil*)

4.1.6
Tumoren

Benigne Tumoren

Für die Abklärung vermuteter Pathologien des Endometriums ist der transvaginale US ebenfalls die zuerst eingesetzte Untersuchungsmethode. Eine Endometriumsverdickung ist dabei ein unspezifischer Befund und kann auf eine Hyperplasie, Polypen oder ein Karzinom hinweisen (Atri et al. 1994; Abb. 4.9 a,b).

■ **Endometriumshyperplasie und -polypen.** In der Postmenopause ist eine Verdickung des Endometriums auf über 5 mm bei Patientinnen ohne bzw. 8 mm bei solchen mit Hormonersatztherapie verdächtig auf eine Hyperplasie. Polypen des Endometriums kommen typischerweise in der Postmenopause vor und können bildgebend oft nicht von einer Hyperplasie unterschieden werden. Meist handelt es sich um asymptomatische Zufallsbefunde, sie können aber auch die Ursache von Blutungen sein. Eine Entwick-

Abb. 4.8 a, b. Kontrastmittelverstärkte Mehrschicht-Spiral-CT bei einer Patientin mit einer Endomyometritis. **a** Axiale Aufnahme und **b** sagittale multiplanare Rekonstruktion. Das Endometrium (*Pfeile*) ist verdickt, die Begrenzung zum Myometrium teilweise unscharf

diziert. In der CT stellt sich der Uterus inhomogen und mit unscharfer Begrenzung zum Lumen dar (Abb. 4.8 a, b). In der MRT ist die zonale Anatomie aufgehoben, der Uterus ist hyperintens auf den T2-gewichteten Aufnahmen, und eine vermehrte Anreicherung nach Kontrastmittelgabe wurde beschrieben (Huch-Böni et al. 1994).

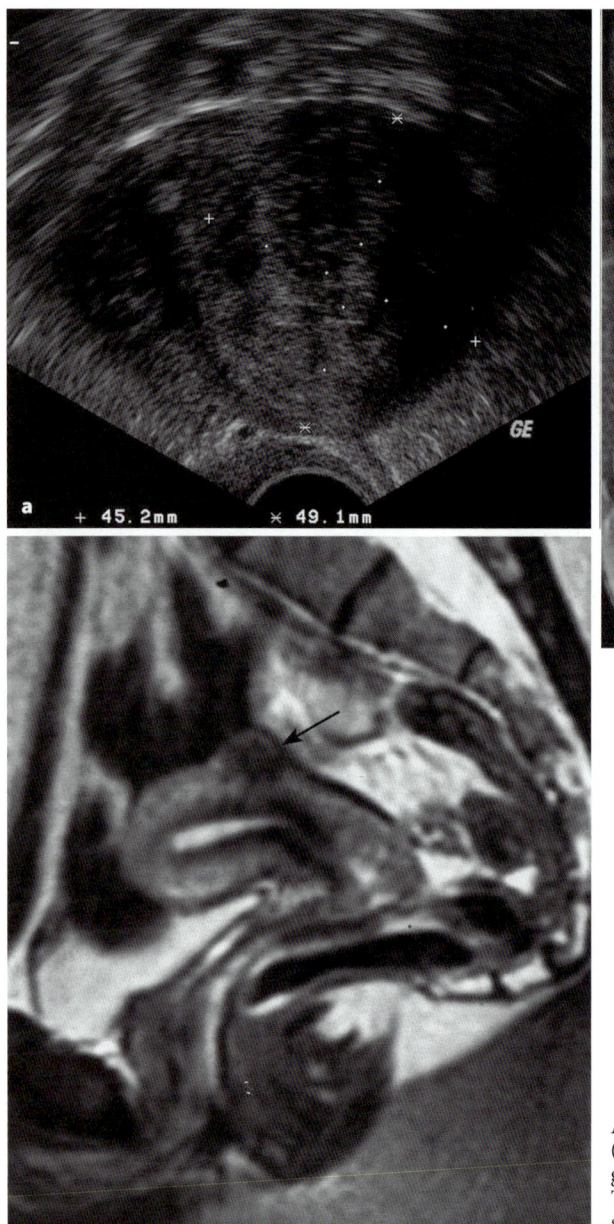
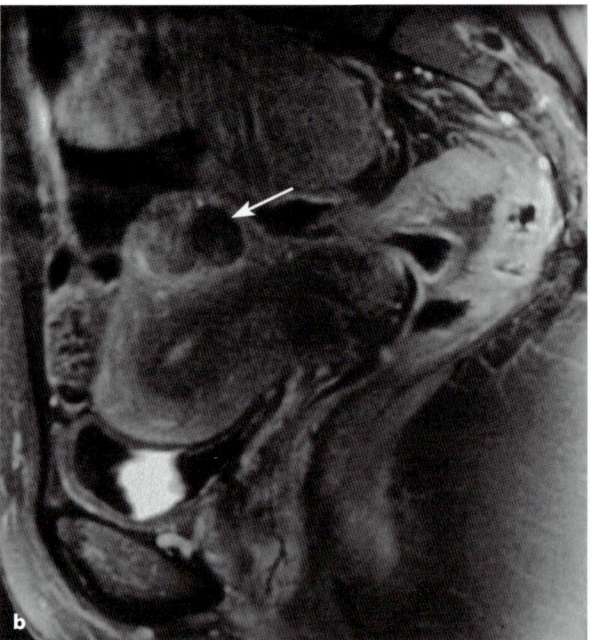

Abb. 4.10. Uterusleiomyome lassen sich im **a** Ultraschall (anderer Fall als in b, c) sowie in der **b, c** MRT (**b**: sagittale T1-gewichtete SE-Aufnahme nach Kontrastmittelgabe, **c**: sagittale T2-gewichtete FSE-Aufnahme) diagnostizieren. In der MRT stellen sie sich sowohl auf T1- als auch T2-gewichteten Bildern hypointens dar (*Pfeile*)

lung in ein Karzinom ist in weniger als 1% der Fälle beschrieben (Hamm et al. 1999).

■ **Leiomyome.** Leiomyome sind mit einem Vorkommen von bis zu 40% der Frauen im gebärfähigen Alter die häufigsten gutartigen Tumoren des Uterus. Es werden entsprechend ihrer Lokalisation submuköse, intramurale, subseröse oder zervikale Myome unterschieden. Sie sind in der Regel asymptomatisch, können sich aber auch durch Blutungsunregelmäßigkeiten, Verdrängungserscheinungen, Infertilität oder Aborte bemerkbar machen. In seltenen Fällen kön-

nen schwerere Komplikationen wie Infektion, Torsion oder Infarkte auftreten (Huch-Böni et al. 1994).

Klinisch vermutete Leiomyome lassen sich mittels US diagnostizieren. Allerdings ist sonographisch eine genaue präoperative Lokalisation nicht immer möglich.

Merke   Für die Operationsplanung symptomatischer Leiomyome ist die genaue Bestimmung der Lokalisation wichtig, da submuköse Leiomyome hysteroskopisch entfernt werden können, während bei intramuralen oder subserösen

Leiomyomen eine Laparoskopie bzw. Laparotomie notwendig ist.

Subseröse Leiomyome können insbesondere im US außerdem einen soliden Ovarialtumor vortäuschen.

Die MRT eignet sich zur Bestimmung der genauen Größe und Lokalisation, zur Differenzierung von einer Adenomyose sowie zur Unterscheidung eines gestielten Leiomyoms von einem Ovarialtumor (Weinreb et al. 1990). Leiomyome stellen sich MR-tomographisch sowohl auf den T1- als auch auf den T2-gewichteten Aufnahmen hypointens als scharf begrenzte Strukturen dar, die häufig von einer Pseudokapsel aus komprimiertem benachbarten Gewebe umgeben sind. Eine Differenzierung von malignen Tumoren ist also durch die Hypointensität auf den T2-gewichteten Bildern möglich. Der oft auf den T2-gewichteten Sequenzen vorhandene schmale hyperintense Randsaum ist durch ein leichtes Gewebeödem sowie durch erweiterte Gefäße bedingt (Hricak et al. 1992; Abb. 4.10 a–c).

■ **Ovula Nabothi.** Ovula Nabothi sind benigne, in der Regel asymptomatische Retentionszysten der endozervikalen Drüsen. Im US sind sie als scharf begrenzte, hypoechogene Strukturen zu erkennen. In der MRT werden sie von einem Zervixkarzinom aufgrund ihrer scharfen Begrenzung sowie ihrer hohen Signalintensität auf den T2-gewichteten Sequenzen differenziert (Abb. 4.11 a, b).

Maligne Tumoren
■ **Zervixkarzinom.** Dank der zytologischen Diagnostik wird das Zervixkarzinom heute häufig schon im Vorstadium einer so genannten zervikalen intraepithelialen Neoplasie (CIN) diagnostiziert. Zwischenblutungen sind das häufigste Symptom des invasiven Karzinoms. Histologisch handelt es sich in der Regel um ein Plattenepithelkarzinom. Als ungünstige prognostische Faktoren gelten ein Tumordurchmesser von über 4 cm, ein hohes Grading, der histopathologische Nachweis einer Lymphangiosis carcinomatosa sowie die seltenere Histologie eines Adenokarzinoms (Goodman u. Hill 1994). Der Tumor breitet sich vor allem per continuitatem in das kleine Becken und die Vagina sowie lymphogen in die Lymphknotenstationen des Beckens, später auch des Retroperitonaeums aus. Hämatogene Metastasen werden selten gesehen. Die heute gebräuchliche Stadieneinteilung nach der FIGO-Klassifikation (Tabelle 4.1) ist für die Auswahl einer geeigneten Therapie entscheidend. Patientinnen im Stadium Ia erhalten, in ausgewählten Fällen nur eine Konisation, ansonsten eine einfache Hysterektomie, in den Stadien Ib und IIa erfolgt meist eine radikale Hysterektomie samt Lymphadenektomie, während ab Stadium IIb

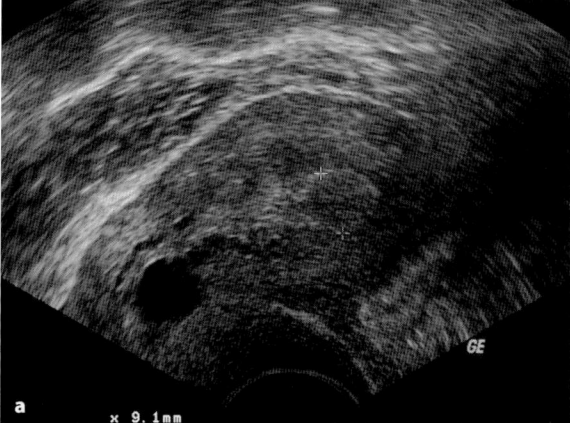

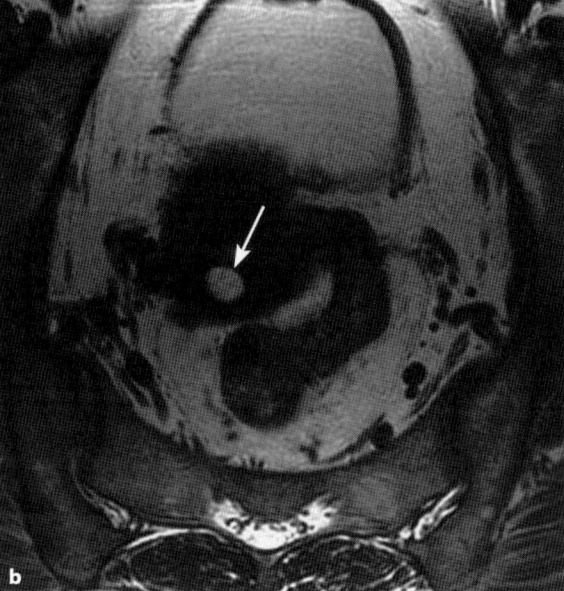

Abb. 4.11 a, b. Ovulua Nabothi (*Pfeile*) sind meist Zufallsbefunde. Sie werden im **a** Ultraschall als zystische Struktur im Bereich der Zervix dargestellt. **b** In der T2-gewichteten MR-Aufnahme sind sie hyperintens und weisen eine scharfe Begrenzung auf (*Pfeil*)

in vielen Zentren die Chemo-Radio-Therapie eingesetzt wird. Die präoperative bildgebende Beurteilung der Tumorausdehnung hat deshalb heute für die Therapiewahl an Bedeutung gewonnen. Primär wird der transvaginale US eingesetzt, die MRT wird bei Tumoren über 1,5–2 cm Größe ergänzend empfohlen (Hricak et al. 1996). Axiale T1-gewichtete Sequenzen werden zur Beurteilung einer Lymphknotenbeteiligung durchgeführt.

Auf den T2-gewichteten MR-Sequenzen stellt sich der Tumor hyperintens dar. Eine Parametrieninfiltration wird diagnostiziert, wenn das normalerweise in der ganzen Zirkumferenz abgrenzbare hypointense Zervixstroma unterbrochen ist (Abb. 4.12 a, b). In weiter fortgeschrittenem Tumorwachstum finden

Tabelle 4.1. Stadieneinteilung des Zervixkarzinoms nach TNM und FIGO (UICC 1997)

TNM	FIGO	Beschreibung
Tis	0	Carcinoma in situ
T1	I	Zervixkarzinom begrenzt auf den Uterus
T1a	IA	Mikroskopische Diagnose
T1a1	IA1	Tiefe 3 mm, horizontale Ausbreitung 7 mm
T1a2	IA2	Tiefe > 3–5 mm, horizontale Ausbreitung 7 mm
T1b	IB	Tumor größer als in Stadium T1a2
T2	II	Tumorausdehnung jenseits des Uterus, aber nicht zur Beckenwand und nicht zum unteren Vaginaldrittel
T2a	IIA	Parametrium frei
T2b	IIB	Parametrium befallen
T3	III	Ausdehnung zu unterem Vaginaldrittel/Beckenwand/Hydronephrose
T3a	IIIA	Unteres Vaginaldrittel
T3b	IIIB	Beckenwand/Hydronephrose
T4	IV	Karzinom überschreitet die Grenzen des kleinen Beckens und/oder infiltriert die Blasen- oder Rektumschleimhaut

sich häufig auch eine unregelmäßige Begrenzung der Zervix oder Tumorausläufer in das umgebende Fettgewebe. Kontrastmittelverstärkte Aufnahmen sind beim Zervixkarzinom nicht routinemäßig indiziert (Sironi et al. 1993).

■ **Endometriumkarzinom.** Das Endometriumkarzinom, in 80–90% der Fälle ein Adenokarzinom, ist in den Industrieländern das häufigste Malignom des weiblichen Genitaltraktes. Das erste Symptom ist meist die postmenopausale Blutung. Mit der fraktionierten Kürettage wird die Diagnose gestellt. Die Stadieneinteilung erfolgt nach der FIGO-Klassifikation (Tabelle 4.2). Die myometriale Infiltrationstiefe hat dabei neben dem histologischen Malignitätsgrad wesentliche prognostische Bedeutung, da sie mit dem Lymphknotenbefall und der Fünfjahresüberlebensrate korreliert. Die Metastasierung in die regionalen Beckenlymphknoten sowie auch über die ovariellen Lymphgefäßen direkt paraaortal in das Retroperitonaeum findet später als beim Zervixkarzinom statt. Hämatogene Metastasen sieht man bei Patientinnen in einem fortgeschrittenen Stadium meist pulmonal (Hamm et al. 1999).

Die MRT ist dem US aufgrund des besseren Weichteilkontrastes und dem größeren Gesichtsfeld bei der präoperativen Stadieneinteilung überlegen. Sie erlaubt die Beurteilung der Tiefe der myometrialen Infiltration, einer Mitbeteiligung der Zervix sowie einer extrauterinen Ausbreitung. Kontrastmittel-

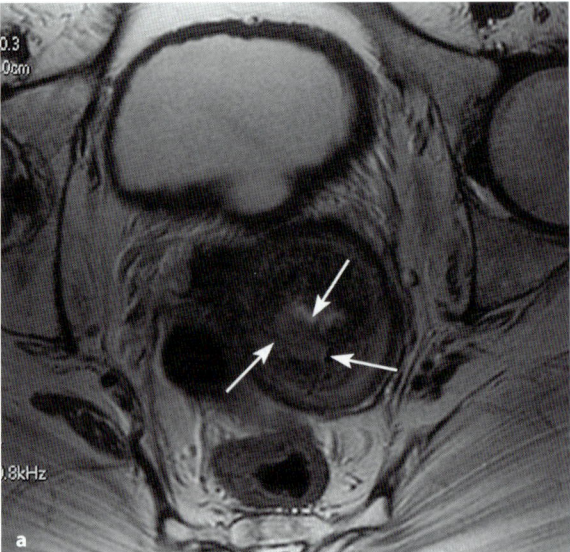
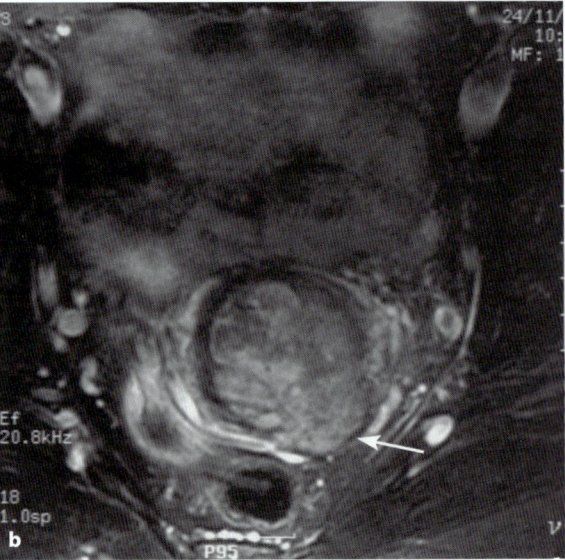

Abb. 4.12 a, b. Axiale T2-gewichtete FSE-Sequenz der Zervix (**a** ohne bzw. **b** mit Fettsättigung). **a** Das Zervixkarzinom (*Pfeile*) entspricht einem Stadium FIGO Ib. Der maligne Tumor stellt sich hyperintens dar und führt zu einer Invasion ins Zervixstroma. **b** Das Zervixkarzinom hat bereits die Parametrien befallen (Stadium FIGO IIb). Das Zervixstroma ist durchbrochen (*Pfeil*)

verstärkte Sequenzen sind bei der Stadieneinteilung des Endometriumkarzinoms routinemäßig zu empfehlen, da sich der Tumor nach Gadolinium-Gabe als relativ zum normalen Endometrium hypointens präsentiert und so oft besser abgrenzen lässt. Auf T2-gewichteten Sequenzen ist im FIGO-Stadium-Ia häufig nur eine unspezifische Verdickung des Endometriums zu sehen (Abb. 4.13). Eine Unterbrechung der „junctional zone", welche jedoch in der Postmenopause nicht immer abgrenzbar ist, ist ein Hinweis auf eine Infiltration des Myometriums. Ein Stadium

Tabelle 4.2. Stadieneinteilung des Endometriumkarzinoms nach TNM und FIGO (UICC 1997)

TNM	FIGO	Beschreibung
Tis	0	Carcinoma in situ
T1	I	Karzinom auf Corpus uteri begrenzt
T1a	IA	Tumor begrenzt auf Endometrium
T1b	IB	Tumor infiltriert < 50 % des Myometriums, „junctional zone" erreicht
T1c	IC	Tumor infiltriert > 50 % des Myometriums
T2	II	Tumorausdehnung auf Zervix
T2a	IIA	Nur endozervikale Drüsen
T2b	IIB	Zervixstroma
T3	III	Tumorausdehnung außerhalb des Uterus, aber nicht bis zur Blasenwand
T3a	IIIA	Tumorausdehnung auf Serosa, Adnexen oder positive Peritonealzytologie
T3b	IIIB	Vaginalmetastasen
T4	IV	Tumor infiltriert die Blasen- oder Rektumschleimhaut

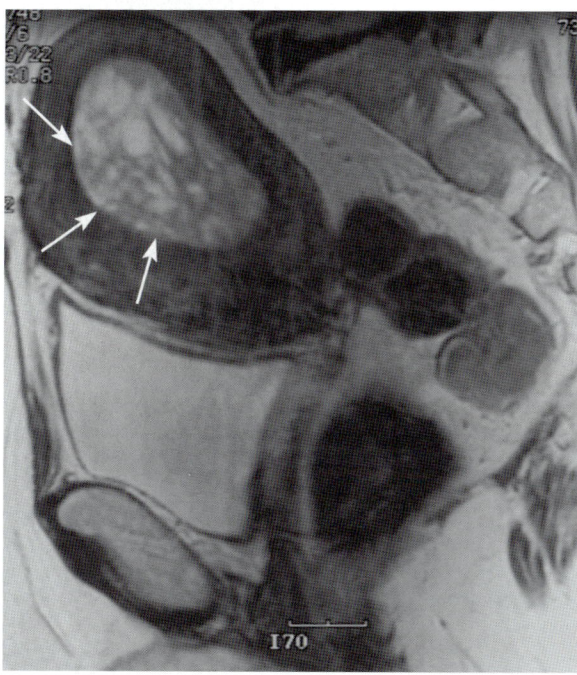

Abb. 4.13. Endometriumkarzinom Stadium FIGO Ia in der MRT: Auf der T2-gewichteten FSE-Aufnahme füllt der hyperintense Tumor das Lumen des vergrößerten Uterus aus. Die „junctional zone" (*Pfeile*) ist nicht durchbrochen

FIGO Ic liegt bei einer Ausbreitung des Karzinoms auf die äußere Hälfte des Myometriums vor. Ein fehlender Fettstreifen zwischen dem Uterus und der Harnblase bzw. dem Rektum lässt eine Ausdehnung des Tumors auf diese Organe vermuten, was einem FIGO Stadium IV entspricht.

> **Merke** ❗ Die Beurteilung einer Lymphknotenmetastasierung gynäkologischer Tumoren ist bis heute bildgebend nur eingeschränkt möglich.

Das wichtigste Kriterium bei den Schnittbildverfahren ist ein Querdurchmesser des Lymphknotens von über 1 cm. Eine zentrale Nekrose kann auf einen metastatischen Befall hinweisen (Yang et al. 2000). Neuere lymphknotenspezifische Kontrastmittel (so genannte „ultrasmall iron oxid particles"/USPIO) könnten die Diagnostik in Zukunft möglicherweise verbessern.

■ **Tumorrezidiv.** Rezidive eines Zervix- oder Endometriumkarzinoms treten in der Regel innerhalb von 2 Jahren nach der Erstdiagnose auf. Eine Unterscheidung zwischen einem Rezidiv und posttherapeutischen Veränderungen ist insbesondere in den ersten Monaten nach Operation und Radiotherapie schwierig, da reparative und ödematöse Veränderungen aufgrund der Signalintensität meist nicht von einer Tumormanifestation zu unterscheiden sind.

■ **Chorionkarzinom.** Zur Gruppe der malignen trophoblastären Erkrankungen gehören die komplette und partielle Blasenmole, die invasive Blasenmole sowie das Chorionkarzinom. Klinische Symptome sind eine Hyperemesis gravidarum, eine schwere Eklampsie vor der 24. Schwangerschaftswoche, Blutungen im ersten Trimenon oder ein für das Gestationsalter zu großer Uterus. Laborchemisch ist ein erhöhter Wert des β-HCG (humanes Choriongonadotropin) diagnostisch. Etwa die Hälfte der Chorionkarzinome entwickeln sich aus einer vorbestehenden Blasenmole, während die übrigen nach einer regulären oder extrauterinen Schwangerschaft oder nach einem Abort entstehen. Die Metastasierung erfolgt meist in die Lunge. Da die Diagnose und die Verlaufskontrolle primär mittels Bestimmung des β-HCG erfolgen, hat die Bildgebung hier eine untergeordnete Rolle. Die CT ist die Methode der Wahl bei der Frage nach extrapelvinen Metastasen. Die MRT ist neben dem US zur Beurteilung des Primärtumors geeignet (Abb. 4.14 a, b).

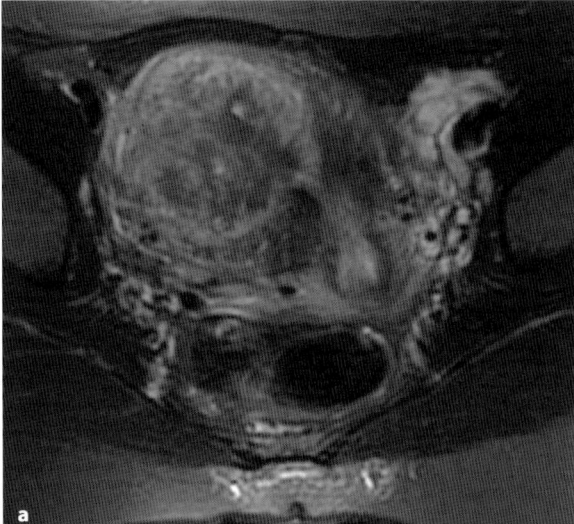

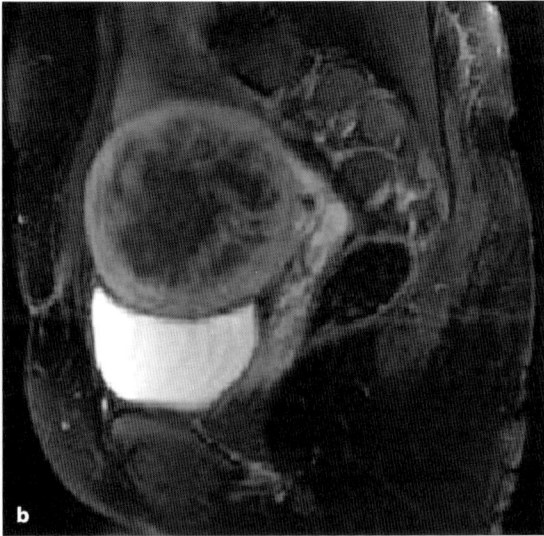

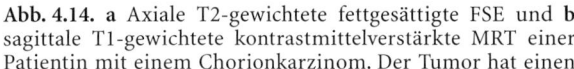

Abb. 4.14. a Axiale T2-gewichtete fettgesättigte FSE und **b** sagittale T1-gewichtete kontrastmittelverstärkte MRT einer Patientin mit einem Chorionkarzinom. Der Tumor hat einen Durchmesser von 8 cm. Die Kontrastmittelaufnahme erfolgt inhomogen (**b**)

4.1.7
Andere Erkankungen

Adenomyose

Die Adenomyose ist definiert als das Vorkommen von endometrialem Gewebe im Bereich des Myometriums und betrifft Frauen im gebärfähigen Alter. Man unterscheidet mikroskopische, diffuse und fokale Formen der Adenomyose, wobei letztere als Adenomyom bezeichnet wird. Eine wichtige Differenzialdiagnose der Adenomyome sind Leiomyome. Während Leiomyome teilweise uteruserhaltend operiert werden können, wird bei symptomatischer Adenomyose eine Hysterektomie empfohlen. Eine korrekte präoperative Diagnose ist deshalb wichtig und kann meist mit dem Ultraschall gestellt werden. In der MRT stellt sich bei der Adenomyose die „junctional zone", welche dem innersten Teil des Myometriums entspricht, auf T2-gewichteten Aufnahmen über 12 mm verdickt dar (Togashi et al. 1989; Abb. 4.15).

Endometriose

Die Endometriose stellt funktionierendes, außerhalb des normalen Bereichs lokalisiertes Endometriumgewebe dar, wobei diese ektopen Schleimhautherde an den zyklischen Veränderungen teilnehmen. Die Diagnose dieser Erkrankung ist von Bedeutung, da die Endometriose insbesondere bei infertilen Patientinnen mit 20–50% eine häufige Erkrankung ist. Man findet die Herde meist in den Ovarien als unterschiedlich große, mit altem Blut gefüllte Endometriome (so genannte „Schokoladezysten"), seltener auch außerhalb der Ovarien in den uterinen Ligamenten

und im pelvinen Peritonaeum. Klinisch oder bildgebend ist die Diagnose schwierig zu stellen. Der Beitrag der Vaginalsonographie liegt vor allem in der Erfassung der zystischen Endometrioseläsionen der Adnexe. Das Endometriosestaging hat jedoch laparoskopisch zu erfolgen. Bei bekanntem Vorliegen eines Endometrioseherdes kann die Verlaufskontrolle dann mittels Bildgebung durchgeführt werden.

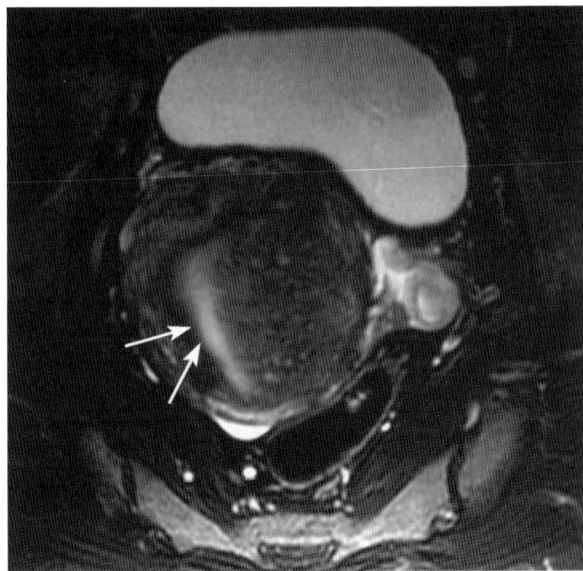

Abb. 4.15. Axiale T2-gewichtete fettgesättigte FSE-Aufnahme einer Adenomyose. Das Myometrium im linken Anteil des Uterus ist durch ein inhomogenes Gewebeplus ersetzt, und die „junctional zone" ist im Gegensatz zur rechten Seite (*Pfeile*) nicht abgrenzbar

4.2
Adnexe

J. SCHEIDLER

4.2.1
Einleitung

Das breite Spektrum der Erkrankungen der Adnexe stellt eine diagnostische Herausforderung dar. Neben dem gynäkologischen Untersuchungsbefund sind die transvaginale Sonographie und Duplexsonographie die primären diagnostischen Verfahren. Die Untersucherabhängigkeit des Verfahrens sowie methodische Probleme, wie z. B. das eingeschränkte Gesichtsfeld und Darmgasüberlagerung, erfordern häufig eine weitergehende bildgebende Diagnostik mit radiologischen Schnittbildverfahren.

Die Computertomographie (CT) ist durch ihren schlechten Weichteilkontrast nicht optimal für die Primärdiagnostik und die Läsionscharakterisierung im weiblichen Becken geeignet. Sie kann in Einzelfällen, z. B. durch den Nachweis von Fett oder Verkalkungen in einem Ovarialtumor, zur Differenzialdiagnose beitragen. Zur Bildgebung des gesamten Abdomens beim Staging oder zur Rezidivdiagnostik von Ovarialmalignomen hat sie sich aber bewährt.

Als Verfahren der ersten Wahl nach der Sonographie ist heute die Magnetresonanztomographie (MRT) allgemein anerkannt. Durch ihren hohen Weichteilkontrast, die multiplanare Bildgebung und die fehlende Strahlenbelastung eignet sie sich vorzüglich zur Bildgebung im weiblichen Becken. Mit Oberflächenspulen und in Atemanhaltetechnik kann zusätzlich das gesamte Abdomen mit erfasst werden, sodass andere Bildgebungsverfahren nicht mehr erforderlich sind.

4.2.2
Anatomie der Adnexe

Das Erscheinungsbild und die Lage des Ovars hängen vom Alter und vom Zykluszeitpunkt ab. Beim Neugeborenen ist das Ovar $1,5 \times 2,5 \times 3$ mm groß. Prämenopausal nimmt das Ovar ein Volumen von ca. 10 cm^3 ein. Bei der geschlechtsreifen Frau nimmt die Größe während der Ovulation und der Schwangerschaft nochmals zu, während postmenopausal das Ovar atrophiert und häufig in der Schnittbildgebung nicht mehr zu erkennen ist.

Die Ovarien liegen immer lateral des Uterus und knapp inferior des Eileiters. Im 1. Lebensjahr deszendiert die Ovarialanlage in das kleine Becken und kommt in der Fossa ovarica an der Beckenwand zu liegen. Die Fossa ovarica wird ventral durch die A. iliaca externa und dorsal durch die A. ilica interna sowie den Ureter begrenzt. Als häufige Variante kann das Ovar am Beckeneingang der A. und V. iliaca communis anliegen. Die Ovarien werden durch ein Halteband (Lig. suspensorium) superior und medial, durch das Lig. latum, in dem die Tuben verlaufen, inferior und anterior und durch das Mesoovar anterior fixiert.

Die Blutversorgung der Ovarien erfolgt über die A. ovarica, die aus der Aorta unterhalb der Nierenarterie entspringt, sowie über ovarielle Äste aus der A. uterina. Diese formen arkadenartige Anastomosen. Die venöse Drainage erfolgt über die linke V. ovarica, die in die linke V. renalis mündet, und über die rechte V. ovarica, welche direkt zur V. cava inferior zieht. Die lymphatische Drainage erfolgt in die paraaortalen Lymphknoten.

Histologisch besteht das Ovar aus 2 Anteilen:

- der zentralen Medulla und
- dem peripher liegenden Kortex.

Die Medulla besteht aus Stroma, Gefäßen, lymphatischem Gewebe und Nerven. Der Kortex beinhaltet die in der MRT sehr gut erkennbaren und für das Ovar charakteristischen Follikel. Ab der Geschlechtsreife bis zur Menopause reift jeden Monat ein Follikel heran. Nachdem die Eizelle ausgestoßen wurde, wird der Follikel zum Corpus luteum. Wenn keine Schwangerschaft eintritt, degeneriert das Corpus luteum zum Corpus albicans.

4.2.3
Untersuchungstechniken

Computertomographie

Merke Die CT eignet sich aufgrund ihres geringen Weichteilkontrastes nicht zur Läsionscharakterisierung. Ihr Einsatz sollte daher nur zum Staging und zur Rezidivdiagnostik erfolgen.

Wegen der besseren räumlichen Auflösung und der Möglichkeit der Erzeugung von koronaren und sagittalen Sekundärrekonstruktionen sollte die Untersuchung an einem Multidetektor-Spiral-Computertomographen mit dünner Kollimation vorgenommen werden. Das gesamte Abdomen muss erfasst werden. Zur Detektion von peritonealen Tumorplaques ist eine i.v. Kontrastmittelgabe zwingend erforderlich. Eine orale und ggf. rektale Kontrastierung ist bei Verdacht auf Darminfiltration sinnvoll. Sofern noch kein Infusionsurogramm vorliegt, kann eine späte (ca. 5–10 min post injectionem)

Tabelle 4.3. Protokoll für eine 4- oder 8-Zeilen Multidetektor-CT zum Staging und zur Rezidivdiagnostik bei Ovarialkarzinomen

Scanrichtung	*Zwerchfell → Symphyse*
Kollimation	2,5 mm
kV	120
mAs	180
Tischvorschub/Rotation	7,5 mm/rot (4-Zeiler)/ 15 mm/rot (8-Zeiler)
Rotationszeit	0,5 s
Untersuchungszeit	Etwa 28 s (4-Zeiler)/ 14 s (8-Zeiler)
FoV	Etwa 40 cm
Kontrast	*i.v.*
Volumen	120 ml
Flussrate	2 ml/s
Startverzögerung	65 s (4-Zeiler)/80 s (8-Zeiler)
Rekonstruktion	
Schichtdicke	5 mm
Inkrement	5 mm
Kernel	Weichteil
Fensterweite/Center	420/60

CT-Serie mit koronaren MIP-("maximum intensity projection"-)Rekonstruktionen diese ersetzen. In Tabelle 4.3 ist ein typisches Protokoll für ein Mehrzeilen-CT (so genannter 4- oder 8-Zeiler) dargestellt.

Magnetresonanztomographie

Die Untersuchung sollte an einem modernen 1,0 Tesla (T) oder 1,5 T-Magneten mit einer „Phased-array-Körperspule" erfolgen. Eine Patientenvorbereitung

ist nicht erforderlich. Zur Hemmung der Darmperistaltik empfiehlt sich die fraktionierte i.v. Gabe von 20–40 mg Buscopan. Der Wert einer oralen Kontrastierung ist umstritten. Bei Verdacht auf Darminfiltration kann eine orale Kontrastierung mit Eisenoxidpartikel(SPIO)-haltigem Kontrastmittel, das zu einer Signalauslöschung im Darmlumen führt, hilfreich sein (Scheidler et al. 1997). In Kombination mit fettunterdrückten T1-gewichteten Sequenzen nach i.v. Gadolinium-Gabe sind die Kontrastmittel-aufnehmenden soliden Tumoranteile gut erkennbar und von Darmschlingen differenzierbar. Bei dem derzeit einzigen im Handel erhältlichen auf SPIO basierenden Kontrastmittel (Lumirem, Fa. Guerbet) ist die Anwendung in 1:1 Verdünnung mit Wasser ausreichend, um eine signifikante Signalabsenkung im Darmlumen zu erreichen. Durch die Eisenpartikel wird die spektrale Fettunterdrückung nicht gestört.

Merke | Basis der Diagnostik im weiblichen Becken sind hochauflösende T2-gewichtete Fast-Spinecho(FSE)-(Turbo-Spinecho/TSE-) Sequenzen in 3 Raumrichtungen.

Da im Becken keine Atemanhaltetechniken erforderlich sind, kann bei Verwendung einer 512 × 512-Matrix eine Auflösung von 0,5–0,7 mm in Schichtebene erreicht werden. Die Schichtdicke sollte nicht mehr als 4–5 mm betragen. Das Restabdomen wird ergänzend dazu mit schnellen T2-gewichteten FSE (TSE) oder „Singel shot FSE"(SSFSE)-(„half fourier acquisition turbo spinecho/HASTE-)Sequenzen in Atem-

Tabelle 4.4. Protokollvorschlag für eine 1,5 Tesla-MRT mit Phased-array-Spule zum Staging und zur Rezidivdiagnostik bei Ovarialkarzinomen

	Sequenztyp	Schichtführung	NEX	SL [mm]	FoV [mm]	Matrix	Kommentar
Unterbauch und Becken							
1	T2w-TSE (FSE)	Transversal	2	5	300–350	512	Nach i.v. Glukagon oder Buscopan, ggl. 6/8 rFoV
2	T2w-TSE (FSE)	Sagittal	2	4	300–350	512	Wenn möglich, 6/8 rFoV
3	T2w-TSE (FSE)	Koronar	2	4	350–400	512	
4	T1w-GRE	Transversal	1	8	350	256	Atemanhaltetechnik GRE zur Zeitersparnis, alternativ T1w-SE ohne Breathhold
5	T1w-GRE mit spektraler fat-sat	Transversal	1	8	350	256	Atemanhaltetechnik
Bei malignitätsverdächtiger Raumforderung: Gd-DTPA i.v., gesamtes Abdomen und Becken							
6	T1w-GRE mit spektraler fat-sat	Transversal	1	5–8	350	256	Atemanhaltetechnik
7	T1w-GRE mit spektraler fat-sat	Koronar	1	5	350–400	256	Atemanhaltetechnik

anhaltetechnik abgedeckt. T1-gewichtete Aufnahmen des Abdomens und Becken erfolgen zur Zeiteinsparung mit Gradientenecho(GRE)-Sequenzen in Atemanhaltetechnik. Zur Unterscheidung von Methämoglobin und Fettanteilen sollte das Untersuchungsprotokoll (Tabelle 4.4) eine T1-gewichtete Sequenz mit spektraler Fettsuppression beinhalten. Intravenöses Kontrastmittel ist bei allen nicht offensichtlich benignen Befunden obligat. Kontrastverstärkte Aufnahmen, die das gesamte Abdomen abdecken müssen, sollten immer mit Fettsuppression durchgeführt werden, um auch eine diskrete peritoneale Kontrastmittelaufnahme zu erkennen.

4.2.4
Normales Erscheinungsbild

Die Ovarien lassen sich bei Frauen im geschlechtsreifen Alter fast immer anhand ihres charakteristischen Erscheinungsbildes auf T2-gewichteten Bildern identifizieren. Das Ovar ist ca. 3 cm groß und ist mit unterschiedlich großen, glatt begrenzten Follikelzysten durchsetzt, deren Größe zwischen 0,5 und 4 cm betragen kann (Abb. 4.16 a, b). Die Signalintensität des Zysteninhaltes ist annähernd wasseräquivalent. Nach der Ovulation lassen sich auch Luteinkörper abgrenzen, die intensiv Kontrastmittel aufnehmen (Abb. 4.17 a, b). Im T1-gewichteten Bild sind die Zysten dunkel, während das ovarielle Stroma eine ähnliche Signalgebung wie die Muskulatur aufweist. Postmenopausal sind die Ovarien wegen der Atrophie und dem Fehlen der Follikelzysten häufig nicht mehr zu identifizieren (Abb. 4.18). Manchmal sieht man eine unter 1 cm große Weichteilstruktur in der Ovarialloge, die entweder durch fibrotische Umwandlung dunkel im T1- und T2-gewichteten Bild ist oder durch Fetteinlagerung ein fettäquivalentes Signalverhalten aufweist.

In der kontrastverstärkten CT lassen sich die Ovarien ebenfalls anhand des zystentypischen Erscheinungsbildes der Follikel identifizieren (Abb. 4.19). Durch ihre Lage in der Nähe der Beckenwand und der Gefäße können sie bei Nativuntersuchungen oder postmenopausal, wenn keine Follikelzysten mehr vorhanden sind, mit vergrößerten Lymphknoten verwechselt werden.

Normale Eileiter lassen sich in der CT oder MRT nicht darstellen. Sie sind nur dann zu sehen, wenn sie dilatiert sind.

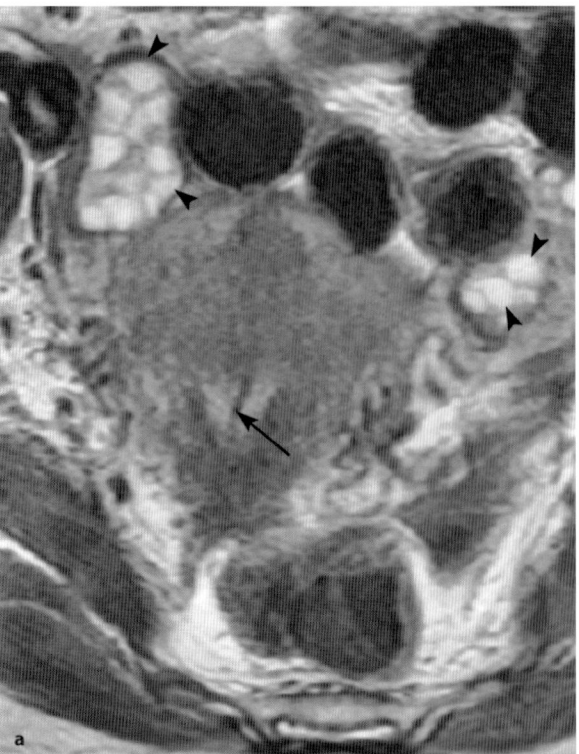

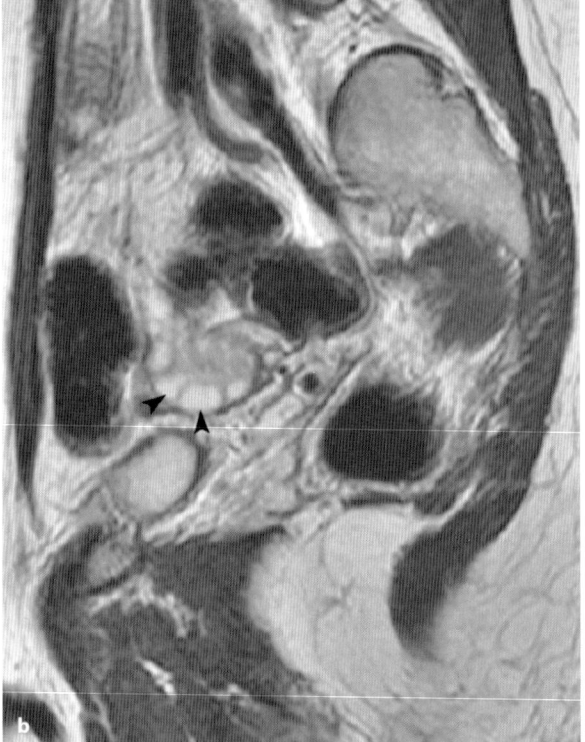

Abb. 4.16 a, b. MRT-Normalbefund bei einer 33-jährigen Patientin in der ersten Zyklushälfte. T2-gewichtetes FSE **a** transversal und **b** sagittal. Man erkennt sehr schön die unterschiedlich großen, glatt begrenzten Follikelzysten (*Pfeilspitzen*; *Pfeil* Uterus septus)

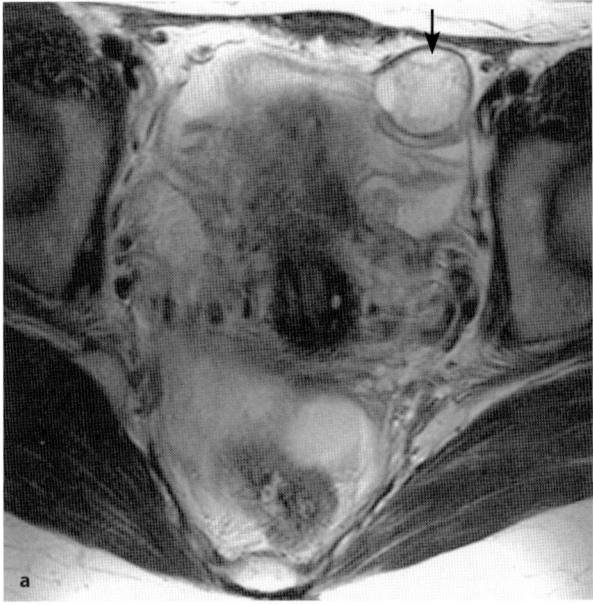
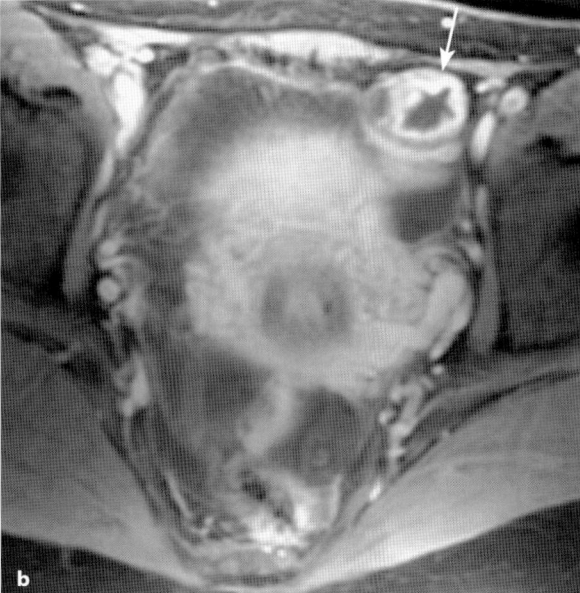

Abb. 4.17 a, b. MRT Normalbefund am 26. Tag der Periode mit Corpus luteum (*Pfeil*). **a** Im T2-gewichteten FSE-Bild ist die zentrale Flüssigkeitsansammlung gut zu erkennen. **b** Nach i. v. Kontrastmittelgabe in T1-Gewichtung mit Fettunterdrückung intensive randständige Kontrastmittelaufnahme

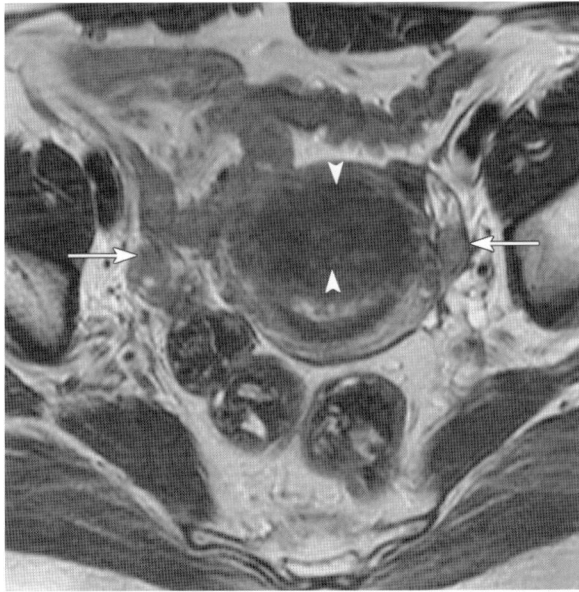
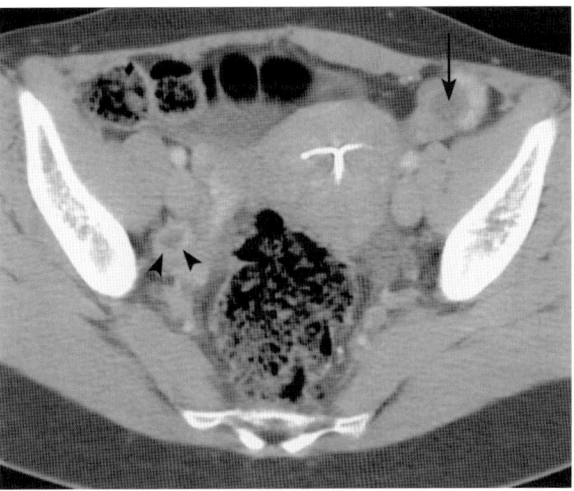

Abb. 4.18. MRT Normalbefund postmenopausal bei 53-jähriger Patientin. T2-gewichtetes FSE-Bild axial. Die Ovarien sind nur noch als dunkle Strukturen erkennbar (*Pfeile*), die Follikel fehlen fast völlig. Lediglich im rechten Ovar ist noch ein Follikel rudimentär erkennbar. Intramurales Myom im Uterus als Nebenbefund (*Pfeilspitzen*)

Abb. 4.19. Prämenopausaler CT-Normalbefund bei 40-jähriger Patientin. Linkes Ovar relativ weit kranial am Beckeneingang lokalisiert mit kleiner Follikelzyste (*Pfeil*). Das rechte Ovar orthotop mit Corpus luteum, erkennbar am Kontrastmittel-aufnehmenden Rand (*Pfeilspitze*). IUP im Uteruskavum

4.2.5
Bildgebung der pathologischen Befunde

Nichttumoröse Erkrankungen

Fehlbildungen der weiblichen Genitalorgane, die die Ovarien und die Tuben miteinbeziehen, werden in Kap. 4.1, „Vagina, Zervix und Uterus", besprochen.

■ **Polyzystische Ovarien (Stein-Leventhal-Syndrom).** Das *Stein-Leventhal-Syndrom* ist bedingt durch das Fehlen von LH in der Zyklusmitte bei normalen FSH-Werten. Klinisch präsentieren sich die Patienten mit Amenorrhö, Infertilität und Hirsutismus. In der MRT sind die Ovarien bilateral vergrößert, das zentrale Stroma ist kräftig ausgebildet und wird von zahlreichen gleichförmigen, annähernd identisch großen Zysten umgeben (Abb. 4.20). Kennzeichnend ist weiterhin ein kleiner, hypoplastisch wirkender Uterus, der aber im T2-gewichteten Bild eine normale Wandschichtung aufweist.

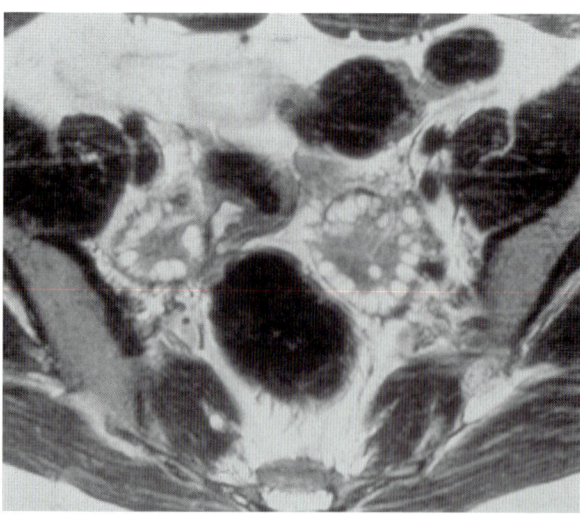

Abb. 4.20. Polyzystische Ovarien bei 26-jähriger Patientin. Transversales T2-gewichtetes FSE. Das kräftige zentrale Stroma wird von gleichförmigen kleinen Follikeln umgeben (vgl. Abb. 4.16 a, b)

■ **Hydro-, Hämato- und Pyosalpinx**

> **Definition** ▽ Unter einer *Hydrosalpinx* versteht man die Dilatation des Eileiters durch eine Okklusion des fibrösen Endes, der mit serösem Sekret angefüllt ist. Wenn zusätzliche eine Einblutung oder eine Superinfektion besteht, spricht man von *Hämato-* bzw. *Pyosalpinx*.

Ursächlich für eine Tubenokklusion sind postentzündliche Verklebungen, Endometrioseabsiedlungen, postoperative Verwachsungen und Tumoren. Magnetresonanztomographisch erkennt man eine scheinbar polyzystische Struktur im Bereich des Eileiters, die bei genauer Betrachtung aber Anschnitten der elongierten und dilatierten Tube entspricht. Helles Signal im T1-gewichteten Bild ist hinweisend für eine Hämatosalpinx, wie sie häufig bei Endometriose oder durch Rückstau von Menstruationsblut durch eine Okklusion im Bereich des Zervikalkanales oder der Vagina gesehen wird. Differenzialdiagnostisch muss auch an eine Eileiterschwangerschaft gedacht werden, insbesondere wenn die Hämatosalpinx mit einer zystisch-nodulären Raumforderung in der Tube und hämorrhagischem Aszites kombiniert ist. Eine intensive Kontrastmittelaufnahme der verdickten Eileiterwand spricht für eine Pyosalpinx.

■ **Salpingitis und Tuboovarialabszess.** Ein *Tuboovarialabszess* wird im Regelfall durch eine Keimaszension aus der Vagina hervorgerufen. Die häufigsten Erreger sind die über Sexualkontakt übertragenen Chlamydia trachomatis und Neisseria gonorrhoeae sowie anaerobe grampositive Kokken und Bacteroides fragilis, die zur Vaginalflora gehören. Zunächst kommt

es zu einer *Salpingitis*. Das Übergreifen der Entzündung auf die Serosa führt dann zur Einbeziehung des Ovars und zur Ausbildung einer Abszesshöhle. Die Patienten klagen über Schmerzen im Unterbauch. In der gynäkologischen Untersuchung lässt sich eine mehr oder minder schmerzhafte Raumforderung an den Adnexen tasten, die fluktuieren kann. Während bei jüngeren Patienten ein hoch fieberhafter Verlauf die Regel ist, kann ein Tuboovarialabszess bei älteren Patienten mit nur geringer Symptomatik verlaufen und die Schwellung der Adnexe als Ovarialkarzinom missgedeutet werden.

Magnetresonanztomographisch ist der Tuboovarialabszess gekennzeichnet durch eine im T2-gewichteten Bild signalintense Flüssigkeitsansammlung, die von einer dicken stark Kontrastmittel-aufnehmenden Wand umgeben ist (Abb. 4.21 a – c). Der Flüssigkeitsverhalt ist häufig septiert. Das angrenzende Peritoneum kann ebenfalls verdickt sein und Kontrastmittel aufnehmen. In Einzelfällen kann die Differenzialdiagnose zu einem weitgehend zystischen Ovarialtumor schwierig sein.

■ **Pelvine Varikose.** Bei Patienten mit einem pelvinen Schmerzsyndrom findet man gehäuft eine *pelvine Varikose*. Die Patienten klagen über anhaltende tief sitzende Schmerzen im kleinen Becken, die bei einer intrapelvinen Druckerhöhung, wie z. B. der Defäkation, verstärkt werden. Laparoskopisch sieht man dilatierte Venen im Lig. latum und um das Ovar, ohne dass eine andere Ursache für eine pelvine Venektasie, wie z. B. eine Obstruktion der V. cava inferior, portale Hypertension oder vaskuläre Malformation vorliegt.

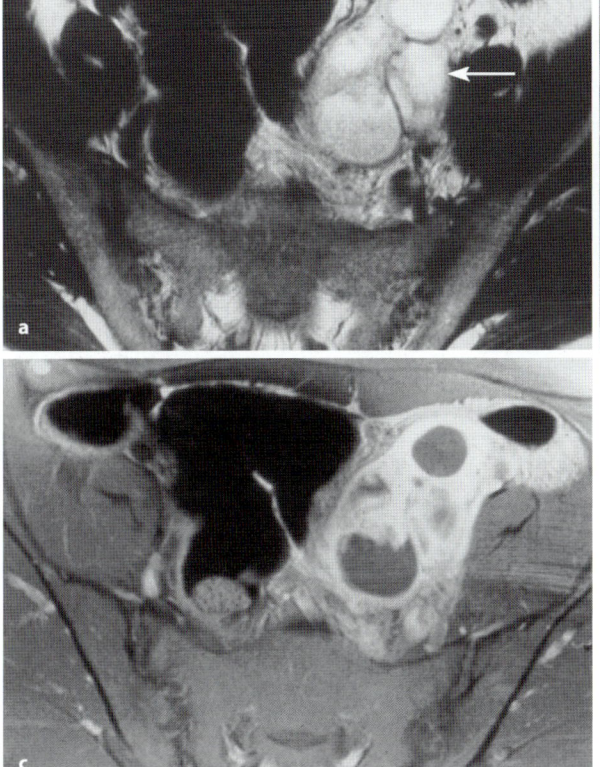

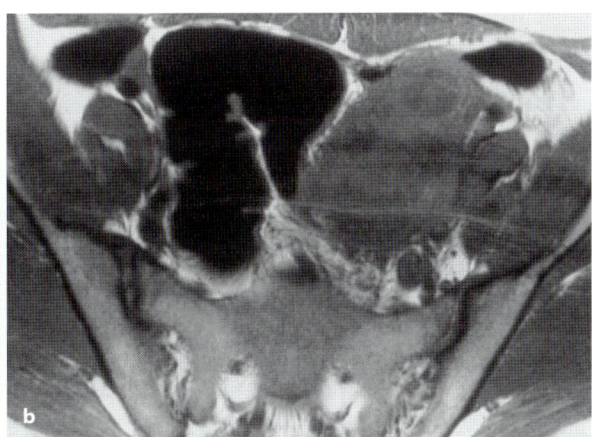

Abb. 4.21 a – c. Tuboovarialabszess. **a** T2-gewichtetes FSE, **b** T1-gewichtetes SE und **c** T1-gewichtetes SE nach Kontrastmittelgabe mit Fettunterdrückung transversal. Komplexe Abszessformation unter Einbeziehung des linken, aufgetriebenen Ovars (*Pfeil*) mit intensiver Kontrastmittelaufnahme der verdickten Abszesswand

Magnetresonanztomographisch sieht man zahlreiche geschlängelt verlaufene Venenkonvolute im parametranen Fettgewebe und in der Ovarialloge (Coakley et al. 1999; Gullo u. Russ 2000). Durch den langsamen venösen Fluss sind sie hell im T2-gewichteten Bild dargestellt und können mit einer Hydrosalpinx verwechselt werden. In späten (>2 min post injectionam) kontrastverstärkten Aufnahmeserien nehmen sie wie die angrenzenden Beckenvenen Kontrastmittel auf, und häufig lässt sich eine direkte Verbindung mit der V. iliaca nachweisen (Abb. 4.22 a – c).

■ **Ovarialtorsion.** Die Stieldrehung des Ovars ist klinisch durch einen akut einsetzenden einseitigen Unterbauchschmerz gekennzeichnet. Da eine sofortige operative Intervention zur Vermeidung einer Nekrotisierung des Ovars erfolgen muss, ist eine rasche Diagnosestellung und differenzialdiagnostische Abgrenzung z.B. zu einer Appendizitis und Adnexitis von hoher klinischer Bedeutung. (Doppler-)Sonographisch sieht man eine Auftreibung der Adnexe mit meist geringem Aszites sowie fehlendem arteriellem und venösem Flusssignal. In der MRT ist der Uterus häufig zur Seite der Torsion verlagert, das Ovar ist ödematös induriert und von geringem Aszites umge-

ben. Beweisend für eine Torsion ist die fehlende Kontrastierung des Ovars nach i. v. Kontrastmittelgabe.

Benigne Raumforderungen

■ **Ovarialzysten.** Funktionelle *Ovarialzysten* sind sehr häufig bei prä- und postmenopausalen Frauen. Histologisch werden Follikel-, Corpus-luteum- und Corpus-albicans-Zysten unterschieden. Im Regelfall handelt es sich um Zufallsbefunde. So wurden in einer Serie bei 17 % asymptomatischer postmenopausaler Frauen Zysten gefunden. Selten kommt es bei sehr großen Zysten zu Stieldrehungen und peritonitischen Beschwerden.

Follikelzysten imponieren mit urinähnlichen Signalwerten im T1- und T2-gewichteten Bild und haben eine Größe zwischen 3 und 8 cm (Abb. 4.23 a, b). Sie sind dünnwandig und glatt begrenzt, können aber Septierungen aufweisen und bluten gerne ein. Die Abgrenzung zur Endometriose ist dadurch im Einzelfall schwierig und kann oft nur in Zusammenschau mit den klinischen Beschwerden oder einer Verlaufskontrolle geschehen.

Corpus-luteum-Zysten treten häufig während der Schwangerschaft auf und weisen eine dicke, irreguläre Kontrastmittel-aufnehmende Wand auf.

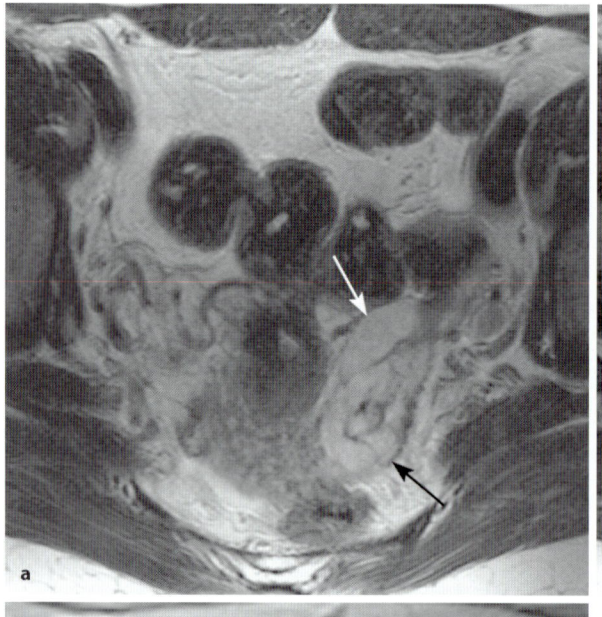

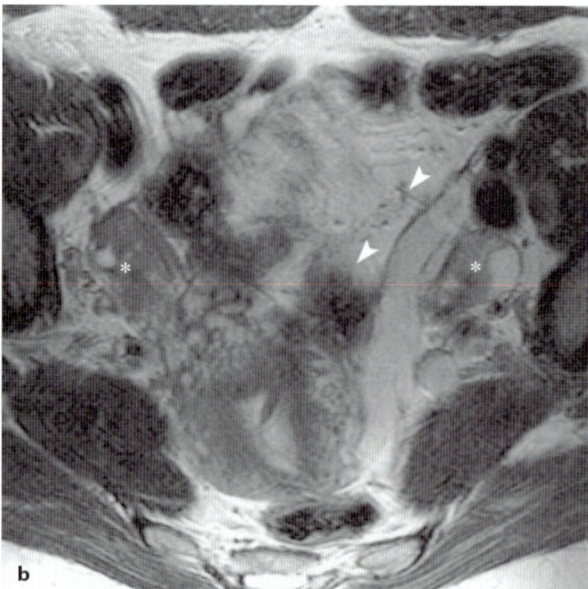

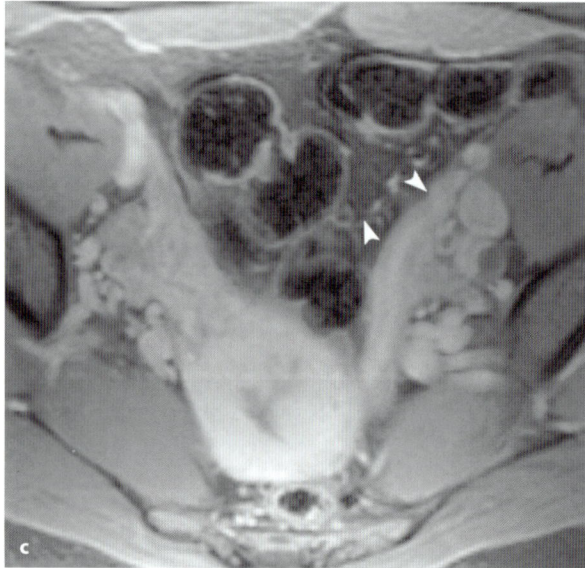

Abb. 4.22 a – c. Pelvine Varikose bei einer 45-jährigen Patientin, die über unklare linksbetonte Unterbauchschmerzen klagte. **a, b** In den T2-gewichteten Aufnahmen erkennt man signalintense geschlängelt verlaufende Strukturen (*Pfeile*) links und geringer ausgeprägt auch rechts in der Loge dorsal der Ovarien (*), die zur V. iliaca links (*Pfeilspitzen*) ziehen. **c** Die Kontrastmittelaufnahme (T1-gewichtetes SE mit Fettsuppression) beweist, dass es sich dabei um Venenkonvolute handelt

CAVE Zystische Raumforderungen mit intrazystischen Vegetationen, möglicherweise kombiniert mit Einblutungen, dürfen nicht als blande Zysten fehlgedeutet werden, sondern sind immer hochsuspekt auf ein Ovarialkarzinom.

■ **Zystadenome.** *Zystadenome* machen 40 % aller benignen Ovarialtumoren aus. Sie treten überwiegend prämenopausal auf. Man unterscheidet seröse und muzinöse Subtypen. Bei Frauen unter 40 Jahren ist die seröse Variante häufiger, während ab 40 Jahre der muzinöse Typ überwiegt. Seröse Zystadenome treten in ca. 20 %, muzinöse Zystadenome in 5 % der Fälle bilateral auf. Sie werden häufig auch zusammen mit Dermoidzysten gefunden. Seröse wie muzinöse Zystadenome können papilläre Vegetationen bilden.

Seröse Zystadenome sind meist unilokulär und weisen, sofern sie nicht eingeblutet sind, ein wasserähnliches Signalverhalten in der MRT auf. Da die Wand der Tumoren dünn und glatt ist, können sie häufig von funktionellen Zysten nicht unterschieden werden (Abb. 4.24 a – d). Wichtig ist die i.v. Gadolinium-Gabe zur Darstellung von papillären intrazystischen Vegetationen, die Kontrastmittel aufnehmen.

Merke Vegetationen können auch bei benignen Tumoren auftreten, sind aber häufig ein Frühzeichen eines malignen Tumors (Zystadenokarzinom).

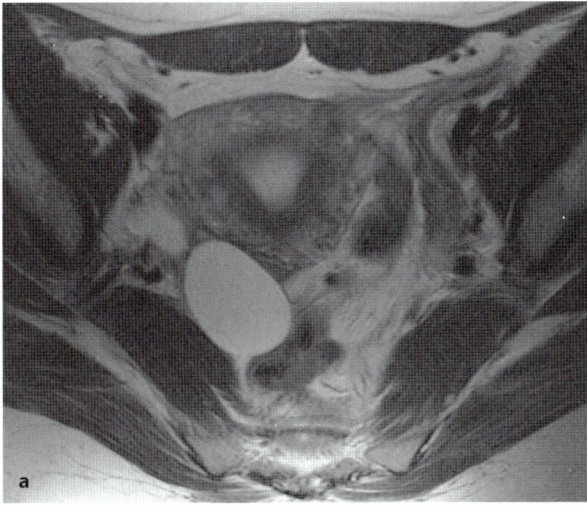
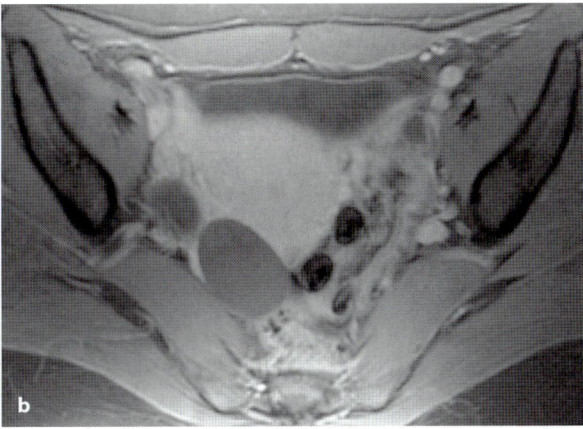

Abb. 4.23 a, b. Funktionelle Ovarialzysten rechts. **a** Transversales T2-gewichtetes FSE. **b** Fettsupprimiertes T1-gewichtetes SE nach Kontrastmittelgabe. Die glatte Begrenzung, die dünne Zystenwand und die Größe sprechen für Follikelzysten. Keine Einblutung, keine malignitätssuspekten intrazystischen Vegetationen

Obwohl die Vegetationen bei benignen Tumoren kleiner und seltener sind als bei malignen Tumoren, ist eine definitive Differenzierung mit der MRT nicht möglich und eine operative Entfernung sollte angestrebt werden.

Muzinöse Zystadenome sind im Gegensatz zur serösen Variante meist multilokulär. Im T2-gewichteten Bild sind sie durch ihren hohen Proteingehalt signalintenser als muzinöse Zystadenome. Auch im T1-gewichteten Bild sind sie durch die kürzere T1-Relaxationszeit des Zysteninhaltes etwas heller als Urin. Wichtig ist hier auch die Darstellung von Vegetationen als möglicher Hinweis auf Malignität.

■ Endometriome/Endometriose

Definition ▽ Unter einer *Endometriose* versteht man die Versprengung von endometroidem Gewebes in ektope Lokalisationen.

Zahlreiche Hypothesen existieren zur Pathogenese der Erkrankung, wie z. B. ein Reflux endometroider Zellen in die Tuben oder eine lymphogene/hämatogene Streuung. Am häufigsten finden sich Endometrioseherde als abgekapselte vorwiegend zystisch imponierende Blutansammlungen (so genannte Endometriome) bilateral in den Ovarien. In absteigender Häufigkeit treten sie als peritoneale Implantate im Douglas-Raum, der Uterusrückwand, den uterosakralen Ligamenten, der Uterusvorderwand und dem Blasendach in Erscheinung. Seltener sind die Herde am Colon sigmoideum, am Eileiter und am Ureter lokalisiert.

Die Diagnose der Endometriose wird im Regelfall an den Endometriosezysten (Endometriomen) gestellt. Kleinere Implantate lassen sich oft nur schwer darstellen. Durch ihren Methämoglobingehalt erscheinen sie hell im T1-gewichteten Nativbild (Abb. 4.25 a, b). Die Erkennbarkeit auf T1-gewichteten Sequenzen wird durch den Einsatz einer spektralen Fettunterdrückung verbessert(Ascher et al. 1995; Ha et al. 1994; Tanaka et al. 1996).

Endometriome sind charakterisiert durch ihre fibrotisch verdickte Wand und Adhäsionen an angrenzenden Strukturen wie z.B. Darmschlingen. Neben der Methämoglobin bedingten, durch Fettunterdrückung nicht zu supprimierenden Signalanhebung im T1-gewichteten Bild sind sie aufgrund wiederholter Einblutungen mit Hämosiderinablagerungen auch häufig dunkel im T2-Bild. Dagegen zeigen eingeblutete Zysten und Karzinome diese Signalabsenkung normalerweise nicht (Outwater u. Dunton, 1995). Endometriome und Implantate nehmen zwar im Regelfall Kontrastmittel auf, die Erkennbarkeit der Herde wird aber im Vergleich zur Nativ-MRT nicht verbessert (Woodward et al. 2001). Eine Kontrastmittelapplikation ist daher bei der Fragestellung Endometriose nicht erforderlich.

■ Dermoidzysten (reife zystische Teratome). *Teratome*
stellen mit einer Häufigkeit von 26–44% den häufigsten Tumor des Ovars dar. Im Alter zwischen 20 und 40 Jahren werden ca. 80% der Teratome entdeckt. In 10% der Fälle treten sie bilateral auf. Die meisten der Teratome werden inzidentiell diagnostiziert. In selteneren Fällen werden sie durch ein Größenwachstum, Stieldrehung oder Ruptur symptomatisch. In 1–3%

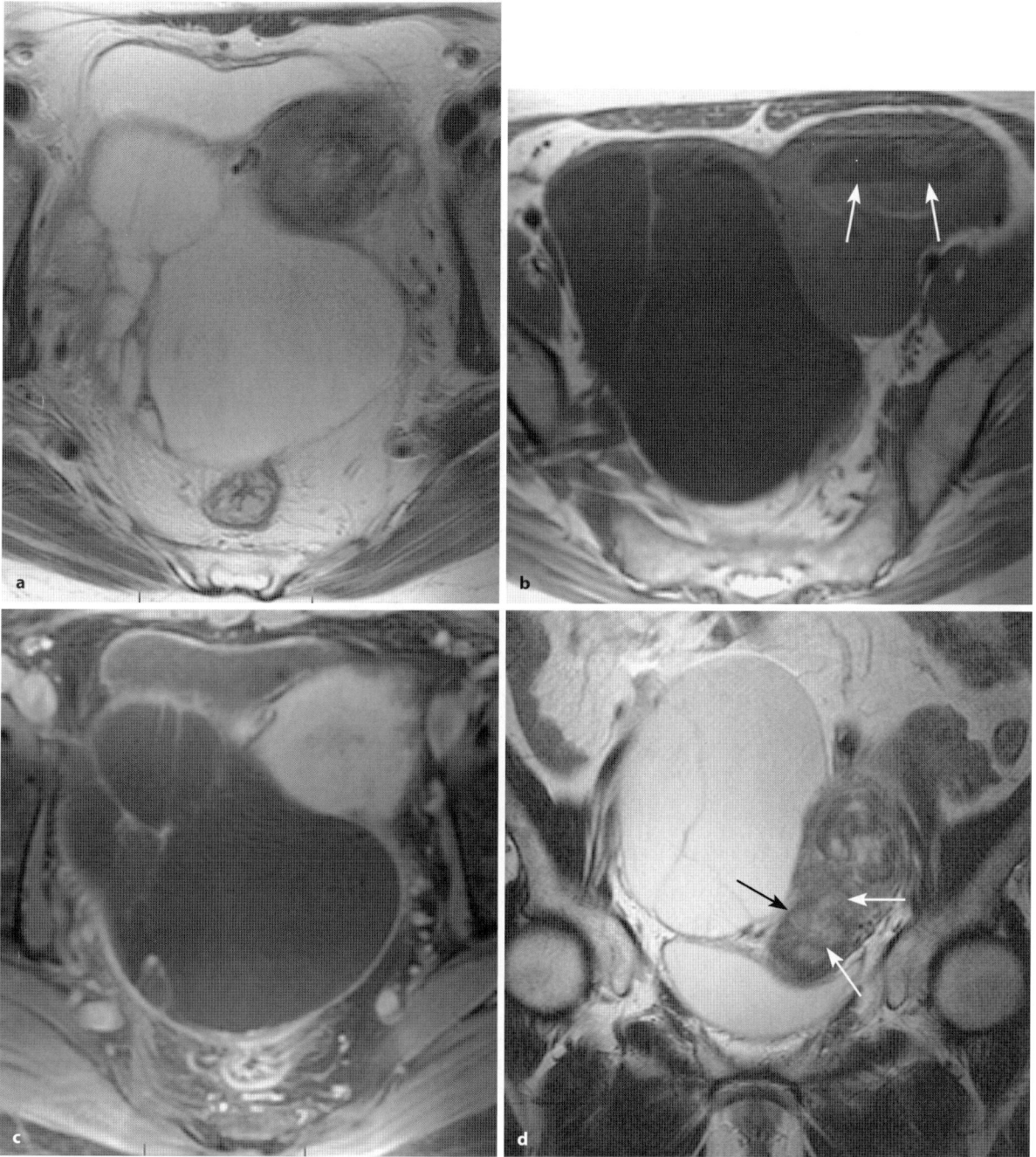

Abb. 4.24 a – d. Seröses Zystadenom bei 52-jähriger Patientin. T2-gewichtetes FSE **a** transversal und **b** koronar. T1-gewichtetes SE **c** transversal und **d** fettsupprimiertes, nach Kontrastmittelgabe, transversal. Septierte teils multilokuläre zystische Raumforderung rechts mit glatter Wand. Keine intratumoralen Kontrastmittel-aufnehmenden Vegetationen. Zusätzlich fiel jedoch noch eine Hämatometra mit Blutspiegel im Uteruskavum auf (**b**, *Pfeile*), verursacht durch ein endozervikales Zervixkarzinom (**d**, *Pfeile*), das den Zervikalkanal verlegte

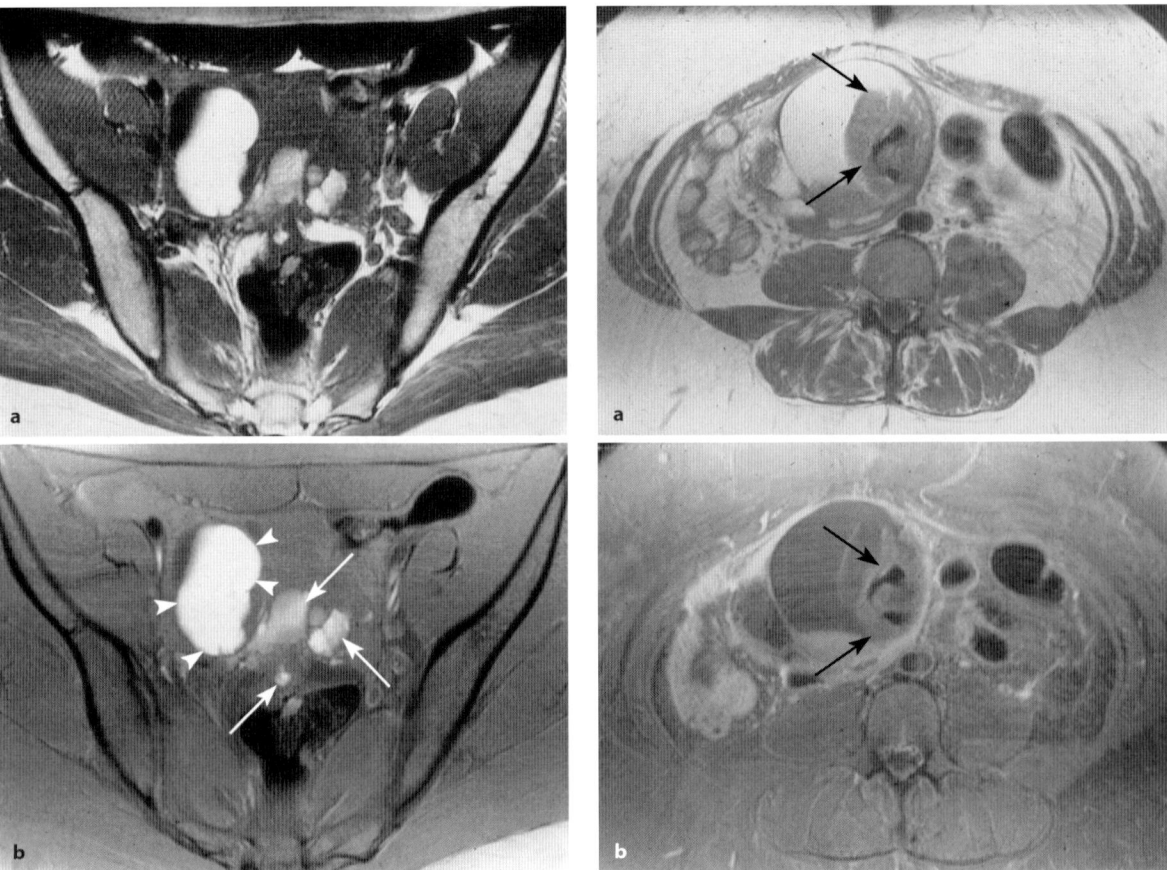

Abb. 4.25 a, b. Endometriose. T1-gewichtete SE-Sequenz **a** ohne und **b** mit spektraler Fettunterdrückung. Mehrere signalintense Läsionen, die mit Fettunterdrückung nicht supprimierbar sind und somit Methämoglobin entsprechen. Neben mehreren Endometrioseherden am Peritoneum des Blasendachs und Douglas-Raum (*Pfeile*) findet sich rechts eine eingeblutete Endometriosezyste (*Pfeilspitzen*)

Abb. 4.26. a Reifes Teratom mit großem signalintensem Fettanteil im T1-gewichteten Nativbild. **b** Sein Signal lässt sich mit Fettsuppression (T1-gewichtetes SE, Fettunterdrückung, nach i. v. Kontrastmittelgabe) vollständig unterdrücken. Die knotigen, Kontrastmittel-aufnehmenden Anteile im Tumor (*Pfeile*) entsprechen dem Rotikansky-Knoten

der Fälle ist eine maligne Transformation beschrieben, sodass eine elektive Resektion angezeigt ist.

Teratome sind zusammengesetzt aus wechselnden Anteilen ekto-, meso- und endodermalen Gewebes. Sie können daher Knochenanteile, Zähne, Haare, Fett und neurales Gewebe enthalten. Meist sind es aber unilokuläre, vorwiegend zystische Tumoren, die hauptsächlich Fett und einen soliden Anteil, den Rotikansky-Knoten, der sich von der Zystenwand nach innen ausdehnt, beinhalten.

Charakteristisches Zeichen eines Teratoms in der MRT ist der im Regelfall große Fettanteil in einer vorwiegend zystischen Raumforderung. Der Fettnachweis und die Abgrenzung zu Einblutungen gelingt durch Sequenzen mit spektraler Fettunterdrückung (Stevens et al. 1993). Weitere Charakteristika sind intratumorale dunkle Anteile, die Zähnen und Verkalkungen entsprechen, sowie der Rotikansky-Kno-

ten (Abb. 4.26 a, b). Beschrieben sind Teratome, die fast ausschließlich aus Schilddrüsengewebe bestehen (so genannte Struma ovarii). Diese Teratome weisen nur wenig oder gar kein Fett auf, sind vorwiegend solide und nehmen intensiv Kontrastmittel auf. Der Fettnachweis kann bei Teratomen mit nur geringem Fettgehalt möglicherweise durch die Anwendung von GRE-Sequenzen unter „In-" und „Opposed-phase-Bedingungen" verbessert werden.

Die seltene maligne Transformation ist magnetresonanztomographisch nur dann zu diagnostizieren, wenn schon ein organüberschreitendes Wachstum vorliegt. Im Gegensatz zu Ovarialkarzinomen, die primär nach intraperitoneal metastasieren, wachsen Teratokarzinome per continuitatem in umgebende Organe ein, bevor sie Metastasen setzen, da es sich histologisch meist um ein Plattenepithelkarzinom handelt (Kido et al. 1999).

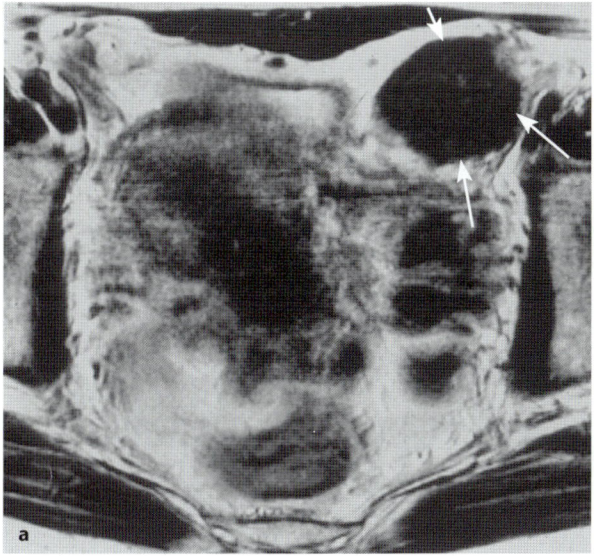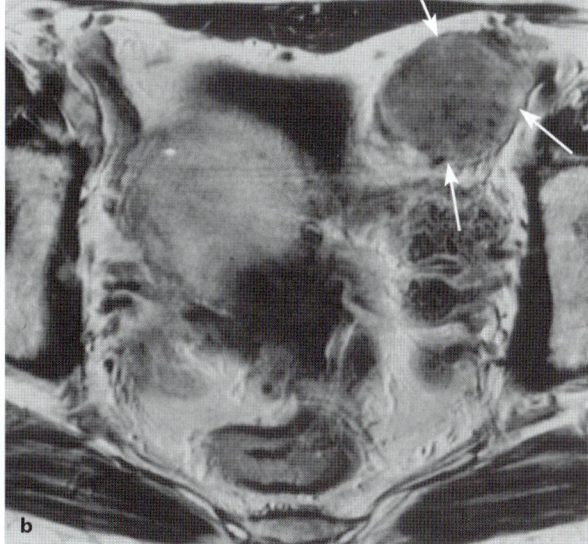

Abb. 4.27 a, b. Brenner-Tumor links (*Pfeile*). **a** T2-gewichtetes FSE. **b** T1-gewichtetes SE nach Kontrastmittelgabe. Typisches Bild mit sehr niedrigem Signal in T2-Wichtung (**a**) und nur mäßiger Kontrastmittelaufnahme (**b**)

■ **Fibrom, Thekom und Brenner-Tumor.** Die häufigsten soliden benignen Tumoren des Ovars entstammen dem Stroma und bestehen aus fibrösen oder thekalen Anteilen. Wenn beide Bestandteile histologisch zu finden sind, werden sie als *Fibrothekome* bezeichnet.

Reine *Fibrome* sind symptomlos und werden meist als Zufallsbefunde entdeckt. Sie treten häufiger prämenopausal als postmenopausal auf. *Thekome* dagegen sind häufig perimenopausal zu finden. Durch ihre Assoziation mit einer gleichzeitig bestehenden Endometriumshyperplasie oder einem Endometriumkarzinom werden sie im Regelfall anlässlich der Abklärung einer Postmenopausenblutung entdeckt.

Der *Brenner-Tumor* ist ein seltener meist benigner Tumor, der vom Epithel des Ovars ausgeht (Abb. 4.27 a, b). Übergänge zu Borderline- oder malignen Tumoren sind beschrieben. In 30 % der Fälle sind sie mit anderen Ovarialtumoren assoziiert.

Alle 3 Entitäten haben ein ähnliches Erscheinungsbild in der MRT. Sie zeichnen sich durch niedriges Signal in T1- und T2-Gewichtung aus.

> **Merke** Fibrome und Thekome sind praktisch immer solide, während große Brenner-Tumoren zentral zystische Veränderungen aufweisen können.

Nach i. v. Gadolinium-Gabe nehmen sie relativ homogen gering bis mäßiggradig Kontrastmittel auf.

Differenzialdiagnostisch abzugrenzen sind gestielte subseröse Myome, die, sofern sie nicht zentral degenerativ verändert sind, ein ähnliches magnetresonanztomographisches Erscheinungsbild zeigen.

Mit T2-gewichteten Aufnahmeserien in allen 3 Raumrichtungen ist es aber im Regelfall möglich, den mit dem Uterus in Verbindung stehenden Gefäßstiel der Myome zu identifizieren (Kim et al. 2000).

Maligne Tumoren

■ **Primäre Ovarialtumoren.** *Ovarialkarzinome* machen ca. 4% aller malignen Tumoren bei Frauen aus. Mit einem mittleren Alter bei Diagnosestellung von 61 Jahren handelt es sich um eine Erkrankung, die vorwiegend in der frühen Menopause auftritt. Das Risiko für ein Ovarialkarzinom ist statistisch bei Frauen mit häufigen Ovulationen erhöht, also z. B. bei Frauen mit früher Menarche und später Menopause, Unfruchtbarkeit oder geringer Kinderzahl. Dagegen wird oralen Kontrazeptiva ein protektiver Effekt zugeschrieben.

Die *Prognose* der Erkrankung wird in erster Linie durch das Stadium bei Diagnosestellung bestimmt. Bei einem auf das Ovar beschränkten Karzinom liegt die Fünfjahresüberlebensrate bei 93%, während sie bei abdominellem Befall nur noch 25% beträgt. Die durchschnittliche berichtete Fünfjahresüberlebensrate beträgt nur zwischen 20 und 40%, da die meisten Karzinome wegen des symptomarmen Verlaufs in den Frühstadien erst im Stadium FIGO III (Tabelle 4.5) entdeckt werden. Im Stadium FIGO III beträgt die durchschnittliche Überlebenszeit trotz Operation und postoperativer Chemotherapie nur noch 32 Monate.

Der wichtigste *Tumormarker* bei Ovarialkarzinomen ist CA 125. CA 125 ist bei 80–85% der Patientinnen mit epithelialen Ovarialkarzinomen erhöht.

Tabelle 4.5. Stadieneinteilung des Ovarialkarzinoms. (Nach Hermanek 1988)

TNM	FIGO	Befundsituation
T1	I	Tumor begrenzt auf Ovarien
T1a	IA	Tumor auf ein Ovar begrenzt; Kapsel intakt; kein Tumor auf der Oberfläche des Ovars
T1b	IB	Tumor auf beide Ovarien begrenzt; Kapsel intakt, kein Tumor auf der Oberfläche beider Ovarien; keine malignen Zellen in Aszites oder Peritonealspülung
T1c	IC	Tumor begrenzt auf ein oder beide Ovarien mit Kapselruptur und/oder Tumor an Ovaroberfläche und/oder maligne Zellen im Aszites oder bei Peritonealspülung
T2	II	Tumor befällt ein oder beide Ovarien und breitet sich im Becken aus
T2a	IIA	Ausbreitung auf und/oder Implantate an Uterus und/oder Tube(n); keine malignen Zellen in Aszites oder Peritonealspülung
T2b	IIB	Ausbreitung auf andere Beckengewebe; keine malignen Zellen in Aszites oder Peritonealspülung
T2c	IIC	Ausbreitung im Becken (2a oder 2b) und maligne Zellen in Aszites oder Peritonealspülung
T3	III	Tumor befällt ein oder beide Ovarien mit histologisch nachgewiesenen Peritonealmetastasen außerhalb des Beckens und/oder regionären Lymphknotenmetastasen
T3a	IIIA	Mikroskopische Peritonealmetastasen jenseits des Beckens
T3b	IIIB	Makroskopische Peritonealmetastasen jenseits des Beckens, größte Ausdehnung < 2 cm
T3c	IIIC	Peritonealmetastasen jenseits des Beckens, größte Ausdehnung > 2 cm und/oder regionäre Lymphknotenmetastasen
M1	IV	Fernmetastasen (ausschließlich Peritonealmetastasen)
NX		Regionäre Lymphknoten können nicht beurteilt werden
N0		Keine regionären Lymphknotenmetastasen
N1		Regionäre Lymphknotenmetastasen

Leider ist eine CA 125-Erhöhung im Stadium FIGO I nur bei weniger als 50% der Patientinnen feststellbar. In der Prämenopause ergeben sich häufig falsch-positive Befunde bei benignen Adnextumoren, Endometriose, genitalen und peritonealen Infektionen, Uterus myomatosus, Lebererkrankungen mit oder ohne Aszites und Schwangerschaft. Die Spezifität des Markers zur Früherkennung von Adnextumoren ist damit unzureichend.

Zwischen 85 und 90% der Karzinome sind *histologisch* epithelialen Ursprungs. In absteigender Häufigkeit teilen sie sich in die folgenden Subtypen auf:

- seröses Ovarialkarzinom (ca. 50%),
- undifferenziertes Ovarialkarzinom,
- endometroides Ovarialkarzinom,
- muzinöses Ovarialkarzinom und
- klarzelliges Ovarialkarzinom.

Neben den benignen (seröses und muzinöses Zystadenom) und den malignen Tumoren (z.B. seröses oder muzinöses Zystadenokarzinom), die anhand ihres Differenzierungsgrades (GI III) klassifiziert werden, gibt es als Besonderheit noch die so genannten Borderline-Tumoren (Abb. 4.28 a–c). Dabei handelt es sich anhand des histologischen Bildes um maligne Tumoren, die aber kein invasives Wachstum

erkennen lassen und daher eine gute Langzeitprognose besitzen (Taylor u. Schwartz 1994).

3% der malignen Ovarialtumoren sind *Keimstrangtumoren*. Häufigster Vertreter dieser Kategorie sind die Östrogen produzierenden *Granulosazelltumoren*. Durch die Östrogenstimulation kommt es – je nach Alter der Patientin – zu einer Pseudo-Pubertas praecox bzw. zu postmenopausalen Blutungen und einer Endometriumshyperplasie.

In 1–3% handelt es sich bei malignen Ovarialtumoren um *Keimzelltumoren*. Der häufigste Keimzelltumor ist das *Dysgerminom*, das in bis zu 15% bilateral auftritt. Der Altersgipfel liegt im Adoleszentenalter und bei jungen Frauen. Ein Dysgerminom im Alter über 30 Jahre ist eine Rarität. 20% der Keimzelltumoren sind unreife *Teratome*, die sich aus embryonalem Gewebe zusammensetzen. Der Tumor tritt häufig bei Mädchen und jungen Erwachsenen auf. Zum Diagnosezeitpunkt sind meist schon peritoneale Absiedlungen der großen, normalerweise einseitigen Tumoren vorhanden.

Das MRT-Erscheinungsbild der primären malignen Ovarialtumoren ist äußerst variabel. Eine sichere Unterscheidung der verschiedenen histologischen Typen ist nicht möglich. Seröse Zystadenokarzinome weisen häufig papilläre Vegetationen in einem vor-

Abb. 4.28 a–c. Muzinöser Borderline-
Tumor. **a** Transversales T2-gewichtetes FSE.
b T1-gewichtetes SE. **c** T1-gewichtetes GRE
nach Kontrastmittelgabe, mit Fettunterdrückung. Multiple Septierungen und
kleine intratumorale Kontrastmittel-aufnehmende Vegetationen (*Pfeile*), nach
MR-tomographischen Kriterien als malignitätsverdächtig anzusehen

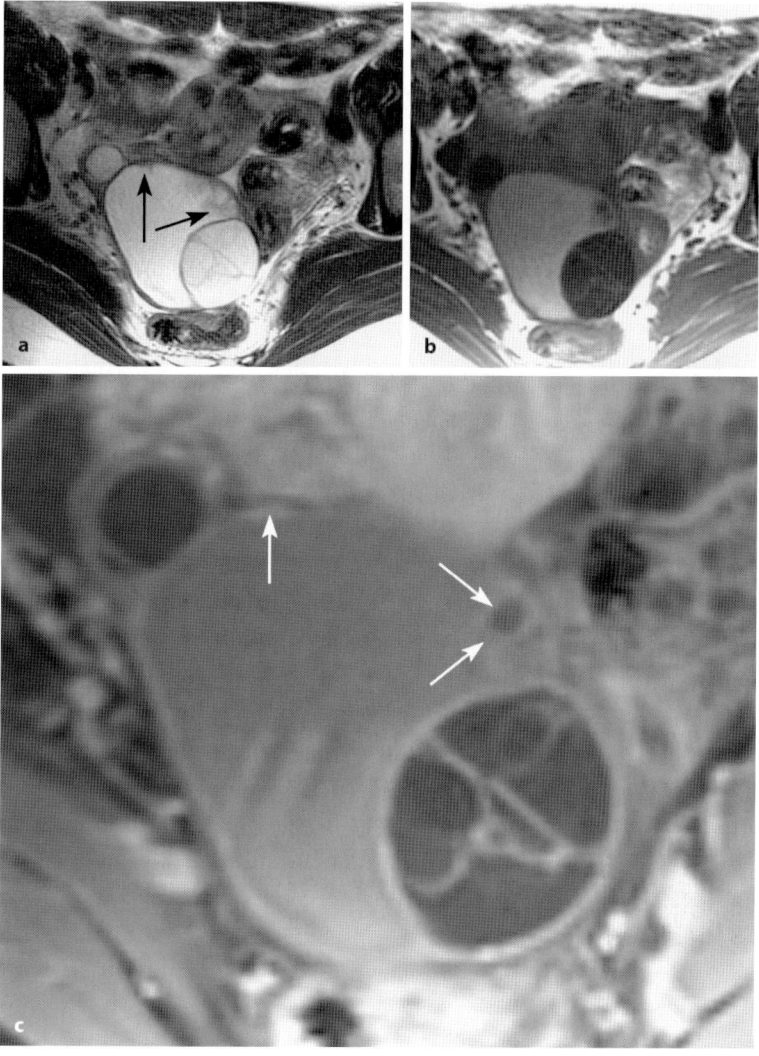

wiegend zystischen Tumor auf (Abb. 4.29 a–c). Muzinöse Zystadenokarzinome sind im Regelfall multilokulär und der Zysteninhalt erscheint milchglas-
artig (Abb. 4.30 a–d). Dagegen sind Granulosazelltumoren meist solide, können aber zentrale Nekrosen
und Einblutungen aufweisen. Dysgerminome sind fast
immer solide Raumforderungen. Im Gegensatz zu
den anderen Entitäten metastasieren sie normalerweise lymphogen, anstatt wie die anderen malignen
Ovarialtumoren bevorzugt nach intraperitoneal.

Metastatischer Befall des Ovars. *Ovarialmetastasen* sind
keine Rarität. Sie werden hauptsächlich beim Mammakarzinom und Karzinomen des Gastrointesti-
naltraktes beobachtet. Klassisches Beispiel für eine
Metastasierung in das Ovar sind Abtropfmetastasen
eines Siegelzellringkarzinoms des Magens, die so genannten *Krukenberg-Tumoren.* Außer über eine intra-

peritoneale Aussaat erfolgt der Befall des Ovars auch
hämatogen und lymphogen sowie durch direkte Tumorinvasion.

Die Prognose beim Krukenberg-Tumor ist schlecht,
praktisch alle Patienten sterben innerhalb eines
Jahres nach Diagnosestellung. Das Ovar wird beim
Krukenberg-Tumor durch eine zystisch-solide Tu-
mormasse ersetzt und ist dann deutlich vergrößert
(Abb. 4.31 a–c). Der Zysteninhalt ist meist muzinös,
Einblutungen werden häufiger beobachtet. Die soliden Anteile sind im T1- und T2-gewichteten Bild
durch eine fibröse desmoplastische Reaktion häufig
dunkel, nehmen aber im Regelfall kräftig Kontrastmittel auf.

Bei einer *lymphogenen Metastasierung* ist das Ovar
normalerweise nicht vergrößert. *Melanommetastasen* können gelegentlich am hellen Signal des Mela-
nins auf T1-gewichteten Sequenzen erkannt werden.

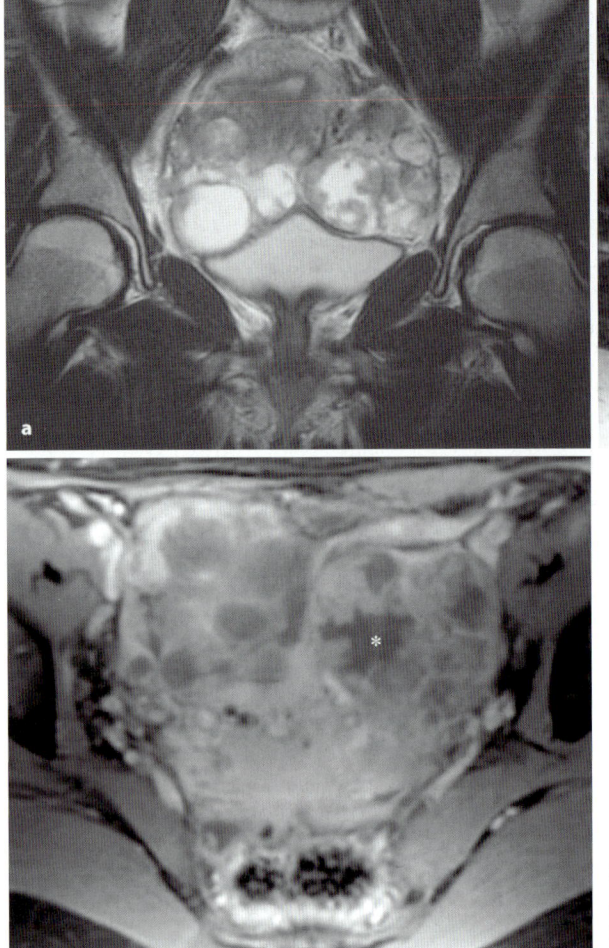

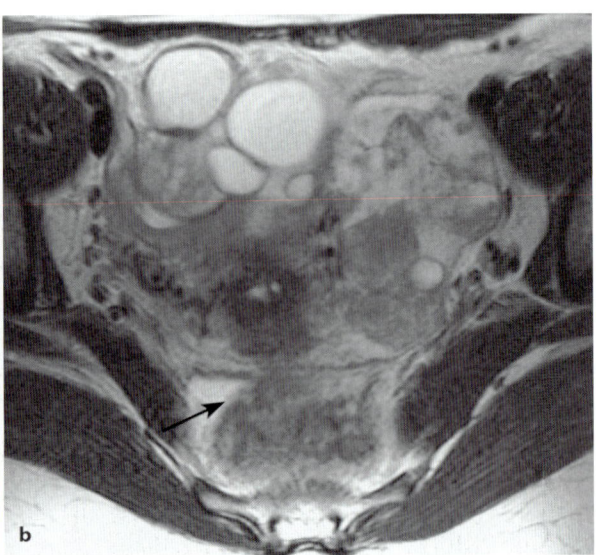

Abb. 4.29 a – c. Bilaterales papillär-seröses Ovarialkarzinom. T2-gewichtetes FSE **a** koronar und **b** transversal. **c** T1-gewichtetes GRE nach Kontrastmittelgabe, mit Fettsuppression, transversal. Rechts finden sich zystische Anteile, während links eine zentrale Nekrose im Tumor vorliegt (*). Aszites im Douglas-Raum (*Pfeil*)

Merke Das Erscheinungsbild von Ovarialmetastasen ist sehr variabel, sodass im Regelfall kein Rückschluss auf den Primarius möglich ist und – bei einseitigem Befall – noch nicht einmal zwischen primärem und sekundärem Ovarialtumor unterschieden werden kann.

Dignitätsbeurteilung in der MRT. Zahlreiche Zeichen einer malignen Raumforderung wurden bislang beschrieben, wie z.B. die Größe >4 cm, Wanddicke der Kapsel und der Septen >3 mm, intratumorale papilläre Kontrastmittel-aufnehmende Vegetationen, solide knotige Strukturen, Nekrosen und Einblutungen (Komatsu et al. 1996; Scoutt et al. 1994; Yamashita et al. 1995).

Eine Multivarianzanalyse ergab jedoch, dass lediglich der Nachweis einer Tumorinvasion in umgebenden Strukturen oder einer peritonealen Metastasierung (Odds ratio/OR 168), Aszites (OR 124), intratumorale Nekrosen (OR 107) und Vegetationen in einer vorwiegend zystischen Raumforderung (OR 40) einen *signifikanten Vorhersagewert* für die Malignität eines Adnextumors besitzen. Alle weiteren der oben genannten Kriterien sind nicht eindeutig und auch bei benignen Raumforderungen zu finden (Hricak et al. 2000).

Sofern es sich nicht um ein am Fettgehalt leicht erkennbares Teratom handelt, müssen zystisch-solide Raumforderungen mit intratumoralen Vegetationen oder Nekrosen somit als hochgradig malignitätsverdächtig angesehen werden.

Merke Eine i. v. Gadolinium-Gabe verbessert signifikant die Dignitätsbeurteilung,

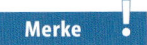

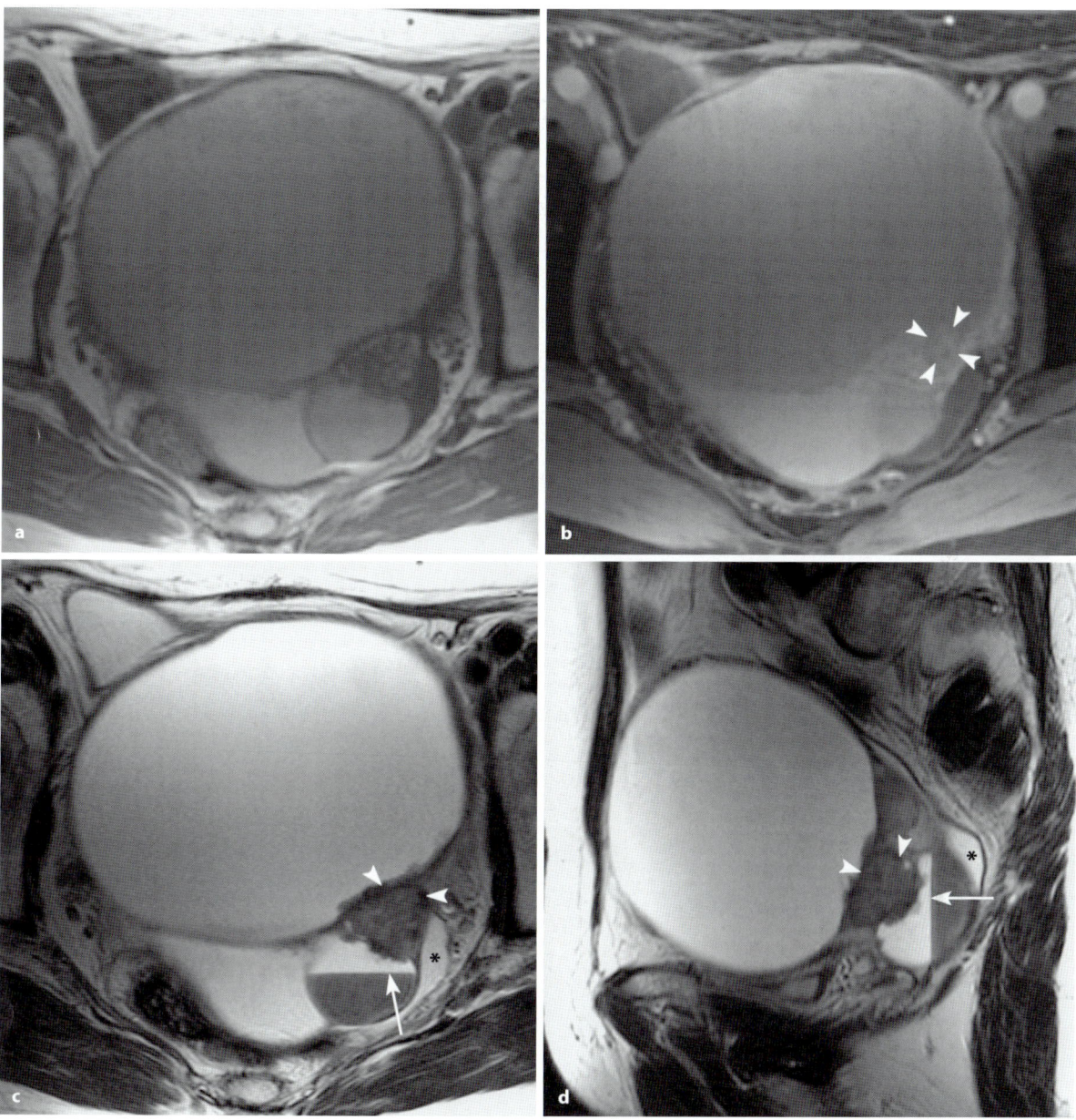

Abb. 4.30 a – d. Muzinöses Zystadenokarzinom. **a** Transversales T1-gewichtetes SE nativ. **b** T1-gewichtetes SE nach Kontrastmittelgabe, mit Fettunterdrückung. **c** T2-gewichtetes FSE. **d** Koronares T2-gewichtetes FSE. Hohes Signal des Zysteninhalts im T1-gewichteten Nativbild durch hohen Proteingehalt und Einblutung in der Zyste dorsal des soliden Kontrastmittelaufnehmenden Knotens (*Pfeilspitzen*) mit Spiegelbildung (*Pfeil*). Milchglasartiges Erscheinungsbild im T2-gewichteten Bild. Aszites im Douglas-Raum (*)

da bei vorwiegend zystischen Tumoren kleine papilläre Vegetationen häufig nur auf kontrastverstärkten T1-gewichteten Sequenzen erkennbar sind (Hricak et al. 2000).

Im Gegensatz zu Aszites außerhalb des kleinen Beckens sind geringe Mengen freier Flüssigkeit im Douglas-Raum bei prämenopausalen Frauen als physiologisch anzusehen.

Staging. Die Kenntnis der *Metastasierungswege* des Ovarialkarzinoms ist entscheidend für die Treffsicherheit der Bildgebung.

- Ovarialkarzinome epithelialen Ursprungs metastasieren primär fast ausschließlich *intraperitoneal* und *lymphogen*.
- *Hämatogene* Metastasen liegen nur bei Patienten in späten Stadien und beim Tumorrezidiv vor.

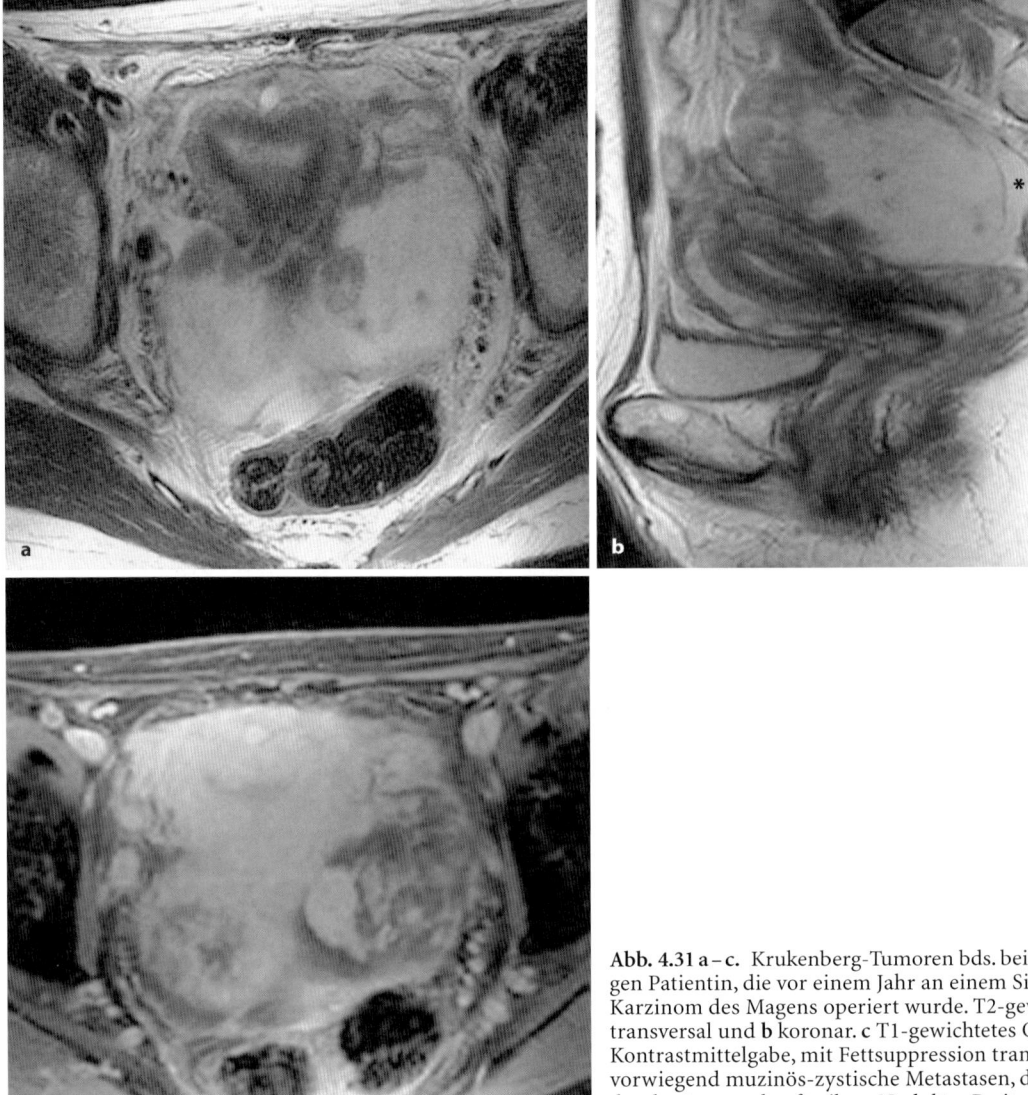

Abb. 4.31 a – c. Krukenberg-Tumoren bds. bei einer 52-jähri-gen Patientin, die vor einem Jahr an einem Siegelring-Karzinom des Magens operiert wurde. T2-gewichtetes FSE **a** transversal und **b** koronar. **c** T1-gewichtetes GRE nach Kontrastmittelgabe, mit Fettsuppression transversal. Bilaterale, vorwiegend muzinös-zystische Metastasen, die die Ovarien durchsetzen und auftreiben. Noduläre Peritonealverdickung (*Pfeil*) und Aszites (*) im Douglas-Raum als Zeichen der Peritonealkarzinose

Befallen wird zunächst die Serosa der angrenzen-den Beckenorgane, wie der Blase, des Uterus und des Colon sigmoideum. Die Tumorzellen disseminieren dann mit der Peritonealflüssigkeit in das Abdomen, bevorzugt entlang der parakolischen Rinnen und bis nach rechts subphrenisch an das Zwerchfell und an den Peritonealüberzug der Leber (Abb. 4.32 a – f, Abb. 4.33 a, b). Praktisch immer, wenn beim Ovarial-karzinom in der Primärdiagnostik Leberherde be-schrieben werden, handelt es sich dabei um *Leber-kapselmetastasen* und nicht um intraparenchyma-töse Absiedlungen, die erst später hämatogen ent-stehen. Ovarialkarzinome metastasieren bevorzugt auch in das Omentum majus. Bei kompletter Tumor-durchsetzung entsteht eine brettharte Gewebeplatte unterhalb der Bauchdecke (so genannter „omental cake", vgl. Abb. 4.32 a – f).

Die lymphatische Metastasierung erfolgt in die Iliaca-externa-Lymphknoten sowie die hypogastri-schen und die paraaortalen Lymphknotengruppen unterhalb des Nierenhilus. Die Häufigkeit von Lymph-knotenmetastasen hängt ebenfalls sehr stark vom FIGO-Stadium ab. So ist im Stadium I und II lediglich bei 14 % der Patientinnen ein Lymphknotenbefall nachweisbar, dagegen finden sich im FIGO Stadium III und IV in bis zu 64 % tumorpositive Lymphknoten.

Die *Tumorausdehnung* lässt sich am besten auf T2-gewichteten und auf kontrastverstärkten fettun-

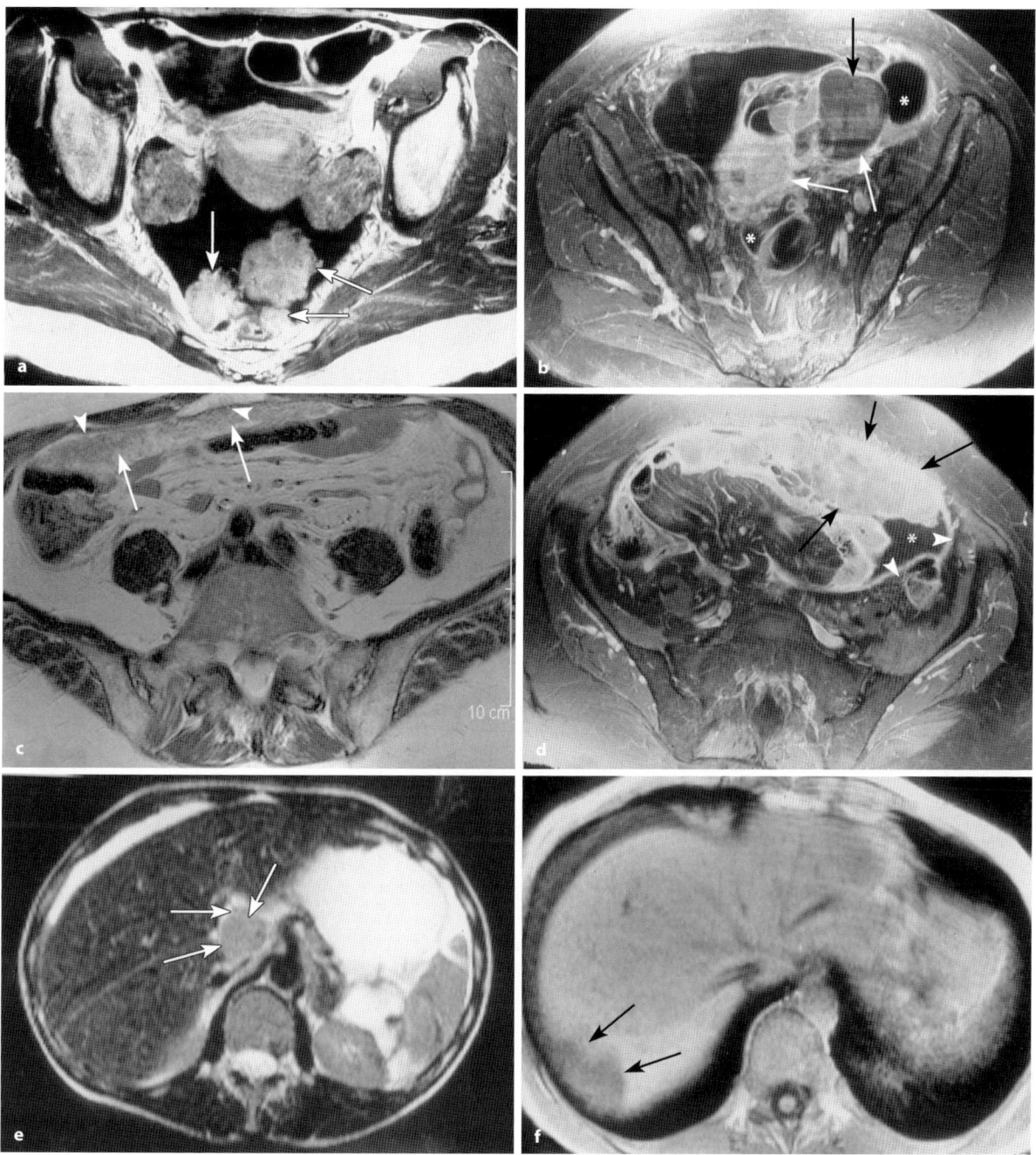

Abb. 4.32 a – f. Metastasierungswege des Ovarialkarzinoms. MRT-Aufnahmen unterschiedlicher Patienten. **a** Im Douglas-Raum sieht man häufig knotige Metastasen (T1-gewichtetes SE nach Kontrastmittelgabe), die durch den umgebenden Aszites gut erkennbar sind (*Pfeile*). **b** Das Sigma (*, proximales und distales Ende markiert) ist die Prädilektionsstelle für eine Darminfiltration und Tumorummauerung wie in diesem Beispiel durch ein vorwiegend solides, kräftig Kontrastmittel-aufnehmendes Ovarialkarzinom (*Pfeile*). Aszites (**) und Peritonealkarzinose, erkennbar an der Kontrastmittel-aufnehmenden Peritonealverdickung (*Pfeilspitzen*; T1-gewichtetes SE

nach Kontrastmittelgabe, mit Fettsuppression, transversal). **c, d** Peritonealkarzinose (*Pfeilspitzen*) und Infiltration des Omentum majus („omental cake", *Pfeile*) im T2-gewichteten Bild (**c**) und nach Kontrastmittelgabe (T1-gewichtetes SE, mit Fettsuppression, **d**). Besonders deutlich wird das Ausmaß der Tumorinfiltration auf kontrastverstärkten Aufnahmen mit Fettsuppression (* Aszites). **e, f** Leberhilusmetastase (**e**, T2-gewichtetes FSE, *Pfeile*) und Leberkapselherd (**d**, T1-gewichtetes GRE, *Pfeile*), der sich ausgehend von einer Metastase im Peritonealüberzug in die Leber vorwölbt

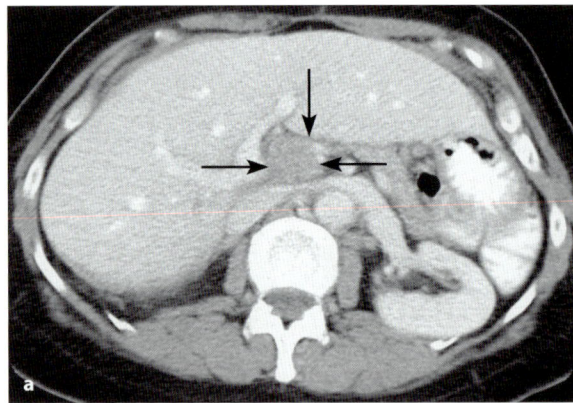

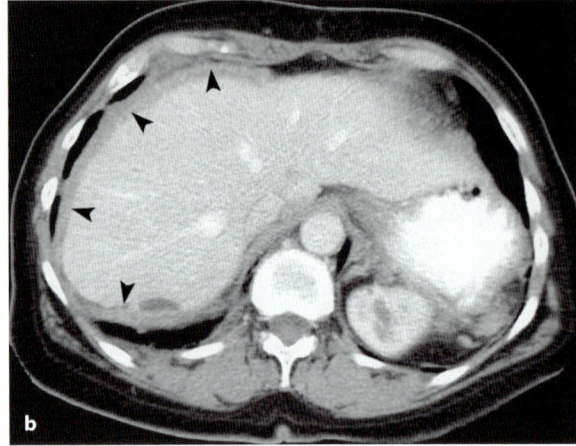

Abb. 4.33 a, b. Peritoneale Metastasierung in der CT. **a** Leberhilusmetastase (*Pfeile*). **b** Leberkapselmetastasierung (*Pfeilspitzen*)

terdrückten T1-gewichteten Sequenzen beurteilen. Ohne Fettsuppression sind Kontrastmittel-aufnehmende Tumormassen nur schlecht vom mesenterialen Fettgewebe zu trennen, und eine peritoneale Kontrastmittelaufnahme als Frühzeichen einer Peritonealkarzinose entgeht im Regelfall dem Nachweis.

Beurteilung der Resektabilität mittels MRT. Die mediane Überlebensrate der Patientinnen mit Ovarialkarzinom und das Ansprechen auf die postoperative Chemotherapie sind abhängig vom Ausmaß der maximal erzielbaren Tumorreduktion während der Primäroperation. Eine nach tumorchirurgischen Gesichtspunkten vollständige Tumorresektion mit makroskopischer Tumorfreiheit oder ein Gesamttumorrest von < 1 cm müssen daher als Operationsergebnis angestrebt werden. Eine Primäroperation als laparoskopisches „Anoperieren" oder eine nur partielle Tumorresektion sind zu vermeiden.

Mit der CT und MRT lassen sich primär nicht vollständig operable Patientinnen präoperativ mit einem

positiven und negativen Vorhersagewert von > 91 % erkennen (Forstner et al. 1995 a). Eine tumorchirurgisch unvollständige Resektion ist zu erwarten, wenn Tumorgewebe im Leberhilus oder präsakral extraperitoneal nachweisbar ist. Auch pathologisch vergrößerte Lymphknoten oberhalb des Truncus coeliacus sind hinweisend für einen nicht vollständig resektablen Situs.

■ **Tubenkarzinom.** Die seltenen *Tubenkarzinome* werden im Regelfall erst in fortgeschrittenen Stadien entdeckt und sind dann bildmorphologisch nicht mehr von Ovarialkarzinomen zu unterscheiden. In frühen Stadien erkennt man eine solide, im T1-gewichteten Bild hypointense und im T2-gewichteten Bild mäßig signalintense, Kontrastmittel-aufnehmende Raumforderung am Eileiter, die häufig mit einer Hydro- oder Hämatosalpinx und Aszites assoziiert ist.

Tubenkarzinome wachsen lokal durch die Eileiterwand oder das fibröse Ende der Tube in die angrenzenden Organe und die Ovarien vor und metastasieren lymphogen in die parailiakalen und paraaortalen Lymphknoten.

4.2.6
Rolle der Bildgebung bei Ovarialtumoren

Läsionscharakterisierung
Die Frage der Charakterisierung einer ovariellen Raumforderung stellt gerade bei prämenopausalen Frauen eine diagnostische Herausforderung dar. Prämenopausal hat CA 125 als wichtigster Tumormarker nur eine eingeschränkte Treffsicherheit, der Anteil an benignen Tumoren ist deutlich höher als bei postmenopausalen Frauen, und die Indikation zu einer operative Abklärung kann bei jungen Frauen nur zurückhaltend gestellt werden.

Merke ❗ Jede nicht eindeutig durch Palpation und Sonographie klassifizierbare ovarielle Raumforderung sollte zur weiteren differenzialdiagnostischen Charakterisierung magnetresonanztomographisch abgeklärt werden.

Als häufigste Fragestellung in der Praxis kommt der MRT zunächst die Aufgabe zu, eine Raumforderung der Ovarien oder der Eileiter von uterinen Tumoren, wie subserösen (Abb. 4.34 a – c) oder gestielten Myomen, sowie gastrointestinalen Läsionen, wie z.B. entzündlichen Konglomerattumoren, Rektum- und Sigmakarzinomen sowie metastatischen Implantaten abzugrenzen. Auf T2-gewichteten Bildern in allen 3 Raumebenen gelingt diese Unterscheidung fast immer.

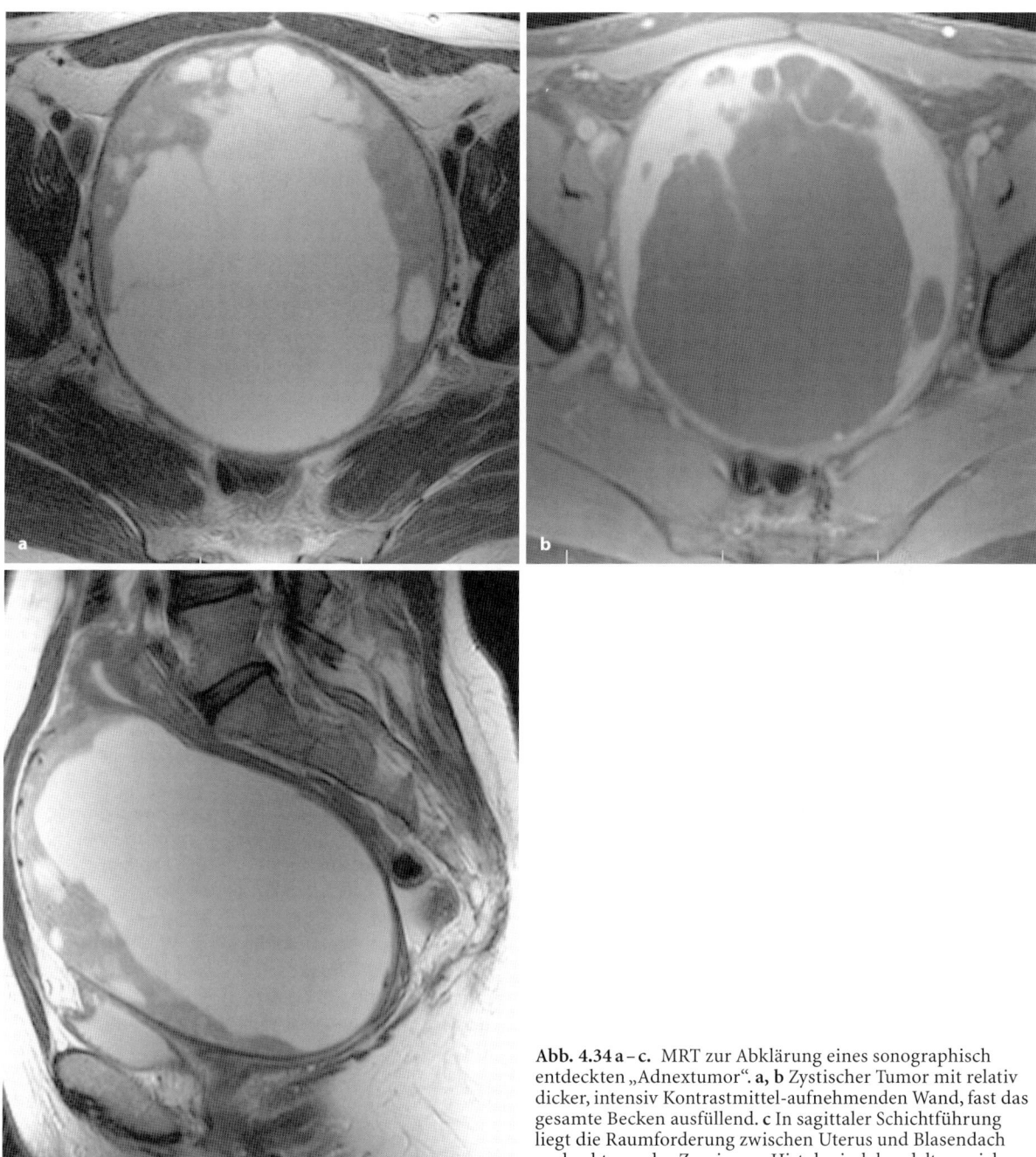

Abb. 4.34 a–c. MRT zur Abklärung eines sonographisch entdeckten „Adnextumor". **a, b** Zystischer Tumor mit relativ dicker, intensiv Kontrastmittel-aufnehmenden Wand, fast das gesamte Becken ausfüllend. **c** In sagittaler Schichtführung liegt die Raumforderung zwischen Uterus und Blasendach und geht von der Zervix aus. Histologisch handelte es sich um ein großes eingeschmolzenes Myom

Die Analyse der Signalintensitäten in T1- und T2-gewichteten sowie fettunterdrückten Sequenzen dient zur weiteren Gewebecharakterisierung. Blande Zysten sind durch ihre glatte Wand und ein flüssigkeits-äquivalentes Binnensignal ohne Vorliegen von Vegetationen charakterisiert. Das Vorhandensein von Fettanteilen ist pathognomonisch für ein Teratom und schließt damit ein malignes Geschehen weitest-gehend aus. Einblutungen in eine Läsion sind meist Ausdruck einer Endometriose, können aber auch in malignen Tumoren vorkommen. Fibrome des Ovars zeichnen sich durch eine sehr niedrige Signalintensität im T1- und T2-gewichteten Bild aus. Durch den Einsatz von i. v. Kontrastmittel lassen sich aus dem Muster der Kontrastmittelaufnahme weitere wichtige Hinweise auf die Dignität einer Läsion gewinnen.

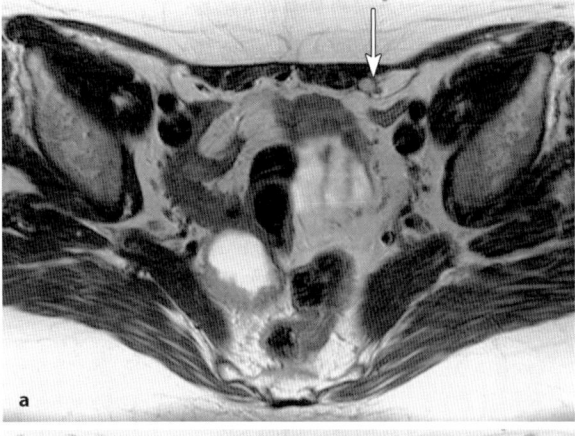

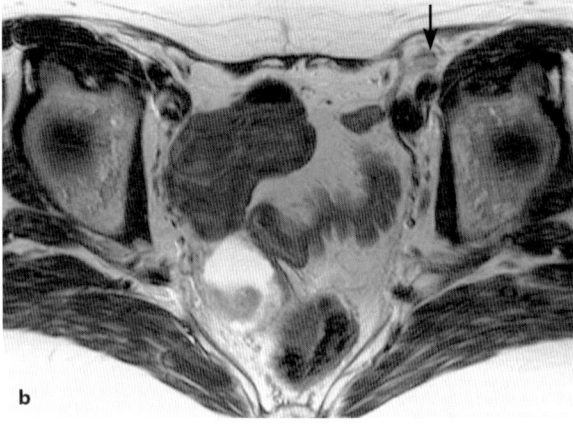

Abb. 4.35 a, b. Rezidiv eines Ovarialkarzinoms rechts mit vorwiegend zystischen Anteilen. **a** T2-gewichtetes FSE transversal mit Bauchwandmetastase links (*Pfeil*). **b** Ein pathologischer Lymphknoten im Leistenband links (*Pfeil*) liegt in einem Bereich, der normalerweise nicht operativ evaluiert wird

Die Treffsicherheit der MRT zur Läsionscharakterisierung ist signifikant höher als beim endovaginalen Ultraschall. Dies gilt insbesondere beim Vorliegen von Teratomen und Endometriomen und generell beim Einsatz von i.v. Kontrastmittel (Scoutt et al. 1994; Yamashita et al. 1995). Sonographisch nicht eindeutig klassifizierbare Adnextumoren werden durch die MRT mit einer hohen Treffsicherheit als maligne Tumoren erkannt. Durch den Einsatz der MRT lässt sich eine Kostenersparnis von $ 2.800 pro Patient realisieren, in erster Linie durch Vermeidung operativer Eingriffe und Umstellung auf minimal-invasive Verfahren (Aultman 1995). In einer weiteren Studie unter Einschluss von Patienten mit Adnextumoren ließen sich durch den Einsatz der MRT ähnliche Kosteneinsparungen realisieren (Schwartz et al. 1994).

Staging

Nachdem bei klinischem Verdacht auf ein Ovarialkarzinom eine vollständige offene Exploration des abdominellen Situs erfolgen muss, wird der generelle Einsatz der Schnittbilddiagnostik zum präoperativen abdominalen Staging bislang nicht empfohlen. Nach den Richtlinien der *Arbeitsgemeinschaft Ovarialkarzinom (AGO) und der National Institutes of Health (NIH)* soll die Indikationsstellung vom Einzelfall abhängig gemacht werden. Sinnvolle Indikationen zum Einsatz der Bildgebung sind gegeben bei

- Patienten mit ausgedehnten, primär wahrscheinlich im tumorchirurgischen Sinne nicht vollständig operierbaren Tumoren, bei denen eine neoadjuvante Chemotherapie in Frage kommt,
- insuffizient voroperierten Patienten vor Relaparatomie,
- Patienten mit Verdacht auf Ureter-, Darm- und Organinfiltration.

Die Treffsicherheiten der CT und der MRT sind gleichwertig und liegen bei knapp 80 % (Forstner et al. 1995 a). Mit beiden Verfahren werden häufig mesenteriale Tumorimplantate und Tumorabsiedlungen am Dünndarm übersehen. Ob eine vollständige Tumorresektion erreichbar ist, kann mit der CT oder der MRT jeweils mit hoher Treffsicherheit vorhergesagt werden (ebd.).

Rezidivdiagnostik

Die MRT verbessert im Vergleich zur alleinigen CA 125-Bestimmung die Detektion eines Tumorrezidivs (Sensitivität von CA 125 allein: 53 %, MRT kombiniert mit CA 125: 75 %; Forstner et al. 1995 b). Hauptaufgabe der Schnittbilddiagnostik ist die Erfassung der Tumorausdehnung zur Planung eines Zweiteingriffes. Indiziert ist eine erneute Operation bei einem so genannten Spätrezidiv (rezidivfreies Intervall nach Beendigung der Primärtherapie >12 Monate), wenn durch den Eingriff eine makroskopische Tumorfreiheit erreicht werden kann (Tumordebulking vor Reinduktionschemotherapie).

Wichtige Kriterien der Entscheidung über eine Zweitoperation beinhalten die *Ausdehnung* (Tumorrezidiv nur im Becken oder im gesamten Abdomen) und die *Lokalisation* der Tumormanifestationen (z.B. Leistenkanal, Omentum minus) sowie das Vorliegen einer diffusen Peritonealkarzinose (Abb. 4.35 a, b). Besonders genau sollte auch das Querkolon und die linke Kolonflexur evaluiert werden, da sich Rezidivtumoren hier besonders häufig befinden.

4.3
Geburtshilfe

J. Wisser, T. M. Keller, R. A. Kubik-Huch

4.3.1
Bildgebende Untersuchungstechnik
während der Schwangerschaft

Bei der fetalen Diagnostik ist der Ultraschall die Methode der Wahl. Die Magnetresonanztomographie (MRT) erhält heute jedoch einen zunehmenden klinischen Stellenwert als ergänzende Methode bei der Abklärung fetaler Fehlbildungen sowie komplexer Malformationen. Die mittels MRT durchgeführte Pelvimetrie hat die Beckenmessung mit dem konventionellen Röntgen bzw. der Computertomographie (CT) wegen der fehlenden Strahlenbelastung weitgehend ersetzt. Bei der Diagnose von mütterlichen Komplikationen während der Schwangerschaft ist der Ultraschall ebenfalls die Methode der ersten Wahl, allerdings kann die Aussagekraft aufgrund des vergrößerten Uterus eingeschränkt sein. Die MRT hat sich hier als nützliche Ergänzung zur Abklärung mütterlicher Erkrankungen des Beckens und des Abdomens erwiesen.

Sicherheitsaspekte
Bei der Bildgebung des sich entwickelnden Fetus bzw. der schwangeren Frau sind die potenziellen Risiken besonders zu beachten.

Merke Bei der Auswahl einer geeigneten Bildgebung sollten Methoden, die mit ionisierenden Strahlen einhergehen, also z. B. die konventionelle Röntgendiagnostik oder die CT, wenn immer möglich, vermieden werden.

Bezüglich der Sicherheit gilt der B-Mode-Ultraschall heute als unbedenklich, während die Duplexsonographie und die Farb-Doppler-Sonographie nach den Empfehlungen des Executive Board of the Society of Ultrasound in Obstetrics and Gynecology nur für medizinisch indizierte Untersuchungen bei Minimierung der Expositionszeit und der akustischen Leistung vertretbar sind (Abramowicz et al. 2000).

Der Einfluss der MRT bei der Anwendung in der Schwangerschaft wurde in zahlreichen Studien untersucht. Bis heute gibt es weder experimentell noch klinisch Hinweise auf schädliche Einflüsse auf den menschlichen Feten (Baker et al. 1994; Kanal et al. 1993). Im 1. Trimenon, in dem die besonders empfindliche Organogenese stattfindet, sollte eine MR-Untersuchung jedoch nur bei Vorliegen einer strengen Indikation durchgeführt werden. Die Aussagekraft zumindest bei fetalen Fragestellungen ist wegen der geringen Größe des Feten in dieser Zeit zudem stark eingeschränkt.

Bei Primaten wurde ein Übertritt von MRT-Kontrastmittel durch die Plazentaschranke in den fetalen Kreislauf nachgewiesen. Die Substanzen werden vom Feten wieder geschluckt, nachdem sie über den Urin in die Amnionflüssigkeit ausgeschieden wurden. Bei schwangeren Mäusen konnten nach Gadolinum-Injektion aber keine schädlichen Einflüsse nachgewiesen werden (Rofsky et al. 1994).

Merke Aufgrund der z. Z. noch limitierten Datenlage sollten während einer Schwangerschaft bei der MRT nach Möglichkeit keine Gadolinium-haltigen Kontrastmittel verabreicht werden.

Fetale Bildgebung
■ **Ultraschall.** Die Ultraschalluntersuchung hat in den vergangenen Jahrzehnten die systematische Untersuchung des Feten in utero erst ermöglicht und bietet heute neben der Untersuchung des fetalen Wachstums auch Gelegenheit, die Morphologie und mittels der Doppler-Sonographie die Hämodynamik der fetomaternalen Zirkulation zu evaluieren. Die Ultraschalluntersuchung verursacht relativ geringe Kosten und ist heutzutage fast überall verfügbar. Ein Nachteil der Methode ist die Untersucherabhängigkeit. Zudem kann die Beurteilung durch gewisse Umstände eingeschränkt sein, so z. B. bei adipösen Patientinnen, einem Oligohydramnion und tiefer Schädellage des Feten am Ende der Schwangerschaft. Aufgrund des relativ kleinen Gesichtsfeldes des Ultraschallgerätes sind die Resultate beim Feten im 3. Trimenon und bei komplexen, ausgedehnten Missbildungen u. U. unbefriedigend. In diesen Fällen gewinnt die MR-Untersuchung als ergänzende Abklärungsmethode zunehmend an Bedeutung.

In vielen europäischen Ländern, so beispielsweise in Deutschland, Österreich, Norwegen und auch der Schweiz, wird heute eine routinemäßige Ultraschalluntersuchung im Rahmen der Mutterschaftsvorsorge durchgeführt. In Deutschland sehen die Mutterschaftsrichtlinien der Kassenärztlichen Bundesvereinigung vom 1. 4. 1995 vor, dass zur Überwachung der normal verlaufenden Schwangerschaft 3 Ultraschalluntersuchungen durchgeführt werden sollen.

Diese Untersuchungen erfolgen

- von Beginn der 9. bis zum Ende der 12. Schwangerschaftswoche (SSW),
- von Beginn der 19. bis zum Ende der 22. SSW,
- von Beginn der 29. bis zum Ende der 32. SSW.

Die Untersuchung im 1. Schwangerschaftsdrittel wird überwiegend mittels hochfrequenter (5,0–10,0 MHz) transvaginal applizierbarer Schallköpfe durchgeführt, während die Untersuchungen im 2. und 3. Trimenon mittels transabdominal applizierbarer Konvexschall-köpfe (3,5–5,0 MHz) durchgeführt wird.

In der ersten Screeninguntersuchung (9. bis 12. SSW) wird im Ultraschall die Schwangerschaft lokalisiert, eventuelle Mehrlinge abgebildet und klassifiziert und eine Biometrie zur definitiven Terminbestimmung durchgeführt. Die Beurteilung der Morphologie lässt die äußeren Körperkonturen einschließlich der Gliedmaßen erkennen und liefert Hinweise für schwere Fehlbildungen.

In einer zweiten Untersuchung (19. bis 22. SSW), dem so genannten Organscreening, findet die eigentliche Fehlbildungsdiagnostik statt. Dabei werden der Wachstumsverlauf mittels Biometrie kontrolliert, die morphologische Integrität des Feten evaluiert sowie die Plazenta und die Nabelschnur beurteilt. In der 29. bis 32. SSW können die definitive Plazentalokalisation sowie nochmals der Wachstumsverlauf bestimmt werden. Am Ende der Schwangerschaft werden neben der Schätzung des fetalen Gewichts die Poleinstellung und Stellung des Kindes, sowie die Fruchtwassermenge beurteilt (Zimmermann u. Dürig 1997).

■ **Magnetresonanztomographie.** In ausgewählten Fällen, in denen im Ultraschall eine fetale Fehlbildung festgestellt wurde, gewinnt die MRT als weitere Untersuchungsmethode ohne ionisierende Strahlung zunehmend auch klinisch an Bedeutung. Sie ermöglicht dank dem großen Gesichtsfeld die Darstellung des ganzen Feten auch im fortgeschritteneren Schwangerschaftsverlauf inklusive der uteroplazentaren Einheit und des mütterlichen Beckens. Hauptproblem der fetalen MR-Bildgebung waren bei den herkömmlichen MR-Sequenzen die starken Artefakte durch die Bewegungen des Feten. Diese können heute durch Verwendung von ultraschnellen Aufnahmetechniken weitgehend beseitigt werden. Die Sequenzen tragen je nach Hersteller des MR-Systems unterschiedliche Namen wie, z. B. HASTE („half fourier acquisition turbo spin-echo", Siemens, Erlangen Deutschland), UFSE („ultrafast spin-echo", Philips, Best, Holland), SSFSE („single-shot fast spin-echo", General Electric Medical Systems, Milwaukie/WI, USA), oder FSE („fast spin-echo", Picker International, Highland Hts/OH, USA). Diese Techniken ermöglichen heute eine fetale Bildgebung mit guter Auflösung ohne die Notwendigkeit der Sedation des Feten (Levine et al. 1998; Kubik-Huch et al. 2000). Die MRT eignet sich besonders zur Darstellung der fetalen Anatomie des Zentralnervensystems, der Lungen und der Abdominalorgane ab dem 2. Trimenon. Neben der Beurteilung der fetalen Anatomie auf den planaren Aufnahmen besteht auch die Möglichkeit der Bildnachverarbeitung. So kann mithilfe eines entsprechenden Softwarepaketes aus den zweidimensionalen Schnittbildern ein dreidimensionale Modell des Feten erstellt werden. Daraus lassen sich z. B. Volumina von einzelnen Organen oder auch Biometriewerte bestimmen sowie das fetale Gewicht abschätzen (Kubik-Huch et al. 2001).

Mütterliche Bildgebung in der Schwangerschaft

Bei der Bildgebung von mütterlichen Erkrankungen während der Schwangerschaft gelten die gleichen Sicherheitsüberlegungen wie bei der fetalen Bildgebung. Wenn immer möglich sollte auch in diesen Fällen eine Strahlenbelastung vermieden werden und bevorzugt der Ultraschall sowie die MRT zur Anwendung kommen. Abgesehen davon gestaltet sich die Untersuchungstechnik identisch wie bei nichtschwangeren Patientinnen. Es sei hier auf Kap. 4.1, „Vagina, Zervix und Uterus", verwiesen.

***

4.3.2
Fetale Normalanatomie und wesentliche Varianten

Ultraschall
Da die Ultraschalluntersuchung ein untersucherabhängiges Verfahren darstellt, bedarf es eines systematischen Vorgehens, um die Möglichkeiten des Verfahrens voll auszuschöpfen.

Die Ultraschalluntersuchung im 1. Schwangerschaftsdrittel hat die folgenden klinisch relevanten Fragen zu beantworten:

- Wo ist der Embryo implantiert?
- Wie alt ist der Embryo?
- Ist der Embryo vital?
- Wie viele Embryonen befinden sich in der Gebärmutter und wie sind sie zu klassifizieren?
- Bestehen morphologische Auffälligkeiten des Feten?
- Sind an Gebärmutter oder Adnexen abnorme Befunde feststellbar?

Eine intrauterine Schwangerschaft kann nur dann diagnostiziert werden, wenn ein echodichtes Chorion, das allseits von Myometrium umgeben ist, nachgewiesen werden kann. Fehlt der myometrane Mantel oder stellt sich das hochaufgebaute Endometrium neben der Chorionhöhle dar, so ist ein pathologischer Implantationsort auszuschließen (Abb. 4.36 a, b).

Durch Bestimmung der größten embryonalen Körperlänge (GL) oder des biparietalen Kopfdurchmessers (BPD) wird überprüft, inwieweit die Amenorrhödauer und das Embryonalalter übereinstimmen. Bei Diskrepanzen gilt die sonographische Datierung immer dann als Goldstandard, wenn die äußere Körperform des Embryos keine Auffälligkeiten zeigt. Die Unsicherheit der Altersschätzung bei einmaliger Messung der größten Körperlänge beträgt im 1. Trimenon ± 4,6 Tage (Abb. 4.37; Wisser 1995).

Abb. 4.36 a, b. Cornuale Schwangerschaft bei einem Feten in der 12. SSW. **a** Im transabdominalen Ultraschall und **b** in der T2-gewichteten SSFSE-MRT erkennt man ein großes retroplazentares Hämatom (*Pfeile*)

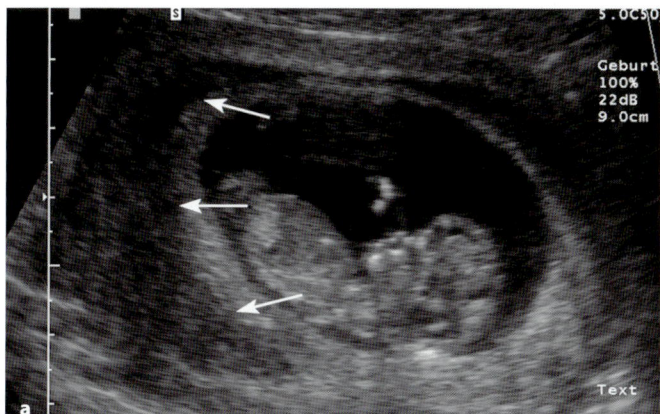
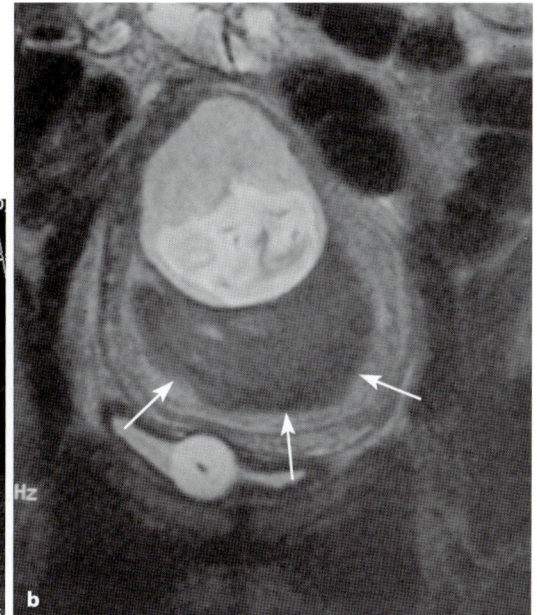

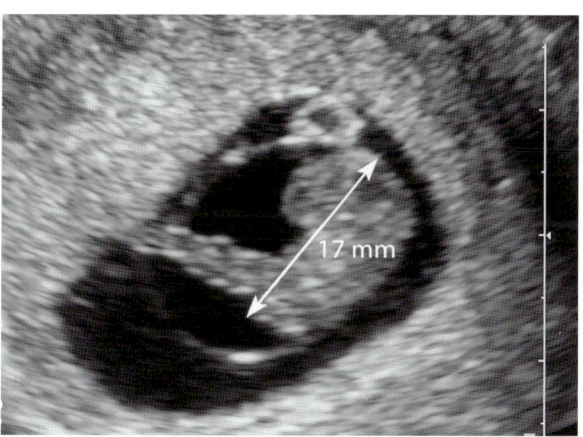
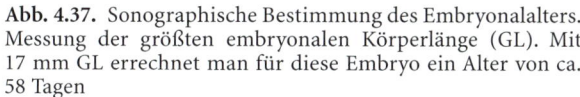

Abb. 4.37. Sonographische Bestimmung des Embryonalalters. Messung der größten embryonalen Körperlänge (GL). Mit 17 mm GL errechnet man für diese Embryo ein Alter von ca. 58 Tagen

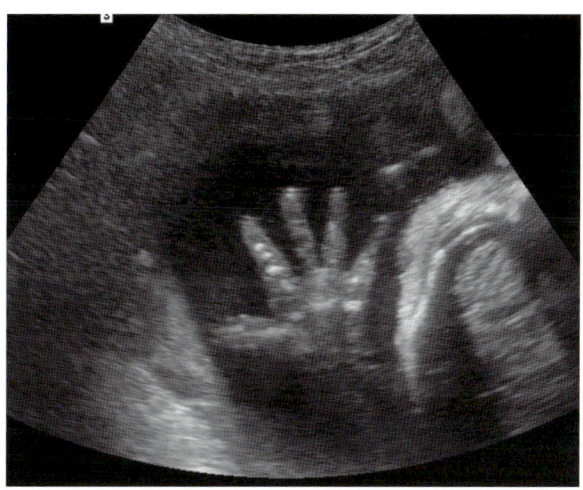

Abb. 4.38. Transabdominaler Ultraschall eines Feten in der 8. SSW: Die ersten Kindsbewegungen erfolgen ca. ab der 8. SSW und können den Eltern während der Ultraschalluntersuchung demonstriert werden

Die Vitalität des Embryos kann nur mittels Ultraschalluntersuchung und dies von der 7. SSW post menstruationem an sicher diagnostiziert werden. Der Nachweis embryonaler bzw. fetaler Herzaktionen ist für alle Patientinnen von besonderer Bedeutung, die in der Angst vor einer Fehlgeburt leben. Die Ultraschalldiagnostik erlaubt es den Eltern, über das Ultraschallbild Kontakt zu ihrem ungeborenen Kind aufzunehmen. Die klinische Diagnostik der Vitalität ist erst durch die Perzeption von Kindsbewegung ab etwa der 18. SSW möglich (Abb. 4.38; Wisser 1995).

In der Embryonalperiode ist die Zahl der Embryonen noch relativ einfach zu bestimmen. Von Bedeutung für den weiteren Schwangerschaftsverlauf sind jedoch die Festlegung von Chorionizität und Amnionizität.

CAVE ❗ Monochoriale Zwillinge, die durch Trennung einer befruchteten Eizelle nach dem 3. Tag post conceptionem entstehen, sind immer auch monozygot und weisen ein erhöhtes antepartales Risiko auf.

Dazu gehören das erhöhte Fehlbildungsrisiko, das Auftreten eines fetofetalen Transfusionssyndroms oder eine Akranius-Akardius-Malformation. Bei diesen Schwangerschaften kann es beim intrauterinen Fruchttod eines Zwillings zur Disruptionssequenz kommen. Dies kann beim überlebenden Zwilling zu schweren sekundären Organschädigungen wie z. B. fokalen Gehirnläsionen führen.

CAVE ! Hingegen weisen monochorial, monoamniote Zwillinge neben der Gefahr der siamesischen Zwillingsbildung bei Trennung nach dem 13. Tag post conceptionem subpartale Risiken, wie die Nabelschnurverknotung und die Verhakung, auf.

Von der 6. SSW post menstruationem an ist mit den hochauflösenden vaginalen Ultraschallsonden (7,5–10 MHz) der Embryonalkörper nachweisbar. Die Entwicklung der äußeren Körperform folgt im Schwangerschaftsverlauf einem sehr konstanten Plan. Am Ende der Embryonalentwicklung sind alle 4 Gliedmaßen einfach und mit großer diagnostischer Sicherheit nachweisbar (Wisser 1995).

In Kenntnis der normalen embryonalen Entwicklung lassen sich schwere Störungen der fetalen Organentwicklung wie beispielsweise eine Anenzephalie, eine Flüssigkeitsansammlung in Körperhöhlen oder eine generalisierte Ödemneigung nachweisen. Die Messung der so genannten Nackentransparenz im standardisierten Sagittalschnitt bietet zwischen der 11. und der 13. SSW Hinweise auf das Vorliegen einer Chromosomenanomalie oder sonstiger Organpathologien (Abb. 4.39).

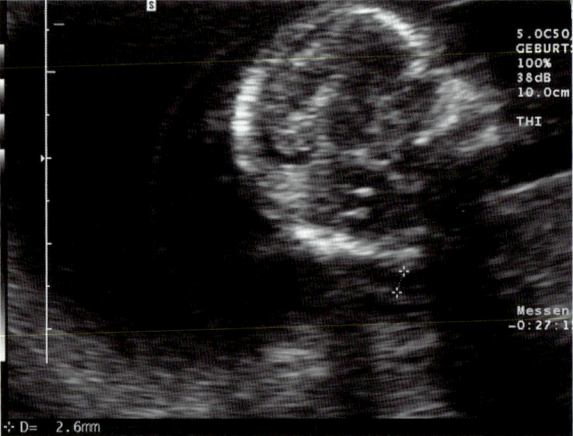

Abb. 4.39. Bei diesem Feten in der 13. SSW hat ein Nackenödem von 2,6 mm, das im transabdominalen Ultraschall festgestellt wurde, einen Hinweis auf eine Chromosomenanomalie ergeben. Die weiteren Abklärungen ergaben die Diagnose einer Trisomie 21

Im Rahmen dieser Untersuchung werden auch die Morphologie von Uterus und Adnexen beurteilt. Auffällige Befunde wie beispielsweise Myome oder Ovarialzysten sollten dokumentiert und im Verlauf der Schwangerschaft kurzfristig kontrolliert werden.

Sind die oben genannten Fragen nicht eindeutig zu beantworten, oder zeigt die Untersuchung auffällige Befunde, sollte eine weiterführende Klärung veranlasst werden.

Die zweite Ultraschallvorsorgeuntersuchung stellt zunächst die Vitalität des Feten fest und bestätigt die bei der ersten Untersuchung bereits festgelegte Anzahl der Feten. Der Nachweis der Herzaktion ist für jene Patientinnen von besonderer Bedeutung, die bis zum Untersuchungszeitpunkt noch keine Kindsbewegungen perzipiert haben.

Die Biometrie des Feten umfasst die folgenden 5 Maße, die in definierten Referenzebenen abgegriffen werden:

- biparietaler Kopfdurchmesser (BPD) und frontookzipitaler Durchmesser (FOD); daraus lässt sich der Kopfumfang (KU) bestimmen,
- Abdomenquerdurchmesser (AQ) und Abdomena.-p.-Durchmesser (AAP); daraus ist der Abdomenumfang (AU) zu berechnen,
- Femurlänge (FL).

Unter Berücksichtigung der Terminfestlegung bei der ersten Untersuchung werden die Messwerte bewertet. Die Frage nach einer zeitgerechten Entwicklung kann beantwortet werden.

Parallel zur Biometrie werden die fetalen Organstrukturen intrazerebral, intrathorakal und intraabdominell untersucht und die Plazentalokalisation und -struktur beurteilt.

Zum Abschluss der zweiten Ultraschallvorsorgeuntersuchung sollte geklärt sein, inwieweit Hinweise für das Vorliegen von fetalen Erkrankungen vorliegen. Als solche gelten

- die verminderte oder vermehrte Fruchtwassermenge,
- die Disproportion der Körpermaße,
- das anormale Körperumrissbild,
- Strukturanomalien im Feten,
- Herzrhythmusstörungen und
- das auffällige fetale Bewegungsverhalten.

Bei Vorliegen eines dieser Befunde sollte eine weiterführende Untersuchung veranlasst werden.

Durch die dritte Ultraschallvorsorguntersuchung sollten die Vitalität überprüft und die Kindslage dokumentiert werden. Wichtiges Ziel dieser Untersuchung ist die definitive Beurteilung von Plazentalokalisation und -struktur. Die Biometrie erhebt erneut die 5 bereits in der zweiten Untersuchung gemessenen Körpermaße. Diese Messungen geben

Aufschluss über den somatischen Entwicklungszustand des Feten.

Können die Ziele nicht eindeutig erreicht werden oder finden sich Hinweise für eine pathologische Entwicklung, wird eine weiterführende Untersuchung empfohlen.

Eine derart durchgeführte Ultraschallvorsorge zeigt den Eltern nicht nur die Konturen des ungeborenen Kindes bis ins Detail, sondern lässt anderweitig nicht erkennbare fetale Erkrankungen erkennen, Zwillingschwangerschaften sicher diagnostizieren und klassifizieren und das Schwangerschaftsalter sicher festlegen.

Magnetresonanztomographie

Wie einleitend erwähnt, sollte eine MR-Untersuchung im 1. Trimenon der Schwangerschaft aufgrund von Sicherheitsaspekten nur nach strenger Indikationsstellung durchgeführt werden. Die geringe Größe des Feten erlaubt magnetresonanztomographisch in diesem Zeitraum außerdem nur eine sehr beschränkte Aussage.

Die Beurteilung des fetalen Gehirns erfolgt in der MRT mit schnellen T2-gewichteten Sequenzen. Bis zur 23. SSW zeigt der Kortex eine Zwei- oder Dreischichtung. Die Hirnoberfläche ist bis zu diesem Zeitpunkt bis auf den interhemisphärischen Spalt glatt. Als erster Sulcus beginnt sich der Sulcus centralis in der 24. bis 26. SSW auszubilden. Es lassen sich jetzt 3 Schichten unterscheiden: nämlich der unreife Kortex, die intermediäre Zone sowie die germinale Matrix. Ab der 30. SSW findet die Ausbildung von Sulci der gesamten Hirnrinde, ab der 33. SSW die Operkularisierung statt. In der 23. SSW findet man physiologischerweise einen relativen fetalen Hydrozephalus mit großen Ventrikeln, welcher mit zunehmendem Gestationsalter abnimmt (Kay u. Spritzer 1991).

Auf den T2-gewichteten Bildern stellen sich die Lunge und der Bronchialbaum, welche mit Amnionflüssigkeit gefüllt sind, hyperintens dar. Die Lunge lässt sich so klar von evtl. in den Thoraxraum prolabierten Abdominalorganen abgrenzen. In der MRT lassen sich einerseits Missbildungen wie z.B. eine Zwerchfellhernie oder eine adenomatoid-zystische Malformation darstellen, andererseits lassen sich Lungenvolumina bestimmen, was bei der Abklärung von Lungenentwicklungsstörungen bedeutend sein könnte (Hubbard et al. 1999).

Die Beurteilung des hypointens erscheinenden Herzens ist z.Z. noch schwierig. Die bei der fetalen Bildgebung verwendeten Sequenzen erlauben keine Flussinformationen. Außerdem ist eine EKG-Triggerung der Bilder aus technischen Gründen nicht möglich und der beim Feten schnelle Herzschlag (zwischen 120 und 160 Herzschlägen pro Minute)

führt deshalb zu Bewegungsartefakten, die die Bildqualität beeinflussen.

Die Organe des Abdomens und des Beckens können meist voneinander unterschieden werden. Eine detaillierte Darstellung mit den schnellen T2-gewichteten Aufnahmen ist z.Z. aber noch schwierig. Der Magen-Darm-Trakt, die Gallenblase, das Nierenbecken sowie die Harnblase sind wegen der enthaltenen Flüssigkeit hyperintens, die Leber, die Milz und die Nieren hypointens. Auf allenfalls zusätzlich durchgeführten T1-gewichteten Sequenzen stellt sich das fetthaltige Mekonium in den Darmschlingen relativ hell dar.

Zudem eignet sich die MRT zur Beurteilung der Lage und Größe der Plazenta und insbesondere bei einer Placenta praevia als gute Ergänzung bei unklarem Sonographiebefund (Kay u. Spritzer 1991).

4.3.3
Fetale Fehlbildungen

Die Komplexität der sonographischen Fehlbildungsdiagnostik aufzuzeigen, sprengt den Rahmen dieses Beitrags. Entscheidend für die Beurteilung der sonographischen Befunde sind Kenntnisse der Teratologie, Fetalpathologie und der klinischen Genetik. In allen diesen Fällen ist die Ultraschalluntersuchung derzeit die Basis für die weitere klinische Betreuung der Schwangeren, wobei die MR-Untersuchung heute bereits wichtige Details zur differenzialdiagnostischen Klärung beiträgt.

Die Differenzialdiagnostik fetaler Skelettdysplasien wird derzeit noch entscheidend von der sonographischen Diagnostik bestimmt, da hierfür die aus Verlaufsbeobachtungen gewonnenen Kriterien wesentliche Bedeutung haben (Koelble et al. 2002).

Merke ❗ Durch die Möglichkeiten der Echtzeitdarstellung und die Einsatzmöglichkeiten der Spektral- und Farb-Doppler-Sonographie ist die Ultraschalluntersuchung derzeit die einzige Methode zur Diagnostik fetaler Herzfehler.

In geübter Hand ist die vorgeburtliche Diagnostik bereits die Grundlage intrauteriner Behandlung, wie beispielsweise bei Herzrhythmusstörungen, oder es kann wie bei der vorgeburtlichen Diagnostik der Transposition der größen Gefäße durch optimierte perinatologische Betreuung des Kindes das „outcome" signifikant verbessern (Bonnet et al. 1999).

Die häufigsten Indikationen für eine fetale MRT sind zerebrale sowie komplexe Missbildungen. Vorteil der MR-Untersuchung des Feten ist es, die entsprechende Organpathologie übersichtlich und in guter Abgrenzung zu den nichtbetroffenen Organen

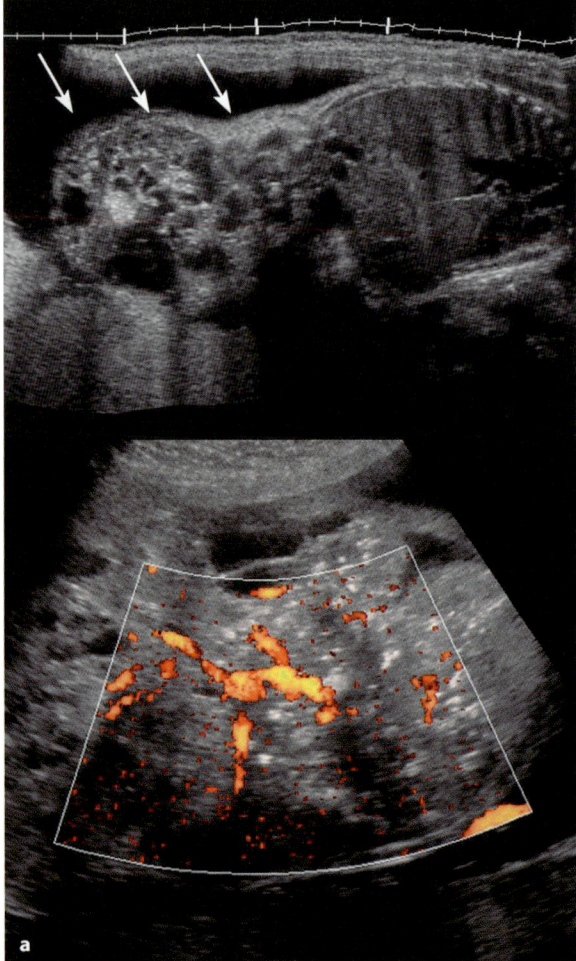

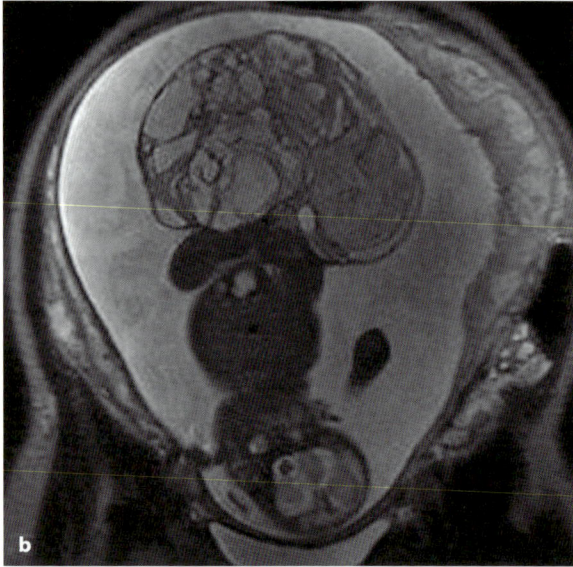

Abb. 4.40. a Transabdominaler Ultraschall und **b** T2-gewichtete SSFSE-MRT eines Feten in der 28. SSW mit einem primär exophytisch wachsenden Teratom (*Pfeile*). In der Doppler-Untersuchung konnte die Gefäßversorgung dieses Tumors dargestellt werden

darstellen zu können. Dies lässt sich anhand eines Steißbeinteratoms demonstrieren, dessen Größe in Relation zum Fetalkörper sich in der MR-Untersuchung gut darstellen lässt (Abb. 4.40 a, b). Für die klinische Entscheidung wichtige Details, wie etwa die Perfusion durch die Lokalisation der den Tumor versorgenden Gefäße, sind jedoch durch die Ultraschalluntersuchung festzulegen.

Pathologien des fetalen Gehirnes sind aufgrund der Übersichtlichkeit des MR-Bildes leicht auszumachen, wie z.B. eine lobäre Holoprosenzephalie mit Fehlen des Balkens und assoziierter Mikrophthalmie (Abb. 4.41 a–c). Tumoren des Gehirns sind in ihrer Ausdehnung und in Beziehung zum normalen Gehirngewebe gut darstellbar. So sind destruierend wachsende Tumoren (Abb. 4.42 a, b) von verdrängend wachsenden Raumforderungen (z.B. Arachnoidalzysten) zu unterscheiden. Die Ausdehnung eines Hydrozephalus mit einer okzipitalen Meningozele kommt eindrucksvoll in der MRT zur Darstellung (Abb. 4.43 a–c).

Die Darstellung und topographische Zuordnung von Raumforderungen ist nicht nur im Gehirn, sondern auch im Thoraxraum möglich, wobei das Volumen der Restlunge gut zur Abbildung gebracht werden kann.

Schwierigkeiten bereitet die vorgeburtliche Abklärung von Skelettdysplasien mittels MRT, da für eine klinisch brauchbare Diagnostik eine exakte Biometrie der langen Röhrenknochen und deren Wachstumsverlauf von Bedeutung ist (Abb. 4.44).

4.3.4
Pelvimetrie

Die objektive Messung der Beckenmaße hilft dem Geburtshelfer bei der Entscheidung, ob eine vaginale Entbindung möglich ist oder ob eine Sectio caesarea durchzuführen ist. Zur Bestimmung der inneren Beckenmaße kommen bildgebende Verfahren zur Anwendung. Indikationen zur Pelvimetrie (= Beckenmessung) sind eine Beckenendlage des Kindes, ein Status nach Sektio wegen protrahierter Geburt, ein Verdacht auf ein Missverhältnis der zephalopelvinen Proportionen oder auf eine Beckendeformität. Bei der konventionellen Pelvimetrie mittels Film-Folien-Technik, welche mit einer Strahlenbelastung einhergeht, werden dazu eine a.-p.- sowie eine seitliche Aufnahme gemacht. Bei CT-Pelvimetrie ist die Schnittführung primär axial, die übrigen Ebenen können aber mittels Hochleistungsgeräten rekonstruiert werden. Ein Vorteil ist eine ausgezeichnete Darstellung der ossären Beckenverhältnisse. Der Nachteil ist auch hier eine hohe Belastung mit ionisierender Strahlung.

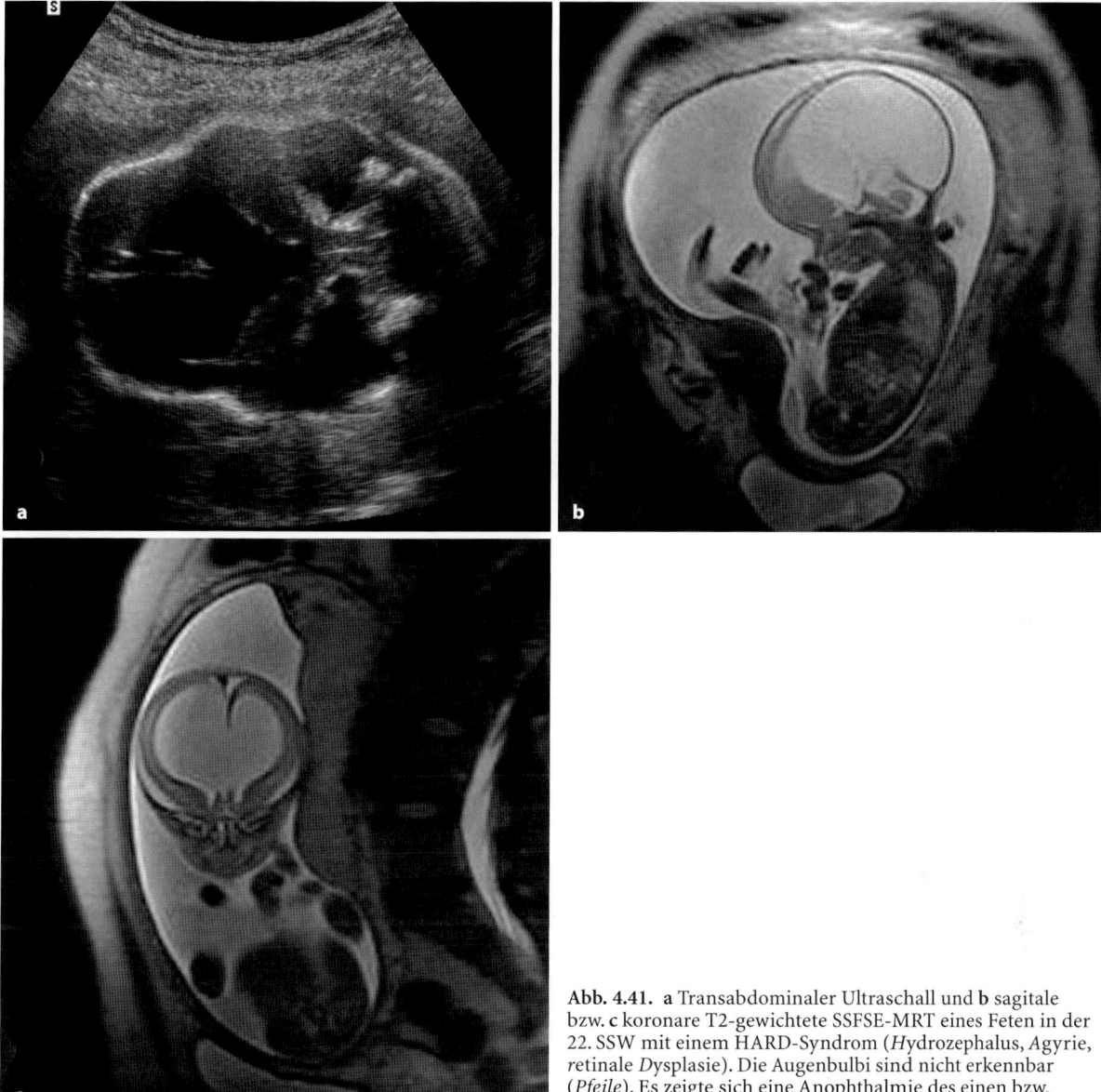

Abb. 4.41. a Transabdominaler Ultraschall und **b** sagitale
bzw. **c** koronare T2-gewichtete SSFSE-MRT eines Feten in der
22. SSW mit einem HARD-Syndrom (*H*ydrozephalus, *A*gyrie,
*r*etinale *D*ysplasie). Die Augenbulbi sind nicht erkennbar
(*Pfeile*). Es zeigte sich eine Anophthalmie des einen bzw.
Mikrophtalmie des anderen Auges

Im Gegensatz dazu ermöglicht die MR-Pelvimetrie eine zuverlässige Bestimmung der Beckenmaße sowie eine genaue Darstellung der Beckenana-
tomie ohne Strahlenbelastung für den Feten und die
werdende Mutter. Man verwendet T1-gewichtete
Spinecho- oder Gradientenecho-Sequenzen. Letztere
zeichnen sich durch eine kürzere Messzeit sowie eine
geringere Energiedeposition aus und haben sich deshalb in der klinischen Anwendung durchgesetzt. Die
sagittalen Bilder dienen dabei der Bestimmung der
Conjugata vera obstetrica (Promontorium bis Sym-
physenoberrand) sowie des Beckenausgangs (Übergang Os sacrum/Os coccygis bis Symphysenunter-

rand). Auf den axialen Aufnahmen wird der inter-
spinale (zwischen den beiden Spinae ischiadicae auf
der Höhe der Foveae capitis femoris) und intertubare
Abstand (weitester Innenabstand der Tubera ischia-
dici) gemessen. Der quere Beckeneingang (Diameter
transversa, weitester Abstand zwischen den Lineae
terminales beidseits) lässt sich am besten auf schrägen Schichten (parallel zum Beckeneingang) messen
(Abb. 4.45 a–d).

In einer Studie von van Loon et al. (1997) wurde
gezeigt, dass die Durchführung der MR-Pelvimetrie
die Sektiorate insgesamt nicht vermindern kann, jedoch konnte der Anteil notfallmäßiger Kaiserschnitt-

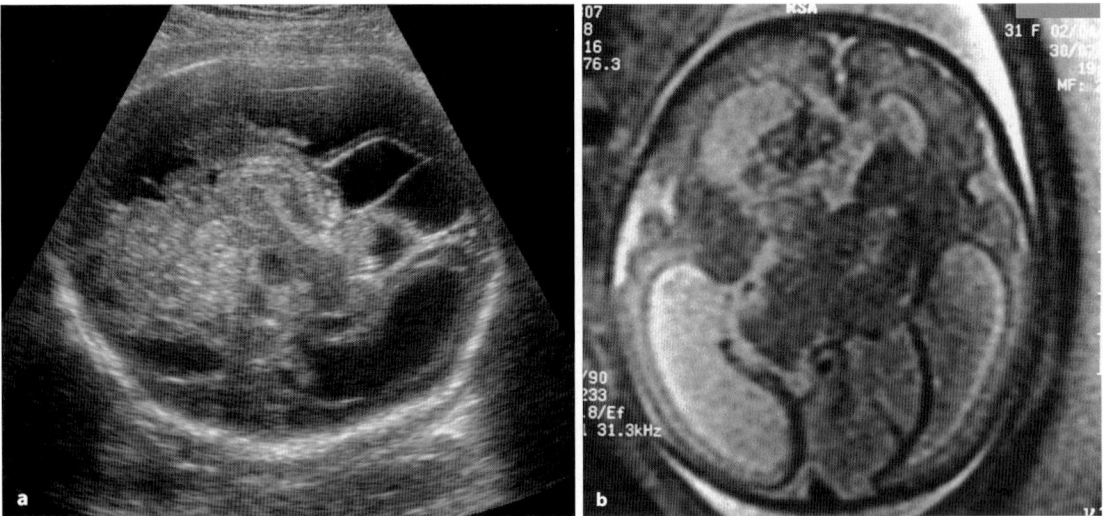

Abb. 4.42. **a** Transabdominaler Ultraschall und **b** T2-gewichtete SSFSE-MRT eines Feten in der 33. SSW mit einem intrazerebral wachsenden Teratom

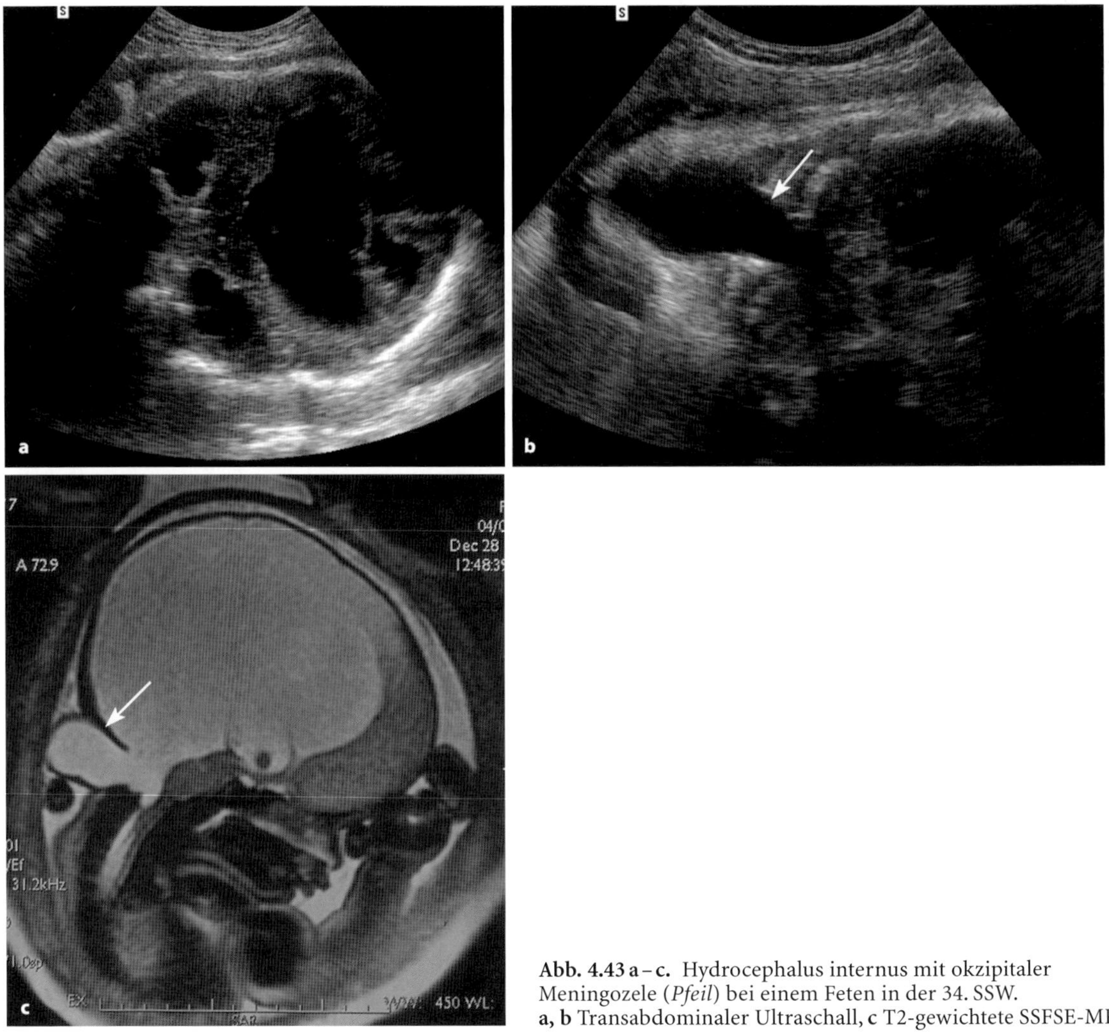

Abb. 4.43 a–c. Hydrocephalus internus mit okzipitaler Meningozele (*Pfeil*) bei einem Feten in der 34. SSW. **a, b** Transabdominaler Ultraschall, **c** T2-gewichtete SSFSE-MRT

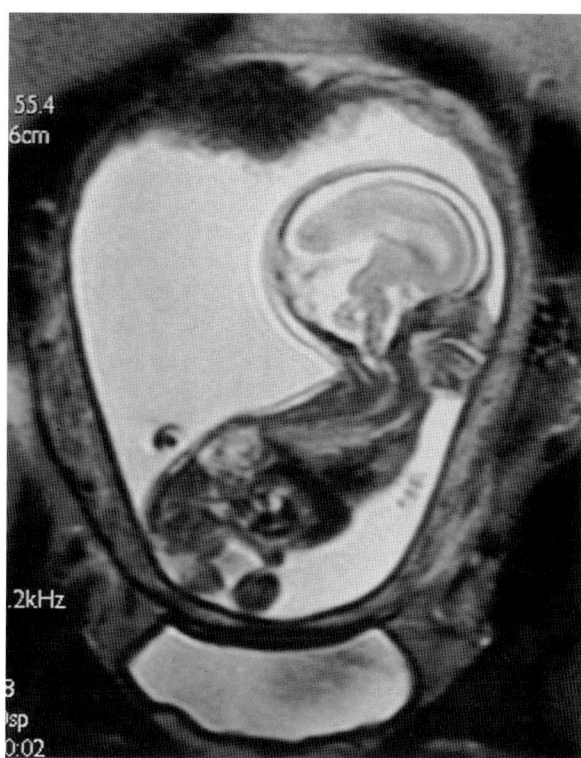

Abb. 4.44. T2-gewichtete SSFSE-MRT eines Feten in der 21. SSW mit einer thanatophoren Skelettdysplasie. Die Verkürzung der Extremitäten kann in der MRT nur vermutet werden. Zur genauen Biometrie der langen Röhrenknochen hat sich der Ultraschall als überlegen erwiesen

entbindungen aufgrund der besseren Entscheidungskriterien signifikant gesenkt werden. Als Durchschnittswerte wurden bei Schwangeren, die eine Spontangeburt hatten,

- für die Conjugata vera obstetrica 12,2 cm,
- für den Beckenausgang 11,6 cm,
- für den interspinalen Abstand 11,2 cm,
- für den intertubaren Abstand 12,1 cm und
- für den queren Beckeneingang 13,0 cm

gemessen (Keller et al. 2003).

4.3.5
Mütterliche Pathologien in der Schwangerschaft

Wegen des vergrößerten Uterus ist die klinische Untersuchung bei der Beurteilung von müttlerlichen Komplikationen während der Schwangerschaft nur begrenzt möglich. Auch hier ist der Ultraschall die Methode der ersten Wahl, allerdings ist die Aussagekraft teilweise wegen des vergrößerten graviden Uterus sowie fehlender Gewebespezifität

eingeschränkt. Die MRT hat sich als nützliche Ergänzung bei mütterlichen Erkrankungen des Beckens und des Abdomens erwiesen (Weinreb et al. 1986).

Die Beurteilung eines Ovarialtumors ist dabei nicht ganz einfach. Am häufigsten handelt es sich dabei um eine Corpus-luteum-Zyste, welche typischerweise unter 6 cm misst und deren Größe sich während der Schwangerschaft nicht ändert. Die MRT erlaubt die Unterscheidung einfacher Zysten von komplexeren Läsionen und kann zusätzlich deren Beziehung zum Uterus darstellen (Abb. 4.46 a – d; Curtis et al. 1993). Lange Untersuchungszeiten sind einerseits für die schwangere Frau belastend, andererseits vermindern die Bewegungsartefakte des Feten die Bildqualität. Schnelle MR-Sequenzen analog den bei der fetalen Bildgebung verwendeten bieten auch hier eine gute Alternative.

Die Diagnose eines Zervixkarzinoms während der Schwangerschaft ist mit einer angegebenen Inzidenz zwischen 1 : 1 200 bis 1 : 10 000 zwar selten, wirft jedoch wichtige Fragen für den weiteren Verlauf der Schwangerschaft und die Therapieoptionen auf. Es konnte in der Literatur gezeigt werden, dass bei einem frühen Tumorstadium und guter Überwachung eine Verzögerung der definitiven Therapie bis zur Geburt des Kindes vertretbar ist, ohne dass dies die Prognose der Mutter negativ beeinflusst. Die MRT gilt heute als bestes bildgebendes Verfahren zur Stadieneinteilung des Zervixkarzinoms während der Schwangerschaft (s. auch Kap. 4.1) und sollte deshalb bei dieser Fragestellung ergänzend zum Ultraschall zum Einsatz kommen (Abb. 4.47 a, b; Nguyen et al. 2000).

Eine vollständige Beurteilung von Leiomyomen des Uterus sollte möglichst schon im 1. Trimenon mittels Ultraschall erfolgen, da im 2. und 3. Trimenon die Darstellung schwieriger ist. Wenn eine genaue Evaluation mit der Sonographie nicht möglich ist, besonders auch bei großen und multiplen Leiomyomen, ist eine MR-Untersuchung hilfreich. Die Leiomyome zeigen die gleichen Bildeigenschaften wie bei dem nichtschwangeren Uterus. Allerdings kann bei starkem Wachstum hier aufgrund ungenügender Blutversorgung ein hämorrhagischer Infarkt mit Nekrose resultieren. Wegen dieser so genannten roten Degeneration stellt sich ein Leiomyom dann in den T1-gewichteten Sequenzen mit einer peripheren oder diffusen Signalintensitätserhöhung und mit oder ohne hypointensem Rand in den T2-gewichteten Aufnahmen dar (Abb. 4.48 a, b; Boni et al. 1994).

Abschließend sei hier noch die Abklärung einer Nierenkolik erwähnt. Die häufigste Ursache für eine Dilatation des Harntrakts ist eine in der Schwangerschaft physiologische Hydronephrose (Abb. 4.49).

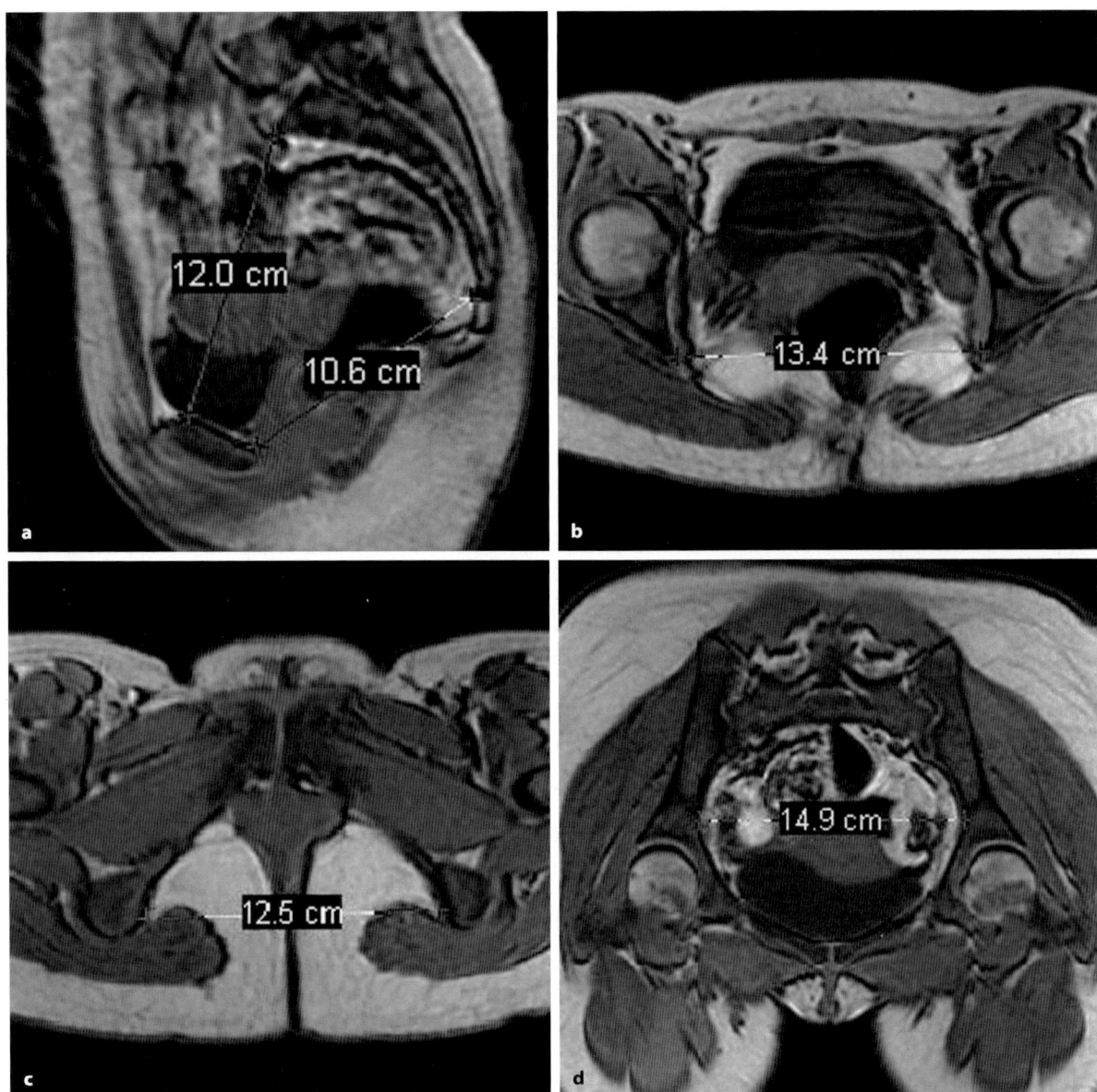

Abb. 4.45 a – d. MR-Pelvimetrie. T1-gewichtete FSPGR-Sequenzen. Sagittale Schichten mit **a** der Bestimmung der Conjugata vera obstetrica sowie des Beckenausgangs, **b** des interspinalen und **c** des intertubaren Abstandes. **d** Der Diameter transversa auf obliquer Schicht

Die Erweiterung des Harnleiters dehnt sich dann spitz auslaufend bis zum Promontorium aus und ist meistens rechts stärker ausgeprägt. Die Standardmethode für die Erstuntersuchung ist der Ultraschall. Die Unterscheidung einer physiologsichen Hydro-nephrose von anderen Ursachen geschieht mittels T2-gewichteter MR-Urographie, welche eine konventionelle Urographie mit der Strahlenbelastung und den Risiken einer intravenösen Kontrastmittelgabe ersetzen kann (Roy et al. 1995).

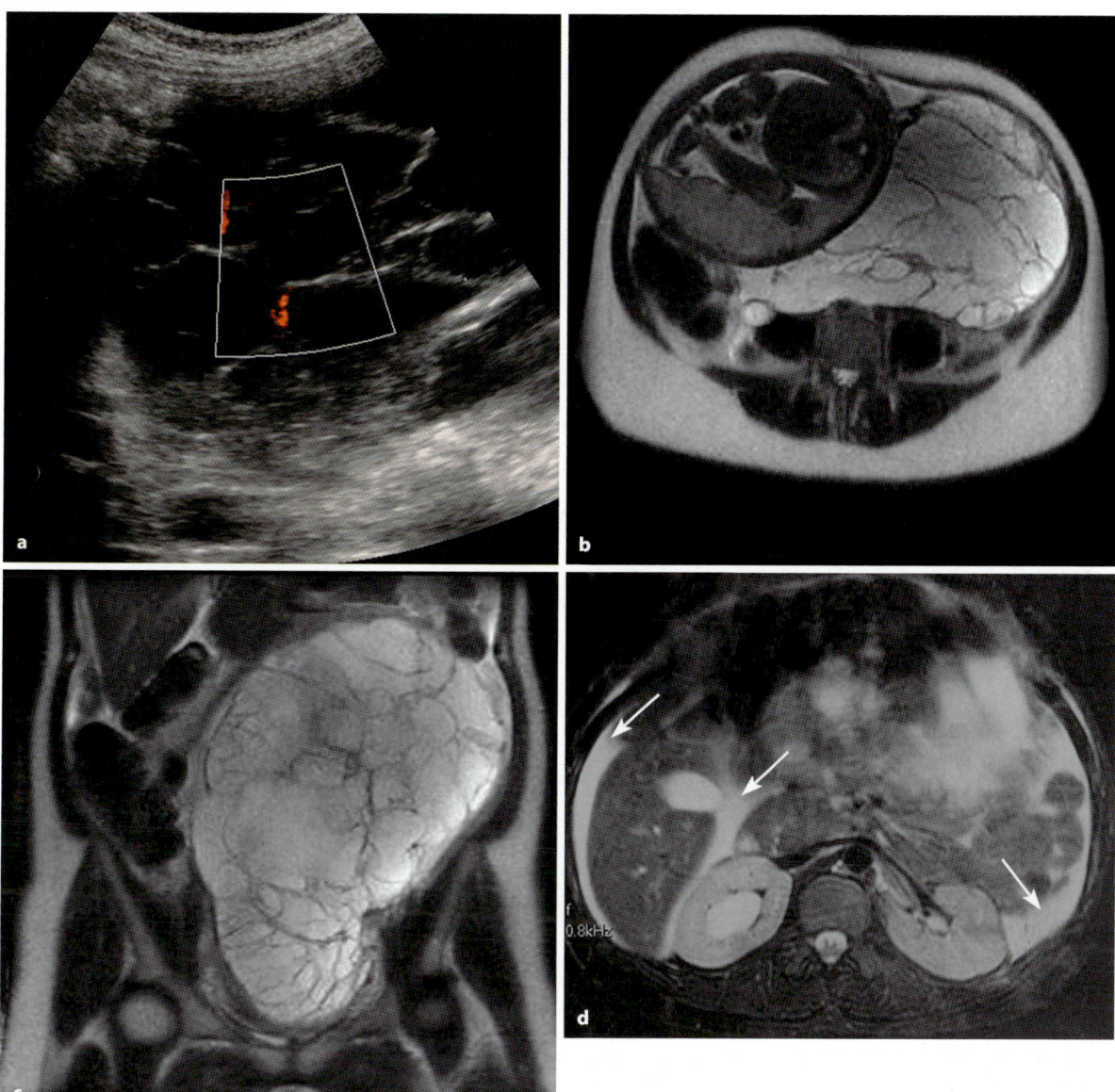

Abb. 4.46. a Transabdominaler Ultraschall und **b–d** T2-gewichtete SSFSE-MRT (**b, d** axial, **c** koronar) einer schwangeren Patientin in der 28. SSW mit einem 27 × 20 × 17 cm messenden zystischen Tumor im Bauchraum sowie Azites (*Pfeile*). Die weiteren Abklärungen ergaben die Diagnose eines muzinösen Ovarialtumors vom Borderline-Typ

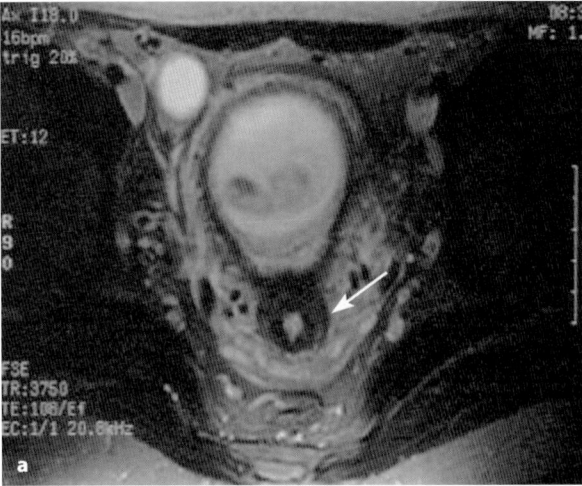

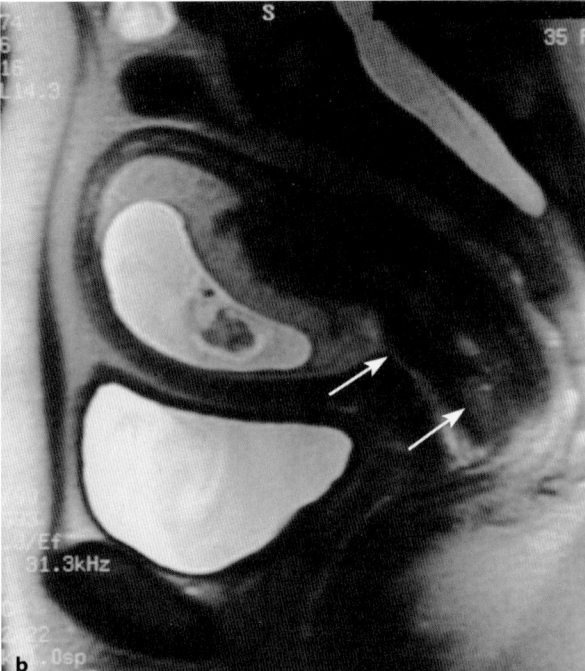

Abb. 4.47. a Axiale und **b** sagittale T2-gewichtete FSE-MRT einer Patientin in der 11. SSW mit einem Zervixkarzinom (*Pfeile*)

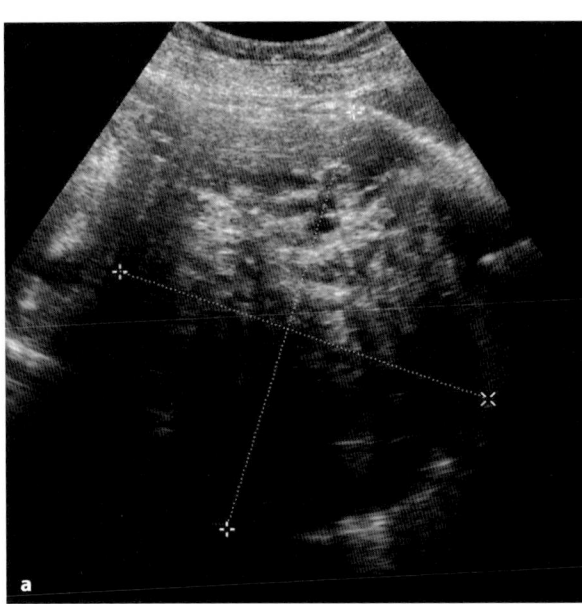

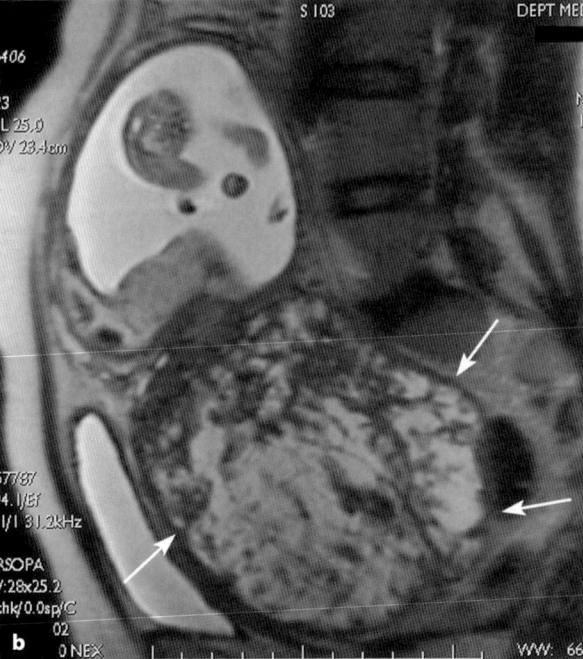

Abb. 4.48 a, b. In der 15. SSW schwangere Patientin. **a** Im transabdominalen Ultraschall wurde eine ca. 13 cm im Durchmesser messende Raumforderung entdeckt. **b** Auf der T2-gewichteten sagittalen SSFSE-MRT stellte sie sich als inhomogen dar und verdrängt die Harnblase und den graviden Uterus (*Pfeile*). Der Tumor wurde als degeneriertes subseröses Leiomyom beurteilt

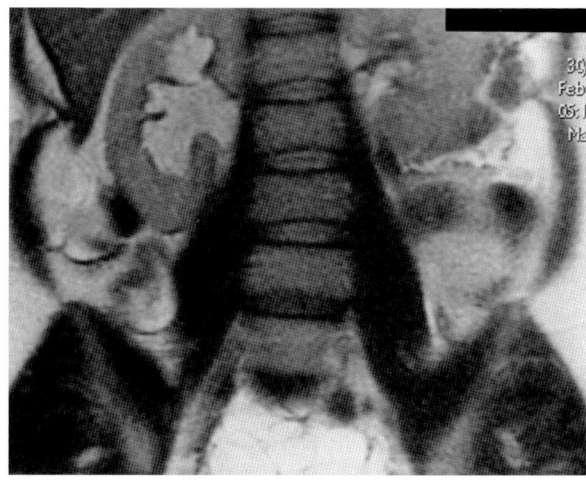

Abb. 4.49. T2-gewichtete koronare SSFSE-MRT derselben Patientin wie in Abb. 4.46 a–d. Es zeigt sich ein für eine Schwangere physiologisch gestautes Nierenbeckenkelchsystem (Asterix) der rechten Niere

Literatur

Abramowicz JS, Kossoff G, Marsal K, TerHaar G (2000) Safety statement 2000. Ultrasound Obstet Gynecol 16: 594–596

Ascher SM, Agrawal R, Bis KG et al. (1995): Endometriosis: Appearance and detection with conventional and contrast-enhanced fat-suppressed spin-echo techniques. J Magn Reson Imaging 5: 251–257

Atri M, Nazarnia S, Aldis AE, Reinhold C, Bret PM, Kintzen G (1994) Transvaginal US appearance of endometrial abnormalities. Radiographics 14: 483–492

Aultman CJ (1995) MR imaging of sonographically indetermine adnexal masses: Cost-benefit study. Radiology 197:354

Baker PN, Johnson IR, Harvey PR, Gowland PA, Mansfield P (1994) A three-year follow-up of children imaged in utero with echo-planar magnetic resonance. Am J Obstet Gynecol 170: 32–33

Boni RA, Hebisch G, Huch A, Stallmach T, Krestin GP (1994) Multiple necrotic uterine leiomyomas causing severe puerperal fever: Ultrasound, CT, MR, and histological findings. J Comput Assist Tomogr 18: 828–831

Bonnet D, Coltri A, Butera G et al. (1999) Detection of transposition of the great arteries in fetuses reduces neonatal morbidity and mortality. Circulation 99: 916–918

Buttram VC Jr, Gibbons WE (1979) Mullerian anomalies: A proposed classification. (An analysis of 144 cases). Fertil Steril 32: 40–46

Coakley FV, Varghese SL, Hricak H (1999) CT and MRI of pelvic varices in women. J Comput Assist Tomogr 23: 429–434

Curtis M, Hopkins MP, Zarlingo T, Martino C, Graciansky-Lengyl M, Jenison EL (1993) Magnetic resonance imaging to avoid laparotomy in pregnancy. Obstet Gynecol 82: 833–836

Demas BE, Hricak H, Jaffe RB (1986) Uterine MR imaging: Effects of hormonal stimulation. Radiology 159: 123–126

Forstner R, Hricak H, Occhipinti KA et al. (1995 a) Ovarian cancer: Staging with CT and MR imaging. Radiology 197: 619–626

Forstner R, Hricak H, Powell CB et al. (1995 b) Ovarian cancer recurrence: Value of MR imaging. Radiology 196: 715–720

Goodman A, Hill EC (1994) Premalignant and malignant disorders of the uterine cervix. Appleton & Lange

Gullo G, Russ PD (2000) Pelvic varices diagnosed with endorectal surface coil magnetic resonance imaging: Case report. Can Assoc Radiol J 51: 23–27

Ha HK, Lim YT, Kim HS et al. (1994) Diagnosis of pelvic endometriosis: Fat-suppressed T1-weighted vs conventional MR images. AJR Am J Roentgenol 163: 127–131

Hamm B, Kubik-Huch RA, Fleige B (1999) MR imaging and CT of the female pelvis: Radiologic-pathologic correlation. Eur Radiol 9: 3–15

Hermanek P (Hrsg) (1988) TNM-Atlas. Illustrierter Leitfaden zur TNM/pTNM-Klassifikation maligner Tumoren, 4. Aufl. Springer, Berlin Heidelberg New York Tokyo

Hricak H, Finck S, Honda G, Goranson H (1992) MR imaging in the evaluation of benign uterine masses: Value of gadopentetate dimeglumine-enhanced T1-weighted images. AJR Am J Roentgenol 158: 1043–1050

Hricak H, Powell CB, Yu KK et al. (1996) Invasive cervical carcinoma: Role of MR imaging in pretreatment work-up-cost minimization and diagnostic efficacy analysis. Radiology 198: 403–409

Hricak H, Chen M, Coakley FV et al. (2000) Complex adnexal masses: Detection and characterization with MR imaging – multivariate analysis. Radiology 214: 39–46

Hubbard AM, Adzick NS, Crombleholme TM et al. (1999) Congenital chest lesions: Diagnosis and characterization with prenatal MR imaging. Radiology 212: 43–48

Huch-Boni RA, Heusler RH, Hebisch G, Krestin GP (1994) CT und MRT bei Entzündungen der weiblichen Genitalorgane. Radiologe 34: 390–396

McCarthy S, Scott G, Majumdar S et al. (1989) Uterine junctional zone: MR study of water content and relaxation properties. Radiology 171: 241–243

Kanal E, Gillen J, Evans JA, Savitz DA, Shellock FG (1993) Survey of reproductive health among female MR workers. Radiology 187: 395–399

Kay HH, Spritzer CE (1991) Preliminary experience with magnetic resonance imaging in patients with third-trimester bleeding. Obstet Gynecol 78: 424–429

Keller TM, Rake A, Michel SCA et al. (2003) Obstetric MR pelvimetry: Reference values and evaluation of inter- and intraobserver error and intraindividual variability. Radiology 227: 37–43

Kido A, Togashi K, Konishi I et al. (1999) Dermoid cysts of the ovary with malignant transformation: MR appearance. AJR Am J Roentgenol 172: 445–449

Kim JC, Kim SS, Park JY (2000) „Bridging vascular sign" in the MR diagnosis of exophytic uterine leiomyoma. J Comput Assist Tomogr 24: 57–60

Koelble N, Sobetzko D, Wisser J et al. (2002) Thanatophoric dysplasia-different phenotypes with identical mutations in FGFR3. Ultrasound Obstet Gynecol

Komatsu T, Konishi I, Mandai M et al. (1996) Adnexal masses: Transvaginal US and gadolinium-enhanced MR imaging assessment of intratumoral structure. Radiology 198: 109–115

Kubik-Huch RA, Huisman TA, Wisser J et al. (2000) Ultrafast MR imaging of the fetus. AJR Am J Roentgenol 174: 1599–1606

Kubik-Huch RA, Wildermuth S, Cettuzzi L et al. (2001) Fetus and uteroplacental unit: Fast MR imaging with three-dimensional reconstruction and volumetry – feasibility study. Radiology 219: 567–573

Levine D, Barnes PD, Sher S et al. (1998) Fetal fast MR imaging: Reproducibility, technical quality, and conspicuity of anatomy. Radiology 206: 549–554

Loon AJ van, Mantingh A, Serlier EK, Kroon G, Mooyaart EL, Huisjes HJ (1997) Randomised controlled trial of magnetic-resonance pelvimetry in breech presentation at term. Lancet 350: 1799–1804

Nguyen C, Montz FJ, Bristow RE (2000) Management of stage I cervical cancer in pregnancy. Obstet Gynecol Surv 55: 633–643

Pellerito JS, McCarthy SM, Doyle MB, Glickman MG, De Cherney AH (1992) Diagnosis of uterine anomalies: Relative accuracy of MR imaging, endovaginal sonography, and hysterosalpingography. Radiology 183: 795– 800

Rofsky NM, Pizzarello DJ, Weinreb JC, Ambrosino MM, Rosenberg C (1994) Effect on fetal mouse development of exposure to MR imaging and gadopentetate dimeglumine. J Magn Reson Imaging 4: 805–807

Roy C, Saussine C, Jahn C et al. (1995) Fast imaging MR assessment of ureterohydronephrosis during pregnancy. Magn Reson Imaging 13: 767–772

Scheidler J, Heuck AF, Meier W, Reiser MF (1997) MRI of pelvic masses: Efficacy of the rectal superparamagnetic contrast agent Ferumoxsil. J Magn Reson Imaging 7: 1027– 1032

Schwartz LB, Panageas E, Lange R et al. (1994) Female pelvis: Impact of MR imaging on treatment decisions and net cost analysis. Radiology 192: 55–60

Scoutt LM, McCarthy SM, Lange R, Bourque A, Schwartz PE (1994) MR evaluation of clinically suspected adnexal masses. J Comput Assist Tomogr 18: 609–618

Sironi S, De Cobelli F, Scarfone G et al. (1993) Carcinoma of the cervix: Value of plain and gadolinium-enhanced MR imaging in assessing degree of invasiveness. Radiology 188: 797–801

Stevens SK, Hricak H, Campos Z (1993) Teratomas versus cystic hemorrhagic adnexal lesions: Differentiation with proton-selective fat-saturation MR imaging. Radiology 186: 481–488

Tanaka YO, Itai Y, Anno I et al. (1996) MR staging of pelvic endometriosis: Role of fat-suppression T1-weighted images. Radiat Med 14: 111–116

Taylor KJ, Schwartz PE (1994) Screening for early ovarian cancer. Radiology 192: 1–10

Togashi K, Ozasa H, Konishi I et al. (1989) Enlarged uterus: Differentiation between adenomyosis and leiomyoma with MR imaging. Radiology 171: 531–534

UICC/International Union against Cancer (1997) TNM-Klassifikation maligner Tumoren, 5. Aufl. Springer, Berlin Heidelberg New York Tokyo

Weinreb JC, Brown CE, Lowe TW, Cohen JM, Erdman WA (1986) Pelvic masses in pregnant patients: MR and US imaging. Radiology 159: 717–724

Weinreb JC, Barkoff ND, Megibow A, Demopoulos R (1990) The value of MR imaging in distinguishing leiomyomas from other solid pelvic masses when sonography is indeterminate. AJR Am J Roentgenol 154: 295–299

Wiesner W, Kubik-Huch RA, Imthurn B, Marincek B (1998) Mayer-(von)Rokitansky-Kuster-Syndrom. Schweiz Rundsch Med Prax 87: 1257–1259

Wiesner W, Ruehm SG, Bongartz G, Kaim A, Reese E, De Geyter C (2001) Three-dimensional dynamic MR hysterosalpingography: A preliminary report. Eur Radiol 11: 1439–1444

Wisser J (1995) Vaginalsonographie im ersten Schwangerschaftsdrittel. Springer, Berlin Heidelberg New York Tokyo

Woodward PJ, Sohaey R, Mezzetti TP Jr (2001) Endometriosis: Radiologic-pathologic correlation. Radiographics 21: 193–216; questionnaire 288–294

Yamashita Y, Torashima M, Hatanaka Y et al. (1995) Adnexal masses: Accuracy of characterization with transvaginal US and precontrast and postcontrast MR imaging. Radiology 194: 557–565

Yang WT, Lam WW, Yu MY, Cheung TH, Metreweli C (2000) Comparison of dynamic helical CT and dynamic MR imaging in the evaluation of pelvic lymph nodes in cervical carcinoma. AJR Am J Roentgenol 175: 759–766

Zimmermann R, Dürig P (1997) Empfehlungen zur Ultraschall-Untersuchung in der Schwangerschaft. Arbeitstagung der Standardkommission für Schwangerschafts-Ultraschall. Bern

C. Perlet, S. H. Heywang-Köbrunner

5.1	Radiologische Untersuchungstechnik	255
5.1.1	Anamnese und klinischer Befund	255
	Weiterführende Literatur	258
5.1.2	Mammographie	258
	Weiterführende Literatur	277
5.1.3	Sonographie	278
	Weiterführende Literatur	281
5.1.4	MR-Mammographie	282
	Weiterführende Literatur	286
5.1.5	Neuere Verfahren in der Mammadiagnostik	287
	Weiterführende Literatur	288
5.1.6	Interventionen	288
	Weiterführende Literatur	303

5.2	Systematische Bildanalyse	304
5.2.1	Befunderstellung	304
5.2.2	Mammographie	304
5.2.3	Sonographie	306
5.2.4	MR-Mammographie	307
	Weiterführende Literatur	308

5.3	Normalanatomie und Varianten	308
5.3.1	Anatomie	308
5.3.2	Klinischer Befund	309
5.3.3	Mammographie	309
5.3.4	Sonographie	312
5.3.5	MR-Mammographie	313
	Weiterführende Literatur	314

5.4	Krankheitsbilder	315
5.4.1	Benigne Veränderungen	
	Gutartige, nichttumoröse Veränderungen (Formenkreis: „Mastopathie")	315
	Zysten	319
	Fibroadenom	322
	Papillom	325
	Hamartom	326
	Lipom	327
	Intramammäre Lymphknoten	327
	Granularzellmyoblastom	328
	Angiom	329
	Galaktozele	329
	Benigne Fibrosen	329
	Kutane und vaskuläre Veränderungen	330
5.4.2	Entzündliche Veränderungen	332
	Mastitis	332
	Abszess	333
	Plasmazellmastitis	334
	Fremdkörpergranulome	335
	Granulomatöse Systemerkrankungen	336
5.4.3	Maligne Veränderungen	337
	In-situ-Karzinome	337
	Invasive Karzinome	342
	Phylloider Tumor	350
	Malignome hämatologischer Genese	351
	Sarkome	351
	Metastasen	352

5.4.4	Posttherapeutische Veränderungen	353
	Allgemeine posttherapeutische oder traumatische Veränderungen	353
	Diagnostik nach brusterhaltender Therapie und Radiatio	358
	Spezielle Diagnostik nach Augmentation oder Wiederaufbau	359
5.4.5	Veränderungen der männlichen Brustdrüse	362
	Gynäkomastie	363
	Krankheitsbilder beim Mann	364
	Weiterführende Literatur	365

5.1
Radiologische Untersuchungstechnik

5.1.1
Anamnese und klinischer Befund

Anamnese

Die Untersuchung der Brust sollte neben der Bildgebung immer auch ein Patientengespräch und eine klinische Untersuchung umfassen. Für eine korrekte Bildanalyse und Interpretation sollten folgende Faktoren erfasst werden:

Risikofaktoren

Eine sorgfältige Erfassung aller Risikofaktoren ist für die Diagnostik unerlässlich. In Abhängigkeit von den Risikofaktoren muss ein geeignetes Schema für die Früherkennung gewählt werden. Zu den Risikofaktoren zählen:

- Eigenanamnese:
  - Vorausgegangenes invasives oder In-situ-Karzinom
  - Vorausgegangene atypische duktale Hyperplasie (ADH)
  - Ovarial-, Endometrium-, oder Kolonkarzinom
  - Bestrahlungen (z. B. nach mediastinalem Lymphom)
  - Genalterationen (vor allem BRCA-1-, BRCA-2-Alterationen, Ataxia teleangiectatica, Li-Fraumeni-Syndrom, HRAS-1-Alteration)
- Familienanamnese:
  - Mammakarzinom bei Verwandten 1. oder 2. Grades
  - Anzahl der Betroffenen in einer Familie
  - Geschlecht der betroffenen Angehörigen (vor allem Mammakarzinom des Vaters)
  - Erkrankungsalter der betroffenen Angehörigen (vor allem prämenopausales Auftreten)

- ▼ Ovarialkarzinom bei Verwandten 1. oder 2. Grades (und deren Erkrankungsalter)
- • Weitere Risikofaktoren:
  - ▼ Frühe Menarche
  - ▼ Späte Menopause
  - ▼ Erstschwangerschaft nach dem 30. Lebensjahr oder Nulliparität
  - ▼ Fehlende Stillzeiten
  - ▼ Vermehrte Aufnahme ungesättigter Fettsäuren (gering auch gesättigter Fettsäuren)
  - ▼ Erhöhter Zigaretten- und Alkoholverbrauch
  - ▼ Einnahme von Kontrazeptiva
  - ▼ Postmenopausale Hormonsubstitutionstherapie

Etwa 70% aller Patientinnen, die an Brustkrebs erkranken, weisen keine wesentlichen Risikofaktoren bei Eigen- und Familienanamnese auf. Nur etwa 5–10% aller Mammakarzinome sind auf eine starke genetische Belastung zurückzuführen. Frauen mit einer erhöhten familiären, genetischen Belastung sollten zur Beratung und Diagnostik an spezielle Zentren überwiesen werden.

Tabelle 5.1 gibt einen Überblick über Konstellationen, bei denen eine genetische Beratung anzustreben ist.

Medikamentenanamnese und gynäkologische Anamnese

Verschiedene Medikamente führen ebenso wie einige gynäkologische Erkrankungen oder hormonelle Einflüsse zu charakteristischen Veränderungen des Drüsenparenchyms. Die Kenntnis dieser Veränderungen kann für eine korrekte Bildinterpretation von Bedeutung sein. Dies betrifft vor allem

- • eine bestehende Laktation, die zu einer Proliferation des Drüsengewebes und damit zu einer deutlichen Dichtezunahme mit eingeschränkter mammographischer Beurteilbarkeit führen kann;
- • eine postmenopausale Hormonsubstitutionstherapie, die ebenfalls eine ausgeprägte Proliferation des Drüsenparenchyms bewirken kann. Im Gegensatz dazu ist z. B. bei einer Therapie mit Antiöstrogenen nach brusterhaltender Therapie eher eine Transparenzvermehrung zu erwarten;
- • (die Einnahme von Schilddrüsenhormonen, die fibrozystische Veränderungen fördern können;)
- • vorausgegangene Operationen, insbesondere in Kombination mit Bestrahlung. Die Veränderungen können Malignome vortäuschen oder auch maskieren. Hier ist auch der Zeitpunkt der Operation bzw. Bestrahlung sowie der zeitliche Verlauf für die Bildinterpretation von Bedeutung.

Tabelle 5.1. Kriterien für eine Überweisung zur genetischen Beratung. (Nach Heywang-Köbrunner u. Schreer 2003)

I.	Frauen oder Männer mit einem männlichen oder weiblichen Angehörigen mit Genalteration (BRCA)
II.	Frauen oder Männer mit folgender Eigen- oder Familienanamnese: Frauen unter 50 mit Mammakarzinom und 　Mammakarzinom bei ≥ einem Verwandten 1. oder 2. Grades[a] mit einem Erkrankungsalter unter 50 Frauen mit Mammakarzinom jeglichen Alters und 　Mammakarzinom in > einem Verwandten 1. oder 2. Grades mit einem Erkrankungsalter <50 oder 　Ovarialkarzinom in > einem Verwandten 1. oder 2. Grades Frauen mit Ovarialkarzinom und 　Mammakarzinom in ≥ einem Verwandten 1. oder 2. Grades oder 　Ovarialkarzinom in ≥ einem Verwandten 1. oder 2. Grades Männer mit Mammakarzinom sowie Vorkommen eines Mamma- oder Ovarialkarzinoms bei ≥ einem Verwandten 　1. oder 2. Grades
III.	Frauen mit der Eigenanamnese (ohne Familienanamnese) eines Mamma- oder Ovarialkarzinoms: mit einem Mammakarzinom vor dem 30. Lebensjahr oder mit einem Mammakarzinom vor dem 40. Lebensjahr und Herkunft aus einer jüdischen Ashkenazy-Familie oder mit einem Ovarialkarzinom und Abstammung aus einer jüdischen Ashkenazy-Familie oder mit einem Mamma- und Ovarialkarzinom oder mit einer Erkrankung an ≥ 2 Mammakarzinomen[b]
IV.	Frauen oder Männer mit Familienanamnese (ohne Eigenanamnese) von Mamma- oder Ovarialkarzinomen, wobei Mammakarzinom bei 　≥ einem Verwandten 1. Grades und ≥ einem Verwandten 2. Grades, beide mit einem Erkrankungsalter <50 　> 3 Verwandte 1. oder 2. Grades mit mindestens einem Verwandten mit einem Erkrankungsalter <50 Ovarialkarzinom in ≥ einem Verwandten 1. oder 2. Grades Mammakarzinom in ≥ einem Verwandten 1. oder 2. Grades

[a] Als Verwandte 1. Grades gelten Eltern, Geschwister und Kinder. Als Verwandte 2. Grades gelten Tanten, Onkel, Großeltern, Enkel, Nichten, Neffen oder Halbgeschwister.
[b] Multiple Mammakarzinome beziehen sich auf Karzinome in beiden Brüsten oder multiple Karzinome in einer Brust.

Klinischer Befund

Der klinische Befund umfasst Inspektion und Palpation. Die subjektiven Beschwerden bzw. die anamnestischen Daten sollten immer mit dem Untersuchungsbefund korreliert werden. Eine Auswertung bildgebender Methoden sollte immer nur in Zusammenschau mit der Anamnese und dem klinischen Befund erfolgen. (Auch ein rein mammographisches Screening sollte erst erfolgen, nachdem das Fehlen einer klinischen Symptomatik oder wesentlicher Risikofaktoren ausgeschlossen ist.) 10–15 % aller tastbaren Malignome sind mammographisch, insbesondere in mastopathisch dichtem Gewebe nicht sichtbar und werden lediglich diagnostiziert da sie palpabel sind. Ein fraglicher oder suspekter klinischer Befund muss daher auch bei unauffälligem mammographischem Befund durch weitere bildgebende Maßnahmen und ggf. durch eine Biopsie weiter abgeklärt werden.

> **Merke** ❗ Um die Informationen von klinischem Befund und Bildgebung korrekt zusammenzufügen, sollte der Radiologe die klinische Untersuchung selbst durchführen und die anamnestischen Angaben erheben.

Eine ausführliche Dokumentation der erhobenen Befunde ist dabei unerlässlich.

Beschwerdesymptomatik

Vorliegende Beschwerden können ein Hinweis auf eine pathologische Veränderung innerhalb der Brust sein. Dazu gehören:

- Änderungen von Größe oder Form der Brust,
- Veränderungen der Haut und der Mamille,
- neu aufgetretene pathologische Sekretion (s. S. 18),
- neu aufgetretene Schmerzsymptomatik oder Missempfindung, die sich streng auf ein Areal konzentriert. Eine zyklusabhängige und/oder symmetrische Beschwerdesymptomatik hingegen spricht für mastopathische Veränderungen,
- Tastbefund: Hier sind Konsistenz, Verschieblichkeit, Größenentwicklung und Zyklusabhängigkeit von Bedeutung.

Inspektion

Bei der Inspektion sollte die Brust der Patientin mit erhobenen, herabhängenden und mit in die Hüfte gestützten Händen betrachtet werden. Generell sollte zwischen neu aufgetretenen und angeborenen oder erworbenen Veränderungen (z. B. postoperativ) differenziert werden.

Beurteilt werden sollten die

- Größe der Brust, insbesondere im Hinblick auf Asymmetrien;

- Kontur der Brust (die Brust ist normalerweise konvex konturiert);
- Hautveränderungen, dazu gehören:
  - ▼ Warzen, Nävi, Milien,
  - ▼ Narben,
  - ▼ Hautverdickungen,
  - ▼ Rötungen,
  - ▼ Peau d'orange,
  - ▼ Hauteinziehung,
  - ▼ prominente Venenzeichnung,
  - ▼ Hyperpigmentation oder Teleangiektasien;
- Mamillenveränderungen:
  - ▼ Retraktion,
  - ▼ Deviation,
  - ▼ fehlende Erektion,
  - ▼ Sekretion,
  - ▼ Schorfauflagerung.

Palpation

Die Palpation erfolgt am besten im Stehen und im Liegen. Die Brüste werden dabei zuerst einzeln und dann im Seitenvergleich durch systematisches kreisförmiges Abtasten untersucht. Nicht zu vergessen ist die Palpation der Axillen, die vorzugsweise bei herabhängenden Armen durchgeführt wird. Auch die infra- und supraklavikulären Lymphabflussstationen müssen untersucht werden.

Beurteilt werden sollten:

- Beschaffenheit des Drüsengewebes:
  - ▼ weich, klein-, mittel- oder grobknotig,
  - ▼ Asymmetrien,
  - ▼ Verschieblichkeit gegen Haut und Thoraxwand;
- Mamille:
  - ▼ Abhebbarkeit;
- Sekretion; eine so genannte „pathologische Sekretion", also eine Sekretion, die weiterer Abklärung bedarf, zeichnet sich wie folgt aus:
  - ▼ sie muss spontan auftreten und darf nicht lediglich auf Provokation nachweisbar sein,
  - ▼ die Farbe einer pathologischen Sekretion kann klar, blutig oder bräunlich sein (nicht milchig!),
  - ▼ sie betrifft üblicherweise einen, selten mehrere Gänge,
  - ▼ jegliche Sekretion, die zytologisch suspekt ist [Gruppe IV = verdächtig oder Gruppe V = hochverdächtig; jegliche pathologische Sekretion (s. oben) ist aber auch bei zytologisch negativem Ergebnis weiter abklärungsbedürftig];
- umschriebener Tastbefund:
  - ▼ Konsistenz,
  - ▼ Kontur (glatt, knotig, Abgrenzbarkeit),
  - ▼ Verschieblichkeit,
  - ▼ Jackson-Phänomen (Hauteinziehung über einem palpablen Tumor bei Druck durch desmoplastische Reaktion oder Tumorinfiltration),
  - ▼ Schmerzen;

- Axillen:
  - Lymphknoten,
  - ektopes Drüsengewebe.

Weiterführende Literatur

Alexander FE, Anderson TJ, Brown HK et al. (1999) 14 years follow-up from the Edinburgh randomized trial of breast cancer screening. Lancet 353: 1903–1908

Baines CJ, Vidmar M, McKeown G, Tibshirani R (1997) Impact of menstrual phase on false negative mammograms in the Canadian National Breast Screening Study. Cancer 80: 720–724

Barton MB, Harris R, Fletcher SW (1999) Does this patient have breast cancer? The screening clinical breast examination: Should it be done? How? JAMA 282: 1270–1280

Chieci LM, Secreto G (2000) Factors of risk for breast cancer influencing post-menopausal long-term hormone replacement therapy. Tumori 86: 12–16

Ciatto S, Rosselli-del-Turco M, Cantarzi et al. (1991) Causes of breast cancer misdiagnosis at physical examination. Neoplasma 38: 523–531

Elmore JG, Wells CK, Howard DH, Feinstein AR (1997) The impact of clinical history on mammographic interpretations. JAMA 277: 49–52

Fay MP, Freedman LS (1997) Meta-analyses of dietary fats and mammary neoplasms in rodent experiments. Breast Cancer Res Treat 46: 215–223

Flegg KM, Rowling YJ (2000) Clinical breast examination. A contentious issue in screening for breast cancer. Aust Fam Physician 29: 343–346

Friedrichs K (1994) Genetische Aspekte des Mammakarzinoms. Gynäkologe 27: 7–11

Gandini S, Merzenich H, Robertson C, Boyle P (2000) Meta-analysis on breast cancer risk and diet: The role of associated micronutrients. Eur J Cancer 36: 636–646

Heywang-Köbrunner SH, Schreer I (2003) Bildgebende Mammadiagnostik, 2. Aufl. Thieme, Stuttgart New York

Maass H (1994) Mammakarzinom: Epidemiologie. Gynäkologe 27: 3–6

Miller AB, To T, Baines CB et al. (1997) The Canadian National Breast Screening Study: Update on breast cancer mortality. J Natl Cancer Inst Monographs 22: 37–41

Pathak DR, Osuch JR, He J (2000) Breast carcinoma etiology: Current knowledge and new insights into the effects of reproductive and hormonal risk factors in black and white populations. Cancer 88 [Suppl 5]: 1230–1238

Reintgen D, Berman C, Cox C et al. (1993) The anatomy of missed breast cancers. Surg Oncol 2: 65–75

Shapiro S (1997) Periodic screening for breast cancer: The HIP randomized controlled trial. J Natl Cancer Inst Monographs 22: 27–30

Smart CR, Bynre C, Smith RA et al. (1997) Twenty-year-follow-up of the breast cancers diagnosed during the Breast Cancer Detection Demonstration Project. CA Cancer J Clin 47: 134–149

Spratt JS (1999) Re: Variation in mammographic density by time in menstrual cycle among women aged 40–49 years. J Natl Cancer Inst 91: 90

van Gils CH, Otten JD, Verbeck AL et al. (1998) Effect of mammographic breast density on breast cancer screening performance: A study in Nijmegen. The Netherlands. J Epidemiol Community Health 52: 267–271

Weitzel JF (1999) Genetic cancer risk assessment. Cancer [Suppl] 86: 2570–2574

White E, Velentgas P, Mandelson MT et al. (1998) Variation in breast density by time in menstrual cycle among women aged 40–49 years. J Natl Cancer Inst 90: 906–910

5.1.2
Mammographie

Treffsicherheit

Die Treffsicherheit der Mammographie hängt sehr stark von der Patientenselektion und der Erfahrung des Untersuchers ab, insbesondere seiner individuellen Schwelle, weitere diagnostische Maßnahmen anzuordnen.

In der Regel sind 10–15% der symptomatischen Karzinome bei der Mammographie nicht erkennbar. Das entspricht einer mittleren Sensitivität der Mammographie von 85–90%. Die Sensitivität ist abhängig von der Beschaffenheit des Parenchyms. In der vollständig involutierten Brust liegt die Sensitivität für die Detektion eines Malignoms bei nahezu 100%. In mammographisch dichtem Parenchym, z.B. bei jungen Frauen oder bei ausgeprägten mastopathischen Veränderungen, besteht dagegen eine eingeschränkte Beurteilbarkeit bezüglich weichteildichter Verschattungen. Unabhängig von der Beschaffenheit des Drüsenparenchyms ist die Mammographie derzeit die einzige Methode, mit der sich Karzinome, die Mikroverkalkungen enthalten, zuverlässig erkennen lassen. Darunter fallen etwa 30% der invasiven Karzinome sowie über 80% der duktalen In-situ-Karzinome. Herdbefunde in der fettreichen Brust sind mit einer Treffsicherheit von fast 100% erkennbar, wenn sichergestellt ist, dass sie mammographisch erfasst sind.

Die Mammographie hat in der Regel eine eingeschränkte Spezifität. Es ist damit zu rechnen, dass nur etwa jeder 5. bis 10. mammographisch suspekte Befund tatsächlich maligne ist. Eine ausreichende Spezifität besteht lediglich in folgenden Fällen:

- Malignomausschluss in der vollständig involutierten Brust,
- Diagnostik von benignen Läsionen mit pathognomonischem Erscheinungsbild (z.B. Ölzysten, Fibroadenome mit typischen Kalzifikationen, Lipome, blande Lymphknoten).

Durch weitere Abklärung mit Ergänzungsaufnahmen und Sonographie kann die Spezifität entsprechend verbessert werden, sodass nach komplettierter bildgebender Diagnostik nurmehr jeder 3. bis 4. Befund einer histologischen Klärung bedarf. Nach Einsatz geeigneter perkutaner Biopsiemethoden sollten dann mehr als 50% der operierten Befunde einem Malignom entsprechen (Perry u. EUSOMA 2001).

Indikationen

Die Mammographie ist derzeit die Methode der Wahl zur Untersuchung der weiblichen Brust.

Indikationsbereiche sind dabei das Screening asymptomatischer Frauen im Rahmen der Früherkennung sowie die Diagnostik zur Abklärung klinisch auffälliger Befunde.

Screening

Definition ▽ Unter Screening versteht man die regelmäßige Durchführung von Mammographien bei asymptomatischen Frauen zur möglichst frühzeitigen Detektion von klinisch okkulten Karzinomen.

Ein qualitätsgesichertes regelmäßiges mammographisches Screening kann die Mortalitätsrate für das Mammakarzinom um etwa 30% senken.

Merke ❗ Die Mammographie ist derzeit aufgrund ihrer relativ guten Kosten-Nutzen-Effizienz, der guten Reproduzierbarkeit, guten Dokumentierbarkeit sowie ihrer ausgezeichneten Sensitivität in der fettreichen Brust und in der Detektion von Mikroverkalkungen die einzige Methode, die sich für eine Screeninguntersuchung eignet.

Zu bedenken ist, dass mindestens 10 % der bereits tastbaren Karzinome mammographisch nicht sichtbar sind. Die Sensitivität der Mammographie im qualitätsgesicherten, rein mammographischen Screening (d. h. Screening ohne klinische Untersuchung) liegt bei jährlichem Intervall bei ca. 80 %. Bei zweijährlichem Intervall liegt die Intervallkarzinomrate qualitätsgesicherter Screeningprogramme bei bis zu 40 %. Intervallkarzinome sind Karzinome, die zum Zeitpunkt der Mammographie hinter mammographisch dichtem Drüsengewebe verborgen waren oder normales Drüsengewebe so imitierten, dass sie nicht oder ggf. nur retrospektiv anhand unspezifischer Veränderungen erkennbar sind. Dies beinhaltet Karzinome, die zum Zeitpunkt des Screenings tastbar wären, aber mammographisch nicht apparent sind („Falsch-negative der Mammographie"), fehldiagnostizierte Karzinome und Karzinome, die im Screeningintervall „entstanden" sind (rasch wachsende Karzinome). Um bestmögliche Erkennung bei akzeptabler Spezifität zu sichern, sind optimale Bildqualität, Aufnahmetechnik und hohe Erfahrung des Untersuchers unverzichtbar.

International werden unterschiedliche Screeningintervalle empfohlen, wobei die Empfehlungen z. T. medizinische Gesichtspunkte, bei staatlich geförderten Programmen aber auch Kosteneffektivität berücksichtigen.

Während in den USA inzwischen generell ein jährliches Screening ab dem 40. Lebensjahr empfohlen wird, variieren europäische Empfehlungen zwischen einem Beginn ab dem 40., ab dem 45. oder ab dem 50. Lebensjahr mit einem Abstand von 18 bis (England) 36 Monaten. Je länger das Intervall bemessen ist, desto geringer fällt die erreichte Mortalitätsreduktion aus.

Während europäische staatliche Screeningprogramme rein mammographische Screeningprogramme sind, wird in den USA Früherkennung in der Regel kombiniert mit einer Erfassung des klinischen Befundes durchgeführt. Prinzipiell ist davon auszugehen, dass durch regelmäßige Ergänzung der klinischen Untersuchung die Intervallkarzinomrate zu reduzieren ist, wobei (möglicherweise auch aus Gründen der Statistik) bislang hierdurch ein Einfluss auf eine Mortalitätsreduktion in der Gesamtbevölkerung nicht belegbar war. Durch Hinzufügen der klinischen Untersuchung kann sich die Falschpositiv-Rate eines Screeningprogramms deutlich erhöhen.

Aus medizinischer Sicht (unter Berücksichtigung der Karzinomverdoppelungszeiten, der alterabhängigen Sensitivität und Spezifität der Mammographie sowie der altersabhängigen Inzidenz des Mammakarzinoms) ist für Frauen ohne erhöhtes familiäres Risiko derzeit zu empfehlen:

- monatliche Selbstuntersuchung ab dem 30. Lebensjahr sowie die Kombination einer klinischen Untersuchung mit Mammographie ab dem 40. Lebensjahr in jährlichem bis maximal zweijährlichem Abstand (Empfehlungen der American Cancer Association und des American College for Radiology).

Ob dies jedoch von einem staatlich gestützten Früherkennungs- oder Screeningprogramm geleistet werden kann, ist gesondert zu klären. Auch bleibt die Sicherstellung der hierfür notwendigen Qualität unbedingte Voraussetzung.

In der Bundesrepublik Deutschland soll die Mammographie erst jetzt als Screeningmethode etabliert werden und bedarf bislang nach den Richtlinien der kassenärztlichen Vereinigung einer besonderen Indikation. Diese ist z. B. gegeben bei:

- klinischer Symptomatik (Tastbefund, Schmerzen etc.),
- bei erhöhtem Risiko aufgrund positiver Eigen- (früheres Karzinom oder Atypien, weitere Risikofaktoren) oder Familienanamnese,
- kontrollbedürftigen Befunden aus früheren Mammographien.

Für so genannte Hochrisikopatientinnen (vgl. Tabelle 5.1) gelten andere Empfehlungen, die nach entsprechender genetischer Beratung abzustimmen sind und nur an dafür ausgewiesenen Zentren durchgeführt werden sollen.

Für Patientinnen mit nachgewiesener BRCA-1- oder BRCA-2-Abnormität werden z. B. derzeit empfohlen (Empfehlungen der Deutschen Krebshilfe, Programm „genetisches Mammakarzinom"):

- monatliche Selbstuntersuchung,
- halbjährliche gynäkologische Untersuchung,
- halbjährliche Sonographie ab dem 25. Lebensjahr,
- jährliche Kernspintomographie ab dem 25. Lebensjahr
- jährliche Mammographie in einer Ebene beginnend 5 Jahre vor dem Auftreten des Mammakarzinoms derjenigen Angehörigen die am frühesten erkrankt war. Bei Lymphompatientinnen ab dem 30. Lebensjahr,
- jährliche Mammographie in 2 Ebenen ab dem 40. Lebensjahr.

Abklärung klinisch auffälliger Befunde

Die Mammographie ist aufgrund ihrer exzellenten Sensitivität bei der Detektion von Mikroverkalkungen (unabhängig von der Drüsenkörperdichte) und im Karzinomausschluss in der fettreichen Mamma von hervorragender Bedeutung. Vor dem 40. Lebensjahr kann als erste Methode auch die Sonographie eingesetzt werden. In der Abklärung symptomatischer Patientinnen wird die Mammographie zumindest ab dem 30. Lebensjahr als unverzichtbar angesehen, es sei denn, das Symptom (z. B. Tastbefund bei einfacher Zyste) erweist sich sonographisch zweifelsfrei als ein benigner Befund. Nur der Mammographie gelingt es mit hoher Sicherheit, Karzinome und Frühstadien zu erkennen, die Mikroverkalkungen bilden. Da aber nicht alle Karzinome Mikrokalk bilden und die Treffsicherheit der Mammographie in dichterem Gewebe limitiert ist, sind bei symptomatischen Patientinnen ergänzende Methoden zum Malignomausschluss oder -nachweis (Sonographie, perkutane Biopsie, offene Biopsie) bis zur sicheren Klärung einzusetzen.

Technische Grundlagen

Eine optimale Bildqualität ist von entscheidender Bedeutung für einen zuverlässigen Malignomausschluss oder -nachweis. Folgende Anforderungen müssen für eine hochwertige Diagnostik erfüllt sein:

- scharfe kontrastreiche Darstellung von Mikrokalzifikationen auch in dichtem Parenchym,
- geringes Bildrauschen,
- ausreichende Beurteilbarkeit von Strukturen unterschiedlicher Dichte bei gleichzeitig hohem Kontrast,
- möglichst geringe Strahlendosis bei gleichzeitig bestmöglicher Bildqualität.

Die bestmögliche Früherkennung des Mammakarzinoms ist nur bei sehr guter Aufnahmetechnik gewährleistet. Mammographien dürfen daher nur an geeigneten und zugelassenen und regelmäßig kontrollierten Mammographiegeräten durchgeführt werden. Diese Geräte müssen besonderen Anforderungen bezüglich der Röntgenröhre, der Kompressionseinheit, des Streustrahlenrasters, des Bildempfängersystems sowie der automatischen Belichtungseinheit genügen. Auch der Entwicklungsprozess muss besonders hohen Anforderungen entsprechen und ständig überwacht werden. Schlussendlich müssen auch optimale Betrachtungsbedingungen (Lichtkasten, Grelllicht, Monitorleuchtdichte, Umgebungslicht) vorliegen. Nur wenn alle Komponenten erfüllt sind, sind die technischen Grundlagen für den Erhalt hochwertiger Mammogramme gegeben.

Diese Voraussetzungen sind nach Auffassung aller Experten sicher gegeben, wenn nach den European Guidelines for Quality Assurance in Mammography Screening vorgegangen wird. Diese Guidelines sind jedoch in Deutschland noch nicht bindend.

In Deutschland ist die Qualitätssicherung über die Röntgenverordnung (§ 16 Richtlinie) sowie die Sachverständigenprüfungen geregelt. In der Gesamtheit ist hierdurch derzeit noch nicht das Niveau des EU-Protokolls erreicht. Entsprechende Anpassungen erfolgen aber. Die Grundlagen für die Qualitätssicherung in Deutschland sind in der Deutschen Industrienorm (DIN) festgelegt. Erste Teile hiervon entsprechen inzwischen ganz den EU-Empfehlungen (z. B. EN 61223–3-2, DIN V 152). Letztere, verabschiedet im Jahr 2001, betreffen die Erstprüfung des Mammographiegerätes (sie sind derzeit aber nur für neue Geräte bindend). Andere DIN-Normen werden z. Z. überarbeitet. Hierzu gehören: DIN 6868 Teil 7, betreffend die Konstanzprüfung der Mammographiegeräte, DIN 6868 Teil 2, betreffend die Konstanz der Filmverarbeitung, DIN 6832 Teil 2, betreffend Prüfung der Mammographiekassetten, DIN 6856 Teil 1 und Teil 2, betreffend Betrachtungsgeräte und -bedingungen.

Im Vergleich zu den anderen Verfahren der konventionellen Röntgentechnik werden an die Mammographie besonders hohe Qualitätsanforderungen gestellt. Sie betreffen die bereits genannte sehr hohe Auflösung, den hohen Kontrast bei gleichzeitig hohem Objektumfang (d. h. Umfang der darzustellenden Dichtwerte), die Notwendigkeit einer Minimierung des Rauschens sowie gleichzeitig besonders strenge Anforderungen an die Begrenzung der hierfür applizierten Strahlendosis. Die wichtigsten Besonderheiten der Mammographietechnik, die sich aus diesen Anforderungen ergeben, seien im Folgenden erläutert:

Röntgenröhre

Die erzeugte Strahlung besteht immer aus einem Spektrum von Strahlungsenergien, das sich aus der Bremsstrahlung und aus der vom Anodenmaterial bestimmten charakteristischen Strahlung zusammensetzt. Das Spektrum der Strahlung ist entscheidend für den bildgebenden Kontrast, aber auch für die Strahlendosis. Bei der Mammographie müssen u.U. Areale mit nur sehr geringen Dichteunterschieden, z.B. Mikrokalk in sehr dichtem Parenchym, mit hohem Kontrast abgebildet werden. Um einen derart hohen Kontrast im Weichteilgewebe zu erhalten, ist eine besonders energiearme Strahlung notwendig. Andererseits muss die Strahlung auch energiereich genug sein, um sehr dichte, z.B. mastopathische Brüste vollständig zu penetrieren. Mit energiereicherer Strahlung nimmt jedoch der Weichteilkontrast ab. Das Spektrum der erzeugten Strahlung muss daher möglichst gut an die individuellen anatomischen Gegebenheiten angepasst werden. Dichte und voluminöse Mammae erfordern in der Regel eine energiereichere Strahlung als kleine oder fettreiche Mammae. Das Strahlenspektrum wird vom Anodenmaterial, von der Anoden-Filter-Kombination, der Filterstärke, der angelegten Röhrenspannung sowie vom so genannten „Heel-Effekt" beeinflusst. Um die notwendige Bildschärfe bei der Darstellung kleinster Strukturen zu erreichen, ist ein sehr kleiner Fokus nötig.

Anode

Das Strahlenspektrum einer Anode hängt ab vom Anodenmaterial sowie von der Röhrenspannung. Für normale fettreichere oder aufgelockerte Drüsenkörper eignen sich vor allem Molybdänanoden. Molybdän zeichnet sich durch seine, bei gleicher Röhrenspannung im Vergleich zu Rhodium oder Wolfram niederenergetischeren Strahlungsanteile aus. Dichte Brüste erfordern meist eine Rhodiumanode. Wolframanoden werden in der Regel nur bei sehr dichten Mammae verwendet.

Filter

Filter sind in der Mammographie von entscheidender Bedeutung. Durch Verwendung eines selektiven Filters können zu energiearme Anteile des Strahlenspektrums eliminiert werden. Diese niederenergetischen Anteile würden sonst in der Brust absorbiert und somit eine unnötige Strahlendosis darstellen. Als Filtermaterial eignen sich Molybdän und Rhodium.

Handelsübliche Anoden-Filter-Kombinationen mit zunehmend energiereicherem Spektrum sind: Molybdän/Molybdän, Wolfram/Molybdän, Molybdän/Rhodium, Wolfram/Rhodium und Rhodium/Rhodium.

Auch die Stärke des Filters beeinflusst das Strahlenspektrum. Molybdänfilter sind beispielsweise in einer Stärke von 0,03 mm sowie 0,06 mm erhältlich. Je stärker der Filter, desto energiereicher die resultierende Strahlung.

Röhrenspannung

Je höher die angelegte Röhrenspannung, desto höher der energiereichere Anteil des Strahlenspektrums, d.h. desto besser die Penetration der Strahlung, desto kleiner aber auch der Kontrast. Die erforderliche Röhrenspannung ist abhängig von der Anoden-Filter-Kombination.

Die Wahl der für die jeweilige Brust geeigneten Anoden-Filter-Kombination und anzulegenden Maximalspannung wird durch die Belichtungsautomatik unterstützt. Zusätzliche Anpassungen (entsprechend Erfahrungswerten!) in Abhängigkeit von Röntgendichte und Kompressionsdicke der Brust nehmen mit zunehmender Güte der Belichtungsautomatik ab.

Heel-Effekt (Abb. 5.1)

Der Heel-Effekt bedeutet, dass das von der Anode emittierte Strahlenbündel eine inhomogene Intensität aufweist. Die Strahlen werden umso stärker geschwächt, in je stumpferem Winkel sie die Anode verlassen, d.h. je länger der Weg ist, den sie zurücklegen müssen. Da die Brust thoraxwandnah im komprimierten Zustand in der Regel dicker ist als retromamillär, ist in thoraxwandnahen Anteilen eine energiereichere Strahlung nötig. Deshalb sollte das Intensitätsmaximum des Strahlenbündels nahe der Thoraxwand liegen. Um den Heel-Effekt auszunützen,

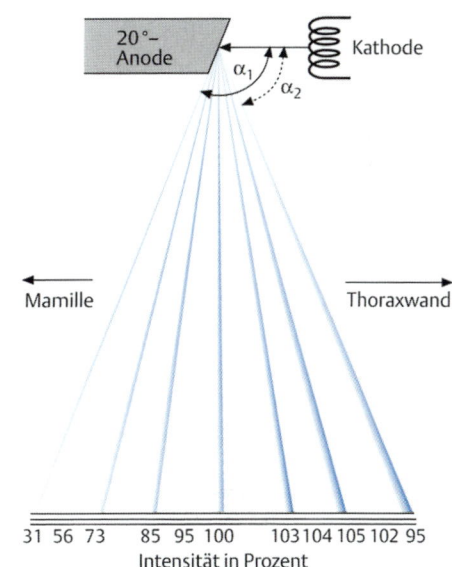

Abb. 5.1. Heel-Effekt. Die im Fokus der Anode entstehende Strahlung ist anodenseitig schwächer als kathodenseitig. In der Abbildung ist die Intensität der Strahlung – bezogen auf die Intensität des Zentralstrahls (100%) – angegeben. Die Intensität variiert je nach Austrittswinkel der Strahlung aus der Anode. Dieser Effekt wird in der Mammographie genutzt, indem die Anode der thoraxwandnäheren Kathode gegenübersteht. Hierdurch ist die Strahlungsintensität thoraxwandnah größer als mamillennah, wo die Brust ohnehin dünner ist. (Aus Heywang-Köbrunner u. Schreer 2003, S. 27, Abb. 3.4)

wird daher die Anode der thoraxwandnahen Katho-de gegenüber platziert.

Fokusgröße

Für eine optimale visuelle Auflösung, d. h. für eine ausreichend gute Bildschärfe ist ein Brennfleckennwert < 0,4 (entspricht einer Kantenlänge von 0,4–0,6 mm) vorgeschrieben. Für Vergrößerungsmammographie gilt ein Brennfleckennwert < 0,1–0,15. Neben der Fokusgröße hat auch die Anordnung von Fokus, Objekt und Film einen entscheidenden Einfluss auf die geometrische Unschärfe. Die Halbschattenbildung wird auch reduziert durch einen möglichst geringen Objekt-Film-Abstand sowie einen möglichst großen Fokus-Film-Abstand. Der heute übliche Fokus-Film-Abstand beträgt mindestens 60 cm.

Kompression

Die Brustkompression ist von entscheidender Bedeutung für

- die Erhöhung des Kontrastes. Dies wird erreicht durch Reduktion der Brustdicke und durch damit verminderte Streustrahlung;
- die Reduktion der Strahlendosis. Pro 5 mm reduzierter Brustdicke nimmt die erforderliche Dosis um etwa 20 % ab;
- die verbesserte Auflösung. Gute Kompression erhöht die Auflösung durch geringere Bewegungsunschärfe und geringere geometrische Unschärfe (bei Reduktion des Objekt-Film-Abstandes).

Gute Kompression kann nur erreicht werden durch adäquate Information, Kooperation und Compliance der Patientin.

Streustrahlenraster

Bei jeder Röntgenaufnahme entsteht im Gewebe eine Streustrahlung. Je dichter das Drüsenparenchym und je voluminöser die Brust, desto mehr Streustrahlung entsteht. Die Streustrahlung führt zu einer erheblichen Verschlechterung des Kontrasts. In der Brust trägt sie auch zur absorbierten Strahlendosis bei. Am Film kann die Streustrahlung durch einen Streustrahlenraster reduziert werden. Der Streustrahlenraster ist zwischen Brust und Bildempfänger (Film) positioniert. Er kann daher die Streustrahlung in der Brust nicht reduzieren, ist aber für einen ausreichenden Kontrast unverzichtbar. Er besteht aus zum Brennfleck hin fokussierten, während der Exposition bewegten Bleilamellen, die sämtliche schräg auf die Lamellen treffende Strahlen absorbieren. Da jedoch neben der Streustrahlung auch ein geringer Anteil der Nutzstrahlung absorbiert wird, ist zum Ausgleich eine um etwa den Faktor 2,5 längere Belichtungszeit erforderlich. Die hierzu nötige Dosiserhöhung wird durch die Anwendung filmsparender Film-Folien-Systeme ausgeglichen (Abb. 5.2 a).

Die Effektivität eines Streustrahlenrasters ist abhängig von der Höhe der Lamellen sowie vom Abstand zwischen den Lamellen. Das Verhältnis zwischen Lamellenhöhe und Lamellenabstand wird als Schachtverhältnis bezeichnet. Bei der Mammographie beträgt es zwischen 4:27 und 5:30. Statt durch Streustrahlenraster kann die Streustrahlung ebenfalls effektiv reduziert werden durch Verwendung einer so genannten Slottechnik (Abb. 5.2 b). Diese Technik ist mechanisch komplizierter und belastet die Röntgenröhre mehr als die Rastertechnik. Sie ist nur in wenigen Mammographiegeräten bislang realisiert, erlaubt aber eine deutliche Dosiseinsparung im Vergleich zur Rastertechnik.

Kein Raster ist schließlich notwendig bei der Vergrößerungsmammographie. Hier wird die Reduktion der Streustrahlung durch den so genannten „air-gap" zwischen Brust und Bildempfänger erreicht (Abb. 5.2 c). (Ein zusätzlicher Raster würde hier zu einer nicht akzeptablen Dosiserhöhung und auch zu einer kritischen Verlängerung der Belichtungszeit führen.) Neben der Verwendung eines Streustrahlenrasters kann der Anteil der Streustrahlung auch durch eine gute Kompression deutlich reduziert werden. Durch die Kompression wird die Dicke des zu durchstrahlenden Objekts deutlich reduziert. Dies führt zu einer verminderten Streustrahlung mit niedrigerem Dosisbedarf bei verbessertem Bildkontrast.

Des Weiteren kann durch die Auswahl einer etwas härteren Strahlenqualität (durch die Wahl einer geeigneten Anoden-Filter-Kombination) die Dosis reduziert werden. Dies geschieht aber auf Kosten von Kontrast und Rauschen. Diese Wahlmöglichkeit wird wahrgenommen, wenn man bei der Belichtungsautomatik den so genannten „Dosis-Sparmodus" anwählt. Der Kontrastverlust kann zum großen Teil durch kontrastreiche Filme abgefangen werden. Die Zunahme des Rauschens ist bei der derzeitigen Film-Folien-Mammographie jedoch nicht zu kompensieren.

Bildempfängersystem

Für die konventionelle Mammographie werden üblicherweise Verstärkungsfolien mit Leuchtstoffbeschichtung sowie einseitig beschichtete Spezialfilme als Film-Folien-Kombinationen verwendet. Für eine gute Abbildungsschärfe muss ein enger Andruck zwischen der Filmemulsion und der beschichteten Folienseite bestehen, wobei die Folie hinter dem Film liegt. Um einen ausreichenden Andruck zu erreichen, sollten Mammographien frühestens 2 min nach dem Beladen einer Kassette durchgeführt werden. Die Auflösung eines Film-Folien-Systems wird in der

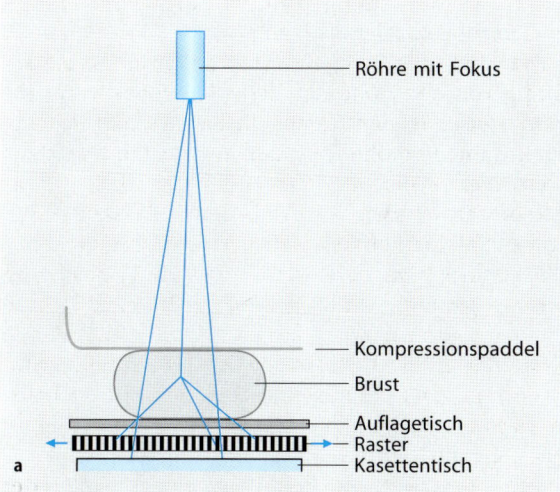

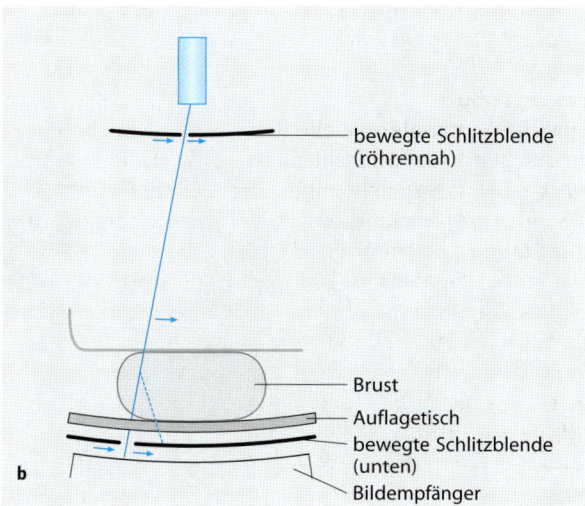

Röhre mit Fokus

Kompressionspaddel

Brust

Auflagetisch

Raster

Kasettentisch

a

bewegte Schlitzblende (röhrennah)

Brust

Auflagetisch

bewegte Schlitzblende (unten)

Bildempfänger

b

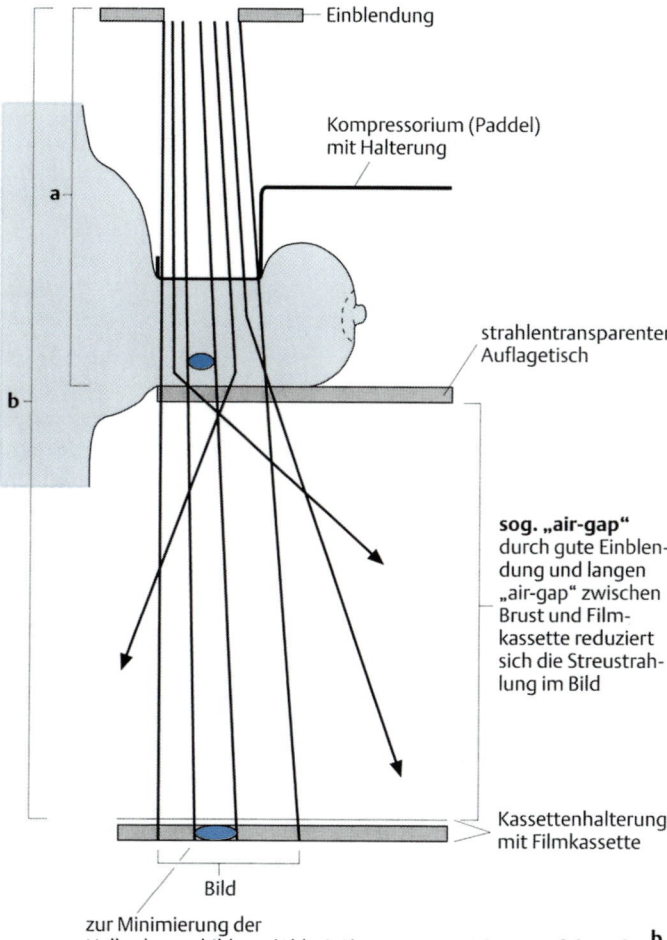

Einblendung

Kompressorium (Paddel) mit Halterung

a

strahlentransparenter Auflagetisch

b

sog. „air-gap" durch gute Einblendung und langen „air-gap" zwischen Brust und Filmkassette reduziert sich die Streustrahlung im Bild

Kassettenhalterung mit Filmkassette

Bild

zur Minimierung der Halbschattenbildung (Abb. 3.2) ist ein kleiner Fokus notwendig

c

Vergrößerungsfaktor $f = \dfrac{b}{a}$

Abb. 5.2. a Der Streustrahlenraster befindet sich im Kassettenbereich zwischen der unteren Auflageplatte und dem Kasetteneinschub. Seine Lamellen sind parallel zur Primärstrahlung fokussiert. Dadurch werden ungestreute Strahlen zwischen den Lamellen durchgelassen. Gestreute Strahlen, die durch ihre Richtungsänderung im Bild zur Kontrastverschlechterung führen würden, werden – da sie schräg auftreten – in den Lamellen absorbiert. Ein Teil der ungestreuten direkten Strahlung wird aber ebenfalls mit Raster absorbiert. Es sind die Strahlen, die direkt auf Lamellen auftreffen, der Raster führt somit durch Absorption von Streustrahlung zu einer deutlichen Kontrastverbesserung. Durch ihn erhöht sich jedoch die für die Bilderstellung benötigte Dosis um einen Faktor von ca. 2 (damit sich die Rasterlamellen nicht abbilden, wird der Raster im Rastertisch während der Aufnahme rasch bewegt). **b** Bei der Slottechnik befindet sich eine Schlitzblende röhrennah, eine zweite (anstatt des Rasters) zwischen Brust und Bildempfänger. Die beiden Schlitze lassen sich jeweils nur ungestreute direkte Strahlung zum Bildempfänger durch. Hierbei wird zunächst nur eine Zeile belichtet bzw. ausgelesen. Das Gesamtbild wird erstellt, indem sich die beiden Blenden synchron über die Brust bewegen. Das Bild wird damit zeilenweise ausgelesen. Die Schlitzblenden führen zu einer Streustrahlenreduktion wie der Raster. Im Gegensatz zum Raster entfällt (wegen der Einblendung der Primärstrahlung auf den auszulesenden Schlitz) die Dosisbelastung, die beim Raster durch Absorption von Primärstrahlung in den Lamellen entsteht. **c** Prinzip der Vergrößerungsmammographie (aus Heywang-Köbrunner u. Schreer 2003, S. 62, Abb. 3.24)

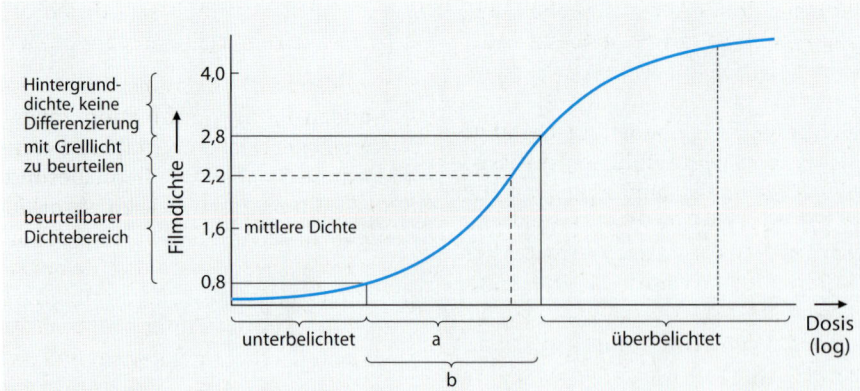

Abb. 5.3. Die Gradationskurve verdeutlicht, wie durch den Film die Strahlendichte (Dosis) in Filmdichte abgebildet wird. Unterhalb von einer Dichte von 0,8 ist ein Film unterbelichtet. Das Auge kann in diesem Bereich nicht differenzieren. Optimale Belichtung und damit optimaler Kontrast findet sich im mittleren Dichtebereich. Der auslesbare Dichtebereich in den stärker belichteten Arealen kann durch ein intensives Grelllicht etwas erweitert werden. Oberhalb einer Filmdichte von ca. 2,8 ist auch mit Grelllicht keine weitere Differenzierung möglich

Regel vor allem bestimmt durch die Auflösung der Verstärkungsfolie, da diese niedriger ist, als die des Films. Um die für die Mammographie nötige Auflösung zu erreichen, werden feinzeichnende Folien (Empfindlichkeitsklasse 25) empfohlen. Sie ermöglichen eine Auflösung von etwa 14 Linienpaaren/mm. Der erreichbare Kontrast ist stark abhängig von der Filmwahl.

Die Gradationskurve als Maß für das Kontrastverhalten eines Mammographiefilms zeigt die Abhängigkeit der Filmschwärzung von der am Film einfallenden Dosis. Je steiler der Kurvenverlauf, desto höher ist der Kontrast. Ein zu hoher Kontrast beeinträchtigt jedoch die Detailerkennung in sehr hohen Schwärzungsbereichen ebenso wie in sehr geringen (z. B. bei der Mastopathie). Dies kann dazu führen, dass sowohl Areale mit hoher als auch Areale mit sehr niedriger Transparenz nicht ausreichend sichtbar sind, während Parenchymanteile mit mittleren Dichten mit ausgezeichnetem Kontrast dargestellt werden.

Der nutzbare Bereich eines Films ist neben technischen Parametern auch limitiert durch die Wahrnehmungsfähigkeit des Auges. Sie beschränkt sich auf eine optische Dichte zwischen 0,8–2,8. Daher sind bei der Verwendung von sehr kontrastreichen Filmen eine optimale Belichtung, eine gute Positionierung der Messkammer (s. unten) sowie eine optimale Entwicklung erforderlich (Abb. 5.3).

Durch die Verstärkungswirkung von Film-Folien-Kombinationen gegenüber der alleinigen Verwendung von Filmen wird eine erhebliche Dosisreduktion erreicht. Wichtig ist jedoch, dass bei sehr dosissparenden Film-Folien-Systemen mit hoher Verstärkung die Detailerkennbarkeit der Mammographien durch vermehrtes Rauschen eingeschränkt sein kann. Das Rauschen setzt sich zusammen aus dem Strukturrauschen der Verstärkungsfolie, der Filmkörnigkeit und dem Quantenrauschen.

Automatische Belichtung

Die Belichtungsautomatik arbeitet mit einer Messkammer, die die Strahlendosis hinter dem Bildempfänger misst. Ist die Dosis erreicht, die für die mittlere optische Filmdichte erforderlich ist (so genannte Abschaltdosis), schaltet die Automatik die Strahlung ab. Die mittlere optische Filmdichte soll bei 1,4–1,8 liegen. Die Abschaltdosis ist abhängig von dem verwendeten Film-Folien-System sowie von Brustdicke und -dichte. Die Messkammer muss dabei vollständig von Drüsengewebe bedeckt sein, sollte aber im vorderen Anteil der Brust liegen, da dort die dichteren retromammillären Gangstrukturen liegen. Ist keine optimale Messkammerpositionierung möglich, z. B. bei sehr kleinen Brüsten oder bei Spezialaufnahmen, muss eine freie Belichtung durchgeführt werden. Die Belichtung ergibt sich aus dem Produkt von Stromstärke und der Expositionszeit, wobei allerdings auch die Dichte und die Dicke der Brust berücksichtigt werden müssen. Zur Vermeidung unnötiger Bewegungsunschärfe sollte die Belichtungszeit unter 1 s liegen.

Filmentwicklung

Die Filmverarbeitung hat großen Einfluss auf die Bildqualität. Sie beeinflusst nämlich Kontrast, Grundschleier, Filmempfindlichkeit und Rauschen. So kommt es z. B. bei einer zu niedrigen Entwicklertemperatur oder einer zu kurzen Entwicklungszeit zu einem Empfindlichkeitsverlust des Films und zu einer Reduktion des Filmkontrasts. Daher sind die Empfehlungen des Filmherstellers unbedingt einzuhalten ebenso wie die Vorschriften, die die tägliche Qualitätskontrolle des Entwicklungsprozesses betreffen.

Strahlendosis

Für eine Mammographie in 2 Ebenen ist bei abgestimmter Technik mit den heute üblichen dosissparenden Film-Folien-Systemen, abhängig von der Größe der Brust und der Dichte des Parenchyms, eine Strahlendosis von etwa 1–2 mGy erforderlich. Bei nicht abgestimmter Technik und älteren Geräten können aber durchaus Dosiserhöhungen um den Faktor 5 auftreten. Optimale Technik ist daher auch aus strahlenhygienischer Sicht für die Mammographie unbedingt zu fordern.

Merke Aus Daten aus Hiroshima bzw. Nagasaki oder von Patientinnen mit therapeutischer Hochdosisbestrahlung lässt sich ableiten, dass das Risiko, an Brustkrebs zu erkranken, bei jährlichen Mammographien über 20 Jahre von 10 % auf maximal 10,6 % steigt.

Das Risiko, an einem durch die Mammographie ausgelöstem Karzinom zu sterben, entspricht etwa dem Risiko, aufgrund von 3 Zigaretten am Bronchialkarzinom zu sterben. Generell gilt jedoch, dass die Strahlensensibilität des Drüsengewebes abhängig vom Alter stark schwankt. So ist das Risiko einer 20-jährigen Frau gegenüber einer 50-jährigen um ein Vielfaches höher. Daher ist bei jungen Frauen auf eine strenge Indikationsstellung zu achten. Nach heutigen Erkenntnissen ist mit einer Latenz von etwa 10 Jahren nach Strahlenexposition bis zur Manifestation eines strahlenbedingten Mammakarzinoms zu rechnen.

Für die Früherkennungsmammographie, die ab dem 40. Lebensjahr empfohlen werden kann, ist entscheidend, dass das Risiko, am Mammakarzinom zu sterben, durch regelmäßiges Screening um etwa 30 % gesenkt werden kann.

Aus Strahlenschutzgründen sollte ein Screening jedoch nicht bei Frauen unter 40 Jahren durchgeführt werden. Dies hat folgende Ursachen:

- Die Inzidenz des Mammakarzinoms in dieser Patientengruppe ist relativ niedrig.
- Das Gewebe ist strahlensensibler.
- Das Parenchym ist in dieser Altersgruppe in der Regel dichter und damit mammographisch eingeschränkt beurteilbar.

Merke Bestehen Symptome, soll jedoch auch bei jüngeren Frauen nicht auf die Mammographie verzichtet werden, da das Risiko eines übersehenen oder fehldiagnostizierten Karzinoms bei Verzicht auf die Mammographie bei symptomatischen Frauen weit über dem Risiko liegt, ein Mammakarzinom durch die Mammographie auszulösen.

Die Strahlendosis lässt sich durch die Optimierung folgender Parameter deutlich reduzieren:

- *Strahlenqualität.* Durch Wahl einer geeigneten Anoden-Filter-Kombination muss ein zu hoher Anteil energiearmer Strahlung vermieden werden, da diese Strahlenanteile insbesondere in dichten und voluminösen Brüsten absorbiert werden und nicht zur Bildqualität beitragen. Von Bedeutung ist auch die Röhrenspannung, da bei zu geringer Leistung die notwendige Dosis für eine optimale Filmschwärzung nur durch eine Verlängerung der Belichtungszeit erreicht werden kann. Um eine ausreichende Filmschwärzung zu erreichen, erhöht sich in diesen Fällen die Belichtungszeit sowie die notwendige Dosis überproportional (so genannte „reciprocity law failure"). Die Leistung eines Mammographiegerätes darf daher nicht unter 1 kW bei 30 kV liegen.
- *Brustdicke.* Durch eine Reduktion der Brustdicke mithilfe einer guten Kompression kann neben der notwendigen Dosis auch die Streustrahlung erheblich reduziert werden. Eine Verringerung der Brustdicke durch gute Kompression führt pro Reduktion um 5 mm ca. zu 20 % weniger Strahlendosis.
- Die *Brustdichte* kann zwar nicht direkt beeinflusst werden, beachtet man aber, dass in der prämenstruellen Phase in der Regel mehr Wasser im Gewebe eingelagert ist, so kann durch eine geeignete Terminierung (innerhalb der ersten 10 Tage nach Ende der Menstruation) auch eine Minimierung der Brustdichte erreicht werden. Hinzu kommt, dass in diesem Zeitraum auch die Kompression wesentlich weniger schmerzhaft und damit besser möglich ist. Schließlich kann auch eine postmenopausale Substitutionstherapie zu einer individuell unterschiedlichen Erhöhung der Brustdichte führen. In ausgeprägten Fällen sollte der Radiologe den klinischen Überweiser hierauf hinweisen.
- *Film-Folien-System.* Durch die Verwendung moderner Film-Folien-Kombinationen ließ sich im Vergleich zur früheren Filmtechnik die Dosis um das etwa 20fache reduzieren. Eine korrekte Filmentwicklung ist unbedingte Voraussetzung für die Erreichung guter Qualität bei minimal nötiger Dosis.

Merke Generell gilt, dass zur Dosisreduktion Wiederholungsaufnahmen möglichst vermieden werden müssen.

Dies erfordert
- eine optimale technische Durchführung,
- eine dem Stand der Technik entsprechende Ausrüstung,
- regelmäßige Qualitätskontrollen,
- korrekte Einstelltechnik und Kompression,
- gut ausgebildetes Personal.

Prinzipiell ist die Zahl der Wiederholungsaufnahmen pro Patientin sowie pro medizinisch-technischer/m RöntgenassistentIn (MTRA) zu dokumentieren.

Aufnahmetechnik

Für eine exzellente Aufnahmetechnik sind eine bestmögliche Kompression des Drüsengewebes ebenso wie eine korrekte Einstelltechnik entscheidend.

Kompression

Eine gute Kompression des Parenchyms hat entscheidende Vorteile:

- *verbesserte Auflösung* aufgrund einer verminderten geometrischen Unschärfe bei verringertem Film-Objekt-Abstand;
- *Verringerung der Bewegungsunschärfe* durch Patientenbewegung, Atmung und arterielle Pulsation;
- *verbesserter Kontrast.* Durch eine verringerte Brustdicke wird zum einen die resultierende Streustrahlung reduziert, zum anderen kann eine niederenergetische Strahlung verwendet werden;
- *verminderte Strahlendosis.* Durch die verringerte Brustdicke reduzieren sich Streustrahlung sowie Dosisbedarf erheblich;
- *Summationseffekte* werden durch das gute Aufspreizen von Drüsenparenchym vermieden, wodurch sich Malignome besser abgrenzen.

Eine ausreichende Kompression kann nur mit einer guten Mitarbeit der Patientin durchgeführt werden. Die Patientin sollte daher über die Notwendigkeit und Vorteile einer optimalen Kompression informiert werden. Eine gute Kompression wird in der Regel mit 12–20 kp vorgenommen. Der Kompressionsschmerz kann vermindert werden, wenn die Mammographie in der ersten Zyklushälfte nach Ende der Menstruationsblutung durchgeführt wird. In dieser Zeit ist das Gewebe weniger wasserhaltig und damit weniger schmerzempfindlich. Wichtig für eine ausreichende, schmerzfreie Kompression ist ein gutes Aufspreizen des Parenchyms, wobei eine Bildung von Hautfalten vermieden werden soll.

Einstelltechnik

Die Einstelltechnik besteht aus der korrekten Patientenpositionierung für die jeweilige Aufnahme. Sie erfordert ausreichende Mobilisierung des Drüsengewebes, Aufspreizen des Gewebes sowie eine gute Kompression.

Da, vorgegeben durch die anatomischen Verhältnisse, die weibliche Brust in ihren kranialen und medialen Anteilen weitgehend fixiert ist, muss das Drüsengewebe möglichst weit nach medial und oben mobilisiert werden.

Eine genaue Kenntnis der anatomischen Verhältnisse ist auch für die Positionierung der Belichtungs-

kammer von Bedeutung. Drüsenparenchym findet sich vorzugsweise im vorderen Drittel sowie im oberen äußeren Quadranten der Brust. Um eine optimale Belichtung der dichten Parenchymstrukturen zu erhalten, muss die Belichtungskammer vollständig von Drüsengewebe bedeckt sein. In der Regel empfiehlt sich daher, die Belichtungskammer im vorderen Drittel der Brust zu positionieren, da hier das Parenchym eine meist homogene und für die übrige Brust repräsentative Dichte aufweist. Es ist jedoch streng darauf zu achten, dass die Messkammer vollständig von der Brust bedeckt wird.

■ **Standardprojektionen.** Als Standardprojektionen haben sich international für die Mammographie in 2 Ebenen die so genannte Schrägaufnahme und die kraniokaudale Aufnahme durchgesetzt. Die Mammographie in einer Ebene kann in Ausnahmefällen sinnvoll sein, z. B. in der Schwangerschaft oder bei sehr jungen Frauen. In der Regel wird in diesen Fällen eine Schrägaufnahme durchgeführt.

■ **Mediolateral-oblique(MLO)-Aufnahme, so genannte „Schrägaufnahme" (Abb. 5.4 a, b).** Mit der MLO ist in der Regel eine vollständige Darstellung der gesamten Brust, einschließlich des axillären Ausläufers und der thoraxwandnahen Anteile möglich.

Für die MLO-Aufnahme muss der Einstellwinkel dem Verlauf des M. pectoralis angepasst werden. Dazu wird der Auflagetisch mit der Filmkassette dem M. pectoralis parallel von lateral je nach Konstitution in einer Kippung von 30–70° angelegt. Bei kleineren Frauen ist üblicherweise ein flacherer Einstellwinkel erforderlich als bei großen Frauen. Eine optimale Mobilisation und damit gute, schmerzfreie Kompression gelingt am besten, wenn die Brust durch den Auflagetisch möglichst weit nach oben und medial verschoben wird. Während das Kompressorium gesenkt wird, muss die Brust auf dem Auflagetisch nach oben und vorne gestrichen werden. Der Strahlengang bei der MLO-Aufnahme verläuft dabei von oben medial nach unten lateral. Um auch die medialen Brustanteile optimal zu erfassen, muss die Patientin nach Positionierung voll zum Gerät hin gedreht sein. (Die Fußspitzen zeigen dann in Richtung auf den Fuß des Mammographiegerätes.)

Eine gut eingestellte MLO-Aufnahme sollte folgende Kriterien erfüllen:

- Der M. pectoralis soll bis etwa auf Mamillenhöhe im Bild erfasst sein.
- Der M. pectoralis soll mit einem Winkel von 20° am seitlichen Bildrand mit konvexer Randkontur verlaufen.
- Die Inframammärfalte sollte miterfasst sein.

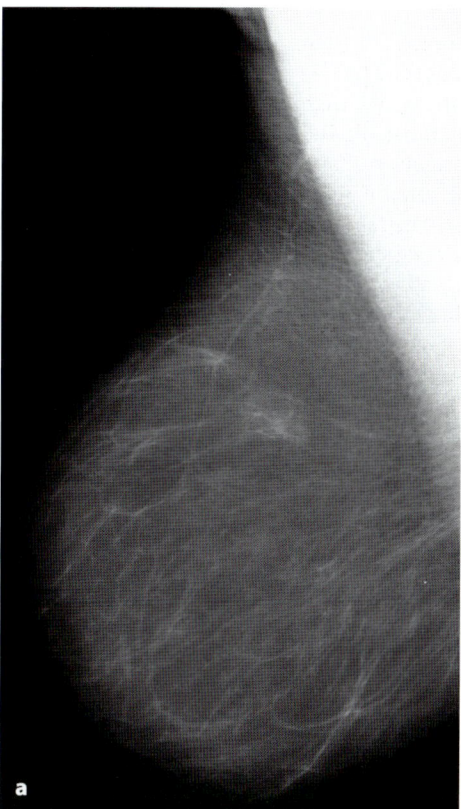

a

Abb. 5.4 a, b. Korrekte Aufnahme und Übersicht über die Qualitätsprüfung entsprechend der Vereinbarung zur Strahlendiagnostik und -therapie gemäß § 135, Abs. 2 SGB V, Anlage 3 BMV/EKV. Entsprechend dieser Verordnung dürfen bei Stichproben an 20 Fällen weniger als 30% der Aufnahmen eingeschränkte Qualität, keine Aufnahme unzureichende Qualität aufweisen. **a** Gut eingestellte MLO-Aufnahme. Teilfigur **b** siehe nächste Seite

- Das Drüsengewebe muss gut aufgespreizt sein (erkennbar auch an einer konvexen Kontur der kranioventralen Haut).
- Die Mamille sollte im Profil getroffen sein.

■ **Kraniokaudale (CC-)Aufnahme.** Die CC-Projektion ist die üblicherweise verwendete zweite Ebene in Ergänzung zur MLO-Aufnahme. Lediglich bei sehr jungen Patientinnen oder speziellen Fragestellungen kann auf die CC-Aufnahme verzichtet werden.

Um die Brust optimal zu mobilisieren, muss die Inframammärfalte so weit wie möglich nach oben angehoben werden. Der Auflagetisch wird auf Höhe der mobilisierten Inframammärfalte eingestellt. Die Brust wird dann von der Brustwand weg nach anterior gezogen, während das Kompressorium abgesenkt wird. Ziel ist es, den retromammären Fettstreifen und ggf. auch den M. pectoralis mit zu erfassen.

Eine gut eingestellte CC-Projektion muss folgende Kriterien erfüllen:

- Darstellung der medialen Umschlagfalte.
- Es sollte das gesamte Parenchym sowie der retromammäre Fettstreifen erfasst sein. Auf ca. 30–50%

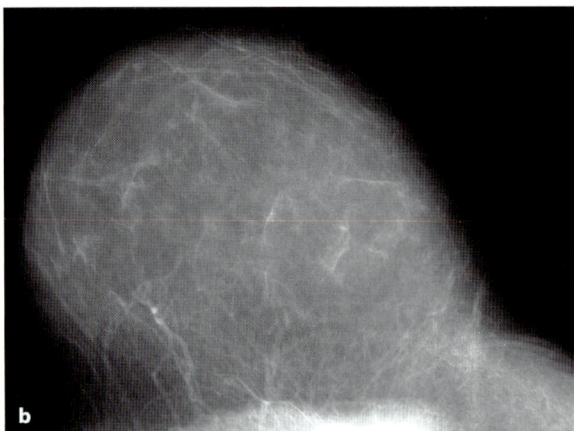

Qualitätseinstufung der CC-Aufnahme

- Pefekte (gute) Aufnahme
  (1) Brustparenchym adäquat abgebildet. Pektoralismuskel am hinteren Rand (nicht) abgebildet. Die Mamille zeigt auf keinen Fall nach lateral. (Weit laterale Anteile des axillären Ausläufers sind nicht abgebildet, wobei die Mamille mittig positioniert ist oder nach medial zeigt.)
  (2) Medialer Rand der Brust abgebildet
  (3) Mamille im Profil abgebildet, der axilläre Drüsenkörperanteil ist vollständig abgebildet
  (4) Der axilläre Drüsenkörperanteil ist vollständig abgebildet (die Brust kann nach medial rotiert werden, um eine bessere Abbildung des axillären Anteils zu erreichen. Dies muss jedoch ohne Verlust von medialen Brustanteilen geschehen)
  (5) Korrekte und klare Beschriftung, Patientenidentifikation, Beschriftung und entsprechende Seitenangabe, Aufnahmedatum
  (6) Geeignete Belichtung
     Geringe Überbelichtung ist akzeptabel, wenn keine Information verloren geht. Die Messung der optischen Dichte erfolgt in unklaren Fällen: Abbildung des Drü-

senkörpers mit maximaler Dichte zwischen < 2,5 und minimaler Dichte > 0,8 und 1,2.
  (7) Gute Kompression, d.h. scharfe Abbildung der Drüsenkörperstrukturen und adäquates Aufspreizen des Drüsengewebes
  (8) Keine Bewegungsunschärfen
  (9) Korrekte Filmverarbeitung
  (10) Keine (geringe) Artefakte durch Verarbeitung und Handhabung
  (11) Keine (geringe) Überlagerungen durch Artefakte wie z.B. Hautfalten
  (12) Symmetrische (leicht asymmetrische) Darstellung (rechte und linke Brust sollen Spiegelbilder bei der Betrachtung im Schaukasten darstellen)
- Eingeschränkte Qualität
  Beide Aufnahmen erfüllen die Kriterien 2–6 der perfekten Aufnahme. Sie können beim Kriterium 7 wie bei guten Aufnahmen geringe Mängel aufweisen. Darüber hinaus werden die Kriterien 1 und 8 der perfekten und guten Aufnahme im geringen Umfang nicht erfüllt.
  (1) Drüsenparenchym ist nicht sicher vollständig abgebildet, weil
     Pektoralismuskel nicht sichtbar
     Mamille nicht im Profil abgebildet oder
     Größere Anteile des axillären Ausläufers nicht abgebildet bei medialer Projektion der Mamille
  (7) Geringe Entwicklungs- und Handhabungsartefakte
  (8) Ausgeprägte Hautfalten, die Drüsengewebe nicht überlagern
- Unzureichende Qualität
  Eines der folgenden Kriterien wird erfüllt:
  (1) Brustparenchym unzureichend abgebildet. Größere Teile des axillären Ausläufers nicht abgebildet bei nach lateral weisender Mamille
  (2) Unzureichende Kompression
  (3) Falsche Belichtung
  (4) Fehlerhafte Filmverarbeitung
  (5) Artefakte, die das Drüsenparenchym überlagern (z.B. Hautfalte)
  (6) Unzureichende Beschriftung

Abb. 5.4a, b. Korrekte Aufnahme und Übersicht über die Qualitätsprüfung entsprechend der Vereinbarung zur Strahlendiagnostik und -therapie gemäß § 135, Abs. 2 SGB V, Anlage 3 BMV/EKV. Entsprechend dieser Verordnung dürfen bei Stichproben an 20 Fällen weniger als 30% der Aufnahmen eingeschränkte Qualität, keine Aufnahme unzureichende Qualität aufweisen. **b** Gut eingestellte CC-Aufnahme

der gut eingestellten CC-Aufnahmen ist der M. pectoralis mit erfasst.
- Die Mamille sollte tangential mittig oder leicht nach medial (ca. 10°) zeigend erfasst sein. (Um dies zu erreichen, kann die Patientin leicht schräg vor dem Mammographiegerät stehen.)
- Das Drüsengewebe muss gut aufgespreizt sein.
- Die Mamille sollte im Profil getroffen sein.

Eine Umkehrung des Strahlenganges, d.h. eine kaudokraniale Aufnahme kann indiziert sein bei Patientinnen mit schwerer Kyphose oder anderen Thoraxdeformitäten. Auch zur besseren Darstellung eines kranial gelegenen Herdes kann diese Aufnahmetechnik u.U. aufgrund der schärferen, weil filmnäheren, Abbildung sinnvoll sein.

Ergänzungsaufnahmen
Ergänzungsaufnahmen werden eingesetzt, falls eine vollständige Erfassung des gesamten Parenchyms mit den Standardaufnahmen nicht möglich ist, oder um einen unklaren Befund besser (überlagerungsfrei

oder auch vergrößert) darzustellen. Dabei ist im Prinzip jede Einstellung möglich, die eine bessere Abbildung eines unklaren Befundes erlaubt.

■ **90°-laterale-Aufnahme.** Die laterale Aufnahme ist häufig hilfreich, wenn mit der Standardprojektion eine Differenzierung zwischen Überlagerungseffekten und Herdbefund nicht sicher möglich ist. Als dritte, streng orthogonale Ebene ermöglicht sie zusammen mit der kraniokaudalen Ebene eine genaue räumliche Lokalisation vor Operation oder Intervention. Daher sollte diese streng seitliche Projektion vor jeder geplanten Biopsie oder präoperativen Markierung angefertigt werden. Zur Erstbeurteilung von Mikrokalk sollte eine laterale Aufnahme zur genauen Differenzialdiagnostik angefertigt werden. So genannte Kalkmilchzysten als Ausdruck benigner Veränderungen lassen sich lediglich im streng seitlichen Strahlengang aufgrund der nur in dieser Ebene sichtbaren Spiegelbildung sicher identifizieren. Die Erkennung von solchen Kalkmilchzysten spricht in der Regel stark für das Vorliegen einer gutartigen Veränderung im Sinne der Mastopathie.

Bei der 90°-lateralen-Aufnahme erfolgt die Einstellung mit horizontaler Richtung des Strahlengangs. Die Richtung des Strahlengangs sollte dabei so erwählt werden, dass der fragliche Befund dem Film, und damit dem Auflagetisch, so nah wie möglich anliegt. Das bedeutet, dass bei einem lateral gelegenen Befund eine mediolaterale (ML-)Aufnahme bei medialem Befund dagegen eher eine lateromediale (LM-)Aufnahme durchgeführt werden sollte. Da sich die meisten Malignome im oberen äußeren Quadranten befinden, ist die ML-Aufnahme die häufiger angewandte Projektion. Auflagetisch und Kompressorium werden dabei um 90° gekippt. Der Arm der Patientin liegt bei der ML-Aufnahme liegt dem Auflagetisch auf, bei der LM-Aufnahme dagegen dem Kompressorium. Die Brust wird weit nach kranial und ventral gezogen, um das Drüsengewebe gut aufzuspreizen.

Eine gut eingestellte 90°-laterale-Projektion sollte folgende Kriterien erfüllen:

- Das gesamte Drüsengewebe mit retromammärem Fettsaum sollte abgebildet sein.
- Der M. pectoralis sollte als schmales Band an der oberen Bildhälfte bis auf Höhe Mamille sichtbar sein.
- Die inframammäre Umschlagfalte muss mit erfasst sein.
- Das Drüsengewebe muss gut aufgespreizt sein.
- Die Mamille sollte im Profil getroffen sein.

■ **Nach außen gedrehte kraniokaudale (XCC-)Aufnahme.** Ein sehr ausgedehnter axillärer Drüsengewebeaus-

läufer lässt sich in der kraniokaudalen Ebene häufig nicht komplett darstellen. Mit der XCC-Aufnahme können diese Anteile bei Verzicht auf Abbildung der thoraxwandnahen medialen Drüsenanteile speziell dargestellt werden.

Die Patientin wird dabei soweit nach innen gedreht, bis der Auflagetisch in Kontakt mit der vorderen Axillarlinie kommt. Die Brust wird dabei zum Auflagetisch hin mobilisiert und in kraniokaudaler Richtung komprimiert. Die Röhre muss um 5° gekippt werden, da sonst ein Absenken des Kompressoriums durch die Schulter behindert wird.

Eine gut eingestellte XCC-Projektion sollte folgende Kriterien erfüllen:

- Darstellung des gesamten lateralen Gewebeausläufers mit dem umgebenden Fettsaum.
- Der M. pectoralis sollte am Bildrand mit abgebildet sein.

■ **Cleavage-Aufnahme.** Mit der Cleavage-Aufnahme lassen sich vor allem sehr thoraxwandnahe und mediale Befunde darstellen.

Bei dieser Aufnahme werden die medialen Anteile beider Brüste mit der dazwischen liegenden medialen Umschlagsfalte komprimiert (Abb. 5.5). Da die Belichtungskammer nicht von Parenchym bedeckt wird, ist eine freie Belichtung erforderlich.

■ **Tangentialaufnahme.** Eine Tangentialaufnahme dient der besseren Beurteilung von Läsionen, die im subkutanen Fettgewebe liegen, und dem Nachweis der kutanen Verkalkungen; sie erlaubt in der Regel den benignen Ursprung von Verkalkungen zu belegen.

Zur tangentialen Darstellung eines Befundes wird zunächst das Hautareal, das direkt über dem mutmaßlich unklaren Befund liegt, mithilfe einer Bleiku-

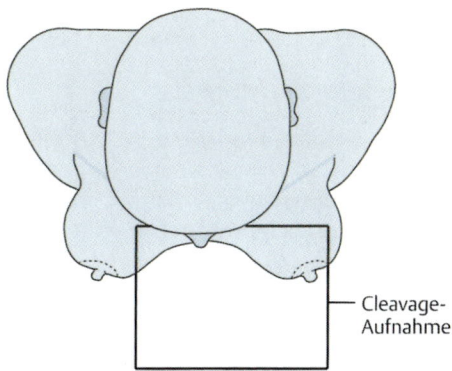

Abb. 5.5. Cleavage-Aufnahme. Bei der Cleavage-(Busen-)Aufnahme werden beide medialen Brustanteile mit der dazwischen liegenden Umschlagsfalte abgebildet. Sie dient dazu, mediale, sehr thoraxwandnahe Läsionen abzubilden. (Aus Heywang-Köbrunner u. Schreer 2003, S. 57, Abb. 3.20)

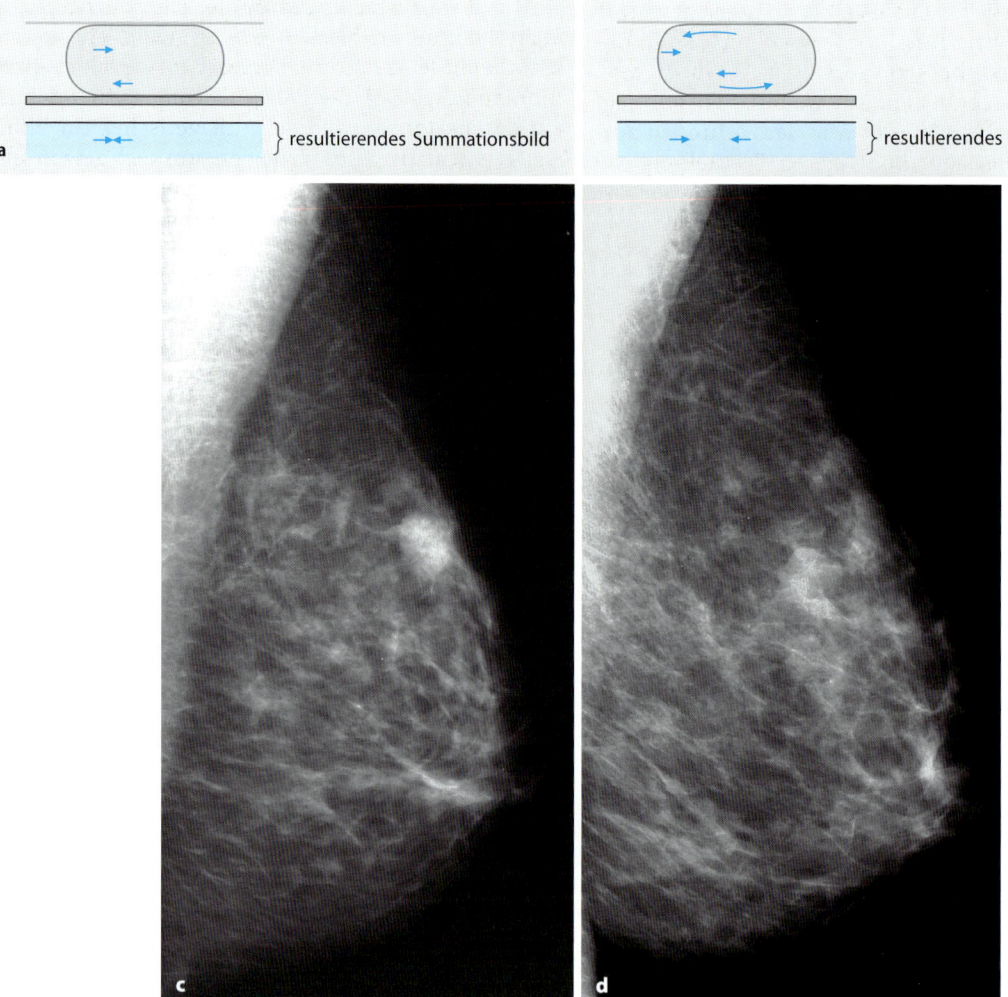

Abb. 5.6a–d. Die gerollte Aufnahme kann in jeder Projektionsrichtung erfolgen. Die Positionierung erfolgt wie in der vorangegangenen Standardprojektion. Es werden jedoch die bildempfängerfernen Anteile gegenüber den bildempfängernahen Anteilen „verrollt". Hierdurch können sich überlagernde Strukturen besser getrennt werden. **a** Beispiel einer CC-Projektion mit sich überlagernden Strukturen. **b** Beispiel einer gerollten CC-Projektion, in der sich die ehemals überlagerten Strukturen nebeneinander projizieren und damit geringere Dichte aufweisen, einzeln besser beurteilbar und oft weniger suspekt sind. **c** Die Schrägaufnahme dieser Patientin zeigt eine unklare Verdichtung. **d** Die gerollte Aufnahme zeigt, dass die Verdichtung einer Überlagerung von Drüsengewebe und einer glatt begrenzten Verdichtung (sonographisch: Zyste) entspricht

gel markiert. Anschließend werden Röhre und Auflagetisch vor erneuter Kompression so gedreht, dass die Bleikugel exakt tangential vom Strahlengang erfasst wird. Eine freie Belichtung ist erforderlich, da sonst das subkutane Fettgewebe überstrahlt wird.

■ **Lumpogramm.** Das Lumpogramm dient vor allem der Darstellung von thoraxwandnahen palpablen Befunden oder von Befunden neben Silikonprothesen, die sich in den Standardprojektionen nicht erfassen lassen.

Dabei wird lediglich der palpable Befund zwischen Auflagetisch und Kompressorium erfasst. Da bei dieser Aufnahmetechnik in der Regel die Messkammer nicht vollständig von Drüsengewebe abgedeckt wird, ist eine freie Belichtung erforderlich.

■ **Gerollte Aufnahme.** Die gerollte Aufnahme dient der Differenzierung von Summationseffekten und realen Befunden oder der Tiefenlokalisation eines Befundes, der sich nur in einer Ebene darstellt.

Gegenüber der Standardprojektion (z.B. CC oder MLO) wird die Brust etwas „gerollt". Zur Identifizierung der Tiefenlage gilt, dass röhrennah gelegene Befunde sich gleichsinnig bewegen, röhrenfern gelegene in die Gegenrichtung (Abb. 5.6a–d).

■ **Spot-Kompressionsaufnahme.** Durch die so genannte Spot-Kompressionsaufnahme lassen sich Summationseffekte durch besseres Aufspreizen des Drüsenparenchyms ausschließen. Ein weiterer Vorteil liegt in der besseren Beurteilung von Herdbefunden aufgrund einer überlagerungsfreieren Darstellung bei verminderter Streustrahlung und hierdurch verbessertem Kontrast und erhöhter Schärfe.

Die Kompressionsaufnahme ist prinzipiell in jeder Ebene möglich. Durch Anwendung eines schmalen Tubus oder kleinen rundlichen Paddels wird lediglich das Areal mit dem interessierenden Befund komprimiert. Wichtig ist eine enge Einblendung auf das interessierende Gewebeareal.

■ **Vergrößerungsaufnahme (vgl. Abb. 5.2 c, Abb. 5.7 a, b).** Die Vergrößerungstechnik dient zur genauen Analyse von Mikrokalk und zur Beurteilung der Randkontur von Herdbefunden.

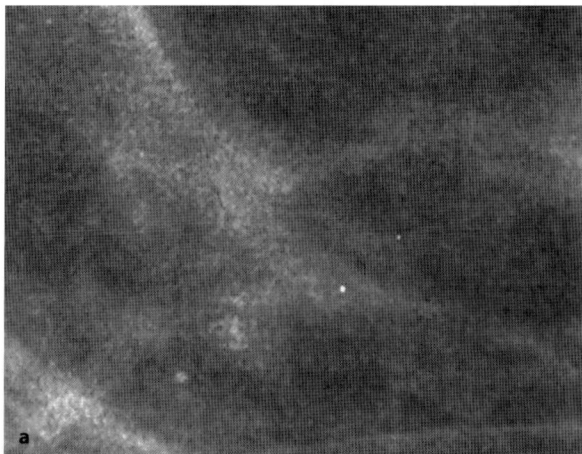
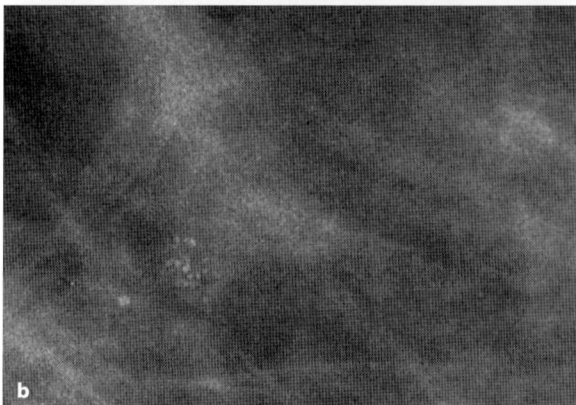

Abb. 5.7 a, b. Bei dieser Patientin findet sich eine Gruppe sehr feinen Mikrokalkes. **a** Die Einzelform ist (wegen des „Filmrauschens") auch mit sekundärer Vergrößerung (entsprechend Lupenvergrößerung) nicht sicher zu beurteilen. **b** Erst die Aufnahme in Vergrößerungstechnik erlaubt die gute Beurteilung der Einzelformen und die Beurteilung ihrer Anordnung

Die Vergrößerungsaufnahme ist prinzipiell in jeder Ebene möglich. Dabei wird lediglich das interessierende Areal komprimiert bei möglichst enger Einblendung. Bei der Vergrößerungsaufnahme ist ein definierter Abstand des Auflagetisches zur Filmkassette („air-gap") vorgegeben, um den gewünschten Vergrößerungseffekt zu erreichen. Da aufgrund der vermehrten Halbschattenbildung die geometrische Unschärfe zunimmt, muss ein kleinerer Fokus gewählt werden (< 0,1 – 0,15 mm). Da sich bei gleichen Aufnahmeparametern die Dosis erhöhen würde (kleinerer Brennfleck und damit längere Belichtungszeit, verkleinerter Fokus-Objekt-Abstand), muss zur Verminderung einer erhöhten Dosis sowie von Bewegungsartefakten wegen längerer Belichtungszeit die Spannung um ca. 2 kV erhöht und auf ein Raster verzichtet werden. Die Streustrahlung wird durch die Air-gap-Technik und die enge Einblendung reduziert. Aufgrund der höheren Dosis ist aber der Kontrast in der Regel geringer als bei der Übersichtsaufnahme.

Modifizierte Positionierung bei Patientinnen mit Implantaten

Die Darstellung der Brust nach Augmentation besteht aus bis zu 4 Ebenen.

Die beiden Standardebenen MLO und CC werden – falls erforderlich – wie üblich durchgeführt, wobei sich das Implantat zentral darstellt. Da die Messkammer in der Regel von dem Implantat bedeckt wird, muss eine freie Belichtung gewählt werden. Bei dieser Aufnahme ist das gesamte Gewebe, das vom Implantat überlagert wird, nicht beurteilbar. Im Gegensatz zu den so genannten „Eklund-Aufnahmen" ist aber das thoraxwandnahe Gewebe, soweit überlagerungsfrei abbildbar, besser erfasst.

Soweit möglich sollte außerdem eine modifizierte MLO- und CC-Aufnahme nach Eklund durchgeführt werden. Dabei wird das Drüsengewebe von der Prothese weg nach vorne gezogen und die Prothese dabei zunächst durch die Hand der MTRA, später durch das sich senkende Kompressionspaddel nach hinten weggeschoben (Abb. 5.8 a – d). Auf diese Weise wird eine Überlagerung des Gewebes durch das Implantat vermieden.

Bei Kapselfibrose, sehr kleinem Drüsenkörper oder nach Mastektomie und Wiederaufbau ist das Manöver nach Eklund in der Regel nicht mehr durchführbar.

Die Kompression bei Patientinnen mit Implantaten sollte die Brust lediglich fixieren, um Bewegungsartefakte zu minimieren. Eine zu starke Kompression kann zur Ruptur des Implantats führen und sollte daher vermieden werden.

Kann das Gewebe um das Implantat nicht mehr ausreichend durch Mammographie dargestellt wer-

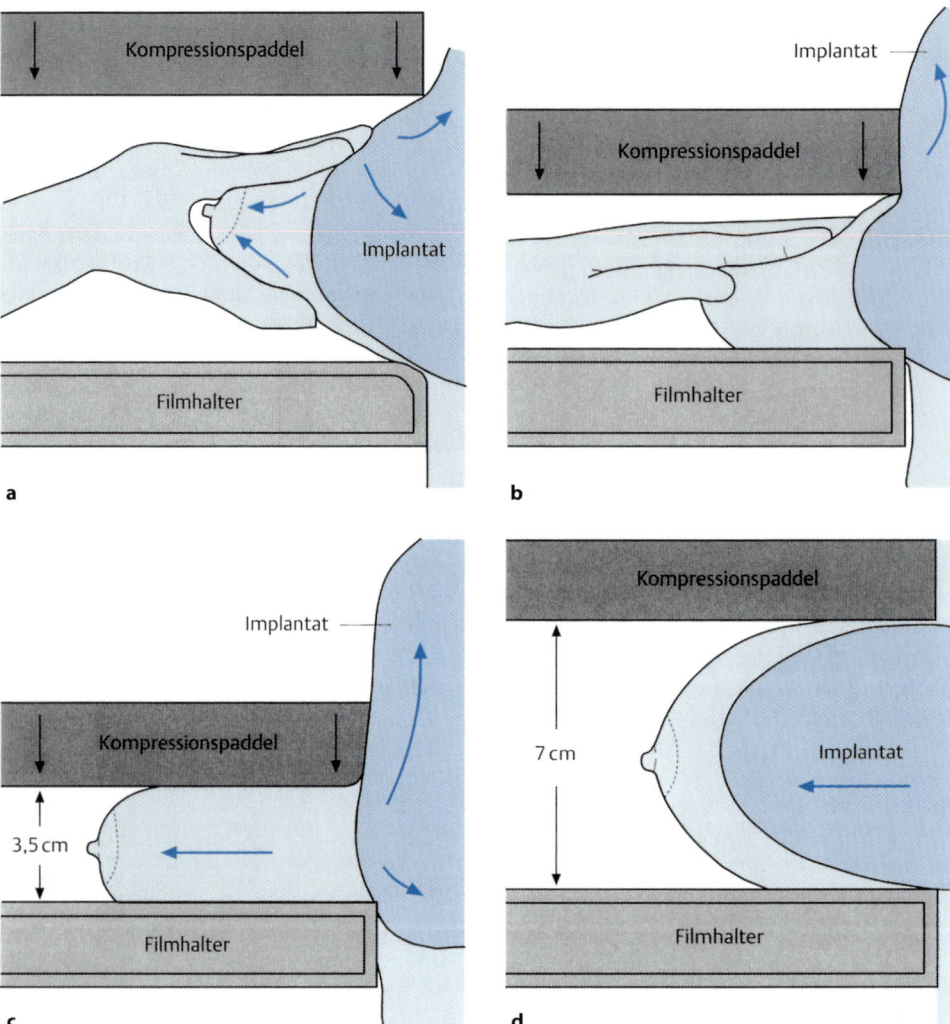

Abb. 5.8 a–d. Aufnahme nach Eklund zur Abbildung der Brust nach Augmentation mit Silikonprothese. Das Drüsengewebe wird von der Prothese weg nach vorn gezogen, diese nach hinten weggeschoben. Dann wird die Kompression angesetzt und langsam verstärkt. Sie drückt die Prothese nach dorsal, sodass das Drüsengewebe nicht von dieser überlagert wird. (Aus Heywang-Köbrunner u. Schreer 2003, S. 66, Abb. 3.28)

den, ist die Sonographie durch posttherapeutische Veränderungen (z. B. Schallschatten, echoarme Areale) eingeschränkt beurteilbar oder besteht ein erhöhtes Malignomrezidivrisiko (z. B. nach Wiederaufbauplastik bei Zustand nach ausgedehntem, multifokalem Karzinom oder vorausgegangenem Rezidiv), sollte eine ergänzende Magnetresonanztomographie (MRT) erwogen werden.

Besondere Techniken

Galaktographie
Die Galaktographie dient der Darstellung des Milchgangsystems mit Kontrastmittel (KM) zum Ausschluss oder Nachweis pathologischer Milchgangveränderungen.

■ **Indikationen.** Indikation für eine Galaktographie ist eine einseitige, spontane (eine spontane Sekretion wird von der Patientin an der Wäsche bemerkt, eine ausschließlich nach Provokation auftretende Sekretion gilt nicht als spontane und damit pathologische Sekretion) Sekretion aus einem oder einzelnen Gängen, die

- blutig, bräunlich oder klar oder
- zytologisch suspekt ist.

Nicht indiziert ist die Galaktographie beim Vorliegen einer Galaktorrhö, d. h. bei einer milchigen Sekretion, auch wenn sie nicht im direkten Zusammenhang mit einer Laktation oder Schwangerschaft steht. Die Galaktorrhö ist in der Regel Zeichen einer primären oder sekundären Hyperprolaktinämie und tritt meist beidseitig auf. Ebenfalls nicht sinnvoll ist die Galaktographie bei einer beidseitigen, nicht blutigen, zytologisch unauffälligen Sekretion aus mehreren Ostien. Diese Symptomatik ist meist im Zusammenhang mit mastopathischen Veränderungen zu beobachten.

Ein negativer zytologischer Befund schließt ein Malignom nicht aus. Daher muss jede einseitige, spontane oder blutige Sekretion weiter abgeklärt werden.

■ Kontraindikationen

- Bei fehlender Sekretion ist der Versuch einer Galaktographie kontraindiziert. Nur durch die Sekretion ist das entsprechende Ostium zu erkennen und auch zu sondieren.
- Entzündliche Veränderungen können im Rahmen der Untersuchung exazerbieren.
- Wie bei jeder Untersuchung mit Kontrastmittel ist eine Kontrastmittelallergie als relative Kontraindikation zu werten. Gegebenenfalls ist nach gründlicher Überprüfung der Indikation eine Prämedikation durchzuführen.

Prinzipiell sollen bei der Galaktographie ausschließlich nichtionische Kontrastmittel verwendet werden.

■ Nebenwirkungen/Komplikationen.
Die Sondierung kann als unangenehm bzw. schmerzhaft empfunden werden. Wird bei Sondierung ein Gang perforiert oder rupturiert ein Gang durch erhöhten Druck bei der Kontrastmittelinjektion, so kann ein Extravasat auftreten. Da das ausgetretene Kontrastmittel das umgebende Gewebe überlagert, kann die Galaktographie diagnostisch beeinträchtigt oder auch gar nicht beurteilbar sein. Das heißt, die Galaktographie muss evtl. wiederholt werden. Die Extravasation von Kontrastmittel kann zu lokalen Schmerzen führen, die aber nach Resorption des Kontrastmittels zurückgehen. Wesentliche sonstige Komplikationen nach Paravasat sind nicht zu erwarten. Nach Galaktographie wurde in Einzelfällen eine Brustentzündung berichtet. Als äußerst seltene Komplikation ist eine evtl. allergoide Kontrastmittelunverträglichkeit zu nennen.

■ Durchführung.
Vor jeder Galaktographie sollte eine Zytologie gewonnen werden. Liegt eine sehr starke Sekretion vor, sollte die Brust vor der Untersuchung gründlich ausgestrichen werden um evtl. vorhandene Blutkoagel oder eingedicktes Sekret zu exprimieren. In Rückenlagerung der Patientin wird nach gründlicher Desinfektion unter sterilem Vorgehen durch Druck eine Sekretion provoziert, um das sezernierende Ostium zu identifizieren. Der sezernierende Milchgang wird mit einer sehr dünnen (25–30 Gauge), stumpfen Kanüle sondiert. Gelegentlich ist eine

Vordilatation des Ostiums zur erfolgreichen Sondierung erforderlich. Das Kontrastmittel sollte in einer Menge von 0,1–0,5 ml luftfrei vorsichtig injiziert werden. Die Injektion ist bei Schmerzen (Zeichen der Perforation) abzubrechen. Anschließend erfolgt eine Mammographie in 2 Ebenen. Bei der Galaktographie sollte eine Aufnahme in der CC- und eine in der ML-Ebene angefertigt werden. Die ML-Aufnahme bietet gegenüber der MLO-Aufnahme den Vorteil, dass Läsionen räumlich zugeordnet werden können. Zusätzlich sind so eventuelle Luftbläschen als perlschnurartige Aufhellungen an der kranialen Milchgangwand erkennbar und können damit besser von pathologischen Füllungsdefekten differenziert werden.

■ Typische Befunde (Abb. 5.9 a–d)
- Duktektasien bei Mastopathie,
- Füllungsdefekt(e),
- Gangabbruch, ggf. mit prästenotischer Dilatation,
- irreguläre Wandstruktur der Milchgänge.

■ Differenzialdiagnose von Füllungsdefekten (F) und Gangabbrüchen (G)
- Papillome (F, G),
- Papillomatose, als eine Sonderform der Mastopathie (F, G),
- Karzinome (F, G),
- seltener Mastopathien mit chronisch entzündlichen Veränderungen (G>F),
- eingedicktes Sekret (F, G),
- Narben (G).

> **Merke** ❗ Eine Artdiagnose von Füllungsdefekten ist mit der Galaktographie nicht möglich. Daher muss jede intraduktale Raumforderung histologisch abgeklärt werden.

Jede blutige oder zytologisch auffällige Sekretion muss auch bei unauffälliger Galaktographie weiter abgeklärt werden, selbst wenn nur in etwa 10% der Fälle eine maligne Veränderung ursächlich ist.

Pneumozystographie
Die Pneumozystographie dient der mammographischen Darstellung von Zysten nach Sekretentleerung und Wiederauffüllung mit Luft. Dadurch lässt sich eine Zyste bei sonographisch unklarem Befund sicher nachweisen. Durch die Insufflation von Luft können Wandunregelmäßigkeiten oder intrazystische Raumforderungen diagnostiziert werden. Die Wiederauffüllung mit Luft verhindert eine akute zu starke Verringerung des Drucks in der Zyste und soll daher eine erneute Zystenbildung verhindern helfen. Nach langsamer Resorption der Luft soll ein Verkleben

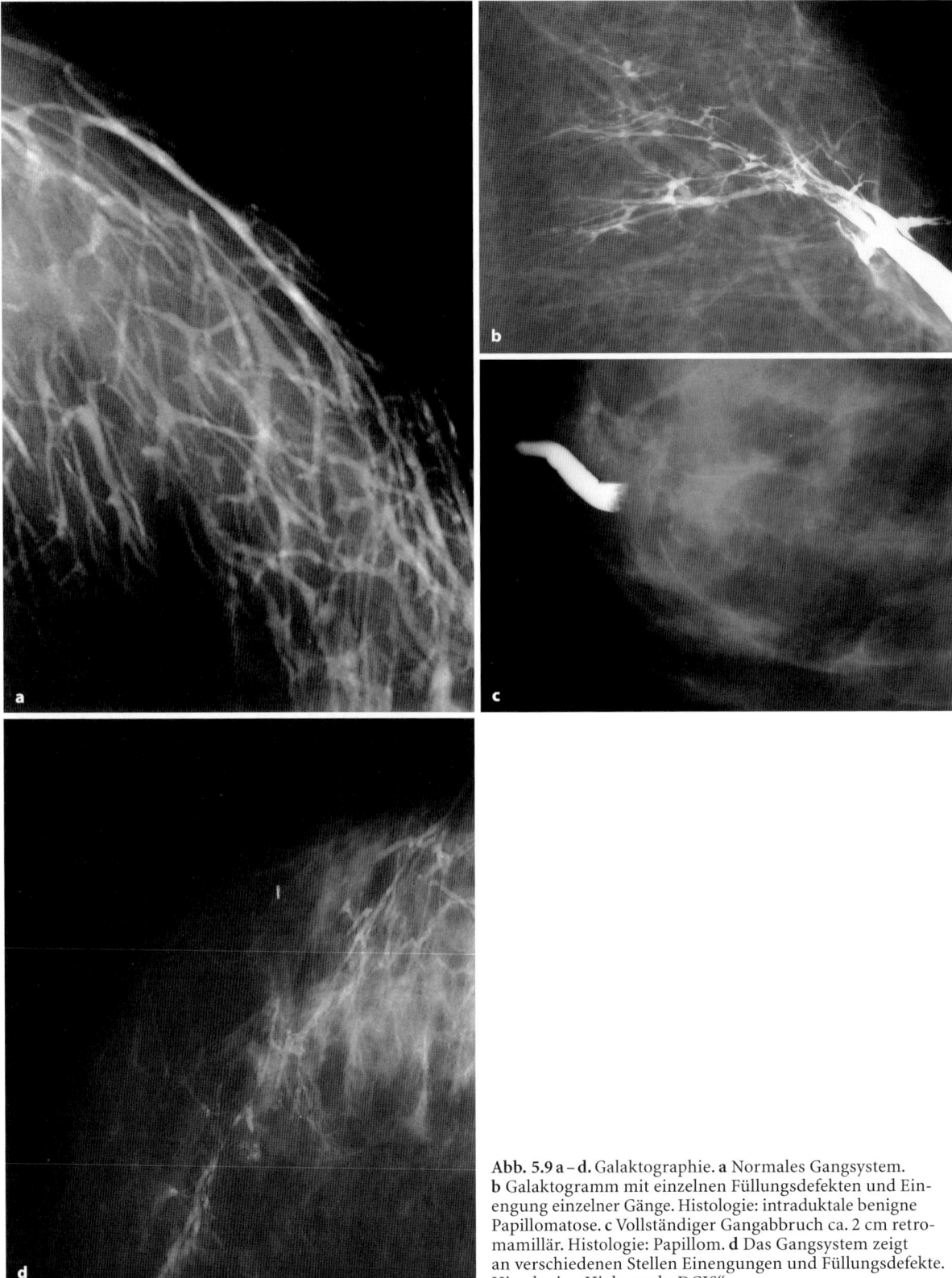

Abb. 5.9 a – d. Galaktographie. **a** Normales Gangsystem.
b Galaktogramm mit einzelnen Füllungsdefekten und Ein-
engung einzelner Gänge. Histologie: intraduktale benigne
Papillomatose. **c** Vollständiger Gangabbruch ca. 2 cm retromamillär. Histologie: Papillom. **d** Das Gangsystem zeigt
an verschiedenen Stellen Einengungen und Füllungsdefekte.
Histologie: „High-grade-DCIS"

der Zystenwände gefördert werden. Tatsächlich rezidivieren pathologische Zysten (um Papillome oder Karzinome) üblicherweise; es rezidivieren aber auch viele Zysten benigner Herkunft oder es entstehen neue Zysten in der Umgebung (nach Druckentlastung). Daher wird die therapeutische Anwendung der Pneumozystographie nicht mehr empfohlen. Die diagnostische Anwendung ist aufgrund der Sonographie deutlich zurückgegangen, kann aber weiterhin durchaus sinnvoll sein. Damit verbleibt nur eine einzige Indikation.

■ Indikation
- Sonographisch nicht eindeutig benigne zystische Befunde.

Sonographisch sicher nachweisbare, intrazystische solide Anteile sind keine Indikation. Hier muss die histologische Abklärung erfolgen.

■ Kontraindikationen
- Entzündliche Veränderungen,
- schwere Gerinnungsstörungen oder Antikoagulanzientherapie.

■ Durchführung.
Bei der liegenden oder sitzenden Patientin wird die Zyste nach Desinfektion der Haut unter sonographischer Kontrolle mit einer 18- oder 20-Gauge-Nadel punktiert. Große tastbare Veränderungen können unter Palpationskontrolle punktiert werden. Der Zysteninhalt sollte vollständig aspiriert werden. Anschließend wird die Zyste mit einem etwas geringeren Luftvolumen wieder aufgefüllt. Die mammographische Kontrolle erfolgt in 2 Ebenen (CC und ML). Eine einfache Zyste zeichnet sich durch eine dünne Zystenwand und vollständig glatte Wandkontur aus (Abb. 5.10 a – d). Septierungen können bei benignen Zysten vorkommen, müssen aber dünn, scharf und glatt begrenzt sein. Bei komplikationslosem Verlauf und benigner Zytologie sollte eine sonographische Nachkontrolle nach 3 – 6 Monaten durchgeführt werden.

> **Merke** ❗ Jede intrazystische Raumforderung, Wandunregelmäßigkeit oder aber ein zytologisch auffälliges Sekret ist histologisch abzuklären.

■ Differenzialdiagnose der intrazystischen Raumforderung
- Intrazystisches Karzinom,
- intrazystisches Papillom,
- Galaktozele,
- Sedimentation, Einblutung.

Digitale Mammographie
Das Prinzip der digitalen Mammographie ist die Umwandlung des analogen Strahlungsbildes in ein digitales Bild. Hierdurch ist eine Trennung von Bildakquisition und Bildwiedergabe (mit entsprechender Nachverarbeitung) möglich, und die genannten Schritte können unabhängig voneinander durchgeführt und damit optimiert werden.

Vorteile der digitalen Mammographie liegen in der:

- Vermeidung von Wiederholungsaufnahmen, da aufgrund eines großen Belichtungsspielraumes Fehlbelichtungen vermieden werden können;
- optimalen Darstellung verschiedenster Bildareale aufgrund geeigneter Bildnachverarbeitung;
- Reduktion des Filmverbrauchs;
- digitalen Übertragungs- und Archivierungsmöglichkeit;
- computerassistierten Befundung.

Die primär digitale Mammographie im eigentlichen Sinne ist zu trennen von der sekundär digitalisierten Mammographie. Bei letzterer wird ein herkömmliches konventionelles Film-Folien-System verwendet. Die Mammographien werden dann nachträglich digitalisiert. Dieses Verfahren ist jedoch sehr zeitintensiv, und die Bildqualität ist entscheidend von der Qualität des konventionellen Originals abhängig.

Für die primär digitale Mammographie wurden inzwischen verschiedene Systeme entwickelt, die z. T. bereits zugelassen sind. Alle Systeme sind derzeit noch sehr teuer. Ob die mit den einzelnen Systemen bisher erreichte Bildqualität der der konventionellen Mammographie gleichkommt, wird von verschiedenen Experten noch unterschiedlich beurteilt. Zur Vergleichbarkeit von konventioneller und digitaler Mammographie in klinischer Diagnostik und Screening läuft derzeit eine umfangreiche Studie in den USA (so genannte ACRIN-Studie).

Prinzipiell wird die Bildqualität in der Mammographie bestimmt durch Kontrast, Signal-zu-Rausch-Verhältnis bezogen auf die verwendetet Dosis (derzeit angegeben als DQE/„dose quantum efficiency") und Auflösungsvermögen.

Eine Möglichkeit der digitalen Bilderstellung in der Mammographie betrifft die so genannte Flachbett-Detektor-Technologie. Sie wird derzeit von mehreren Firmen eingesetzt bzw. entwickelt. Der wichtigste Vorteil dieses Verfahrens ist der hohe erreichbare Bildkontrast und die gute DQE. Während das erste bereits zugelassene System nur 4 – 5 Linienpaare auflösen kann, erlauben die meisten Folgegeräte eine bessere Auflösung von bis zu 7 – 8 Linienpaaren. Bei der konventionellen Mammographie ist eine Mindestauflösung von 10 Linienpaaren sowohl in den Europäischen Guidelines for Quality Assurance als auch in den entsprechenden Leitlinien des American College of Radiology für eine adäquate Mikrokalkdarstellung gefordert. Dennoch dürfte eine etwas geringere räumliche Auflösung durch die gute Kon-

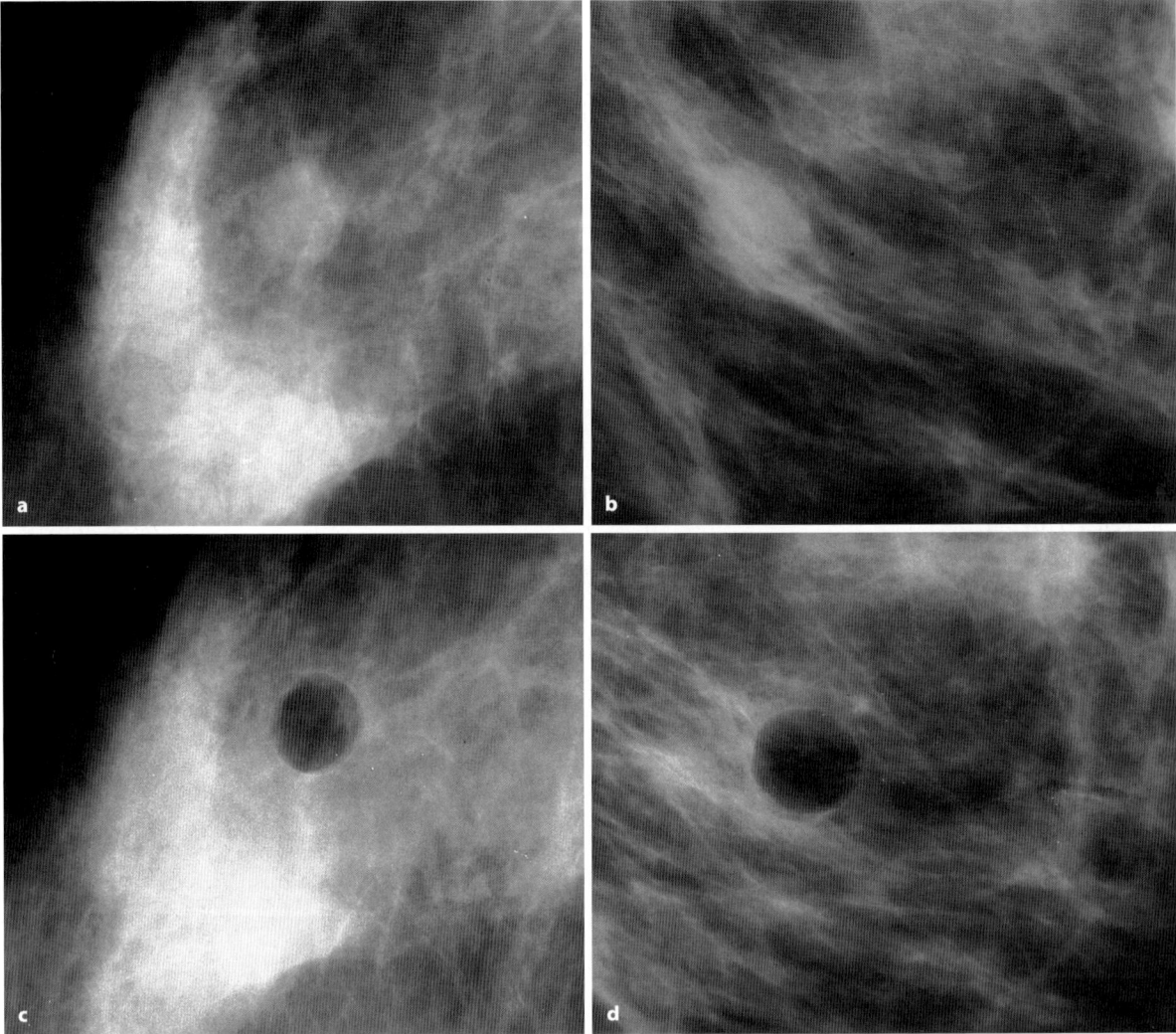

Abb. 5.10a–d. Die Pneumozystographie wurde bei dieser Patientin aus diagnostischen Gründen durchgeführt, aufgrund des dargestellten (**a, b**), neu aufgetretenen Herdbefundes, der sonographisch nicht sicher einer Zyste entsprach. Nach Pneumozystographie stellt sich eine feine und vollständig glatt begrenzte Zystenwand in beiden Ebenen dar. **a** Ausschnitt CC-Aufnahme vor Pneumozystographie. **b** Ausschnitt ML-Aufnahme vor Pneumozystographie. **c** Ausschnitt CC-Aufnahme nach Pneumozystographie. **d** Ausschnitt ML-Aufnahme nach Pneumozystographie

trastauflösung digitaler Systeme und entsprechende Nachverarbeitung kompensierbar sein. Inwiefern dies bei 7–8 Linienpaaren oder gar bei weniger als 5 Linienpaaren wirklich möglich ist, wird noch getestet.

Ein weiteres digitales Gerät für digitale Vollfeldmammographie basiert auf der CCD-Technologie (CCD/„charged coupled device") kombiniert mit zeilenweiser Belichtung und Auslesung (so genannte „Slot-Mammographie). Bei dieser Technologie sind hohe DQE und hohes Auflösungsvermögen von 10–14 Linienpaaren kombiniert. Erste Ergebnisse dieses ebenfalls zugelassenen Systems zeigen eine der konventionellen Mammographie mindestens vergleichbare Bildqualität bei gleicher oder geringerer Dosis.

Noch mehr Dosisersparnis wird von einem Verfahren erwartet, das quasi jedes Photon in ein digitales Signal umsetzt ("photon-capturing"). Das Gerät ist noch in Entwicklung.

Neben der Vollfeldmammographie hat sich die CCD-Technologie für die Vergrößerungsmammographie und für stereotaktische Interventionen durchgesetzt. Für beide Indikationen ist nur ein kleines Feld notwendig. Mit Vergrößerungstechnik erreichen einzelne Geräte eine hervorragende Auflösung von bis zu 20 Linienpaaren. Die digitale Stereotaxie ist der Stereotaxie mit Film wegen der rascheren Bearbeitungszeit (kürzere Untersuchungszeit und hierdurch Vermeidung von Fehlern durch Patientenbewegung) bei guter Bildqualität heute vorzuziehen.

Schließlich werden auch Phosphorspeicherfolien für die digitale Mammographie angeboten. Sie können mit geringerem finanziellen Aufwand an entsprechend aufgerüsteten modernen Mammographiegeräten eingesetzt werden. Die DQE ist vermutlich geringer als bei Flachbettdetektoren. Mit geeigneten Speicherfolien kann aber eine Auflösung von ca. 8 Linienpaaren erreicht werden. Die Vergleichbarkeit der Bildqualität mit konventioneller Mammographie ist auch bei diesem System noch zu testen. Das Gerät dürfte vor allem unter Kostengesichtspunkten interessant sein.

Zwar sind derzeit auch Speicherfolien verschiedener Hersteller mit einer Auflösung von ca. 5 Linienpaaren verfügbar. Sie können aber für eine adäquate Wiedergabe mammographischer Detailinformation nicht empfohlen werden.

Während die o. g. bereits realisierten oder noch zu erwartenden Vorteile der digitalen Mammographie in absehbarer Zukunft sicher zum Durchbruch verhelfen werden, sind bisher noch nicht alle Probleme gelöst.

Noch zu klären bleibt

- die Entwicklung einer standardisierten Qualitätssicherung für digitale Geräte,
- die Optimierung der Monitorbefundung,
- das Handling der mit digitaler Mammographie verbundenen z. T. sehr großen Datenmengen.

■ **Computerassistierte Befundung.** Die computerassistierte Befundung soll den Arzt vor allem bei der Detektion pathologischer Veränderungen im Mammogramm unterstützen. Dazu müssen digitale Bilddaten vorliegen. Durch derartige Systeme werden gruppierte Mikroverkalkungen oder suspekte Verschattungen gekennzeichnet. Dadurch wird das Auffinden pathologischer Veränderungen unterstützt. Eine Bewertung der Befunde und eine Entscheidung über das weitere Procedere bleibt jedoch weiter dem Arzt vorbehalten.

Weiterführende Literatur

Änderung der Vereinbarung zur Strahlendiagnostik und -therapie § 135 Abs. 2 des SGB V, Anlage 3 BMV/EKV, veröffentlicht am 29.März 2002. Deutsches Ärzteblatt 99/13: A886–A890 und B738–B742

Aichinger H, Joite-Barfuß S, Marhoff P (1990) Die Belichtungsautomatik in der Mammographie. Elektromedica 58: 61–65

American College of Radiology (2001) Recommended specifications for new mammography equipment. Screen-film x-ray systems, image receptors and film processors. American College of Radiology, Reston/VA

Anttinen J, Pamilo M, Soiva M, Roiha M (1993) Double reading of mammography screening films: One radiologist or two? Clin Radiol 48: 414–421

Berg WA, Campassi C, Langenberg P, Sexton MJ (2000) Breast Imaging Reporting and Data System. AJR Am J Roentgenol 174: 1769–1777

Blanks RG, Wallis MG, Given-Wilson RM (1999) Observer variability in cancer detection during routine repeat (incident) mammographic screening in a study of two versus one view mammography. J Med Screen 6: 152–158

Boyd NF, Jong RA, Yaffe MJ et al. (1993) Canadian National Breast Cancer Screening Study. Radiology 189: 661–663

Breast Imaging Reporting and Data System BI-RADS™ (1998) 3rd edn. American College of Radiology, Reston/VA

Dershaw DD, Eddens G, Liberman L, Deutch BM, Abramson AF (1995) Sonographic and clinical findings in women with palpable breast disease and negative mammography. Breast Dis 8: 13–17

Eklund GW, Busby RC, Miller SH et al. (1988) Improved imaging of the augmented breast. AJR Am J Roentgenol 151: 469–472

Elmore JG, Wells CK, Lee CH et al. (1994) Variability in radiologists interpretations of mammograms. N Engl J Med 331: 1493–1499

Fajaro LL, Jackson PJ, Hunter TB (1992) Interventional procedures in diseases of the breast: Needle biopsy, pneumocystography, and galactography. Am J Radiol 158: 1231–1238

Feig SA, Hendrick RE (1997) Radiation risk from screening mammography of women aged 40–49 years. J Natl Cancer Inst Monographs 22: 119–124

Fiedler E, Aichinger U, Bohner C et al. (1999) Image quality and radiation exposure in digital mammography with storage phosphor screens in a magnification technic. Rofo 171: 60–64

Funke M, Netsch T, Breiter N et al. (1999) Computer-assisted visualisation of digital mammography images. Rofo 171: 359–363

Gaspard-Bakhach S, Dilhuydy MH, Bonichon F et al. (2000) ROC-analysis comparing screen film mammography and digital mammography. J Radiol 81: 133–139

Graham RA, Homer MJ, Sigler CJ (1994) The efficacy of specimen radiography in evaluating surgical margins of impalpable breast carcinoma. AJR Am J Roentgenol 162: 33–36

Heywang-Köbrunner SH (2001) Planungen der Deutschen Röntgengesellschaft und des Berufsverbandes zur Qualitätssicherung der Mammographie. Radiologe 41: 352–358

Heywang-Köbrunner SH, Schreer I (2003) Bildgebende Mammadiagnostik, 2. Aufl. Thieme, New York Stuttgart

Johnston K, Brown J (1999) Two view mammography at incident screens: Cost effectiveness analysis of policy options. BMJ 319: 1097–102

Jung H (1998) Mammographie und Strahlendosis. Rofo 169: 336–343

Karssemeijer N, Veldkamp WJ, te Brake GM, Hendriks JH (1999) Reading screening mammograms with the help of neural networks. Ned Tijdschr Geneeskd 143: 2232–2236

Kimme-Smith C, Bassett LW, Gold RH (1992) Workbook for quality mammography. Williams & Wilkins, Baltimore Hongkong London

Lado MJ, Tahoces PG, Mendez AJ et al. (1999) A wavelet-based algorithm for detecting clustered microcalcifications in digital mammograms. Med Phys 26: 1294–1305

Laquement MA, Mitchell D, Hollingsworth AB (1999) Positive predictive value of the Breast Imaging Reporting and Data System. J Am Coll Surg 189: 34–40

Law J (1997) Cancers detected and induced in mammographic screening: New screening schedules and younger women with family history. Br J Radiol 70: 62–69

Leichter I, Lederman R, Bamberger P et al. (1999) The use of an interactive software program for quantitative characterization of microcalcifications on digitized film-screen mammograms. Invest Radiol 34: 394–400

Liberman L, Abramson AF, Squires FB et al. (1998) The breast imaging reporting and data system: Positive predictive value of mammographic features and final assessment categories. AJR Am J Roentgenol 17: 35–40

Linver MN, Osuch JR, Brenner RJ, Smith RA (1995) The mammography audit: A primer for the Mammography Quality Standards Act (MQSA). AJR Am J Roentgenol 165: 19–25

Perry NM, Broeders M, de Wolf C, Törnberg S, Schouten J (eds) (2001) European Guidelines for Quality Assurance in Mammography Screening, 3rd edn. Office for Official Publications of the European Communities, Luxembourg

Perry NM and the EUSOMA Working Party (2001) Quality assurance in the diagnosis of breast disease. Eur J Cancer 37: 159–172

Pisano ED, Yaffe MJ, Hemminger BM et al. (2000) Current status of full-field digital mammography. Acad Radiol 7: 266–280

Pisano ED (2002) Current status of full-field digital mammography. Radiology 21: 26–28

Säbel M, Aichinger U, Schulz-Wendtland R et al. (1999) Digitale Vollfeld-Mammographie: Physikalische Grundlagen und klinische Aspekte. Röntgenpraxis 52: 171–177

Taplin SH, Rutter CM, Elmore JG et al. (2000) Accuracy of screening mammography using single versus independant double interpretation. AJR Am J Roentgenol 174: 1257–1262

Thurfjell EL, Lernevall KA, Taube AAS (1994) Benefit of independent double reading in a population-based mammography screening program. Radiology 191: 241–244

Warren Burhenne LJ, Wood SA, D'Orsi CJ et al. (2000) Potential contribution of computer-aided detection to the sensitivity of screening mammography. Radiology 215: 554–562

Young KC, Wallis MG, Blansky RG, Moss SM (1997) Influence of number of views and mammographic film density on the detection of invasive cancers: Results from the NHS Breast Scrennning Programme. Br J Radiol 70: 482–488

Zheng B, Chang YH, Wang XH et al. (1999) Feature selection for computerized mass detection in digitized mammograms by using a genetic algorithm. Acad Radiol 6: 327–332

5.1.3
Sonographie

Treffsicherheit und Indikationen

Die Sonographie ist derzeit die wichtigste ergänzende Untersuchungsmethode zur Mammographie. Wesentliche Vorteile betreffen:

- die gute Unterscheidbarkeit von Zysten und soliden (= nichtzystischen) Herdbefunden;
- der gute Kontrast vieler Karzinome in mammographisch dichtem, „mastopathischem" Drüsengewebe und damit der Erhalt komplementärer Information zur Mammographie;
- die dynamische („Real-time-")Darstellung des Drüsenparenchyms. Sie ermöglicht eine direkte Korrelation mit dem klinischen Befund und eine genaue Evaluation des Befundes bezüglich seiner Verschieblichkeit und Komprimierbarkeit.

Die Sonographie kann die Mammographie aber nicht ersetzen. Die Treffsicherheit ist bei kleinen Tumoren, insbesondere bei In-situ-Karzinomen und im fettreichen Drüsenkörper deutlich eingeschränkt. Obwohl mithilfe der Sonographie auch zusätzliche Herdbe-

funde in mammographisch dichtem Gewebe gefunden werden können, liegen derzeit keinerlei Daten vor, die ein sonographisches Screening (auch ergänzend zur Mammographie) rechtfertigen könnten. Einerseits kann derzeit die Rate zusätzlicher falsch-positiver Befunde noch nicht abgeschätzt werden. Andererseits hängt die Treffsicherheit der Sonographie im besonderen Maße vom Untersucher ab. Eine ausreichende Qualitätssicherung, die zur Minimierung falsch-positiver Befunde, insbesondere aber zur Vermeidung einer hohen Zahl an Abklärungen nötig wäre, kann derzeit nicht gesichert werden. Daher sollte die Sonographie immer befundbezogen eingesetzt werden. Auf die Mammographie kann bei Screening von Frauen über 40 Jahren und für die Abklärung klinischer Symptome bei Frauen ab 30 Jahren nicht verzichtet werden, denn nur die Mammographie erlaubt die sichere Erkennung pathologischer Mikroverkalkungen (als häufig einziger Hinweis auf die meisten Frühkarzinome) und die sichere Erkennung kleiner Herdbefunde in fettreichem Gewebe.

> **Merke** Ein auffallender mammographischer oder klinischer Befund muss auch bei negativem Ultraschallbefund weiter abgeklärt werden.

Bei Frauen unter 30 Jahren mit einem auffälligen Tastbefund ist die Sonographie die erste diagnostische Maßnahme. Ist der Tastbefund jedoch sonographisch nicht eindeutig mit einer Zyste korrelierbar, muss in diesen Fällen ergänzend eine Mammographie und ggf. auch eine weitere diagnostische Abklärung durchgeführt werden.

Für die Frau ab 40 Jahre ergeben sich für die (zur Mammographie) ergänzende Sonographie folgende Indikationen:

- Differenzierung von tastbaren oder mammographisch sichtbaren Herdbefunden (insbesondere Zysten und soliden Läsionen);
- Detektion von soliden Herden in mammographisch dichtem Gewebe bei Risikopatientinnen oder bei bestehender Asymmetrie;
- Detektion von befallenen axillären Lymphknoten.

Technische Grundlagen

Schallkopf

In der Mammasonographie sollten für die Routinediagnostik Linearschallköpfe mit einer Frequenz von ca. 7,5 MHz eingesetzt werden. Mit dieser Frequenz ist das Gewebe in der Regel bis zur Thoraxwand einzusehen, wobei gleichzeitig ein akzeptables axiales Auflösungsvermögen von 0,3–0,4 mm erzielt wird. Bei einzelnen Schallköpfen werden z.T. auch gemischte Frequenzen, z.B. von 6–10 MHz, angeboten.

Hierbei soll die hohe Auflösung höherer Frequenzen mit der guten Eindringtiefe niederer Frequenzen kombiniert werden.

Mit der so genannten Hochfrequenzsonographie (10 – 13 MHz) ist zwar ein höheres Auflösungsvermögen unter 0,2 mm zu erreichen, die Eindringtiefe ist jedoch auf etwa 3 cm begrenzt. Für größere Areale oder die Untersuchung der gesamten Brust reichen in der Regel Eindringtiefe und Sichtfenster nicht aus. Diese Art von hochfrequenten Schallköpfen sollte daher lediglich zur genaueren Beurteilung von Herdbefunden eingesetzt werden.

Bildqualität

Die Bildqualität ist abhängig von Auflösung, Kontrast im Fokusbereich (bzw. im gesamten Bild) und von der Schichtdicke.

■ Auflösung

- Das axiale Auflösungsvermögen ist abhängig von der Länge des Ultraschallimpulses. Bei 7,5 MHz können etwa 0,3 – 0,4 mm aufgelöst werden.
- Die laterale Auflösung hängt ab von der Breite der Schallelemente, der verwendeten Frequenz und der Fokussierung.
- Die Kontrastauflösung, d. h. die Schärfe des Impulses nach lateral, ist ebenfalls schallkopf- und geräteabhängig.
- Eine neue Applikation in der Ultraschalldiagnostik ist das so genannte „tissue harmonic imaging" (THI), das vor allem im schallkopffernen Bereich eine verbesserte räumliche Auflösung sowie auch eine verbesserte Kontrastauflösung verspricht. Klinische Studien zur diagnostischen Wertigkeit von THI laufen derzeit noch.

■ Bildqualität in Nah-, Mittel- und Fernfeld

- Durch Interferenzerscheinungen, bedingt durch den kurzen Abstand zum Schallkopf, kann es zu einer erheblichen Beeinträchtigung der Bildqualität im Nahbereich kommen. Daher muss bei Geräten, die subkutan keine ausreichende Bildgüte erlauben, eine Vorlaufstrecke verwendet werden. Dabei handelt es sich üblicherweise um mit Gel oder Wasser gefüllte Kissen.
- Optimale Bildqualität wird nur im Fokusbereich erreicht. Zur korrekten Beurteilung von Befunden muss deshalb die Fokustiefe an die Herdtiefe angepasst werden. Die meisten Standardgeräte bieten heute eine elektronische Fokussierung mit Verwendung eines Multifokus (gute Fokussierung in verschiedenen Tiefen) an.

■ Kontrast

- Nur durch eine ausreichend hohe Zahl an Graustufen ist es möglich, geringe Kontrastunterschie-

de zwischen einzelnen Gewebekomponenten darzustellen.

■ Schichtdicke

- Die Schichtdicke wird bestimmt durch die Güte und Konstruktion des Schallkopfs. Dünne Schichten sind z. B. notwendig, um Zysten ohne Echos aus den Nachbarschichten darzustellen und daher besser diagnostizieren zu können.

■ Weitere Faktoren

- Die Bildgüte kann ggf. auch mit speziellen Phantomen überprüft werden.
- Wie bei anderen technischen Geräten sind regelmäßige Qualitätskontrollen unverzichtbar.

Durchführung

Patientenlagerung

Die Sonographie der Brust sollte in Rückenlage durchgeführt werden. Dabei muss darauf geachtet werden, dass die vom Schall zu penetrierende Schichtdicke möglichst gering ist. Deshalb sollte die Patientin z. B. bei der Untersuchung der rechten Brust den rechten Arm nach oben hinter den Kopf nehmen und sich etwas zur kontralateralen Seite drehen. Auf diese Weise breitet sich die Brust flach auf der Thoraxwand aus. Durch die Elevation des Armes wird außerdem die Mobilität der Brust reduziert. Die leichte Drehung der Patientin zur Gegenseite ermöglicht, insbesondere bei Patientinnen mit großen Brüsten, eine bessere Darstellung der äußeren Quadranten. So kann die Untersuchung systematisch erfolgen und die Ergebnisse werden leichter reproduzierbar (Abb. 5.11 a).

Liegt ein tastbarer Befund vor, so kann es hilfreich sein, den Herd zwischen 2 Fingern zu fixieren und den Schallkopf darüber zu bewegen. So ist sichergestellt, dass der fragliche Befund auch erfasst ist, und das sonographische Bild kann exakt mit dem Tastbefund korreliert werden.

Untersuchungstechnik

Der Schallkopf wird wie bei jeder sonographischen Untersuchung mit ausreichend Gel senkrecht zur Haut aufgesetzt, wobei auf korrekte Ankopplung der gesamten Fläche des Schallkopfs mit der Haut zu achten ist. Die Untersuchung sollte mit einer leichten dosierten Kompression durchgeführt werden. Auf diese Weise lässt sich die Penetration des Gewebes durch eine Abflachung der elastischen Gewebestrukturen weiter verbessern.

Oft wird die Sonographie nur gezielt zur Klärung eines klinischen oder mammographischen Befundes eingesetzt.

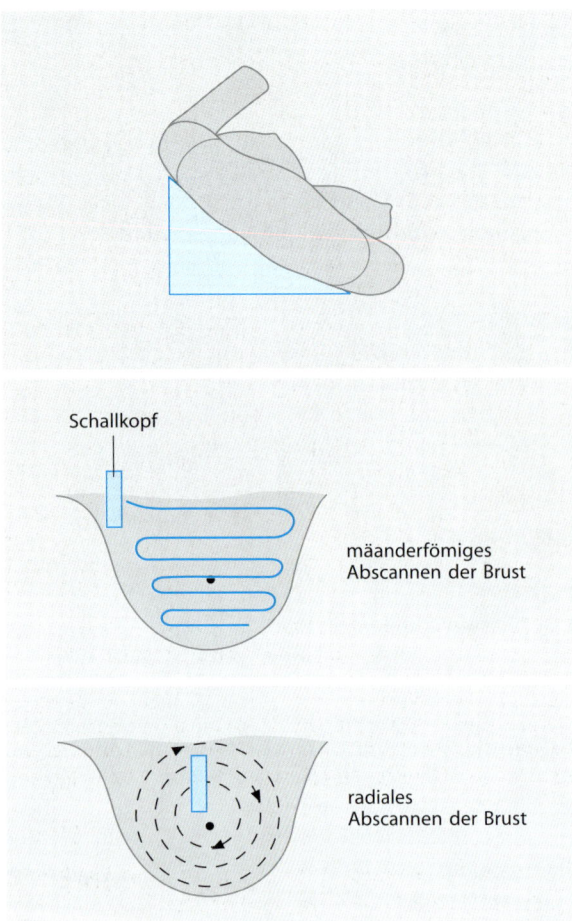

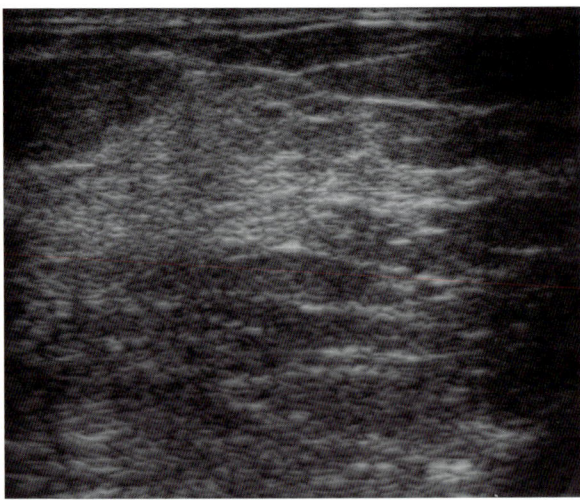

Abb. 5.12. Das Sonogramm ist korrekt eingestellt, wenn Fett (F) bzw. Drüsengewebe (D) in den verschiedenen Tiefen gleiche Echointensität aufweist. Durch Anwahl des Multifokus wird gute Schärfe in verschiedenen Tiefen erreicht. Die Auflösung im Nahfeld ist hier (bedingt durch die gute Schallkopfqualität) sehr gut. Bei Schallköpfen mit schlechterer Fokussierung im Nahfeld muss (zumindest für die Darstellung schallkopfnaher Befunde) eine Wasservorlaufstrecke verwendet werden

Abb. 5.11. a Die Patientenpositionierung für die sonographische Untersuchung der rechten Brust: Die Patientin liegt leicht schräg, bedingt durch einen Keil, der sie rechts unterstützt. Den rechten Arm legt die Patientin über den Kopf. Hierdurch breitet sich die rechte Brust möglichst flach auf der Thoraxwand aus. Für die Untersuchung der linken Brust ist die Position spiegelbildlich. **b** Mäanderförmiges Abscannen. **c** Radiales Abscannen (meist sind 2 Scan-Runden nötig: mamillennah und mamillenfern)

Jeder pathologische Befund muss in 2 aufeinander senkrecht stehenden Ebenen abgebildet werden. Prinzipiell ist dies in jeder beliebigen Schnittführung möglich.

Soll die gesamte Brust abgebildet werden (z. B. Karzinomausschluss in sehr dichtem Gewebe bei Frauen mit hohem Karzinomrisiko), so kann die Brust mäanderförmig abgebildet werden (Abb. 5.11 b). Radiäre Schichten orientieren sich am anatomischen Aufbau der Brust und erlauben eine komplette Darstellung der duktalen Strukturen in ihrem Verlauf bis zur Mamille (Abb. 5.11 c). Da im Retromamillärbereich aufgrund des hohen Bindegewebeanteils eine hohe Schallauslöschung besteht, sind für diese Region schräg angulierte Schichten zu empfehlen.

Geräteeinstellung

■ **Tiefenausgleich.** Da der Ultraschall im Gewebe tiefenabhängig zunehmend absorbiert wird, ist zur gleichmäßigen Darstellung der Echostruktur im B-Bild ein Tiefenausgleich, d. h. eine zunehmende Verstärkung der tiefer liegenden Echos, notwendig. Die Verstärkungskurve muss so eingestellt werden, dass die Echos ähnlicher Gewebe unabhängig von der Entfernung vom Schallkopf die gleiche Intensität aufweisen. Die Verstärkungskurve ist individuell, je nach Schallabsorption der Haut oder des Parenchyms zu wählen. Als Anhalt sollte Fett immer einen mittleren Grauwert aufweisen. Die bindegewebigen Ligamente, die das Fettgewebe durchziehen, sollten sich gut als echoreiche Strukturen abgrenzen lassen (Abb. 5.12).

■ **Fokussierung.** Die Qualität der Fokussierung im Nahbereich, d. h. in Schallkopfnähe, ist geräteabhängig. Eine unzureichende Fokussierung im Nahbereich kann durch eine Vorlaufstrecke ausgeglichen werden, die auch im Schallkopf integriert sein kann. Bei Verwendung hochfrequenter elektronischer Schallköpfe ist die Auflösung im Nahfeld meist so gut, dass keine Vorlaufstrecke mehr benötigt wird. Bei Verwendung eines Multifokus kann das Drüsengewebe in seiner gesamten Breite erfasst werden. Wird die Multifokusfunktion nicht gewählt, so ist auf verschiedene Tiefen zu fokussieren. Im Falle eines Befundes ist der Fokus der Befundtiefe anzupassen.

■ **Bildgröße.** Die Bildgröße sollte möglichst so gewählt werden, dass die Brust in ihrer gesamten Ausdehnung, von der Haut bis zur Thoraxwand, eingesehen werden kann.

Ergänzende Ultraschalldiagnostik

Farbkodierte Duplexsonographie

Mit der farbkodierten Duplexsonographie lässt sich der Blutfluss im Gewebe erfassen und richtungsabhängig farblich darstellen. Aus der Frequenzverschiebung in Blutgefäßen können sowohl Blutflussgeschwindigkeit als auch Strömungsrichtung errechnet werden.

Das Flussmusters von Herdbefunden gibt Hinweise auf die Dignität eines Tumors. Gegenüber dem normalen Drüsenparenchym findet sich bei Karzinomen, aufgrund einer gesteigerten Tumorneoangiogenese, meist eine gesteigerte Durchblutung. Häufig lassen sich auch zuführende Gefäße darstellen. Dieses Verfahren eignet sich jedoch nicht zur Untersuchung der gesamten Brust. Es ist sehr anfällig für Bewegungsartefakte, insbesondere auch für Artefakte durch die Bewegung des Schallkopfs auf der Haut. Daher ist der Einsatz dieser Methode bislang vor allem auf die genauere Beurteilung von suspekten Herdbefunden begrenzt. Auch die Darstellung von sehr kleinen Tumoren ist häufig eingeschränkt. So kann gerade bei Tumoren, die viele kleine Gefäße beinhalten, der Blutfluss unerkannt bleiben, wenn nämlich viele kleinste Gefäße mit konträrer Flussrichtung innerhalb eines Messvolumens vorkommen. Zudem lassen sich Gefäße mit einem verlangsamten Blutfluss häufig nicht darstellen.

Power-Doppler-Sonographie

Mit der Power-Doppler-Sonographie wird die Energie des Dopplersignales farbkodiert im B-Bild superpositioniert dargestellt.

Da die Energie des Dopplersignales bei der Power-Doppler-Sonographie nicht richtungskodiert ist, ist die Darstellung von Blutfluss im Tumor zuverlässiger möglich als mit der farbkodierten Duplexsonographie. Aufgrund des besseren Signal-zu-Rausch-Verhältnisses kann die Verstärkung bei der Power-Doppler-Sonographie deutlich höher eingestellt werden, woraus eine höhere Sensitivität in der Darstellung von hypervaskularisierten Läsionen resultiert. Auch bei diesem Verfahren treten Bewegungsartefakte auf (Abb. 5.13).

> **Merke** ! Durch Darstellung von Blutgefäßen erlaubt die Power-Doppler-Sonographie Rückschlüsse auf die Durchblutung von Herdbefunden und damit Zusatzinformationen für eine differenzialdiagnostische Einordnung von Herdbefunden.

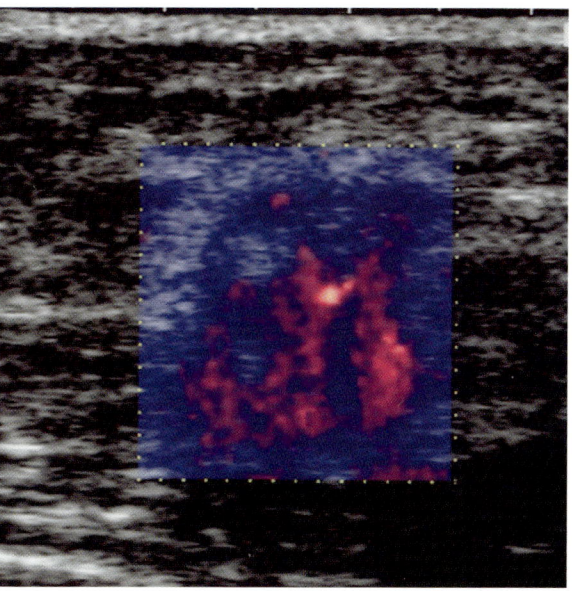

Abb. 5.13. Power-Doppler-Untersuchung. Die meisten Karzinome sind – wie dieses duktale Mammakarzinom – gut vaskularisiert. Häufig finden sich in Karzinomen irreguläre Gefäßmuster und ein Gefäßverlauf von peripher in Richtung Läsionszentrum. Es gibt jedoch deutliche Überlappungen zwischen der Vakularisation gut- und bösartiger Läsionen. Des Weiteren gibt es auch schlecht vaskularisierte Karzinome

Sie ist nicht geeignet zum „Screening", d.h. Durchmustern des gesamten Drüsenkörpers.

Ultraschallkontrastmittel

Spezielle intravenöse, lungengängige Kontrastmittel sind ausgezeichnete Reflektoren. Auf diese Weise werden die Intensität des vom Blut empfangenen Dopplersignales sowie das Signal-zu-Rausch-Verhältnis erhöht, was sich konsequenterweise auch in einer höheren Sensitivität äußert. Gleichzeitig ist aber auch mit einem Abfall der Spezifität zu rechnen.

Der klinische Wert von Ultraschallkontrastmittel und die Indikationsstellung werden derzeit noch erprobt.

Weiterführende Literatur

ACR standard for performance of the breast ultrasound examination (1998) American College of Radiology, Reston/VA 317

Balu-Maestro C, Bruneton JN, Melina P et al. (1994) High frequency ultrasound detection of breast calcifications. Eur J Ultrasound 3: 247–252

Buchberger W, De Koekkoek-Doll P, Springer P et al. (1999) Incidental findings on sonography of the breast: Clinical significance and diagnostic workup. AJR Am J Roentgenol 173: 921–927

Ciatto S, Roselli-Turco M, Catarzis M et al. (1994) The diagnostic role of breast echography. Radiol Med (Torino) 88: 221–224

Dershaw DD, Eddens G, Liberman L, Deutch BM, Abramson AF (1995) Sonographic and clinical findings in women with palpable breast disease and negative mammography. Breast Dis 8: 13

Gordon PB, Goldenberg SL, Chan NHL (1995) Malignant breast masses detected only by ultrasound: A retrospective review. Cancer 76: 626–630

Huber S. Helbich T, Kettenbach J, Dock W, Zuna I, Delorme S (1998) Effects of microbubble contrast agent on breast tumors: Computer-assisted quantitative assessment with color Doppler Usearly experience. Radiology 208: 485–489

Kolb TM, Lichy J, Newhouse JH (1998) Occult cancer in women with dense breasts: Detection with screening US-diagnostic yield and tumor characteristics. Radiology 207: 191–199

Kopans DB (1999) Breast-cancer screening with ultrasonography (letter). Lancet 354: 2096

Leucht D, Madjar H (1995) Lehratlas der Mammasonographie. Thieme, Stuttgart

Pamilo M, Soiva M, Anttinen J et al. (1991) Ultrasonography of breast lesions detected in mammography screening. Acta Radiol 32: 220–225

Potterton AJ, Peakman DH, Young IR (1994) Ultrasound demonstration of small breast cancers detected by mammographic screening. Clin Radiol 49: 808–813

Stavros AT, Thickman D, Rapp CL, Dennis MA, Parker SH, Sisney GA (1995) Solid breast nodules: Use of sonography to distinguish between benign and malignant lesions. Radiology 196: 123–134

Tohno E, Cosgrove DO, Sloane UP (1994) Ultrasound diagnosis of breast diseases. Churchill Livingstone, Edinburgh

5.1.4
MR-Mammographie

Merke ❗ Zum Nachweis von Mammakarzinomen ist prinzipiell eine Kontrastmittel-MRT-Studie notwendig (bestehend aus einer kompletten Abbildung der Brust vor sowie nach intravenöser Gabe von MR-Kontrastmittel).

Nativ-MRT (ohne Kontrastmittel) wird lediglich zur Beurteilung der Intaktheit von Implantaten eingesetzt.

Treffsicherheit und Indikationen

Die MR-Mammographie mit Kontrastmittel ist eine wertvolle Ergänzung zur konventionellen Mammographie in der Diagnostik der Brustdrüse. Die Treffsicherheit der kontrastverstärkten MR-Mammographie hängt von verschiedenen Faktoren ab. Entscheidend sind dabei vor allem technische Aspekte, die Anwendung geeigneter Kriterien zur Bildinterpretation sowie die Patientenselektion und Untersuchungsterminierung. In Zusammenschau mit der Mammographie wird mit der MR-Mammographie eine Sensitivität von über 95 % erreicht. Eine exzellente Sensitivität kann vor allem bei kleinen invasiven Karzinomherden verzeichnet werden, was dazu führt, dass durch die MRT nicht selten kleine Malignome gefunden werden, die mit anderen Methoden

noch nicht fassbar sind. Da Mikrokalk mit der MR-Mammographie nicht dargestellt werden kann, darf aber auf eine Röntgenmammographie nicht verzichtet werden. Da die Spezifität der MR-Mammographie begrenzt ist, besteht die Gefahr, dass ein zu häufiger Einsatz der MRT zu zahlreichen zusätzlichen Abklärungen führt. Daher sollte die MRT nur bei geeigneten Fragestellungen als additives Verfahren eingesetzt werden.

■ Indikationen

- Die MR-Mammographie ist bei klinisch, mammographisch oder sonographisch gesichertem Malignom zur präoperativen Beurteilung der kontralateralen Brust und zum Ausschluss von Multifokalität bzw. Multizentrizität vor brusterhaltender Therapie indiziert. In etwa 15 % aller Fälle zeigt die MR-Mammographie bei diesen Patientinnen zusätzliche Tumorherde, die mit den anderen Methoden nicht diagnostiziert werden können.
- Bei ausgeprägten posttherapeutischen Veränderungen kann die MR-Mammographie eine Differenzierung zwischen Narbe und Rezidiv bzw. Karzinom ermöglichen und ggf. ein Rezidiv frühzeitig erkennen.
  - ▼ Dabei ist jedoch zu beachten, dass Narben innerhalb der ersten 3–6 Monate nach einer Operation innerhalb des Granulationsgewebes noch Kontrastmittel anreichern können. Nach 6 Monaten wird in der Regel keine störende Anreicherung innerhalb des Narbengewebes mehr beobachtet.
  - ▼ Bei postradiogenen Veränderungen sind innerhalb des ersten Jahres nach erfolgter Bestrahlung meist noch deutliche Kontrastmittelaufnahmen zu sehen. Nach 12 Monaten ist in der Regel aber eine sehr gute Differenzierung zwischen Narbe und Malignom möglich.
  - ▼ Je nach Patientenselektion können bis zu 40 % der Rezidive lediglich mit der MR-Mammographie diagnostiziert werden.
- Die MR-Mammographie kann auch bei der Frage nach einem Residualtumor, unmittelbar nach einem operativen Eingriff hilfreich sein. Dabei sollte die Untersuchung möglichst kurz nach der Operation durchgeführt werden, da hier störende Einflüsse durch anreicherndes Granulationsgewebe noch nicht so stark ausgeprägt sind.
- Die MR-Mammographie eignet sich sehr gut zur Diagnostik bei Patientinnen mit Wiederaufbauplastik. Die mammographische Beurteilung des Drüsenparenchyms bzw. Restparenchyms ist aufgrund einer Überlagerung durch die Implantate deutlich eingeschränkt. Im Gegensatz dazu kann mit der MR-Mammographie das umgebende Gewebe überlagerungsfrei eingesehen werden.

- Nach Wiederaufbauplastik oder Augmentation können mit dieser Methode Defekte der Plastik zuverlässig erkannt werden.
- Eine Verlaufskontrolle von Karzinomen unter neoadjuvanter Chemotherapie ist durch die MR-Mammographie meist sehr gut möglich.
- Ein weiteres potenzielles Anwendungsgebiet, das derzeit in Studien evaluiert wird, betrifft den ergänzenden Einsatz der MR-Mammographie zum Screening von Hochrisikopatientinnen (d. h. Frauen mit nachgewiesenem BRCA-1- oder BRCA-2-Gen, sowie Patientinnen nach Thoraxbestrahlung).
- Bei Metastasen unbekannter Herkunft und Verdacht auf ein zugrunde liegendes Mammakarzinom kann die MR-Mammographie zur Primärtumorsuche bei unauffälliger Mammographie und Sonographie eingesetzt werden.

Die MR-Mammographie ist nicht indiziert

- bei jungen, asymptomatischen Patientinnen ohne deutlich erhöhtes Risiko,
- zum Screening,
- für die Abklärung von Mikroverkalkungen,
- bei entzündlichen Veränderungen,
- für die Differenzialdiagnostik von Tastbefunden oder mammographisch bzw. sonographisch lokalisierbaren Herdbefunden. In diesen Fällen ist die Abklärung durch perkutane Biopsie angezeigt.

■ **Kontraindikationen.** Es gelten die allgemeinen Kontraindikationen zur Durchführung einer MRT. Hierunter fallen Patienten mit Herzschrittmacher, metallischem Clipmaterial, Schwangerschaft (relative Kontraindikation, gleichzeitig aber nicht indiziert wegen der starken zu erwartenden Kontrastmittelanreicherung des hormonell stimulierten Gewebes); des weiteren Patientinnen, bei denen Kontraindikationen gegen das MR-Kontrastmittel bestehen (frühere Allergie, schwere Erkrankungen etc.).

Grundlagen und technische Voraussetzungen

Die MRT mit Kontrastmittel beruht auf der Beobachtung, dass Mammakarzinome vermehrt intravenös appliziertes Kontrastmittel aufnehmen. Dieser Vorgang wird auf Tumorneoangiogenesefaktoren zurückgeführt, die u. a. zu einer vermehrten Tumorvaskularisation und zu einer erhöhten Gefäßpermeabilität führen.

Zur Durchführung der Mamma-MRT und der technischen Ausstattung existieren bislang die folgenden Empfehlungen:

Spule und Patientenlagerung (Abb. 5.14 a, b)

Für die MR-Mammographie ist eine spezielle Oberflächenspule nötig, um ein geeignetes Signal-zu-Rausch-Verhältnis mit entsprechender Orts- und Zeitauflösung zu erhalten. Bilaterale Spulen bieten gegenüber unilateralen Spulen den Vorteil, dass beide Brüste gleichzeitig untersucht werden können, wodurch Zeitaufwand und Kosten reduziert werden. Zur Vermeidung von Bewegungsartefakten gibt es Spulen mit integriertem Kompressorium. Das Kompressorium dient hierbei (im Gegensatz zur Mammographie) lediglich der Fixierung der Brust.

Die MR-Mammographie wird in Bauchlage durchgeführt. Bei Verwendung einer Doppelspule sollten die Arme seitlich nach hinten liegen. Wenn nur eine Brust in einer unilateralen Spule untersucht wird, empfiehlt es sich, den kontralateralen Arm nach oben über den Kopf zu nehmen. Diese Position ist in der Regel für die Patientin komfortabler. Zudem ermöglicht sie eine bessere Darstellung des axillären Ausläufers.

Untersuchungsebene

Gebräuchlich sind sowohl transversale als auch koronare oder sagittale Untersuchungsebenen.

Die transversale Schichtführung erlaubt eine bessere anatomische Zuordnung von Gefäßen und duktalen Strukturen als die koronare Ebene. Nachteil dieser Orientierung ist jedoch, dass vom Herz ausgehende Artefakte in der Regel entweder die Beurteilung der linken Brust oder, nach Gradientendrehung um 90°, die Beurteilung des axillären Ausläufers erschweren können.

Bei der koronaren Schichtführung wird das Gewebe nicht von Herzartefakten verdeckt. Da in dieser Orientierung ein rechteckiges „field of view" gewählt werden kann, ist im Vergleich zur Schichtung in der transversalen oder sagittalen Ebene eine Halbierung der Messzeit oder eine Verdopplung der Ortsauflösung möglich. Nachteilig ist, dass Kontrastmittelanreicherungen in duktalen Strukturen schwerer von Gefäßen differenziert werden können. In Zweifelsfällen ist dann eine transversale oder eine dreidimensionale Rekonstruktion aus dem koronaren Datensatz erforderlich.

Für die Beurteilung der Intaktheit von Implantaten ist die Brust in mindestens 2 Ebenen mit guter Auflösung und dünner Schichtdicke abzubilden.

Feldstärke

Für die MR-Mammographie eignen sich Feldstärken zwischen 0,5 und 1,5 Tesla.

Untersuchungssequenz

Für die MR-Mammographie ist eine T1-gewichtete Sequenz erforderlich.

Die 2D-Technik ist aufgrund der Einzelschichtakquisition weniger artefaktanfällig als die 3D-Technik, bei der eine Anregung des gesamten Volumenblocks erfolgt. Nachteilig ist das schlechtere Signal-

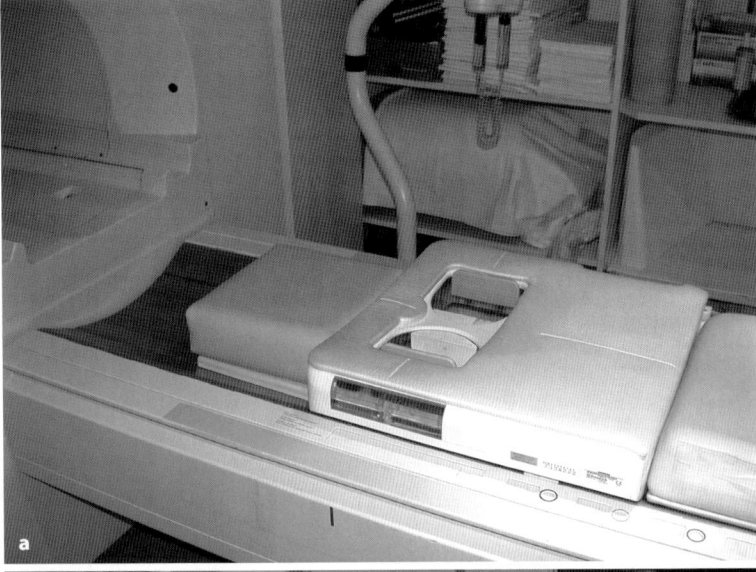

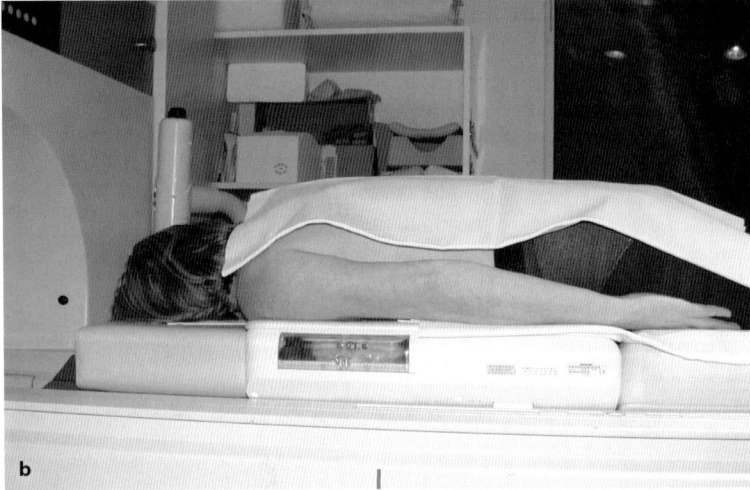

Abb. 5.14a, b. Mamma-Doppelspule.
a Die Mamma-Doppelspule wird als Aufsatz auf den Lagerungstisch gelegt. In diesem Aufsatz befinden sich die topfartigen Aussparungen für die rechte und linke Brust. Innerhalb der Brustschalen befinden sich Kompressionsplatten, die nach Lagerung der Patientin die Brust leicht in mediolateraler Richtung komprimieren und hierdurch fixieren.
b Die Patientin wird auf der Mammaspule gelagert und mit dem Lagerungstisch in die MR-Untersuchungsröhre gefahren

zu-Rausch-Verhältnis bei Schichtdicken < 5 mm sowie die Tatsache, dass hohe Kontrastmitteldosen (> 0,1 mmol/kg) wegen Signalsättigung nicht angewandt werden können. Die 3D-Technik bietet gegenüber der 2D-Technik den Vorteil, dass das Parenchym lückenlos dargestellt werden kann, wobei auch bei sehr dünnen Schichtdicken ein gutes Signal-zu-Rausch-Verhältnis erzielt wird. Schließlich kann bei 3D-Sequenzen auch eine höhere Kontrastmitteldosis verwendet werden, was die Erkennbarkeit kleinerer und schwach anreichernder Herde verbessert. Die T1-gewichteten 3D-Gradientenechosequenzen erfüllen am besten die nötigen Anforderungen an Zeit- und Ortsauflösung und eignen sich damit auch zur Darstellung sehr geringer Kontrastmittelanreicherungen.

Eine Untersuchung zur Beurteilung von Implantaten sollte immer T1- und T2-gewichtete Pulssequenzen (ggf. mit Fett- oder Wassersättigung) beinhalten. Entscheidend für die Erkennung von Defekten und zur Differenzierung von Falten ist weniger der Sequenztyp als hohe Auflösung, Abbildung in verschiedenen Orientierungen und dünne Schichten (2–3 mm). Findet sich Flüssigkeit um das Implantat oder daneben, so ist zwischen ausgetretenem Silikon und reaktiver Körperflüssigkeit zu unterscheiden. Hierfür eignen sich am besten so genannte „Silicone-only-Sequenzen". Bei diesen Inversion-recovery(IR)-Sequenzen wird durch geeignete Wahl der T1- bzw. T2-Wichtung sowie der Inversionszeit kombiniert mit einer geeigneten spektral-selektiven Vorsättigung lediglich Silikon signalintensiver abgebildet.

Echozeit
Um eine gute T1-Wichtung zu erhalten, sollte die Echozeit so kurz wie möglich sein. Dabei muss die

Echozeit so gewählt werden, dass eine „In-phase-Bedingung" resultiert. Ansonsten kann es zu einem paradoxen Effekt kommen, wenn sich Tumorgewebe und Fett in einem Voxel befinden. Dies kann im Extremfall dazu führen, dass eine Kontrastmittelanreicherung kleiner, von Fett umgebener Tumoren mit dieser Technik nicht sichtbar ist. Die Echozeit, die eine In-phase-Bedingung erlaubt, ist abhängig von der Feldstärke und beträgt bei 1,5 Tesla 4,6 ms (±25%), bei 1,0 Tesla 6,9 ms (±25%) und bei 0,5 Tesla 13,8 ms oder <3,5 ms.

Ortsauflösung und Zeitauflösung

Da bei zunehmender Ortsauflösung die Zeitauflösung abnimmt und umgekehrt, muss ein geeigneter Kompromiss zwischen beiden Anforderungen gefunden werden. Die Schichtdicke sollte höchstens 3–4 mm betragen, da die Gefahr besteht, dass Tumoren, die kleiner als die Schichtdicke sind und/oder nur teilweise in einer Schicht enthalten sein können, übersehen werden. Tumoren die nur die halbe Schichtdicke ausfüllen, zeigen auch nur eine halb so große Kontrastmittelanreicherung. Die lageunabhängige vollständige Erfassung in mindestens einer Schicht ist nur gewährleistet für Tumoren, deren Durchmesser doppelt so groß ist wie die verwendete Schichtdicke.

Zur Beurteilung von Binnenstruktur und Kontur einer Läsion und damit zur Erhöhung der Spezifität ist eine räumliche Auflösung, d. h. eine Voxelgröße von max. 1–1,5 mm Kantenlänge nötig.

Eine Abschätzung der Dynamik des Anreicherungsverhaltens ist in der Regel mit 2–5 Messsequenzen nach Kontrastmittelgabe mit je 1–3 min Messzeit zu erreichen.

Elimination des Fettsignals

Die Detektion von Kontrastmittelanreicherungen im Gewebe wird durch eine Elimination des Fettsignals erleichtert. Sie ist zu empfehlen, da sowohl anreichernde Läsionen als auch Fett auf dem Bild nach Kontrastmittelgabe ein hohes Signal aufweisen und voneinander nur durch exakten Vergleich mit dem korrespondierenden Nativbild zu differenzieren sind. Das Fettsignal kann unterdrückt werden durch Subtraktion der entsprechenden Schichten vor und nach Kontrastmittelinjektion. Dabei werden die Signalintensitäten eines Gewebes vor Kontrastmittelinjektion von den Signalintensitäten nach Kontrastmittelinjektion subtrahiert. Voraussetzung hierfür ist aber, dass sich die Patientin nicht bewegt hat und dass die Geräteeinstellung vor und nach Kontrastmittelgabe nicht verändert wurde (Vermeidung eines erneuten Adjustment zwischen Prä- und Post-Kontrastmittelmessungen).

Generell gilt, dass Subtraktionsaufnahmen nicht allein zur diagnostischen Bewertung herangezogen werden dürfen. Da Subtraktionsaufnahmen lediglich die absolute und nicht die relative Kontrastmittelanreicherung zeigen und da ihr Kontrast durch die freie Wahl des Fensters erheblich beeinflusst wird, können Kontrastmittelanreicherungen anhand der Subtraktion alleine leicht über- oder unterschätzt werden. Ein weiteres Problem bei der Beurteilung von Subtraktionsaufnahmen sind Bewegungsartefakte. Bereits minimale Bewegung zwischen den zu subtrahierenden Sequenzen führt zu geringerer Schärfe. Deshalb sollte die Kontur einer Läsion immer auf den Originalbildern (vor und nach Kontrastmittelgabe) beurteilt werden. Deutlichere Bewegung (von einigen Millimetern) führt dazu, dass normales Drüsengewebe von Fett, aber auch Fett von Tumorgewebe subtrahiert wird. Hierdurch können falschpositive oder falsch-negative Befunde entstehen. Das heißt bei Bewegung um ca. 5 mm können 5-mm-Herde gänzlich verschwinden, andere vorgetäuscht werden.

Deshalb dürfen nur Subtraktionsaufnahmen ohne Bewegungsartefakte interpretiert werden. Bei relevanter Bewegung muss auf den Vergleich von Nativ- und Kontrastmittelbildern zurückgegriffen werden. Für eine adäquate Beurteilung der Morphologie müssen prinzipiell Nativ- und Kontrastmittelbilder der Läsion mit herangezogen werden. Für die Beurteilung der Anreicherungsdynamik sollten Kurvenmessungen durchgeführt werden, anhand derer die relative Signalzunahme (da ortsunabhängig!) errechnet wird. Der Anreicherungsverlauf kann aus den Kurven interpretiert werden.

Das Fettsignal kann auch unterdrückt werden durch Anwendung von Sequenzen mit selektiver Fettsättigung oder selektiver Wasseranregung. Da aus Abstimmungsgründen bei diesen Sequenzen jedoch keine reine T1-Wichtung (sondern Protonendichtewichtung) möglich ist, erscheint das Drüsengewebe hier variabel signalintensiv (je nach Wassergehalt), sodass auch hier ein exakter Vergleich von Prä- und Post-Kontrastmittelbildern oder Bildsubtraktion zur sicheren Identifikation von Kontrastmittelanreicherungen notwendig ist. Nachteilig bei spektral-selektiver Fettsättigung bzw. Wasseranregung ist des Weiteren die deutlich längere Messzeit, die Einbußen in der zeitlichen oder räumlichen Auflösung mit sich bringt. Schließlich wird für die selektive Anregung bzw. Signalunterdrückung ein enges Frequenzband verwendet. Inhomogenitäten im Magnetfeld, wie sie thoraxwandnah oder am Rand der Brust häufig auftreten können, können zu Signalverlusten und somit zum Verschwinden von Anreicherungen führen, wenn keine absolut exakte Geräteabstimmung vorliegt. Aus den genannten Gründen hat sich in Europa Fettsättigung nicht durchgesetzt.

Durchführung

Terminplanung
Entscheidend für die Durchführung der MR-Mammographie ist die Wahl des Untersuchungszeitpunktes.

- Die MR-Mammographie sollte, wann immer möglich, zwischen dem 7. und 17. Zyklustag durchgeführt werden. Andernfalls sind vermehrt falsch-positive Befunde aufgrund hormoneller Veränderungen zu erwarten.
- Bei postmenopausaler Hormonsubstitutionstherapie sind ebenfalls häufig falsch-positive Anreicherungen zu beobachten. Deshalb sollte die Untersuchung etwa 4 bis 6 Wochen nach Absetzen der Hormonsubstitution durchgeführt werden. Ob eine derartige Verzögerung in der Diagnostik vertretbar ist, muss individuell entschieden werden.
- Bis zu 6 Monate nach Operation bzw. bis zu 12 Monate nach Bestrahlung können ebenfalls falsch-positive Anreicherungen auftreten. Nach Feinnadelbiopsie (FNB) bzw. perkutaner Hochgeschwindigkeitsstanzbiopsie sind nur selten störende Anreicherungen zu beobachten.

Durchführung der Untersuchung

- Die MR-Mammographie wird in Bauchlage durchgeführt. Bei der üblicherweise indizierten Verwendung einer Doppelspule sollten die Arme seitlich nach hinten liegen.
- Zur Minimierung von Bewegungsartefakten ist eine Immobilisation der Brüste durch ein Kompressorium zu empfehlen. Hier ist zu beachten, dass die Brust nicht zu fest komprimiert wird, da durch starke Kompression die Anreicherung der Läsion unterdrückt werden kann.
- Neben dem üblichen Aufklärungsgespräch vor MRT (Ausschluss von Schrittmachern, Clips, gewissen elektronischen oder metallischen Implantaten sowie der Aufklärung für das MR-Kontrastmittel) soll die Patientin über den Ablauf der MRT-Untersuchung informiert sein. Vor allem muss sie verstehen, dass sie für ca. 10–15 min ruhig liegen muss und insbesondere die Lage der Arme (M. pectoralis!) nicht ändern darf.
- Für Kontrastmittel-MRT sollten eine Messung vor und mindestens 2 Messungen nach intravenöser Kontrastmittelinjektion in identischer Schichtführung durchgeführt werden. Nach Kontrastmittelgabe sollte mindestens ein Zeitraum von 7 min abgedeckt werden.
- Die Dosierung des Kontrastmittels sollte zwischen 0,1 und 0,2 mmol Gadolinium-DTPA/kg KG liegen und muss bezogen auf das Körpergewicht ermittelt werden. Die verwendete Dosierung ist zu dokumentieren.

- Eine Untersuchung ohne Kontrastmittel eignet sich lediglich zur Beurteilung von Implantaten. Hier sollte die Brust in einer Schichtdicke von 2 mm in mindestens 2 Ebenen untersucht werden.

Auswertung
Die Kontrastmittel-MR-Mammographie soll ausschließlich in Kenntnis des mammographischen und sonographischen Befundes erfolgen. Es wird dringend empfohlen, die MRT nur bei gesicherten Indikationen (s. oben) einzusetzen. Bei der Kontrastmittel-MRT ist zu erfassen, ob eine Anreicherung in der Brust vorliegt.

Die Höhe der Anreicherung ist prinzipiell als relative Signalzunahme anzugeben, wobei diese sich wie folgt errechnet:

$$\text{relative Signalzunahme: } (SI_{postKM} - SI_{präKM})/SI_{präKM}.$$

Quantitative Werte hängen von der verwendeten Pulssequenz, vom Timing und von der Kontrastmitteldosierung ab.

Die Veränderung der Signalintensität über die Zeit ab der intravenösen Injektion von MR-Kontrastmittel kann in so genannten Anreicherungskurven gemessen werden, wobei der Verdacht mit folgenden Kurventypen zunimmt:

- keine wesentliche Anreicherung (sehr geringer Verdacht),
- langsamer Signalintensitätsanstieg (geringer Malignitätsverdacht),
- rascher Signalintensitätsanstieg, gefolgt von Plateau (mäßiger Malignitätsverdacht),
- rascher Signalintensitätsanstieg, gefolgt von frühzeitigem Signalintensitätsabfall (so genannter „wash-out", hoher Malignitätsverdacht).

Prinzipiell sind quantitative Auswertungen nur sinnvoll, wenn keine Patientenbewegung mit deutlicher Verschiebung vorliegt und wenn Herdbefunde ausreichend groß sind. Partialvolumen (von Umgebungsgewebe oder von zentraler Tumornekrose bzw. -fibrose) ist bei der Wahl der „region of interest" (ROI) unbedingt zu vermeiden. Bei Patientenbewegung ist die ROI per Hand so zu setzen, dass sie auf den Bildern vor und nach Kontrastmittelgabe jeweils in der anatomisch identischen Region liegt.

Weiterführende Literatur

Abraham DC, Jones RC, Jones SE et al. (1996) Evaluation of locally advanced breast cancer by magnetic resonance imaging. Cancer 78: 91–100

Berg WA, Caskey CI, Hamper UM et al. (1995) Single- and double-lumen silicone breast implant integrity: Prospective evaluation of MR and US criteria. Radiology 197: 45–52

Boné B, Aspelin P, Isberg B et al. (1995) Contrast-enhanced MR imaging of the breast in patients with silicon implants after cancer surgery. Acta Radiol 36: 111–116

Fischer U, Kopka L, Grabbe E (1999) Breast carcinoma: Effect of preoperative contrast-enhanced MRI imaging on the therapeutic approach. Radiology 213: 881–888

Fischer U, Kopka L, Grabbe E (1998) Magnetic resonance guided localisation and biopsy of suspicious breast lesions. Top Magn Reson Imaging 9: 44–59

Gilles R, Zafrani B, Guinebretiere JM et al. (1995) Ductal carcinoma in situ. MR imaging – histopathologic correlation. Radiology 196: 415–419

Gorczynca DP, Brenner RJ (1997) The augmented breast. Radiologic and Clinical Perspectives. Thieme, New York Stuttgart

Heinig A, Heywang-Köbrunner SH, Viehweg P et al. (1997) Wertigkeit der Kontrastmittel-Magnetresonanztomographie der Mamma bei Wiederaufbau mittels Implantat. Radiologe 37: 710–717

Heywang-Köbrunner SH, Beck R (1996) Contrast-enhanced MRI of the breast. Springer, New York

Heywang-Köbrunner SH, Viehweg P, Heinig A, Küchler C (1997) Contrast-enhanced MRI of the breast: Accuracy, value, controversies, solutions. Eur J Radiol 24: 94–108

Heywang-Köbrunner SH, Bick U, Bradley WG et al. (2001) International investigation of breast MRI: Results of a multicenter study (11 sites) concerning diagnostic parameters of contrast-enhanced MRI based on 519 histologically correlated lesions. Eur Radiology 11: 531–546

Krämer S, Schulz-Wendtland R, Hagedorn K et al. (1998 a) Magnetic resonance imaging and its role in the diagnosis of multicentric breast cancer. Anticancer Res 18: 2163–2164

Krämer S, Schulz-Wendtland R, Hagedorn K et al. (1998 b) Magnetic resonance imaging in the diagnosis of local recurrences in the breast cancer. Anticancer Res 18: 2159–2162

Kuhl CK, Bieling HB, Gieseke J et al. (1997) Healthy premenopausal breast parenchyma in dynamic constrast-enhanced MR imaging of the breast: Normal contrast medium enhancement and cyclical-phase dependency. Radiology 203: 137–144

Kuhl CK, Schmutzler R, Leutner CC et al. (2000) Breast MR screening in women proved or suspected to be carriers of a breast cancer suspectibility gene: Preliminary results. Radiology 215: 267–276

Morris EA, Schwartz LH, Dershaw DD et al. (1997) MR imaging of the breast in patients with occult primary breast carcinoma. Radiology 205: 437–440

Müller-Schimpfle M, Ohmenhäuser K, Stoll P et al. (1997) Menstrual cycle an age: Influence on parenchymal contrast medium enhancement in MR imaging of the breast. Radiology 203: 145–149

Mumtaz H, Davidson T, Spittle M et al. (1996) Breast surgery after neoadjuvant treatment. Is it necessary? Eur J Surg Oncol 22: 353–341

Mumtaz H, Hall-Craigs MA, Davidson T et al. (1997) Staging of symptomatic primary breast cancer with MR imaging. AJR Am J Roentgenol 169: 417–424

Nunes LW, Schnall MD, Orel SG (1997) Breast MR imaging interpretation model. Radiology 202: 833–841

Orel SG, Schnall MD, Powell CM et al. (1995) Staging of suspected breast cancer: Effect of MR imaging and MR-guided biopsy. Radiology 196: 115–122

Orel SG, Medonca MH, Reynolds C et al. (1997) MR imaging of ductal carcinoma in situ. Radiology 202: 413–420

Orel SG, Weinstein SP, Schnall MD (1999) Breast MR images in patients with axillary node metastases and unknown primary malignancy. Radiology 212: 545–549

Rieber A, Zeitler H, Rosenthal H et al. (1997) MRI of breast cancer: Influence of chemotherapy on sensitivity. Br J Radiol 70: 452–458

Schorn C, Fischer U, Luftger-Nagel S et al. (1999) MRI of the breast in patients with metastatic disease of unknown primary. Eur Radiol 9: 470–473

Soderstrom CE, Harms SE, Copit DS et al. (1996) Three-dimensional RODEO breast MR imaging of lesions containing ductal carcinoma in situ. Radiology 201: 427–432

Stoutjesdijk MH, Boetes C, Van Die LE et al. (2001) Magnetic resonance mammography for breast cancer screening of patients from high risk populations: Results of a prospective pilot study. J Natl Cancer Inst 93: 1095–1102

Tilanus-Linthorst MM, Bartels CC, Obdejin AJ, Oudkerk M (2000) Earlier detection of breast cancer by surveillance of women at familiar risk. Eur J Cancer 36: 514–519

Viehweg P, Heinig A, Lampe D et al. (1998) Retrospective analysis for evaluation of the value of contrast-enhanced MRI in patients with breast conservative therapy. MAGMA 7: 141–152

Viehweg P, Lampe D, Buchmann J, Heywang-Köbrunner SH (2000) In situ and minimally invasive breast cancer: Morphologic and kinetic features on contrast-enhanced MRI. MAGMA 11: 311–314

5.1.5
Neuere Verfahren in der Mammadiagnostik

Szintigraphie

Die Technetium(Tc)-99m-Sestamibi-Szintigraphie ist ein weiterer Ansatz in der Mammadiagnostik. Sestamibi ist ein lipophiler Komplex, der in Abhängigkeit von der Durchblutung aufgrund elektrostatischer Wechselwirkungen in die Zelle aufgenommen wird.

Die Untersuchung wird in Bauchlage durchgeführt. Das Radiopharmazeutikum wird üblicherweise am kontralateralen Arm intravenös injiziert. 5 min nach der Injektion werden Aufnahmen beider Mammae von lateral angefertigt. Die Bildauswertung erfolgt visuell, wobei eine fokale Mehrspeicherung als suspekt zu werten ist.

In verschiedenen Studien zeigten sich für die Szintigraphie folgende Ergebnisse:

- Für palpable Herdbefunde ergibt sich eine Sensitivität zwischen 83–97%.
- Für Läsionen ≤ 1 cm liegt die Sensitivität deutlich unter 50%.
- Die Detektion von In-situ-Karzinomen ist kaum möglich.
- Die Spezifität liegt zwischen 70–90%.

Zu beachten ist auch die Strahlendosis der Szintigraphie. Bei der üblichen Dosis von 740 MBq 99mTc werden auf die Brust etwa 2,5 mGy appliziert. Aufgrund der intravenösen Injektion des Radiopharmazeutikums entsteht eine Gonadendosis von 6–9 mGy, die Ganzkörperäquivalentdosis ist etwa 6 mGy.

Aufgrund der eingeschränkten Sensitivität bei Tumoren ≤ 1 cm ist die Methode zum Screening nicht geeignet.

Merke ! Eine Anwendung für die weitere Abklärung unklarer Befunde ist bislang ebenfalls nicht zu empfehlen, da ein negativer szintigraphischer Befund ein Malignom prinzipiell nicht ausschließen kann.

Positronenemissionstomographie

Die Positronenemissionstomographie (PET) wird mit ^{18}F-Fluordeoxyglukose (FDG) durchgeführt. Das FDG wird im Gewebe zu FDG-6-Phosphat phosphoryliert, das nicht weiter verstoffwechselt werden kann. Die Aufnahme von FDG stellt somit ein Maß für den Glukosestoffwechsel und damit für die Tumorvitalität dar.

Die Untersuchung wird ebenfalls in Bauchlage durchgeführt. Etwa 45 min nach Injektion des Radiopharmazeutikums werden Daten akquiriert. Eine fokale Anreicherung als Maß für erhöhten Glukosestoffwechsel gilt dabei als suspekt.

Die Strahlendosis für die Brust beträgt bei einer Injektion von 740 MBq FDG beträgt etwa 6 mGy, die Gonadendosis etwa 11 mGy und die Ganzkörperäquivalentdosis etwa 19 mGy.

Nach ersten Berichten, die sich vor allem auf Tumoren > 2 cm beziehen, dürfte die Treffsicherheit dieser Methode der der Szintigraphie vergleichbar sein.

Merke ! Ein Vorteil der PET ist die Darstellung von Arealen mit erhöhtem Stoffwechsel im gesamten Körper. Damit besteht die Möglichkeit zur Detektion von Metastasen.

Des Weiteren könnte PET von Interesse sein, wenn das Therapieansprechen beurteilt werden soll.

Sonstige Verfahren

Zur Zeit werden verschiedene neue diagnostische Verfahren in ihrer Wertigkeit für die Mammadiagnostik evaluiert. Darunter fallen vor allem die Elastographie, die Spektroskopie und die Impedanzmessung. Alle diese Verfahren befinden sich im experimentellen Stadium. Sie bedürfen einer umfassenden Überprüfung in verschiedenen Studien mit ausreichenden Patientenzahlen.

Weiterführende Literatur

Khalkhali I, Villanueva-Meyer J, Edell SL et al. (1996) Diagnostic accuracy of Tc-99m-Sestamibi breast imaging in breast cancer detection (abstr.). J Nucl Med 37: 74P

Klaus AJ, Klingensmith WC 3rd, Parker SH et al. (2000) Comparative value of 99mTc-Sestamibi scintimammography and sonography in the diagnostic workup of breast masses. AJR Am J Roentgenol 174: 1779–1783

Palmedo H, Biersack HJ, Lastoria S et al. (1998) Scintimammography with technetium-99m methooxyisobutylisonitrile: Results of a prospective European multicenter trial. Eur J Nucl Med 25: 375–385

Prats E, Carril J, Herranz R et al. (1998) A Spanish multicenter scintigraphic study of the breast using Tc 99m MIBI. Report of results. Rev Esp Med Nucl 17: 338–350

Radiation dose to patients from radiopharmaceuticals (1998) Radiation dose to patients from radiopharmaceuticals. Ann ICRP 28: 1–126

Scheidhauer K, Scharl A., Pietrzyk U et al. (1996) Qualitative (^{18}F) FDG positron emission tomography in primary breast cancer: Clinical relevance and practicability. Eur J Nucl Med 23: 618–623

Schelling M, Avril N, Nahring J et al. (2000) Positron emission tomography using ((18)F) Fluorodeoxyglucose for monitoring primary chemotherapy in breast cancer. J Clin Oncol 18: 1689–1695

Scopinaro F, Schillaci O, Ussof W et al. (1997) A three center study on diagnostic accuracy of 99mTc-MIBI scintimammography. Anticancer Res 17: 1631–1634

Scopinaro F, Pani R, De Vincentis G et al. (1999) High-resolution scintimammography improves the accuracy of technetium-99m methoxyisobutylisonitrile scintimammography: Use of a new dedicated gamma camera. Eur J Nucl Med 26: 1279–1288

Tiling R, Tatsch K, Sommer H et al. (1998) Technetium-99m-Sestamibi scintimammography for the detection of breast carcinoma: Comparison between planar and SPECT imaging. J Nucl Med 39: 849–856

Wahl RL (1998) Overview of the current status of PET in breast cancer imaging. J Nucl Med 42: 1–7

Yutani K, Shiba E, Kusuoka H et al. (2000) Comparison of FDG-PET with MIBI-SPECT in the detection of breast cancer and axillary lymph node metastasis. J Comput Assist Tomogr 24: 274–280

5.1.6
Interventionen

Präoperative Markierung

Häufig werden mit bildgebenden Verfahren nicht tastbare abklärungsbedürftige Befunde diagnostiziert. Diese Befunde müssen für den Operateur präoperativ markiert bzw. „lokalisiert" werden. Eine genaue Lokalisation ist unabdingbar für die zuverlässige Exzision und histologische Abklärung bei gleichzeitig möglichst kleinem Gewebedefekt. Generell gilt, dass immer die bildgebende Methode zur präoperativen Lokalisation gewählt werden sollte, mit der der abklärungsbedürftige Befund am besten dargestellt und am sichersten aufgefunden werden kann.

Material

Für die Markierung stehen verschiedene Materialien (Drähte oder Markierungslösungen) zur Verfügung. Für die Markierung muss zunächst immer eine Nadel platziert werden. Über die Nadel kann dann ein so genannter Markierungsdraht (oder eine Markierungslösung) eingebracht werden. Es sollte darauf geachtet werden, dass die verwendete Nadel ausreichend steif ist, da sonst vor allem in dichtem Gewebe, insbesondere in Anbetracht des schrägen Schliffs der Nadelspitze eine erhebliche Nadeldeviation auftreten kann.

In der Regel werden heute Markierungsdrähte verwendet. Alle Markierungslösungen haben den Nachteil, dass sich ihre Verteilung nicht exakt vorhersagen lässt. Methylenblau wird kaum mehr verwendet, da der Farbstoff meist schnell diffundiert, was zu erheblichen Ungenauigkeiten führen kann, insbesondere dann, wenn die Operation nicht innerhalb von ca. 1 h nach Markierung erfolgt. Kohlelösung kann dagegen mehrere Tage vor dem Eingriff appliziert werden. Zudem kann beim Zurückziehen der Nadel der Zugangsweg durch Absetzen von weiteren Kohlepartikeln ebenfalls markiert werden. Gleichermaßen kann ein höhermolekulares Technetium-markiertes Albumin im Gewebe deponiert werden. Das hochmolekulare Derivat bleibt im Gewebe liegen, während niedriger molekulare Derivate für eine Sentinel-Node-Detektion beigemengt werden können. Der markierte Primärtumor kann dann, ebenso wie dazugehörige Sentinel-Node-Gruppen, vom Operateur mittels Szintillationszähler detektiert werden. Auf diese Weise kann das Auffinden des Herdes für den Operateur erleichtert werden. Bei der mammographischen Markierung mit Methylenblau, Kohle oder einem Technetium-Derivat ist ein Zusatz von nichtionischem Kontrastmittel zur Injektionslösung erforderlich, um die korrekte Positionierung mammographisch zu dokumentieren.

Derzeit ist die Markierung mit Draht die am häufigsten angewandte Methode. Es stehen verschiedene Drähte mit unterschiedlicher Konfiguration zur Verfügung. Reponierbare Drähte können bei unbefriedigendem Lokalisationsergebnis problemlos in ihrer Position korrigiert werden. Die meisten Drähte bieten, abhängig von ihrer Konfiguration, eine ausreichende bis gute Verankerung. Bei korrekter Lage soll der Draht die Läsion durchstechen und sich dahinter entfalten. Entsprechend den europäischen Leitlinien (EUSOMA-Guidelines, s. Perry u. EUSOMA 2001) soll der Draht weniger als 1 cm von der Läsion entfernt sein. Gelingt dies nicht, so sollte eine zweite Markierung versucht werden. Unbedingt ist dann aber mit dem Operateur Rücksprache zu nehmen.

Die endgültige Lage des Markierungsdrahtes oder Farbstoffdepots muss immer bildlich in 2 Ebenen dokumentiert werden. Bei mammographisch sichtbaren Veränderungen muss eine Präparatradiographie zur Dokumentation der korrekten Exzision durchgeführt werden. Falls eine randständige Befundlage auffällt, ist der Operateur zu informieren. (Da Präparatradiographie aber meist nur in einer Ebene möglich ist, kann Randständigkeit bzw. inkomplette Exzision prinzipiell nie ausgeschlossen werden.)

Probleme
- Die Patientin muss aufgeklärt sein über die Möglichkeit eines Hämatoms oder einer Infektion sowie über die seltene Möglichkeit einer Thoraxwandverletzung (Pneumothorax).
- Um letztere zu vermeiden, sollen Nadeln und Drähte prinzipiell parallel zur Thoraxwand eingeführt werden.
- Bei Vorschieben des Drahtes durch die Nadel ist streng darauf zu achten, dass dieser die Nadel nur so weit überragt, dass er sich problemlos entfalten kann. (Bei zu weitem Vorschub besteht die Gefahr einer Thoraxwandverletzung.)
- Bei Verwendung von Methylenblau können selten schwere Allergien auftreten (Aufklärung!).

Mammographisch geführte Lokalisation
Eine mammographische Markierung kann nur sicher durchgeführt werden, wenn der suspekte Herd eindeutig in 2 Ebenen identifizierbar ist. Zur besseren räumlichen Orientierung sollten möglichst mediolaterale und kraniokaudale Ebenen vorliegen. In der Regel gilt, dass auch bei der Lokalisation immer der kürzest mögliche Zugangsweg gewählt werden sollte. Es gibt verschiedene etablierte Verfahren für die mammographische präoperative Markierung, wobei immer die Methode gewählt werden sollte, mit der die Läsion am sichersten markiert werden kann.

Freihandlokalisation
Die Freihandlokalisation kann ohne Zusatzausrüstung durchgeführt werden. Sie wird heute nur noch in Sonderfällen durchgeführt, wenn eine stereotaktische Markierung oder Markierung mit Lochplatte nicht möglich ist. Wichtig ist neben ausreichender Erfahrung auch ein gutes räumliches Vorstellungsvermögen. Vorteil dieser Methode ist, dass der Untersucher den Zugangsweg frei wählen und damit Rücksicht auf anatomische Besonderheiten (Retromamillärregion, Prothesen) nehmen kann.

CAVE Da die Punktion meist in Richtung Thoraxwand erfolgt, ist die Gefahr einer Thoraxwandverletzung unbedingt zu beachten.

■ **Durchführung (Abb. 5.15 a – c).** In der Regel wird wie folgt vorgegangen: Anhand der streng mediolateralen (bzw. lateromedialen) und der kraniokaudalen Ebene wird die Entfernung eines Befundes von der Mamille und von der Haut gemessen, wobei der Einstichpunkt meist ventral der Läsion liegt (Einstichrichtung zur Läsion bzw. Thoraxwand). Die Messwerte werden auf die Brust übertragen. Nach Desinfektion der Haut und ggf. Lokalanästhesie wird entsprechend der ermittelten Daten die Brust in sitzender Position der Patientin punktiert. Dabei sollte die Brust von der Assistentin in einer der mediolateralen Kompression entsprechenden Position gehalten werden. Im Anschluss an die Punk-

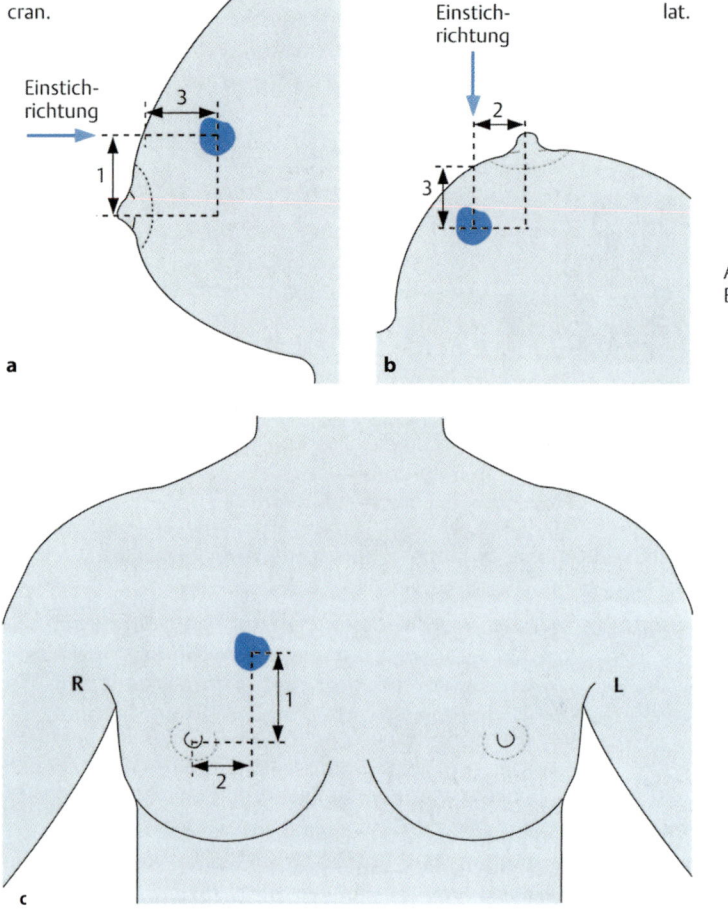

ml R
cran.

Einstich-
richtung

3

1

a

R cc
lat.

Einstich-
richtung

2

3

b

Abstand 3 =
Einstichtiefe

R   L

1

2

c

Abb. 5.15 a–c. Schemtische Darstellung der Freihandlokalisation. Anhand der Mammographie im kraniokaudalen oder mediolateralen Strahlengang werden der Abstand des zu exzidierenden Befundes von der Mamille (*1* und *2*) und seine Tiefenlokalisation (*3*) auf die Brusthaut übertragen. (Aus Heywang-Köbrunner u. Schreer 2003, S. 190, Abb. 8. a–c)

tion wird die Nadellage mit einer Mammographie in 2 Ebenen kontrolliert und falls nötig korrigiert. Bei regelrechter Nadellage wird der Draht durch die Nadel hindurch positioniert oder die Markierungslösung injiziert. Danach erfolgt eine abschließende Dokumentation der Drahtlage bzw. der Verteilung der Markierungslösung in 2 orthogonalen Ebenen.

Lokalisation mit Lokalisationshilfen

Unter Verwendung von Lokalisationshilfen sind insbesondere bei weniger geübten Radiologen weniger Korrekturen und damit auch Kontrollaufnahmen nötig als bei der Freihandmethode. Zur Verfügung stehen Lochplatten oder gefensterte Koordinatensysteme. Beide sind heute nur selten verfügbar.

■ **Durchführung.** Die Lokalisation kann im Sitzen oder im Liegen durchgeführt werden. Die Brust wird dabei mit einem gelochten Tubus oder einem gefensterten Kompressorium, das mit einem Koordinatensystem versehen ist, komprimiert. Die Brust wird in kraniokaudaler oder mediolateraler Richtung so eingespannt, dass der kürzest mögliche Zugangsweg verwendet werden kann. Zu Beginn wird eine Aufnahme gemacht. Danach bleibt die Brust eingespannt. Der Befund muss dabei innerhalb des Fensters des Kompressoriums oder direkt unter der Lochplatte erfasst sein. Nach Desinfektion der Haut und ggf. Lokalanästhesie erfolgt der Einstich entsprechend den Befundkoordinaten durch die gelochte oder gefensterte Platte. Dabei sollte der zu markierende Befund möglichst durchstochen werden. Erst jetzt wird bei liegender Nadel die Brust dekomprimiert. Dann wird eine Mammographie der 2. Ebene durchgeführt. Entsprechend dieser Aufnahme wird, falls nötig, die Einstichtiefe vorzugsweise durch Zurückziehen der Nadel korrigiert. Bei korrekter Nadellage wird der Draht direkt hinter der Läsion entfaltet oder die Markierungslösung injiziert. Die Drahtentfaltung hinter der durchstochenen Läsion garantiert optimale Verankerung. Danach erfolgt eine abschließende Dokumentation der Drahtlage bzw. der Verteilung der Markierungslösung in 2 Ebenen.

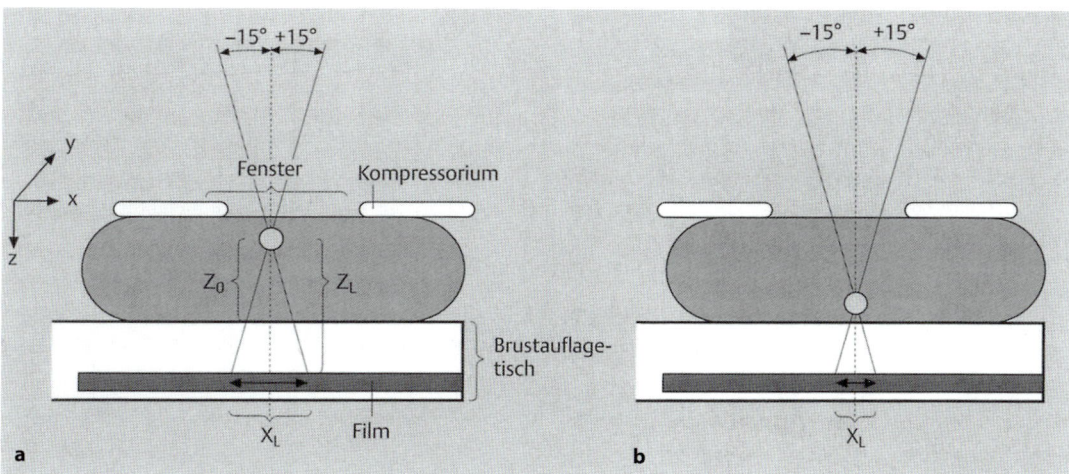

Abb. 5.16 a, b. Prinzip der Tiefenlokalisation. Zunächst wird die Brust mit einer fenestrierten Kompressionsplatte komprimiert, deren Fenster exakt über der zu punktierenden Läsion liegen muss. Dann werden Zielaufnahmen mit einer Röhrenkippung um $+15°$ sowie $-15°$ angefertigt. Filmnähere Läsionen (**b**) bilden sich dabei mit einer geringeren Verschiebung (X_L) auf dem Film ab als filmferne Läsionen (**a**). Aus der parallaktischen Verschiebung des Befundes (X_L) lässt sich dessen Tiefenlage berechnen. Die Tiefenlage der Läsion Z_L in Bezug auf den Film errechnet sich nach der Formel:

$$X_L/2 = Z_L \times \tan 15°.$$
$$Z_2 = X_L/2 \times \tan 15°.$$

(Aus Heywang-Köbrunner u. Schreer 2003, S. 176, Abb. 7.10 a, b)

Stereotaktisch gesteuerte Lokalisation (Abb. 5.16 a,b)

Die Genauigkeit der stereotaktischen Lokalisation entspricht etwa der Genauigkeit, die auch mit den Lokalisationshilfen erzielt werden kann. Bei der stereotaktischen Lokalisation wird die komprimierte Brust mit unterschiedlich angulierter Röhrenkippung abgebildet.

Anhand der parallaktischen Verschiebung des Herdes auf diesen so genannten stereotaktischen (mit unterschiedlichen Winkeln aufgenommenen) Bildern kann die Befundtiefe (Abstand vom Bildempfänger) errechnet werden. Dieses Verfahren setzt sich zunehmend durch, da hiermit die Befundtiefe bestimmt werden kann, ohne dass die Brust (bei liegender Nadel!) in verschiedenen Ebenen eingespannt werden muss. Dies ist insbesondere für perkutane Biopsien von Bedeutung.

■ **Durchführung.** Auch die stereotaktische Lokalisation kann, je nach gerätetechnischer Ausstattung im Sitzen oder im Liegen durchgeführt werden. Die Brust wird mit einer gefensterten Kompressionsplatte in gewünschter Einstelltechnik komprimiert. Die Kompressionsplatte muss dabei so platziert sein, dass die Läsion auf kürzest möglichem Weg bzw. auf einem mit dem zu erwartenden operativen Zugang kompatiblen Weg erreichbar ist. Mit gekippter Röhre werden 2 Zielaufnahmen ($+15°/-15°$ oder $0°/+15°$ oder $0°/-15°$) des zu lokalisierenden Herdes angefertigt. Anhand eines Referenzpunktes, der Läsionsverschiebung in Abhängigkeit vom Aufnahmewinkel und der verwendeten Nadellänge wird die Einstichtiefe errechnet.

Merke ! Zu beachten ist, dass auf beiden Zielaufnahmen unbedingt derselbe Zielpunkt gewählt werden muss. Andernfalls wird eine inkorrekte Lage berechnet.

Die Methode eignet sich gut zur Lokalisation von Mikroverkalkungen oder scharf begrenzten Herdbefunden. Bei unscharfen Verschattungen ist jedoch eine genaue Tiefenlokalisation mithilfe der Stereotaxie oft nicht möglich, da sich die Läsion in den verschiedenen stereotaktischen Ebenen anders darstellt und ein und dieselbe Struktur nicht sicher zu identifizieren ist. Ein Irrtum um ca. 1 mm in den stereotaktischen Aufnahmen entspricht dabei einem Fehler in der Tiefenlokalisation von bis zu 10 mm.

Die errechneten Daten werden auf die Zieleinheit des Stereotaxiegerätes übertragen. Nach Desinfektion und ggf. Lokalanästhesie der Haut wird die Nadel entsprechend der errechneten Koordinaten platziert. Um Fehllagen durch die Gewebeelastizität zu vermeiden, sollte die Nadel dabei etwas tiefer (ca. 8 mm tiefer) als errechnet eingebracht werden. Nach Entlassen des Drahtes wird das Kompressorium gelöst und eine Kontrolle der Lage des Drahtes durch eine Mammographie in 2 Ebenen durchgeführt. In seltenen Fällen muss eine Reposition des Drahtes erfolgen.

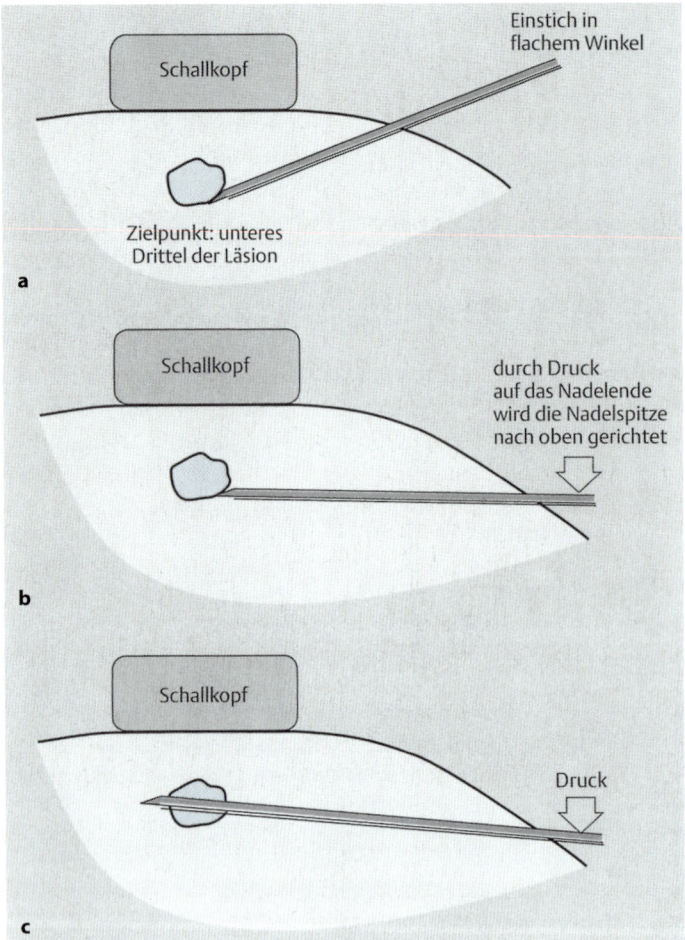

a

b

c

Abb. 5.17 a–c. Vorgehen bei der sonographisch gesteuerten Punktion. **a** Möglichst flacher Einstich mit Zielpunkt auf das untere Drittel der Läsion. **b** Durch Druck auf das Nadelende richtet sich dann die Nadelspitze auf. **c** Durch die aufgerichtete Nadelspitze wird dann die Nadel durch die Läsion vorgeschoben (z. B. für Drahtlokalisation) oder eine Stanznadel eingeschossen. Dadurch, dass bei Durchqueren des festeren Tumorgewebes die Nadel von der Thoraxwand weg zeigt, wird eine eventuelle Thoraxwandverletzung ausgeschlossen. (Aus Heywang-Köbrunner u. Schreer 2003, S. 164, Abb. 7.7 a–c)

Sonographisch geführte Lokalisation

Läsionen, die mit Ultraschall sichtbar sind, sollten auch sonographisch gestützt lokalisiert werden. Vorteile der sonographisch geführten Markierung liegen neben dem oft geringeren Zeitaufwand auch in den niedrigeren Kosten. Eine besondere gerätetechnische Ausstattung ist nicht erforderlich.

■ **Durchführung.** Die Punktion erfolgt meist in Rückenlage, wobei auch hier ein möglichst kurzer Zugangsweg gewählt werden sollte. Der ipsilaterale Arm wird nach oben, über dem Kopf gelagert.

Nach Desinfektion der Haut und ggf. Lokalanästhesie wird die Punktion durchgeführt. Dabei sollte die Nadel möglichst parallel zum Schallkopf vorgeschoben werden oder in spitzem Winkel (≤30°) zum Schallkopf, da nur in dieser Position der Schall zum Schallkopf zurück reflektiert wird und die Nadel somit sonographisch sichtbar ist. Zwar werden für ungeübte Untersucher bei manchen Sonographiegeräten Punktionshilfen angeboten (sie werden auf den Schallkopf aufgesetzt und führen die Nadel in Rich-

tung auf den Befund). Sie sind für Mammapunktionen jedoch kaum geeignet, da die Punktion in Richtung auf die Thoraxwand durchgeführt werden muss. Da – insbesondere bei schwer penetrierbarem dichterem Drüsengewebe – hierbei eine relevante Gefahr der Thoraxwandverletzung besteht, ist dieses Vorgehen nicht zu empfehlen. Während dem Einführen der Nadel ist von entscheidender Bedeutung, dass die Nadel immer in voller Länge (inklusive Nadelspitze!) in der Schallkopfebene abgebildet ist.

> **CAVE** Thoraxwandverletzung bei fehlender Darstellung der Nadelspitze!

Auch für die sonographische Lokalisation gilt, dass die korrekte Nadelposition und danach die Drahtposition bildlich dokumentiert werden muss. Liegt ein mammographisches Korrelat vor, ist auch hier eine Präparatradiographie anzufertigen. Eine Präparatsonographie kann in sehr dichtem Gewebe versucht werden, ist aber – da nicht immer leicht zu interpretieren – nicht Standard.

MRT-geführte Lokalisation

Eine exakte Lokalisationsmethode ist insbesondere für die MRT-geführte Lokalisation entscheidend, da Läsionen, die alleine mit diesem Verfahren sichtbar sind, in der Regel sehr klein und nicht tastbar sind. Ein „Real-time-MR-Monitoring" ist bei geschlossenen MR-Tomographen bereits aus Platzgründen innerhalb der MRT-Röhre nicht möglich. Eine Präparat-MRT ist nicht möglich, da sich (z. B. intraoperativ) intravenös appliziertes Kontrastmittel nach kurzzeitiger Kontrastierung des Herdes innerhalb weniger Minuten im gesamten Gewebe verteilt, was das Auffinden anreichernder Herde im Präparat meist unmöglich macht.

Für die MRT-geführte Lokalisation haben sich MRT-kompatible Drähte bewährt. Nachteil dieser MRT-kompatiblen Nadeln ist, dass sie weicher sind als die für die mammographische Markierung üblichen und daher häufiger eine Nadeldeviation auftritt. Generell kann eine präoperative Markierung von MRT-entdeckten Herden ohne Zusatzequipment mit der Freihandtechnik unter MR-Steuerung oder (rascher, aber mit entsprechender Strahlenexposition und hoher erforderlicher Dosis an Jod-haltigem Kontrastmittel) auch unter CT-Steuerung durchgeführt werden. Beide Verfahren sind zeitaufwendig und nicht genau. Mit speziellen Lokalisations- bzw. Biopsiespulen lässt sich die Treffgenauigkeit erheblich verbessern (s. auch Heywang-Köbrunner et al. 2000).

Freihandlokalisation (Abb. 5.18 a, b)

Sie kann in Rückenlage, Seitlage oder ggf. (bei lateralen Läsionen) auch in Bauchlage durchgeführt werden.

Vor der Intervention wird parallel zur Körperachse ein (auf mehreren Schichten sichtbarer) erster Marker (Gadolinium-DTPA gefüllter Schlauch bei MRT oder Draht bei CT) aufgebracht. Bei MR-Lokalisationen muss ein zweiter Marker eine transversale Referenzschicht markieren. Die transversale Schicht, die den Befund enthält, befindet sich dann „n" cm kranial oder kaudal der markierten Schicht. Es folgt dann die Bildgebung vor und nach intravenöser Kontrastmittelapplikation zur Identifikation des Herdes. Nach Auffinden der transversalen Schicht, die den Herd beinhaltet, wird der Zugang zum Befund innerhalb dieser Schichtebene geplant. Der Einstichwinkel ist dabei so zu wählen, dass der Einstich möglichst parallel zur Thoraxwand erfolgen kann Der Einstichpunkt auf der Haut kann bezogen auf den (im Bild punktförmig angeschnittenen) Marker 1 ausgemessen werden. Die Einstichtiefe ergibt sich als Abstand zwischen Einstichort und Herd. Die Planung entspricht im Wesentlichen der jeder CT-Punktion. Nach Nadelpositionierung erfolgt eine erneute MRT- oder CT-Bildgebung zur Kontrolle und

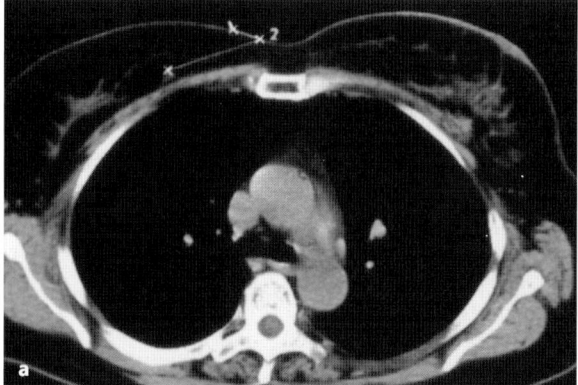

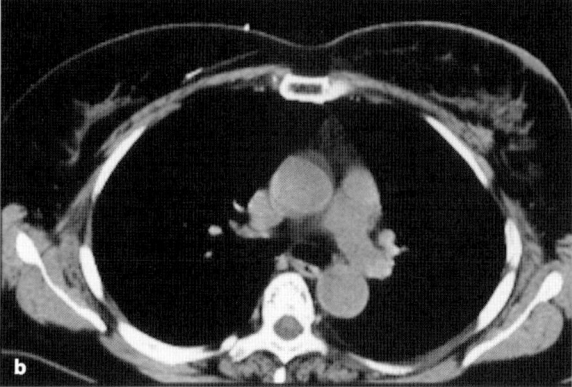

Abb. 5.18 a, b. Eine CT-gestützte Markierung von MRT-entdeckten Befunden ist prinzipiell möglich. Damit ein ausreichender Kontrast erreicht wird und Anreicherungen ausreichend sicher von dichterem Gewebe unterschieden werden können, muss die Brust nativ sowie nach hochdosierter Bolusinjektion von intravenösem Kontrastmitel (3–4 ml 60%iges Kontrastmittel pro kg Körpergewicht) schichtweise abgebildet werden. Vor Beginn der CT-Untersuchung wird ein Markierungsdraht (*M*) parallel zur Körperachse auf Höhe des Befundes angebracht. Er bildet sich als metalldichter Punkt auf den transversalen Schichten ab und dient als Bezugspunkt für die Planungsmessungen. Gezeigt ist die Markierung einer sehr kleinen Weichteilverdichtung (*Pfeil*), die magnetresonanztomographisch als Anreicherung auffiel (Histologie nach CT-gestützter Markierung und Probeexzision: tubuläres Karzinom). **a** Bei der Planung ist darauf zu achten, dass die Nadel parallel zur Thoraxwand eingeführt wird. Hieraus ergeben sich Einstichwinkel und Einstichpunkt. Bei der Planung wird der Abstand (*A*) zwischen Markierungsdraht (*Pfeil*) und Einstichpunkt gemessen sowie die Einstichtiefe (*B*). **b** Die Nadel wurde wie geplant eingestochen. Durch die Nadel wird nun eine Mischung von Röntgenkontrastmittel (1:10), Kohle und Methylenblau injiziert

Dokumentation der Lage. Gegebenenfalls muss die Nadellage korrigiert werden. Bei korrekter Positionierung der Nadel kann der Draht entlassen werden.

Lokalisation mit speziellen Interventionsspulen (Abb. 5.19)

Mittlerweile sind verschiedene Interventionsspulen sowohl für geschlossene als auch für offenen MRT-Scanner in oder vor Zulassung. Bei allen Lokalisa-

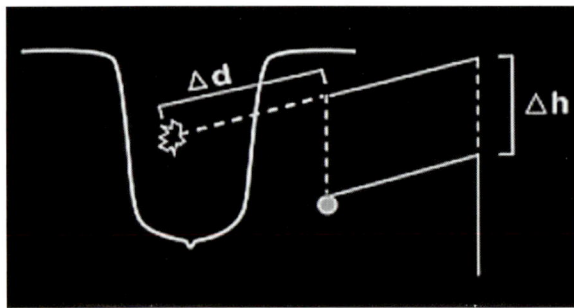

Abb. 5.19. MRT-gestützte Markierung. Um die Brust zu stabilisieren, wird die Patientin in Bauchlage untersucht. Die Brust wird unter der Auflageplatte durch Kompression zwischen 2 Gitterplatten stabilisiert. Der Nadeleinstich erfolgt zwischen den flexiblen Gitterstäben der Kompressionsplatten. Hierfür wird die transversale Befundschicht mit der am MRT-Tisch (außerhalb der Röhre) angebrachten Halterung in eine Ebene gebracht. Die Planung von Einstichwinkel, von Einstichhöhe und -tiefe erfolgt in der transversalen Schicht, die den Befund enthält. Als Nullpunkt dient ein Marker (*Pfeil*), der an vorgesehener Position an der Kompressionsplatte aufgesteckt ist. Er bildet sich magnetresonanztomographisch ab. Zunächst wird die Nadel in der gewünschten Winkelung so eingestellt, dass sie direkt auf diesen Nullpunktmarker zeigt. Aus den Bildkoordinaten des Nullpunktmarkers und des im Bild anzuklickenden Befundes errechnet der Computer die Höhenverschiebung (Δh) und den Vorschub entlang der Nadelachse (Einstichtiefe Δd), welche Größen benötigt werden, um die Nadel von der Nullposition in die gewünschte Position in der Läsion zu bringen

tionsspulen in oder vor Zulassung wird die Patientin in Bauchlage untersucht. Die Brust wird komprimiert, und die Nadeleinführung erfolgt durch die jeweiligen Kompressionsplatten (Lochplatten bzw. Platten mit flexiblen Stäben) hindurch, entsprechend der (meist mit Spezialsoftware) ermittelten Befundkoordinaten.

Biopsieverfahren

Durch die zunehmenden diagnostischen Möglichkeiten im Rahmen der Vorsorge werden vermehrt nicht tastbare, abklärungsbedürftige Befunde erhoben. Beim überwiegenden Teil handelt es sich jedoch um benigne Veränderungen. Neben der Vermeidung unnötiger Operationen hat die perkutane Biopsie gegenüber der operativen Abklärung noch weitere wesentliche Vorteile: Sie ist kostengünstiger, weniger invasiv und führt nur sehr selten zu mammographisch sichtbaren oder gar klinisch relevanten Narben (bisher nicht beschrieben). Im Falle einer durch die Biopsie nachgewiesenen Malignität oder Multifokalität bzw. -zentrizität kann die chirurgische Therapieplanung optimiert und operative Abklärungsbiopsien reduziert werden. Im Falle eines gutartigen Befundes kann – je nach eingestufter Verlässlichkeit der Diagnose – auf operative Biopsien verzichtet werden.

Die perkutane Biopsie kann wiederum unter mammographischer, sonographischer oder magnetresonanztomographischer Kontrolle durchgeführt werden. Unabhängig davon, welches Verfahren verwendet wird, muss eine hohe Genauigkeit der Läsionslokalisation gewährleistet sein, um sicherzustellen, dass tatsächlich der suspekte Befund biopsiert wurde.

Vor jeder Biopsie muss die Patientin ausführlich aufgeklärt werden. Die häufigsten Komplikationen sind Schmerzen, Blutung (Kontraindikation sind Gerinnungsstörungen), Infektion und vasovagale Reaktionen. Eventuell bekannte Allergien auf Lokalanästhetika sind zu erfragen. In seltenen Fällen kann eine Thoraxwandverletzung (Pneumothorax) vorkommen.

■ **Indikation**

- Indikation der Wahl sind Befunde der BI-RADS-IV-Kategorie (unklar oder suspekt). Bei als verlässlich eingestuftem benignem histologischem Ergebnis kann in diesen Fällen eine operative Abklärungsbiopsie ggf. vermieden werden.
- Bei Patientinnen mit einem Befund der BI-RADS-Kategorie V (hochsuspekt) ist eine Biopsie indiziert zur Einsparung der intraoperativen Schnellschnittuntersuchung und zur besseren Planung der operativen Maßnahmen (Sicherheitssaum bei nachgewiesenem Karzinom, Exzisionsgrenzen bzw. Entscheidung zur Mastektomie bei nachgewiesenen Zweitherden, Planung einer axillären Stagingoperation im Falle nachgewiesener invasiver Karzinome). An dieser Stelle ist darauf hinzuweisen, dass für nichttastbare Veränderungen die Schnellschnittuntersuchung wegen möglicher Fehlbefundung nicht mehr als „state of the art" angesehen wird (s. auch Sloane et al. 1997).
- Mammographische Läsionen nach BI-RADS-Kategorie III werden üblicherweise durch ein vorgezogenes mammographisches „follow-up" nach 6 Monaten kontrolliert. Da die überwiegende Anzahl dieser Läsionen (> 97–98 %) benigne ist (korrekte Behandlung vorausgesetzt), wird eine Biopsie bei nur zusätzlichen Risikofaktoren oder bei Karzinophobie zu erwägen sein.

■ **Interpretation der Histologie.** Nach erfolgter Biopsie muss immer überprüft werden, ob tatsächlich das suspekte Areal punktiert wurde. Des Weiteren ist eine Plausibilitätsprüfung nötig, um evtl. Fehler durch den so genannten „sampling error" zu erkennen. Sampling error besagt, dass die Nadel korrekt im suspekten Areal platziert wurde, aber keine malignomtypischen Zellen akquiriert werden konnten (Abb. 5.20). Dies kommt vor bei diskontinuierlich wachsenden Tumoren, wie z. B. bei duktalen In-situ-Karzinomen (DCIS) oder bei lobulären Karzinomen.

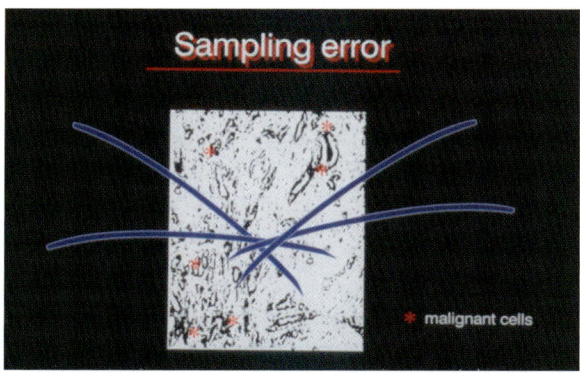

Abb. 5.20. Sampling error. Bei diskontinuierlich wachsenden Befunden kann es möglich sein, dass auch bei multiplem Einstechen keine für das Malignom typischen Zellen akquiriert werden, obwohl die Nadel korrekt im Befundareal platziert war. Dieses Phänomen wird „sampling error" genannt

Die Wahrscheinlichkeit eines Sampling errors nimmt zudem mit abnehmendem Gewebevolumen, das gewonnen wurde, zu.

Für die Überprüfung der korrekten Entnahme sind erforderlich:

- Eine Präparatradiographie. Werden Mikroverkalkungen mittels einer perkutaner Stanz- oder Vakuumbiopsie abgeklärt, muss eine Präparateradiographie durchgeführt werden, um zu überprüfen, ob der Mikrokalk mit dem ihm umgebenden Gewebe wirklich gewonnen werden konnte. Bei fehlendem Nachweis von Mikrokalk ist die repräsentative Entnahme unsicher. Hier sollte eine perkutane oder offene Re-Biopsie erwogen werden (Ausnahme: Nachweis eines Malignoms). Wenn Mikrokalk entnommen wurde, kann aber ebenfalls nur bei kompatibler Histologie oder Nachweis der relevanten Befundreduktion von einer sicher repräsentativen Biopsie ausgegangen werden (s. unten). Bei Feinnadelbiopsien besteht diese zusätzliche Kontrollmöglichkeit der Präparatradiographie gar nicht.
- Die Korrelation der bildgebenden Befunde mit dem histologischen Ergebnis.
- Alle malignen Histologien sowie intraduktale Neoplasien (atypische intraduktale Neoplasie/ADH) müssen unabhängig von ihrem Erscheinungsbild in der Bildgebung operativ nachreseziert werden. Bei Vorliegen einer intraduktalen Neoplasie (ADH oder DCIS) muss die Möglichkeit in Betracht gezogen werden, dass eine (einem DCIS entsprechende) größere Ausdehnung bzw. ein benachbartes invasives Karzinom oder invasive bzw. mikroinvasive Komponenten mit der Biopsie nicht erfasst wurden. Diese so genannte „Unterbewertung eines positiven Befundes" kommt bei konventionellen

Stanzbiopsien (CNB) bei bis zu 25–50% der Malignome vor, bei Vakuumbiopsie reduziert sich der Anteil auf 10–20%.

- Bei benignem histologischem Befund von Läsionen der BI-RADS-Kategorie III (wahrscheinlich gutartig) ist bei Konkordanz von Histologie und Bildgebung von einem gutartigen Befund auszugehen. Die Patientin sollte einer ersten Nachkontrolle nach 6 Monaten zugeführt werden. Für Feinnadelbiopsie und CNB sind weitere Kontrollen über 2–3 Jahre notwendig zum Nachweis der Stabilität des Befundes. Ob weitere Kontrollen nach Vakuumbiopsie nötig sind, entscheiden Histologie und Kontrollbefund, wobei das Ausmaß der Befundentnahme Berücksichtigung findet.
- Auch bei gutartigem Befund kann in Einzelfällen eine Exzision empfohlen werden. Liegt z.B. eine radiäre Narbe vor, so sollte eine Exzision veranlasst werden, da in etwa 25% der Fälle eine radiäre Narbe mit einem Karzinom assoziiert ist. Des Weiteren kann eine Exzision bei untypischen Histologien (papilläre Läsionen, phylloider Tumor etc.) sowie beim lobulären In-situ-Karzinom (LCIS) indiziert sein.
- Bei Läsionen der Kategorie BI-RADS IV und benignem Befund muss das weitere Procedere sorgfältig abgewogen werden. In Betracht gezogen werden muss die Biopsietechnik, die verwendet wurde, die Erfahrung des durchführenden Untersuchers sowie die Sicherheit der repräsentativen Probeentnahme (Größe der Läsion, Art der Läsion, bildgebende Dokumentation der erfolgreichen Punktion, Präparatradiographie).
- Alle Läsionen der Kategorie BI-RADS V mit benigner Histologie müssen entweder rebiopsiert oder chirurgisch exzidiert werden.

Feinnadelbiopsie

Die Feinnadelbiopsie (FNB; Abb. 5.21 a–c) dient der Aspiration von Zellen zur zytologischen Abklärung. Sie ist heute auf dem Rückzug.

Die FNB sollte nur an Zentren mit sehr großer Erfahrung und Spezialisierung durchgeführt werden, da bereits die Literaturdaten erhebliche Schwankungen zeigen (Sensitivitäten von 65–99% bei Spezifitäten von 85–100%). Aufgrund dieser Unsicherheiten kann eine positive Zytologie in der Regel ein Malignom bestätigen (sie ist in Deutschland nicht akzeptiert für die Indikationsstellung zur Ablatio), eine negative unspezifische Zytologie kann einen Malignitätsverdacht nicht ausräumen. Lediglich die Diagnose eines Fibroadenomes, eines Lymphknotens oder einer Fettnekrose ist verlässlich, vorausgesetzt das zytologische Ergebnis ist konkordant mit der Bildgebung.

Probleme liegen zum einen in der häufig ungenügenden Aspiration von repräsentativem Material, zum anderen in der oft schwierigen zytologischen Beurteilung und differenzialdiagnostischen Einordnung des Materials. Naturgemäß können mit der FNB die Invasivität, das Grading oder die Hormonrezeptoren nicht bestimmt werden.

■ **Durchführung.** Nach Desinfektion der Haut wird durch fächerförmiges Vorstechen und Zurückziehen der Nadel (10- bis 20-mal pro Nadeleinstich) Material aspiriert. Dieser Vorgang sollte 2- bis 5-mal wieder-

holt werden. Für die FNB werden sehr dünne Nadeln mit 21–23 Gauge verwendet. Bei nichtpalpablen Befunden kann der Vorgang auch unter stereotaktischer oder sonographischer Führung erfolgen. Die korrekte Nadellage sollte bildlich dokumentiert werden. Das Zellmaterial wird anschließend auf einen Objektträger aufgebracht, ausgestrichen, fixiert und zur zytologischen Untersuchung eingereicht.

Stanzbiopsie

Mit der Stanzbiopsie (vgl. Abb. 5.21b) können kleine Stanzzylinder zur histologischen Abklärung entnommen werden. Im Gegensatz zur Feinnadelbiopsie ist mit der Stanzbiopsie eine histologische Diagnose ebenso wie eine Rezeptorbestimmung möglich. Mit diesem Verfahren werden Sensitivitäten von 85–98% bei Spezifitäten von 99–100% erreicht. Als richtig positiv werden in der Regel folgende Entitäten bezeichnet: Atypien, DCIS oder invasive Karzinome – unabhängig davon, ob nach Re-Biopsie die Diagnose bestehen bleibt oder ob ein so genanntes Höher-Grading von ADH zu DCIS bzw. invasivem Karzinom oder vom DCIS zum invasiven Karzinom erfolgt. Alle übrigen gutartigen Entitäten werden – soweit sie durch perkutane Biopsie als benigne erkannt wurden – als richtig negativ eingestuft (die Einstufung des LCIS variiert). Auch mit dieser Methode sind falschnegative Befunde durch Entnahme nicht repräsentativen Materiales möglich. Die Treffsicherheit der Stanzbiopsie ist abhängig von der Anzahl der entnommenen Zylinder sowie von der verwendeten Nadelstärke, von der Peilgenauigkeit und davon, ob eine Befundverschiebung (z. B. bei Nadeleinführung

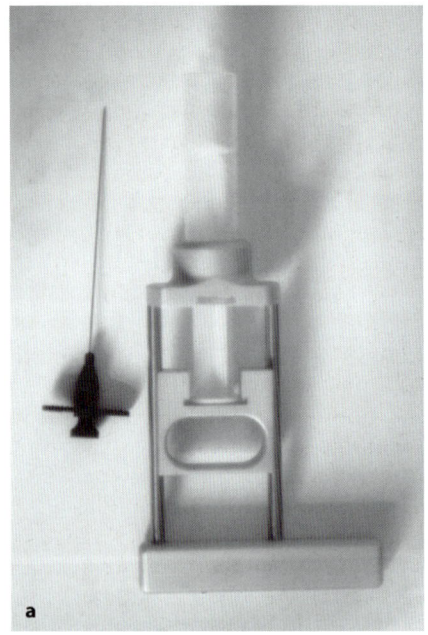

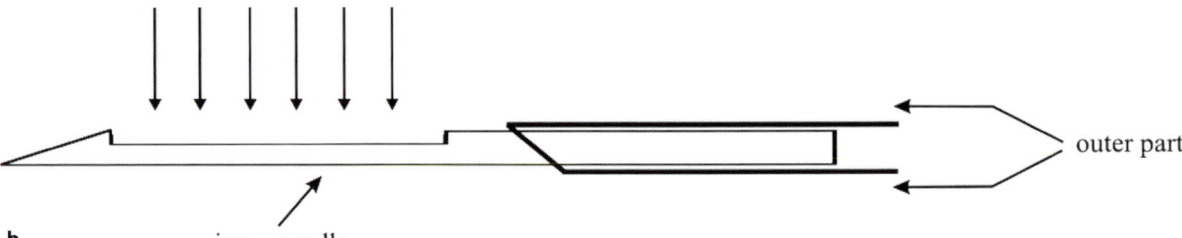

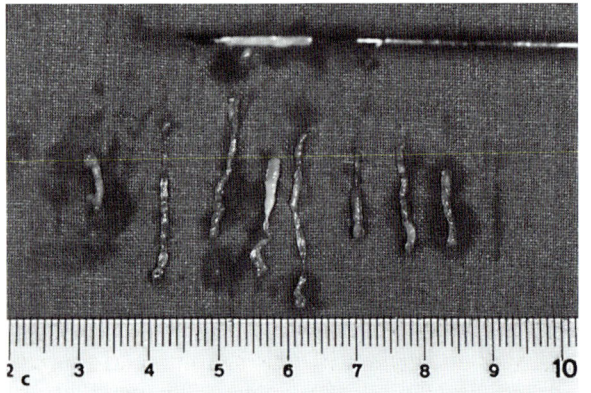

Abb. 5.21. a Feinnadelbiopsie. Zur Gewinnung von Zellmaterial werden dünne Nadeln verwendet. Sie werden auf eine 20-ml-Spritze aufgesteckt. Durch Einspannen der Spritze in den so genannten Cameco-Handgriff kann der Kolben der Spritze fixiert und der Unterdruck in der Spritze während des Punktions-vorganges aufrecht gehalten werden. **b** Stanzbiopsie (CNB-Prinzip). Die CNB-Nadel besteht aus einer scharfen Innennadel, die seitlich eine (2 mm weite und ca. 2 cm lange) Auskerbung für die Aufnahme der Gewebeprobe hat. Die Gewebeprobe wird ausgestanzt, indem die äußere Hohlnadel über die Innennadel vorgeschoben wird. **c** 14-Gauge-Stanznadel mit mehreren Gewebezylindern

oder durch Hämatombildung) auszuschließen ist. Prinzipiell sollten 5–10 Proben mit einer Nadelstärke von 14 Gauge entnommen werden. Insgesamt ist die Treffsicherheit bezüglich der Abklärung von Verschattungen (Sensitivität > 97%) deutlich höher als die von Mikrokalzifikationen (Sensitivität 85–90%). Für Mikroverkalkungen sowie kleine Befunde sollte deshalb die Vakuumbiopsie als Verfahren mit höherer Treffsicherheit erwogen werden. Eine Korrelation des histologischen Befundes mit der präbioptischen Bildgebung muss immer erfolgen. Sind die Befunde diskordant, so muss eine weitere Abklärung, z. B. Re-Biopsie oder offene chirurgische Biopsie angestrebt werden.

■ **Prinzip.** Üblicherweise werden für die Stanzbiopsie Nadeln von 12–14 Gauge verwendet. Die Biopsienadel besteht aus einer inneren Nadel, die eine Auskerbung aufweist sowie aus einer äußeren Hohlnadel. Die innere Nadel wird mit einem Schussapparat in die Läsion eingeschossen, wobei Gewebe in der Kammer zu liegen kommt. Die äußere Hohlnadel folgt mit einer minimalen zeitlichen Verzögerung und stanzt somit den Gewebezylinder aus. Zur Probeentnahme muss die Nadel aus der Läsion entfernt werden. Dieses Procedere wird 3- bis 10-mal wiederholt. Die wiederholte Punktion der Haut kann durch Einbringen einer Coaxialkanüle, durch die dann wiederum die Biopsienadel eingeführt wird, vermieden werden. In diesem Fall sollte die Coaxialkanüle in ihrer Position etwas variiert werden, um Probeentnahmen aus mehreren Arealen zu erlauben und zu verhindern, dass die Biopsienadel immer demselben Stichkanal folgt. Wird nur Blut gewonnen, ist von einer relevanten Hämatombildung mit entsprechender Gewebeverschiebung auszugehen. Da eine weitere repräsentative Gewebeentnahme unsicher ist, sollte die Punktion abgebrochen werden. Je nach bis dahin gewonnenem Material muss eine Re-Biopsie nach Resorption des Hämatoms erwogen werden.

Vakuumbiopsie

Die Vakuumbiopsie erlaubt die Entnahme eines deutlich größeren Gewebevolumens (bis zu 2 g) im Vergleich zur Stanzbiopsie. Der weitere Zuwachs an Treffsicherheit (insbesondere bei Mikroverkalkungen und kleinen Herdbefunden) ist zurückzuführen auf:

1. die Gewinnung eines größeren Gewebevolumens (empfohlene Nadelstärke 11 Gauge, empfohlene Zylinderzahl > 20), die es erlaubt, kleinere Peilungsfehler oder Gewebeverschiebungen bei Punktion zu kompensieren;
2. die durch kontinuierliche Absaugung mögliche Vermeidung eines Hämatoms während der Punk-

tion. Letzteres könnte den Befund abdrängen und zu nicht repräsentativer Entnahme führen;
3. durch die meist gute Sichtbarkeit der Entnahmehöhle und den direkten Nachweis der teilweisen oder vollständigen Reduzierung des mit Bildgebung sichtbaren Befundes.

Derzeit werden Sensitivitäten von 98–100% und Spezifitäten von 100% berichtet. Mit der Vakuumbiopsie ist die histologische Fehlinterpretation des DCIS als ADH bzw. des invasiv duktalen Karzinoms als DCIS oder ADH im Vergleich zur Stanzbiopsie deutlich reduziert. Die Notwendigkeit einer sorgfältigen Korrelation von Bildgebung und Histologie bleibt bestehen, ebenso wie die Notwendigkeit der Nachexzision im Falle von Malignität. Die Vakuumbiopsie ist dort indiziert, wo die Treffsicherheit der perkutanen Stanzbiopsie noch verbessert werden kann. Dies betrifft im Wesentlichen kleine Mikrokalkareale und kleine Herdbefunde. Für die Abklärung von Architekturstörungen oder Asymmetrien wird weiterhin die offene Biopsie empfohlen.

■ **Prinzip (Abb. 5.22 a–d, 5.23 a–h).** Die Punktion wird mit einer speziellen Nadel durchgeführt, an deren vorderem Abschnitt sich ein ca. 2 cm langes seitliches Fenster befindet. Die Nadel wird so platziert, dass die Akquisitionskammer in der Läsion (bei Sonographie direkt unter der Läsion) zu liegen kommt. Während der Punktion wird ein Vakuum mit Sog an die Nadel angelegt. Mithilfe des Vakuums wird Gewebe durch das Fenster in die Nadel angesaugt, mit einem Rotationsmesser abgeschnitten und in der Nadel zum Hinterende transportiert, wo es mit der Pinzette entnommen werden kann. Die Nadel verbleibt während der gesamten Untersuchung im Befundareal. Durch Drehen der Nadel können größere zusammenhängende Gewebevolumina entfernt werden. Auf diese Weise ist es möglich, über eine 2–3 mm dicke Nadel ein zusammenhängendes Gewebeareal von etwa 1,5 cm Durchmesser zu entnehmen. Die Methode wird (bei mammographisch sichtbaren Befunden) mit digitaler stereotaktischer Sofortbildtechnik kombiniert. Ein kontinuierliches Absaugen von Blut mithilfe des Vakuums verhindert eine Verschiebung der Läsion durch eine relevante Einblutung während der Punktion.

■ **Durchführung.** Nach entsprechender Bildgebungsplanung erfolgen Desinfektion und Lokalanästhesie der Haut. Dem Lokalanästhetikum können (nach Ausschluss eventueller Kontraindikationen) vasokonstriktive Substanzen beigemischt werden. Nach Stichinzision der Haut wird die Vakuumbiopsienadel platziert. Die bildliche Dokumentation erfolgt wie unten beschrieben. Dann wird das Gewebe entnommen, und es erfolgt eine nochmalige bildliche Überprü-

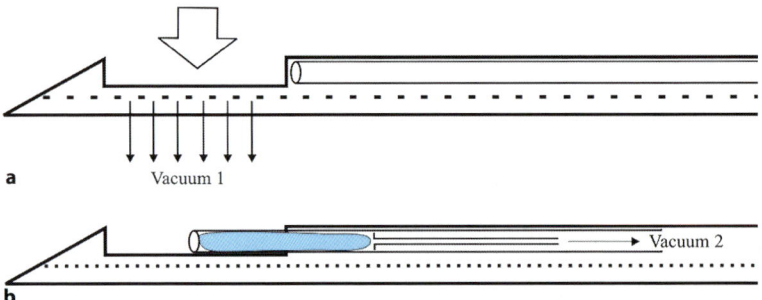

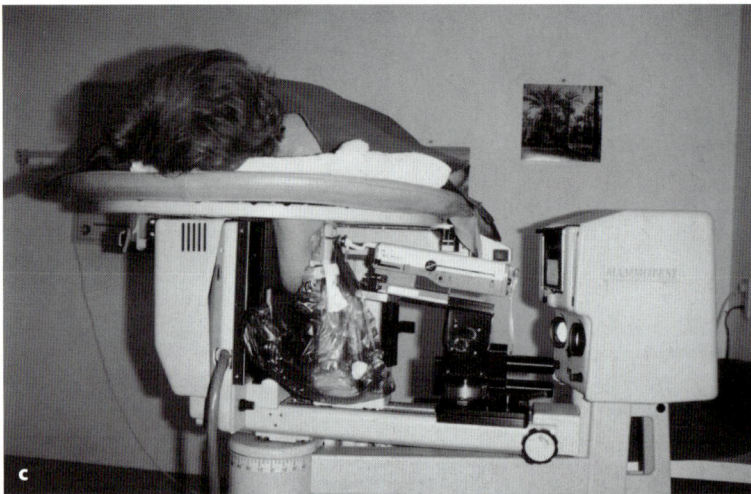

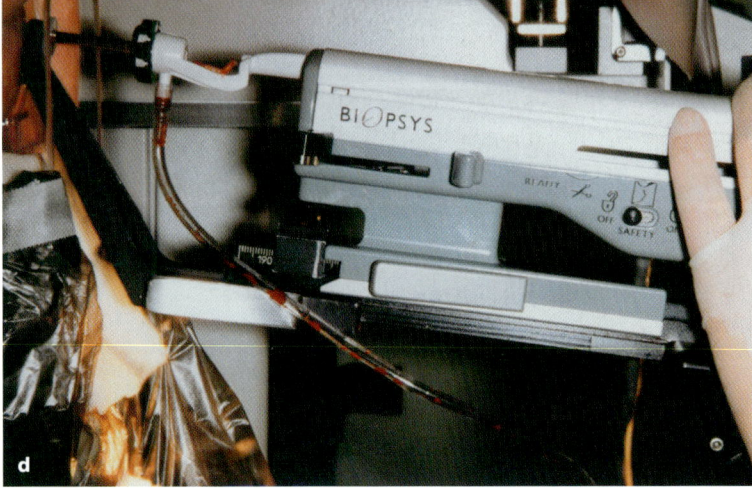

Abb. 5.22 a – d. Vakuumbiopsie.
a Auch die Vakuumbiopsienadel hat eine seitliche Fensteröffnung zur Probengewinnung. Innerhalb der Nadel befindet sich ein Sieb, durch welches ein Vakuum (*Vakuum 1*) aufgebaut wird. Mithilfe dieses Vakuums wird Gewebe in die seitliche Fensteröffnung angesaugt.
b Durch ein in der Nadel liegendes rohrförmiges Rotationsmesser wird die Gewebeprobe (rosa) abgeschnitten. Mithilfe eines zweiten Vakuums kann die Probe dann zusammen mit dem Rotationsmesser ans Hinterende der Nadel zurückgezogen werden, wo sie mit einer Pinzette abgenommen werden kann. Durch Wiederholen dieses Vorgangs und schrittweises Drehen der Nadel, z. B. im Uhrzeigersinn, kann um die Nadel (auf Höhe des Entnahmefensters) ein kugelförmiges Gewebevolumen von 1,5 – 2 cm Durchmesser entfernt werden. Die Vakuumbiopsienadel verbleibt während der gesamten Untersuchung im Befund. Anfallendes Blut wird über das Vakuum abgesaugt.
c Die stereotaktische Vakuumbiopsie wird meist in Bauchlage durchgeführt. Die Brust wird durch mäßige Kompression fixiert. Durch Aufnahmen in 0°, – 15° und + 15° kann die Befundlokalisation errechnet werden (bei der 0°-Aufnahme folgt der Strahlengang der Kompressionsrichtung).
d Am Hinterende der Nadel wird der Gewebezylinder sichtbar, der mit der Pinzette abgenommen werden kann. Anfallendes Blut wird über das Schlauchsystem abgesaugt

fung. Bei korrekter und ausreichender Entnahme kann die Nadel aus der Brust entfernt werden. Bei Mikroverkalkungen sollte eine Präparatradiographie der entnommenen Zylinder erfolgen, die auch dem Pathologen zur Verfügung zu stellen ist. Wird mit der Vakuumbiopsie die gesamte makroskopisch sichtbare Läsion entfernt, kann bei noch liegender Nadel durch die Biopsiekammer ein Clip eingelegt werden. So kann die Biopsiehöhle komplikationslos identifiziert werden, falls später eine Nachresektion er-

forderlich ist. Meist ist die Resektionshöhle jedoch auch sonographisch nach wenigen Tagen noch sichtbar, sodass (im Falle von Malignität) eine notwendige präoperative Lokalisation auch sonographisch gesteuert durchgeführt werden kann. Nach ausreichender Kompression und Blutstillung (ggf. auch am Folgetag) erfolgt die abschließende bildliche Dokumentation. Vor Entlassung hat sich auch die Anlage eines temporären Druckverbandes bewährt, der 24 h verbleiben sollte. Die Patientin wird dann nach ent-

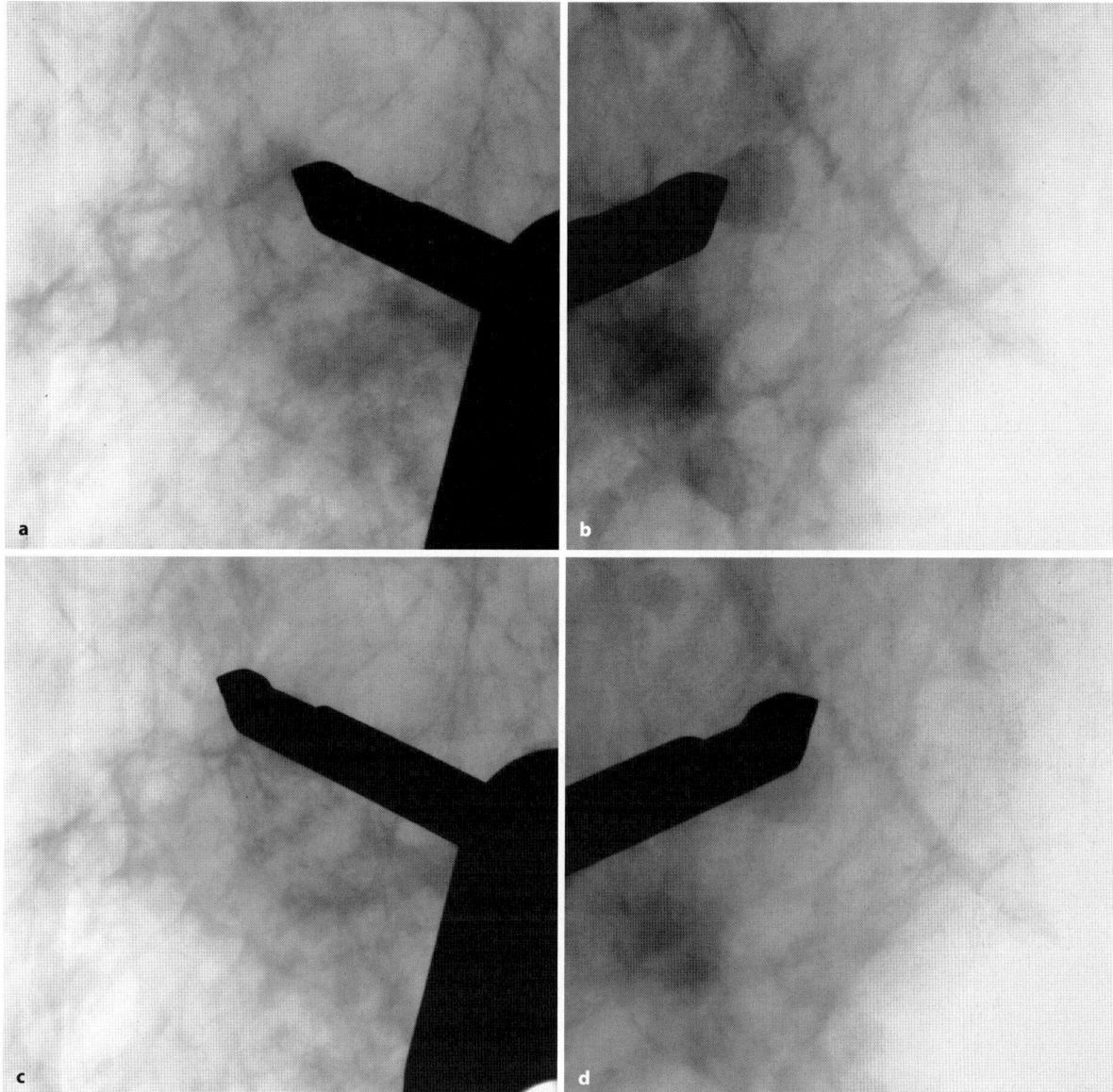

Abb. 5.23 a – h. Vakuumbiopsie eines 5 mm großen neu aufgetretenen Herdbefundes. **a** Nadel vor Befund (– 15°; CC-Projektion). **b** Nadel vor Befund (+ 15°; CC-Projektion). **c** Nadel im Befund, Befund größtenteils verdeckt (–15°). **d** Nadel im Befund, Befund größtenteils verdeckt (+ 15°). Teilfigur **e – h** siehe nächste Seite

sprechender Instruktion (Verhalten nach Biopsie, Kontakttelefonnummern) entlassen.

Mammographisch stereotaktisch geführte perkutane Biopsie

Das Prinzip der stereotaktisch geführten perkutanen Biopsie entspricht dem der stereotaktischen Lokalisation. Die stereotaktische Biopsie kann bei allen mammographisch sichtbaren Läsionen durchgeführt werden. Durch Anfertigung von +/–15°-Aufnahmen lässt sich die Tiefe einer Läsion berechnen. Entscheidend ist dabei jedoch, dass auf beiden gekippten Zielaufnahmen derselbe Zielpunkt gewählt wird, da sonst die Tiefenlokalisation nicht korrekt berechnet werden kann. Kann auf beiden Stereotaxieaufnahmen nicht eindeutig derselbe Zielpunkt identifiziert werden, muss auf eine andere Methode, z. B. auf eine operative Biopsie nach präoperativer Markierung mittels Lochplatte oder Freihandtechnik, ausgewichen werden. Gegebenenfalls kann dann auch eine operative Abklärung nach präoperativer Drahtmarkierung erforderlich sein. Prinzipiell können alle Biopsiearten (nach Eingabe der entsprechenden Nadellänge am Gerät) stereotaktisch gesteuert durchgeführt werden.

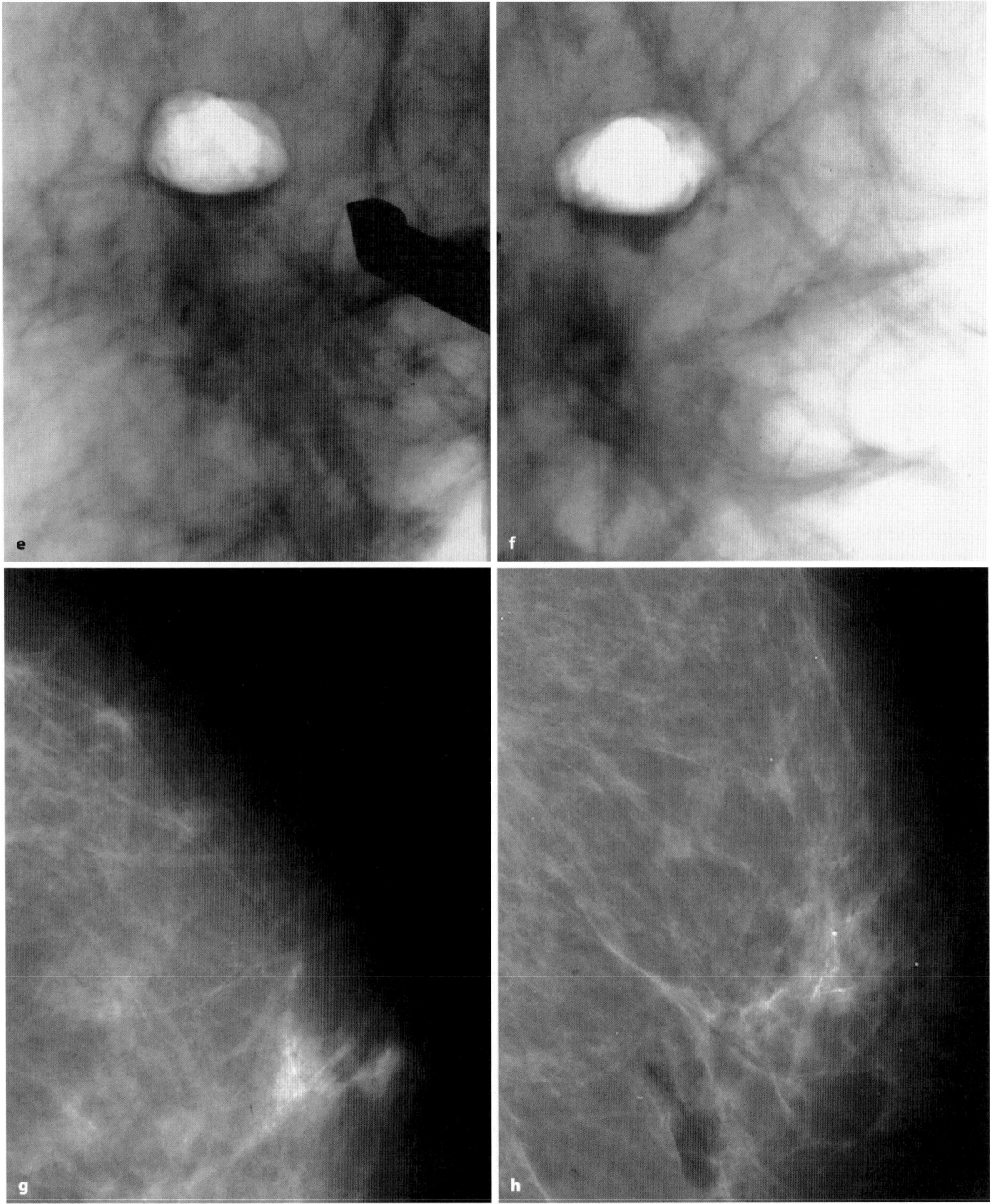

Abb. 5.23 a – h. Vakuumbiopsie eines 5 mm großen neu aufgetretenen Herdbefundes. **e** Biopsiehöhle nach Nadelrückzug
(–15°). **f** Biopsiehöhle nach Nadelrückzug (+15°). **g** Mediolaterale Übersichtsaufnahme vor Vakuumbiopsie. **h** Mediolaterale Übersichtsaufnahme nach Vakuumbiopsie. **g** und **h**
zeigen den Befund vor Biopsie und die Biopsiehöhle nach
Vakuumbiopsie. Diese Aufnahmen belegen die korrekte Entnahme in der zur Vakuumbiopsieebene orthogonalen Ebene.
Histologie: benignes Papillom

■ **Durchführung (vgl. Abb. 5.23 a – h).** Die Punktion kann, je nach gerätetechnischer Ausstattung, im Sitzen oder auf einem speziellen Lagerungstisch durchgeführt werden. Die Brust wird dabei mit einer gefensterten Kompressionsplatte komprimiert. Die stabilste Position ist die Bauchlage. Die Brust hängt durch eine Öffnung des Lagerungstisches und kann unterhalb des Tisches fixiert und punktiert werden. Die Kompressionsplatte muss so platziert sein, dass die Läsion durch das Fenster der Platte erreichbar ist. Dies wird mit einer Aufnahme in 0°-Röhrenposition dokumentiert. Mit gekippter Röhre (+/–15°) werden 2 weitere Zielaufnahmen des zu biopsierenden Herdes angefertigt. Die Koordinaten der Läsion werden mithilfe der Zielaufnahmen in der Auswerteeinheit des Stereotaxiegerätes berechnet. Dabei werden die Lokalisation der Läsion und die verwendete Nadellänge in die Auswerteeinheit eingegeben. Die berechneten Daten werden auf die Zieleinheit des Stereotaxiegerätes übertragen. Nach Desinfektion und Lokalanästhesie der Haut erfolgt die Punktion. Zur Vermeidung einer Nadeldeviation, insbesondere bei dichtem Parenchym, müssen dünnere Nadeln (≤ 14 Gauge) mit schrägem Anschliff mit einer drehenden Bewegungen eingeführt werden. Die korrekte Nadellage muss vor und nach Punktion mit je 2 Aufnahmen mit gekippter Röhre (+/–15°) dokumentiert werden. Bei Punktion von Mikroverkal-

kungen sollten die entnommenen Stanzzylinder zum Nachweis der Verkalkungen geröntgt werden.

Da (nur) nach Vakuumbiopsie zusätzlich die Befundreduktion direkt nachweisbar ist, sollte hier eine Mammographie in 2 Ebenen (mediolateral und kraniokaudal) durchgeführt werden, um das Punktionsergebnis zu überprüfen und zu dokumentieren und die Vorteile der Vakuumbiopsie im Sinne höherer Verlässlichkeit voll auszuschöpfen.

Sonographisch gesteuerte Punktion (Abb. 5.24 a, b)
Prinzipiell kann jede sonographisch sichtbare Läsion sonographisch mit Hilfe der Feinnadelbiopsie, der Hochgeschwindigkeitsstanzbiopsie oder der Vakuumbiopsie punktiert werden. Die ultraschallgeführte Biopsie ist vom geübten Untersucher bei Herden > 7 – 10 mm meist zeitsparender als die mammographisch stereotaktische Biopsie möglich.

■ **Durchführung.** Die Punktion erfolgt wie für präoperative Lokalisationen beschrieben (s. oben). Bei perkutanen Biopsien muss verstärkt darauf geachtet werden, dass die Nadel (insbesondere, wenn Schusspistolen verwendet werden) nie in Richtung Thoraxwand, sondern in möglichst flachem Winkel eingeführt wird, um die Gefahr einer Thoraxwandverletzung zu minimieren. Eine optimale Kontrolle der Nadelführung ist nur möglich, wenn sie parallel und

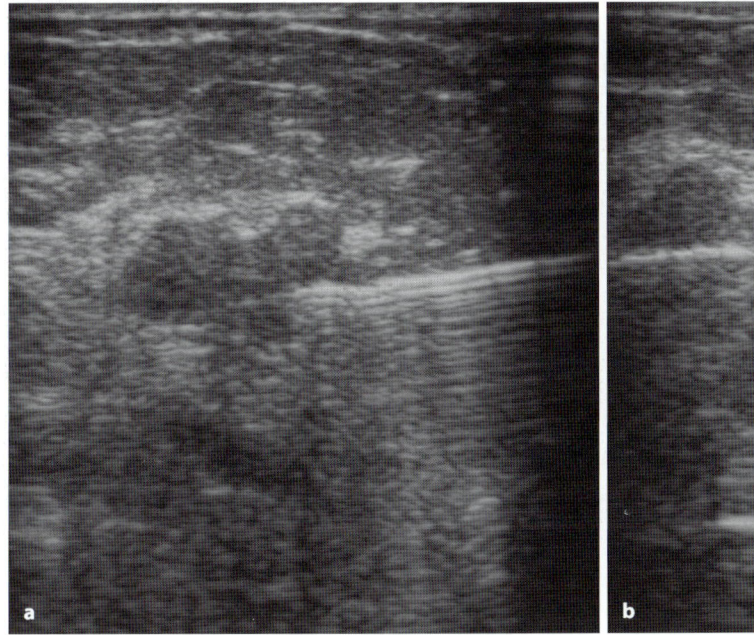
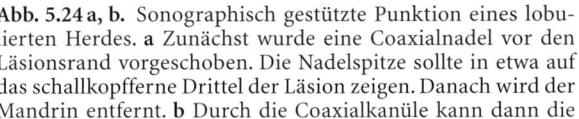
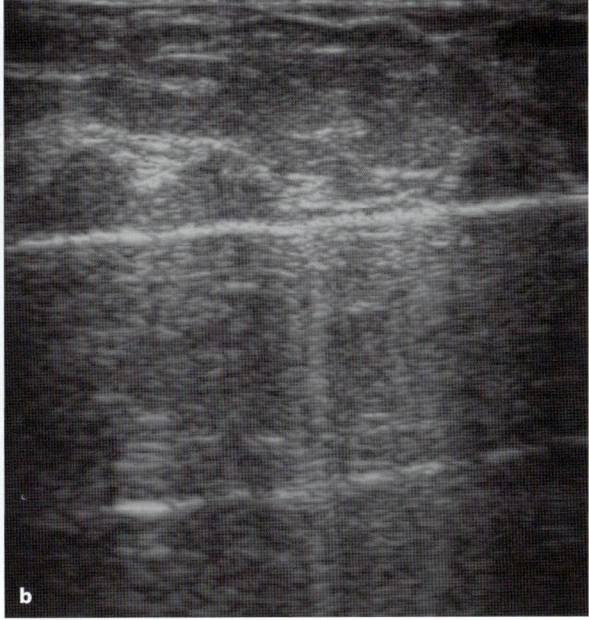

Abb. 5.24 a, b. Sonographisch gestützte Punktion eines lobulierten Herdes. **a** Zunächst wurde eine Coaxialnadel vor den Läsionsrand vorgeschoben. Die Nadelspitze sollte in etwa auf das schallkopfferne Drittel der Läsion zeigen. Danach wird der Mandrin entfernt. **b** Durch die Coaxialkanüle kann dann die eigentliche Biopsienadel eingebracht werden, mit der die Läsion durchstochen wird. (Das Entnahmefenster befindet sich ungefähr von 10 – 30 mm ab Nadelspitze.) Entnahme mehrerer Zylinder (> 5). Histologie: Fibroadenom kompatibel mit dem Sonographiebefund

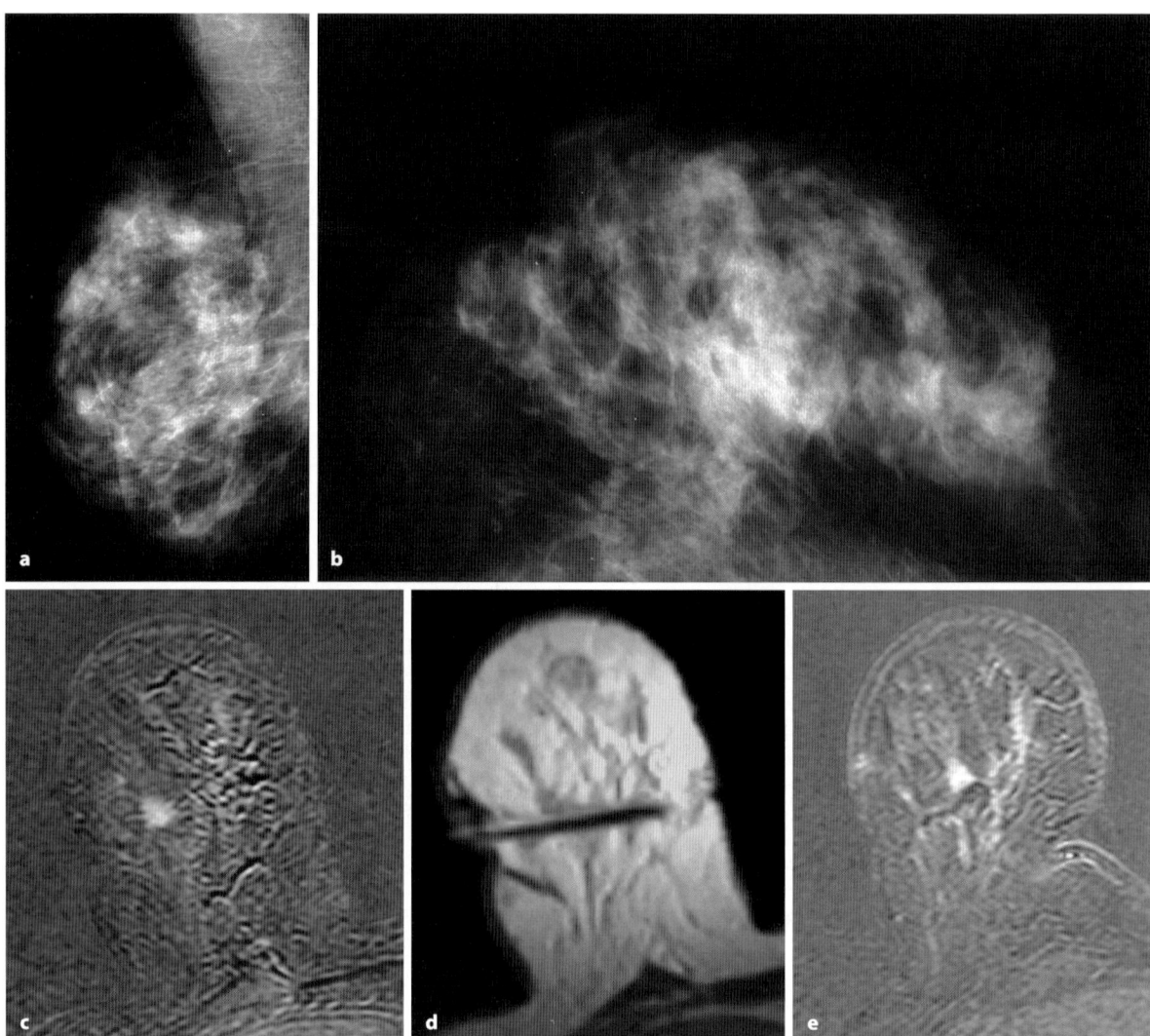

Abb. 5.25 a–e. Bei dieser Patientin, Zustand nach vorangegangener offener Biopsie mit benignem Ergebnis, war die Frage der Befundentnahme (Architekturstörung im Mammogramm in 1. Ebene) nicht sicher mit konventionellen Methoden zu klären. Eine MRT wurde durchgeführt, da nach offener Biopsie eine Architekturstörung, ebenfalls nur in 1. Ebene sichtbar war. **a** Mammogramm MLO. **b** Mammogramm CC. **c** MR-tomographisch fand sich eine suspekte Anreicherung, die mit konventionellen Methoden auch in Anbetracht der narbigen Veränderungen postoperativ nicht sicher anzupeilen war. **d** Entsprechend den Befundkoordinaten wurde zunächst eine Platzhalternadel in den Befund eingebracht. Die Nadel liegt (vermutlich durch Gewebeverschiebung beim Einbringen) etwas thoraxwandnäher als geplant. Diese wurde nach MR-Lagekontrolle außerhalb der MRT-Röhre dann durch die Vakuumbiopsienadel ersetzt. Die Vakuumbiopsie wurde dann ebenfalls außerhalb der Röhre durchgeführt. **e** Das Subtraktionsbild nach Vakuumbiopsie zeigt die Teilentfernung des anreichernden Befundes sowie die kollabierte Entnahmehöhle dorsal des anreichernden Restbefundes. Histologisch ergab sich ein DCIS. (Aus Perlet et al. 2002, S. 1465, Abb. 1)

mittig entlang der Längsachse des Ultraschallkopfes vorgeschoben wird. Die Dokumentation der korrekten Position der Nadellage erfolgt vor, während und nach der Punktion.

MRT-geführte Biopsie (Abb. 5.25 a–e)
Läsionen, die nur im der MRT sichtbar sind, können nur kernspintomographisch gestützt biopsiert werden. Im Gegensatz zur MRT-gestützten Markierung

ist die MRT-gestützte perkutane Biopsie noch keine Routinemethode.

Für perkutane Feinnadelbiopsie existieren bislang keine überzeugenden Ergebnisse. Die perkutane Stanzbiopsie wird nur von einzelnen Forschergruppen durchgeführt. Probleme liegen in der fehlenden Möglichkeit des direkten Monitorings bei gleichzeitig hoher erforderlicher Genauigkeit. Hinzu kommt, dass nach konventioneller Stanzbiopsie in den meis-

Parenchymstruktur

Die Gesamtstruktur des Parenchyms wird entsprechend den ACR-Kategorien beschrieben als (vgl. Abb. 5.27 a–f)

- *(Fast) vollständig fettreich* (ACR-Dichte I), mammographisch sehr gut zu beurteilen
- *Fettreich* mit eingestreutem fibroglandulärem Gewebe (ACR-Dichte II), mammographisch gut zu beurteilen. Selten kann ein kleines Malignom verborgen sein
- *Heterogen, überwiegend dicht* (ACR-Dichte III) mit eingeschränkter Beurteilbarkeit. Es können Karzinome verborgen bleiben
- *Sehr dicht* (ACR-Dichte IV) mit deutlich eingeschränkter Beurteilbarkeit. Ein Karzinomausschluss ist bei dieser Drüsenkörperstruktur unsicher

Die Beschreibung der Parenchymstruktur ist von Bedeutung, um dem Überweisenden Informationen zu geben über die Verlässlichkeit des mammographischen Befundes.

Herdbefunde

- *Größe*
- *Lokalisation*: Die Lokalisation eines Herdbefundes kann unter Angabe der Uhrzeit oder des Quadranten erfolgen
- *Form*: Die Form wird nach der BIRADS-Klassifikation differenziert in oval oder rund, lobuliert oder unregelmäßig
- *Randbegrenzung*: Die Begrenzung eines Herdbefundes wird unterschieden nach allseits scharf begrenzt, partiell überlagert, unscharf begrenzt, mikrolobuliert oder spikuliert. Ein begleitender Halo sollte ebenfalls beschrieben werden
- *Dichte*: Die Dichte wird beschrieben – im Vergleich zum umgebenden Parenchym – als dichter, gleich dicht, weniger dicht, mit Fettanteilen
- Zu den *assoziierten Veränderungen* zählen eine begleitende Hautreaktion, Kutisretraktion, Mamillenretraktion oder auch assoziierte Verkalkungen

Sonderfälle, die ebenfalls beschrieben werden sollten, betreffen einzelne erweiterte Gangstrukturen und intramammäre Lymphknoten.

Mikroverkalkungen

- *Anzahl*: Hier ist zu unterscheiden, ob es sich um einzelne oder multiple bzw. gruppierte oder mehrere Gruppen von Mikroverkalkungen handelt
- *Lokalisation*: Bei der Lokalisation ist zwischen intraparenchymatösen Verkalkungen und solchen, die außerhalb des Parenchyms liegen, zu differenzieren. Ansonsten ist die Lokalisation wie üblich zu bezeichnen (s. oben)
- *Verteilungsmuster*: Die Verteilung von Verkalkungen wird beschrieben als gruppiert, segmental, regional, diffus oder linear. Eine lobuläre Anordnung der Mikroverkalkungen bezeichnet rosettenförmig angeordnete, multiple punktförmige, monomorphe Einzelverkalkungen
- *Morphologie*: Bei der Morphologie von Verkalkungen müssen ihre Größe und Form beurteilt werden. Verkalkungen

< 1–2 mm werden als Mikroverkalkungen bezeichnet, größere als Makroverkalkungen. Bei der Form wird differenziert zwischen ringförmig, rund, punktförmig, linien- oder nadelförmig und granulär. Ein Vergleich der Einzelverkalkungen untereinander führt zur Bezeichnung mono- oder polymorph

Nach der BIRADS-Klassifikation wird die Dignität der Verkalkungen je nach Morphologie und Lokalisation bewertet.

Als benigne gelten:

- Kutisverkalkungen (vgl. Abb. 5.50),
- Gefäßverkalkungen (vgl. Abb. 5.51),
- grobschollige, popkornartige Verkalkungen (vgl. Abb. 5.37 d),
- grobe, langgestreckte Verkalkungen (Plasmazellmastitis; vgl. Abb. 5.54 a, b),
- Runde oder punktförmige Verkalkungen (vgl. Abb. 5.33 a),
- Verkalkungen mit zentraler Transparenzerhöhung (ringförmig; vgl. Abb. 5.7 a–c),
- eierschalenartige Verkalkungen (vgl. Abb. 5.37 c),
- „teetassenartige" Verkalkungen im Sinne von Kalkmilchzysten (vgl. Abb. 5.33 a–f),
- verkalktes Fremdmaterial (z. B. Nahtmaterial),
- dystrophe Kalzifikationen, z. B. in Narben (vgl. Abb. 5.71 c).

Als unklar werden bewertet:

- amorphe oder feingranuläre Verkalkungen (vgl. Abb. 5.33 e).
  Als malignomsuspekt gelten:
- polymorphe, heterogene Verkalkungen (vgl. Abb. 5.58 a–c),
- unregelmäßige linien-, Y- oder astförmige Mikroverkalkungen (vgl. Abb. 5.58 a–c).

Strukturveränderungen

Zu den umschriebenen Strukturveränderungen gehören:

- radiäre Architekturstörungen (vgl. Abb. 5.32 a, b),
- asymmetrische Areale mit parenchymidentischer oder höherer Dichte (vgl. Abb. 5.27 e, f).

Zu den diffusen Strukturveränderungen zählen

- vermehrte diffuse Parenchymdichte (vgl. Abb. 5.27 c, d),
- netzige diffuse Zeichnungsvermehrung (vgl. Abb. 5.54 b).

Assoziierte Veränderungen

- Kutisretraktion,
- Kutisverdickung,
- trabekuläre Verdickungen,

- Mamillenretraktion,
- axilläre Lymphknoten,
- Architekturstörungen,
- verstärkte Gefäßzeichnung.

Nach der BIRADS-Klassifikation soll die Mammographie abschließend beurteilt werden. Der Befund wird dabei in eine Kategorie von 0 bis V eingeteilt. Diese Einteilung beinhaltet gleichzeitig Empfehlungen zum weiteren Procedere.

- Kategorie 0: weitere bildgebende Abklärung empfohlen. Diese Kategorie bezieht sich vor allem auf die Screeningssituation, wobei die weitere Bildgebung Vergrößerungsaufnahmen, Kompressionsaufnahmen, Sonographie usw. beinhaltet.
- Kategorie I: unauffällige Mammographie.
- Kategorie II: sicher benigne Veränderung, die keiner weiteren Abklärung bedarf (z. B. Zyste, typisch verkalktes Fibroadenom, seit Jahren unveränderter Herdbefund etc.),
- Kategorie III: wahrscheinlich gutartiger Befund.
- Kategorie IV: unklarer, verdächtiger Befund.
- Kategorie V: hochsuspekter Befund.

Während die Kategorie I und II ein normales Screeninginterval nach sich ziehen, wird bei Läsionen der Kategorie III eine vorgezogene mammographische Kontrolle nach 6 Monaten empfohlen. In die Kategorie III sollten nur Befunde eingruppiert werden, die aller Wahrscheinlichkeit nach benigne sind. Die Malignitätsrate innerhalb dieser Gruppe soll < 2–3 % betragen. (Auch vollständig glatt begrenzte nichtzystische Befunde, die an Größe zunehmen, gehören dieser Gruppe nicht mehr an, sondern sind als Befund der Kategorie IV zu klassifizieren.) Die kurzfristige Kontrolle dient einem Nachweis der Befundstabilität. Bei Kategorie IV kann ein maligner Prozess nicht ausgeschlossen werden. Hier ist immer eine weitere Abklärung durch Biopsie zu empfehlen. Kategorie V erfordert in jedem Fall eine histologische Abklärung. Kategorie 0 bedeutet, dass weitere Abklärung mittels Bildgebung erforderlich ist. (In der Regel handelt es sich hierbei um mammographische Ergänzungsaufnahmen oder um eine Sonographie).

5.2.3
Sonographie

Die Sonographie wird derzeit nicht als Screeningverfahren empfohlen. Vielmehr dient sie der weiteren Charakterisierung von Herdbefunden oder Asymmetrien, die klinisch oder mammographisch nicht ausreichend diagnostiziert werden können.

Die Sonographie kann auch in mammographisch dichtem Gewebe bei erhöhtem Risiko (ab 40 Jahren ergänzend!) eingesetzt werden.

Der sonographische Befundbericht sollte neben korrekten Grunddaten (s. oben) Angaben zu Anamnese, Klinik sowie vorangegangenen bildgebenden Untersuchungen folgendes enthalten (s. auch Empfehlungen zur Mammasonographie der Deutschen Gesellschaft für Senologie):

- eine Aussage zur Struktur des Gewebes und seiner Beurteilbarkeit,
- Beschreibung der Parenchymstruktur zur Einschätzung der Beurteilbarkeit,
- Angabe, ob ein auffälliger Befund vorhanden ist. Falls ja:
  - ▼ Lokalisation,
  - ▼ Biometrie und
  - ▼ Sonomorphologie von Herdbefunden;
- Zusatzbefunde.

Sonographische Befunde sollten, wie folgt, spezifiziert werden:

- *Echoverhalten* im Vergleich zur Umgebung: a-, hypo-, iso-, hyperreflektiv,
- *Form*: rund, oval, komplex,
- *Kontur*: glatt, gelappt, unregelmäßig,
- *Berandung*: scharf, unscharf,
- *Binnenstruktur*: homogen, inhomogen,
- *Komprimierbarkeit*: gut, gering, fehlend,
- *Schallfortleitung*: abgeschwächt, indifferent, verstärkt,
- Satelliten, Zweitherde, kontralaterale Herde,
- *axilläre Lymphknoten*: verfettet, indifferent, suspekt.

Anhand dieser Kriterien können die unterschiedlichen Befunde meist weiter differenziert werden. So sprechen irregulär begrenzte, echoarme Läsionen mit unscharfer Randbegrenzung und inhomogener Binnenstruktur, ebenso wie eine distale Schallauslöschung, ein echoreicher Randsaum oder aber fehlende Komprimierbarkeit bzw. Verschieblichkeit eines Befundes für Malignität. Eine glatte, scharfe Randbegrenzung bei einer runden, flach-ovalen oder polylobulierten Läsion mit homogener Binnenstruktur ist dagegen eher hinweisend auf benigne Veränderungen. Auch eine distale Schallverstärkung, gute Komprimierbarkeit, Verschieblichkeit und laterale Randschatten sind eher bei gutartigen Befunden zu beobachten. Eine echofreie, runde oder ovale, glatt begrenzte Läsion mit distaler Schallverstärkung ist pathognomonisch für eine Zyste. Zysten können auch Septen aufweisen. Wird eine mammographisch unklare Läsion oder ein unklarer Tastbefund sonographisch eindeutig als Zyste identifiziert, kann der Patientin eine weitere Abklärung erspart werden. Finden sich intrazystisch solide Anteile oder malignitätsverdächtige Kriterien, muss eine weitere Diagnostik angestrebt werden.

Abschließend sollte eine Dignitätseinstufung des Befundes, angelehnt an die BIRADS-Klassifikation, erfolgen. Im Falle eines nur sonographisch sichtbaren Befundes ergeben sich folgende Kategorien:

- Klasse 0: weitere bildgebende Abklärung nötig,
- Klasse I: unauffällig,
- Klasse II: benigne erscheinende Befunde (z. B. Zysten, Lipome, Hamartome)
- Klasse III: solid erscheinende Befunde, die ausschließlich Benignitätskriterien zeigen oder sich in Verlaufskontrollen als unverändert erwiesen,
- Klasse IV: abklärungsbedürftig,
- Klasse V: malignitätsverdächtig.

Bei erfolgter mammographischer Abklärung (die bei symptomatischen Patientinnen ab 30 Jahren durchzuführen ist; Ausnahme: BIRADS-Klassifikation II = Zyste) müssen die Dignitätseinstufung und die Gesamtempfehlung das Ergebnis von Klinik und Mammographie mit einbeziehen.

5.2.4
MR-Mammographie

Zur Beurteilung eines Befundes werden die entsprechenden Schichten vor und nach Kontrastmittelapplikation miteinander verglichen. Zur Detektion von Kontrastmittelanreicherungen sind Subtraktionsaufnahmen hilfreich. Neben der qualitativen Auswertung der MR-Mammographie hat sich eine quantitative Erfassung der Signalintensitätssteigerung zur differenzialdiagnostischen Abgrenzung als hilfreich erwiesen. Dabei wird die quantitative Steigerung der Signalintensität in Prozent des Ausgangswertes über einer „region of interest" im zeitlichen Verlauf gemessen.

Qualitative Beurteilung von Anreicherungen
- *Form*: Die Form einer Läsion wird als rund, oval, polyzyklisch, linear, dendritisch oder sternförmig beurteilt
- *Kontur*: Die Kontur einer Kontrastmittelanreicherung wird als glatt oder unregelmäßig begrenzt angegeben
- *Verteilung*: Die Verteilung der Kontrastmittelaufnahme kann als fokal, multifokal, regionär, segmental oder diffus beschrieben werden
- *Muster*: Das Anreicherungsmuster wird eingeteilt in homogen, inhomogen, septiert, randständig betont oder zentral betont
- *Geschwindigkeit*: frühzeitige oder verzögerte Kontrastmittelaufnahme

Signalintensitätskurvenverläufe
- Frühzeitige Kontrastmittelaufnahme mit „wash-out": maximaler Signalanstieg innerhalb der ersten 3 min nach Kontrastmittel, danach Abfall >10%

- Frühzeitige Kontrastmittelaufnahme ohne Wash-out: maximaler Signalanstieg innerhalb der ersten 3 min mit anschließendem Signalabfall oder -anstieg <10%
- Verzögerte Anreicherung: Die Signalintensität 4–6 min nach Kontrastmittel ist mindestens 10% höher als die maximale Signalzunahme innerhalb der ersten 3 min nach Kontrastmittel

Die Signalintensitätskurvenverläufe erlauben keine sichere Differenzialdiagnose zwischen benignen und malignen Veränderungen, sondern dienen lediglich als hinweisendes Kriterium. In die Beurteilung einer kontrastmittelanreichernden Läsion sollten daher immer sowohl die Morphologie als auch der Signalverlauf mit einbezogen werden. Bislang existieren keine definierten Interpretationskriterien. Als anerkannte Kriterien zur Bewertung einer MR-Mammographie gelten jedoch:

- Eine *Kontrastmittelanreicherung* ist der wichtigste Indikator für das mögliche Vorhandensein eines Karzinoms. Dieses Zeichen ist aber nicht spezifisch. Einerseits reichern etwa 90% aller invasiven Karzinome stark Kontrastmittel an, während die übrigen 10% lediglich eine mäßige Kontrastmittelaufnahme zeigen. Daneben können auch viele benigne Läsionen Kontrastmittel aufnehmen.
- Als *hochsupekt* gelten fokale Kontrastmittelanreicherungen mit einer randständig betonten, zentripetalen Kontrastmittelanreicherung oder fokale Läsionen mit frühzeitiger Anreicherung und anschließendem Wash-out.
- Als *suspekt* bewertet werden auch eine fokale Anreicherung mit irregulärer, unscharfer oder sternförmiger Begrenzung, jede duktale Anreicherung sowie jede frühzeitige Anreicherung mit anschließendem Plateau.
- Als *unklar* gelten glatt begrenzte Läsionen mit verzögerter oder zentrifugaler Anreicherung.
- *Wahrscheinlich benigne* sind alle glatt begrenzten Läsionen oder Läsionen mit Septierungen, die gleichzeitig eine protrahierte Kontrastmittelaufnahme zeigen. In diese Kategorie fallen auch C-förmige Anreicherungen oder randständige Anreicherungen bei Zysten.

Mit diesen Kriterien wird in der Regel eine Sensitivität von ca. 90% bei einer Spezifität von 70–80% erreicht. Dennoch gibt es Malignome, die keine, eine protrahierte, glatt begrenzte oder diffuse Anreicherung zeigen. Darunter fallen vor allem duktale Carcinoma in situ (DCIS), die eine suspekte oder hochsuspekte Anreicherung lediglich in 40–50% zeigen und in 10% der Fälle sogar kein Kontrastmittel aufnehmen.

Eine Übersetzung von Anreicherungsmorphologie und -dynamik in ein BIRADS-Schema mit Angabe der Malignitätswahrscheinlichkeit war bislang nicht reproduzierbar möglich.

In jedem Fall ist eine endgültige Empfehlung in Zusammenschau von klinischem Befund, Anamnese, Mammographie, Sonographie und Magnetresonanztomographie abzugeben (s. Heywang-Köbrunner u. Beck 1996; Heywang-Köbrunner u. Schreer 2003).

Es empfiehlt sich folgende Strategie:

Stragieempfehlung:
- Fehlende Kontrastmittelaufnahme:
  - ▼ Mammographie/Ultraschall normal: Routine-Follow-up
  - ▼ Mammographie/Ultraschall suspekt: Biopsie
- Fokale suspekte Kontrastmittelaufnahme:
  - ▼ Erfordert immer eine weitere Abklärung: in der Regel Biopsie
- Uncharakteristische Kontrastmittelaufnahme (verzögert, diffus oder glatt begrenzt):
  - ▼ Mammographie/Ultraschall suspekt oder unklar: Biopsie
  - ▼ Mammographie/Ultraschall normal: Follow-up (Biopsie nur bei Hochrisikopatientinnen)
- Diffuse Kontrastmittelaufnahme:
  - ▼ Mammographie/Ultraschall suspekt: Biopsie
  - ▼ Mammographie/Ultraschall normal: Follow-up

Weiterführende Literatur

ACR standard for performance of the breast ultrasound examination (1998) 1998 standards. American College of Radiology, Reston/VA, p 317

Breast Imaging Reporting and Data System BI-RADS™ (1998) 3rd edn. American College of Radiology, Reston/VA

Duda VF (2002) Konsensus Mammasonographie. Mitteilungsblatt der Dtsch. Gesellschaft für Senologie. April 2002

Heywang-Köbrunner SH, Beck R (1996) Contrast-enhanced MRI of the breast, 2nd edn. Springer, Berlin Heidelberg New York Tokyo

Heywang-Köbrunner SH, Schreer I (2003) Bildgebende Mammadiagnostik, 2. Aufl. Thieme, New York Stuttgart

Stavros AT, Thickman D, Rapp CL, Dennis MA, Parker SH, Sisney GA (1995) Solid breast nodules: Use of sonography to distinguish between benign and malignant lesions. Radiology 196: 123–134

5.3
Normalanatomie und Varianten

5.3.1
Anatomie

Der Grundaufbau der Brust wird in der Regel mit der Geschlechtsreife erreicht und unterliegt wechselnden hormonellen Einflüssen, abhängig von den verschiedenen Lebensabschnitten.

Vor der *Pubertät* besteht die Brust überwiegend aus Bindegewebe, etwas Fettgewebe und Milchgängen. 1–2 Jahre vor der Menarche kommt es unter hormonellem Einfluss zu einem gesteigerten Längenwachstum und zunehmender Verzweigung der Milchgänge. Gleichzeitig wird Drüsengewebe gebildet. Der Wachstums- und Differenzierungsprozess der Mamma dauert bis etwa zum 30. bis 35. Lebensjahr an.

Die *geschlechtsreife weibliche Brust* besteht aus Drüsenparenchym, Fettgewebe und Stützgewebe (Abb. 5.26). Der Drüsenkörper ist in Fettgewebe eingelagert und findet Halt im Bindegewebe durch die Cooper-Ligamente, die an der Haut und an der präpektoralen Faszie inserieren. Die Brustdrüse besteht aus 15–20 Drüsenlappen, die voneinander durch Bindegewebe und Fettgewebe getrennt sind. Jeder Lappen besitzt einen Milchgang (Ductus lactiferus), der auf der Mamille mündet. Dieser weist kurz vor der Mündungsstelle eine spindelförmige Erweiterung auf, den so genannten Sinus lactiferus. Nach dem Sinus lactiferus zweigt sich der Milchgang mehrfach auf und endet jeweils mit tubuloalveolären Drüsenendstücken (Azini). Die tubuloalveolären Drüsenendsprossen sind von Bindegewebe umgeben (intralobuläres Bindegewebe), das aus den interlobulären Bindegewebesepten in die einzelnen Lappen vordringt. Etwa 30 Endsprossen bilden so genannte Läppchen (Lobuli). Ein Lobulus mit einem längeren extralobulären Milchgangssegment bildet die so genannte termino-duktulo-lobuläre Einheit (TDLU).

Die Zusammensetzung der weiblichen Brust ist sehr variabel, was in der Regel eher auf die unterschiedliche Ausbildung von Fett- und Bindegewebe zurückzuführen ist als auf das Drüsenparenchym selbst. Bei jungen Frauen findet sich in der Regel ein sehr dichtes Drüsengewebe mit dünnen subkutanen und retromammären Fettgewebesäumen. Der Drüsenkörper ist normalerweise symmetrisch ausgebildet und in den oberen äußeren Quadranten besonders ausgeprägt.

Während einer *Schwangerschaft* nimmt die Brustdrüse durch eine Proliferation der TDLU an Größe zu, wobei das Bindegewebe zurückgedrängt wird. In der 2. Schwangerschaftshälfte wird die Brustdrüse stark vaskularisiert, die Milchsynthese beginnt. Im 9. Monat kommt es zur Sekretion des Kolostrums in die Alveolen der Azini. Etwa 3 Tage nach der Geburt beginnt die Milchsekretion.

Mit zunehmendem Alter bildet sich das Drüsenparenchym aufgrund der nachlassenden Ovarialfunktion zurück. Die Brust wird vorwiegend durch Fettgewebe dominiert. Dieser Vorgang der *Involution*, der von medial unten nach lateral und kranial fortschreitet wird beschleunigt z. B. durch Adnexektomie, Hormon-, Chemo- oder Radiotherapie und verzögert durch postmenopausale Hormonsubstitution.

Abb. 5.26.
Aufbau der normalen Brust

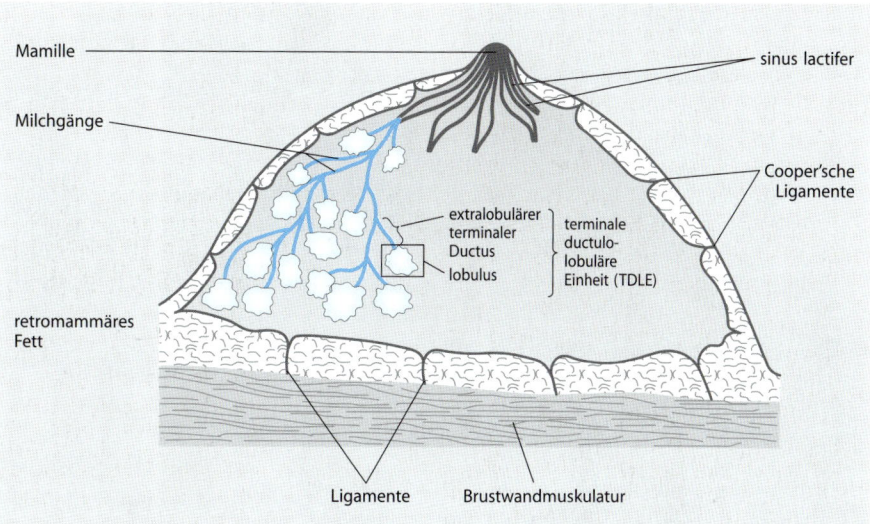

Mamille

Milchgänge

extralobulärer
terminaler
Ductus

lobulus

terminale
ductulo-
lobuläre
Einheit (TDLE)

retromammäres
Fett

sinus lactifer

Cooper'sche
Ligamente

Ligamente   Brustwandmuskulatur

Generell ist das Erscheinungsbild der weiblichen Brust sehr variabel. So finden sich auch häufige *anatomische Varianten*. Zu diesen gehören vor allem die Größenasymmetrie, die Makromastie, die Polymastie sowie die angeborene Mamilleninversion. Meist stellen sie eher ein kosmetisches Problem als ein diagnostisches dar. Von Makromastie spricht man, wenn die Größe der Brust ein Gewicht von 600 g überschreitet. Häufig ist die Makromastie im Zusammenhang mit einer Adipositas zu sehen. Bei der Polymastie findet sich akzessorisches Parenchym meist axillär, entweder separat oder in Verbindung zum eigentlichen Drüsenparenchym. Die Polymastie ist zu differenzieren von der Mamma accessoria (zusätzliche Brustdrüsen mit Mamille entlang der Milchleiste), der Mamma aberrata (zusätzliche Brustdrüsen entlang der Milchleiste ohne eigene Mamille) und von der Polythelie (zusätzliche Mamille ohne zugehörige Brustdrüse). Die angeborene Mamilleninversion muss von einer tumorassoziierten Mamilleneinziehung unterschieden werden.

5.3.2
Klinischer Befund

Der Tastbefund der *geschlechtsreifen Brust* hängt vom Anteil an Fett und Drüsengewebe ab. In der 1. Zyklushälfte sollte das Parenchym weich und ohne Knoten oder Resistenzen tastbar sein, wobei natürlich große individuelle Unterschiede bestehen. In der Regel bietet Parenchym einen festeren Palpationsbefund als Fettgewebe, wobei Fettläppchen in der *vollständig* oder *teilinvolutierten* Brust bisweilen ebenfalls wie palpable Tumoren imponieren können. Das Drüsengewebe unterliegt starken zyklischen Schwankungen. In der 2. Zyklushälfte ist das Parenchym meist fester, druckempfindlicher und auch knotiger in seiner Struktur. Deshalb sollte die Brust prinzipiell in der 1. Zyklushälfte, nach Beendigung der Menstruation abgetastet werden.

Die *jugendliche Brust* zeigt in der Regel ein festes Drüsengewebe ohne tastbare Resistenzen oder Knoten, wobei jedoch zu beachten ist, dass die Lobuli physiologischerweise als noduläre Strukturen imponieren können.

Während der *Schwangerschaft* kommt es neben einer vermehrten oberflächlichen Venenzeichnung auch zu einer Hyperpigmentation von Mamille und Areola sowie zu einer vermehrten Konsistenz, die auch die Palpation erheblich erschwert. Komplikationen betreffen hier vor allem ein tendenziell gesteigertes Wachstum vorbestehender Fibroadenome sowie eine Sekretretention mit konsekutiver Mastitis. Durch Retention von Milch können auch Galaktozelen entstehen.

Ein Vorliegen anatomischer, angeborener Varianten ist klinisch insofern von Bedeutung, da diese von neu aufgetretenen benignen oder malignen Tumoren bzw. von tumorassoziierten Veränderungen abgegrenzt werden müssen. Daneben ist zu beachten, dass in akzessorischem Drüsengewebe natürlich auch ein Malignom entstehen kann.

5.3.3
Mammographie

Die Mammographie ist bei einem im *Wachstum befindlichen Drüsenkörper* wegen dessen erhöhter Strahlensensibilität nur bei klinisch verdächtigem oder unklarem Befund gerechtfertigt. Gleicherma-

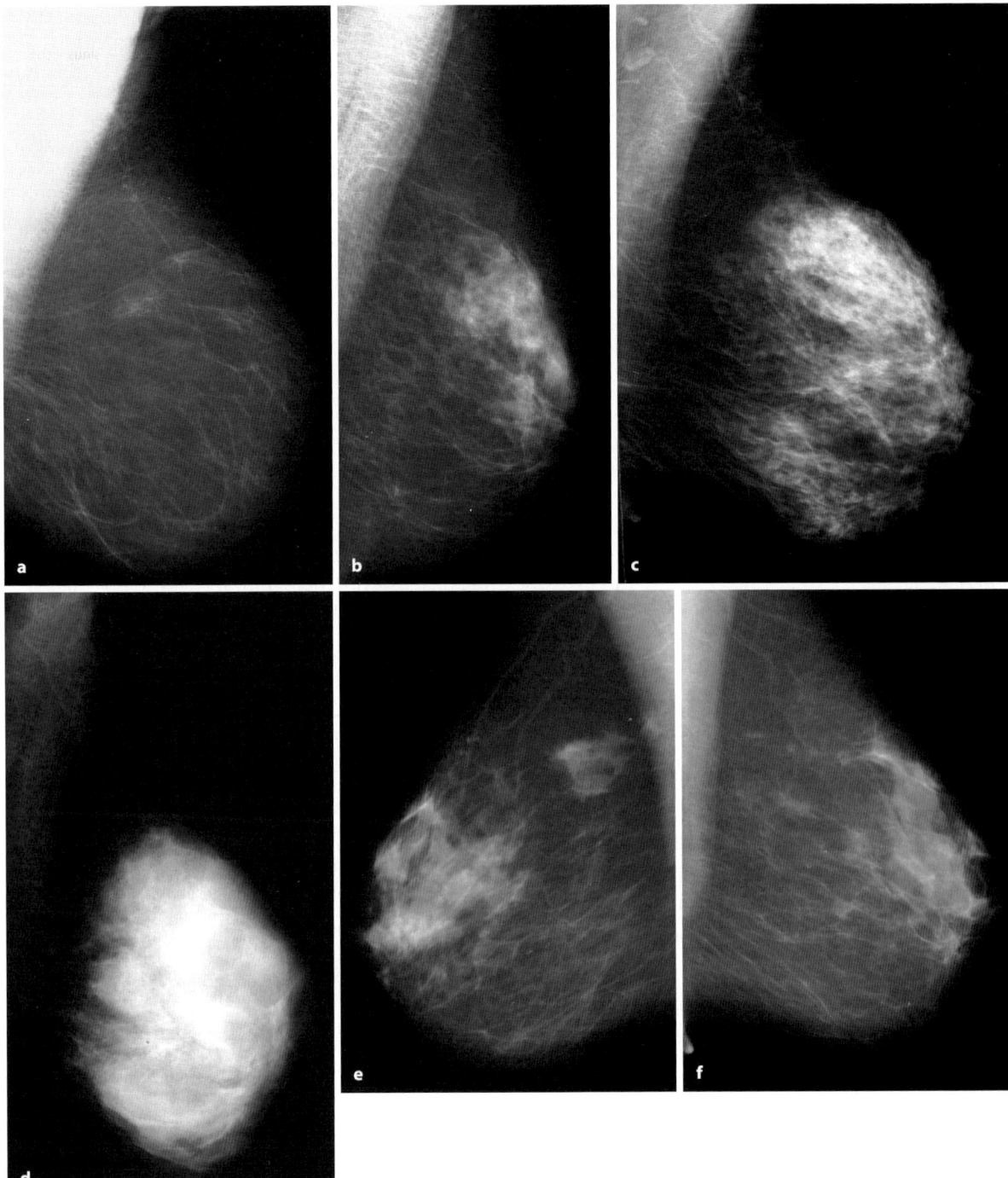

Abb. 5.27 a–f. Variationen des Mammogramms. Die Verteilung und Dichte des Drüsengewebes variiert individuell stark. **a** Fettreiche Brust (Dichte entsprechend ACR-Klassifikation I). **b** Größtenteils fettreiche Brust mit darin verteiltem fibroglandulärem Gewebe (Dichte entsprechend ACR-Klassifikation II). **c** Heterogen dichtes Drüsen- und Bindegewebe mit etwas eingestreutem Fett (ACR-Klassifikation III), eingeschränkte Beurteilbarkeit. **d** Sehr dichtes Drüsengewebe (ACR-Klassifikation IV), deutlich eingeschränkte Beurteilbarkeit. **e, f** Das normale Drüsengewebe kann auch asymmetrisch verteilt sein. Hier findet sich Drüsengewebe im axillären Ausläufer der rechten Brust (**e**)

ßen sollte die Mammographie auch bei Frauen unter 40 Jahren als Vorsorgeuntersuchung nur bei sehr hohem familiärem Risiko oder zur Klärung eines klinischen Befundes eingesetzt werden.

Der unentwickelte Drüsenkörper stellt sich mammographisch als homogen dichter, milchglasartiger Nodulus, später als Drüsenbaum dar.

Das *geschlechtsreife Drüsenparenchym* zeigt mammographisch ein homogenes, je nach Alter und Konstitution unterschiedlich aufgelockertes Verschattungsmuster, abhängig vom hormonellen Status. Interponierte Fettgewebeinseln erscheinen als rundliche oder oväläre Aufhellungsfiguren innerhalb des dichteren Parenchyms. Die Cooper-Ligamente sind als schmale, zarte streifenförmige Verschattungen erkennbar, die sich vom Fettgewebe besser abgrenzen lassen als vom dichten Parenchym. Die Milchgänge sind normalerweise nicht abzugrenzen. Gelegentlich sind sie retromamillär als bandförmige Verschattungen zu sehen. Auch Gefäße sind als bandförmige Verdichtungen, aber mit anderer Verlaufsrichtung, erkennbar.

Im Alter kommt es aufgrund fortschreitender *Involution* durch die vermehrte Fetteinlagerung zu einer zunehmenden, medial und präpektoral beginnenden und nach ventral und außen fortschreitenden Transparenzerhöhung des Gewebes. Bei vollständiger Involution sind nur noch die Cooper-Ligamente, Gefäße und Milchgänge als Verschattungen erkennbar. Das Ausmaß der Involution und damit die Brustdichte kann aber individuell sehr verschieden sein. Gleichermaßen gibt es große Variationen bei der individuellen Verteilung des Drüsengewebes (Abb. 5.27 a–f). Meist findet sich mehr Drüsengewebe oben und außen als in den anderen Quadranten. In der Regel – aber nicht immer – ist das Drüsengewebe symmetrisch verteilt. Gerade wegen dieser ausgeprägten Variation ist die aussagekräftigste Beurteilung möglich dann, wenn aktuelle Mammogramme mit Voraufnahmen verglichen werden.

Bei *hormoneller Substitution* im Klimakterium kommt es bei ca. 30% der Frauen zu einer beidseitigen, meist – aber nicht immer – symmetrischen Dichtezunahme des Parenchyms, die die Beurteilbarkeit deutlich beeinträchtigen kann (Abb. 5.28 a, b). Zusätzlich können sich aufgrund des hormonellen Proliferationsreizes vermehrt Zysten, Fibroadenome und mastopathische Veränderungen bilden. Sie können einerseits die Früherkennung von Malignomen beeinträchtigen, andererseits erhebliche differenzial-

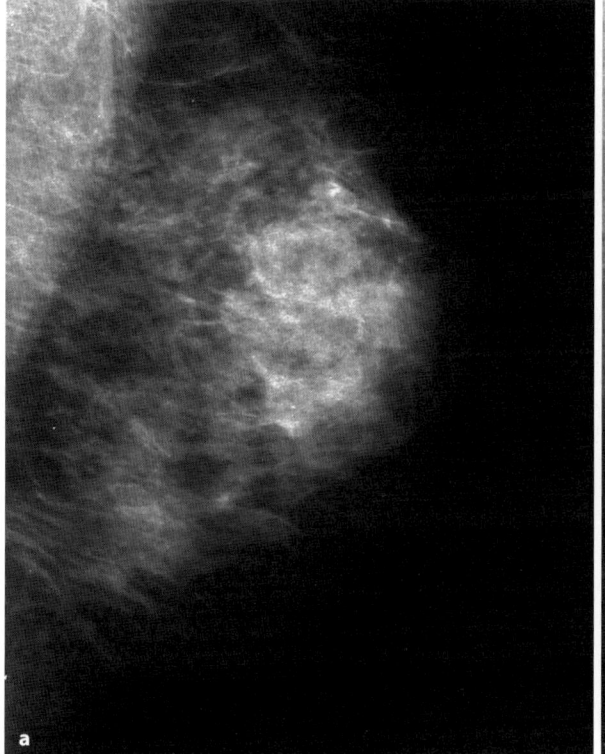
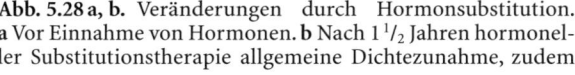
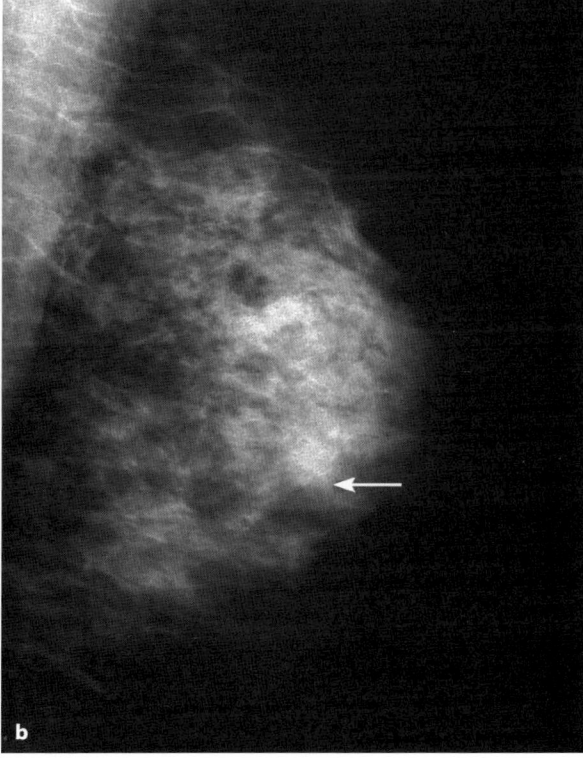

Abb. 5.28 a, b. Veränderungen durch Hormonsubstitution. **a** Vor Einnahme von Hormonen. **b** Nach 1 $^1/_2$ Jahren hormoneller Substitutionstherapie allgemeine Dichtezunahme, zudem hat sich 2–3 cm retromamillär eine Raumforderung (*Pfeil*) neu gebildet (stanzbioptisch: Fibroadenom)

diagnostische Probleme aufwerfen. Sie führen nicht selten zu zusätzlichen Biopsien schlussendlich gutartiger Veränderungen. Nach dem Absetzen der Hormonsubstitution kommt es meist zu einer vollständigen Rückbildung der Veränderungen.

Während der *Schwangerschaft* ist auf eine strenge Indikationsstellung für die Mammographie zu achten. Bei klinischem Malignitätsverdacht ist jedoch die Mammographie, ergänzend zur Sonographie, indiziert, da ggf. nur durch sie feine Mikroverkalkungen erfasst werden. Sie können einziger Hinweis für ein Malignom oder auch wichtig für die Ausdehnungsbestimmung sein, wenn z. B. ein ausgedehnteres In-situ-Karzinom ein tastbares oder sonographisch sichtbares invasives Karzinom umgibt. In den meisten Fällen ist die mammographische Beurteilbarkeit aufgrund der hohen Parenchymdichte eingeschränkt. Dies betrifft insbesondere die Erkennbarkeit von Herdbefunden. Der Nachweis oder Ausschluss von Mikroverkalkungen ist in der Regel auch bei dichtem Gewebe weiterhin möglich.

Auch während der *Stillzeit* ist die Drüsenkörperdichte deutlich erhöht, sodass dieselben Einschränkungen für die Mammographie wie in der Schwangerschaft gelten. Prinzipiell sollte bei einem Verdacht die Mammographie direkt nach dem Stillen erfolgen, da dann die Dichte geringer ist als vorher, was die Beurteilbarkeit etwas verbessert.

5.3.4
Sonographie

Auch das sonographische Erscheinungsbild variiert sehr stark in Abhängigkeit vom Alter, der Konstitution und vom hormonellen Status.

Bei der *jugendlichen Brust* ist die Sonographie die diagnostische Methode der ersten Wahl. Die Drüsengewebeknospe imponiert sonographisch als echoarmer kleiner Rundherd. Er darf nicht mit einem echoarmen Tumor verwechselt werden. Während der Entwicklung des Drüsenkörpers stellt sich das Parenchym in der Regel noch echoarm dar und ist damit schwer vom umgebenden echoarmen Fettgewebe zu differenzieren. Aufgrund einer individuell unterschiedlichen Entwicklung einzelner Gewebeelemente kann das Parenchym vereinzelt inhomogen erscheinen. Meist lässt sich kein oder nur ein sehr schmaler retromammärer und subkutaner Fettgewebesaum abgrenzen. Bei sehr adipösen jungen Frauen kann jedoch neben ausgedehnten, umgebenden Fettsäumen auch das Drüsengewebe mit Fettgewebeinseln durchsetzt sein.

Bei der *geschlechtsreifen Frau* sind die einzelnen Gewebekomponenten der Mamma in der Regel mit dem Ultraschall gut zu differenzieren. Die Haut stellt

sich sonographisch als echoreiche Doppelkontur oder sogar als dreischichtige Struktur dar. Die obere Linie entspricht dem Schalleintrittsreflex, die untere entsteht an einem Impedanzsprung zum subkutanen Fettgewebe. Normalerweise ist die Haut etwa 0,5–2 mm dick. Das Fettgewebe zeigt meist eine mittlere bis geringe Echogenität. Interponierte Fettgewebeinseln können gelegentlich als Herdbefunde fehlinterpretiert werden. Sie lassen sich jedoch aufgrund ihrer guten Komprimierbarkeit leicht differenzieren. Durch Drehung des Schallkopfes zeigt sich ihre spindelförmige Anordnung sowie die Verbindung zum subkutanen oder retromammären Fettgewebe. Cooper-Ligamente können im Fett als echoreiche Strukturen abgegrenzt werden. Auch Faszien imponieren als echoreiche Bänder. Hinter Ligamenten, insbesondere hinter den Kreuzungsstellen können Schallschattenphänomene auftreten. Durch verstärkte Kompression und Wechsel der Scanebene lassen sich diese Artefakte von tumorbedingten Schallauslöschungen unterscheiden. Je nach Alter und Konstitution kann das Muster des Drüsenparenchyms stark variieren (Abb. 5.29 a–c). Die Echostruktur ist abhängig von der Verteilung von fibroglandulärem Gewebe und Fettgewebe. Meist zeigt sich ein etwas inhomogenes Bild. Das fibroglanduläre Gewebe liegt in seiner Echodensität in der Regel zwischen der von Faszien und Fettgewebe, wobei sich Drüsenläppchen oder kleinere Gangstrukturen mit periduktaler Fibrose bisweilen als echoärmere Strukturen vom echoreichen interlobären Bindegewebe abgrenzen lassen.

Die Brustwandmuskulatur verläuft als echoarme geschichtete Struktur parallel zur Haut über den Rippen und ist von den echoreichen Fazien umscheidet. Die Rippen stellen sich im Querschnitt als rundliche ovaläre Strukturen dar. In ihren knorpeligen Anteilen sind sie echoarm bis echofrei. Im knöchernen Anteil erscheinen sie als echoreiche Reflexe mit dorsaler Schallauslöschung.

In der Mammillenregion findet sich retroareolär häufig eine Schallauslöschung, die durch Bindegewebeeinlagerungen zwischen den Milchgängen verursacht wird. Normalerweise stellt sich die Mamille als rundliche oder ovale Struktur dar. Bei Mamillenretraktion kann die retrahierte Mamille einen retromammillären Rundherd vortäuschen. Die Milchgänge sind in der Regel kollabiert. Lediglich im Bereich der Sinus lactiferi zeigen sich erweiterte Lumina von 2–3 mm. Sie stellen sich als echoarme bis echofreie Strukturen dar. Mit fortschreitender Involution finden sich zunehmend interponierte echoärmere Fettinseln im Drüsengewebe. Das Parenchym bildet breitere bandförmige echoreiche Strukturen zwischen dem echoarmen Fettgewebe.

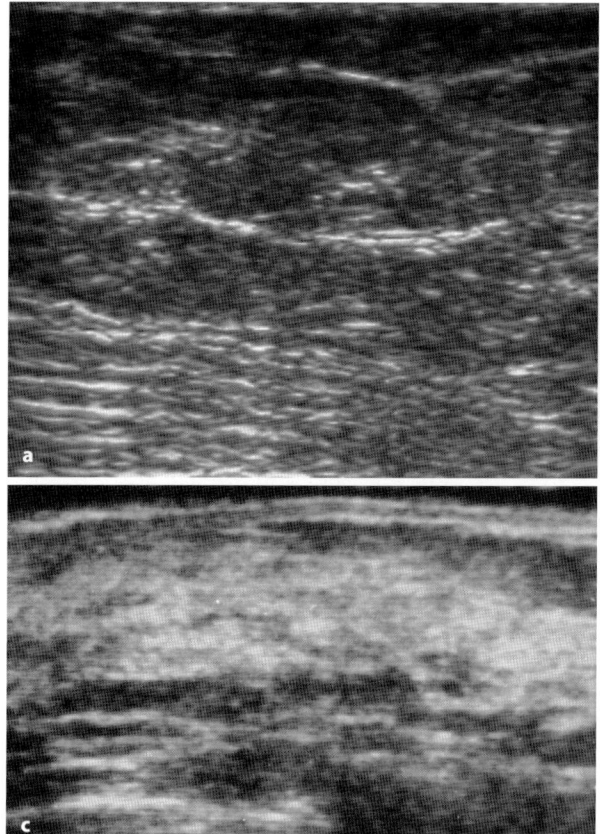

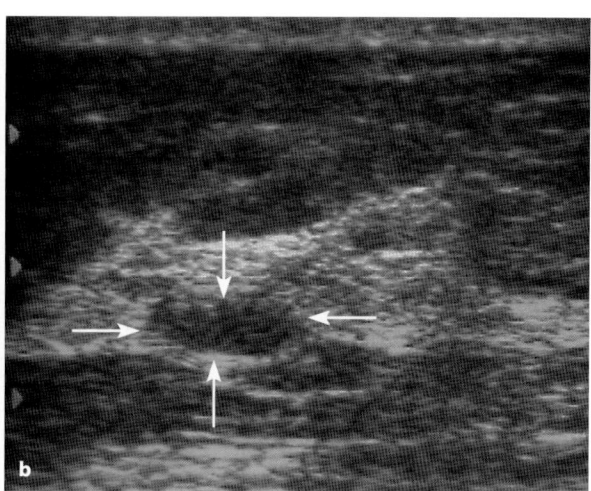

Abb. 5.29 a – c. Sonographisch stellen sich Drüsengewebe und Bindegewebe echoreich dar, Fettgewebe echoarm. Das Ultraschallbild variiert je nach Zusammensetzung des Brustgewebes. **a** Fettreiche Brust. **b** Brust mit gemischtem Drüsengewebe. Eingeschlossene, echoarme Fettläppchen (*Pfeilspitzen*) können nicht selten wie Herdbefunde imponieren. **c** Echoreiches Drüsengewebe. Da Karzinome echoarm sind, nimmt die sonographische Beurteilbarkeit mit zunehmender Echogenität des Umgebungsgewebes zu

Bei vollständiger *Involution* ist kein Parenchym mehr abgrenzbar, während die Cooper-Ligamente als echoreiche bandförmige Strukturen das echoarme Fettgewebe durchziehen. Da Fettläppchen – wie Tumoren – echoarm sind, können diese mit Tumoren verwechselt werden, insbesondere, wenn hinter verbliebenen Cooper-Ligamenten Schallschattenphänomene auftreten. Wegen des schlechten Kontrastes zwischen Fett und Tumoren ist zudem die Erkennbarkeit von Tumoren herabgesetzt. Wegen der damit deutlich schlechteren Treffsicherheit eignet sich die Sonographie wenig für die Untersuchung fettreicher Brüste. Sie kann dort lediglich zur Differenzierung eines zystischen vs. soliden Befundes eingesetzt werden.

Die hormonell stimulierte Brust bei *postmenopausaler Hormonsubstitution* zeigt ein sonographisches Erscheinungsbild, das dem der normalen geschlechtsreifen oder der mastopathisch veränderten Brust ähnlich ist. Es können sich aber auch echoarme Areale neu bilden, die mastopathischen Herden, Adenose oder Fibroadenomen entsprechen und zu zusätzlichen histologischen Abklärungen führen.

Die Sonographie ist aus Gründen des Strahlenschutzes und wegen der eingeschränkten Aussage

kraft der Mammographie während *Schwangerschaft* und *Stillzeit* das Mittel der Wahl zur Abklärung unklarer Tastbefunde. In der Schwangerschaft zeigt sich auch sonographisch die Zunahme des Parenchyms, wobei die Binnentextur des Gewebes zunehmend homogen erscheint. Während der Laktation wird das Drüsengewebe in der Regel echoärmer. Es weist eine feingranuläre Struktur auf. Die Milchgänge stellen sich deutlich dilatiert dar.

5.3.5
MR-Mammographie

Für die Darstellung der asymptomatischen Mamma ist die Magnetresonanztomographie (MRT) nicht indiziert. Dennoch ist eine Kenntnis des normalen Erscheinungsbildes für die Differenzialdiagnostik erforderlich (Abb. 5.30 a – c). In der MR-Mammographie stellt sich *Fettgewebe* mit den üblichen T1-gewichteten Gradientenechosequenzen signalintensiv dar. Bindegewebe, duktale Strukturen, Cooper-Ligamente und muskuläre Anteile sind signalarm. Das Drüsenparenchym zeigt nach intravenöser Kontrastmittelinjektion normalerweise lediglich eine

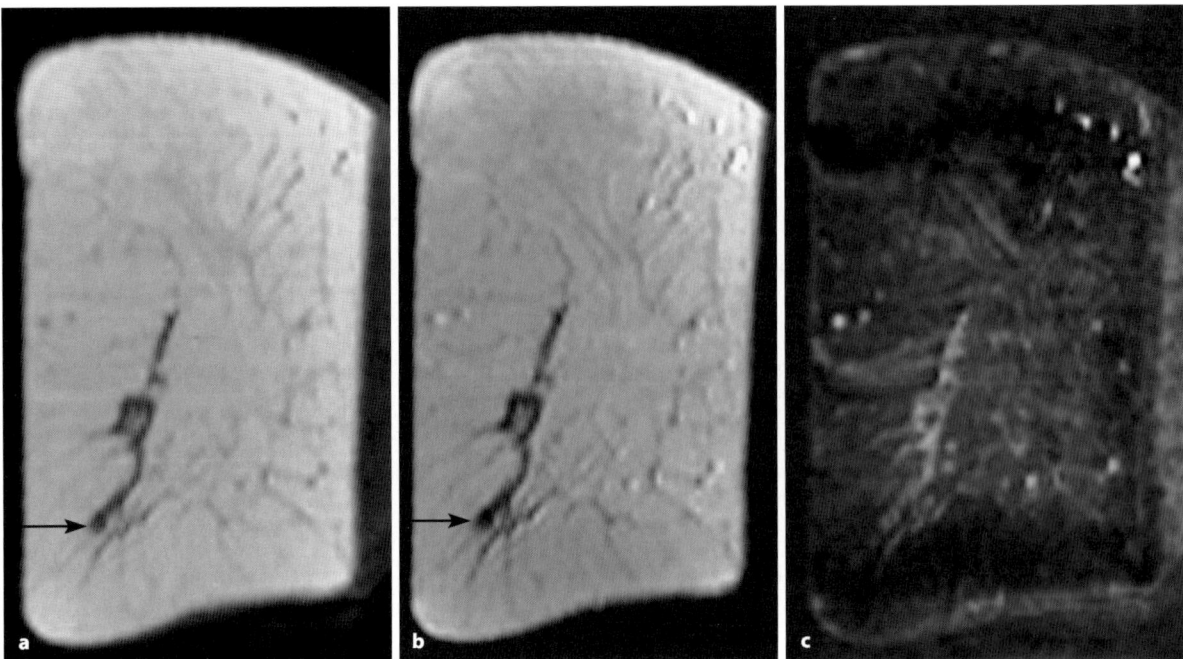

Abb. 5.30a–c. Patientin mit Karzinom links. Gezeigt ist die unauffällige rechte Brust. Drüsen- und Bindegewebe stellen sich nativ signalarm, Fett signalreich dar. Normales Drüsengewebe nimmt (bei zyklusgerechter Untersuchung) in der Regel nicht oder nur leicht Kontrastmittel auf. **a** T1-gewichtetes Bild vor Kontrastmittelgabe (koronare Schicht). **b** T1-

gewichtetes Bild nach Kontrastmittelgabe (koronare Schicht). **c** Subtraktionsbild. Es finden sich lediglich punktförmige Anreicherungen, entsprechend orthogonal getroffenen Gefäßen. Das Drüsengewebe nimmt das MR-Kontrastmittel nur leicht und homogen auf

geringe Signalzunahme. In *Gefäßen* lässt sich eine deutliche Kontrastmittelanreicherung nachweisen. Die *Mamille* nimmt bei etwa 50 % aller Patientinnen Kontrastmittel auf. Bei der *geschlechtsreifen Brust* treten abhängig vom hormonellen Status, insbesondere in der 2. Zyklushälfte und während der Menstruation, diffuse, fokale oder auch multifokale Kontrastmittelanreicherungen im Drüsenparenchym auf, die einen pathologischen Befund vortäuschen können. Die Kontrastmittelaufnahme ist dabei bei 30- bis 50-jährigen Frauen, wohl aufgrund vermehrt adenomatöser und fibrozystischer Proliferationen, signifikant größer als bei jüngeren oder älteren Patientinnen. Um falsch-positive Befundungen, bedingt durch hormonabhängige Anreicherungen, zu vermeiden, sollte eine MRT der Brust – wenn immer möglich – zwischen dem 7. und 17. Zyklustag durchgeführt werden.

Die MR-Mammographie ist aufgrund der ausgezeichneten Sensitivität der Mammographie bei vollständiger *Involution* selten indiziert. Bei *postmenopausaler Hormonsubstitution* werden gehäuft falsch-positive Befunde beobachtet. Sie können weitestgehend vermieden werden, wenn die hormonelle Substitutionstherapie etwa 4–6 Wochen vor der MRT-Untersuchung abgesetzt wird.

Aufgrund der starken Proliferation der Parenchyms während der *Schwangerschaft* und der *Laktation* ist die MR-Mammographie nicht indiziert, da eine starke Kontrastmittelanreicherung zu erwarten ist, die weder einen Malignomausschluss noch einen Malignomnachweis zulässt. Zudem liegen nur wenige Erfahrungen über die Anwendung des MRT-Kontrastmittels in der Schwangerschaft vor, wenngleich es derzeit keine Hinweise für eine den Fötus schädigende Wirkung gibt.

Weiterführende Literatur

Bässler R (1978) Pathologie der Brustdrüse. Springer, Berlin Heidelberg New York

Greendale GA, Reboussin BA, Sie A et al. (1999) Effects of estrogen and estrogen-progestin on mammographic parenchymal density. Postmenopausal Estrogen/Progestin Interventions (PEPI) Investigators. Ann Intern Med 130: 262–269

Heywang-Köbrunner SH, Beck R (1996) Contrast-enhanced MRI of the breast, 2nd edn. Springer, Berlin Heidelberg New York Tokyo

Kavanagh AM, Mitchell, H, Gilles GG et al. (2000) Hormone replacement therapy and accuracy of mammographic screening. Lancet 355: 270–274

Kopans DB, Swann Ca, White G et al. (1989) Asymmetric breast tissue. Radiology 171: 639–643

Laya MB, Gallagher JC, Schreiman JS et al. (1995) Effect of postmenopausal hormonal replacement therapy on mammographic density and parenchymal pattern. Radiology 196: 433–437

Laya MB, Larson EB, Taplin SH et al. (1996) Effect of estrogen replacement therapy on the specificity and sensitivity of screening mammography. J Natl Cancer Inst 88: 643–649

Litherland JC, Stallard S, Hole D et al. (1999) The effect of hormone replacement therapy on the sensitivity of screening mammograms. Clin Radiol 54: 285–288

Lundstrom E, Wilczek B, von Palffy Z et al. (1999) Mammographic breast density during hormone replacement therapy: Differences according to treatment. Am J Obstet Gynecol 181: 348–352

Marugg RC, van der Mooren MJ, Hendriks JH et al. (1997) Mammographic changes in postmenopausal women on hormonal replacement therapy. Eur Radiol 7: 749–755

Sterns EE, Zee B (2000) Mammographic density changes in perimenopausal and postmenopausal women: Is effect of hormone replacement therapy predictable? Breast Cancer Res Treat 59: 125–132

Stomper PC, Van Vorrhis BJ, Ravnikar VA et al. (1990) Mammographic changes associated with postmenopausal hormone replacement therapy: A longitudinal study. Radiology 174: 487–490

5.4 Krankheitsbilder

5.4.1 Benigne Veränderungen

Gutartige, nichttumoröse Veränderungen (Formenkreis: „Mastopathie")

CAVE ❗ Im Gegensatz zu den altersphysiologisch bedingten, normalen Umbauvorgängen der Brust handelt es sich bei den so genannten mastopathischen Veränderungen um hormonell bedingte Umbaureaktionen des Parenchyms vor und während der Menopause, die z. T. mit verstärkten regressiven Veränderungen, quantitativen und qualitativen Veränderungen im Stützgewebe und z. T. mit epithelialen Hyperplasien und Proliferationen in Ductus und Lobuli einhergehen.

Grundlagen
Mastopathische Veränderungen treten mit einer Häufigkeit von etwa 40–70% auf. *Histopathologisch* liegt ein vielfältiges Erscheinungsbild vor, mit Auftreten einer oder mehrerer der folgenden Komponenten:

- Zysten: Mikro- und Makrozysten;
- Fibrose: diffuse oder lokal begrenzte Vermehrung des Stützgewebes mit Parenchymatrophie;
- duktale Hyperplasie: Unter duktaler Hyperplasie wird eine intraduktale Epithelproliferation der extralobulären Gänge verstanden, die auch als Epitheliose bezeichnet wird. Oft finden sich hier periduktale Fibrosen als Stromabegleitreaktion. Treten dabei Epithelatypien auf, so handelt es sich um eine atypische duktale Hyperplasie, die zu den benignen Veränderungen mit unklarem biologischen Potenzial zählt;

- lobuläre Hyperplasie: Epithelproliferation der intralobulären Ductuli, die in 2 Formen auftritt; entweder als epitheliale Proliferation der intralobulären Gänge oder als Proliferation der terminalen Ductuli, verbunden mit einer Stromareaktion außerhalb des Gangsystems (Adenose). Die häufigsten Erscheinungsformen der Adenose sind:
  - ▼ mikrozystische Adenose mit kleinzystisch erweiterten, auch sekrethaltigen Azini,
  - ▼ sklerosierende Adenose: Adenose verbunden mit einer Desmoplasie. Die sklerosierende Adenose kann als diffuse Gewebeveränderung vorkommen. Sie kann aber auch fokal auftreten und dann klinisch sowie mit Bildgebung durch die Weichgewebevermehrung ein Mammakarzinom imitieren;
- die radiäre Architekturstörung (so genannte radiäre Narbe) ist eine Sonderform der Mastopathie. Sie beschreibt eine proliferative tubuläre Adenose, die um eine sternförmige Fibrose mit entsprechenden fibrösen Ausläufern angeordnet ist. Während die radiäre Narbe an sich als gutartig einzustufen ist, kann sie öfters mit peripher liegenden Atypien, einem DCIS (dukatales Carcinoma in situ) und bisweilen auch mit einem tubulären, lobulären oder duktalen Karzinom assoziiert sein. Eine besonders sorgfältige Abklärung ist daher bei Verdacht auf eine radiäre Narbe angezeigt;
- bei der lobulären Hyperplasie können – wie bei der duktalen Hyperplasie – Atypien auftreten. Die atypisch lobuläre Hyperplasie zählt (wie das lobuläre In-situ-Karzinom und die atypisch duktale Hyperplasie/ADH) zu den benignen Läsionen mit unklarem biologischem Potenzial.

Für die Beurteilung der Prognose ist das Ausmaß der epithelialen Veränderung von Bedeutung. Entsprechend dem Pathologiekonsensus von 1986 werden folgende Formen unterschiedlicher Prognose unterschieden:

- *Grad I*: milde Epithelhyperplasie (Epithelbreite < 2–4 Epithelreihen). Ist mit keinem erhöhten Karzinomrisiko verbunden. Häufigkeit ca. 70%.
- *Grad II* mit Epithelproliferation, ohne Atypien. Karzinomrisiko ist gering auf das 1,5- bis 2fache erhöht. Häufigkeit ca. 20%.
- *Grad III* mit Epithelproliferationen und Atypien. Karzinomrisiko auf das 4–5fache erhöht. Häufigkeit ca. 5%. Häufig multizentrisches und bilaterales Auftreten.

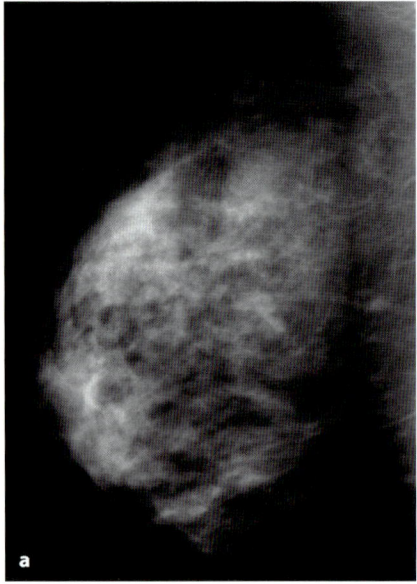

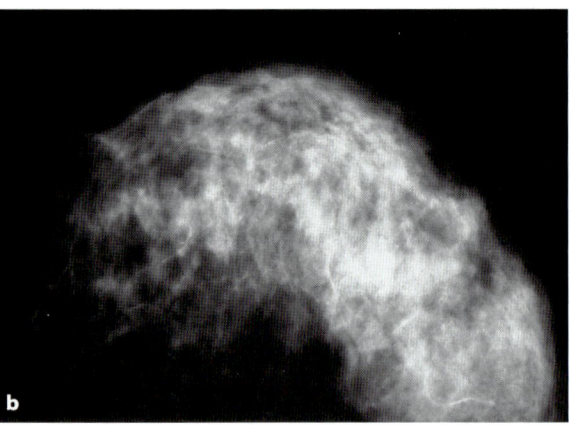

Abb. 5.31 a, b. Mastopathie. Patientin mit „mastopathisch" dichtem und knotigem Drüsengewebe. Wegen sonographisch erschwerter Beurteilbarkeit bei familiär erhöhtem Risiko wurde eine ergänzende MRT durchgeführt (vgl. Abb. 5) mit falsch-positivem Ergebnis. **a** MLO-Aufnahme: knotiger Drüsenkörper. **b** CC-Aufnahme

Klinische Symptomatik

Meist besteht bei der so genannten Mastopathie eine prämenstruelle, diffuse Mastodynie. Gelegentlich sind fibrozystische Veränderungen auch symptomlos oder imponieren durch atypische Dauerschmerzen. Selten findet sich eine bernsteinfarbene Mamillensekretion. Selten kommen entzündliche Begleitreaktionen vor. Der Palpationsbefund ist eher klein- bis grobknotig. Vereinzelt sind prall-elastische Zysten palpabel. Gelegentlich finden sich asymmetrische Resistenzen. Die beschriebenen klinischen Veränderungen können nicht als Indikator für oder gegen das Vorliegen eines erhöhten Karzinomrisikos gewertet werden.

Radiologische Symptomatik

Merke Durch die Bildgebung lassen sich ebenfalls keine Rückschlüsse auf ein eventuelles Karzinomrisiko ziehen. Primäres diagnostisches Verfahren ist die Mammographie. Zur besseren Beurteilung von lokalen Symptomen (Tastbefund, streng lokalisierter Schmerz etc.) kann sie durch die Sonographie ergänzt werden. Liegen mit diesen Methoden und aufgrund der klinischen Untersuchung, der Mammographie sowie ggf. der Sonographie keine suspekten oder unklaren Befunde vor, ist eine weitere Abklärung nicht indiziert.

Fibrozystische Veränderungen sind *mammographisch* durch ein variables Erscheinungsbild gekennzeichnet. Durch die gesteigerte Proliferation von Epithel und/oder Stützgewebe kommt es zu herdförmigen oder diffusen *Verschattungen* (Abb. 5.31 a,b, vgl. auch

Abb. 5.27 c, d). Durch Überlagerung dichter Strukturen können im Mammogramm so genannte „Verdichtungen" entstehen. Diese haben aber definitionsgemäß kein Korrelat in der zweiten Ebene und sind damit nicht als (suspekter) Herdbefund zu bewerten. Diffuse Verschattungen sind meist symmetrisch, imponieren aber selten auch asymmetrisch. Aufgrund der Dichtezunahme des Parenchyms können Malignome bisweilen nicht abgegrenzt werden. Durch herdförmige Veränderungen können Karzinome vorgetäuscht werden. Herdbefunde imponieren meist als glatt oder unscharf begrenzte Noduli. Zysten erscheinen in der Regel als glatt begrenzte, dichte Rundherde.

Liegt eine *radiäre Narbe* (Abb. 5.32 a, b) vor, finden sich sternförmige, strahlige Veränderungen, die meist kein echtes Zentrum aufweisen, sondern eine zentrale Aufhellung (so genannter „schwarzer Stern"). Bisweilen haben radiäre Narben auch eine zentrale Verdichtung („weißer Stern"). Eine sichere Unterscheidung zwischen radiärer Narbe und Malignom gelingt in der Regel weder für den „weißen" noch für den „schwarzen Stern".

Häufig finden sich im mastopathisch veränderten Drüsengewebe *Mikroverkalkungen* (Abb. 5.33 a–f). Sie entstehen häufiger bei proliferativen als bei nichtproliferativen Mastopathieformen durch Stromaverkalkung oder durch Sekretverkalkung, die intraduktal oder intralobulär liegen können. Ein Teil der Verkalkungen bei der Mastopathie ist uniform, monomorph und rundlich. Oft sind sie symmetrisch in beiden Brüsten enthalten. Ein anderer Teil von so genannten „mastopathietypischen" Mikroverkalkungen entspricht Verkalkungen in so genannten Kalkmilchzysten. In der streng seitlichen Projektion im-

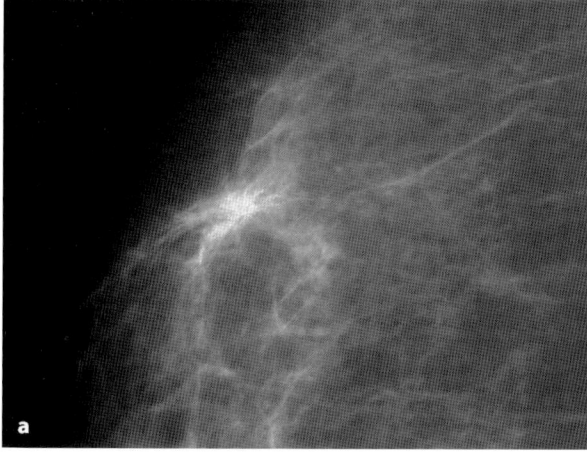
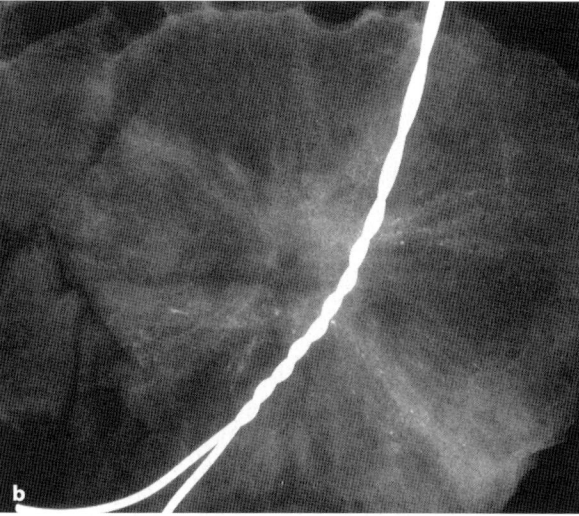

Abb. 5.32 a, b. So genannte radiäre „Narben" haben meist kein echtes Zentrum, d.h. die Bindegewebezüge laufen auf ein Fettläppchen zu. Sie werden dann „schwarzer Stern" genannt. Seltener laufen sie auf ein Zentrum zu („weißer Stern"). Differenzialdiagnostisch ist beim schwarzen, vor allem aber beim weißen Stern, immer auch an ein Malignom zu denken. **a** So genannter „weißer Stern". **b** So genannter „schwarzer Stern" mit zentral sitzendem Fettläppchen sowie peripher liegenden Mikroverkalkungen. Eine histologische Abklärung ist meist unvermeidbar

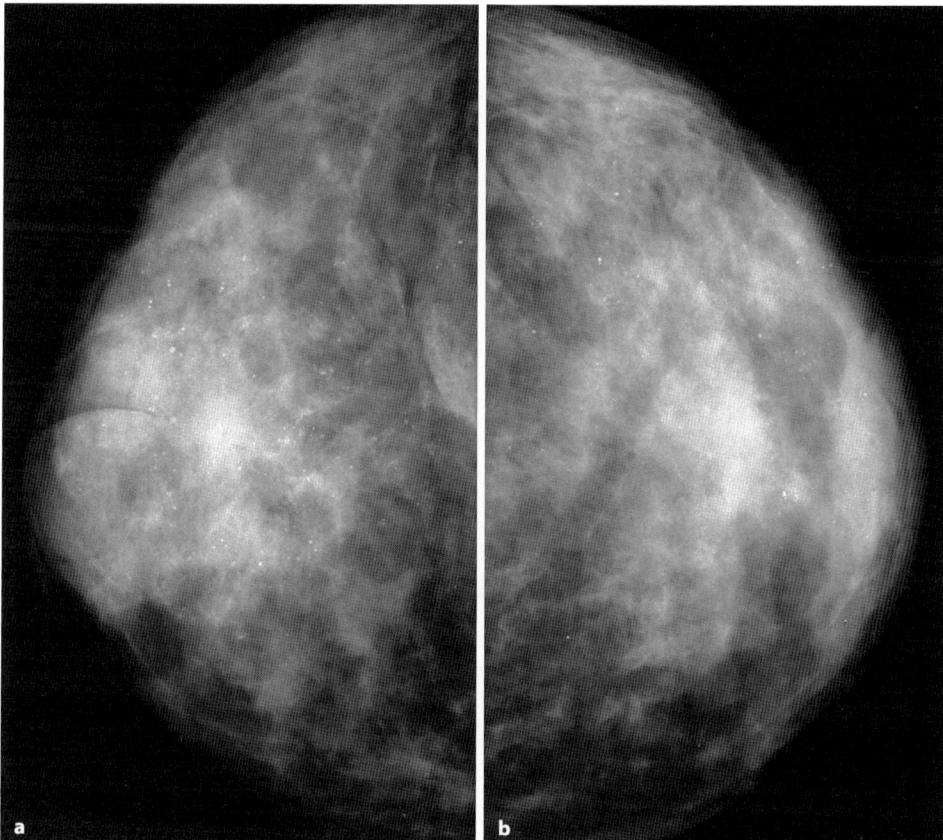

Abb. 5.33 a–f. Mikroverkalkungen, die typischerweise bei benignen Mastopathien vorkommen. Cave: Es ist jedoch immer auszuschließen, ob zusätzlich malignomtypische Verkalkungsformen oder -anordnungen vorliegen. **a, b** Symmetrisch und diffus verteilte Mikroverkalkungen. Teilfigur **c–f** siehe nächste Seite

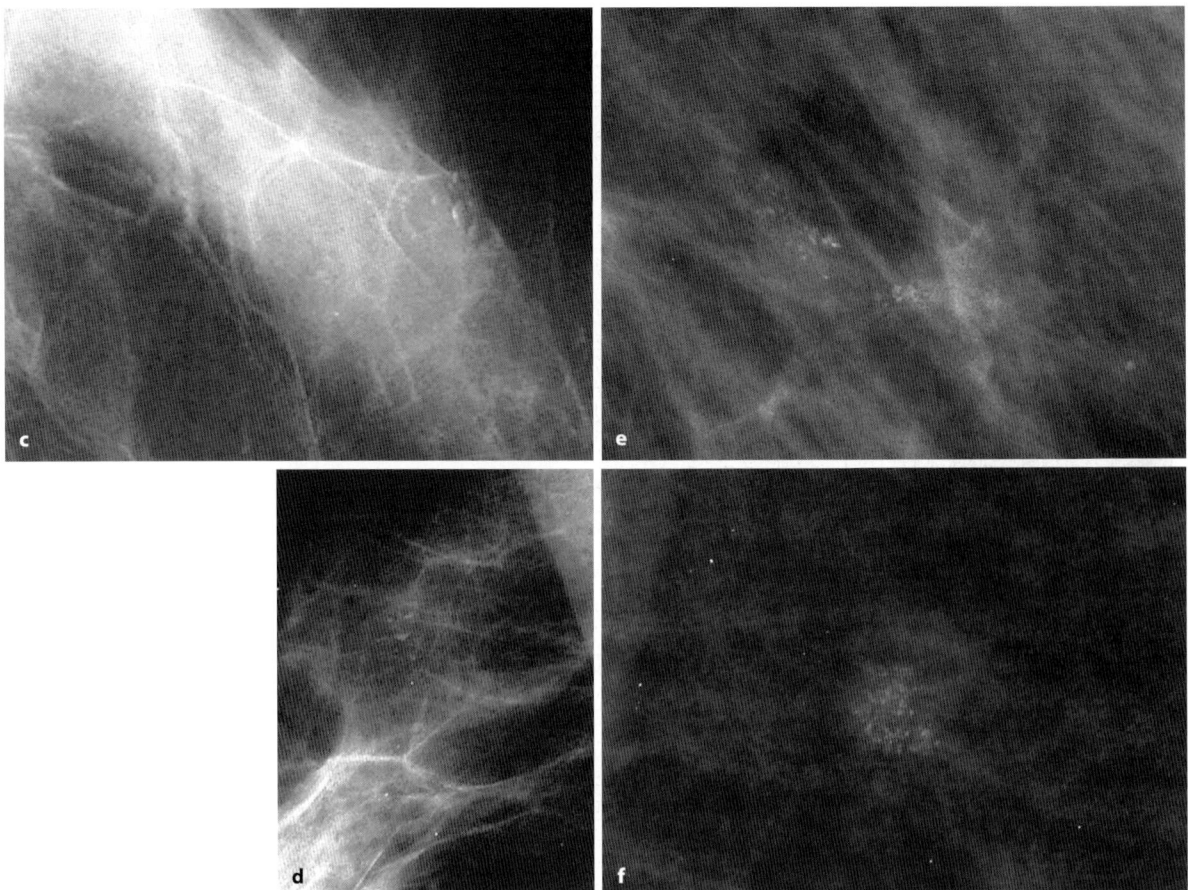

Abb. 5.33 a–f. Mikroverkalkungen, die typischerweise bei benignen Mastopathien vorkommen. Cave: Es ist jedoch immer auszuschließen, ob zusätzlich malignomtypische Verkalkungsformen oder -anordnungen vorliegen. **c** So genannte Teetassen erscheinen in der CC-Aufnahme als unspezifische Verkalkungen. **d** Erst in der ml- oder lm-Aufnahme sind sie durch ihre kaudal konvexe Form und kranial durch die horizontale Begrenzung (Spiegelbildung) zu erkennen. **e** Bisweilen liegen monomorphe Verkalkungen sehr eng in einer rundlichen Gruppe beisammen, die einem Lobulus entspricht. In diesem Fall wurde die Diagnose jedoch wegen der gewissen Polymorphie und der umgebenden Weichteildichte gesichert. Histologie: Mikroverkalkungen in mikrozystisch dilatierten Lobuli, keine Atypien. **f** Uncharakteristische, z. T. polymorphe, feine Mikroverkalkungen, die dem Gangsystem folgen. Weitere Abklärung indiziert. Histologie: Sekretkalk bei einfacher Mastopathie

ponieren die Kalkmilchzysten (vor allem bei der mikrozystischen Mastopathie, die eine Folgereaktion der mikrozystischen Adenose darstellt) als kalkdichte Strukturen, die nach unten konvex (wie der Boden einer Teetasse) begrenzt sind. Nach oben haben sie eine gerade Begrenzung. Dieses Bild erklärt sich dadurch, dass sich in Mikrozysten feinste Verkalkungen absetzen und sich innerhalb der Zyste – bedingt durch die Schwerkraft der Mikrokalkpartikel – ein Spiegel bildet. Dieses Erscheinungsbild ist oft nur in der mediolateralen oder lateromedialen Ebene sichtbar und wird auch als „Teetassenbildung" bezeichnet. In der kraniokaudalen Ebene stellen sie sich rundlich, mit z. T. unterschiedlicher Größe dar.

Bei der mikrozystischen Adenose finden sich häufig lobulär gruppierte Verkalkungen. Die einzelnen Gruppen haben eine rundliche Form, eine Größe von 2–5 mm. Die Einzelverkalkungen sind monomorph und rundlich und liegen eng beieinander. Häufig liegen mehrere Gruppen nebeneinander. Sind die Verkalkungen nicht rundlich und monomorph, so ist eine sorgfältige Analyse (Form, Anordnung) zur Unterscheidung von Verkalkungen, wie sie bei Malignomen auftreten können, notwendig.

Die *Sonographie* (Abb. 5.34 a–c) ist gerade bei mastopathisch verändertem Gewebe häufig sehr hilfreich, wenn die Mammographie aufgrund der ausgeprägten Dichtezunahme nur eingeschränkt beurteilbar ist. Zystische Strukturen, die bei fibrozystischen Erkrankungen häufig unklare Tastbefunde verursachen, können sonographisch exzellent beurteilt werden. Keinen wesentlichen Beitrag kann die Sonogra-

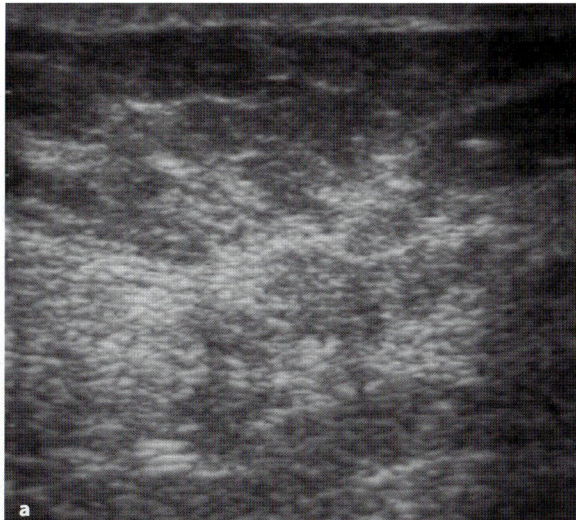

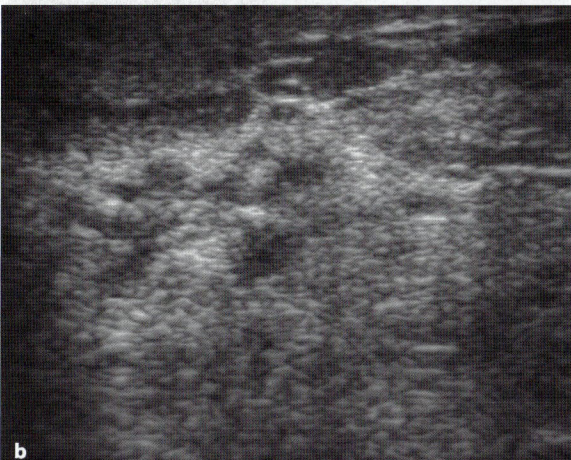

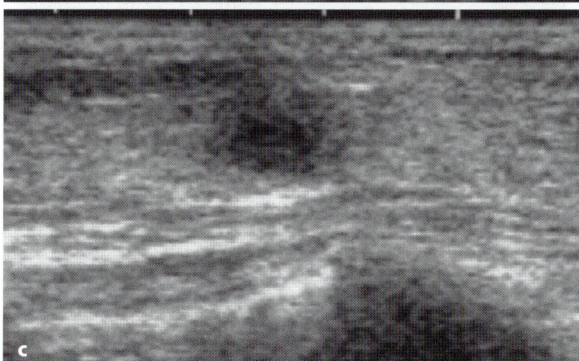

Abb. 5.34 a – c. Die meisten Mastopathien stellen sich sehr echoreich dar wie dichtes Drüsengewebe (vgl. Abb. 5.29 c), was vor allem bei älteren Frauen meist als „mastopathisch" bezeichnet wird. Homogen echoreiches Gewebe ist in der Regel sonographisch gut beurteilbar. Es gibt aber auch Variationen: **a** Gemischt echoreiches und (durch Fettinterponate) echoärmeres mastopathisches Gewebe. **b** Bei einigen Mastopathien wird das echoreiche Drüsengewebe von echoärmeren, tubulären, z. T. aber auch klein-nodulären Strukturen durchsetzt. Sie entsprechen meist Gangstrukturen, ggf. mit periduktaler Fibrose und kleineren Adenoseherden. Die Beurteilbarkeit ist bei einem derartigem Erscheinungsbild etwas eingeschränkt. **c** Bisweilen finden sich im echoreichen mastopathischen Gewebe isolierte, echoarme Knoten. Sie können durch ein (oder mehrere Fibroadenome), komplizierte Zysten oder – wie hier – durch einen isolierten Adenoseherd bedingt sein. Sie müssen in der Regel histologisch abgeklärt werden

◀────────────────────────────

phie aber bei der Dignitätseinschätzung mammographischer Mikroverkalkungen und beim Ausschluss oder Nachweis mammographisch vermuteter In-situ-Karzinome leisten . In der Regel ist der Drüsenkörper bei mastopathischen Veränderungen echoreich. Es können Duktektasien und Zysten in unterschiedlicher Ausprägung auftreten. Auch können sich periduktale, echoarme, tubuläre oder noduläre Struk-

turen finden, die einer periduktalen Fibrose oder kleinen Adenoseherden entsprechen. Auch isolierte, herdförmige, nichtzystische Veränderungen können vorkommen. Sie entsprechen dann oft Fibroadenomen, Adenoseherden, Papillomen oder herdförmig-mikrozystischen Veränderungen. Alle herdförmigen Veränderungen, die nicht einfachen Zysten entsprechen, müssen sorgfältig von Malignomen abgegrenzt werden, die ein ähnliches Erscheinungsbild haben können. Dies gelingt – abgesehen von typischen, ganz mobilen, glatt begrenzten Fibroadenomen – in der Regel nur histologisch (perkutane Biopsie).

Bei ausgeprägten Mastopathien können schließlich selten auch diffuse Schallschatten auftreten. Wenn Schallschatten nicht eindeutig von Cooper-Ligamenten ausgehen und reproduzierbar sind, kann eine Unterscheidung von einem diffus wachsenden Karzinom sehr schwierig sein.

In der Magnetresonanztomographie (MRT; Abb. 5.35 a – f) zeigt sich bei nichtproliferierenden, fibrozystischen Veränderungen meist keine oder lediglich eine geringgradige, diffuse Kontrastmittelanreicherung (70 – 75 %). Bei proliferierenden Veränderungen, insbesondere wenn sie mit einer Adenose einhergehen, findet sich ein sehr variables Anreicherungsmuster, das von einer diffusen, mäßigen bis starken, meist langsam zunehmenden bis zu einer fleckig-konfluierenden Kontrastmittelaufnahme reicht. Bisweilen treten auch einzelne fokale, glatt oder irregulär begrenzte Kontrastmittelaufnahmen auf. Sie können auch bei langsam zunehmender Kontrastmittelanreicherung oft nicht von Malignomen unterschieden werden.

Zysten

Definition ▽ Bei Zysten handelt es sich um ein- oder mehrkammerige, flüssigkeitsgefüllte, umkapselte Erweiterungen von terminalen Gangsegmenten. Man unterscheidet zwischen einfa-

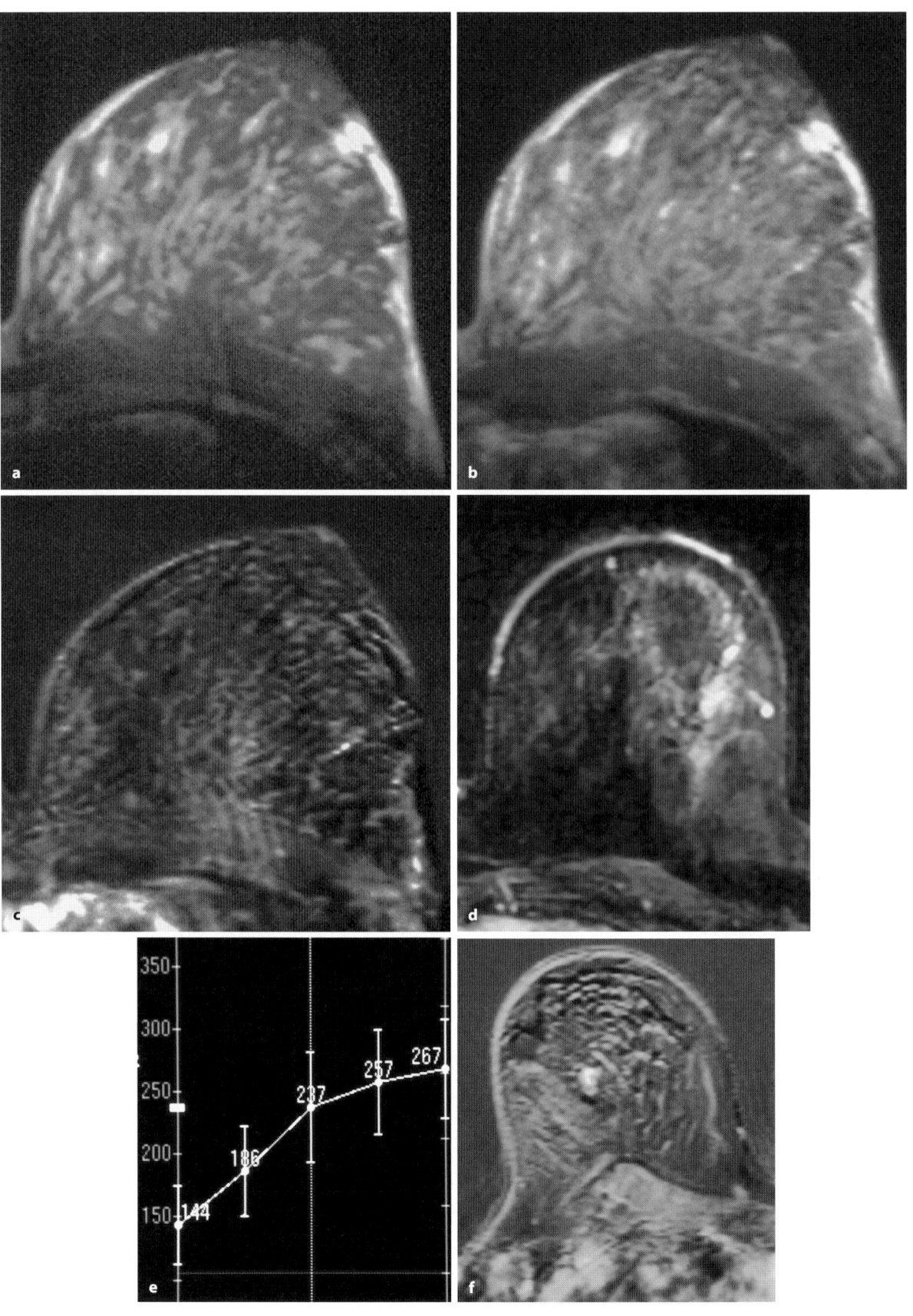

Abb. 5.35 a – f. Nichtproliferierende Mastopathien reichern in der Regel (bei korrekter Terminierung bezogen auf den Zyklus und ohne hormonelle Substitutionstherapie) nicht oder nur gering an. Mastopathien mit Proliferationen und Adenosearealen hingegen reichern z. T. diffus homogen oder fleckig an. Ein Malignomausschluss ist bei einem derartigen Erscheinungsbild eingeschränkt. Bisweilen gibt es auch mastopathisch bedingte, fokale Anreicherungen. Sie müssen weiter histologisch abgeklärt werden. **a – c** Einfache Mastopathie: **a** T1-gewichtetes Bild vor Kontrastmittelgabe. **b** T1-gewichtetes Bild nach Kontrastmittelgabe. **c** Subtraktionsbild. **d – e** Proliferierende Mastopathie mit fleckig diffuser Anreicherung: **d** Subtraktionsbild. **e** Die meisten benignen mastopathischen Veränderungen zeigen – wie hier – eine verzögerte Anreicherung. **f** Fokale Anreicherungen müssen, wenn sie nicht glatt begrenzt sind, in der Regel abgeklärt werden. Histologie: Adenose

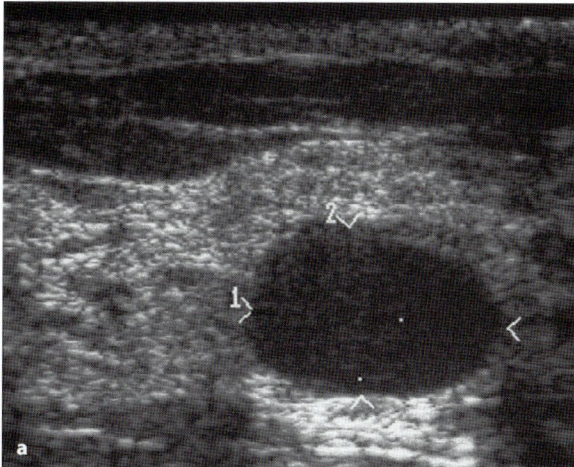

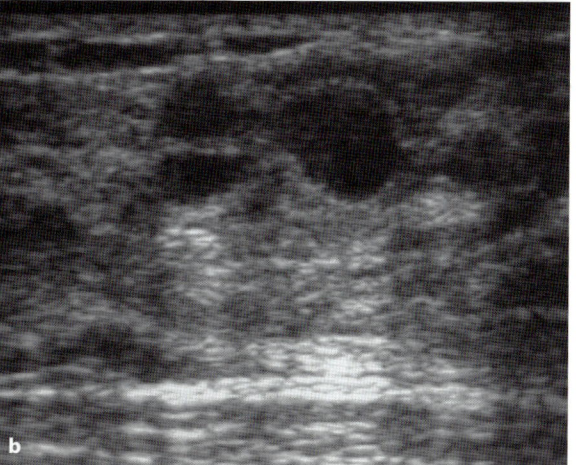

Abb. 5.36. a Typische Zyste (echofrei mit dorsaler Schallverstärkung). **b** Zystenkonglomerat

chen Zysten (mit zweireihigem Epithel ausgekleideter, flüssigkeitsgefüllter Hohlraum) und komplizierten Zysten (zystische Läsionen, die durch Entzündungen, Einblutungen oder Neoplasien in Wand oder Lumen verändert sind).

Grundlagen

Einfache Zysten entstehen meist auf dem Boden einer Sekretretention im Rahmen der Mastopathie. Komplizierte Zysten entstehen aus einfachen Zysten, durch begleitende Entzündungsreaktion, durch Einblutung, sekundär aus zystisch zerfallenden Karzinomen, durch Sekretaufstau oder Einblutungen, verursacht durch papilläre, gut- oder bösartige Läsionen.

Zysten sind die häufigsten benignen Raumforderungen der weiblichen Brust. Der Altersgipfel liegt zwischen dem 45. und 55. Lebensjahr. Ab dem 40. Lebensjahr findet sich bei 50 % aller Frauen mindestens eine Zyste. Bei einfachen Zysten ist das Karzinomrisiko nicht erhöht, komplizierte Zysten müssen weiter abgeklärt werden.

Klinische Symptomatik

Häufig sind die Patientinnen beschwerdefrei. Gelegentlich bestehen lokalisierte, oft auch zyklusabhängige Schmerzen. Palpatorisch findet sich ein meist prall-elastischer, verschieblicher, glatt begrenzter Tumor. Bei oder nach abgelaufenen entzündlichen Reaktionen kann der Tastbefund aber auch fixiert und nicht sicher abgrenzbar sein.

Radiologische Symptomatik

Merke ! Die Sonographie ist die beste Methode zum Nachweis von Zysten. Besteht ein sonographisch unklarer Befund, sollte eine perkutane Biopsie (oder eine Pneumozystographie) zur weiteren Abklärung erfolgen. Sonographisch sicher nachgewiesene intrazystische, solide Anteile sind

keine Indikation zur Pneumozystographie. Hier muss die histologische Abklärung erfolgen.

Zysten sind *mammographisch* (vgl. Abb. 5.27 d) als glatt begrenzte, runde oder ovale Herdbefunde sichtbar. In dichtem Parenchym sind sie oft nicht oder nicht vollständig abgrenzbar. Gelegentlich zeigt sich ein vollständiger oder partieller Halo (schmaler Aufhellungssaum), der durch expansives Wachstum mit Verdrängung des Fettgewebes entsteht oder einem so genannten Mach-Phänomen entspricht (Kontrastüberhöhung scharfer Grenzen, wie des Zystenrandes, durch das menschliche Auge). Sehr selten kann die Zystenwand schalenförmig verkalken.

Zysten zeigen im *Ultraschall* (Abb. 5.36 a, b) eine rundliche oder ovaläre Form, eine glatte Randbegrenzung und einen echofreien Inhalt. Am schallkopfnahen Rand der Zyste können so genannte Wiederholungsechos (Reverberationen) auftreten. Sie entsprechen typischen Artefakten (Heywang-Köbrunner u.

Schreer 2003) und haben keine pathologische Bedeutung. Sedimentationen, die als Echos am Boden der Zyste vermehrt sichtbar sind, können auftreten. Sedimentationen sind durch Umlagerung der Patientin von intrazystischen, soliden Prozessen zu differenzieren, welche dann abzuklären wären. Dorsal von unkomplizierten Zysten findet sich eine so genannte „distale Schallverstärkung". Septierungen sind oft zu beobachten. Häufig finden sich auch Zystenkonglomerate. Zysten sind meist gut komprimierbar und verschieblich. Nach abgelaufener Entzündung können sie aber auch fest und nicht verschieblich sein.

Magnetresonanztomographisch werden Zysten in der Regel nur nebenbefundlich dargestellt, da aufgrund der exzellenten diagnostischen Möglichkeiten mit der Sonographie bei dieser Fragestellung keine Indikation für die MRT gegeben ist.

Im T2-gewichteten Nativbild sind Zysten hyperintens, im T1-gewichteten Bild sind sie dagegen signalarm. Eingeblutete Zysten zeigen im T1-gewichteten Bild eine höhere bis sehr hohe Signalintensität. Zysten nehmen kein Kontrastmittel auf. Bei entzündlichen Veränderungen kann ein schmaler kontrastmittelanreichernder Randsaum vorliegen. Irreguläre Wandstrukturen oder kontrastmittelanreichernde wandständige Läsionen müssen bioptisch abgeklärt werden.

Fibroadenom

Definition Fibroadenome sind benigne fibroepitheliale Mischtumoren, deren Wachstum hormonell stimuliert wird.

Grundlagen

Die histologisch dominierenden Komponenten des Fibroadenoms sind abhängig vom Alter der Läsion und vom hormonellen Status der Patientin. Bei jungen Frauen oder bei hormoneller Stimulation dominiert häufig ein stark wasser- und mukopolysaccharidhaltiges Stroma, das die adenomatösen Komponenten verdrängen kann. Es existieren jedoch auch Fibroadenome mit prominenter adenomatöser Komponente. Bei Patientinnen in der Postmenopause, die keine Hormonsubstitution erhalten, ist das Stroma meist partiell oder vollständig sklerosiert. Dementsprechend werden glanduläre, myxoide und sklerosierte Fibroadenome unterschieden. Nach der Wachstumsform wird noch zwischen peri- und intrakanalikulären Fibroadenomen differenziert, die sich aber in ihrem biologischen Verhalten nicht unterscheiden und auch mit Bildgebung nicht zu differenzieren sind. Als juvenile Fibroadenome werden Fibroadenome bezeichnet, die in der Adoleszenz auftreten. Sie sind gutartig, wachsen aber relativ rasch und können somit kosmetische und diagnostische Probleme verursachen (Abgrenzung vom phylloiden Tumor).

Das Fibroadenom ist die häufigste gutartige, solide Neubildung der Mamma vor der Menopause. Der Altersgipfel liegt zwischen dem 20. bis 30. Lebensjahr. In 10% der Fälle sind multiple Fibroadenome zu beobachten. Nach der Menopause treten diese benignen Tumoren in der Regel nicht mehr neu auf und sollten auch nicht an Größe zunehmen, es sei denn, die Patientin steht unter hormoneller Substitutionstherapie. Das juvenile Fibroadenom ist sehr selten und tritt meist vor dem 20. Lebensjahr auf.

Klinische Symptomatik

Die meisten Fibroadenome sind asymptomatisch. Wenn Fibroadenome tastbar sind, sind sie meist glatt begrenzt, rundlich oder oval, typischerweise sehr gut verschieblich, schmerzlos und elastisch tastbar. Ältere Fibroadenome sind aufgrund ihrer Fibrosierung oft als derbe Tumoren palpabel. Hormonelle Stimulation kann ursächlich sein für ihre Entstehung und für weitere Größenzunahme (z.B. Schwangerschaft, postmenopausale Hormonsubstitution). Juvenile Fibroadenome zeigen eine schnelle Wachstumstendenz. Das eindeutig als solches identifizierte Fibroadenom entartet nicht und ist mit keinem höheren Karzinomrisiko als proliferierende Mastopathien verbunden.

Radiologische Symptomatik

Merke Sklerosierte Fibroadenome können mammographisch ein pathognomonisches Erscheinungsbild mit grobschollingen bis bizarren, bisweilen popkornartigen Verkalkungen aufweisen. In diesen Fällen ist keine weitere abklärende Diagnostik notwendig.

Bei mammographisch oder sonographisch typischem Erscheinungsbild (vollständig glatte Begrenzung, die bei >75% der Kontur ohne Überlagerung beurteilbar ist) ohne pathognomonische Verkalkungen kann eine Kontrolle z.B. nach 6, 12, 24, 36 Monaten ausreichen. Bei unklarem Befund ist eine weitere Abklärung in der Regel durch perkutane Biopsie indiziert.

Fibroadenome fallen *mammographisch* (Abb. 5.37a–d) als herdförmige, scharf begrenzte, runde, ovale oder lobulierte *Verschattung* mit glatter Kontur und ggf. partiellem oder vollständigem Halo auf. In dichtem Parenchym sind sie manchmal nicht oder nicht vollständig abgrenzbar. Bisweilen zeigen insbesondere sklerosierte Fibroadenome ein atypisches Erscheinungsbild mit Randirregularitäten oder irregulärer Randbegrenzung. Sie sind dann nicht sicher von Karzinomen unterscheidbar. *Verkalkungen* treten bei adulten, fibrosierten Fibroadenomen auf. Typischerweise sind sie gröber, ggf. konfluierend, manchmal schalenartig. Diese Verkalkungen sind dann pathognomonisch; eine histologische Klärung ist in diesem Fall nicht mehr nötig.

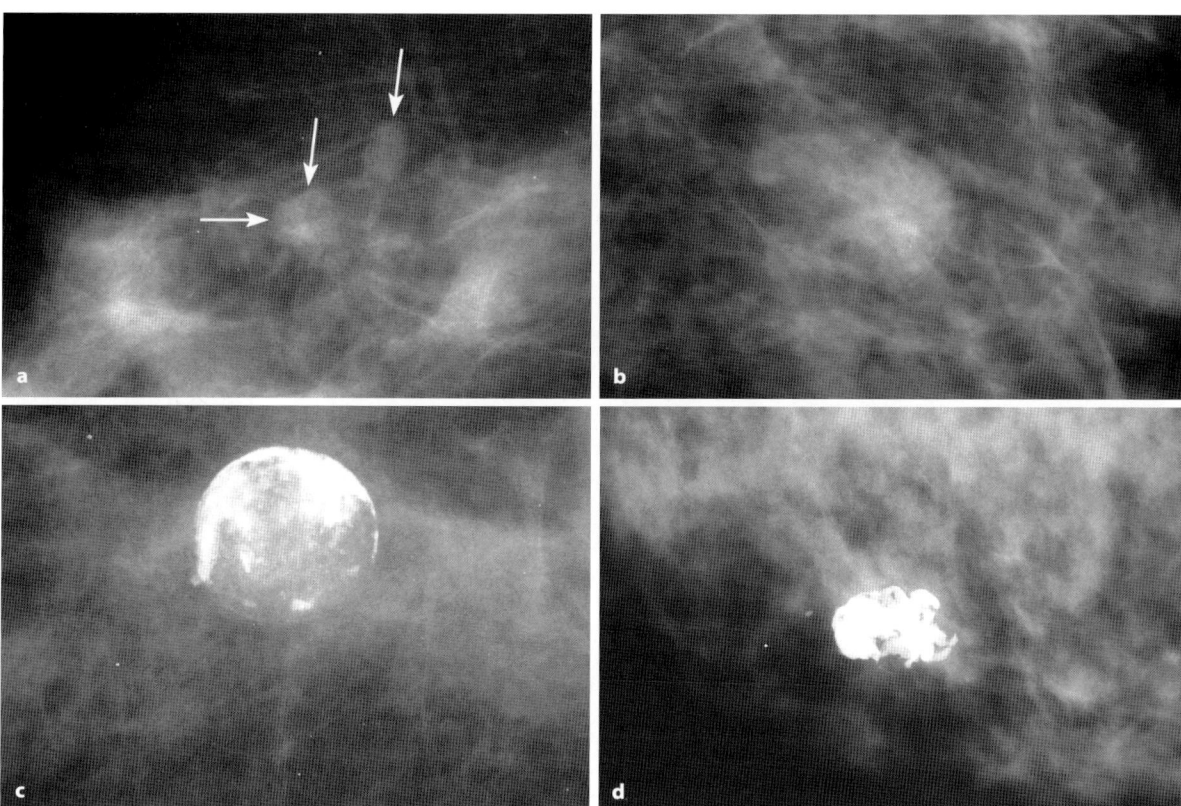

Abb. 5.37 a – d. Mammographische Erscheinungsbilder des Fibroadenoms. **a** Ist ein Fibroadenom scharf und glatt begrenzt (*Pfeil*), so kann diese vermutete Diagnose durch Kontrollen (> 3 Jahre) bestätigt werden. Das zweite Fibroadenom (*Pfeilspitze*) hatte keine glatte Kontur und wurde deshalb nadelbioptisch gesichert. **b** Die Kontur dieses Fibroadenoms (histologisch gesichert) ist z. T. scharf und glatt, z. T. ist sie durch mastopathisches Gewebe überlagert. **c** Schalenförmig verkalktes Fibroadenom. **d** Bizarre Verkalkungen in einem Fibroadenom, dessen Kontur nicht mehr sicher abgrenzbar ist

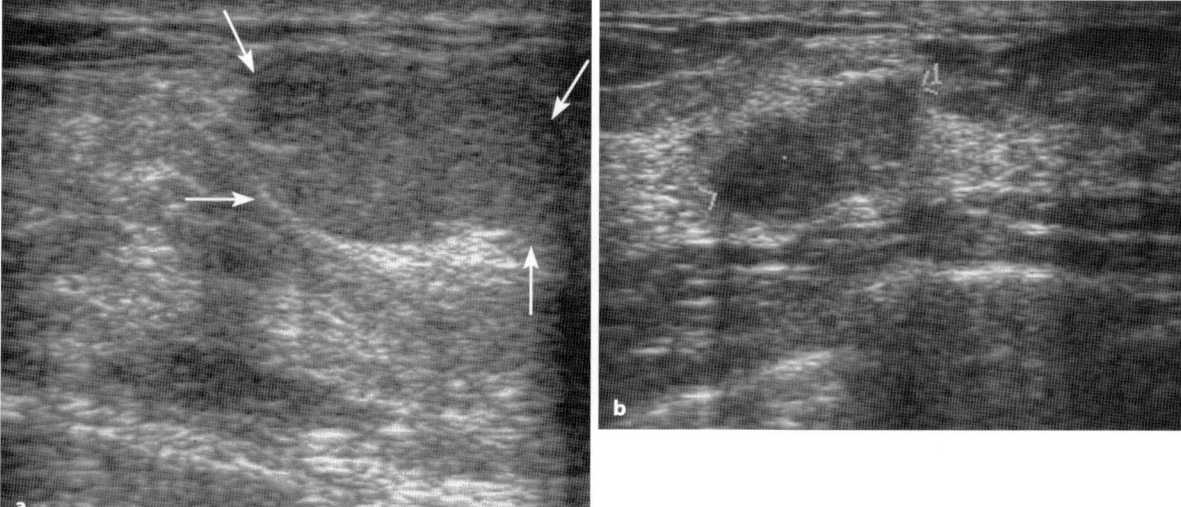

Abb. 5.38 a, b. Sonographische Erscheinungsbilder von Fibroadenomen. **a** Dieses Fibroadenom ist homogen echoarm, hat eine zarte, echogene Kapsel, dorsale Schallverstärkung und hohe Mobilität: typisches Bild. **b** Abgesehen von der groben Lobulierung, die für Fibroadenome typisch ist, und des wesentlich größeren Quer- als Längsdurchmessers, finden sich geringere Konturunregelmäßigkeiten und nicht ganz homogene Binnenechos. Der Befund wurde wegen Größenzunahme unter hormoneller Substitution nadelbioptisch gesichert

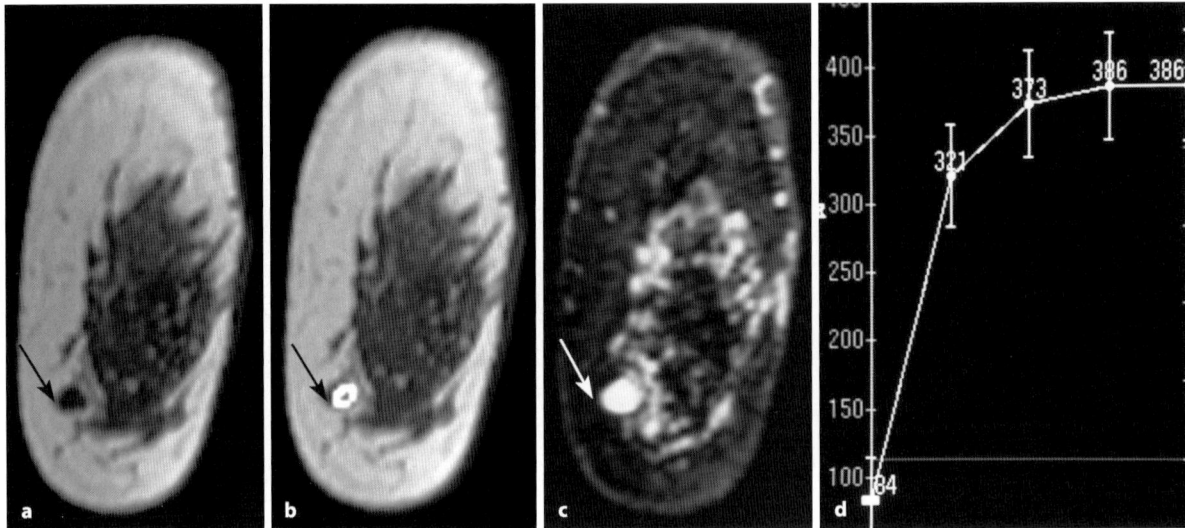

Abb. 5.39 a – d. Magnetresonanztomographisch typisches Fibroadenom: (verzögerte bis) plateauförmige Anreicherung, oval, ganz glatt und scharf begrenzt. (Fleckige Anreicherung im Umgebungsgewebe im Sinne von Mastopathie.) **a** Koronare Schicht vor Kontrastmittelgabe. **b** Koronare Schicht nach Kontrastmittelgabe (mit eingezeichneter ROI). **c** Subtraktionsbild. **d** Kurve

Sehr selten findet man feinste Verkalkungen diffus im Fibroadenom verteilt. (Bei feinen, länglichen Verkalkungen muss ein im Fibroadenom liegendes DCIS ausgeschlossen werden.) Meist sind diese Verkalkungen innerhalb einer herdförmigen Verschattung erkennbar. Gelegentlich ist jedoch auch kein Herdschatten mehr abgrenzbar.

Im *Ultraschall* (Abb. 5.38 a, b) zeigen sich Fibroadenome typischerweise als querovaler, gelegentlich auch runder oder grob lobulierter, homogen echoarmer Herdbefund. Sie sind meist glatt begrenzt. Meist besteht eine distale Schallverstärkung, gelegentlich auch ein indifferentes dorsales Schallverhalten. Bei grobscholligen Verkalkungen ist jedoch oft eine dorsale Schallauslöschung zu beobachten. Fibroadenome haben meist nur diskrete Randschatten. Insbesondere junge Fibroadenome sind gut komprimierbar und verschieblich. Bei glatter, scharfer Kontur und sehr guter Verschieblichkeit ist die Diagnose ausreichend sicher, sodass sonographische Kontrollen statt einer Biopsie zur Diagnosesicherung in der Regel ausreichen. In der fettreichen Brust sind Fibroadenome häufig nicht von dem ebenfalls echoarmen Fett zu differenzieren. Konturunschärfe, unregelmäßige Randbegrenzung, Inhomogenität oder dorsale Schallauslöschung sind zwar vereinbar mit älteren, fibrosierten Fibroadenomen, lassen sich sonographisch jedoch nicht vom Karzinom differenzieren. In diesen Fällen muss daher eine bioptische Abklärung erfolgen, es sei denn, es handelt sich mammographisch eindeutig um ein altes Fibroadenom mit typischen Verkalkungen.

Die *MRT* (Abb. 5.39 a – d) ist an sich nicht indiziert für die Differenzierung von Fibroadenomen. Fibroadenome können aber nicht selten als Nebenbefund zufällig entdeckt werden und können dann auch zu differenzialdiagnostischen Problemen führen. Fibrosierte, adulte Fibroadenome sind im T1-gewichteten Bild vor und nach Kontrastmittelinjektion signalarm. Sie zeigen keine Kontrastmittelanreicherung. Im T2-gewichteten Bild sind sie ebenfalls signalarm. Juvenile, adulte, glanduläre oder myxoide Fibroadenome imponieren oft als fokale, protrahiert, selten auch frühzeitig (plateauartig) anreichernde, meist glatt begrenzte, ovale oder gelappte Herdbefunde. Typisch und auf ein Fibroadenom hinweisend sind scharf begrenzte, feine, signalarme Septierungen zwischen kleeblattartig imponierenden, großen, signalreichen Lobuli. Im T2-gewichteten Bild sind glanduläre und myxoide Fibroadenome hyperintens. Bei einer fokalen Kontrastmittelanreicherung ist ein Malignom auch bei glatter Randbegrenzung und protrahierter Signalzunahme nicht immer sicher auszuschließen. Daher sollte bei mammographisch oder sonographisch unklarem, anreicherndem Befund immer eine histologische Abklärung erfolgen. Glatt begrenzte, homogen anreichernde Herde ohne „wash-out", die nur magnetresonanztomographisch entdeckt sind, können hingegen in der Regel kontrolliert werden, da sie mit sehr hoher Wahrscheinlichkeit einem Fibroadenom entsprechen.

Papillom

Definition ▽ Papillome sind fibroepitheliale, benigne Tumoren. Man unterscheidet intraduktale solitäre, meist retromamillär gelegene und intraduktale periphere (häufig multipel auftretende) Papillome. Die juvenile Papillomatose entspricht einer flächenhaften Epithelhyperplasie und gehört eigentlich zum Formenkreis der proliferierenden Mastopathien.

Grundlagen

Etwa 1–1,5 % aller Mammatumoren sind Papillome. Sie können je nach Ausdehnung und Lokalisation mit einem erhöhten Karzinomrisiko einhergehen, gelten aber selbst als benigne. Die juvenile Papillomatose tritt gehäuft in der Pubertät und bei jungen Frauen mit positiver Familienanamnese auf, ist aber an sich nicht mit einem erhöhten Karzinomrisiko verbunden.

Klinische Symptomatik

Bei etwa 80 % der Papillome besteht eine Mamillensekretion, die meist blutig ist, aber auch wässrig, gelblich oder bräunlich sein kann. Diese ist zum einen auf eine Sekretproduktion der Tumoren zurückzuführen, zum anderen auf ihre erhöhte Vulnerabilität mit vermehrter Blutungsneigung. Große Papillome können einen Milchgang verschließen und so zur Duktektasie und zum Aufstau einer Zyste führen. Nicht selten entsteht aufgrund der Vulnerabilität des Papilloms eine Blutungszyste um das Papillom. Das Papillom kann selbst tastbar sein, kann mammographisch als Herdbefund auffallen oder es kann durch eine das Papillom umgebende Zyste auffallen. Es kann sonographisch als intraduktale oder intrazystische Raumforderung entdeckt werden oder lediglich durch pathologische Sekretion auffällig und durch Galaktographie nachweisbar sein.

Radiologische Diagnostik

Merke ❗ Aufgrund der schwierigen Unterscheidung von Papillom und papillärem Karzinom und der Tatsache, dass für 10–15 % aller blutigen Sekretionen ein Karzinom verantwortlich ist, muss eine einseitige, spontane, blutige oder zytologisch suspekte Sekretion immer abgeklärt werden.

Zunächst ist die Lokalisation des Befundes und seine Ausdehnung von großer Bedeutung. Keine der bildgebenden Methoden ist in der Lage, eine intraduktale Raumforderung sicher als gut- oder bösartig zu diagnostizieren. Mit hochauflösender Sonographie können zentral gelegene Papillome in den retromamillären Gängen oft dargestellt werden. Für den Nachweis peripher liegender Papillome sowie für eine

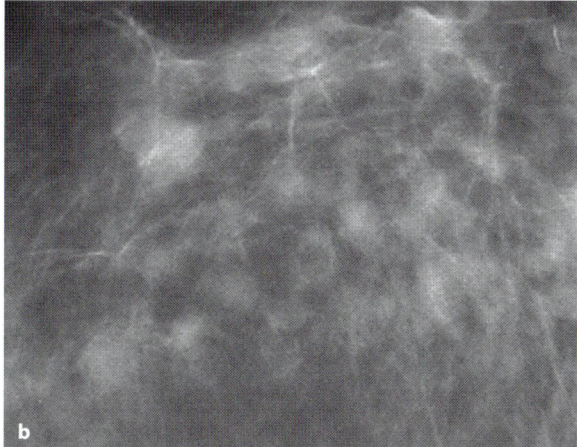

Abb. 5.40 a, b. Papillome: mammographisches Bild. **a** Ovaler, relativ glatt begrenzter Herdbefund, der aber nicht ganz scharf abzugrenzen ist. Histologie: benignes Papillom. **b** Patientin mit mehreren peripher gelegenen Papillomen. Die größeren abgebildeten Papillome (*Pfeilspitzen*) sind nicht ganz glatt begrenzt

sicherere Darstellung des betroffenen Gangsystems eignet sich die Galaktographie. Werden Füllungsdefekte nachgewiesen, so erlaubt die Galaktographie, wie bereits gesagt, keine eindeutige Artdiagnose. Das Areal, von dem die blutige Sekretion ausgeht, kann aber entsprechend der in der Galaktographie dargestellten Lokalisation und Ausdehnung operativ exzidiert und abgeklärt werden.

Mammographisch (Abb. 5.40 a, b) können Papillome im dichten Parenchym nicht sichtbar sein. Bisweilen finden sich kleine, rundliche, noduläre, mehr oder weniger glattrandige Verschattungen (vor allem in der fettreichen Brust). Ältere Papillome können grobschollige (selten feine) Verkalkungen enthalten. Sekundär treten häufig Zysten und Duktektasien auf. In der Galaktographie finden sich intraduktale Füllungsdefekte oder Gangabbrüche.

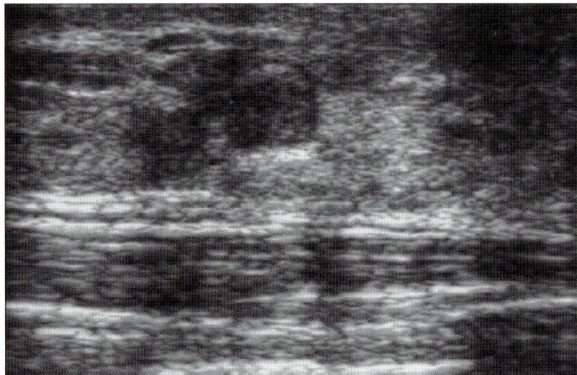

Abb. 5.41. Ultraschallbild eines Papilloms. Zyste mit Inhalt unterschiedlicher Echogenität, vermutlich bedingt durch das Papillom (*rechts* im Bild) sowie blutigen Zysteninhalt (*links* in der komplexen Zyste). Das Umgebungsgewebe erscheint ebenfalls echoarm aufgelockert. Histologie: intrazystisches Papillom in mastopathischem Gewebe mit Entzündungszellen

Im *Ultraschall* (Abb. 5.41) können sich innerhalb von Zysten oder Milchgängen meist echoarme bis echodichte, glatte bis irregulär begrenzte Raumforderungen darstellen. Bei dickflüssigem Zysteninhalt kann die eigentliche, das Papillom umgebende Zyste ggf. nicht vom Papillom abgrenzbar sein, und Zyste mit Papillom imponiert als meist uncharakteristische echoarme Raumforderung. Eine sichere Unterscheidung zwischen Papillom und papillärem Karzinom gelingt dabei nicht.

Die *MRT* ist nicht Methode erster Wahl für die Abklärung der sezernierenden Mamma. Grund dafür ist, dass zu viele falsch-positive Kontrastmittelanreicherungen zu erwarten sind. Bei unklarem galaktographischem Befund kann sie dennoch hilfreich sein und – vor allem bei nachgewiesener Malignität – wichtige Zusatzinformationen zur Einschätzung der Ausdehnung liefern. Oft zeigen Papillome eine intensive, fokale Kontrastmittelanreicherung, die nicht sicher von der bei Malignomen zu differenzieren ist. Ältere Papillome stellen sich im T1-gewichteten Bild signalarm dar und zeigen keine Kontrastmittelaufnahme. Zu beachten ist, dass auch papilläre Karzinome bisweilen nur geringe bis mäßige Anreicherungen aufweisen. Insgesamt empfiehlt sich damit die MRT nicht zur Differenzialdiagnose. Die MRT kann hilfreich sein zur besseren präoperativen Ausdehnungsbestimmung oder zum Aufsuchen eines Papilloms bei unklarem Ergebnis der Galaktographie.

Hamartom

Definition Das Hamartom ist eine benigne Fehlbildung aus differenziertem Keimgewebe, die durch eine Pseudokapsel vom umgebenden Gewebe abgegrenzt ist.

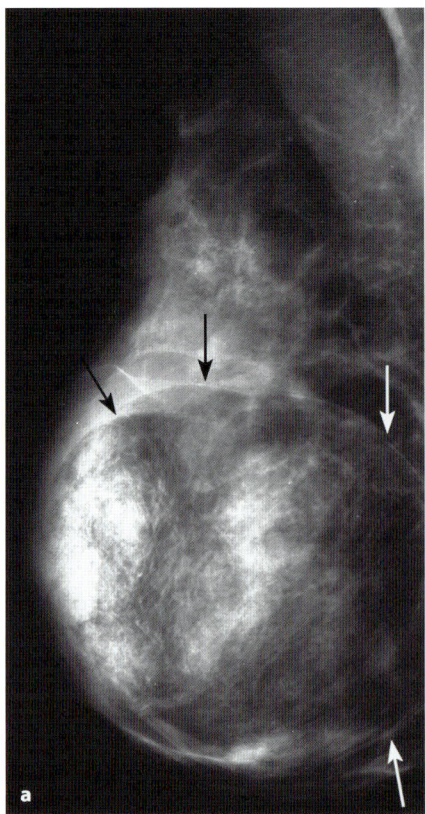

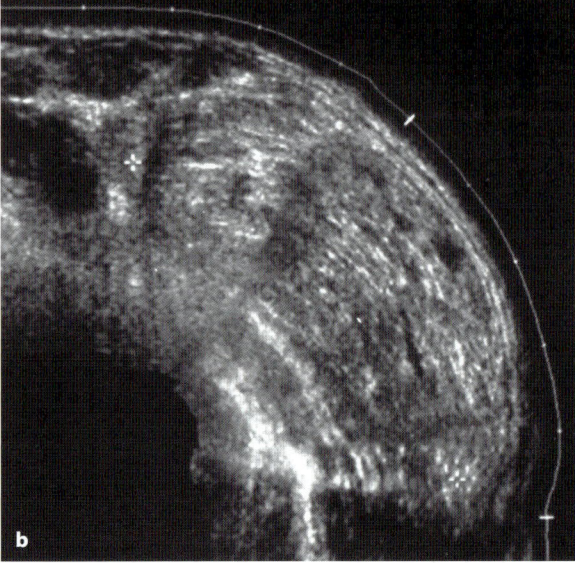

Abb. 5.42 a, b. Hamartom. **a** Es stellt sich eine große, glatt begrenzte Raumforderung mit zarter Kapsel und zahlreichen Fettanteilen dar, mammographisch pathognomonischer Befund eines Hamartoms. Eine weitere Abklärung ist nicht notwendig. **b** Die Sonographie (durchgeführt aus didaktischen Gründen) zeigt eine unspezifische, (hier) echogene (oft auch gemischt echogene) Raumforderung. In diesem Fall enthält sie auch Gangerweiterungen. Das sonographische Bild ist uncharakteristisch

Hamartome bestehen wie die Brust aus Drüsengewebe, Fettgewebe und Stützgewebe. Bei Überwiegen des Drüsengewebes spricht man auch von Adenofibrolipomen.

Klinische Symptomatik
Hamartome sind meist symptomlos. Sie tasten sich als weiche, umschriebene und verschiebliche Knoten. Das Karzinomrisiko ist nicht erhöht.

Radiologische Symtomatik
Das Erscheinungsbild von Hamartomen in der *Mammographie* (Abb. 5.42 a, b) ist in der Regel pathognomonisch. Dann ist keine weitere Diagnostik erforderlich. Das typische Bild zeigt eine glatt begrenzte, ovale Raumforderung, umgeben von einer Pseudokapsel. Aufgrund der Zusammensetzung aus Fett-, Stütz- und Drüsengewebe finden sich charakteristischerweise sowohl transparente als auch röntgendichte Areale. Sind die Hamartome fettarm und die Pseudokapsel nicht sichtbar, können sie mammographisch einen anderen benignen oder malignen Tumor vortäuschen.

Sonographisch ist die Zusammensetzung aus unterschiedlichen Gewebeanteilen ebenfalls reproduzierbar. Es zeigen sich glatt begrenzte, ovale, gut komprimierbare und verschiebliche Raumforderungen mit Pseudokapsel.

Die *MRT* ist nicht notwendig oder indiziert für den Nachweis oder die Diagnose eines Hamartoms. Ein (aus anderen Gründen) abgebildetes Hamartom stellt sich magnetresonanztomographisch wie unauffälliges Mammagewebe dar. Der Befund kann meist nur durch seine pseudokapsuläre Begrenzung erkannt werden. Wenn proliferierende oder adenomatöse Komponenten im Herd vorliegen, kann eine Kontrastmittelaufnahme eintreten.

Lipom

Definition ▽ Das Lipom ist ein fettgewebehaltiger, benigner Tumor, der meist von einer Kapsel oder Pseudokapsel umgeben ist.

Klinische Symptomatik
Es handelt sich um glatt begrenzte, ovale, gut komprimierbare und verschiebliche Raumforderungen ohne Karzinomrisiko. Lipome sind als glatt begrenzte, weiche, verschiebliche Tumoren palpabel.

Radiologische Symptomatik
Lipome sind in der Regel *mammographisch* als glatt begrenzte, oväläre, transparente Rundherde einer dünnen Kapsel eindeutig zu diagnostizieren, sodass sich eine weitere Abklärung erübrigt (Abb. 5.43).

Auch *sonographisch* zeigt sich die ovale Form des Herdes sowie eine glatte, scharfe Randbegrenzung. Li-

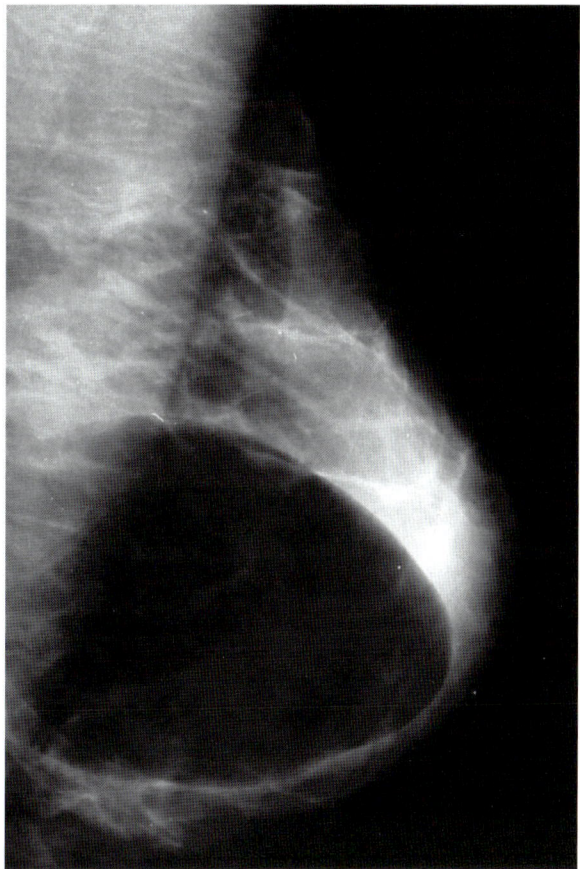

Abb. 5.43. Das Lipom ist fettdicht und glatt begrenzt

pome haben eine homogene, fettgleiche Binnenstruktur und sind gut komprimierbar und verschieblich.

Magnetresonanztomographisch stellen sich Lipome im T1-gewichteten Bild fettisointens dar. Im T2-gewichteten Nativbild mit Fettsuppression sind sie dementsprechend signalarm. Sie zeigen keine Kontrastmittelaufnahme. Die MRT ist nicht notwendig zum Nachweis bzw. zur Diagnose von Lipomen.

Intramammäre Lymphknoten

Definition ▽ Als intramammäre Lymphknoten werden Lymphknoten bezeichnet, die sich innerhalb der Brust befinden.

Klinische Symptomatik
Der intramammäre Lymphknoten ist ein meist asymptomatischer Normalbefund, der häufiger im oberen äußeren Quadranten, prinzipiell aber in jedem Quadranten auftreten kann.

Radiologische Symptomatik
Nicht pathologisch veränderte Lymphknoten werden mammographisch und ggf. auch sonographisch eindeutig diagnostiziert.

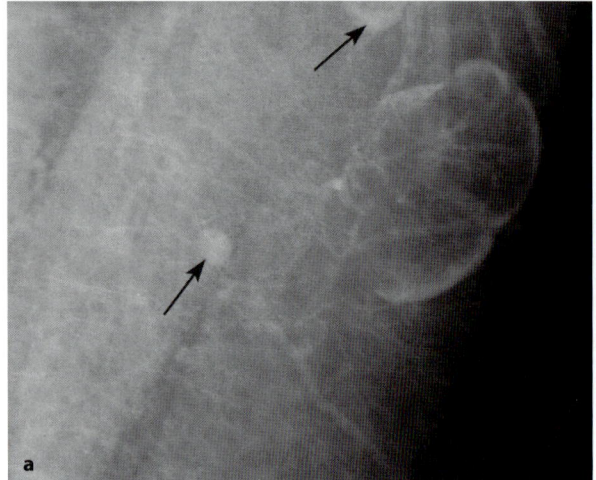
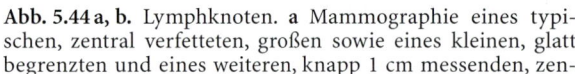
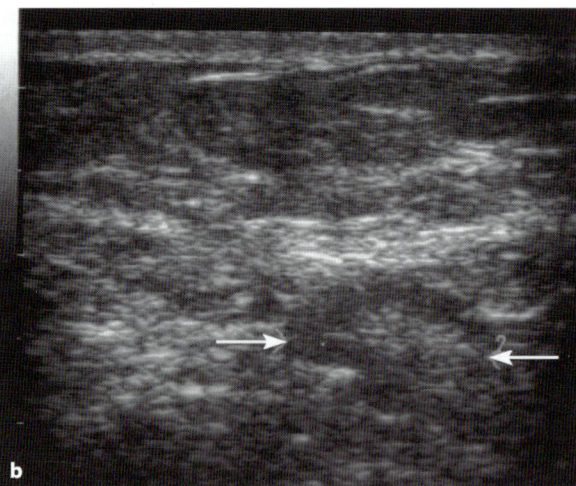

Abb. 5.44 a, b. Lymphknoten. **a** Mammographie eines typischen, zentral verfetteten, großen sowie eines kleinen, glatt begrenzten und eines weiteren, knapp 1 cm messenden, zentral verfetteten Lymphknotens (*Pfeile*). Letzterer ist nur teilweise abgebildet. **b** Ultraschall eines zentral verfetteten Lymphknotens (*Pfeile*). Echogenes Zentrum, echoarmes Parenchym

Mammographisch stellen sich blande, intramammäre Lymphknoten als ovaläre, glatt begrenzte Rundherde meist mit einer zentralen Aufhellung dar. Sie entspricht dem verfetteten Hilus des Lymphknotens. Pathologisch veränderte, intramammäre Lymphknoten können eine entzündliche oder eine tumoröse Ursache (Lymphom, Metastasen) haben. Die zentrale Hilusaufhellung fehlt. Meist sind sie deutlich vergrößert (>1 cm). Sie können auch eine unscharfe Randkontur aufweisen.

Sonographisch findet sich bei unauffälligen Lymphknoten ein entsprechendes Bild: ovaläre Form, glatte Begrenzung, echoarmer Randsaum mit zentral echoreichem Hilus.

Bei typischem mammographischem bzw. sonographischem Erscheinungsbild (Abb. 5.44 a, b) und fehlender Symptomatik ist keine weitere Abklärung nötig. Pathologisch veränderte, intramammäre Lymphknoten sind meist rundlich, echoarm, nicht komprimierbar, irregulär begrenzt und vergrößert. Sehr kleine, metastatische Herde können als diskrete Auftreibung des den Hilus umgebenden Parenchyms auftreten, ggf. als kleiner, echoarmer Nodulus im Parenchym oder am Rand des Hilus.

In der *MRT* sind blande, intramammäre Lymphknoten auf T1-gewichteten Nativaufnahmen oval, randständig signalarm (entsprechend dem Parenchymsaum) und zentral signalreich. Nach Kontrastmittelinjektion besteht meist eine protrahierte Kontrastmittelanreicherung des Parenchyms. Pathologisch veränderte, intramammäre Lymphknoten sind auf den T1-gewichteten Aufnahmen eher nodulär, ggf. irregulär begrenzt und zeigen meist eine intensive und frühzeitige Kontrastmittelanreicherung, ggf. mit Wash-out. Der Überlappungsbereich zwischen entzündlich bedingten, z. T. ebenfalls sehr deutlichen, und metastatisch bedingten Anreicherungen ist aber groß. Derzeit ist die MRT keine etablierte Methode für die Dignitätsanalyse axillärer Lymphknoten. Inwiefern durch Anwendung von Ferriten die Treffsicherheit wesentlich verbessert wird, ist Gegenstand der Forschung. Ferrite werden im retikuloendothelialen System (RES) des normalen Lymphknotens gespeichert und führen dann zur Signalabnahme im T2-gewichteten Bild. Problematisch bleibt der Nachweis von mikroskopischem Befall sowie die Überlappung des Erscheinungsbildes entzündlicher und metastatischer Veränderungen.

Granularzellmyoblastom

Definition Das Granularzellmyoblastom ist ein sehr seltener, benigner, neurogener Tumor, der von Schwann-Zellen ausgeht.

Nur 6 % aller Granularzellmyoblastome treten in der Brust, dann vor allem im oberen inneren Quadranten auf. Der Altersgipfel liegt im 40. Lebensjahr.

Klinische Symptomatik
Meist ist ein derber, nichtverschieblicher Knoten zu tasten. Teilweise findet sich eine begleitende Hautulzeration.

Radiologische Symptomatik
Mammographisch imponieren Granularzellmyoblastome (Abb. 5.45) meist als runde oder ovale, röntgendichte Herde mit unscharfer, unregelmäßiger Randbegrenzung, die der eines invasiven Karzinoms gleicht.

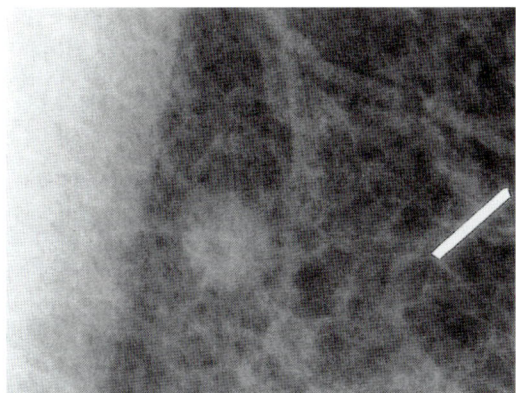

Abb. 5.45. Granularzelltumor (Aus Heywang-Köbrunner u. Schreer 2003, S. 276, Abb. 12.13)

Sonographisch sind sie echoarm mit irregulärer Begrenzung und dorsaler Schallauslöschung und damit ebenfalls nicht vom Karzinom zu unterscheiden.

Die Diagnose wird histologisch gestellt.

Angiom

> **Definition** ▽ Angiome sind durch Neubildung von Gefäßgewebe entstandene, seltene intramammäre Tumoren.

Man unterscheidet Hämangiome, Lymphangiome, Angiolipome und die Angiomatose.

Klinische Symptomatik

Der Tastbefund ist meist negativ. Falls tastbar, sind Angiome in der Regel weich und verschieblich.

Bei fehlender Symptomatik ist keine Therapie nötig. Selten entstehen Komplikationen durch Thrombosierung.

Radiologische Symptomatik

Bei Größenzunahme ist eine Exzision indiziert, da das Angiom nur histologisch vom allerdings sehr seltenen Angiosarkom unterschieden werden kann.

Hämangiome sind meist oval, ggf. polylobuliert und meist glatt begrenzt (Abb. 5.46). Die anderen Formen stellen sich *mammographisch* oft flächig und unscharf dar.

Sonographisch handelt es sich meist um echoreiche, ovale oder polylobulierte Herde. In der Farbduplex- oder Power-Doppler-Sonographie ist ein ausgeprägter Gefäßreichtum nachweisbar.

Galaktozele

> **Definition** ▽ Eine Galaktozele ist eine benigne, ein- oder mehrkammerige, milchgefüllte Zyste, die durch Milchretention während der Laktation entsteht.

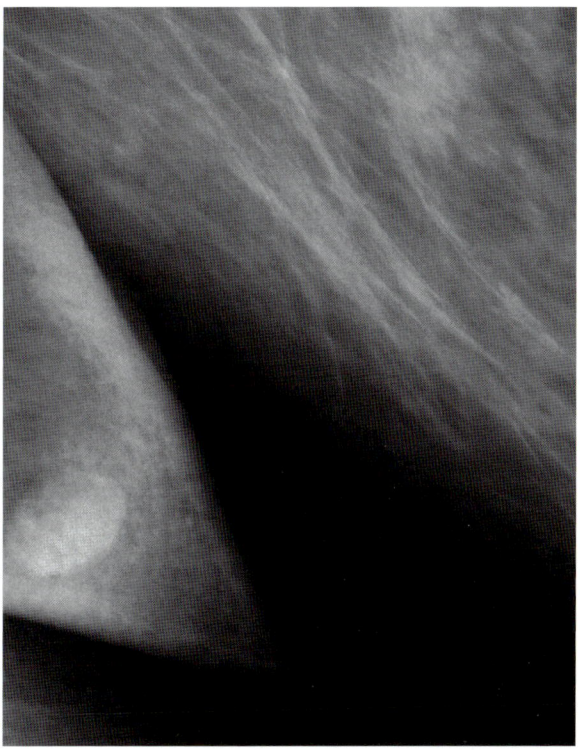

Abb. 5.46. Kutanes Hämangiom in der unteren Umschlagfalte der Brust

Klinische Symptomatik

Die Galaktozele fällt meist durch einen tastbaren Knoten auf, der während der Laktation auftritt. Sie tastet sich in der Regel prall-elastisch, und ist mehr oder weniger gut verschieblich.

Radiologische Symptomatik

Das *mammographische* Erscheinungsbild hängt vom Fettanteil innerhalb der retinierten Milch ab. Meist findet sich ein rundlicher oder ovalärer, glatt begrenzter Herdbefund, der sich transparent oder gemischt transparent/röntgendicht darstellt. Gelegentlich tritt ein Flüssigkeitsspiegel in der streng seitlichen Projektion auf.

Entsprechend ist *sonographisch* je nach Zusammensetzung der Inhalt echofrei bis echoarm, und das distale Schallverhalten variiert von Schallverstärkung bis -abschwächung. Galaktozelen können gekammert sein.

Benigne Fibrosen

Grundlagen

Man unterscheidet einerseits die diabetische Fibrose, die einer lokalen oder multifokalen Fibrose entspricht. Sie ist verbunden mit entzündlichen Veränderungen im Sinne einer Perivaskulitis, bedingt durch eine Autoimmunreaktion. Andererseits gibt es

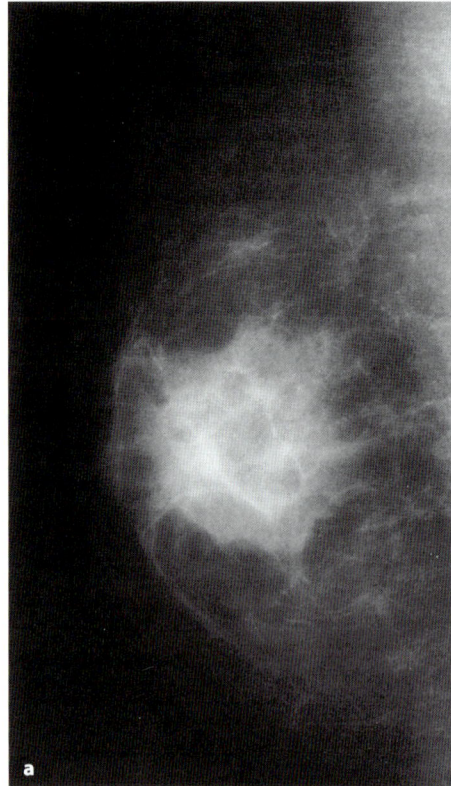
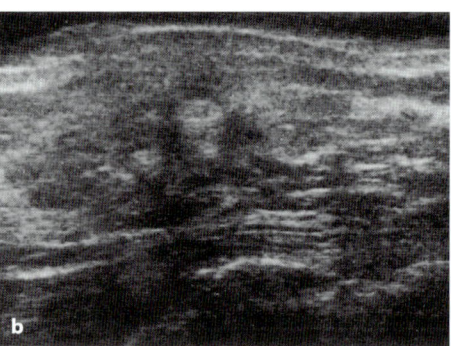

Abb. 5.47 a, b. Diabetische Mastopathie, 39-jährige Patientin mit Jugenddiabetes. **a** Mammographisch und klinisch hochsuspekte Verdichtung retromamillär. **b** Sonographisch stellt sich die Raumforderung echoarm mit mäßiger Schallabsorption dar. Histologie: Fibrose mit Entzündungszeichen. Im Folgejahr erneute Vorstellung mit ähnlichem Befund der Gegenseite. Auch magnetresonanztomographisch starke Anreicherung. Unter der Annahme einer diabetischen Mastopathie wurden Stanzbiopsien durchgeführt und die Patientin beobachtet. Der mammographisch-klinische Befund ebenso wie die magnetresonanztomographische Anreicherung bildeten sich innerhalb eines Jahres zurück. (Aus Heywang-Köbrunner u. Schreer 2003, S. 278, Abb. 13.14 a, b)

die fokale Fibrose, bei der es sich um eine sehr seltene, lokale Proliferation von Fibroblasten handelt. Die diabetische Fibrose wird gehäuft bei Typ-I-Diabetikerinnen (ca. 13 %) vor dem 40. Lebensjahr beobachtet.

Klinische Symptomatik
Bei der diabetischen Fibrose findet sich meist eine tastbare, häufig derbe und unscharf begrenzte Gewebeverdichtung, vergleichbar der eines diffus wachsenden Karzinoms. Bei der fokalen Fibrose kann ein derber, z. T. verschieblicher, nicht schmerzhafter Knoten tastbar sein. Die fokale Fibrose kann aber auch allein mammographisch auffallen.

Radiologische Symptomatik
In der *Mammographie* (Abb. 5.47 a) finden sich bei der diabetischen Fibrose meist unscharf begrenzte Verschattungen oder Herdbefunde, z. T. mit karzinomtypischen, strahligen Ausläufern. Die fokale Fibrose kann als glatt begrenzter Herdbefund, aber auch als unscharfe Läsion mit karzinomtypischen, strahligen Ausläufern imponieren.

Sonographisch (Abb. 5.47 b) sind echoarme Herdbefunde mit unscharfer Randbegrenzung, meist mit dorsaler Schallauslöschung beschrieben.

Magnetresonanztomographisch kann bei der diabetischen Fibrose eine intensive, fokale Kontrastmittelanreicherung auftreten, die auf die begleitende Entzündungsreaktion zurückzuführen ist. Fokale Fibrosen zeigen nach intravenöser Kontrastmittelinjektion keine Signalzunahme.

Kutane und vaskuläre Veränderungen

> **Merke** Hautveränderungen oder vaskuläre Veränderungen können in der Mammographie intramammäre Läsionen vortäuschen. Um unnötige Abklärungen zu vermeiden, sollen Hautveränderungen immer als solche im Erhebungsbogen der Mammographie identifiziert werden.

Zu den am häufigsten vorkommenden Haut- oder Gefäßveränderungen gehören Hautporen, Nävi, seborrhoische Warzen, Atherome, Neurofibrome, Milien, chemische Substanzen auf der Haut sowie die Arteriosklerose.

Radiologische Symptomatik
Haut- und Gefäßveränderungen beinträchtigen in der Regel nur die mammographische Beurteilung. Bei den übrigen bildgebenden Verfahren spielen sie meist keine Rolle.

Sind die kutanen Veränderungen nicht sicher von intramammären Veränderungen zu differenzieren, empfiehlt sich eine Wiederholung der Mammographie nach Aufbringen einer Bleikugel auf die Hautläsion, ggf. auch mit ergänzender tangentialer Aufnahme. Kann die intrakutane Lage eines Befundes oder einer Verkalkung nachgewiesen werden, ist Malignität höchst unwahrscheinlich.

Befunde
- Hautporen:
  - ▼ Zahlreiche kleine, rundliche oder ovaläre Aufhellungen
- Nävi, seborrhoische Warzen (Abb. 5.48) und Neurofibrome:
  - ▼ Umschriebene, scharf begrenzte, rundliche, ovale oder polylobulierte Verdichtungen
  - ▼ Umgebender Halo und evtl. zentrale Aufhellungslinien (entstehen durch Luftansammlungen zwischen Läsion, Haut und Filmhalter)
- Atherome:
  - ▼ Klinisch: in der Regel derbes, verschiebliches Knötchen
  - ▼ Meist runde, umschriebene Verdichtung
  - ▼ Sonographisch: echofreie oder echoarme Struktur in der Kutis oder im subkutanen Gewebe
- Milien:
  - ▼ Rundliche oder ovaläre Verkalkungen mit zentraler, rundlicher Aufhellung
- Chemische Substanzen auf der Haut (Abb. 5.49):
  - ▼ Einige Puder, Cremes oder Deodorants enthalten röntgendichte Substanzen, die Mikroverkalkungen vortäuschen können
  - ▼ Auch einige Pigmente in Tätowierungen sind röntgendicht (Kennzeichnung im Mammogramm!)
- Intrakutan gelegene Verkalkungen (Abb. 5.50)
- Arteriosklerose (Abb. 5.51):
  - ▼ Oft schienenartige Verkalkung der Gefäße. Im Anfangsstadium können arteriosklerotische Verkalkungen auch mit karzinomverdächtigen Mikroverkalkungen verwechselt werden

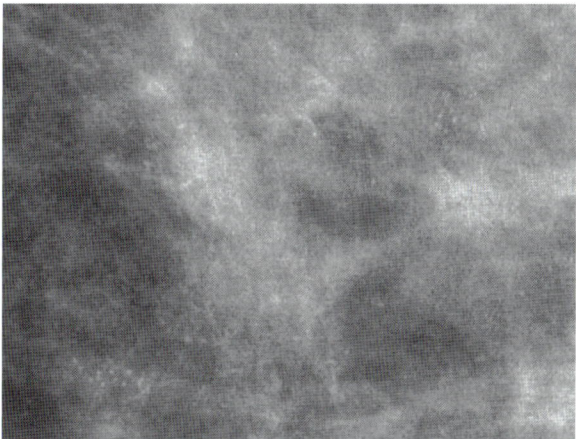

Abb. 5.49. Mikrokalkähnliche Artefakte, bedingt durch Zinksalbe

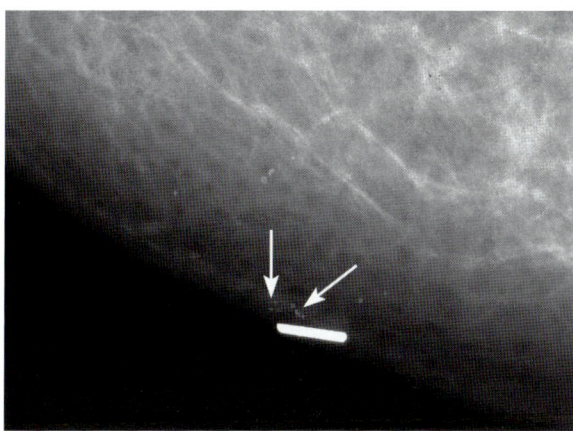

Abb. 5.50. Intrakutane Verkalkungen können durch eine tangentiale Aufnahme bewiesen werden

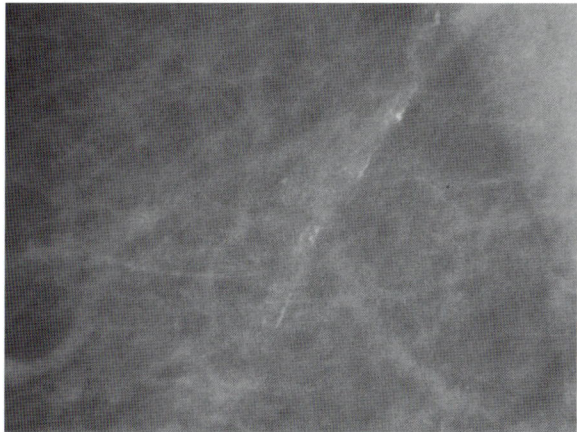

Abb. 5.51. Gefäßverkalkungen haben einen „schienenförmigen" Verlauf, wobei der vom Gefäß abgewandte Rand der Verkalkung meist ganz scharf ist, während der Rand, der sich auf das Gefäß projiziert, weniger scharf ist

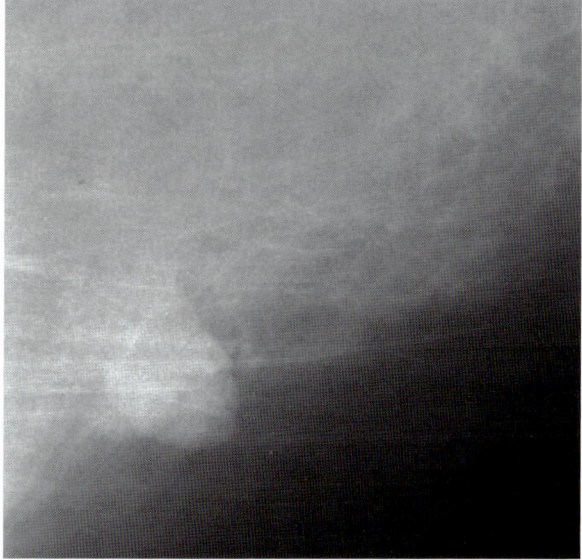

Abb. 5.48. Kutane Warze, breitflächig aufsitzend, mit scharfer Grenze (bedingt durch die die Warze umgebende Luft)

5.4.2
Entzündliche Veränderungen

| Merke ! | Bei akut entzündlichen Veränderungen der Brust kann die mammographische Bildgebung aufgrund schmerzbedingt unzureichender Kompression und wegen der Ödembildung beeinträchtigt sein.

Mastitis

| Definition ▽ | Bei den entzündlichen Veränderungen der Brustdrüse wird unterschieden zwischen der puerperalen, d. h. bei stillenden Frauen auftretenden, Mastitis und der non-puerperalen Mastitis. Während die puerperale Mastitis durch eine retrograde bakterielle Infektion, meist durch Staphylokokken, seltener durch Streptokokken bedingt ist, kommen für die non-puerperale Form bakterielle, mykotische, parasitäre sowie spezifische Erreger, aber auch chronische Reizzustände, z. B. andauernde Sekretretention, in Betracht.

Klinische Symptomatik

Klinisch kommen akute, subakute oder chronische Verlaufsformen vor, die von lokalen bis zu diffusen, phlegmonösen, abszedierenden Veränderungen oder Fistelbildungen reichen. Die akute Mastitis zeichnet sich durch eine gerötete, schmerzhafte Überwärmung und Schwellung der Brust sowie ödematöse Veränderungen der Kutis und Subkutis aus. Neben einer entsprechenden Allgemeinsymptomatik mit Fieber und Abgeschlagenheit findet sich laborchemisch in der Regel eine typische Erhöhung der Entzündungsparameter (CRP, Leukozytose, BSG). Im Rahmen der Erkrankung sind oft die axillären Lymphknoten pathologisch vergrößert. Eine chronische Mastitis ist dagegen häufig symptomlos. Es findet sich eine gerötete, verdickte Haut mit einer diffusen Verdichtung des Drüsenparenchyms. Fistelgänge als Komplikation der chronischen Mastitis können auf der Haut oder Mamille enden und eitriges Sekret entleeren.

Je nach Stadium und Art der Erkrankung erfolgt die Therapie durch Alkoholumschläge, Antibiotika, Abstillen bei der puerperalen Mastitis oder Inzision bei Abszedierung.

Radiologische Symptomatik

Die akute Mastitis ist in der Regel eine klinische Diagnose und bedarf keiner weiteren Bildgebung. Zum Ausschluss einer Abszedierung ist die Sonographie geeignet. Bei rezidivierenden, akuten Entzündungen oder Therapieresistenz (Abb. 5.52 a, b), aber auch bei chronisch entzündlichen Veränderungen ist eine weitere Diagnostik, ggf. auch eine Probeexzision zum Ausschluss eines Karzinoms, insbesondere eines inflammatorischen Karzinoms, nötig.

| Merke ! | Mammographisch können suspekte Mikroverkalkungen oder auch das Vorliegen eines suspekten Herdbefundes ein wichtiger Hinweis für das Vorliegen eines Malignoms sein. Der fehlende Nachweis eines suspekten Herdbefundes oder Mikrokalks erlaubt aber nicht den Ausschluss eines Malignoms. Auch mit Hilfe der Sonographie oder MRT ist ein Malignomausschluss nicht sicher möglich. Da Karzinome entzündliche Veränderungen der Brust imitieren, aber auch verursachen können, ist zunächst eine 10- bis 14-tägige probatorische Antibiotikatherapie sinnvoll. Bei Therapieresistenz ist bei fehlendem fokalem Befund eine Probeexzision der Haut und des angrenzenden Parenchyms indiziert. Lokalisierbare suspekte Herdbefunde oder Mikrokalkareale können zunächst perkutan biopsiert werden.

Mammographisch finden sich bei der akuten Mastitis durch die eingeschränkte Komprimierbarkeit und das begleitende Ödem Strukturunschärfen sowie eine ödembedingte Verdichtung der Kutis und der trabekulären Strukturen. Die Veränderungen bei der akuten Mastitis können lokal und diffus auftreten. Bei der chronischen Mastitis lässt sich die Brust in der Regel ausreichend gut komprimieren. Auch hier können die Veränderungen lokal und diffus auftreten, gelegentlich sind sie im dichten Gewebe gar nicht erkennbar. Retraktive Veränderungen im Drüsenkörper können gerade bei chronisch-entzündlichen Prozessen ebenso vorkommen wie eine Mamillenretraktion. Das Parenchym stellt sich meist mit erhöhter Dichte dar. Es kann eine Verdickung der trabekulären Strukturen, ggf. auch der Haut auftreten. Selten kommen Fistelgänge vor, die meist erst nach retrograder Kontrastmittelfüllung dargestellt werden können.

Sonographisch werden je nach Ausdehnung der Erkrankung ebenfalls diffuse oder lokale Veränderungen beobachtet. Es kann eine Kutisverdickung vorkommen. Lymphspalten können im akuten oder subakuten Stadium erweitert sein. Durch ödematöse Veränderungen kann eine erhöhte Echogenität des Gewebes auftreten. Daneben können sich im Falle eines Sekretstaus die Milchgänge dilatiert darstellen. Häufig sind unspezifische Schallauslöschungen ohne eigentlichen Herdbefund zu beobachten. Bei der chronischen Mastitis können zusätzlich echoarme Areale und Strukturunruhen durch Fibrosierung oder Narbenbildung auftreten. Fistelgänge können als geschlängelte, echoarme Strukturen sichtbar sein.

Auch bei der *MRT* finden sich entsprechend der Ausdehnung lokale oder diffuse Veränderungen, die,

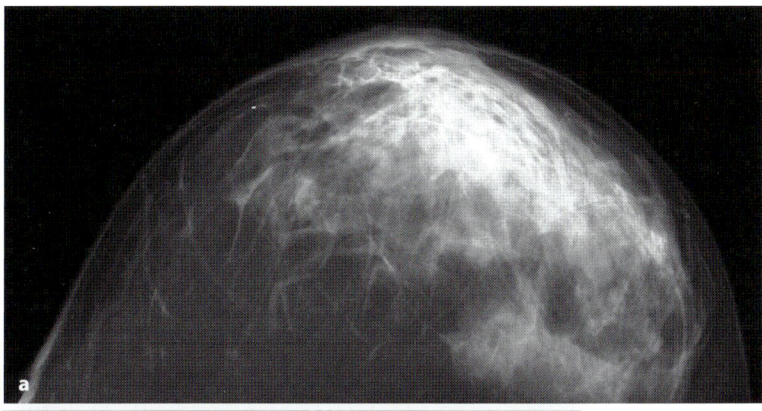

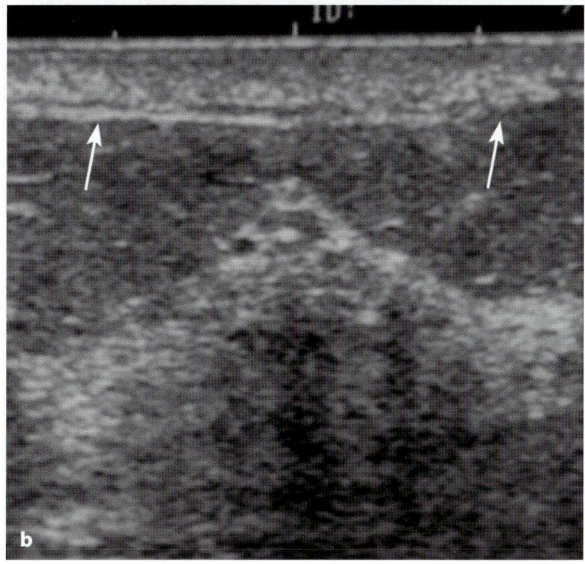

Abb. 5.52 a, b. Mastitis. **a** Mammographisch ist im dichten Drüsengewebe kaum eine Änderung wahrnehmbar. Es fällt jedoch eine diffuse Verdichtung der Kutis auf. **b** Sonographisch deutliche Kutisverdickung; das subkutane Fett ist vermehrt echogen, der Drüsenkörper etwas aufgelockert mit Schallschattenbildung

abhängig vom Schweregrad der Entzündungsreaktion, stark oder mäßig Kontrastmittel anreichern können. Ein Malignomauschluss ist jedoch weder aufgrund der Anreicherungsintensität noch aufgrund ihrer Dynamik möglich.

Abszess

| Definition | ▽ Ansammlung von Eiter in einem Hohlraum, der meist von einer Membran umgeben ist. |

Abszesse werden verursacht durch Infektion mit Bakterien, spezifischen Erregern, Pilzen oder Parasiten. Meist entstehen sie als Komplikation einer akuten oder chronischen Mastitis. Seltener liegt die Ursache in Infektionen von z. B. Hautanhangsdrüsen oder im Bereich der Thoraxwand.

Klinische Symptomatik
In der Regel findet sich eine tastbare, fluktuierende, unverschiebliche Raumforderung. Neben einer loka-

len Schmerzhaftigkeit, Überwärmung, Rötung und Schwellung liegen, wie bei der Mastitis, zusätzlich zu den entsprechenden Allgemeinsymptomen und pathologisch vergrößerten Lymphknoten axillär, auch laborchemisch meist erhöhte Entzündungsparameter vor. Bei der Infektion mit spezifischen Erregern können diese typischen Entzündungszeichen auch fehlen.

Die Therapie ist abhängig von der Größe des Prozesses und von der Klinik. Die Optionen reichen von Antibiotikagabe über Inzision und Drainage bis hin zur Exzision.

Radiologische Symptomatik

| Merke | ! Der Abszess wird wie die akute Mastitis in der Regel klinisch diagnostiziert |

und bedarf keiner weiteren Bildgebung. Die Sonographie eignet sich sowohl zur Beurteilung der Ausdehnung, des Grades der Einschmelzung und zur Verlaufskontrolle. Bei rezidivierenden Abszedierungen oder Therapieresistenz ist eine weitere Diagnos-

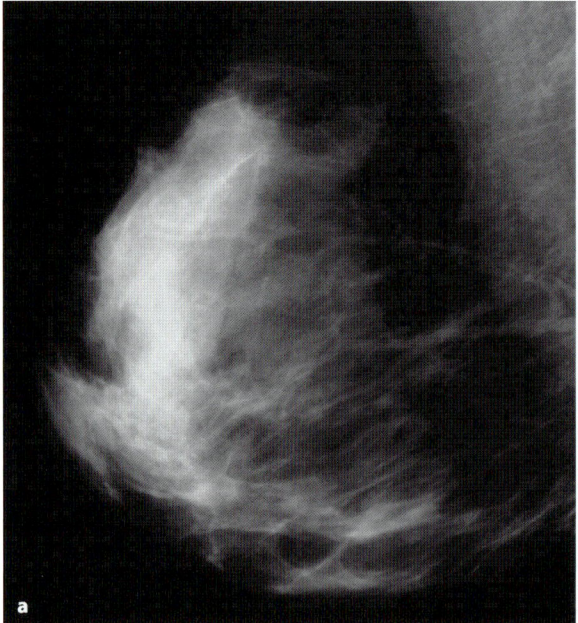

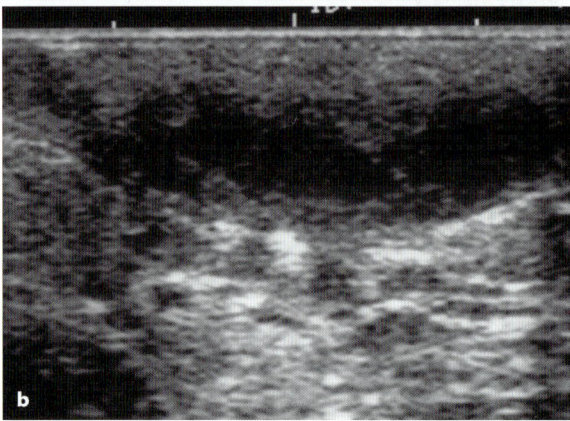

Abb. 5.53 a, b. Abszess. **a** Mammographisch ist der Abszess im dichten Drüsengewebe nicht abgrenzbar. Lediglich eine diskrete Hautverdickung supramamillär weist hierauf hin. **b** Sonographisch findet sich eine flach-ovale Abszesshöhle mit einigen Binnenechos. Das Subkutangewebe ist vermehrt echogen, die Haut von diesem nicht abgrenzbar

tik, meist aber eine Exzision nötig, da ein Malignomausschluss mit bildgebenden Methoden in der Regel nicht möglich ist.

Die *mammographische* Beurteilbarkeit kann aufgrund der schmerzbedingt schlechteren Komprimierbarkeit eingeschränkt sein. Der Abszess (Abb. 5.53 a) imponiert meist als unscharfe, irregulär begrenzte Raumforderung mit erhöhter Dichte. Oft zeigt sich zusätzlich eine Hautverdickung, selten eine Haut- oder Mamillenretraktion. Selten sind Lufteinschlüsse innerhalb der Abszesshöhle zu erkennen.

Sonographisch sind Abszesse (Abb. 5.53 b) als rundliche oder ovaläre Raumforderungen erkennbar.

Zentral zeigen sich oft liquide, echofreie oder purulente, echoarme Strukturen, während sich der Granulationswall echoarm abgrenzen kann. Häufig stellen sich Septen bei mehrkammerigen Prozessen als echoreiche, bandförmige Binnenstrukturen dar. Das distale Schallverhalten ist variabel. Abszesse sind manchmal komprimierbar, oft relativ derb und wenig verschieblich, wobei sich gelegentlich in semiliquiden Arealen Turbulenzen von einzelnen Partikeln auslösen lassen. Lufteinschlüsse können u. U. als helle Reflexe imponieren.

Magnetresonanztomographisch erscheinen Abszesse als rundliche, ovaläre, meist irregulär begrenzte Raumforderungen. Zentrale liquide Einschmelzungen stellen sich im T1-gewichteten Bild signalarm und im T2-gewichteten Bild signalreich dar. Sie nehmen kein Kontrastmittel auf. Eitriger Abszessinhalt ist oft vor Kontrastmittelinjektion signalarm und erfährt keine Signalintensitätsänderung nach Kontrastmittel. Der Granulationswall ist im T1-gewichteten Nativbild signalarm und zeigt meist eine intensive, frühzeitige Kontrastmittelanreicherung. Im umgebenden Parenchym besteht als Ausdruck der entzündlichen Begleitreaktion eine eher protrahierte, mäßige Kontrastmittelanreicherung. In der Regel sind aber von der MRT im Vergleich zur Sonographie keine wesentlichen Zusatzinformationen für die Diagnose oder Abgrenzung des Abszesses zu erwarten.

Plasmazellmastitis

Definition ▽ Chronische, abakterielle Form der Mastitis, die als lokale, entzündliche Reaktion auf einen Sekretübertritt ins periduktale Gewebe bei Sekretretention zu verstehen ist. Aufgrund des chronischen Entzündungsreizes kommt es häufig zu einer vermehrten Fibrosierung innerhalb des Gewebes.

Klinische Symptomatik
Meist verläuft diese Form der Mastitis symptomlos. Aufgrund der vermehrten Fibrosierung kann es zu retraktiven Veränderungen im betroffenen Drüsengewebe oder/und auch zur Mamillenretraktion kommen.

Radiologische Symptomatik
Die Plasmazellmastitis fällt *mammographisch* in der Regel durch typische *Verkalkungen* (Abb. 5.54 a, b) auf. Die Verkalkungen zeigen aufgrund ihrer sowohl intra- als auch periduktalen Lage ein den Gangstrukturen folgendes Verteilungsmuster. Die einzelnen Verkalkungen haben eine längliche oder rundliche Form, z. T. mit zentraler Aufhellung. Pathognomonisch sind lange, „nadelartige" grobe Verkalkungen, ggf. mit zentraler Aufhellung. Im initialen Stadium

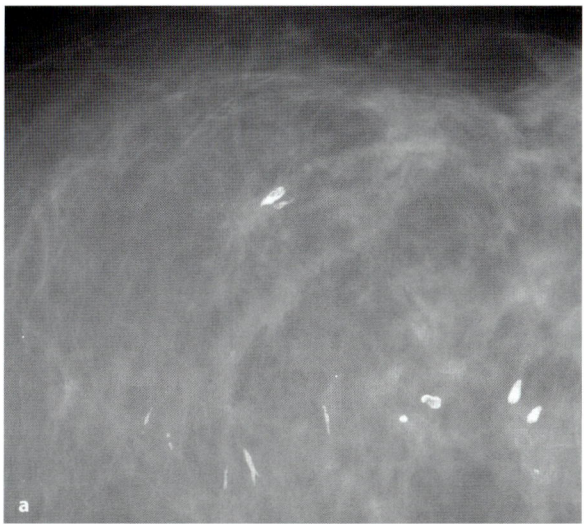

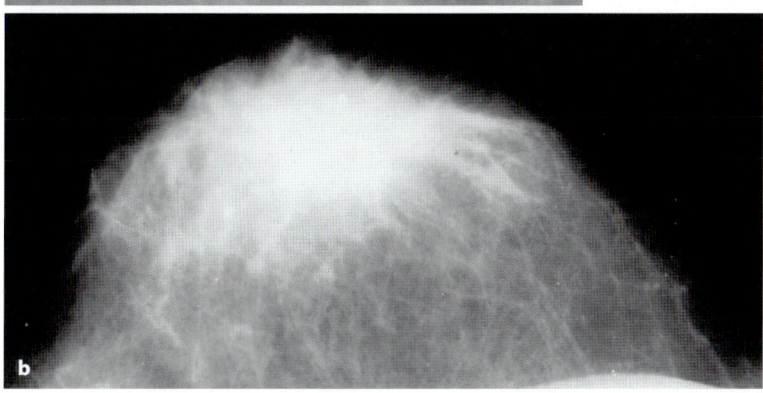

Abb. 5.54 a, b. Chronisch entzündliche Veränderungen und Zustand nach Mastitis. **a** Die Verkalkungen bei der so genannten „Plasmazellmastitis" sind intra- und periduktal gelegen und entsprechen groben, teils abgerundeten, teils nadelförmigen Verkalkungen. **b** Nach chronischer Mastitis kann das Gewebe zunehmend fibrosieren. Es zeigt dann vermehrte Dichte, retraktive Veränderungen im Drüsenkörper, wie hier. (Gegebenenfalls kann auch eine Mamillenretraktion vorkommen.)

oder bei Vorliegen dünnerer, unterbrochener, länglicher Verkalkungen ist die Abgrenzung zu malignomtypischen Verkalkungen jedoch gelegentlich schwierig. Zusätzlich können Strukturveränderungen auftreten, wie vermehrte Fibrosierung, evtl. mit Mamillenretraktion, sowie evtl. retraktive Veränderungen.

Sonographisch finden sich allenfalls diskrete fibrosierende Veränderungen.

Eine blande Plasmazellmastitis zeigt in der *MRT* keine pathologische Kontrastmittelanreicherung.

Fremdkörpergranulome

| Definition | Granulombildung tritt im Gewebe als chronisch entzündliche Abwehrreaktion auf einen Fremdkörperreiz auf.

Durch einen Fremdkörperreiz (z. B. Nahtmaterial oder Silikon) kommt es zu einem umgebenden, entzündlichen, nodulären Prozess mit stark durchblutetem Granulationsgewebe und Fremdkörperriesenzellen. Der Entzündungsprozess kann subakut weiterbestehen bleiben, in der Regel aber ohne Größen-

änderung, oder er kann mit der Zeit durch Narbengewebe ersetzt werden.

Klinische Symptomatik
Fremdkörpergranulome sind häufig symptomlos, manchmal können sie schmerzen oder jucken. Gelegentlich sind kleine, schlecht verschiebliche Knötchen tastbar. In der Regel finden sich keine Entzündungszeichen. Selten kann der chronische Entzündungsreiz zu einer Fistelbildung führen.

Radiologische Symptomatik
Fremdkörpergranulome (Abb. 5.55 a – c) treten insbesondere im Narbenbereich auf und müssen daher häufig von einem Rezidiv bei vorbestehendem Mammakarzinom differenziert werden. In der Mammographie sind Fremdkörpergranulome häufig innerhalb einer dichten Narbe nicht abzugrenzen. Gelegentlich findet sich eine unscharf begrenzte, rundliche oder oväläre Verdichtung. Silikongranulome können auch vermehrte Röntgendichte aufweisen und bisweilen schalenförmig verkalken.

Sonographisch handelt es sich bei Narbengranulomen meist um echoarme, noduläre, unscharf be-

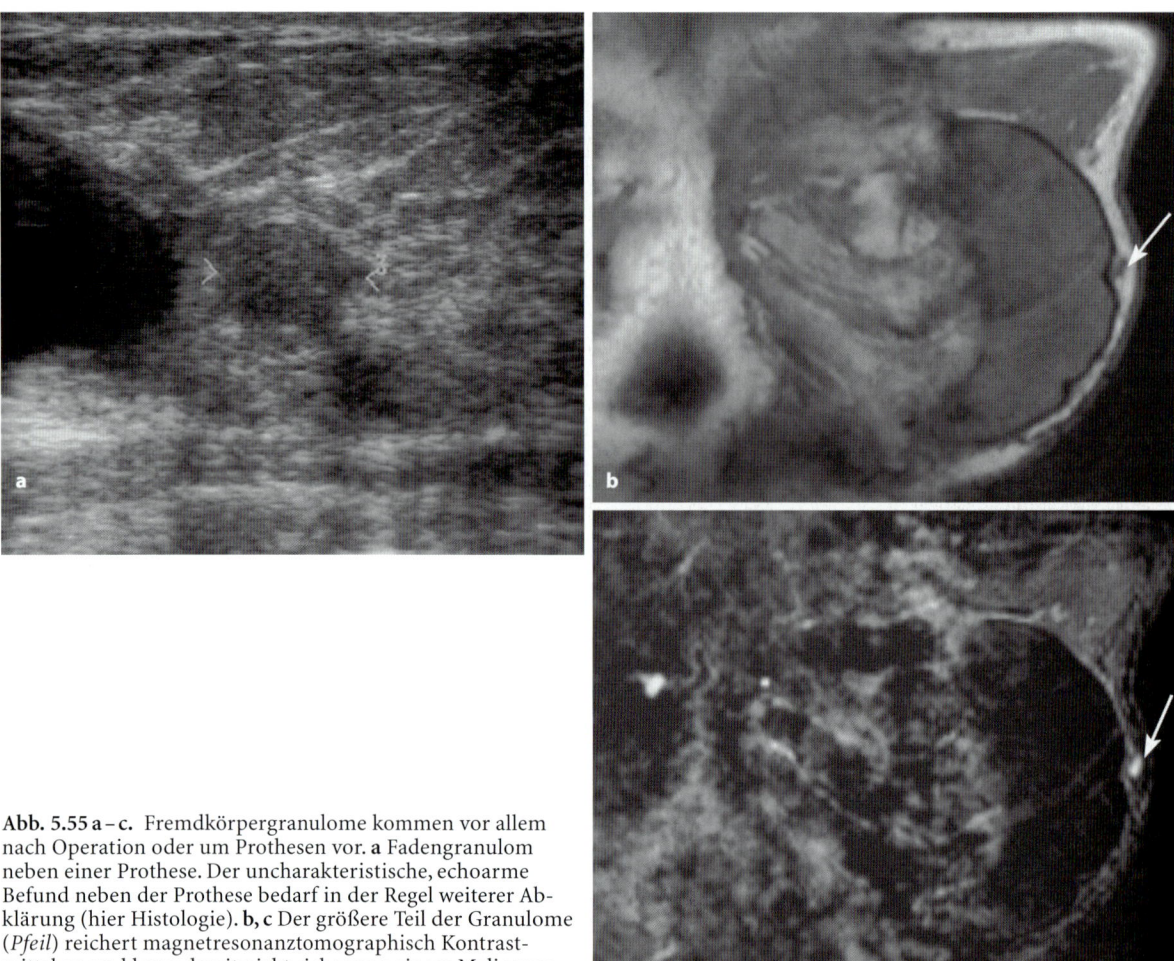

Abb. 5.55 a – c. Fremdkörpergranulome kommen vor allem nach Operation oder um Prothesen vor. **a** Fadengranulom neben einer Prothese. Der uncharakteristische, echoarme Befund neben der Prothese bedarf in der Regel weiterer Abklärung (hier Histologie). **b, c** Der größere Teil der Granulome (*Pfeil*) reichert magnetresonanztomographisch Kontrastmittel an und kann damit nicht sicher von einem Malignom differenziert werden. **b** Vor und **c** nach Kontrastmittelgabe

grenzte Strukturen, die je nach Fibrosierungsanteil eine mehr oder weniger aufällige, dorsale Schallauslöschung aufweisen. Silikongranulome stellen sich echoarm mit distaler Schallauslöschung dar. Innerhalb des Schallschattens finden sich oft von ventral nach dorsal abnehmende, z.T. dichte Streuechos (so genanntes „Schneegestöber").

Magnetresonanztomographisch sind frische Granulome sowie Granulome mit einer sich unterhaltenden Entzündungsreaktion im T1-gewichteten Nativbild signalarm und zeigen eine intensive, frühzeitige, fokale Kontrastmittelanreicherung. Bei älteren, fibrosierten Granulomen zeigt sich meist keine, selten eine protrahierte Kontrastmittelanreicherung. Silikonome können wie die anderen Granulome Kontrastmittel anreichern oder auch nicht. Einfache Silikonflüssigkeitsaustritte ähneln einem Flüssigkeitsverhalt oder Zysten. Sie zeigen bei verschiedenen Pulssequenzen meist (aber nicht immer) gleiches oder ähnliches Signalverhalten wie das Silikon innerhalb der Prothese. Bei Unklarheiten kann das Silikon

durch spezielle, so genannte Silikonsequenzen, nachgewiesen werden.

> **Merke** Fremdkörpergranulome sind meist mammographisch und sonographisch nicht sicher vom Karzinom zu differenzieren. Zeigt sich bei der MRT keine Kontrastmittelanreicherung, ist, falls keine Größenzunahme besteht, meist eine kurzfristige, z.B. sonographische, Kontrolle nach 4 – 6 sowie 18 Monaten vertretbar. Bei Größenzunahme, irregulärer Kontur, oder klinischem Verdacht muss eine histologische Abklärung erfolgen.

Granulomatöse Systemerkrankungen

Granulomatöse Veränderungen der Mamma im Rahmen systemischer Erkrankungen sind äußerst selten zu beobachten. Sie sind beschrieben bei Tuberkulose (Abb. 5.56 a, b), einigen Mykosen (Histoplasmose), bei parasitärem Befall (Echinokokken, Schistosomiasis, Zystizerkose), bei der Sarkoidose und einigen Autoimmunerkrankungen (z.B. Wegener-Granulomatose).

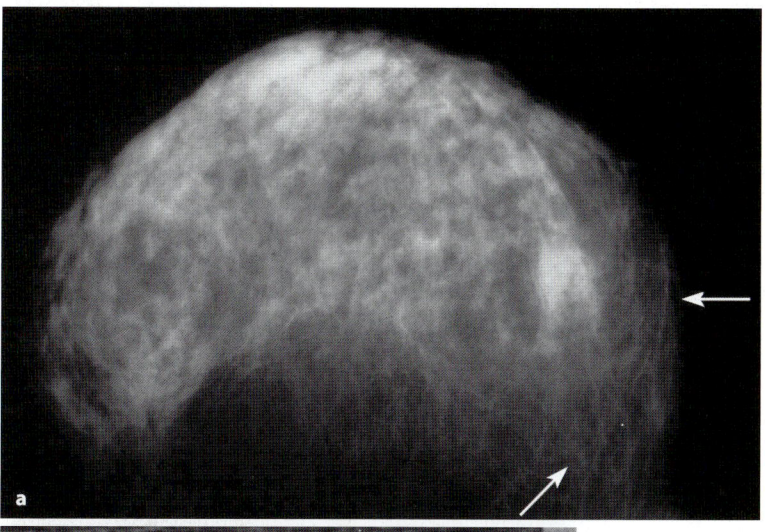

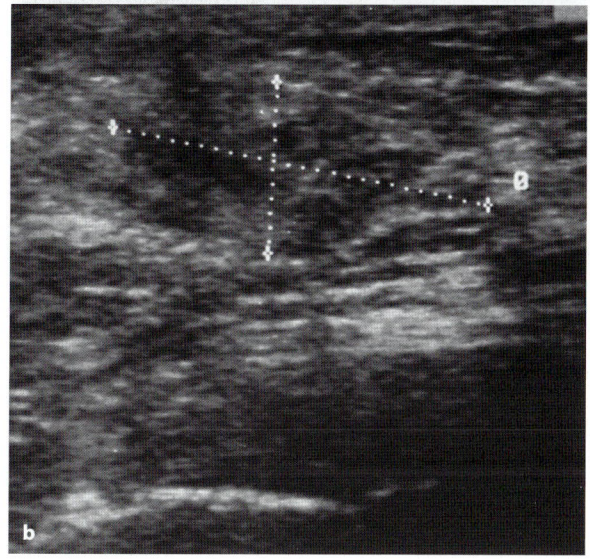

Abb. 5.56 a, b. Tuberkulose der Mamma. **a** Mammographisch unscharfer Herd (*Pfeil*), nur teilweise im dichten Drüsenkörper abgrenzbar. Abklärungsbedürftig. **b** Sonographisch erscheint der Herd queroval und eher glatt begrenzt. In Zusammenschau mit der Mammographie ist der Herd abklärungsbedürftig. Histologisch: granulomatöse Entzündung. Mikrobiologisch: Tbc-Erregernachweis positiv

Klinische Symptomatik

Granulome tasten sich als kleine, schlecht verschiebliche Knötchen. Bei systemischem Befall finden sich meist mehrere Herde. Bei tuberkulösen Erkrankungen ist gelegentlich eine Abszessbildung zu beobachten, die mit einem tastbaren, fluktuierenden Prozess, jedoch meist ohne typische Entzündungszeichen („kalter Abszess"), einhergeht.

Radiologische Symptomatik

Merke ! Das Erscheinungsbild der granulomatösen Veränderungen im Rahmen von Systemerkrankungen entspricht demjenigen einer nicht glatt begrenzten Raumforderung mit mäßiger bis starker Perfusion. Sie sind mit keiner Methode von Malignomen zu differenzieren.

5.4.3
Maligne Veränderungen

In-situ-Karzinome

Definition ▽ In-situ-Karzinome sind Veränderungen, deren Zellen malignomtypische Kriterien aufweisen, die aber noch nicht die Basalmembran überschritten haben.

Synonyme: nichtinvasive Karzinome, Carcinoma in situ (CIS)

Bei den nichtinvasiven Karzinomen unterscheidet man lobuläre (LCIS) und duktale (DCIS) In-situ-Karzinome. Während das DCIS als Vorläuferläsion für ein invasives Karzinom gilt, wird das LCIS lediglich als Risikoläsion gezählt. Das heißt, das Vorliegen eines LCIS ist ein Indikator für ein erhöhtes Risiko, ein Mammakarzinom in derselben oder der gegenseitigen Brust im Laufe des Lebens zu entwickeln. Nach WHO-Einteilung wird es aber nicht zu den Mammakarzinomen gezählt, sondern zu benignen Läsionen mit unklarem biologischem Potenzial.

Bei regelmäßigem Screening beträgt der Anteil von DCIS unter den Malignomen bis zu 30%. Der Altersgipfel für das Auftreten des DCIS liegt bei ca. 40–60 Jahren, also vor dem des invasiven Karzinoms. In-situ-Karzinome treten in bis zu einem Drittel der Fälle multizentrisch und in 10% bilateral auf. Das reine DCIS, das die Basalmembran nicht überschritten hat, hat keinen Anschluss an Blut- und Lymphgefäße und metastasiert daher nicht. Einschränkend ist aber zu bemerken, dass mit zunehmender Größe des DCIS (> 2,5 cm) und mit höherem Grading die Wahrscheinlichkeit der Mikroinvasion und damit die Möglichkeit der Metastasierung (ausgehend von einem mikroinvasiven Anteil) zunimmt. Da prinzipiell nicht jeder Millimeter eines DCIS histologisch untersucht werden kann, ist verständlich, dass eine Metastasierung bei bis zu 5% der als DCIS diagnostizierten Fälle auftreten kann.

Grundlagen

Das *LCIS* ist eine vom duktulobulären Epithel ausgehende Veränderung. Es findet sich meist als histologischer Zufallsbefund bei einer Probebiopsie eines anderen unklaren Herdes. Bei etwa der Hälfte aller Fälle ist es multizentrisch, in etwa einem Drittel tritt es bilateral auf.

Das *DCIS* ist eine vom intraduktalen oder intraduktulären Epithel ausgehende Neoplasie. Nach der alten Klassifikation wurden im Wesentlichen 2 Hauptgruppen unterschieden:

- Komedokarzinome (30–50% aller DCIS): Das Komedokarzinom weist ausgedehnte zentrale Tumornekrosen auf, die in der Regel verkalken. Es zeigt im Vergleich zu den Non-Komedokarzinomen eine höhere Wahrscheinlichkeit des Übergangs in ein mikroinvasives oder invasives Stadium.
- Non-Komedokarzinome: Unter dieser Hauptgruppe werden alle Subtypen des DCIS zusammengefasst, die keine wesentlichen Nekrosen zeigen. Dazu gehören solide, kribriforme, papilläre und mikropapilläre Karzinome. Dabei können auch Mischtypen mit mehreren Komponenten auftreten.

Die derzeit übliche Einteilung ist die *Van-Nuys-Klassifikation*. Sie beruht auf der zunehmend untermauerten Annahme, dass die Prognose der DCIS mehr mit dem nuklearen Grading als mit dem Auftreten von Nekrosen korreliert. Entsprechend Van-Nuys-Klassifikation werden die DCIS in 3 Grade unterteilt:

- High-grade-DCIS: nukleares Grading 3; darunter fallen die Komedokarzinome (aber nicht nur Komedokarzinome),
- Intermediate-grade-DCIS: Subtypen mit großen, atypischen Nuclei (Grading 1 oder 2) und fokalen Nekrosearealen,
- Low-grade-DCIS: Läsionen mit kleinen, uniformen Low-grade-Tumorzellen (Grading 1 oder 2). Darunter fallen die meisten mikropapillären und kribriformen Typen. Die Karzinome dieser Gruppe zeigen keine Nekrosen.

Anhand retrospektiver Analysen an unvollständig operierten DCIS geht man davon aus, dass sich ca. 50% der DCIS Grad 3 zu einem invasiven Karzinom weiterentwickeln, während dies bei nur ca. 20–30% der DCIS Grad 1 der Fall ist.

Die Entstehung eines invasiven Karzinoms ist beim DCIS Grad 3 bereits innerhalb von 5–10 Jahren zu erwarten, beim DCIS Grad 1 innerhalb von 10–15 Jahren.

Klinische Symptomatik

Meist haben die betroffenen Frauen keine Beschwerden. Bei 5–10% der DCIS ist eine blutige Sekretion oder eine ekzematöse Veränderung der Mamille im Rahmen eines Morbus Paget erster und ggf. einziger Hinweis für das Vorliegen des DCIS. Sehr selten manifestiert sich das DCIS als Tastbefund. In diesen Fällen wird meist ein uncharakteristischer, z. B. mastopathischer Tastbefund histopathologisch abgeklärt, wobei sich (eher zufällig histologisch in diesem Areal oder benachbart) ein DCIS ergibt.

Für das Vorliegen eines LCIS gibt es keine charakteristische klinische Symptomatik. Auch das LCIS kann einen histologischen Zufallsbefund darstellen, der sich bei Biopsie eines uncharakteristischen Tastbefundes ergibt.

Radiologische Symptomatik

Das LCIS zeigt mit den üblichen diagnostischen Methoden lediglich uncharakteristische Veränderungen, die in der Regel nicht von normalem oder mastopathischem Drüsengewebe differenziert werden können (Abb. 5.57 a, b).

Die bei weitem wichtigste Methode für die Detektion des DCIS ist die *Mammographie*. Am häufigsten, d. h. in knapp 85% der Fälle, fällt das DCIS durch *Mikroverkalkungen* (Abb. 5.58 a–c) auf. Während Mikroverkalkungen auch bei mastopathischen Veränderungen vorkommen, sprechen folgende Charakteristika für das Vorliegen eines DCIS:

1. duktale oder segmentale Anordnung,
2. grobgranuläre, polymorphe Verkalkungsformen,
3. feine bis auch gröbere, elongierte Verkalkungsformen; typisch sind auch V- und Y-Formen,
4. sehr feine Verkalkungen (puderartig, bisweilen sehr fein und elongiert).

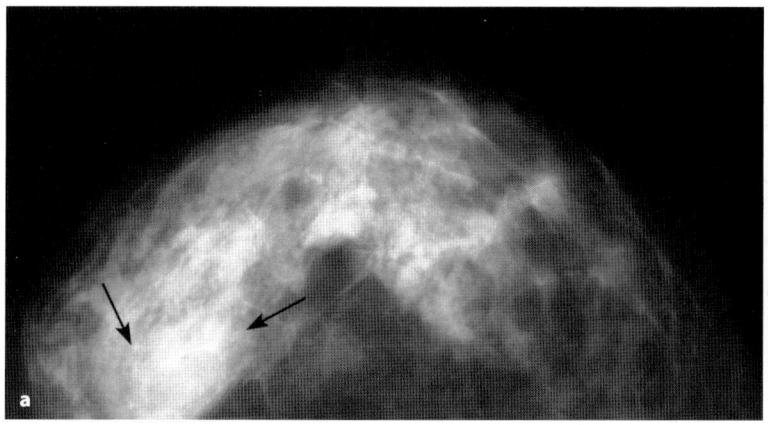

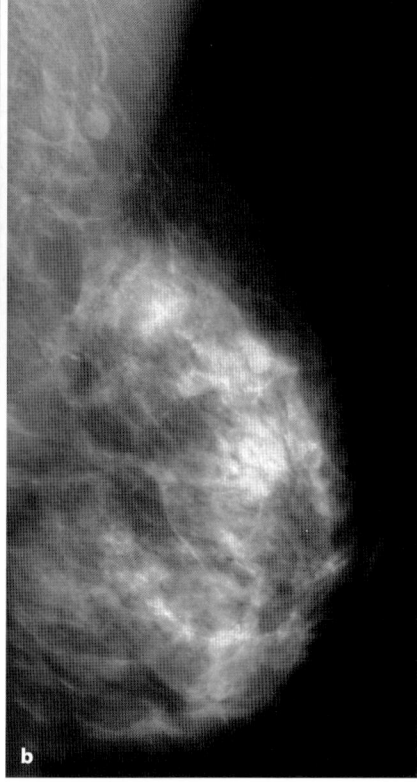

Abb. 5.57 a, b. Das LCIS hat mammographisch und sonographisch keine charakteristischen Zeichen. Dieses Fibroadenom (*Pfeil*) wurde exstirpiert, da sich bei stanzbioptischer Sicherung zufällig LCIS im Fibroadenom fand. **a** Mammographie CC. **b** Mammographie MLO

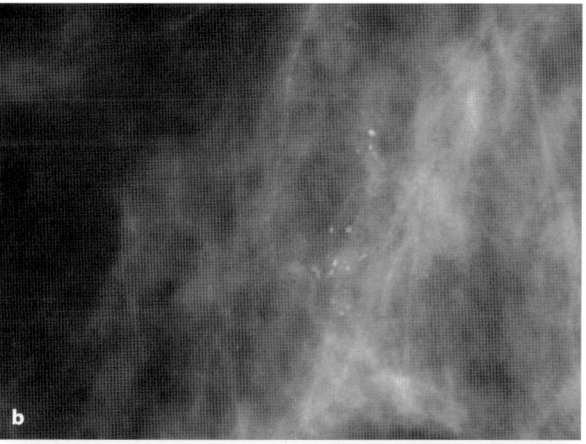

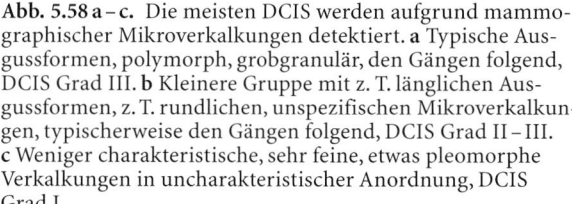

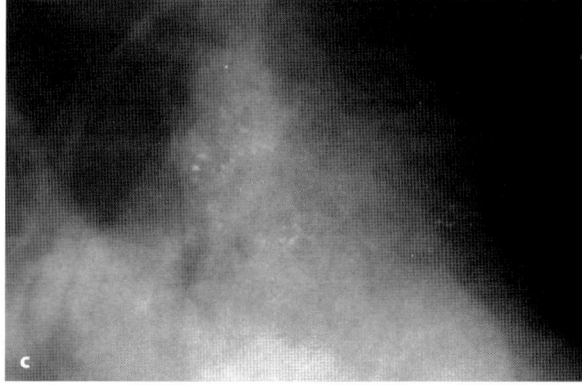

Abb. 5.58 a – c. Die meisten DCIS werden aufgrund mammographischer Mikroverkalkungen detektiert. **a** Typische Ausgussformen, polymorph, grobgranulär, den Gängen folgend, DCIS Grad III. **b** Kleinere Gruppe mit z. T. länglichen Ausgussformen, z. T. rundlichen, unspezifischen Mikroverkalkungen, typischerweise den Gängen folgend, DCIS Grad II – III. **c** Weniger charakteristische, sehr feine, etwas pleomorphe Verkalkungen in uncharakteristischer Anordnung, DCIS Grad I

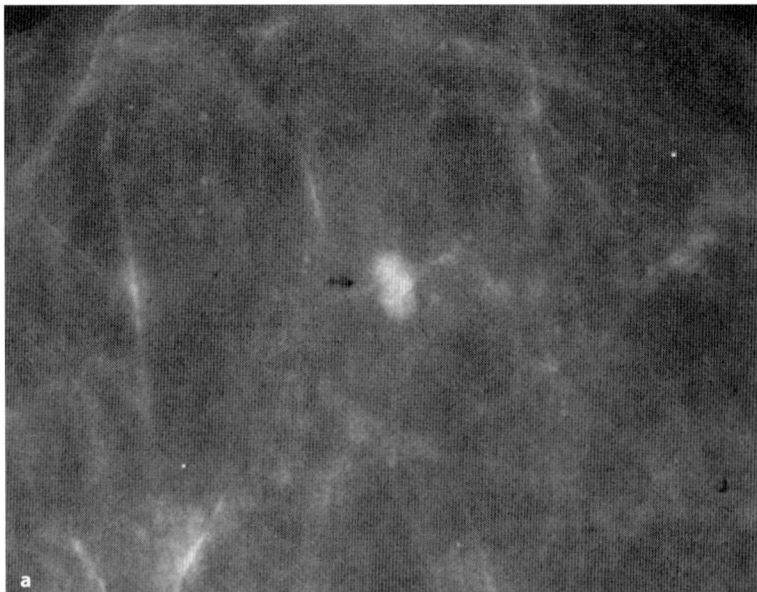

Abb. 5.59 a, b. Weitere Erscheinungsbilder des DCIS. **a** Relativ glatt, aber nicht ganz scharf begrenzter, ovaler Herdbefund: DCIS Grad II. **b** Architekturstörung mit röntgendichtem Zentrum („weißer Stern"): DCIS Grad I

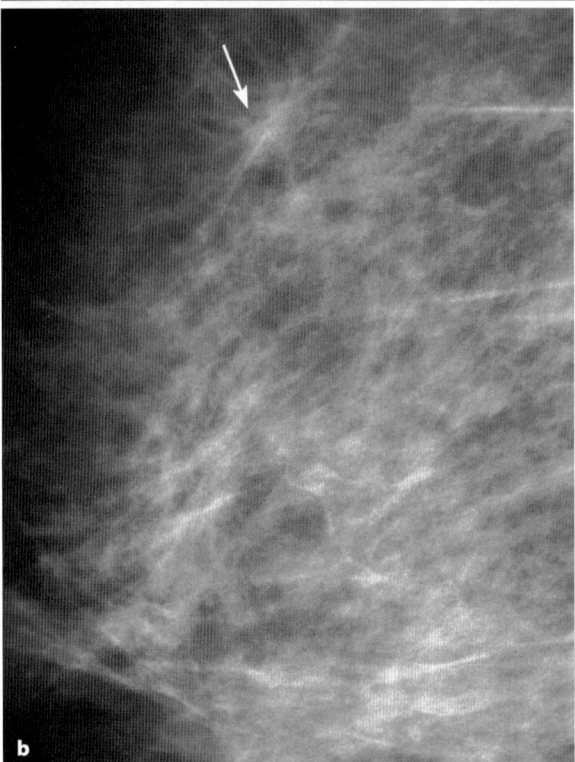

Milchgangs. Viele dieser Verkalkungen sind polymorph, d. h. jede Verkalkung zeigt eine andere Form und Größe. Bei DCIS, die nicht mit Komedonekrosen einhergehen, meist DCIS vom Grad 1 oder 2, treten häufig Verkalkungen von Sekret in kleinen Hohlräumen innerhalb der im Gang proliferierten Zellen auf. Dementsprechend handelt es sich hier eher um feine, z. T. punktförmige und feingranuläre Verkalkungen. Da gerade feine und monomorphe Mikroverkalkungen auch bei mastopathischen Veränderungen vorkommen, ist hier ein deutlicher Überlappungsbereich zu benignen Veränderungen vorhanden.

Hinweisend für das Vorliegen eines DCIS sind insbesondere die duktale oder auch segmentale, zur Mamille hin orientierte Anordnung. Auch asymmetrische Verteilung, neues Auftreten und Zunahme sollten an ein DCIS denken lassen.

Die tatsächliche Ausdehnung der Läsion ist beim Vorliegen von Komedokarzinomen anhand der mammographisch sichtbaren Mikroverkalkungen in der Regel relativ gut beurteilt, sie wird bisweilen aber auch unterschätzt. Auch bei den Non-Komedokarzinomen wird sie häufig unterschätzt. Bisweilen ist Mikrokalk nur in einem kleinen Anteil eines ansonsten mammographisch okkulten DCIS enthalten und entspricht nur der „Spitze des Eisbergs".

In etwa 10% der Fälle fallen bei DCIS nur *Verschattungen* ohne suspekte Mikroverkalkungen auf (Abb. 5.59 a, b). Unter das vielfältige Erscheinungsbild dieser Verschattungen fallen sternförmige Veränderungen mit oder ohne Zentralschatten (Architekturstörung; vgl. auch radiäre Narbe). Des Weiteren kann das DCIS auffallen als irregulär oder auch glatt

Am charakteristischsten sind die Verkalkungsformen 1 bis 3. Sie entsprechen so genannten Ausgussformen, wie sie typischerweise bei Komedokarzinomen bzw. High- und Intermediate-grade-DCIS vorkommen. Verkalkungen eines Komedokarzinoms finden sich üblicherweise zentral im Milchgang. Sie entsprechen Nekroseverkalkungen innerhalb des durch DCIS und nekrotische Zellen aufgetriebenen

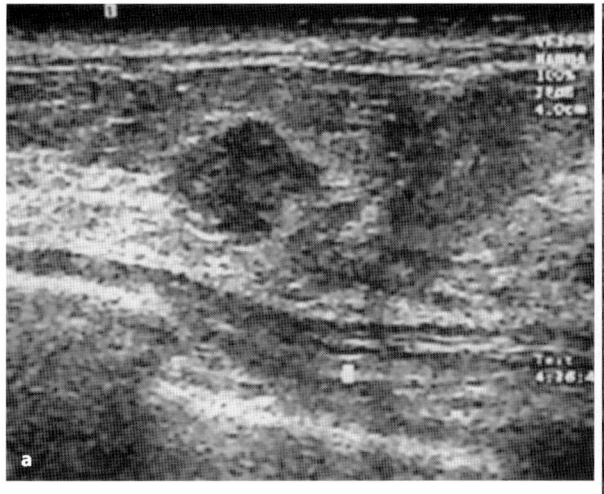

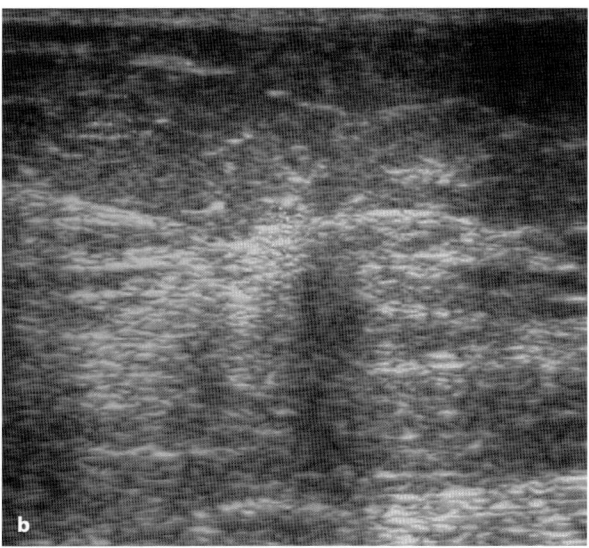

Abb. 5.60 a, b. DCIS – sonographische Präsentationen. **a** 5 mm echoarmer Herdbefund, nicht ganz glatt begrenzt: DCIS Grad I. **b** Mammographische Architekturstörungen können sonographisch durch einen kleinen echoarmen Herd (im Zentrum einer radiären Narbe) auffallen oder, wie hier (derselbe Fall wie Abb. 5.59 a, b), durch einen reproduzierbaren Schallschatten

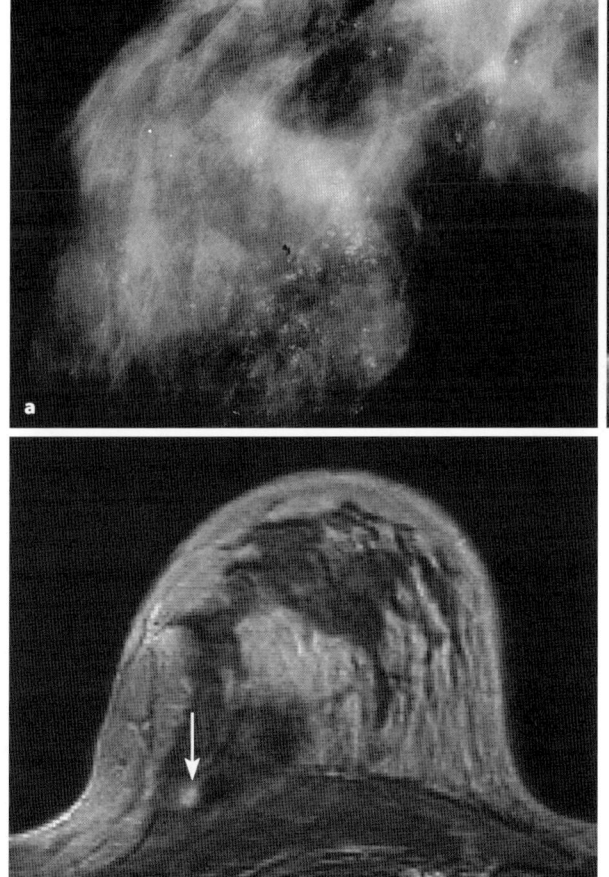

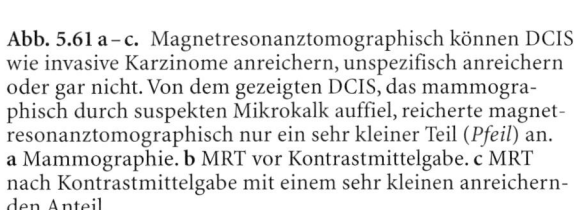

Abb. 5.61 a–c. Magnetresonanztomographisch können DCIS wie invasive Karzinome anreichern, unspezifisch anreichern oder gar nicht. Von dem gezeigten DCIS, das mammographisch durch suspekten Mikrokalk auffiel, reicherte magnetresonanztomographisch nur ein sehr kleiner Teil (*Pfeil*) an. **a** Mammographie. **b** MRT vor Kontrastmittelgabe. **c** MRT nach Kontrastmittelgabe mit einem sehr kleinen anreichernden Anteil

begrenzter Herdbefund, als asymmetrische Verdichtung oder Architekturstörung, sehr selten als retromamilläre Erweiterung eines regulären Milchgangs. Schließlich kann ein papilläres DCIS auch in einer glatt begrenzten Zyste oder Blutungszyste enthalten sein. In ca. 5% der Fälle ist das DCIS mammographisch und sonographisch okkult und wird nur als histologischer Zufallsbefund (Probeexzision aus anderem Grund) entdeckt.

Die Sensitivität der *Sonographie* (Abb. 5.60 a, b) ist für In-situ-Karzinome sehr gering. Lediglich in seltenen Fällen können DCIS als (meist uncharakteristische) echoarme Areale auffallen. Mikroverkalkungen werden nur gelegentlich, vor allem mit hochfrequenten Schallköpfen diagnostiziert. Ebenso können sonographisch bisweilen DCIS durch echoarme, erweiterte Gangstrukturen sichtbar sein. Beide zuletzt genannte Zeichen sind aber sehr unspezifisch, da sie sehr häufig auch bei Mastopathien auftreten.

Magnetresonanztomographisch nimmt, entgegen früherer Annahmen, ein bedeutender Anteil von DCIS (ca. 80–85%) Kontrastmittel auf (Abb. 5.61 a–c). Die Kontrastmittelanreicherung ist bei 60–70% der DCIS fokal, bei weiteren 15% duktal oder segmental und in ca. 5% uncharakteristisch diffus. Etwa 50% der DCIS zeigen eine rasche Kontrastmittelanflutung, z. T. auch ein frühzeitiges Wash-out und verhalten sich damit wie invasive Karzinome. Langsam anreichernde DCIS werden in der Regel durch ihre Morphologie (irregulär begrenzte, bisweilen sternförmige, duktale oder segmentale Anreicherung) entdeckt oder sie können nur in Zusammenschau mit der Mammographie korrekt diagnostiziert werden.

Die MRT ist prinzipiell nicht zur Differenzierung mammographisch suspekter Mikroverkalkungen indiziert. Einerseits kann nämlich bei fehlender oder geringer protrahierter Kontrastmittelaufnahme ein In-situ-Karzinom nicht sicher ausgeschlossen werden. Andererseits können durch unspezifische Anreicherungen in benignen Geweben zahlreiche falsch-positive Befundungen resultieren. DCIS werden dennoch nicht selten durch eine MRT entdeckt, meist im Rahmen des präoperativen Stagings (als Zweitherd oder als mammographisch okkulter Anteil eines wesentlich ausgedehnteren Befundes) vor brusterhaltender Therapie. Auch nach einer brusterhaltenden Therapie werden durch die MRT nicht selten DCIS im Sinne eines Rezidives oder Residualbefundes identifiziert.

Invasive Karzinome

Definition ▽ Als invasive Karzinome werden maligne Neoplasien bezeichnet, die histologisch die Basalmembran überschreiten.

Grundlagen

Entsprechend der Histologie werden verschiedene Formen des invasiven Karzinoms unterschieden.

Das *invasiv-duktale Karzinom* entsteht im Bereich der termino-duktulo-lobulären Einheit (TDLU). Die einzelnen Zellen zeigen keine wesentlichen histologischen Besonderheiten, weshalb sie auch als „not otherwise specified" (NOS) klassifiziert werden. Verschiedenste Wachstumsformen kommen vor, z. B. eine typische sternförmige, szirrhöse Wachstumsform, die eines irregulär begrenzten Herdes, eines lobulierten oder ggf. auch eines glatt begrenzten Herdes. Ein Teil der duktalen Karzinome folgt den Gängen und ist mit Mikroverkalkungen assoziiert. 5–10% der duktalen Karzinome zeigen ein diffuses, schlecht abgrenzbares Wachstum. Etwa 50–75% aller invasiven Karzinome sind invasiv-duktale Karzinome. Etwa 20% der NOS-Karzinome zeigen kleine Anteile anderer histologischer Typen (z. B. muzinös, papillär, tubulär).

Zusätzlich zum invasiven Karzinom kann eine intraduktale Tumorkomponente vorhanden sein. Eine hohe intraduktale Komponente ist definiert als ein intraduktaler Tumoranteil von mehr als 25% (darunter fallen auch DCIS mit kleinen invasiven Anteilen). Bei großer intraduktaler Komponente wurden vermehrt Lokalrezidive nach brusterhaltender Therapie berichtet. Die Lokalrezidive dürften aber vor allem auf eine unzureichende Exzision zurückzuführen sein.

Die *invasiv-lobulären* Karzinome können herdförmig wachsen. Etwa 10% aller invasiven Karzinome sind invasiv-lobulär. Die Prognose der invasiv-lobulären Karzinome entspricht in etwa der von invasiv-duktalen Karzinomen. Aufgrund der mammographisch uncharakteristischen, meist diskreten und diffusen Erscheinung werden diese Karzinome jedoch häufig erst in einem fortgeschritteneren Stadium diagnostiziert. Das invasiv-lobuläre Karzinom zeigt wesentlich häufiger ein bilaterales oder multizentrisches Auftreten als das invasiv-duktale Karzinom. Diese Herde können entweder das Drüsengewebe imitieren oder aufgrund deutlicher desmoplastischer Reaktion ein sternförmiges Erscheinungsbild haben. Häufig wachsen sie auch diffus und zeigen eine geringe bis deutliche fibrotische Reaktion. Bei diffusem Wachstum können lobuläre Karzinome lange im dichten Gewebe verborgen bleiben. Histologisch sind die einzelnen, infiltrierend wachsenden Tumorzellen oft einreihig in Ketten angeordnet und können Entzündungszellen imitieren. Es werden verschiedene Typen unterschieden. Darunter fallen solide, alveoläre, tubulolobuläre und pleomorphe Varianten. Malignomtypische Mikroverkalkungen werden gewöhnlich nicht beobachtet. In ca. 50–80% aller Fälle findet sich begleitend ein LCIS.

Das *medulläre Karzinom* (ca. 4–5% aller invasiven Karzinome) bildet meist rundlich wachsende Tumoren. Die einzelnen Tumorzellen sind dicht gepackt und groß. Sie zeigen – obwohl der Tumor eine gute Prognose hat und dementsprechend zu den G1-Tumoren zählt – ein sehr polymorphes Zellbild und sind von zahlreichen Lymphozyten umgeben. Typischerweise handelt es sich um rundlich wachsende, oft aber nicht ganz glatt begrenzte Karzinome. Medulläre Karzinome, die nicht diesen Kriterien entsprechen, werden als atypische medulläre Karzinome bezeichnet. Die Fünfjahresüberlebensrate beträgt etwa 70%. Atypische medulläre Karzinome haben eine schlechtere Prognose, die in etwa der von duktalen Karzinomen entspricht.

Das *muzinöse Karzinom* wird auch als Kolloidkarzinom oder gelatinöses Karzinom bezeichnet. Muzinöse Karzinome bilden meist umschriebene, bisweilen glatt begrenzte Tumoren mit einer ausgeprägten intra- und extrazellulären Schleimbildung. Sie bilden einen Anteil von etwa 3–4% aller invasiven Karzinome. Dieser Typ tritt eher bei Frauen im fortgeschrittenen Lebensalter auf und ist meist mit einer guten Prognose verbunden.

Das *tubuläre Karzinom* zeigt histologisch eine typische tubuläre Anordnung von hochdifferenzierten Tumorzellen. Es hat eine langsame Wachstumstendenz und entspricht damit ebenfalls einem G1-Tumor mit guter Prognose. Es führt oft zu einer deutlichen desmoplastischen Reaktion mit Ausbildung langer Spiculae und entsteht häufig in einer radiären Narbe. Etwa 2–3% aller invasiven Karzinome sind tubuläre Karzinome.

Das *papilläre Karzinom* tritt meist als nodulär wachsender Herdbefund in Erscheinung. Da es sehr verletzlich ist, ist es häufig von einer Blutungszyste umgeben. Es kann auch zum Aufstau einer Zyste führen oder innerhalb einer Zyste wachsen. Histologisch zeigen sich papilläre Epithelformationen. Das papilläre Karzinom hat einen Anteil von etwa 1% unter den invasiven Karzinomen und weist eine gute Prognose auf.

Morbus Paget und inflammatorisches Mammakarzinom sind spezielle klinische Erscheinungsbilder eines Mammakarzinoms.

Der *Morbus Paget* ist ein Mammakarzinom, das sich in der Epidermis der Mamille ausbreitet. Histologisch liegt ihm ein DCIS oder ein invasiv-duktales Karzinom zugrunde, das an beliebiger Stelle in der Mamma sitzen kann und von dem Zellen über das Gangsystem in die Mamille gelangt sind. Bisweilen kann der Morbus Paget auch direkt in der Mamille entstehen. Klinisch findet sich eine ekzematös oder ulzerierend veränderte Mamille. Die Diagnose erfolgt in der Regel durch den klinischen Befund und wird gesichert durch einen Mamillenabstrich oder durch eine Probeexzision. Die radiologische Diagnostik muss ein mamillenfernes Karzinom ausschließen oder nachweisen. Der Befall der Mamille selbst ist mammographisch oft nicht erkennbar.

Das *inflammatorische Mammakarzinom* beschreibt eine spezielle Ausbreitungsform des invasiven Karzinoms innerhalb der Lymphgefäße. Es kann prinzipiell von jedem histologischen Karzinomtyp ausgehen und dürfte durch hohe Aggressivität des Tumors und/oder schlechte Abwehr des Körpers bedingt sein. Durch die Ausbreitung innerhalb der Lymphgefäße kommt es zu einem Lymphstau mit Hautrötung, Hautüberwärmung, Hautödem und einer Peau d'orange. Die Diagnose wird durch eine Probeexzision mit Hautspindel gesichert. Wenn durch die Bildgebung zusätzlich ein Herd oder suspekter Mikrokalk gefunden wird, ist dieser ebenfalls abzuklären.

Klinische Symptomatik

Meist ist das Mammakarzinom schmerzlos. Selten klagen die Patientinnen aber über neu aufgetretene, streng lokalisierte Schmerzen, Brennen, Jucken oder Kribbeln.

Meist findet sich ein schmerzloser, derber, nichtverschieblicher Tumor. Karzinome können jedoch auch weich und sehr selten verschieblich sein. Oft ist nur eine diskret umschriebene oder diffuse tastbare Asymmetrie im Seitenvergleich palpierbar.

Bisweilen ist das Mammakarzinom durch ein so genanntes „Jackson-Phänomen" erkennbar. Darunter versteht man die durch seitlichen Druck zwischen 2 Fingern provozierte Hauteinziehung über einem Tumor. Weitere sichtbare Zeichen von Mammakarzinomen können lokale oder diffuse Hautveränderungen (Retraktion, Peau d'orange, Ödem, Rötung, Verdickung, Ulzerationen) sein.

Bei der klinischen Untersuchung sollten die abführenden Lymphknotenstationen mit eingeschlossen werden.

Radiologische Symptomatik

Invasive Karzinome zeigen entsprechend ihrem vielfältigen histologischen Erscheinungsbild mammographisch (Abb. 5.62 a–l) ein sehr variables Befundmuster. Häufig wird unterschieden zwischen primären, sekundären und indirekten Zeichen eines Mammakarzinoms.

Die primären Zeichen beziehen sich vor allem auf herdförmig wachsende Karzinome. Dazu gehören fokale Verschattungen und Mikrokalzifikationen. Die *herdförmige Verschattung* muss in mindestens 2 mammographischen Ebenen abgrenzbar sein. In lediglich 50% der Fälle zeigt die Verschattung eine höhere Dichte als das umgebende Drüsengewebe. Meist besteht ein unregelmäßig begrenzter Herd mit

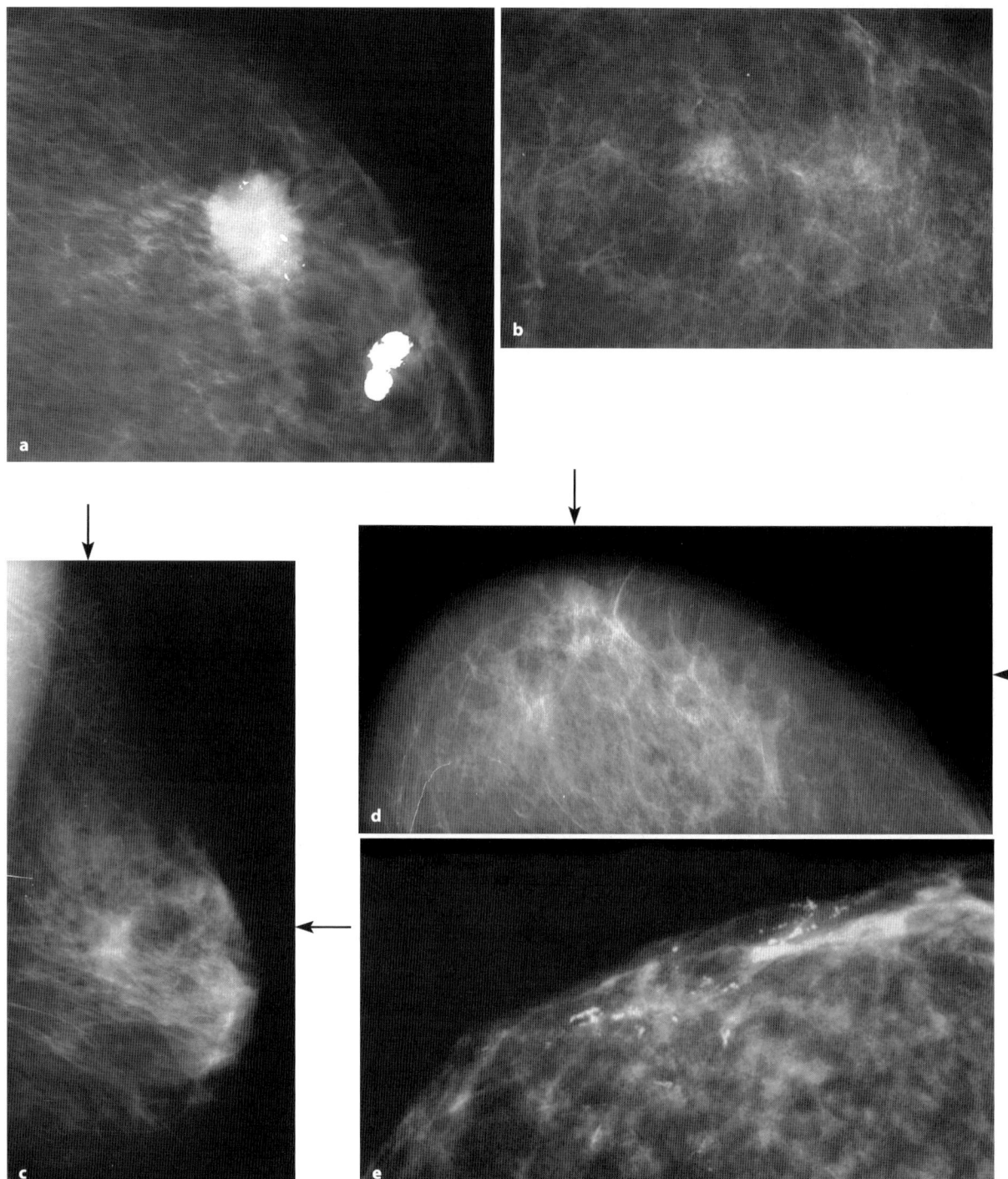

Abb. 5.62 a–l. Mammographische Erscheinungsbilder des invasiven Mammakarzinoms. **a** Typisches duktales Mammakarzinom (knollig wachsend, mit unspezifischen Verkalkungen). Nebenbefundlich: fast vollständig verkalktes Fibroadenom. **b** 5 mm kleines, duktales Mammakarzinom mit höherer Dichte als das umgebende fettreiche Gewebe. **c** In dichtem Drüsengewebe sind einige Karzinome schwieriger zu erkennen. Dieses duktale Karzinom ist erkennbar an der erhöhten Dichte sowie der Strukturstörung (*Pfeile*). **d** Kleines, hinter der Mamille (*Pfeilspitze*) sitzendes Mammakarzinom (*Pfeile*), das zur Mamillenretraktion führt. **e** Polymorphe, den Gängen folgende, suspekte Mikroverkalkungen. Trotz fehlender Weichteilverkalkung Mikroinvasion an mehreren Stellen. Teilfigur **f–l** siehe gegenüberliegende Seite

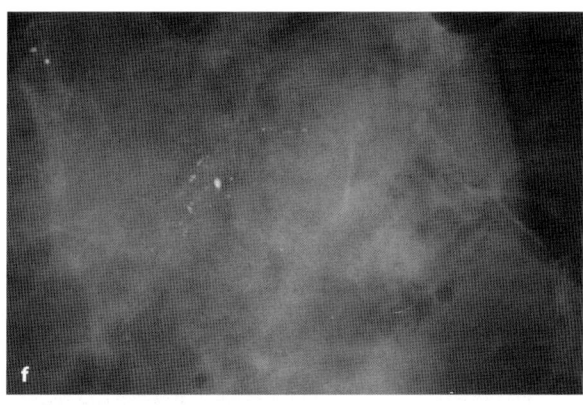

Abb. 5.62 a–l. Mammographische Erscheinungsbilder des invasiven Mammakarzinoms. **f** Invasiv-duktales Mammakarzinom, ebenfalls nur erkennbar an den dem Gangsystem folgenden Mikroverkalkungen. **g** Lobuläre Karzinome können das Drüsengewebe oft sehr gut imitieren. Dieses lobuläre Karzinom ist erkennbar an der Retraktion des Drüsengewebes und der geringen Verdichtung (*Pfeile*). **h** Durch die Spotaufnahme in der MLO-Ebene wird das lobuläre Karzinom (s. Teilabb. **g**) deutlicher sichtbar. **i** Tubuläre Karzinome finden sich, wie hier, oft assoziiert mit einer radiären Narbe, erkennbar an den zusammenlaufenden Bindegewebezügen. Teilfigur **j–l** siehe nächste Seite

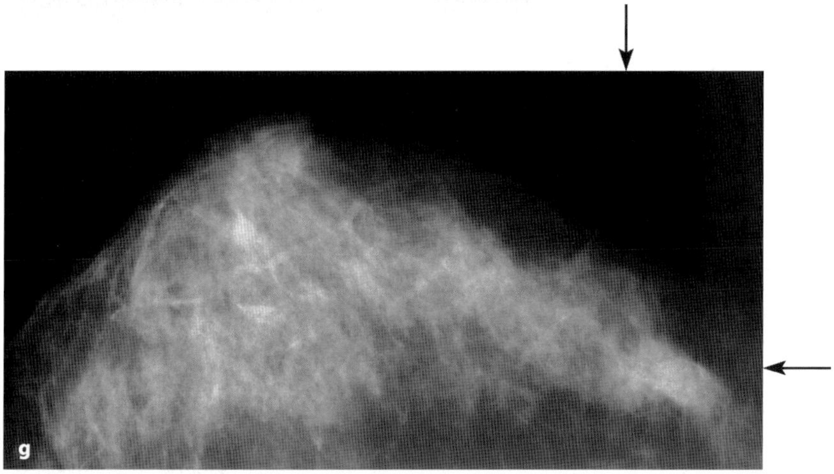

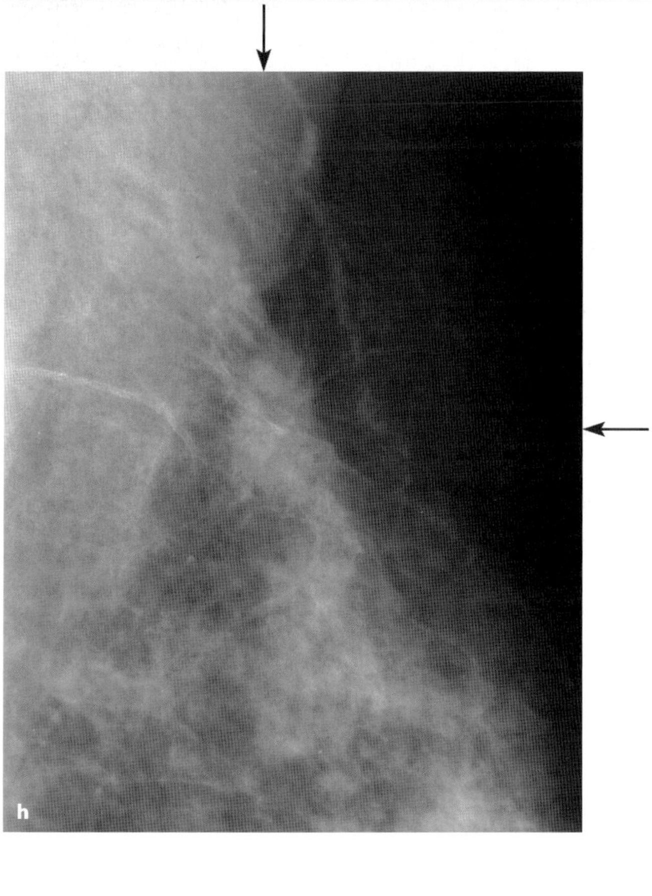

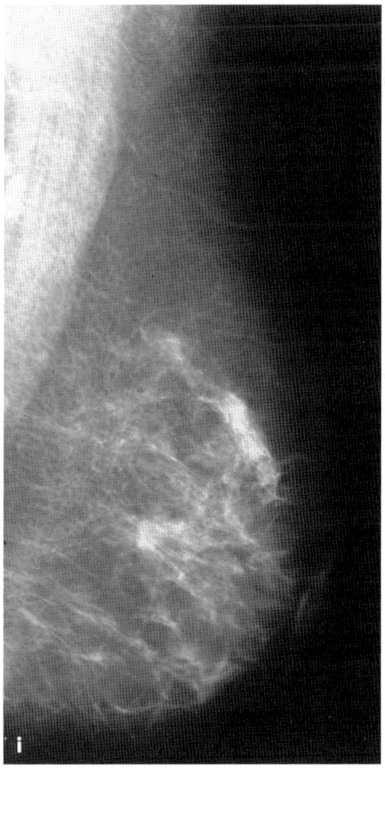

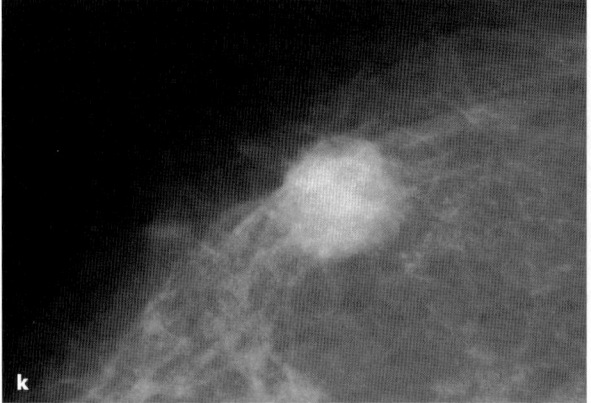
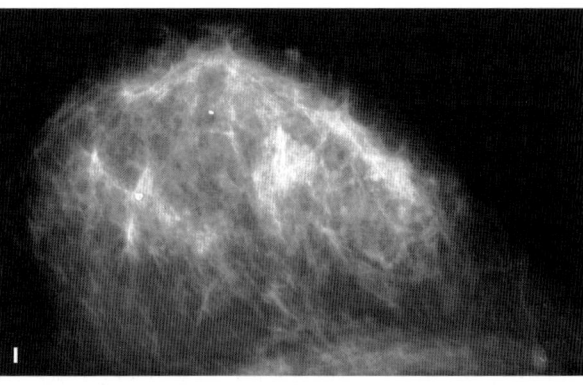
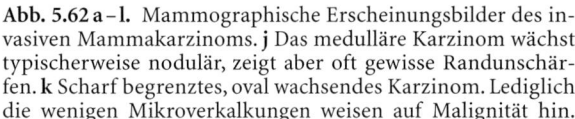

Abb. 5.62a–l. Mammographische Erscheinungsbilder des invasiven Mammakarzinoms. **j** Das medulläre Karzinom wächst typischerweise nodulär, zeigt aber oft gewisse Randunschärfen. **k** Scharf begrenztes, oval wachsendes Karzinom. Lediglich die wenigen Mikroverkalkungen weisen auf Malignität hin.

l Dieses diffus wachsende, duktale Mammakarzinom ist erkennbar an der vergröberten Trabekulierung, den retraktiven Veränderungen im Drüsenkörper und den leicht verdichteten Cooper-Ligamenten

unscharfer Begrenzung oder Spiculae. Oft zeigt sich auch eine lobulierte, unscharfe, selten rundliche oder sogar glatte (< 5 %) Randbegrenzung. Jegliche Verschattung, die in 2 Ebenen sichtbar ist, neu aufgetreten oder zunehmend und nichtzystisch ist, muss als suspekt gewertet werden. Auch Verschattungen an atypischer Lokalisation (außerhalb der üblichen Drüsengewebeverteilung) sind, wenn sie in 2 Ebenen nachweisbar sind, als suspekt zu werten. Ist eine Verdichtung nur in einer Ebene zu sehen, muss zunächst mit Zusatzaufnahmen oder der Sonographie geklärt werden, ob ein in der zweiten Ebene verborgener Herdbefund vorliegt oder ob sich die Verdichtung als Überlagerung erklärt. Bei weiterhin bestehender Unklarheit kann ggf. eine MRT notwendig werden.

Etwa 30 % der invasiven Karzinome sind mit *Mikroverkalkungen* assoziiert. Mammographisch kann anhand der Mikroverkalkungen nicht sicher zwischen einem In-situ- und einem invasiven Karzinom unterschieden werden. Eine umgebende Verschattung kann Hinweis auf Invasivität sein, ist aber kein definitives Kriterium. Meist finden sich feine linien-, Y-, oder V-förmige intraduktale Verkalkungen im Sinne von Ausgussformen, polymorphe grobgranuläre Verkalkungen, seltener feine Verkalkungen. Die Verteilung der Mikrokalzifikationen ist duktal oder segmental, ggf. auch gruppiert oder regionär. Bei diffus verkalkten, morphologisch aber suspekten Mikroverkalkungen ist an ein diffus wachsendes Karzinom zu denken. Verkalkungen außerhalb des Tumorkernschattens können auf eine den Tumor umgebende, intraduktale Komponente hinweisen.

Die folgenden *sekundären Zeichen* sind sowohl bei herdförmig als auch diffus wachsenden Karzinomen zu beobachten: Kutisverdickung, Kutis- oder Mamillenretraktion, unscharfe oder retikuläre Zeich-

nung des subkutanen oder retomammären Fettgewebes, verdickte Cooper-Ligamente, pathologisch vergrößerte axilläre Lymphknoten.

Indirekte Zeichen sind häufig Hinweise auf diffus wachsende Karzinome. Sie sind meist sehr schwer zu diagnostizieren, wenn sie keine Mikroverkalkungen aufweisen. Aber auch herdförmige Befunde können primär durch diese Zeichen auffällig werden. Zu den indirekten Zeichen gehören lokale oder diffuse Strukturunruhen und Architekturstörungen, das Zeltphänomen (durch Retraktion des Drüsenparenchyms am Übergang zum umgebenden Fettgewebe, die Retraktion des Drüsenkörperrandes ist bedingt durch ein im Parenchym liegendes Karzinom), eine tumorbedingte Vorwölbung des Drüsenkörperrandes, eine Asymmetrie des Gewebes im Seitenvergleich und selten auch solitäre, erweiterte Milchgänge.

Abb. 5.63a–f. Sonographische Erscheinungsbilder des Mammakarzinoms. **a** Typisches kleines Mammakarzinom: echoarm, mit Schallschatten und etwas vermehrter Echogenität um das echoarme Zentrum. (Die echogenere Umgebung entspricht der Infiltrationszone.) **b** Kleines Mammakarzinom, das dadurch auffällt, dass es höher als breit ist. **c** Atypisches Bild eines Mammakarzinoms mit eher querovaler Form, minimaler echogener Umgebungsreaktion. Im Gegensatz zu einem typischen Fibroadenom lediglich etwas reduzierte Schalltransmission. **d** Teils echogener, teils echoarmer, komplexer Herdbefund subkutan bei Zustand nach Trauma. Stanzbioptisch: eingeblutetes duktales Mammakarzinom. **e** Ovaler, sehr echoarmer und glatt begrenzter Herdbefund (schallkopfnah: Reverberationsechos). Der Befund könnte ggf. auch mit einer Zyste verwechselt werden, zeigt jedoch schlechte Transmission. Cave: Eine Punktion bei derart liquiden Befunden ergibt oft einen unspezifischen Befund. Histologie: nekrotisch zerfallendes, medulläres Karzinom. **f** Dieses inflammatorische Karzinom fällt durch echoarme Strukturauflockerung im Drüsengewebe auf. Subkutan ist ödembedingt die Echogenität vermehrt

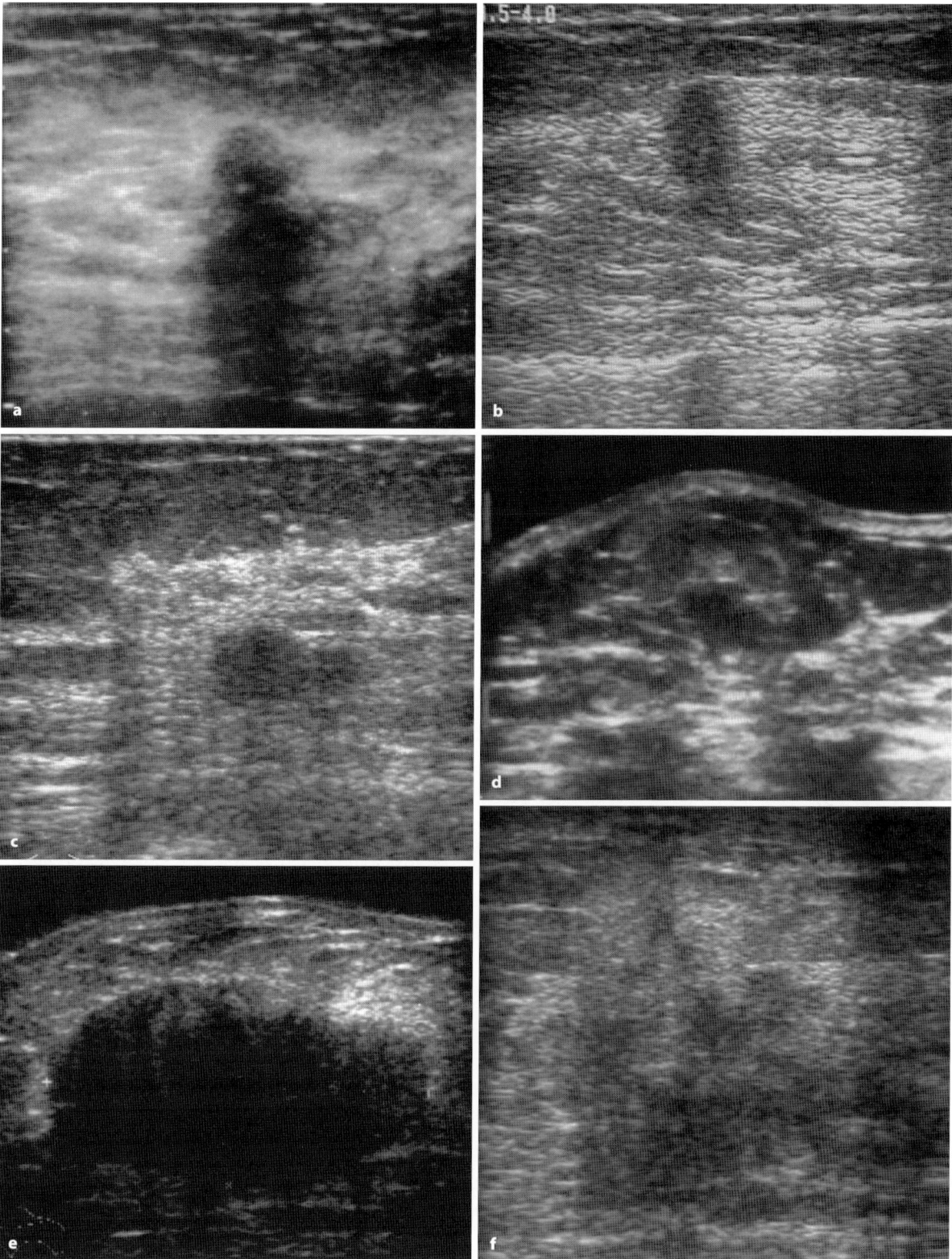

Entsprechend der Histologie existieren unterschiedliche Wachstumsformen der einzelnen Karzinome. Die aufgeführten Besonderheiten gelten jedoch nur als möglicher Hinweis für einzelne Subtypen und stellen kein spezifisches Kriterium zur Diagnostik dar.

- Invasiv-duktales Karzinom: Duktale Karzinome zeigen ein vielfältiges Erscheinungsbild und können alle oben genannten Zeichen einzeln oder kombiniert aufweisen.
- Invasiv-lobuläres Karzinom: häufig sternförmige Verschattung, Spiculae. Oft finden sich nur diskrete Architekturstörungen oder Asymmetrien im Seitenvergleich. Einige lobuläre Karzinome imitieren das Drüsengewebe und sind manchmal als drüsengewebeähnliche Verdichtung oder in der mammographisch dichten Brust oft gar nicht zu erkennen. Gewöhnlich zeigen die invasiv-lobulären Karzinome keine Mikroverkalkungen. Sie treten häufig bilateral oder multizentrisch auf.
- Medulläres Karzinom: Es imponiert meist als runde, glatt begrenzte Raumforderung.
- Muzinöses Karzinom: Das typische muzinöse Karzinom ist meist rund oder oval, oft glatt begrenzt, bisweilen mit Randunschärfen.
- Papilläres Karzinom: meist umschriebene, rundliche oder oväläre Verschattung. Das papilläre Karzinom selbst ist oft nodulär und nicht ganz glatt begrenzt. Befindet sich das papilläre Karzinom in einer Zyste, kann die Kontur ganz glatt sein.
- Tubuläres Karzinom: Es imponiert meist als sternförmige Verschattung mit langen Ausläufern oder befindet sich in einer radiären Narbe. Bisweilen finden sich auch Mikroverkalkungen.
- Inflammatorisches Karzinom: geht häufig mit einer Verdickung der Kutis oder einer Verdichtung des subkutanen oder retromammären Fettgewebes einher. Bedingt durch das Ödem kann eine Dichtezunahme und Unschärfe der Gewebestrukturen bestehen.

Entsprechend ihrem vielfältigen histologischen Erscheinungsbild zeigen die invasiven Karzinome auch *sonographisch* (Abb. 5.63 a–f) ein sehr variables Befundmuster. Meist handelt es sich um irreguläre Raumforderungen. Eine hochovale Ausrichtung (d. h. der Herdbefund ist höher als breit) ist hinweisend auf eine maligne Veränderung. Dieses Zeichen ist – wenn vorhanden – hochsuspekt. Invasive Karzinome sind meist unscharf, unregelmäßig begrenzt, können jedoch auch eine glatte und/oder scharfe Randbegrenzung aufweisen. Sehr spezifisch ist ein echoreicher Randsaum, der einer Infiltration in das umgebende Gewebe entspricht. Meist sind Karzinome zentral echoarm mit einer inhomogenen Binnenstruktur, selten echogleich oder echoreich. Der echoreiche

Randsaum ist prinzipiell dem Karzinom zuzurechnen. Bei größeren Tumoren können zentral echoarme bis echofreie Anteile als Hinweis auf eine Tumornekrose vorkommen. Oft findet sich eine dorsale Schallauslöschung; häufig besteht jedoch auch ein indifferentes distales Schallverhalten; selten findet sich eine Schallverstärkung. Komprimierbarkeit und Verschieblichkeit sind beim invasiven Karzinom in der Regel vermindert. Auch sonographisch sind sekundäre Kriterien wie Kutisverdickung, Mamillenretraktion oder Unterbrechung der benachbarten Umgebungsstrukturen sichtbar. Bei diffusem Tumorwachstum fallen diffuse Schallauslöschungen, ggf. uncharakteristische echoarme Areale auf. Oft findet sich auch nur eine uncharakteristische Architekturstörung. Sonographisch können auch pathologisch vergrößerte Lymphknoten dargestellt werden.

Auch für die Sonographie gilt, dass die aufgeführten Besonderheiten nur mögliche Hinweise und keine spezifischen Kriterien für die Diagnostik sind.

- Invasiv-duktale Karzinome zeigen auch sonographisch ein vielfältiges Erscheinungsbild und können alle oben aufgeführten Kriterien aufweisen. Meist sind sie jedoch echoarm, inhomogen und unscharf bzw. unregelmäßig begrenzt, schlecht verschieblich, nicht komprimierbar, haben einen echoreichen Randsaum und zeigen eine dorsale Schallauslöschung. Selten können sie aber auch rundlich und glatt begrenzt sein.
- Invasiv-lobuläre Karzinome zeigen ebenfalls ein vielfältiges Erscheinungsbild, imponieren häufig nur durch eine Strukturunruhe oder Architekturstörung und können bisweilen (10–20%) auch sonographisch okkult sein.
- Medulläre Karzinome sind auch sonograhisch meist rund oder hochoval. Oft sind sie relativ glatt begrenzt, meist mit echoreichem Randsaum. Medulläre Karzinome, die zentral nekrotisch zerfallen, sind oft sehr echoarm, ähnlich wie Zysten.
- Muzinöse Karzinome sind echoarm oder echoreich, glatt begrenzt, rund oder oval, oft mit distaler Schallverstärkung.
- Papilläre Karzinome imponieren als solider Herdbefund oder als zystische Raumforderung mit intrazystischen soliden Anteilen. Selten können sie aber als solide Strukturen innerhalb eines Milchgangs auffallen.
- Inflammatorische Karzinome zeigen oft eine diffuse Architekturstörung mit verdickten Cooper-Ligamenten, Lymphödem sowie einer Kutisverdickung.

Die *MRT* (Abb. 5.64 a–f) ist die sensitivste Methode zum Nachweis des invasiven Mammakarzinoms. Die

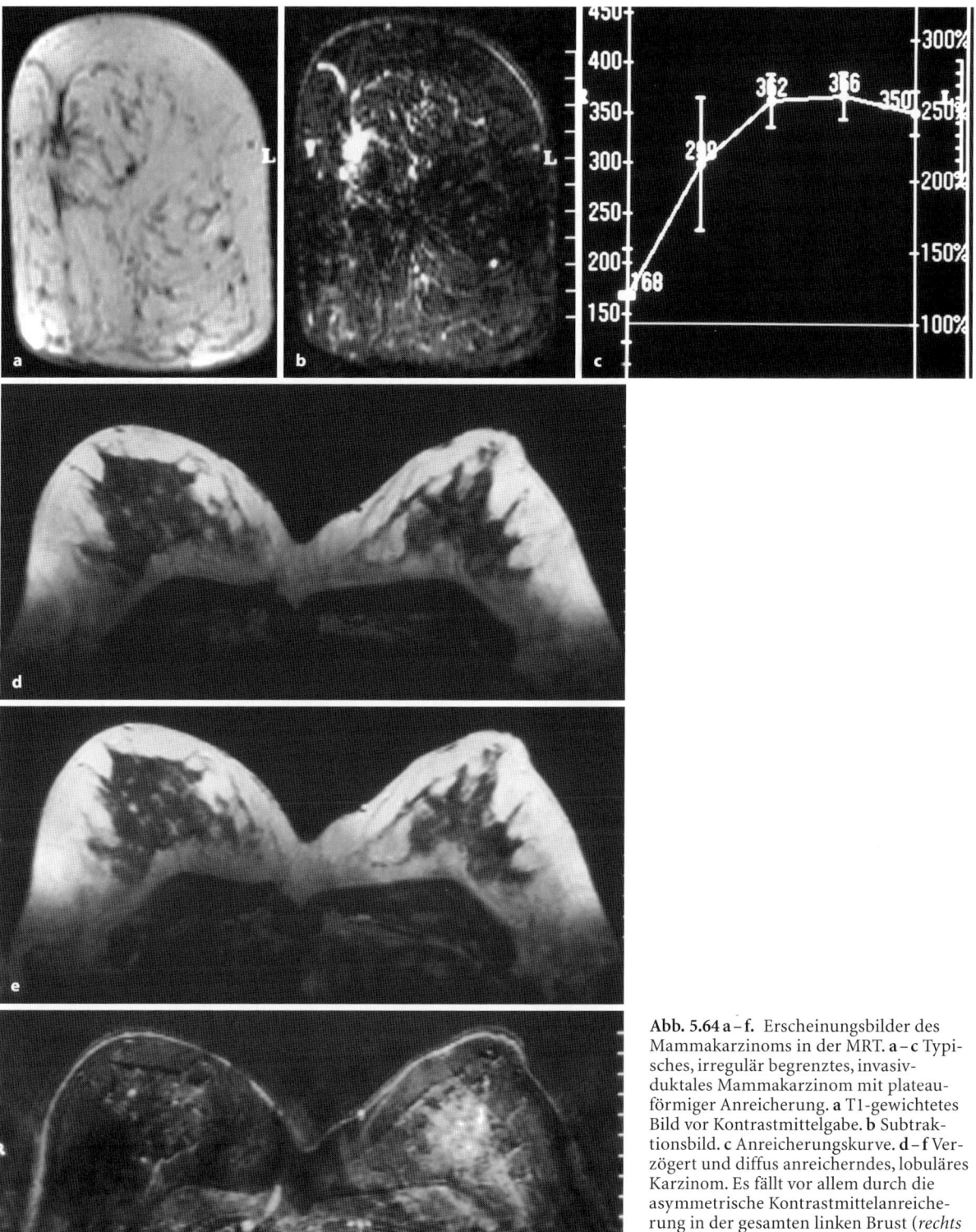

Abb. 5.64 a–f. Erscheinungsbilder des Mammakarzinoms in der MRT. **a–c** Typisches, irregulär begrenztes, invasivduktales Mammakarzinom mit plateauförmiger Anreicherung. **a** T1-gewichtetes Bild vor Kontrastmittelgabe. **b** Subtraktionsbild. **c** Anreicherungskurve. **d–f** Verzögert und diffus anreicherndes, lobuläres Karzinom. Es fällt vor allem durch die asymmetrische Kontrastmittelanreicherung in der gesamten linken Brust (*rechts* im Bild) auf. **d** T1-gewichtetes Bild vor Kontrastmittelgabe. **e** T1-gewichtetes Bild nach Kontrastmittelgabe. **f** Subtraktionsbild

Spezifität ist jedoch mäßig. Daher sollte die MRT nur bei geeigneten Fragestellungen (s. Abschn. 5.1.4) als additives Verfahren eingesetzt werden. Auf den T1-gewichteten Nativaufnahmen stellen sich invasive Karzinome signalarm dar. Nach Kontrastmittelinjektion reichern die meisten invasiven Karzinome Kontrastmittel an. Auch magnetresonanztomographisch sind verschiedene Erscheinungsbilder zu beobachten. Über 95 % aller invasiven Karzinome zeigen eine mäßige bis starke Kontrastmittelaufnahme. Bei den meisten Karzinomen (85–90 %) wird eine frühzeitige Kontrastmittelanreicherung innerhalb der ersten 3 min nach Injektion beobachtet. Etwa 40 % der Karzinome zeigen nach dem initialen Anstieg einen Signalabfall um mehr als 10 % der maximalen Signalintensität (Wash-out). 85–90 % aller Karzinome zeigen eine fokale Kontrastmittelaufnahme die, meist irregulär, selten glatt begrenzt ist. Eine gangähnliche, duktale Kontrastmittelanreicherung ist selten, aber ebenfalls suspekt. Eine zentripetale Kontrastmittelanreicherung, die frühzeitig in der Herdperipherie beginnt und erst später im nekrotischen oder fibrotischen Herdzentrum erscheint, ist hoch suspekt. Etwa 10–12 % der Karzinome zeigen eine diffuse Kontrastmittelanreicherung oder eine fokale Kontrastmittelaufnahme, die von dem ebenfalls kontrastmittelanreichernden umgebenden Drüsengewebe (z. B. Mastopathie, Hormonsubstitution) nicht differenziert werden kann. In diesen Fällen ist die MRT nicht hilfreich, d. h. ein Malignom kann weder sicher ausgeschlossen noch nachgewiesen werden. Die korrekte Diagnose kann nur zusammen mit Klinik und konventioneller Bildgebung erstellt werden.

Phylloider Tumor

Grundlagen

Der phylloide Tumor ist ein sehr schnell wachsender fibroepithelialer, zellreicher Tumor. Zentral finden sich oft zystische oder nekrotische Areale. Histologisch unterscheidet man benigne (60–80 %) und maligne Formen, sowie Borderline-Tumoren. Etwa 0,5 % aller Mammatumoren sind Phylloidestumoren. Der Altersgipfel liegt zwischen dem 40. und 50. Lebensjahr.

Klinische Symptomatik

Der phylloide Tumor imponiert klinisch durch sein rasches Wachstum. Meist besteht ein weicher, rundlicher, glatt begrenzter tastbarer Knoten. Die Rezidivbildung korreliert mit dem histologischen Grading sowie mit dem Nachweis einer kompletten Exzision. Die malignen Formen können zu etwa 5 % metastasieren. Je nach Ausdehnung kann auch eine Mastektomie erforderlich sein.

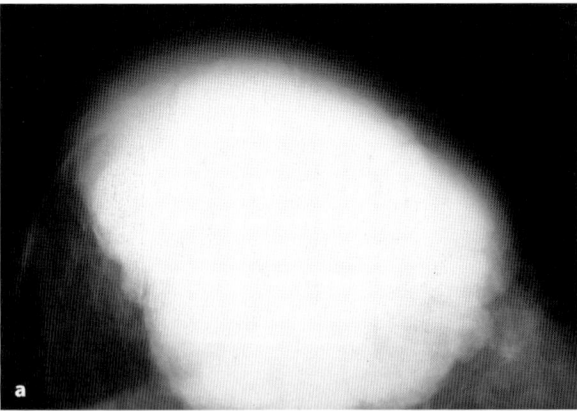
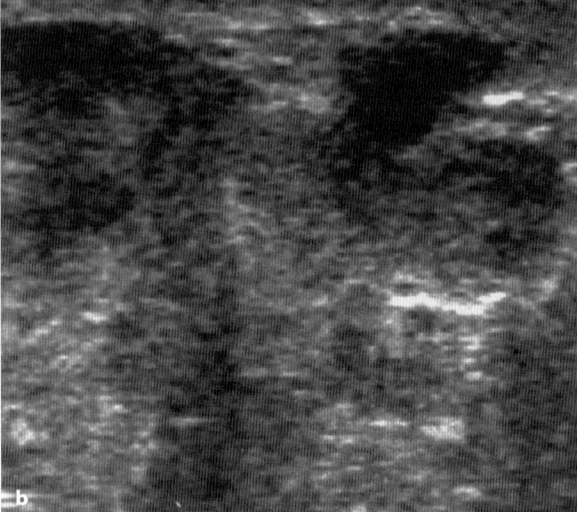

Abb. 5.65 a, b. Der phylloide Tumor fällt durch sein rasches Wachstum auf, wobei er meist glatt begrenzt, ggf. lobuliert, wie ein Fibroadenom wächst. **a** Mammographie CC. **b** Sonographisch besteht dieser phylloide Tumor aus mehreren knollig angeordneten Knoten, mit z. T. zystischen Arealen

Radiologische Symptomatik

Mammographisch (Abb. 5.65 a) findet sich eine glatt begrenzte runde, ovale oder lobulierte Verschattung, selten mit Randunschärfen. Der Phylloidestumor ist oft dichter als das umgebende Parenchym. In dichtem Gewebe kann er schwer abzugrenzen sein. Aufgrund des expansiven Wachstums kann ein Halo zu erkennen sein. Verkalkungen, die denen von Fibroadenomen ähneln, können vorkommen.

Sonographisch (Abb. 5.65 b) handelt es sich um eine runde, ovale oder lobulierte, echoarme, in der in der Regel glatt begrenzte, gut komprimierbare und verschiebliche Raumforderung mit distaler Schallverstärkung oder indifferentem Schallverhalten. Die Binnenstruktur ist häufig inhomogen und weist oft pseudozystische Areale auf. Ihr Auftreten kann auf das Vorliegen eines phylloiden Tumors hinweisen.

Abb. 5.66. Viele Lymphome ähneln eher glatt begrenzten Karzinomen. Hier finden sich jedoch Randunschärfen. Histologie: Non-Hodgkin-Lymphom

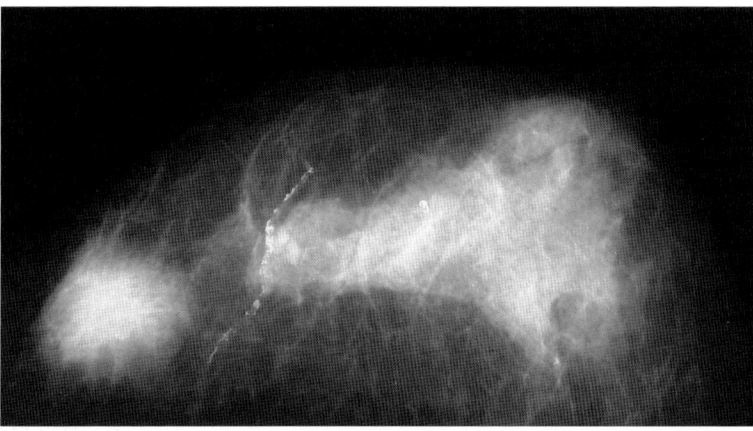

Auch in der *MRT* ist der phylloide Tumor glatt begrenzt, rundlich, ovalär oder lobuliert mit einer inhomogenen Binnenstruktur aufgrund von zystischen und nekrotischen Arealen. Im T1-gewichteten nativen MRT-Bild stellen sich phylloide Tumoren signalarm dar. Meist zeigen sie eine frühzeitige, intensive Kontrastmittelaufnahme mit oder ohne Washout. Die Anreicherungsdynamik korreliert nicht mit dem histologischen Grading und gibt damit keinen sicheren Anhalt für die Einschätzung des biologischen Potenzials. Für die Differenzierung von anderen glatt begrenzten Herden wird die MRT nicht benötigt. Sie kann aber hilfreich sein bei der präoperativen Ausdehnungsdiagnostik großer Tumoren (Abgrenzung zur Thoraxwand).

Malignome hämatologischer Genese

Grundlagen
Bei der sehr seltenen Primärmanifestation von Malignomen hämatologischer Genese in der Mamma handelt es sich meist um Non-Hodgkin-Lymphome, seltener um Leukämie (auch als tumorartige Manifestation im Sinne eines Chloroms), Hodgkin-Lymphome oder Plasmozytome. Diese Erkrankungen können sich als umschriebene oder als diffuse Infiltration der Mamma manifestieren. Meist ist eine rasche Größenzunahme zu beobachten. Ein Primärbefall der Brust ist mit weniger als 0,1% aller Mammamalignome sehr selten. Häufiger ist ein Sekundärbefall im Rahmen einer Metastasierung mit etwa 1–5%.

Klinische Symptomatik
Bei diffuser Ausbreitung findet sich meist eine Brustvergrößerung mit Hautverdickung.
Bei lokalem Befall tastet man häufig einen nodulären Knoten.

Radiologische Symptomatik
Mammographisch (Abb. 5.66) stellen sich umschriebene Tumoren häufig als dichte, noduläre Verschattung mit Randunschärfen dar. Im dichten Parenchym sind sie oft nicht sicher abzugrenzen. Bei diffusem Befall finden sich asymmetrische Strukturunruhen oder eine diffuse Transparenzminderung.

In der *Sonographie* sind noduläre Manifestationen meist als rundliche, unscharf oder auch glatt begrenzte, echoarme, homogene Rundherde darstellbar. Bei diffuser Ausbreitung findet sich meist eine diffus erhöhte, manchmal auch eine verminderte Echodichte.

Bisher existieren wenig Erfahrungen über die Befundmuster dieser seltenen Erkrankungen in der *MRT*. Je nach Wachstumsmuster sind fokale oder diffuse Kontrastmittelanreicherungen zu erwarten.

Sarkome

Grundlagen
Sarkome, die weniger als 1% aller Malignome der Brust ausmachen, sind maligne mesenchymale Tumoren, deren Einteilung nach der histologisch vorliegenden Stromakomponente erfolgt. Die häufigsten in der Brust vorkommenden Sarkome sind: maligne fibröse Histiozytome, Fibrosarkome, Angiosarkome. Liposarkome sind extrem selten. Alle Sarkome zeichnen sich durch ihr rasches Wachstum aus.

Klinische Symptomatik
Die meisten Sarkome fallen als rasch wachsender tastbarer Herdbefund mit variabler Konsistenz und Verschieblichkeit auf. Angiosarkome sind sehr weich und wachsen oft diffus. Sie fallen eher durch Hautdyskolorierung als durch Tastbefund auf.

Radiologische Symptomatik
Mammographisch imponieren Sarkome (Abb. 5.67) meist als noduläre Herdbefunde mit unterschiedli-

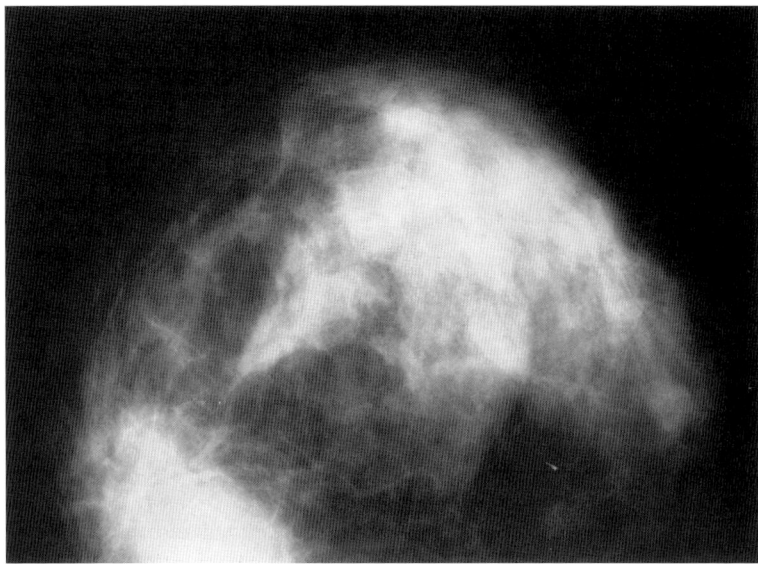

Abb. 5.67. Weicher, unscharf begrenzter Herdbefund im hinteren Anteil der Brust. Histologie: Angiosarkom. (Aus Heywang-Köbrunner u. Schreer 2003, S. 390, Abb. 17.2 e)

cher Randbegrenzung und Dichte, die je nach histologischer Zusammensetzung variiert. So können z. B. Liposarkome fetthaltige, vermehrt transparente Areale zeigen. Bei diffusem Wachstum, wie beim Angiosarkom, sind asymmetrische Strukturunruhen oder eine diffuse Transparenzminderung zu beobachten. Fibrosarkome oder fibröse Histiozytome imponieren als Herdbefunde.

Sonographisch stellen sich das Fibrosarkom und das Histiozytom nodulär, unscharf oder auch glatt begrenzt dar. Sarkome weisen öfter zentrale Nekrosen auf. Das Angiosarkom fällt durch echoarme Gefäße mit hohem Flow auf.

Auch bei den Sarkomen gibt es bisher wenig Erfahrungen mit der *MRT*. Zu erwarten sind aber je nach Wachstumsmuster und Histologie fokale oder diffuse Kontrastmittelaufnahmen unterschiedlicher Morphologie, mit plateauförmiger Kontrastmittelanreicherung oder Wash-out.

Metastasen

Grundlagen

Einzelne oder multiple Metastasen in der Brust sind zu beobachten bei extramammären Primärtumoren, Mammakarzinomen und hämatologischen Malignomen. Die Metastasierung kann sowohl hämatogen als auch lymphogen erfolgen.

Klinische Symptomatik

Meist liegt anamnestisch ein bekanntes Malignom vor. Typisch ist das plötzliche Auftreten von meist multiplen Herdbefunden beidseits. Die einzelnen Läsionen tasten sich meist glatt begrenzt, rundlich, mehr oder weniger gut verschieblich. Bisweilen

kommt auch eine diffuse intramammäre Ausbreitung vor.

Radiologische Symptomatik

Meist stellen sich Metastasen *mammographisch* (Abb. 5.68) als rundliche, glatt begrenzte, solitäre oder multiple Herdbefunde dar. Sie können eine glatte, eine lobulierte und bisweilen auch eine unscharfe Randkontur haben. Typischerweise haben bei multiplem Auftreten viele der Herde etwa eine gleiche

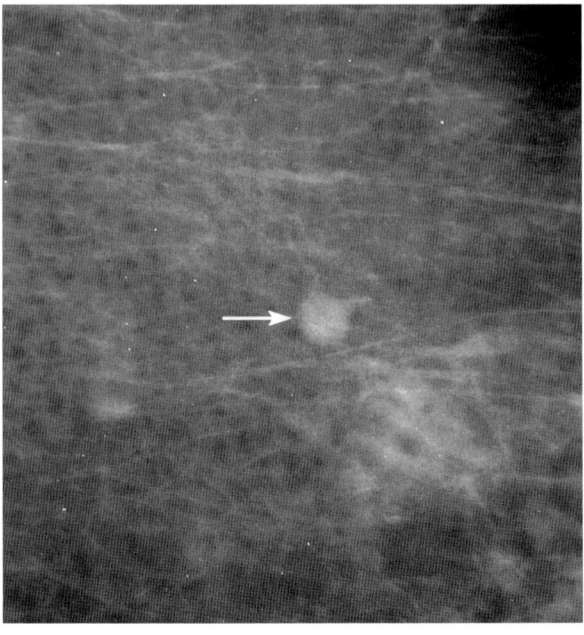

Abb. 5.68. Kleine, glatt begrenzte Metastase eines muzinösen Ovarialkarzinoms

Größe. Metastasen sind dichter oder ebenso dicht wie das Parenchym. In dichtem Parenchym sind sie jedoch oft schwer oder gar nicht abzugrenzen.

Sonographisch sind Metastasen glatt begrenzte, runde, echoarme, homogene Herdbefunde, die allerdings gelegentlich auch eine unscharfe Begrenzung aufweisen können. Das dorsale Schallverhalten (Schallverstärkung oder indifferente Schallauslöschung) ist variabel. Metastasen sind häufig gut verschieblich und haben eine variable Komprimierbarkeit.

In der *MRT* sind vereinzelt Metastasen beschrieben als glatt begrenzte Läsionen mit signalarmer Darstellung auf T1-gewichteten Sequenzen vor Kontrastmittelinjektion, frühzeitiger, intensiver und fokaler Kontrastmittelaufnahme des gesamten Herdes oder aber mit einer randständig betonten, nach zentral hin zunehmenden Kontrastmittelanreicherung.

5.4.4
Posttherapeutische Veränderungen

Allgemeine posttherapeutische oder traumatische Veränderungen

Grundlagen
Operative Eingriffe oder traumatische Ereignisse führen zu verschiedenen Veränderungen im Gewebe. In der Akutphase treten Hämatome, Serome und frisches Granulationsgewebe auf. Später kommt es zur zunehmenden Fibrosierung, z. T. mit Retraktion, ggf. mit dystrophen Verkalkungen. Bisweilen entstehen Fremdkörpergranulome.

Hämatome oder *Serome* sind meist als derbe Knoten tastbar. Etwa innerhalb eines Jahres werden Hämatome und Serome durch eine peripher beginnende Einsprossung von Granulationsgewebe langsam resorbiert und durch Narbengewebe ersetzt.

Unter *Fettgewebsnekrosen* versteht man den Untergang von Fettzellen durch Ruptur der Zellmembran. Fettgewebenekrosen treten meist akut oder subakut nach Operationen oder Bestrahlung auf, bisweilen auch später. Sehr selten entstehen Fettgewebenekrosen spontan ohne vorangegangene Operation oder vorangegangenes Trauma. Die bei Fettgewebenekrosen freigesetzten Fette können konfluieren. Als Reaktion auf die Freisetzung von Neutralfetten kommt es zu einer gemischtzelligen Infiltration mit Leukozyten, Makrophagen und Histiozyten. Das auf diese Weise von peripher einsprossende, zu Beginn stark durchblutete Granulationsgewebe kann sehr lange bestehen bleiben. Mit der Zeit kann es vernarben, d. h. das Granulationsgewebe wird durch Bindegewebe ersetzt. Gelegentlich entstehen Ölzysten, die zentral ölige Flüssigkeit enthalten und von einer dünneren Kapsel von Granulationsgewebe umgeben sind. Letztere sind dann mammographisch anhand der Fettdichte eindeutig zu diagnostizieren.

Als *Narbe* wird eine schlecht durchblutete Gewebefibrose nach Defektheilung bezeichnet. Die Patientinnen sind meist symptomlos. Oft ist die Narbenbildung auf der Kutis sichtbar. Die Kutis kann retrahiert sein. Sie kann, aber muss nicht, verdickt sein.

Klinisch tasten sich Fettnekrosen und Ölzysten wie Karzinome als derbe, schlecht verschiebliche unscharf begrenzte Areale.

Größere Narben sind oft mit einer Hautverdickung oder -retraktion vergesellschaftet und als derbe uncharakteristische Verdichtung palpabel.

Radiologische Symptomatik
Akute posttraumatische und postoperative Veränderungen wie Hämatome und Serome werden in Kenntnis der Anamnese meist korrekt diagnostiziert. Da jedoch insbesondere narbige Veränderungen, aber auch andere Spätfolgen wie dystrophe Verkalkungen oder Fettnekrosen Malignome vortäuschen können, ist es gerade bei diesen Patientinnen von Bedeutung, überflüssige Biopsien und damit eine erneute Narbenbildung zu vermeiden. Andererseits müssen auch Karzinome oder Rezidive, die in oder neben Narben entstehen, richtig erkannt werden.

Hilfreich für die Beurteilung postoperativer Veränderungen ist der Vergleich mit präoperativen Voraufnahmen und vorangegangenen postoperativen Verlaufskontrollen. Der Vergleich berücksichtigt nicht nur den zeitlichen Verlauf der narbigen Veränderungen, sondern auch Typ und Lokalisation des früheren Befundes. Ist der sichere Ausschluss eines Restbefundes nicht möglich, oder es findet sich eine neu aufgetretene oder zunehmende Veränderung, so muss eine histologische Abklärung erfolgen. Im weiteren postoperativen Verlauf bilden sich akute Veränderungen zurück, während späte narbige Veränderungen meist unverändert bestehen bleiben bzw. sich retrahieren. Sie sollten aber nicht an Dichte zunehmen. Fettnekrosen verkalken meist zunehmend.

Mammographisch stellen sich posttraumatische *Hämatome* und *Serome* (Abb. 5.69 a–c) als flächige unscharf begrenzte Veränderungen oder als noduläre runde oder ovaläre Herdbefunde mit selten glatter, meist unscharfer Randbegrenzung dar. Kurz nach der Operation sind u. U. noch Lufteinschlüsse nachzuweisen. Bei Seromen kann im streng seitlichen Strahlengang ein Fett-Flüssigkeits-Spiegel beobachtet werden. Im zeitlichen Verlauf bilden sich die mammographischen Veränderungen zurück.

Fettgewebenekrosen (Abb. 5.70 a–e) zeigen ein variables Erscheinungsbild. Die so genannten Liponekrosen imponieren als kleine, runde vermehrt transparente Strukturen von 2–3 mm Durchmesser, die abgekapselten Fetttropfen entsprechen und grob-

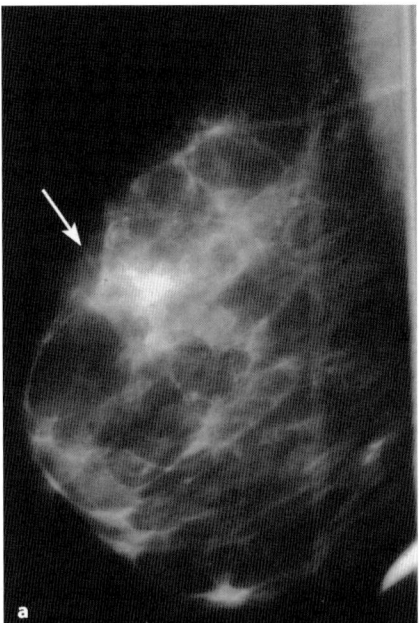

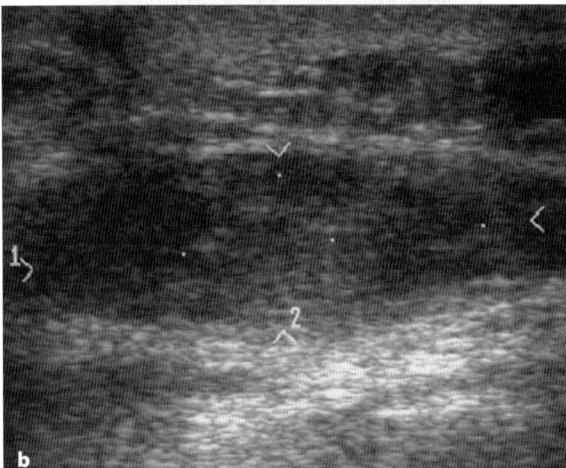

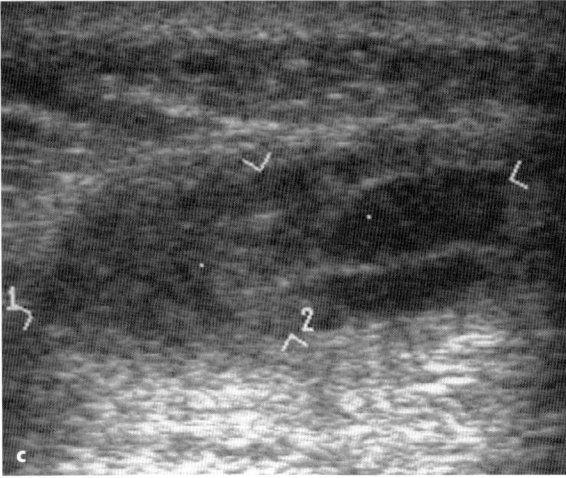

Abb. 5.69 a – c. Hämatom. **a** Mammographisch imponiert es als unscharfe Verdichtung wie hier (oder auch als Herdbefund). **b** Das frische Hämatom imponiert meist als echoarme, zystische Raumforderung. **c** Mit zunehmender Organisation bilden sich im Hämatom Binnechos

schollig, partiell oder randständig verkalken. Dieses Bild ist typisch gutartig und bedarf keiner weiteren Abklärung. Ölzysten finden sich vermehrt nach ausgedehnten Fettgewebetraumen, insbesondere nach plastischen Operationen oder nach Radiatio. Dabei verflüssigen sich größere nekrotische Fettgewebeareale. Mammographisch entsprechen sie vermehrt strahlentransparenten Strukturen, die eine umgebende weichteildichte scharfe Kapsel aufweisen. Ölzysten neigen dazu, eierschalenartig zu verkalken, was ein charakteristisches pathognomonisches Bild ergibt. Fettgewebenekrosen, die wenig fettdichtes Material enthalten und vorwiegend aus Granulationsgewebe bestehen, können als irregulär begrenzte herdförmige Verschattung erscheinen und ein Karzinom vortäuschen. Vor allem im Initialstadium erscheinen die Verkalkungen von Fettnekrosen uncharakteristisch und polymorph. Sie können dann zu differenzialdiagnostischen Problemen führen. Gelegentlich sind hier Vergrößerungsaufnahmen hilfreich, die die rundliche Anordnung (um eine Ölzyste), das Entstehen kleiner rundlicher Verkalkungen wie bei sich andeutenden Liponekrosen oder das Konfluieren zu größeren Verkalkungen besser erkennen lassen. Unter *dystrophen Verkalkungen* versteht man Kalksalzabscheidungen in nekrotischem Gewebe. Die Verkalkungen können dabei sowohl im Stroma als auch innerhalb von Fettgewebenekrosen entstehen.

Als Folge der *Narbenbildung* (Abb. 5.71 a – d) zeigt sich mammographisch meist eine Verdickung oder/ und Retraktion der Haut im Narbenbereich. Bei extremer Narbenbildung im Sinne von Keloiden stellen sich die Narben der Haut als bandförmige Verschattungen dar, falls sie tangential getroffen sind. Sie können aber auch das Parenchym überlagern und flächige, unscharf begrenzte intramammäre Verschattungen vortäuschen. Narben innerhalb des Parenchyms zeigen ein variables Bild von oft nur diskreten Architekturstörungen bis hin zu ausgedehnten Parenchymasymmetrien. Intramammäre Narben imponieren häufig als sternförmige Verdichtungen. In der ergänzenden Kompressionsaufnahme fehlt oft eine zentrale Verdichtung, was aber auch beim Karzinom vorkommen kann. Verkalkungen des Stromas innerhalb der Narbe sind meistens länglich und grob. Oft finden sich auch gruppierte, monomorphe, rundliche oder bizarre Verkalkungen innerhalb der Narbe. Auch verbliebenes Nahtmaterial kann verkalken und zeigt meist eine längliche Form mit Doppelkontur.

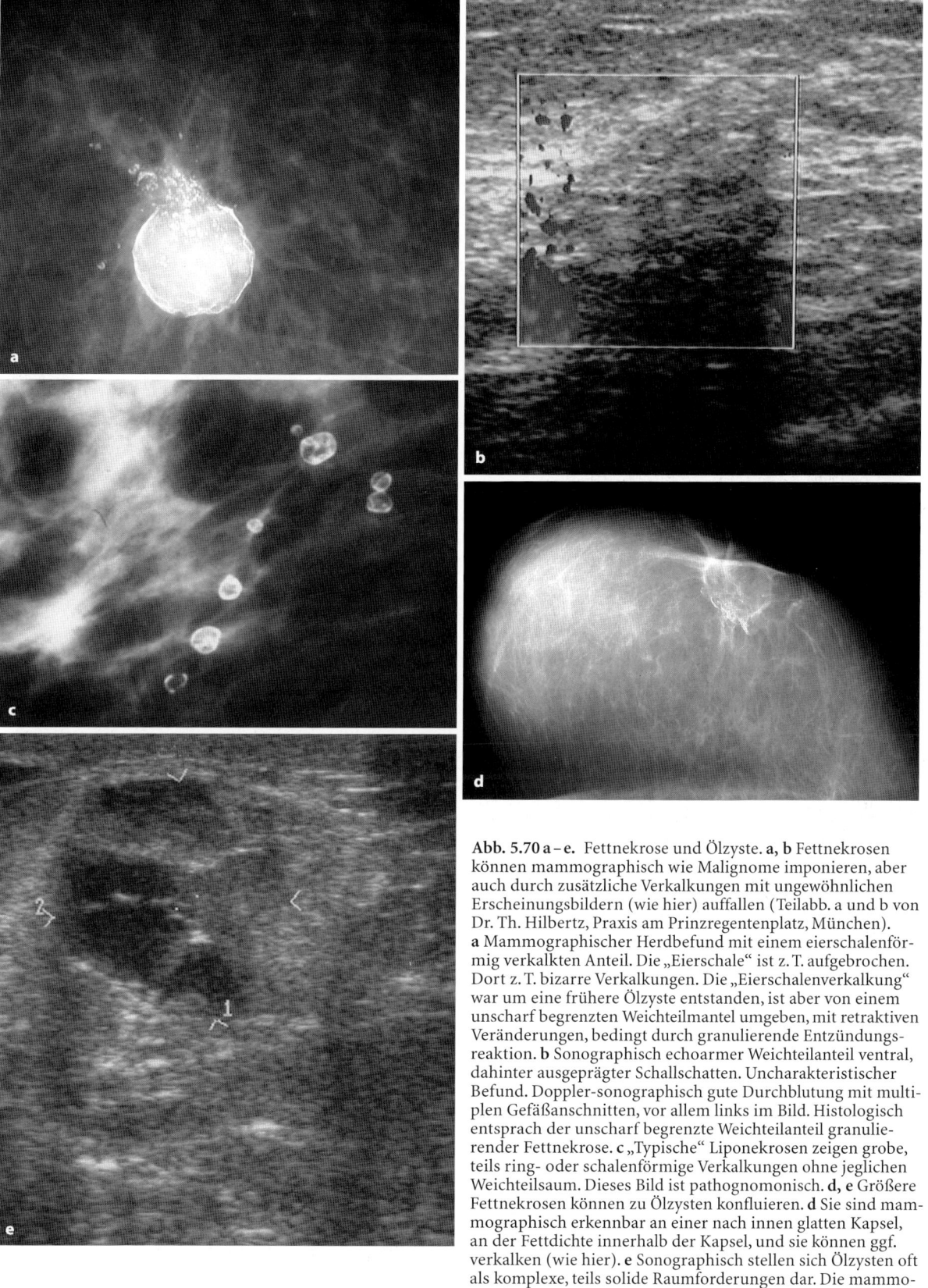

Abb. 5.70 a – e. Fettnekrose und Ölzyste. **a, b** Fettnekrosen können mammographisch wie Malignome imponieren, aber auch durch zusätzliche Verkalkungen mit ungewöhnlichen Erscheinungsbildern (wie hier) auffallen (Teilabb. a und b von Dr. Th. Hilbertz, Praxis am Prinzregentenplatz, München). **a** Mammographischer Herdbefund mit einem eierschalenförmig verkalkten Anteil. Die „Eierschale" ist z. T. aufgebrochen. Dort z. T. bizarre Verkalkungen. Die „Eierschalenverkalkung" war um eine frühere Ölzyste entstanden, ist aber von einem unscharf begrenzten Weichteilmantel umgeben, mit retraktiven Veränderungen, bedingt durch granulierende Entzündungsreaktion. **b** Sonographisch echoarmer Weichteilanteil ventral, dahinter ausgeprägter Schallschatten. Uncharakteristischer Befund. Doppler-sonographisch gute Durchblutung mit multiplen Gefäßanschnitten, vor allem links im Bild. Histologisch entsprach der unscharf begrenzte Weichteilanteil granulierender Fettnekrose. **c** „Typische" Liponekrosen zeigen grobe, teils ring- oder schalenförmige Verkalkungen ohne jeglichen Weichteilsaum. Dieses Bild ist pathognomonisch. **d, e** Größere Fettnekrosen können zu Ölzysten konfluieren. **d** Sie sind mammographisch erkennbar an einer nach innen glatten Kapsel, an der Fettdichte innerhalb der Kapsel, und sie können ggf. verkalken (wie hier). **e** Sonographisch stellen sich Ölzysten oft als komplexe, teils solide Raumforderungen dar. Die mammographische Diagnose ist aber eindeutig

Abb. 5.71 a – d. Narben stellen sich in unterschiedlichen Ebenen verschieden dar.
a In der CC-Ebene imponiert diese Narbe wie ein Karzinom. **b** In der MLO-Ebene
löst sie sich teilweise auf. **c** Einige Narben bilden dystrophe Verkalkungen.
d Narben können zu echoarmen Arealen oder Schallschatten führen. Reicht der
Schallschatten an die Haut, besteht in der Regel kein diagnostisches Problem

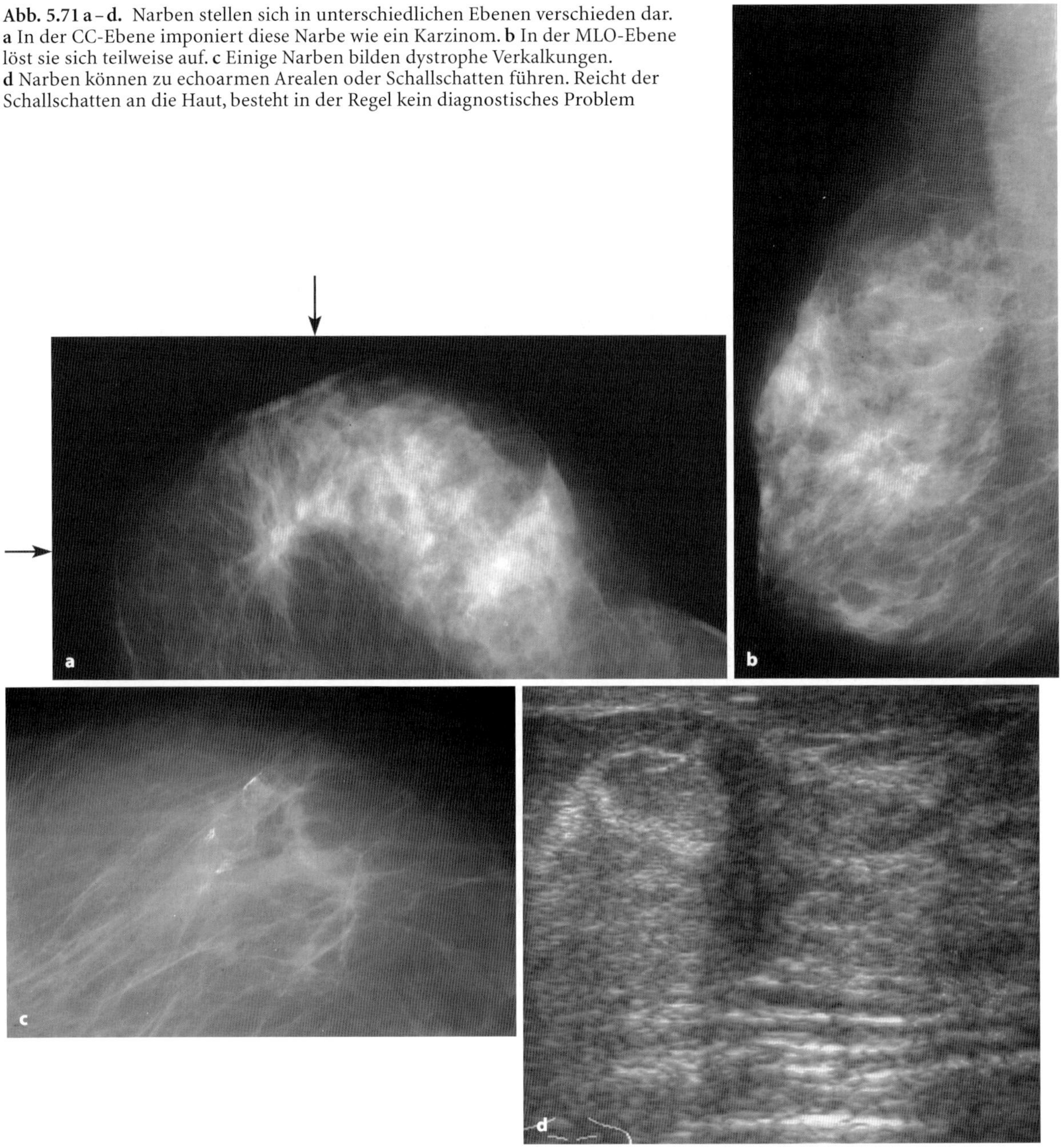

Die *Sonographie* kann durch Nachweis von liquidem Inhalt oder durch die Verlaufskontrolle der Regression ergänzende Informationen bei Problemfällen liefern. Frische *Hämatome* erscheinen in der Regel unscharf begrenzt. Im weiteren zeitlichen Verlauf werden sie umschriebener und erhalten eine schärfere Kontur. Der Echogehalt ist meist inhomogen, echoarm. Blutkoagel erscheinen meist als echoreiche Binnenstrukturen. Serome sind sonographisch weitgehend echofrei. Kleinere *Liponekrosen* sind sonographisch in der Regel nicht abgrenzbar.

Gelegentlich ergeben sich Schallauslöschungen durch die Verkalkungen. *Ölzysten* sind meist rundlich und echoarm. Sie zeigen je nach Verkalkung ein unterschiedlich ausgeprägtes dorsales Schallverhalten, das von der Schallverstärkung bis zur -auslöschung reicht. Ölzysten sind sonographisch oft sehr inhomogen und stellen sich als Komplexe zystischer Strukturen mit Binnenechos dar. Dieses Bild darf nicht verwirren. Wenn mammographisch eindeutig eine Ölzyste diagnostiziert werden kann, ist dieser Befund sicher. Bei Narben finden sich oft nur diskrete

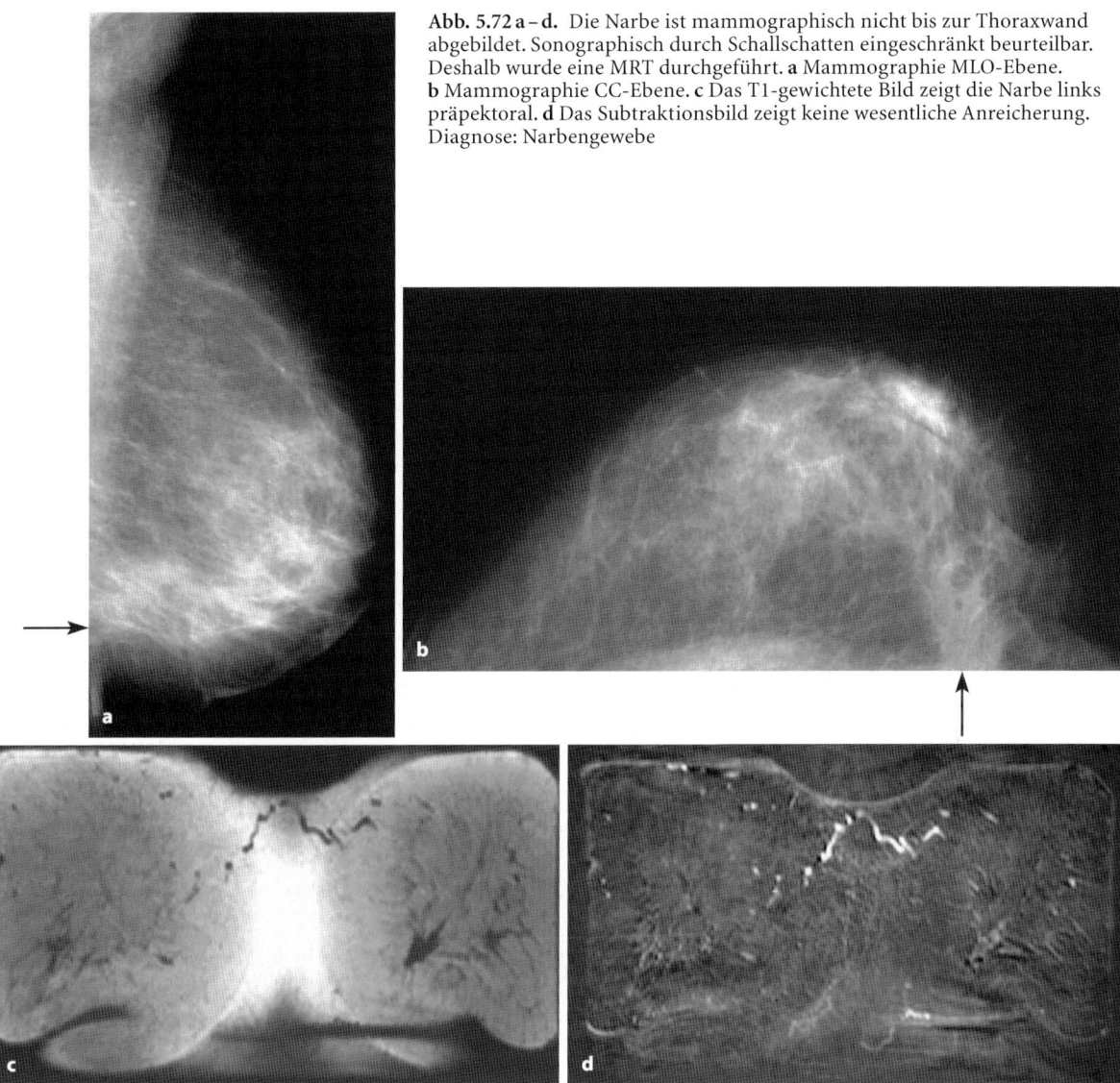

Abb. 5.72 a – d. Die Narbe ist mammographisch nicht bis zur Thoraxwand abgebildet. Sonographisch durch Schallschatten eingeschränkt beurteilbar. Deshalb wurde eine MRT durchgeführt. **a** Mammographie MLO-Ebene. **b** Mammographie CC-Ebene. **c** Das T1-gewichtete Bild zeigt die Narbe links präpektoral. **d** Das Subtraktionsbild zeigt keine wesentliche Anreicherung. Diagnose: Narbengewebe

Strukturunruhen, z. T. mit Schallschattenbildungen. Narben können aber auch als unscharf begrenzte irreguläre echoarme Läsionen mit geringer bis deutlicher dorsaler Schallauslöschung auftreten. Derartige Erscheinungsbilder machen den Nachweis oder Ausschluss eines Malignoms dann schwierig bis unmöglich.

In der *MRT* stellen sich *Hämatome* auf T1-gewichteten Nativaufnahmen meist mit einer hohen Signalintensität dar. Sie reichern kein oder lediglich gering und protrahiert Kontrastmittel an. *Serome* sind meist signalarm und zeigen nach Kontrastmittelinjektion ebenfalls keine wesentliche Signalzunahme. Das umgebende Parenchym nimmt meist gering und protrahiert Kontrastmittel auf. Liponekrosen sind durch die MRT meist nicht darstellbar. *Ölzysten* sind auf den T1-gewichteten Nativaufnahmen meist signalreich, fettisointens und von einer signalarmen Bindegewebekapsel umgeben. Die Kapsel kann auch Kontrastmittel anreichern. Bei frischen Fettgewebenekrosen kommen frühzeitige, suspekte fokale, irregulär begrenzte und z. T. rasch kontrastmittelaufnehmende Anreicherungen vor. Narbengewebe stellt sich auf T1-gewichteten Nativaufnahmen signalarm dar. Frisches Narbengewebe zeigt in den ersten 6 Monaten nach Operation meist eine protrahierte, geringe, gelegentlich aber auch eine suspekte, frühzeitige, intensive Kontrastmittelanreicherung. Ab dem 4. bis 6. Monat nach dem operativen Eingriff zeigen Narbengewebe in den allermeisten Fällen nur mehr eine geringe oder unwesentliche Kontrastmittelaufnahme. Sie sind dadurch mit der MRT meist gut von Malignomen zu differenzieren.

Diagnostik nach brusterhaltender Therapie und Radiatio

Definition ▽ Die brusterhaltende Therapie umfasst die operative, lokale, vollständige Tumorentfernung und anschließende Nachbestrahlung.

Sie wird in dieser Form beim invasiven Mammakarzinom (< 2 – 4 cm, je nach Brustgröße) und bei einem Teil der DCIS eingesetzt. Vor allem bei ersterem wird sie meist mit einer Axilladissektion oder (in geeigneten Fällen) mit einer Entfernung der Sentinel-Lymphknoten kombiniert.

Grundlagen

Für die brusterhaltende Therapie eignen sich nicht an Haut oder Thoraxwand fixierte Tumoren. Bei einem großen Brustvolumen können auch größere Tumoren für die brusterhaltende Therapie in Betracht gezogen werden. Die Entscheidung für oder gegen eine brusterhaltende Therapie wird individuell getroffen, anhand von Tumorgröße, -ausdehnung, -histologie und der physischen und psychischen Konstitution der Patientin.

Von einer brusterhaltenden Therapie abgeraten wird bei folgenden Kriterien:

- Tumor > 4 cm,
- ungünstige Relation von Tumorgröße zu Brustgröße,
- Tumor an Haut oder Muskulatur fixiert,
- inkomplette Tumorausschneidung auch nach Nachresektion,
- Multizentrizität,
- inflammatorisches Karzinom,
- Lymphangiosis carcinomatosa,
- extensive intraduktale Tumorkomponente, die inkomplett reseziert ist.

Klinische Symptomatik

Unmittelbar postoperativ können Hämatome und Serome auftreten. Nach der Radiatio kommt es zu einer vermehrten Durchblutung des Gewebes sowie zu einer gesteigerten Transsudation mit Ödembildung. Dies resultiert in einer diffusen Hautrötung, Hautverdickung und Schwellung. Aufgrund der Axilladissektion in Kombination mit der Bestrahlung kann es zu einem Lymphödem der Brust kommen. Die postradiogenen Veränderungen bilden sich meist innerhalb eines Jahres zurück. Sie können jedoch auch rezidivieren oder in einzelnen Fällen erst verzögert auftreten. Diese akuten posttherapeutischen Veränderungen werden zunehmend durch Narbengewebe ersetzt. Aufgrund der relativ ausgedehnten Gewebetraumatisierung treten gehäuft Ölzysten, Granulome und dystrophe Verkalkungen auf.

Radiologische Symptomatik

Die radiologische Diagnostik (Abb. 5.73 a – c, Abb. 5.74 a – d) der Mamma nach brusterhaltender Therapie kann durch ausgedehnte postoperative und postradiogene Veränderungen deutlich erschwert sein. Um die Treffsicherheit zu erhöhen, wurde von der Deutschen Senologischen Gesellschaft folgendes Vorgehen empfohlen: Bei Verdacht auf einen Residualbefund sollte unbedingt eine postoperative Mammographie, ggf. auch eine weitere Abklärung, erfolgen. Des Weiteren wird 3 – 6 Monate nach abgeschlossener Radiatio eine erste posttherapeutische Mammographie und ggf. weitere Abklärung empfohlen, weitere Mammographien im Abstand von 6 Monaten über 3 Jahre sollen folgen. Kontrollen der kontralateralen Seite sollen jährlich stattfinden. Von entscheidender Bedeutung ist der exakte Vergleich der Verlaufskontrollen.

Da sich ein Rezidiv im Narbenbereich durch sehr diskrete *mammographische* Veränderungen äußern kann, sollten Ergänzungsaufnahmen zur Abklärung fraglicher Veränderungen eher großzügig indiziert werden.

In der Akutphase zeigen sich allgemeine postoperative Veränderungen wie Hämatome und Serome. Bedingt durch die Radiatio zeigen sich folgende akute Veränderungen in individuell unterschiedlicher Ausprägung: Verdickung der Haut, diffus vermehrte Dichte des Drüsenparenchyms sowie eine diffus vermehrte, unscharfe retikuläre Zeichnung. Die akuten diffusen postradiogenen Veränderungen bilden sich im zeitlichen Verlauf zurück. Als Residuum bleibt häufig eine Fibrose zurück, die sich in einer vermehrten, eher scharfen retikulären Zeichnung äußert. Zusätzlich findet sich meist eine ausgedehnte Narbenbildung. Gehäuft treten Fettnekrosen, insbesondere Ölzysten und dystrophe Verkalkungen mit entsprechendem mammographischem Erscheinungsbild auf.

Auch *sonographisch* ist die Beurteilung meist durch Narbenbildung erschwert. Wegen der guten Darstellung von Seromen und Hämatomen kann die Sonographie bei mammographisch eingeschränkter Beurteilbarkeit als ergänzende Methode für die Interpretation hämatom- oder serombedingter Verschattungen im Mammogramm eingesetzt werden. Wenn indiziert, kann auch die Rückbildung hämatombedingter echoarmer Areale überprüft werden. Durch postradiogene Veränderungen kommt es zu einer verdickten Haut, einer ödembedingten vermehrten Echogenität des subkutanen Fettgewebes, erweiterten Lymphspalten bei Lymphödem und Architekturstörungen als Ausdruck von Narbenbildung. Wegen häufig in Narben vorhandenen echoarmen Arealen und Schallschatten ist aber auch sonographisch der Nachweis oder Ausschluss von Rezidiven z. T. erheblich eingeschränkt.

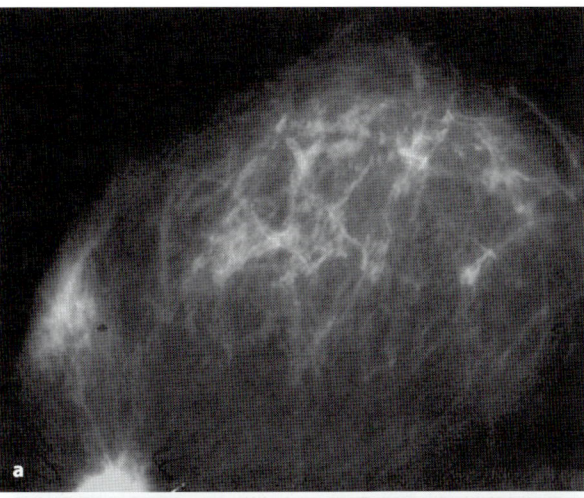

Abb. 5.73 a–c. Mammographisch unklare Verdichtung thoraxwandnah bei Zustand nach brusterhaltender Therapie. Differenzialdiagnostisch ist an Narbengewebe oder an ein Rezidiv zu denken. **a** Mammographie: Der Befund ist teilweise abgebildet. **b** Vor Kontrastmittelgabe stellt sich eine Ringstruktur (*Pfeilspitzen*) mit fettreichem Inhalt dar. **c** Nach Kontrastmittelgabe keine wesentliche Anreicherung. Der mammographische Befund erklärt sich als Narbe mit darin enthaltener Ölzyste (mammographisch nicht erfasst)

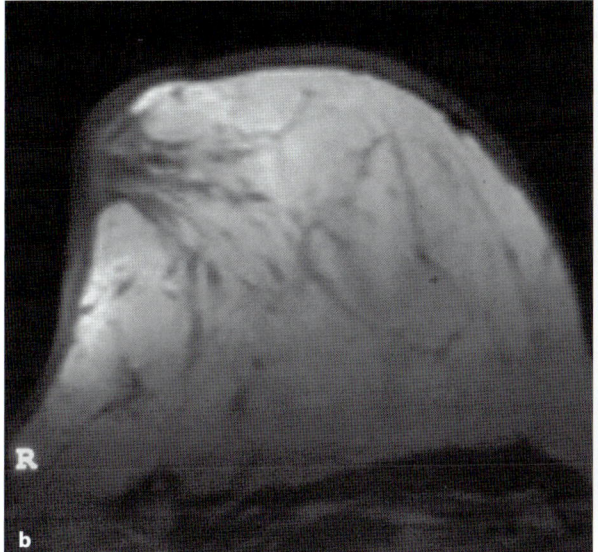

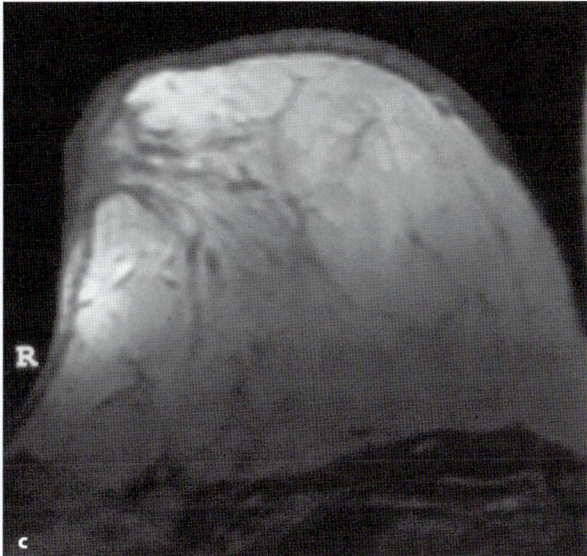

Auch in der *MRT* lassen sich die beschriebenen allgemeinen postoperativen Veränderungen abgrenzen. Innerhalb der ersten 12 Monate nach Radiatio können Kontrastmittelanreicherungen in der Narbe und im bestrahlten Parenchym auftreten. Diese Anreicherungen sind meist diffus und protrahiert, gelegentlich aber auch multifokal oder fokal und frühzeitig. In diesen Fällen kann ein Malignom nicht sicher ausgeschlossen werden. Ab 12–18 Monate nach Therapie zeigt sich meist nur noch eine geringe Restanreicherung. Ältere Narben oder fibrosiertes Parenchym reichern kein Kontrastmittel an. Damit eignet sich die MRT oft sehr gut zum Nachweis oder Ausschluss von Rezidiven in mammographisch (und sonographisch) schwer beurteilbarem Gewebe.

Falsch-positive MRT-Befunde kommen bisweilen vor. Sie ergeben sich durch frische Fettnekrosen, entzündliche Granulome und Mastopathie.

Spezielle Diagnostik nach Augmentation oder Wiederaufbau

Definition Unter Wiederaufbau versteht man eine operative Wiederherstellung der Brust nach Ablatio oder subkutaner Mastektomie. Als Augmentation wird eine operative Brustvergrößerung bezeichnet.

Grundlagen

Bei der Augmentation wird ein Implantat hinter den Drüsenkörper, vor oder hinter den M. pectoralis, eingeschoben.

Die Wiederaufbauplastik kann mit Implantaten oder mit Eigengewebe (z.B. aus der Bauchhaut) erfolgen. An Implantaten sind vor allem Silikonprothesen gebräuchlich. In einigen Fällen werden auch mit Kochsalz gefüllte Prothesen verwendet. Die Eigen-

Abb. 5.74 a – d. Mammographisch dichte Brust bei Zustand nach brusterhaltender Therapie 18 Monate vorher. Eine MRT wurde wegen erschwerter
Beurteilbarkeit durchgeführt. **a** Mammographie CC ohne Befund. **b** Mammographie MLO ohne Befund. **c** T1-gewichtetes MRT-Bild vor Kontrastmittelgabe. **d** T1-gewichtetes MRT-Bild nach Kontrastmittelgabe. Die kleine Kontrastmittelanreicherung (*Pfeil*), die neu aufgetreten war, weist auf ein 3 mm großes
Rezidiv hin

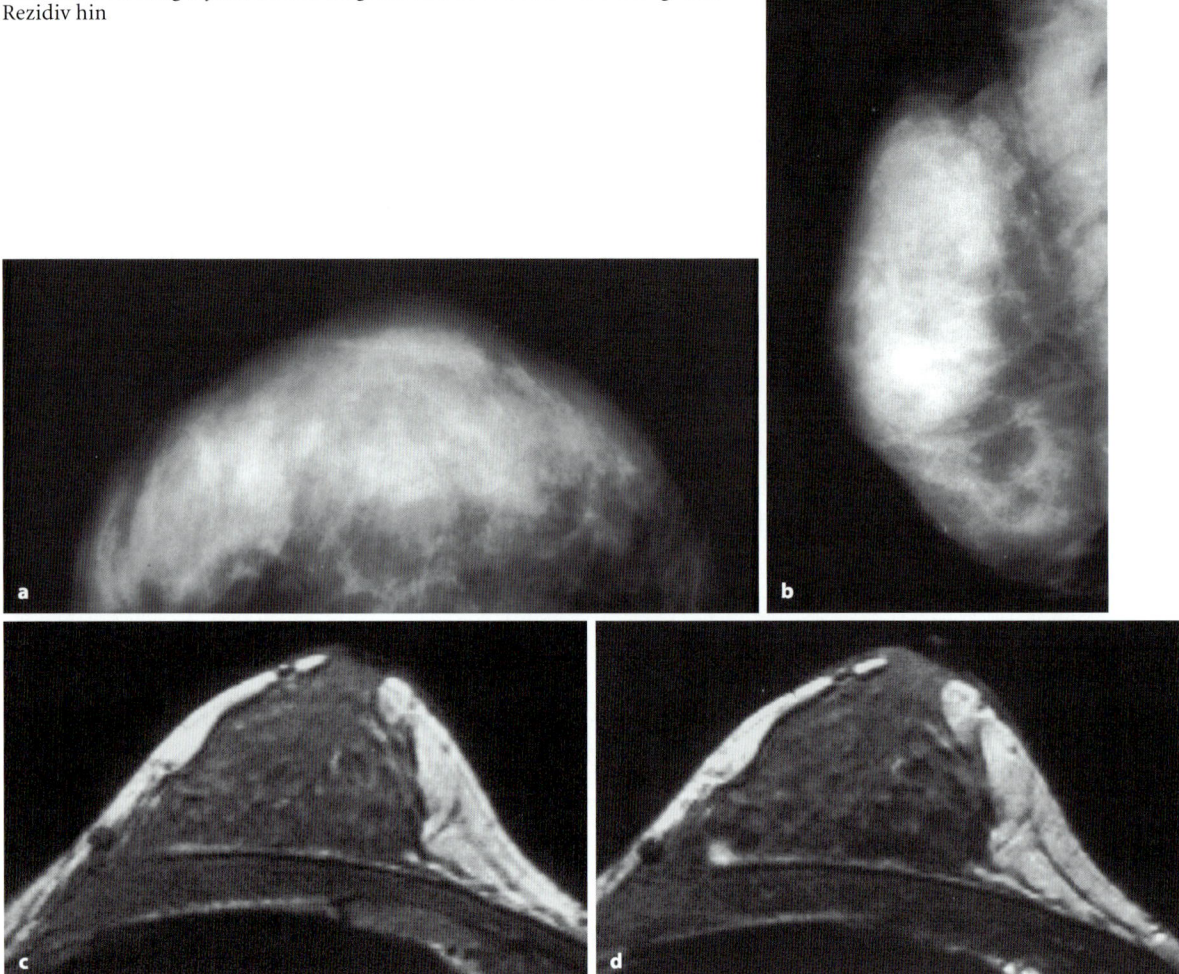

gewebeaufbauplasik erfolgt mit gestielten oder freien
myokutanen (vor allem M. latissimus dorsi oder
M. transversus rectus abdominis) Lappen. Sowohl
beim Wiederaufbau als auch bei der Augmentation
wird meist eine submuskuläre Implantation gegenüber der retroglandulären bevorzugt.

Komplikationen
- Kapselfibrose: Nach Prothesenimplantation bildet sich eine
  fibröse Kapsel um das Implantat. Die Kapsel kann verhärten,
  wodurch sich die Brust ebenfalls verhärten und verformen
  kann
- Prothesendefekt
- Intrakapsuläre Ruptur: Ruptur der Implantatkapsel. Das Silikon wird noch durch die vom Körper gebildete ca. 2 – 3 mm
  dicke fibröse Kapsel vom umgebenden Gewebe getrennt

- Extrakapsuläre Ruptur: Neben der Ruptur der Implantatkapsel ist auch die fibröse Kapsel defekt, wodurch Silikon ins
  umliegende Gewebe austritt
- Leckage: minimaler Silikonaustritt durch die intakte Kapsel-
  membran

Radiologische Symptomatik
Mammographisch wird das Parenchym durch das
Implantat meist nahezu vollständig überlagert (Abb.
5.75), da es von den Röntgenstrahlen nicht penetriert
werden kann. Bei einer Augmentationsplastik kann
die Prothese meist mit dem Eklund-Manöver gegen
die Thoraxwand gedrückt werden, während ein
größerer Teil des Drüsengewebes unter das Mam-
mographiepaddel gezogen wird (vgl. Abb. 5.8 a – d).

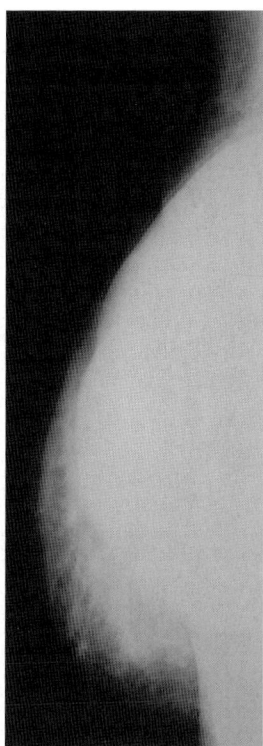

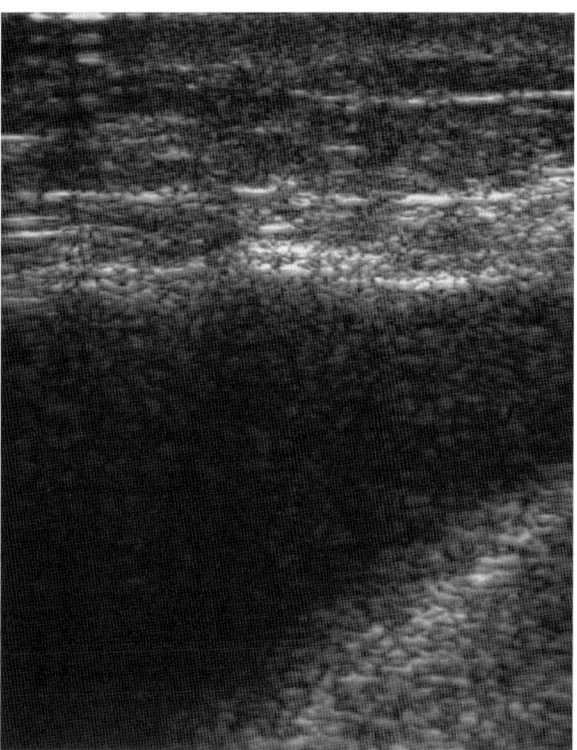

Abb. 5.75. 30-jährige Patientin 18 Monate nach Teilentfernung des Drüsenkörpers und Wiederaufbauplastik. Der Drüsenkörper ist mammographisch größtenteils von der Prothese verdeckt, die Mammographie nicht informativ

Abb. 5.76. Sonographisch wurde keine Auffälligkeit bemerkt, klinisch kein Tastbefund (dieselbe Patientin wie in Abb. 5.75)

Dieses Drüsengewebe lässt sich dann überlagerungsfrei in 2 Ebenen darstellen. Ist dies z. B. nicht oder nur teilweise möglich, sollten Ergänzungsaufnahmen in mehreren Ebenen durchgeführt werden. Insbesondere nach Wiederaufbauplastik mit Silikonimplantaten ist der Malignomausschluss deutlich eingeschränkt bzw. unmöglich. So wird eine Mammographie nach Wiederaufbauplastik nicht mehr für Früherkennungszwecke empfohlen. Dennoch sollte auf eine Mammographie zum Ausschluss von Mikrokalk nicht verzichtet werden, wenn ein klinisch suspekter Befund vorliegt. Dieser sollte dann (mit beliebiger Winkelung) tangential abgebildet werden.

Nach einer Eigengewebeaufbauplastik kann die übliche Mammographie in 2 Ebenen problemlos durchgeführt werden.

Mit der *Sonographie* (Abb. 5.76) kann das die Prothese umgebende Gewebe meist gut beurteilt werden. Das Gewebe zwischen Thoraxwand und Prothese kann dagegen meist nicht beurteilt werden. Die Sonographie wird derzeit regelmäßig nach Wiederaufbauplastik zum Rezidivausschluss eingesetzt. Nach Augmentation wird der Ultraschall ebenfalls großzügig, ergänzend zur Mammographie eingesetzt. Narbengewebe kann aber durch echoarme herdförmige Veränderungen oder Schallschatten differenzialdiagnostische Probleme verursachen.

Mit der *MRT* (Abb. 5.77 a, b) lässt sich die Brust nach Wiederaufbau- oder Augmentationsplastik exzellent und überlagerungsfrei beurteilen. Natürlich werden auch hier die allgemein beschriebenen postoperativen Veränderungen beobachtet. Eine Differenzierung zwischen Narbengewebe und Malignomen ist bereits 3–6 Monate nach Implantation relativ gut möglich, da das Narbengewebe kaum Kontrastmittel anreichert, Rezidive aber meist durch fokale rasche Anreicherung auffallen. Damit ist die MRT heute die wohl beste Methode zum Rezidivausschluss. Sie sollte nach Wiederaufbauplastik eingesetzt werden bei unklarem klinisch-sonographischem Befund oder bei sehr hohem Risiko und erschwerter Beurteilbarkeit (Zustand nach Rezidiv oder nach multifokalem Karzinom).

Prothesendefekte lassen sich mit der MRT meist gut erkennen.

- Normale vollständig mit Silikon gefüllte Einfachlumenimplantate stellen sich in der T1-gewichteten Sequenz mit mittlerer Signalintensität und in der T2-gewichteten Sequenz signalreich dar. Sie

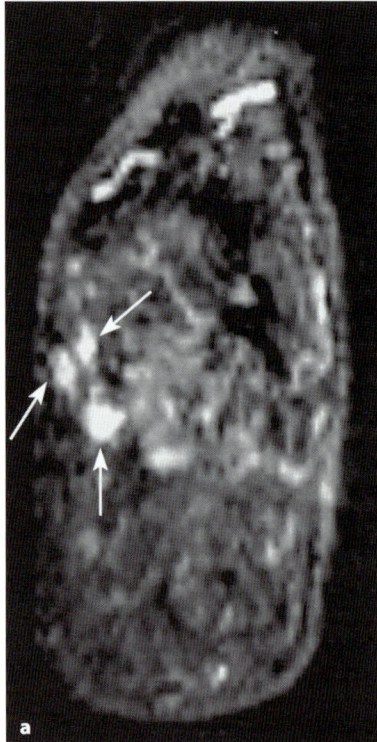
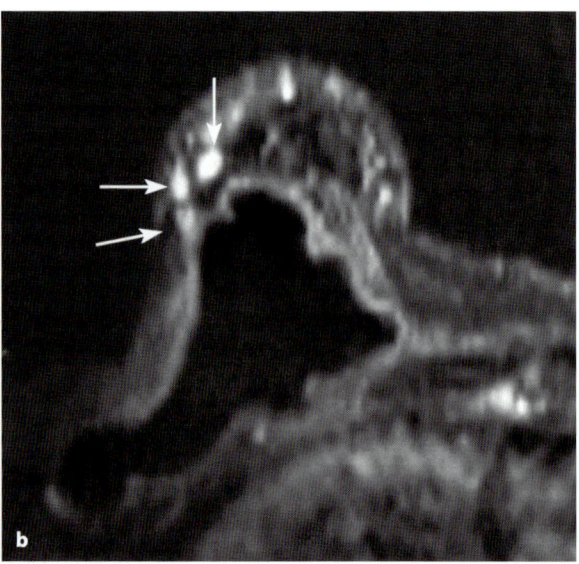

Abb. 5.77 a, b. Die ergänzende MRT wurde wegen des altersbedingt hohen Risikos durchgeführt. **a** Koronares Subtraktionsbild ventral der Prothese: Es finden sich abgesehen von Gefäßanschnitten (*Pfeilspitze*) mehrere herdförmige Anreicherungen von bis zu 5 mm. **b** Subtraktionsbild: transversale Rekonstruktion. In der rekonstruierten transversalen Schicht sind 3 der Herde nur ventral der Prothese mit dargestellt. Histologie: multifokales duktales Mammakarzinom G3, vermutlich Residualbefund

zeigen einen schmalen, homogenen signalarmen Randsaum.

- In Doppellumenimplantaten ist, je nach Typ, meist das äußere, seltener das innere Lumen mit Kochsalzlösung aufgefüllt. Die Kochsalzlösung stelltsich im T1-gewichtetem Bild signalärmer dar als Silikon.
- Die meisten Prothesen zeigen eine randständige Faltenbildung. Auch innerhalb einer Doppellumenprothese finden sich meist Falten zwischen innerem und äußerem Lumen.
- Hinweisend auf eine intrakapsuläre Ruptur ist das so genannte Linguini-Zeichen: Es beschreibt die wellenförmige Fältelung der gerissenen Kapsel innerhalb des Prothesenlumens.
- Bei der extrakapsulären Ruptur sind meist kleine Silikongranulome neben der Prothese abgrenzbar.
- Bei der Ruptur einer Doppellumenprothese ist das Bild von der Lokalisation der Ruptur abhängig. Ist beispielsweise bei einer Prothese, die im äußeren Lumen mit Kochsalz gefüllt ist, die äußere Kapsel defekt, so wird das Kochsalz vom umgebenden Gewebe resorbiert, während das intakte mit Silikon gefüllte innere Lumen stehen bleibt. Bei Defekt der inneren Kapsel dagegen, mischen sich Silikongel und Kochsalz, wodurch das so genannte Salatölphänomen entsteht.
- Bisweilen findet sich auch um die Prothese Gewebeflüssigkeit. Zur Differenzierung zwischen Silikon (außerhalb der Prothesenkapsel) und Gewebeflüssigkeit gibt es so genannte „Silicon-only-Pulssequenzen".

5.4.5
Veränderungen der männlichen Brustdrüse

Grundlagen
Beim Mann besteht die Brust meist nur aus einer nodulären „Drüsengewebeknospe", meist < 1 cm. Bisweilen sieht man einen kleinen Baum von 1–2 cm, bestehend aus von Bindegewebe umgebenen radiären Milchgängen.

Radiologische Symptomatik
Die meisten Veränderungen der männlichen Brustdrüse sind benigne. Da die Inzidenz des Mammakarzinoms beim Mann sehr niedrig ist, wird die Mammographie lediglich bei klinischen Auffälligkeiten oder bei hoher genetischer Belastung eingesetzt.

Indikationen zur radiologischen Diagnostik beim Mann sind:

- Abklärung eines unklaren Tastbefundes oder einer Sekretion,
- uni- oder bilaterale Vergrößerung der Brust oder Schmerzhaftigkeit.
- Veränderungen der Haut oder Mamille,
- positive Eigenanamnese bezüglich eines Mammakarzinoms.

Die *Mammographie* der männlichen Brustdrüse ist nur bei Beschwerden indiziert. Dabei sollte die symptomatische Brust in 2 Ebenen (kraniokaudal und mediolateral-oblique) abgebildet werden. Pathologische Befunde erfordern ggf. entsprechende Zusatzprojektionen. Die asymptomatische Seite kann zunächst in einer Ebene (meist mediolateral-oblique/ MLO) dargestellt werden. Bei einem unklaren Befund oder eingeschränkter Beurteilbarkeit ist jedoch unbedingt die zweite Ebene anzuschließen. Bei muskulösen Patienten kann ein prominenter M. pectoralis das Drüsengewebe stark überlagern. Die männliche Brust besteht vor allem aus strahlentransparentem Fettgewebe. Die residualen duktalen und bindegewebigen Strukturen stellen sich als retromamilläre, oft irregulär begrenzte Verschattung dar. Häufig finden sich auch beim Mann intramammäre Lymphknoten. Wird durch Fettgewebe klinisch eine Drüsengewebebildung vorgetäuscht, was mammographisch eindeutig festzustellen ist, spricht man von Pseudogynäkomastie. In diesem Fall sind keine weiteren Maßnahmen nötig.

Die *Sonographie* ist bei der asymptomatischen und mammographisch unauffälligen männlichen Brust nicht nötig, die *MRT* nicht indiziert.

Gynäkomastie

Definition ▽ Ein- oder beidseitige benigne Vergrößerung der Brust.

Grundlagen

Der Gynäkomastie liegt ein hormoneller Proliferationsreiz zugrunde, der eine Vermehrung der duktalen Strukturen, des Stromas sowie des Drüsengewebes induziert. Ursächlich sind häufig ein Östrogenüberschuss, ein Androgenmangel, ein Androgenrezeptordefekt oder eine erhöhte Sensitivität des Gewebes für Östrogene. Neben physiologischen (Neugeborene, Pubertät, Senium) und idiopathischen Formen kann die Gynäkomastie auch medikamentös (z. B. Anabolika, Spironolacton, Theophylline, Antihypertensiva) induziert sein oder bei verschiedenen Erkrankungen (z. B. primäre oder sekundäre testikuläre Insuffizienz, Erkrankungen der Leber, paraneoplastisch) auftreten. Wichtig ist vor allem die Klärung der Ursache.

Klinische Symptomatik

Die Gynäkomastie äußert sich durch eine ein- oder beidseitige Vergrößerung der Brust, mit retroareolär tastbarem, verschieblichem dichterem Gewebe. Die Gynäkomastie ist meist asymptomatisch, in etwa 20% der Fälle schmerzhaft.

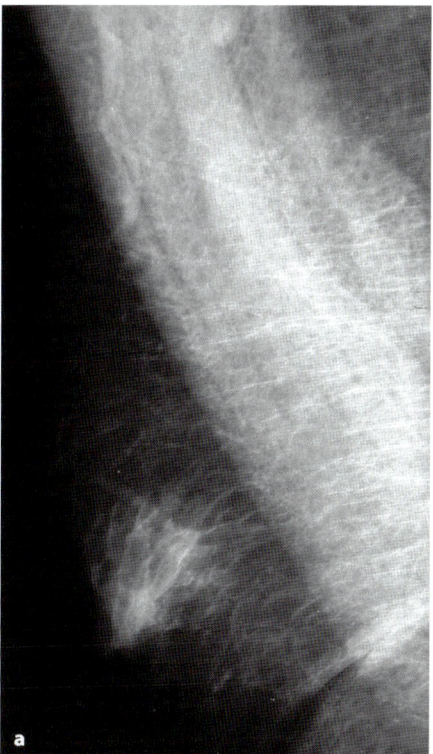
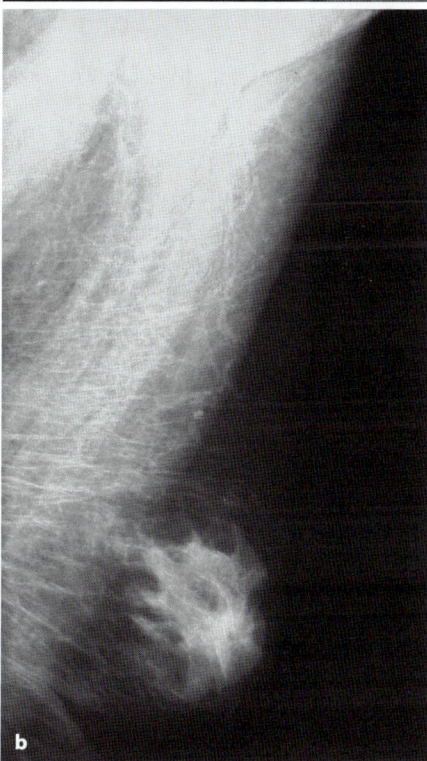

Abb. 5.78 a, b. Gynäkomastie beidseits, links (rechts im Bild) mehr ausgeprägt als rechts

Radiologische Diagnostik

Mammographisch (Abb. 5.78 a, b) zeigt sich bei der Gynäkomastie eine noduläre bis flächige Verschattung subareolär und ggf. auch eine deutliche Drüsengewebebildung, bis hin zur Imitation eines weiblichen Drüsenkörpers, u. U. auch mit mastopathischen Veränderungen.

Sonographisch findet sich abhängig von der Ausprägung eine Vermehrung von echoreichem Drüsenparenchym.

Zu unterscheiden ist die Pseudogynäkomastie. Hier handelt es sich um eine Vergrößerung der Brust durch ausschließliche Vermehrung des Fettgewebes.

Krankheitsbilder beim Mann

Grundlagen

Pathologische maligne Veränderungen der männlichen Brustdrüse sind sehr selten. Das *Mammakarzinom* beim Mann zeigt eine Häufigkeit von weniger als 1% aller Mammakarzinome. Dabei sind in der Regel Männer von 55–65 Jahren betroffen. Das männliche Mammakarzinom kann mit einer BRCA2-Variante assoziiert sein. Neben dem Mammakarzinom können auch Malignome des *lympha-tischen Formenkreises* und auch *Sarkome* vorkommen.

Prinzipiell können die gleichen benignen Veränderungen wie bei der weiblichen Brust beobachtet werden Die häufigsten sind jedoch:

- Lipome,
- Duktektasien,
- Zysten.

 **CAVE** Beim Mann treten relativ mehr intrazystische Karzinome auf als bei der Frau.

- Papillome,
- Fettnekrosen,
- entzündliche Veränderungen.

Radiologische Symptomatik

Die radiologische Diagnostik von malignen oder benignen Veränderungen entspricht im Wesentlichen der der weiblichen Brust (Abb. 5.79 a, b). Wegen der meist geringeren Größe der männlichen Brust ist ein höherer Prozentsatz an Karzinomen tastbar und auch sonographisch sichtbar. Auf die Mammographie sollte aber zum Nachweis kleiner Zweitherde und zum Nachweis der hier seltenen Mikroverkalkungen nicht verzichtet werden.

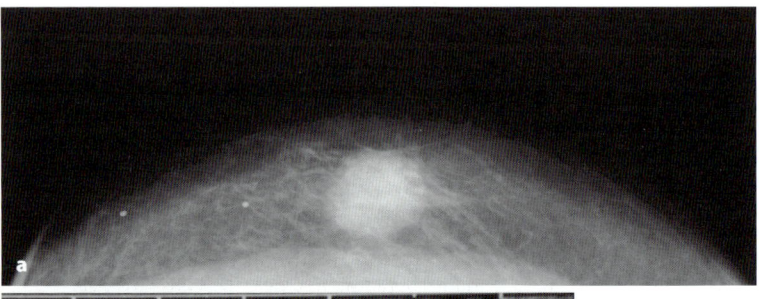

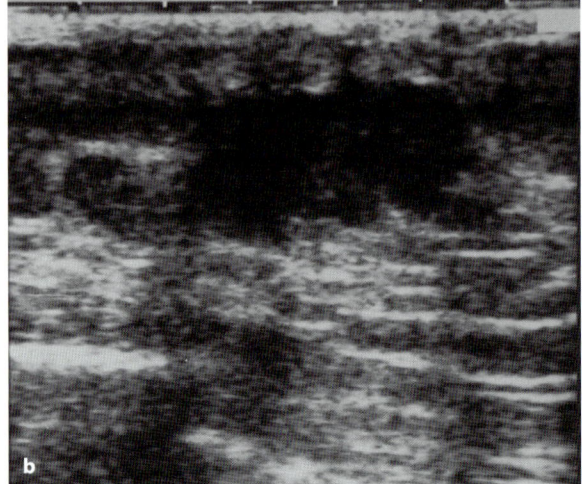

Abb. 5.79 a, b. Mammakarzinom des Mannes. **a** Mammographisch unscharf begrenzter Nodulus, suspekt. **b** Sonographisch irregulär begrenzter Herdbefund mit inhomogener Binnenstruktur, suspekt. Histologie: duktales Mammakarzinom

Weiterführende Literatur

Azzopardi JG, Salm R (1984) Ductal adenoma of the breast: A lesion which can mimic carcinoma. J Pathol 144: 15–23

Beer GM, Kompatscher P, Hergan K (1996) Diagnosis of breast tumors after breast reduction. Aesthetic Plast Surg 20: 391–397

Berg WA, Gilbreath PL (2000) Multicentric and multifocal cancer: Whole-breast US in preoperative evaluation. Radiology 214: 59–66

Bird RE, Wallace TW, Yankaskas BC (1992) Analysis of cancers missed at screening mammography. Radiology 184: 613–617

Boné B, Apelin P, Isberg B et al. (1995) Contrast-enhanced MR imaging of the breast in patients with silicone implants after cancer surgery. Acta Radiol 36: 111–116

Brem RF, Behrndt VS, Sanow L, Gatewood OMB (1999) Atypical ductal hyperplasia: Histologic underestimation of carcinoma in tissue harvested from impalpable breast lesions using 11-gauge stereotactically guided directional vacuum-assisted biopsy. AJR Am J Roentgenol 172: 1405–1407

Burbank F (1997) Stereotactic breast biopsy of atypical hyperplasia and ductal carcinoma in situ: Improved accuracy with a directional, vacuum-assisted biopsy instrument. Radiology 202: 843–848

Cardenosa G, Eklund GW (1991) Benign papillary neoplasms of the breast: Mammographic findings. Radiology 181: 751–755

Drew PJ, Chatterjee S, Thumbull LW et al. (1999) Dynamic contrast-enhanced magnetic resonance imaging of the breast is superior to triple assessment for the pre-operative detection of multifocal breast cancer. Ann Surg Oncol 6: 599–603

Duncan KA, Needham G, Gilbert JF, Deans HE (1998) Incident round cancers: What lessons can we learn? Clin Radiol 53: 29–32

Dupont WD, Page DL, Parl FF et al. (1994) Long-term risk of breast cancer in women with fibroadenoma. N Engl J Med 331: 10–15

Elmore JG, Wells CK, Lee CH et al. (1994) Variability in radiologists's acute interpretations of mammograms. N Engl J Med 331: 1493–1499

Ernster VL (1997) Epidemiology and natural history of ductal carcinoma in situ. In: Silverstein MJ (ed) Ductal carcinoma in situ of the breast. Williams & Wilkins, Baltimore, pp 23–33

Evans AJ, Pinder SE, Ellis IO, Wilson AR (2001) Screen detected ductal carcinoma in situ (DCIS): Overdiagnosis or an obligate precursor of invasive disease? Med Screen 8: 149–151

Fisher ER, Dignam J, Tan-Chiu E et al. (1999) Pathologic findings from National Surgical Adjuvant Breast Project (NSABP) eight-year update of Protocol B-17; intraductal carcinoma. Cancer 86: 429–438

Fischer U, Kopka L, Grabbe E (1999) Breast carcinoma: Effect of preoperative contrast-enhanced MR imaging on the therapeutic approach. Radiology 213: 881–888

Giess CS, Keating DM, Osborne MP, Rosenblatt R (1999) Local tumor recurrence following breast conservation therapy: Correlation of histopathologic findings with detection method and mammographic findings. Radiology 212: 829–835

Gilles R, Zafrani B, Guinebretiere JM et al. (1995) Ductal carcinoma in situ. MR imaging: Histopathologic correlation. Radiology 196: 415–419

Harvey JA, Fajaro LL, Innis CA (1993) Previous mammograms in patients with impalpable breast carcinoma: Retrospective versus blinded interpretation. AJR Am J Roentgenol 161: 1167–1172

Harvey JA, Moran RE, Maurer EJ, De Angelis GA (1997) Sonographic features of mammary oil cysts. J Ultrasound Med 16: 719–724

Heinig A, Heywang-Köbrunner SH, Viehweg P et al. (1997) Wertigkeit der Kontrastmittel-Magnetresonanztomographie der Mamma bei Wiederaufbau mittels Implantat. Radiologe 37: 710–717

Heywang-Köbrunner SH, Beck R (1996) Contrast-enhanced MRI of the breast. Springer, Berlin Heidelberg New York Tokyo

Heywang-Köbrunner SH, Schreer I (2003) Bildgebende Mammadiagnostik, 2. Aufl. Thieme, New York Stuttgart

Heywang-Köbrunner SH, Schlegel A, Beck R et al. (1993) Contrast-enhanced MRI of the breast after limited surgery and radiation therapy. J Comput Assist Tomogr 17: 891–900

Heywang-Köbrunner SH, Viehweg P, Heinig A, Küchler C (1997) Contrast-enhanced MRI of the breast: Accuracy, value, controversies, solutions. Eur J Radiol 24: 94–108

Heywang-Köbrunner SH, Schaumlöffel U, Viehweg P et al. (1998) Minimally invasive stereotactic vacuum core breast biopsy. Eur Radiol 8: 377–385

Heywang-Köbrunner SH, Bick U, Bradley WG et al. (2001) International investigation of breast MRI: Results of a mutlicenter study (11 sites) concerning diagnostic parameters of contrast-enhanced MRI based on 519 histopathologic correlated lesions. Eur Radiol 11: 531–546

Holland R, Hendriks JH (1994) Microcalcifications associated with ductal carcinoma in situ; mammographic-pathologic correlation. Semin Diagn Pathol 11: 181–192

Holland R, Hendriks JHCL, Verbeek ALM, Schuurmans Stekhoven JH (1990) Extent, distribution and mammographic/histological correlations of the breast ductal carcinoma in situ. Lancet 335: 519–522

Holli K, Saaristo R, Isola J et al. (1998) Effect of radiotherapy on the interpretation of routine follow-up mammography after conservative breast surgery; a randomized study. Br J Cancer 78: 524–525

Idvall I, Andersson C, Fallenius G et al. (2001) Histopathological and cell biological factors of ductal carcinoma in situ before and after the introduction of mammographic screening. Acta Oncol 40: 653–659

Ikeda DM, Andersson I, Wattsgard C et al. (1992) Interval carcinomas in the Malmö mammographic screening trial: Radiographic appearance and prognostic considerations. AJR Am J Roentgenol 159: 287–294

Krämer S, Schulz-Wendtland R, Hagedorn K et al. (1998) Magnetic resonance imaging and its role in the diagnosis of multicentric breast cancer. Anticancer Res 18: 2163–2164

Krishnamurty R, Whitman GJ, Stelling CB, Kushwaha AC (1999) Mammographic findings after breast conservation therapy. Radiographics 19: Spec No: 553–562

Lorenz R, Stark GB, Hedde JP (1997) The value of sonography for the discovery of complications after the implantation of silicone gel protheses for breast augmentation or reconstruction. Rofo Fortschr Geb Rontgenstr 166: 233–237

Mandrekas AD, Assimakopoulos GJ, Mastorakos DP, Pantzallis K (1994) Fat necrosis following breast reduction. Br J Plast Surg 47: 560–562

Meyer JE, Kopans DB (1981) Stability of a mammographic mass: A false sense of security. AJR Am J Roentgenol 137: 595–598

Meyer J, Timothy J. Stomper P, Sonnenfield M (1990) Biopsy of occult breast lesions: Analysis of 1261 abnormalities. JAMA 263: 2341–2343

Monticciolo DL, Nelson RC, Dixon WT et al. (1994) MR detection of leakage from silicone breast implants; value of a silicone-selective pulse sequence. AJR Am J Roentgenol 163: 51–56

Mumtaz H, Davidson T, Spittle M et al. (1996) Breast surgery after neoadjuvant treatment. Is it neccessary? Eur J Surg Oncol 22: 335–341

Mumtaz H, Hall-Craigs MA, Davidson T et al. (1997) Staging of symptomatic primary breast cancer with MR imaging. AJR Am J Roentgenol 169: 417–424

Ohuchi N, Abe R, Kasei M (1981) Possible cancerous change in intraductal papillomas of the breast: A 3D reconstruction study of 25 cases. Cancer 54: 605–611

Orel SG, Medonca MH, Reynolds C et al. (1997) MR imaging of ductal carcinoma in situ. Radiology 202: 413–420

Orel SG, Weinstein SP, Schnall MD (1999) Breast MR imaging in patients with axillary node metastases and unknown primary malignancy. Radiology 212: 543–549

Page DL, Kidd TE, Dupont WD et al. (1991) Lobular neoplasia of the breast: Higher risk for subsequent invasive cancer predicted by more extensive disease. Hum Pathol 22: 1232–1239

Rieber A, Zeitler H, Rosenthal H et al. (1997) MRI of breast cancer: Influence of chemotherapy on sensitivity. Br J Radiol 70: 452–458

Rosen PP, Caicco J (1986) Florid papillomatosis of the nipple: A study of 51 patients, including nine with mammary carcinoma. Am J Surg Pathol 10: 87–101

Rosen PP, Oberman HA (1993) Tumors of the mammary gland. Atlas of tumour pathology, 3rd ser., Fasc. 7. AFIP, Washington/DC

Rosen PP, Holmes G, Lesser M et al. (1985) Juvenile papillomatosis and breast carcinoma. Cancer 55: 1345–1352

Saarenmaa J, Salminen T, Geiger U et al. (1999) The visibility of cancer on earlier mammograms in a population-based screening programme. Eur J Cancer 35: 1118–1122

Sapino A, Figerio A, Perterse JL, Arisio R, Coluccia C, Bussolati G (2000) Mammographically detected in situ lobular carcinomas of the breast. Virchows Arch 436: 421–430

Schorn C, Fischer U, Luftner-Nagel S et al. (1999) MRI of the breast in patients with metastatic disease of unknown primary. Eur Radiol 9: 470–473

Schwartz GF, Solin LJ, Olivotto IA et al. (2000) Consensus conference on the treatment of in situ ductal carcinoma of the breast (Philadelphia, Pennsylvania, April 22–25, 1999). Bull Cancer 87: 499–506

Sickles EA (1994) Nonpalpable, circumscribed, noncalcified solid breast masses: Likelihood of malignancy based on lesion size and age of patient. Radiology 192: 439–442

Sickles EA, Ominsky SH, Sollitto RA et al. (1990) Medical audit of a rapid throughput mammography screening practice; methodology and results of 27.114 examinations. Radiology 175: 323–327

Silverstein MJ, Lagios MD, Groshen S (1999) The influence of the margin with on local control of ductal carcinoma in situ of the breast. New Engl J Med 340: 1455–1461

Skaane P (1999) The additional value of US to mammography in the diagnosis of breast cancer. A prospective study. Acta Radiol 40: 486–490

Skaane P, Sauer T (1999) Ultrasonography of malignant breast neoplasms. Analysis of carcinomas missed as tumor. Acta Radiol 40: 376–382

Soderstrom CE, Harms SE, Copit DS et al. (1996) Three-dimensional RODEO breast MR imaging of lesions containing ductal carcinoma in situ. Radiology 201: 427–432

Soo MS, Kornguth PJ, Hertzberg BS (1998) Fat necrosis in the breast: Sonographic features. Radiology 206: 261–269

Stoutjesdijk MJ, Boetes C, Van Die LE et al. (2001) Magnetic resonance mammography for breast cancer screening of patients from high risk populations: Results of a prospective pilot study. J Natl Cancer Inst 93: 1095–1102

Stavros AT, Dennis MA (1993) An introduction to breast ultrasound. In: Parker SH, Jobe WE (eds) Percutaneous breast biopsy. Raven, New York

Stavros AT, Thickman D, Rapp CL et al. (1995) Solid breast nodules: Use of sonography to distinguish between benign an malignant lesions. Radiology 196: 123–134

Tabar L, Fagerberg G, Day NE et al. (1992) Breast cancer treatment an natural history: New insights from results of screening. Lancet 339: 412–414

Taplin SH, Rutter CM, Elmore JG et al. (2000) Accuracy of screening mammography using single versus independent double interpretation. AJR Am J Roentgenol 174: 1257–1262

Tohno E, Cosgrove DO, Sloane JP (1994) Ultrasound diagnosis of breast diseases. Churchill Livingstone, Edingburgh

Van Dijck JAAM, Verbeek ALM, Hendriks JHCL, Holland R (1993) The current detectability of breast cancer in a mammographic screening program. Cancer 72: 1933–1938

Viehweg P, Lampe D, Buchmann J, Heywang-Köbrunner SH (2000) In situ and minimally invasive breast cancer: Morphologic and kinetic features on contrast-enhanced MR imaging. MAGMA 11: 129–137

Woods ER, Helvie MA, Ikeda DM et al. (1992) Solitary breast papilloma: Comparison of mammographic, galactographic and pathologic findings. AJR Am J Roentgenol 159: 487–491

Sachverzeichnis

A

Abdomen
- a.-p.-Durchmesser 244
- Querdurchmesser (AQ) 244
- Übersichtsaufnahme 95
Abriss, vaskulärer 50
Abscannen
- mäanderförmiges 280
- radiales 280
Abschaltdosis 264
Abstoßungsreaktion 82
Abszess
- Antibiotikagabe 333
- Binnenstruktur 334
- Drainage 333
- Entzündungsparameter 333
- Exzision 333
- Granulationswall 334
- Hautverdickung 334
- intrarenaler 53
- Inzision 333
- kalter 337
- Lufteinschlüsse 334
- Lymphknoten 333
- Mamillenretraktion 334
- Mammographie 334
- MRT 334
- perirenaler 53
- rezidivierende Abszedierung 333
- Rötung 333
- Schwellung 333
- Sonographie 334
- Therapieresistenz 333
- Überwärmung 333
ACRIN-Studie 275
ACR-Kategorie 305
ACTH 120
Adenomyose 220
Adenose 315, 319, 321
- sklerosierende 315
ADH 295
Adipositas 309
Adnex 221
ADPND 77
Agenesie 170
Air gap 262, 263, 271
Albumin, Technetium-markiertes 289
Allergie 289
American Cancer Association 259
American College for Radiology 259
Anabolika 363
Analgetikanephropathie 59
Androgene 120
Angelhakenkonfiguration 101
Angiographie 42

Angiolipom 59, 329
Angiom 80, 329
- Mammographie 329
- Power-Doppler-Sonographie 329
- Sonographie 329
- Thrombosierung 329
Angiomatose 329
Angiomyolipom 59
Angiosarkom 351
Aniridie, sporadische 70
Anode 261
Anoden-Filter-Kombination 261, 265
Anodenmaterial 260
Anomalien 170
Anschlingung, linksseitige 7
Antihypertensiva 363
Antikontrazeptiva 256
Antiöstrogen 256
Aorta
- persistierende Doppelanlage 6
- rechts deszendierende 6
Aortenaneurysma 14
Aplasie 44
Architekturstörung 302
- radiäre 305
Areal, asymmetrisches 305
Artefakt 321, 331
Arteria
- hepatica 6
- ovarica 221
- uterina 221
Arthritis, rheumatoide 20
Ashkenazy-Familie 256
Aszites 234, 238
Auflagetisch, strahlentransparenter 263
Aufnahme, kraniokaudale 267
- zweite Ebene 267
Augmentationsplastik 360
Aussaat, peritoneale 233
Ausscheidungsurographie 33, 87
Autoimmun-Adrenalitis 126
Autoimmunerkrankung 336

B

Band, anteriores fibromuskuläres 163
Beckenniere 7, 44
Beckwith-Wiedemann-Syndrom 70
Befundung, computerassistierte 277
Belichtung 264, 267
- automatische 264
- falsche 268
Belichtungseinheit, automatische 260
Bertini-Säule 30
Beschriftung 267, 268
Bestrahlung 256

Bildanalyse, systematische   304
– Befunderstellung   304
– Befundmorphologie   304
– Biometrie   304
– BIRADS-Klassifikation   304
– Herdbefunde   305
– – assoziierte Verkalkungen   305
– – Dichte   305
– – Halo   305
– – Hautreaktion   305
– – Kutisretraktion   305
– – Mamillenretraktion   305
– – Randbegrenzung   305
– Mammographie   304
– – assoziierte Veränderungen   304
– – Herdbefund   304
– – Mikroverkalkungen   304
– – Strukturveränderungen   304
Bildempfänger   260, 262, 264
Bilharziose   107
Biometrie   242
Biopsie
– Abklärungsbiopsie   297
– Komplikationen   294
– Lagerungstisch   301
– lobuläres Karzinom   294
– MRT-geführte   302
– – Feinnadelbiopsie   302
– Narben   294
– perkutane   258, 294
– – mammographisch stereotaktisch geführte
    299
– sampling error   294
Biopsiekammer   298
Biopsienadel   297
BIRADS-Klassifikation   307
Blasenentleerungsstörung   172
Blasenhals   96
Blasenkapazität   95, 96
Blasenmole   219
Blasenohr   103
Blutkoagel   356
Blutungszyste   343
Boari-Plastik   116
Borderline-Tumor   231, 232
Bosniak-Klassifikation   76
BRCA   256, 283
Bremsstrahlung   260
Brenner-Tumor   231
Brennfleck   262
– Nennwert   262
Brustdrüse, männliche
– Eigenanamnese   362
– Gynäkomastie   363
– – Androgenmangel   363
– – Mammographie   364
– – Östrogenüberschuss   363
– – Sonographie   364
– intramammäre Lymphknoten   363
– M. pectoralis   363
– Mammakarzinom   362
– Mammographie   363
– Pseudogynäkomastie   364
– Sonographie   363
– Vergrößerung   362
Bulbus duodeni   9
Bulk   19
Burkitt-Lymphom   20

C
CA 125   232, 238, 240
Candidiasis   55
Cavum scroti   193
Chemical-shift-Artefakt   41, 99
Chemotherapie, neoadjuvante   283
Chlorom   351
Chorionkarzinom   219
Clip   298
Coaxialkanüle   297, 301
Colon sigmoideum   228
Computertomographie   166, 209, 221, 238
– Corpus luteum   224
– Follikelzyste   224
– kontrastverstärkte   223
– Normalbefund   224
– Treffsicherheit   240
Conn-Syndrom   147
Cooper-Ligament   319
Corpus
– albicans   221
– – Zyste   226
– luteum   221
– – Zyste   226
Cowper-Syringozele   155
CRH   120
Cushing-Syndrom   146

D
DCIS   295
Dermoidzyste   227, 228
Descensus vesicae   101
Desmoplasie   315
Deutsche Industrienorm (DIN)   260
Deutsche Serologische Gesellschaft   358
Dialyse   79
Diaphanoskopie   198
Dichteunterschied   261
Diuresesonographie   32
Diureseszintigraphie   159
^{99m}Tc-DMSA   159
Doppelballonkatheter   97
Doppelballonurethrographie   97
Doppelnierenanlage   91
Dosisreduktion   264
Dosis-Sparmodus   262
Double-bubble-Zeichen   12
Douglas-Raum   228, 230, 235
Dresch-Syndrom   70
Dromedarniere   30
Ductus epididymidis   194
Duktektasie   319
Duplexsonographie   221
– farbkodierte   281
– – Bewegungsartefakte   281
– – Flussmuster   281
Duplikatur des harnableitenden Systems   46
Durchmesser, frontookzipitaler (FOD)   244
Dysgerminom   232, 233
Dysmorphismus, lobärer   30
Dysplasie
– multizystische   63
– primäre renale   158

E
Ebstein-Barr-Virus (EBV)   20
Echinokokken   336
Ectopia testis   196
Eileiter   221, 223, 228, 238
Eileiterschwangerschaft   225

Einblutung   275, 321
– postbioptische   178
Einheit, uteroplazentare   242
Eklund-Manöver   360
Ektopie, renale   44
Elastographie   288
Embryo   242
Endometriom   228, 240
Endometriose   220, 225, 226, 228, 230, 232, 239
– Zysten   228, 230
Endometritis   214
Endometrium
– Hyperplasie   215
– Karzinom   218, 231
– Polypen   214
Endomyometritis   214
Endorektalspule   167
Entwicklungszeit   264
Entzündung   171
Epidermoidkarzinom   20
Epididymitis   194, 202
– Magnetresonanztomographie   203
Epididymogramm   196
Epiorchium   193
Epithelhyperplasie   325
Epithelproliferation, intraduktale   315
ERCP   13
European Guidelines for Quality Assurance
   in Mammography Screening   260
EUSOMA-Guidelines   289
Excavatio rectovesicale   95

F
Falte, intramammäre   267
Fascia spermatica
– externa   193
– interna   193
Fasziitis, nekrotisierende   156
FDG-6-Phosphat   288
Fehlbildungen   225
– Mayer-Rokitansky-Küster-Syndrom   213
– Uterus
– – bicornis   213
– – didelphys   213
– – septus   213
– – unicornis   213
Fehlbildungsdiagnostik   242, 245
Feinnadelbiopsie   286, 295
– 14-Gauge-Stanznadel   296
– Cameco-Handgriff   296
– CNB-Prinzip   296
– Desinfektion   296
– Gewebezylinder   296
Feminisierung   148
Femurlänge (FL)   244
Ferrit   328
Fettgewebsnekrose   353, 356
Fettnekrose   355
Fettunterdrückung   230
– spektrale   228, 230
Fetus   241
Fibroadenom   258, 301, 306, 311, 319, 323, 339
– Biopsie   324
– glanduläres   322, 324
– juveniles   322, 324
– Konturunschärfe   324
– MRT   324
– myxoides   322, 324
– Postmenopause   322
– Randbegrenzung   324

– Schallauslöschung   324
– sklerosiertes   322, 324
– Ultraschall   324
– verkalktes   322, 344
– Verschattung   322
– wash-out   324
Fibroblast   330
Fibrom   231, 239
Fibrosarkom   351
Fibrose   312, 315, 319, 358
– Autoimmunreaktion
– benigne   329
– diabetische   329
– Kontrastmittelanreicherung   330
– lokale   329
– Mammographie   330
– MRT   330
– multifokale   329
– retroperitoneale   26
– Schallauslöschung   330
– Sonographie   330
– Stanzbiopsie   330
Fibrothekom   231
Field of view   283
FIGO
– Klassifikation   217
– Stadium   236
Filmdichte   264
Filmempfindlichkeit   264
Filmentwicklung   264
Film-Folien-Kombination   264
Film-Folien-System   262, 265, 267
Filmverarbeitung   260, 267
– fehlerhafte   268
Filter   261
– Molybdän   261
– niederenergetischer Anteil   261
– Rhodium   261
– Strahlenspektrum   261
– Wolfram   261
Filterstärke   261
Fistel, intrarenale arteriovenöse   82
Flachbettdetektor   277
[18]F-Fluordeoxyglukose   288
Fokus-Film-Abstand   262
Fokusgröße   262
Follikel   221
– Zyste   226
Fossa ovaria   221
Fournier-Gangrän   156
Frakturhämatom   14
Freihandlokalisation   290, 293
Fremdkörper   102
Fremdkörpergranulom   335
– MRT   336
– Narbe   335
– Operation   336
– Prothesen   336
– Schneegestöber   336
– Silikongranulom   335
– Sonographie   335
– Verdichtung   335
Fremdkörperreiz   335
Fremdkörperriesenzellen   335
Fremdmaterial, verkalktes   305
Früherkennungsmammographie   265
Füllungsdefekt   273
Funiculus spermaticus   193

G

Gadolinium   234, 286
Galaktographie   272, 274
– DTPA   42, 293
– Extravasat   273
– Füllungsdefekt   273
– Gangabbruch   273
– Kontrastmittel   272
– Kontrastmittelunverträglichkeit   273
– Sekretion   272, 273
– Wandstruktur   273
– Zytologie   273
Galaktozele   275
– Laktation   329
– Mammographie   329
– Milchretention   329
– Sonographie   329
Gangabbruch   274
Gefäßpermeabilität   283
Gefäßverkalkung   305, 331
Genitaltrakt, weiblicher   209
Gerota-Faszie   2
Gleithoden   196
Glomerulonephritis   58
Glukokortikoide   120
Gradationskurve   264
Granularzellmyoblastom   328
– Karzinom   329
– Schallauslöschung   329
Granulom   358
Granulosazelltumor   232, 233
Grelllicht   260, 264
Grundschleier   264

H

Halbschattenbildung   263
Hämangioblastom   80
Hämangiom   136, 329
Hamartom   326
– Mammographie   327
– MRT   327
– Pseudokapsel   326, 327
– Sonographie   327
Hämatom   289, 297, 353, 354, 356, 358
– MRT   357
– perirenales   49
– subkapsuläres   49
Hämatometra   229
Hämatosalpinx   225, 238
Hämaturie, posttraumatische   48
Hämosiderin   228
Harnblase   96
– Anatomie   95
– Apex   95
– Blasenbogen   95
– Computertomographie   97
– Divertikel   96, 103
– Fistel   107
– Form   101
– Granulationsgewebe   110, 113
– Hutch-Divertikel   104
– Konfiguration   101
– Konkrement   105
– – Harnsäuresteine   105
– – Infektsteine   105
– – kalziumhaltige Konkremente   105
– – Zystinsteine   105
– Lageänderungen   101
– Leiomyom   108
– Magnetresonanztomographie   98

– narbige Veränderungen   115
– Papillom   108
– postoperative Veränderungen   115
– Projektionsradiographie   95
– Pseudodivertikel   104
– Sonographie   99
– Trauma   110
– Trigonum vesicae   95
– Tumor   102, 108
– – Adenokarzinom   109
– – Computertomographie   97
– – CT   109
– – dynamische MRT   109
– – Leiomyom   109
– – Lymphom   109
– – Magnetresonanztomographie   98
– – native MRT   109
– – Plattenepithelkarzinom   109
– – Rhabdomyosarkom   110
– – Sarkom   109
– – Stadieneinteilung   110
– Verkalkung   107
– Verletzung   110
– Volumenbestimmung   100
Harnblasenstein   105
– Harnsäuresteine   105
– Infektsteine   105
– kalziumhaltige Konkremente   105
– Zystinsteine   105
Harnleiter   87
– Abgang   89
– Anomalie   33
– Divertikel   92
– intramuraler   89
– lumbaler   89
– pelviner   89
– präsakraler   89
– Ruptur   92
Harnleiterklappen   92
Harnröhrenverletzung   115
Harnsäuresteine   105
Hautveränderungen
– Arteriosklerose   330
– Atherom   330
– chemische Substanzen   330
– Hautporen   330
– Milien   330
– Nävi   330
– Neurofibrom   330
– seborrhoische Warzen   330
Heel-Effekt   261
Hemihypertrophie   70
Hernie
– Hernia obturatoria   14
– Spieghel-Hernie   14
– Treitzband   14
Herzfehler, fetaler   245
High-grade-DCIS   274
Histiozyten   353
Histiozytom, malignes fibröses (MFH)   21, 351
Histoplasmose   127, 336
HIV-Infektion   19
Hochfrequenzsonographie   279
Hochgeschwindigkeitsstanzbiopsie, perkutane   286
Hoden
– Anatomie   193
– Lageanomalien   196
– Perfusion   194
– Trauma   203

Hodentorsion 204
– farbkodierte Dopplersonographie 204
– Häufigkeitsgipfel 204
– Szintigraphie 205
Hodentumor 205
– Bildgebung 207
– Lymphographie 207
– TNM-Klassifikation 207
Hodgkin-Lymphom 22
Hohlorganperforation 17
Hormonsubstitutionstherapie 256, 286
– postmenopausale 256
Hufeisenniere 7, 44
Hutch-Divertikel 104
Hydatide 194
Hydrocele
– funiculi spermatici 198
– testis 193, 198
Hydrokalikose 45
Hydrosalpinx 225, 226, 238
Hyperplasie, duktale 315
Hyperprolaktinämie 272
Hypertrophie, kompensatorische 31
Hypoplasie 170
Hysterosalpinographie 210
Hysterosonographie 210

I

Ileum-Conduit 117
Ileumneoblase 118
Impedanzmessung 288
Infarkt, hämorrhagischer 205
Infektion 289
Infektsteine 105
In-phase-Bedingung 285
Inselzelltumor 80
In-situ-Karzinom, duktales 258, 278, 337
– Architekturstörung 340
– Blut- und Lymphgefäße 338
– Gangstrukturen 342
– high grade 338
– intermediate grade 338
– Kontrastmittelanreicherung 342
– low grade 338
– Mammographie 338, 342
– Mikroverkalkungen 338, 340
– MRT 341, 342
– Nekroseverkalkung 340
– okkultes 340
– papilläres 342
– Probeexzision 342
– radiäre Narbe 341
– Schallschatten 341
– Sonographie 342
– Verdichtung 342
– Verkalkungsformen 340
– Wash-out 342
– WHO-Einteilung 338
– Zyste 342
Interferenzerscheinung 279
Interventionsspule 293
Inversion-recovery-Sequenz 284

J

Jackson-Phänomen 257, 343
Jetphänomen 98

K

Kalkmilchzyste 269
Kalzifikation 258

– dystrophe 305
Kapselfibrose 271, 360
Karzinom
– inflammatorisches 346, 348
– intrazystisches 275
– invasiv-duktales 348
– invasives 258, 296
– – Basalmembran 342
– – duktales 342
– – herdförmige Verschattung 343
– – indirekte Zeichen 346
– – lobuläres 342
– – Lokalrezidive 342
– – Mikroverkalkungen 346
– – sekundäre Zeichen 346
– – Wachstumsform 342
– invasiv-lobuläres 348
– kribriformes 338
– medulläres 343, 346, 348
– mikropapilläres 338
– muzinöses 188, 343, 348
– okkultes 259
– papilläres 338, 343, 348
– solides 338
– tubuläres 343, 345, 348
– – radiäre Narbe 345
Karzinomverdoppelungszeiten 259
Katheterdrainage, perkutane 85
Keimstrangtumor 232
Keimzelltumor 232
Kelchdivertikel 45
Keloid 354
Klarzellsarkom 73
Klimakterium, hormonelle Substitution 311
Kohlelösung 289
Kohlepartikel 289
Kolon-Conduit 117
Komedokarzinom 338
Kompression 262, 265, 268
Kompressionseinheit 260
Konkrement 102
– kalziumhaltiges 105
Kontrast 261, 264
Kontrastmittel 167, 240
Kontrastverhalten 264
Kontrastverschlechterung 263
Kopfdurchmesser, biparietaler (BDP) 242, 244
Kopfumfang (KU) 244
Körperlänge, embryonale 242
Kortex 221
Krukenberg-Tumor 233, 236
Kryptorchismus 196
Kutisverkalkung 305

L

Laktation 256
Lappen
– freier myokutaner 360
– gestielter 360
Läsionscharakterisierung 238
Lazeration, renale 49
LCIS 295
Leberhilusmetastase 238
Leberkapselmetastasen 236
Leiomyom 59, 216
– rote Degeneration 249
Leiomyosarkom 21, 25, 69, 189
Leukämie 74, 351
– chronisch myeloische (CML) 25
Leukozyten 353

Lichtkasten   260
Ligamentum
– latum   221
– suspensorium   221
– umbilicale medianum   105
Linearschallkopf   278
Linguini-Zeichen   362
Lipom   14, 59, 258, 327
– Kapsel   327
– Karzinomrisiko   327
– Mammographie   327
– MRT   327
– Pseudokapsel   327
– Sonographie   327
Liponekrose   354–356
– MRT   357
Liposarkom   14, 21, 61, 351, 352
Lobulierung, persistierende fetale   30
Lokalisation, MRT-geführte   293
– Kompressionsplatten   294
– Kontrastmittel   293
– Nadelachse   294
– Nullpunktmarker   294
– präoperative Markierung   293
Luft, freie   10
Lumpogramm   270
Lupus erythematodes, systemischer   20
Lymphangioleiomyomatose   59
Lymphangiom   329
Lymphknoten   10, 258
– Vergrößerung   19
– axillärer   278, 306
– intramammärer   327, 305
– – Begrenzung   328
– – Hilus   328
– – Mammographie   328
– – MRT   328
– – Nodulus   328
– – Randsaum   328
– – Sonographie   328
– Metastasen   236
Lymphödem   358
Lymphographie   3
Lymphom   144
– primäres renales   69
– zentroblastisch-zentrozytisches (CBCC)   22
Lymphozele   101
Lymphszintigraphie   160

M

Mach-Phänomen   321
^{99m}Tc-MAG3   159
(^{1}H)-Magnetresonanzspektroskopie   168
Magnetresonanztomographie   167, 195, 209, 221, 222, 223,
  225, 227, 230, 27
– Corpus luteum   224
– Dignitätsbeurteilung   234
– Erscheinungsbild   232
– Hoden   206
– – Normalbefund   195, 196
– – Technik   195
– Normalbefund   224
– – postmenopausal   224
– Resektabilität   238
– Stadieneinteilung   174
– – Wertigkeit   180
– Treffsicherheit   240
MAI (Mycobacterium avium intracellulare)   19
Mainz-Pouch I   117
Makromastie   309

Makrophagen   353
Malakoplakie   57, 93
Maldescensus testis   196
– Diagnostik   197
Malignom   319
– Früherkennung   311
– hämatologischer Genese
– – Mammographie   351
– – MRT   351
– – noduläre Verschattung   351
– – Randunschärfen   351
– – Sonographie   351
– – Strukturunruhen   351
– – Transparenzminderung   351
– Rezidivrisiko   272
Malrotation   45
Mamille   268, 280
Mamilleninversion   309
Mamillenretraktion   306, 312
Mamillenveränderung
– Deviation   257
– fehlende Erektion   257
– Retraktion   257
– Schorfauflagerung   257
– Sekretion   257
Mamma
– aberrata   309
– accessoria   309
– Adnexektomie   308
– Anamnese   255
– Anatomie   308
– – Azini   308
– – Cooper-Ligamente   308
– – Drüsenkörper   308
– – Drüsenlappen   308
– – extralobuläres Milchgangssegment   308
– – intralobuläres Bindegewebe   308
– – Lobuli   308
– – Mamille   308
– – Menarche   308
– – Milchgang   308
– – präpektorale Faszie   308
– – Pubertät   308
– – Schwangerschaft   308
– – termino-duktulo-lobuläre Einheit   308
– benigne Veränderungen   315
– brusterhaltende Therapie
– – Axilladissektion   358
– – Kontrastmittelanreicherung   360
– – Mammographie   360
– – MRT   360
– – Nachbestrahlung   358
– – Radiatio   358
– – Sentinel-Lymphknoten   358
– – Tumorentfernung   358
– – Tumorgröße   358
– Cooper-Ligamente   309
– Doppellumenimplantat   362
– Eigenanamnese   255
– entzündliche Veränderungen   332
– Familienanamnese   255
– Fibroadenom   309
– Früherkennung   255
– Galaktozelen   309
– genetische Beratung   256
– Größenasymmetrie   309
– Hauteinziehung   257
– Hautverdickung   257
– Hyperpigmentation   257, 309
– In-situ-Karzinome   337

– Inspektion 257
– Involution 308
– klinischer Befund 309
– Kolostrum 308
– Krankheitsbilder 315
– Lobuli 309
– maligne Veränderungen 337
– Mamille 309
– Metastasen 352
– – dorsales Schallverhalten 353
– – Kontrastmittelanreicherung 353
– – MRT 353
– – Schallauslöschung 353
– – Sonographie 353
– Milchgang 309
– Milchsekretion 308
– Milchsynthese 308
– Milien 257
– Narben 257
– Nävus 257
– Ödembildung 332
– pathologische Sekretion 257
– Peau d'orange 257
– postradiogene Veränderungen 358
– posttherapeutische Veränderungen 353
– prominente Venenzeichnung 257
– Prothesendefekt 360
– retromammäres Fett 309
– Risikofaktor 255
– Rötung 257
– Schwangerschaft 309
– Sinus lactifer 309
– Teleangiektasie 257
– Tuberkulose 337
– Untersuchung, klinische 255
– Untersuchungstechnik, radiologische 255
– Warze 257
Mammakarzinom 256, 273, 315, 344
– Asymmetrie 278
– beim Mann 364
– – BRCA2-Variante 364
– – Duktektasien 364
– – entzündliche Veränderungen 364
– – Fettnekrose 364
– – Lipome 364
– – lymphatischer Formenkreis 364
– – Mikroverkalkungen 364
– – Papillome 364
– – Sarkome 364
– – Zweitherde 364
– – Zysten 364
– BRCA-1/-2 259
– duktales
– familiäres Risiko 259
– genetische Beratung 259
– Hochrisikopatientinnen 259
– inflammatorisches 343
– – Hautödem 343
– – Hautrötung 343
– – Hautüberwärmung 343
– – Lymphgefäße 343
– – Lymphstau 343
– – Peau d'orange 343
– invasiv-duktales
– – Mikroverkalkungen 345
– invasives 345, 346
– – Komprimierbarkeit 348
– – Kontrastmittelaufnahme 350
– – Lymphknoten 348
– – MRT 348

– – Schallauslöschung 348
– – Schallverstärkung 348
– – Sonographie 348
– – Verschieblichkeit 348
– – Wash-out 350
– Kernspintomographie 260
– Lymphompatientin 260
– Malignomausschluss 361
– Mikrokalk 361
– Mortalitätsrate 259
– multifokales 361
– Narbengewebe 361
– präoperative Markierung 288
– – Drähte 288
– – Markierungslösungen 288
– Prothesendefekte 361
– Residualbefund 362
– Retraktion 343
– Risikopatientinnen 278
– Selbstuntersuchung 259
– Silikonimplantat 361
– Ulzeration 343
– Verdickung 343
– Wiederaufbauplastik 361
Mammographie
– 90°-laterale Aufnahme 269
– Biopsie 269
– Herdbefund 269
– lateromediale Aufnahme 269
– mediolaterale Aufnahme 269
– orthogonale Ebene 269
– präoperative Markierung 269
– Spiegelbildung 269
– Überlagerungseffekt 269
– Aufhellungsfiguren 311
– Aufnahmetechnik 259, 260, 266
– – Auflösung 266
– – Bewegungsunschärfe 266
– – Einstelltechnik 266
– – Kompression 266
– – Kontrast 266
– – Strahlendosis 266
– – Summationseffekt 266
– Belichtungszeit 265
– Bildqualität 259, 260
– Bildrauschen 260
– Brustdichte 265
– Brustdicke 265
– Cleavage-Aufnahme 269
– Cooper-Ligamente 311
– digitale
– – analoges Strahlungsbild 275
– – Bildakquisition 275
– – Bildnachbearbeitung 275
– – Bildwiedergabe 275
– – CCD-Technologie 276
– – DQE (dose quantum efficiency) 275
– – Flachbett-Detektor-Technologie 275
– – Linienpaare 275
– – primäre 275
– – sekundäre 275
– – Signal-zu-Rausch-Verhältnis 275
– Dokumentierbarkeit 259
– Drüsenparenchym 311
– Einstelltechnik
– – Belichtungskammer 266
– – Patientenpositionierung 266
– Eklund-Aufnahme 271, 272
– Erfahrung 259
– Ergänzungsaufnahme 258, 268

Mammographie
- familiäres Risiko 311
- Fettgewebeinseln 311
- Früherkennung 260
- gerollte Aufnahme 270
- - Kompressorium 270
- - Summationseffekt 270
- Hautveränderungen 330
- Indikationen 258
- In-situ-Karzinom 312
- intramammäre Läsionen 330
- Involution 311
- Karzinomausschluss 260
- Kosteneffektivität 259
- Kosten-Nutzen-Effizienz 259
- mediolateral-oblique-Aufnahme
- - axillärer Ausläufer 266
- - Einstellwinkel 266
- - Intramammärfalte 266
- - Kompressorium 266
- - M. pectoralis 266
- - Mamillenhöhe 266
- - Mobilisation 266
- - Thoraxwand 266
- Mikroverkalkungen 260, 312
- Milchgang 311
- Paddel 360
- Patientenselektion 258
- postoperative 358
- Reproduzierbarkeit 259
- Richtlinien der kassenärztlichen Vereinigung
  259
- Risiko 265
- Schwangerschaft 312
- Screening 258, 259
- Sensitivität 258
- Silikonprothese 270, 272
- Sonographie 258, 260
- Spezifität 258
- Spot-Kompressionsaufnahme 271
- - Paddel 271
- - Summationseffekt 271
- - Tubus 271
- Standardprojektionen
- - kraniokaudale Aufnahme 266
- - Schrägaufnahme 266
- Stillzeit 312
- Tangentialaufnahme 269
- technische Grundlagen 260
- Transparenzerhöhung 311
- Treffsicherheit 258
- Vergrößerungsaufnahme 271
- - Filmrauschen 271
- - Fokus-Objekt-Abstand 271
- - kleinerer Brennfleck 271
- - Lupenvergrößerung 271
- Verschattungsmuster 311
- Vorsorgeuntersuchung 311
Mammographiekassetten 260
Markierung, mammographische
- Desinfektion 290
- Freihandlokalisation 289
- Lochplatte 290
- Lokalisation 289
- Lokalisationshilfen 290
- Markierungslösung 290
- Röhrenkippung 291
- stereotaktisch gesteuerte Lokalisation
  291
- Tiefenlokalisation 291

Markschwammniere 78
Mastektomie 271
Mastitis
- akute 332
- Allgemeinsymptomatik 332
- Antibiotikatherapie 332
- chronische 332
- Dynamik 333
- Entzündungsparameter 332
- Entzündungsreaktion 333
- Lymphspalten 332
- Malignomausschluss 333
- Mammographie 332
- Mikroverkalkungen 332
- MRT 332
- Narbenbildung 332
- non-puerperale 332
- Probeexzision 332
- puerperale 332
- retrograde bakterielle Infektion 332
- Schallauslöschung 332
- Sekretstau 332
- Sonographie 332
- Therapie 332
Mastodynie 316
Mastopathie 264, 273, 315, 316,
- Architekturstörung 315
- CC-Aufnahme 318
- diabetische 330
- Duktektasie 273
- Einzelverkalkung 318
- fibrozystische Veränderungen 316
- Karzinomrisiko 316
- Kontrastmittelanreicherung 319
- koronare Schicht 324
- Mamillensekretion 316
- Mikroverkalkungen 316–318
- mikrozystische Adenose 318
- nichtproliferierende 321
- Noduli 316
- proliferierende 321, 322, 325
- radiäre Narbe 316, 317
- schwarzer Stern 316, 317
- Sekretkalk 318
- Sekretverkalkung 316
- Sonographie 318
- Spiegelbildung 308
- Stromaverkalkung 316
- Teetassenbildung 318
- Verdichtung 316
- Verschattungen 316
- weißer Stern 316, 317
- Zyste 316
Medulla 221
Megakalikose, kongenitale 45
Megaureter 92
- obstruktiver 158
Mehrschicht-Spiral-CT 36
Melanommetastasen 233
Menarche 256
Menopause 256, 315
Menstruationszyklus 212
Messkammer 264
Metastasen, hämatogene 235
Metastasierung
- lymphatische 236
- lymphogene 233
- peritoneale 234, 238
Metastasierungsweg 235
Methämoglobin 228, 230

Methylenblau   289
Mikroverkalkung   258, 277, 283, 291, 295, 298, 301
– Morphologie   305
– Verteilungsmuster   305
Miktionsurosonographie   33, 158
Miktionszystourethrographie (MCU)   35, 96, 157
– Stoppversuch   96
Milchgangveränderung   272
Mineralkortikoide   120
Monitorbefundung   277
Monitorleuchtdichte   260
Morbus
– Addison   149
– Ormond   26, 94
– Paget   343
– – Probeexzision   343
– Whipple   20
– Wolman   130
MR-Mammographie
– 2D-Technik   283
– 3D-Technik   283
– Aufklärungsgespräch   286
– Augmentation   283
– Bestrahlung   286
– Bewegungsartefakte   285
– Dynamik   285
– Echozeit   284, 285
– Elimination des Fettsignals   285
– Feldstärke   283, 285
– Herzschrittmacher   283
– Hormonsubstitution   314
– Involution   314
– Karzinom   282, 314
– Kompressorium   283
– Kontrastmittelanreicherung   307, 314
– Kontrastmittelgabe   314
– Kontrastmittel-MRT   286
– Laktation   314
– Mamille   314
– metallisches Clipmaterial   283
– Multifokalität   282
– Multizentrizität   282
– Narbe   282
– Nativ-MRT   282
– Operation   286
– Ortsauflösung   285
– Patientenlagerung   283
– postradiogene Veränderungen   282
– Region of interest   286
– relative Signalzunahme   286
– Rezidiv   282
– Schichtdicke   284
– Schwangerschaft   283, 314
– Screening von Hochrisikopatientinnen   283
– Signalunterdrückung   285
– Signal-zu-Rausch-Verhältnis   284
– Spule   283
– Subtraktionsaufnahmen   285
– T1-Wichtung   284
– Terminplanung   286
– Untersuchungsebenen
– – koronare   283
– – sagittale   283
– – transversale   283
– Untersuchungssequenz   283
– Wash-out   307
– Wiederaufbauplastik   283
– Zeitauflösung   285
– Zyklustag   286

MR-Pelvimetrie
– Beckenausgang   247
– Conjugata vera obstetrica   247
– Hydrocephalus internus   248
– interspinaler Abstand   247
– intertubarer Abstand   247
– intrazerebral wachsendes Teratom   248
MTRA   266
Müller-Gang   213
Multidetektor-Spiral-Computertomographie   221
– Protokoll   222
Mumpsorchitis   201
Musculus
– latissimus dorsi   360
– pectoralis   268
– transversus rectus abdominis   360
Myelolipom   136
Mykobakterium   19, 57
Mykose   336
Myolipom   59
Myom   216, 231
– subseröses   231

N

Narbe   273, 353
Narbenbildung   354
Nebenhoden   194
Nebennieren   10, 119
Nebennierenatrophie   130
Nebennierenblutung   125
Nebennierenmark   136
Nebennierenmetastasen   142
Nebennierenrindeninsuffizienz   148
Nebennierenrindenkarzinom   131
Nebennierenzyste   128
Nekrose   234
Neoplasie
– intraduktale   295
– maligne   342
Nephritis
– fokale   52
– interstitielle   58
Nephroblastom   70
Nephroblastomatose   70, 71
Nephrokalzinose   78
Nephrolithiasis   78
Nephrom, multilokuläres zystisches   62
Nephronoptise, juvenile   78
Nephropyelostomie   83
Neuroblastom   71, 141
Neurofibrom   26
Nierenabmessung, normale   29
Nierenagenesie   44
Nierenarterienstenose   82
Nierenbeckenkelchsystem   8
Nierenbuckel   30
Nierendysplasie, multizystische   78
Nierenerkrankung
– autosomal-dominante polyzystische   77
– autosomal-rezessive polyzystische   77
– erworbene zystische   78
– infantile polyzystische   77
– medulläre zystische   78
Nierenfunktionsszintigraphie   159
Nierenkontusion   49
Nierenmetastasen   69
Nierensinus   29
Nierenszintigraphie, statische   159
Nierentrauma   48

Nierenvenenthrombose 82
Nierenzellkarzinom 63
– chromophober Typ 64
– Klarzelltyp 63
– multilokuläres zystisches 63
– papillärer Typ 64
– zystisches 68
Nierenzyste 74
– einfache 75
– komplizierte 75
Non-Hodgkin-Lymphom 20, 22
Non-Komedokarzinom 338
Normalanatomie 89, 162
Nutzstrahlung 262

O

Objekt-Film-Abstand 262
Ölzyste 258, 353–356, 358
Omental cake 236, 237
Omentum majus 236
Orchitis 201
– Magnetresonanztomographie 202
Ovar 221
Ovarialkarzinom 227, 230, 231, 234, 236, 256
– endometroides 232
– intraperitoneales 235
– klarzelliges 232
– lymphogenes 235
– Metastasierungsweg 237
– muzinöses 232
– seröses 232
– undifferenziertes 232
Ovarialmetastasen 233, 234
Ovarialtorsion 226
Ovarialtumor, seröser 227
Ovarialvenensyndrom 94
Ovarialzyste 226
– funktionelle 228
Ovarien, polyzystische 225
Ovula Nabothi 217

P

Paddel 263
Palpation 238
Pankreasanlage
– dorsale 13
– ventrale 13
Pankreaskopf
– Karzinom 12
– Pseudozyste 12
– Zystadenom 12
– Zyste 12
Pankreasresektionstechnik 9
Pankreatitis 17
– akute 13
– chronische 13
Papillom 273–275, 300, 319, 325
– Blutungsneigung 325
– Duktektasie 325
– Füllungsdefekt 325
– Galaktographie 325
– Gangabbruch 325
– intrazystisches 275
– MRT 326
– Pubertät 325
– Ultraschall 326
– Verkalkung 325
– Verschattung 325
Papillomatose 273
– juvenile 325

Paraganglien 136
Pararenalraum 2
Parenchym
– akzessorisches 309
– Dichte 305
– Struktur 305
Pektoralismuskel 267
Pendelhoden 196
Peniskarzinom 159
Perforation 11
Periorchium 193
Peritonealkarzinose 237, 240, 238
Perivaskulitis 329
Phäachromozytom 26, 82, 136
Phosphorspeicherfolie 277
photon capturing 276
Plasmazellmastitis 334
– Fibrosierung 334
– Mamillenretraktion 334
– MRT 335
– Sekretretention 334
– Strukturveränderungen 335
– Verkalkungen 334
Plasmozytom 25, 351
Plazenta 242
Pneumoperitoneum 16
Pneumothorax 289
Pneumozystographie 273, 275, 276, 321
– Antikoagulanzientherapie 275
– Desinfektion 275
– entzündliche Veränderungen 275
– Gerinnungsstörungen 275
– intrazystische Raumforderung 275
– Luftvolumen 275
– Palpationskontrolle 275
– Septierung 275
– Wandkontur 275
– Wandunregelmäßigkeit 275
Polymastie 309
Polythelie 309
Positive margin 186
Positronenemissionstomographie (PET) 288
Posterior-Nipple-Line 267
Power-Doppler-Sonographie 281
– Screening 281
– Vaskularisation 281
Präparatradiographie 292, 295, 298
Primärstrahlung 263
Primärtumor, extramammärer 352
Prostata
– Abszess 171
– Adenom 172
– hochstehende 159
– MR-Anatomie 168
Prostatabiopsie, ultraschallgesteuerte 176
Prostatahyperplasie, benigne (BPH) 172
Prostatakarzinom 174
– (^{1}H)-Magnetresonanzspektroskopie 181
– endorektale Magnetresonanztomographie 177
– Rezidivdiagnostik 186
– Sonographie 175
– Stadieneinteilung 174
Prostatakonkrement 165
Prostatasarkom 189
Prostatatumor, maligner 188
Prostataverkalkung 174
Prostatazyste 164, 170
Prostatitis 170
– akute 171
– chronische 171

Pseudoaneurysma   82
Pseudodivertikulose, ureterale   92, 93
Pseudokapsel   172
Pseudotumor   30
Pulssequenz   167
Punktion, sonographisch gesteuerte   292
– Desinfektion   292
– Drahtlokalisation   292
– Feinnadelbiopsie   301
– Hochgeschwindigkeitsstanzbiopsie   301
– Lokalanästhesie   292
– Nadelposition   292
– Punktionshilfe   292
– Stanznadel   292
– Thoraxwandverletzung   301
– Vakuumbiopsie   301
Pyelographie
– anterograde   87
– intravenöse   87
– retrograde   87
Pyelonephritis
– akute   50
– chronische   55
– emphysematöse   54
– xanthogranulomatöse   56
Pyelouretritis cystica   93
Pyokalikose   57
Pyonephrose   55
Pyosalpinx   225

R
Raphe scroti   193
Rasterlamellen   263
Rastertisch   263
Raumforderung
– intraduktale   273
– intrazystische   273
Rauschen   264
Real-time-Darstellung   278
Real-time-MR-Monitoring   293
Reciprocity law failure   265
Reflux   158
– vesikoureteraler (VUR)   33, 96
– angeborener, primärer vesikoureteraler/-renaler   94
– erworbener sekundärer vesikoureteraler/-renaler   94
Reninom   63
Restharn   96, 100
Rete testis   194
Retentio testis   196
Reverberation   321
Rezidivdiagnostik   221, 240
– Ausdehnung   240
– Lokalisation   240
Rezidivtumor   240
Rhabdoidtumor   73
Rhabdomyosarkom   189
Richtlinien
– AGO   240
– NIH   240
Röhre mit Fokus   263
Röhrenspannung   261
– Kontrast   261
– Penetration   261
Rokitansky-Knoten   230
Röntgenröhre   260
Röntgenverordnung   260

S
Salatölphänomen   362
Salpingitis   225

Samenblaseninfiltration   179
Sampling error   295
Sarkoidose   336
Sarkom   351
– Mammographie   351
– MRT   352
– noduläre Herdbefunde   351
– Sonographie   352
– Strukturunruhen   352
– Transparenzminderung   352
Schallauslöschung   280
Schallkopf   278
Schallschatten   272
Schistosomiasis   336
Schlitzblende, bewegte   263
Schrumpfblase   107
Schwangerschaft   241
– Nierenkolik   249
– physiologische Hydronephrose   249
Schwannom   25
Schwann-Zellen   328
Sedimentation   275
Sekretaufstau   321
Sentinel   159
Sentinel-Node-Detektion   289
Serom   353, 358
– MRT   357
Sigmadivertikulose   13
Sigmaperforation   11
Silikongel   362
Silikongranulom   362
Silikon-only-Pulssequenz   284, 362
Silikonprothese   270
Sinus lactiferi   312
Sinuslipomatose   31
Skelettdysplasie   246
Sklerose, tuberöse   59, 797
Sklerotherapie   84
Skrotaltrauma   203
Skrotum   193
– Sonographie
– – Normalbefund   194, 195
– – Technik   194
Slot-Mammographie   276
Slottechnik   263
Soironolacton   363
Sonographie (s. auch Ultraschall)   164, 238, 275, 278
– Auflösung   279
– axillärer Lymphknoten   306
– Berandung   306
– Bildgröße   281
– Bildqualität   279
– im Nah-, Mittel- und Fernfeld   279
– Binnenstruktur   306
– Brustwandmuskulatur   312
– Cooper-Ligament   312
– Doppelkontur   312
– Echoverhalten   306
– Eindringtiefe   279
– Fettgewebeinseln   312
– Fokussierung   280
– geschlechtsreife Frau   312
– jugendliche Brust   312
– Komprimierbarkeit   306
– Kontrast   279
– Patientenlagerung   279
– Rippen   312
– Schallauslöschung   312

Sonographie
- Schallfortleitung 306
- Schallkopf 312
- Schallschattenphänomen 312
- Schichtdicke 279
- Tiefenausgleich 280
- transvaginale 221
Spätrezidiv 240
Spektroskopie 288
Spermatozele 199
Spieghel-Hernie 14
Staging 221, 235
Stanzbiopsie 296
- ADH 296
- Atypie 296
- DCIS 296
- konventionelle 295
- Rezeptorbestimmung 296
- Zylinder 296
Stein-Leventhal-Syndrom 225
Steißbeinaterom 246
Stereotaxie 291
- digitale 276
Stillzeiten 256
Strahlen, ionisierende 240
Strahlendichte 264
Strahlendosis 265
Strahlenfibrose, postaktinische 27
Strahlengang 268
Strahlenqualität 265
Strahlenschutz 265
Strahlensensibilität 265
Strahlung, energiearme 261
Streustrahlenraster 260, 262, 263
Streustrahlung 265
Struma ovarii 230
Substitutionstherapie, hormonelle 322
Svenoteka-Studie 24
Syndrom, adrenogenitales 148
Systemerkrankung, granulomatöse 336
Szintigraphie
- Technetium-99m-Sestamibi 287
Szintillationszähler 289

T
Teratokarzinom 20, 25, 230
Teratom 230, 232, 234, 240
- freies zystisches 228
Thekom 231
Theophyllin 363
Thoraxwandverletzung 289
Thrombus 15
Tissue harmonic imaging 279
Transitionalzellkarzinom 189
Transplantatniere 81
Treitzband 14
Tuben 228
Tubenkarzinom 238
Tuberkulose 19, 126 336
- urogenitale 57
Tuboovarialabszess 225, 226
Tubulopathie 58
Tumor
- benigner 172
- maligner 174, 231
- neurogener 328
- nichtseminomatöser 25
- phylloider 332, 50
- - Borderline-Tumor 350
- - Grading 350

- - MRT 350
- - Sonographie 350
- seminomatöser 25
Tumorausbreitung, lokale 178
Tumormarker 231
Tumornekrose 338
Tumorneoangiogenese 83, 281
Tumorvaskularisation 283
Tunica
- albuginea 194
- dartos 193

U
Übergangszone 163
Ultraschall
- endovaginaler 240
- transvaginaler 209
Ultraschallkontrastmittel 281
Ultraschalluntersuchung, transrektale 164
- der normalen Prostata 164
Umschlagfalte, mediale 267
Untersuchungsprotokoll 223
Urachusanomalie 105
Urachusfistel 106
Urachuszyste 106
Ureter
- duplex 7, 46, 91
- ektoper 91
- fissus 7, 91
- retrokavaler 91
- triplex 91
Ureterabgangsstenose 89
Ureterokklusion 84
Ureteropyelographie, retrograde 35
Ureterozele 97, 103
- ektope 91
- fissus 46
Urethrafistel 97
Urethralklappe 158
Urethrographie, retrograde 157
Urolithiasis 4, 33
Urothelkarzinom 108
- des oberen Harntrakts 93
USPIO 5
Uterus 231
- Endometrium 211, 212
- Fundus 211
- junctional zone 211
- Korpus 211
- myomatosus 232
- Myometrium 212
- Zervix 211
Uterusperforation 214
- kongenitale 213

V
Vakuumbiopsie 300, 301, 302
- Biopsiehöhle 300
- Blutstillung 298
- Druckverband 298
- Kompression 298
- Lokalanästhesie 297
- präoperative Lokalisation 298
- stereotaktische 298
Van-Nuys-Klassifikation 338
Varianten, anatomische 89, 162
Varikose, pelvine 225, 227
Varikozele 200
Vegetation, intratumorale 234

Vena cava
- inferior 7
- - Atresie 12
- - Persistenz der Vena azygos 7
- - Transposition nach links 7
- linksseitige Anschlingung 7
Vena ovarica 221
Vergrößerungsmammographie 262, 263
Verkalkung
- amorphe 305
- dystrophe 354
- eierschalenartige 305
- grobe, langgestreckte 305
- grobschollige, popkornartige 305
- mit zentraler Transparenzerhöhung 305
- polymorphe 305
- punktförmige 305
- teetassenartige 305
Verschattung, suspekte 277
Verschluss, vaskulärer 50
Verschmelzungsdefekt, parenchymaler 31
Verschmelzungsniere 44
Verstärkungsfolie 264
Virilisierung, adrenale 148
Von-Hippel-Lindau-Syndrom 80

W

Wächterlymphknoten 159
WAGR-Syndrom 70
Wanderniere 7
Wandunregelmäßigkeit 273
Warze, kutane 331
Waterhouse-Friederichsen-Syndrom 149
Wegener-Granulomatose 336
Weichteilkontrast 261
Wilms-Tumor (s. auch Nephroblastom) 70

Z

Zeichnungsvermehrung 305
Zervix, Parametrieninfiltration 217
Zervixkarzinom 217, 229, 249
Zona
- fasciculata 120
- glomerulosa 120
- reticularis 120
- periphere 163
- zentrale 163
Zuckerkandl-Faszie 2
Zwillinge, monochoriale 243
Zwillingsschwangerschaft 245
Zyklosporintoxizität 82
Zystadenokarzinom 227
- muzinöses 233
- seröses 232
Zystadenom 227
- muzinöses 227, 228, 232, 235
- seröses 227, 229 232
Zyste 239, 276, 278, 322, 325, 329
- komplizierte 321
- MRT 322
- parapelvine 81
- paraurethrale 97
- pathologische 275
- T1-Wichtung 322
- T2-Wichtung 322
Zystektomie 117
Zystinsteine 105
Zystitis 106
Zystizerkose 336
Zystographie 96
Zystozele 101
Zytologie 295
Zytomegalievirus (CMV) 20